U0669727

本书获

2013年贵州省出版发展专项资金

资　助

古籍整理之本草彩色药图系列

名医别录

彩色药图

主编 陈芳 杨卫平

原著 魏晋·陶弘景

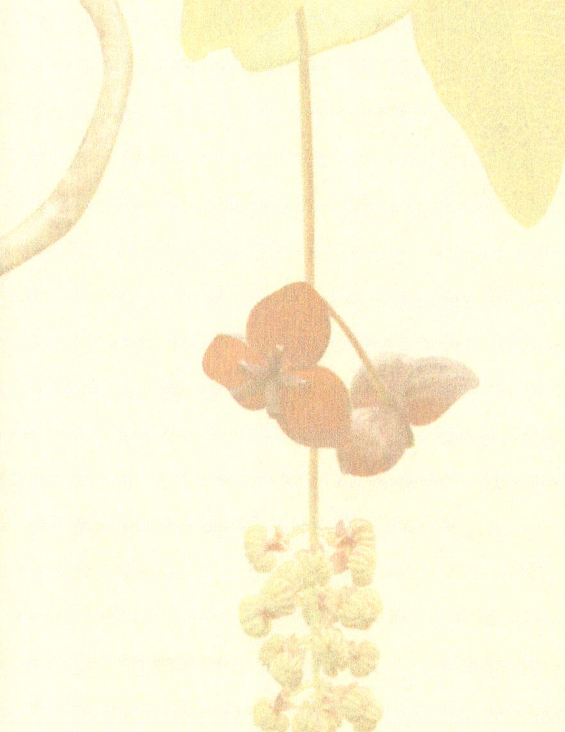

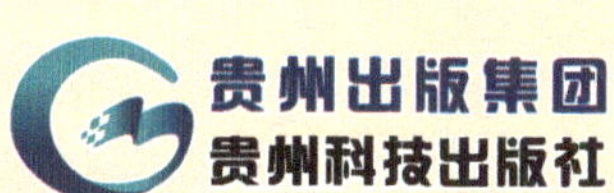

图书在版编目（CIP）数据

名医别录彩色药图 / 陈芳，杨卫平主编. -- 贵阳：贵州科技出版社，2017.2（2025.1重印）
（古籍整理之本草彩色药图系列）
ISBN 978-7-5532-0415-4

Ⅰ. ①名… Ⅱ. ①陈… ②杨… Ⅲ. ①本草—中国—古代—图谱 Ⅳ. ①R281.3-64

中国版本图书馆CIP数据核字（2015）第211608号

名医别录彩色药图
MINGYIBIELU CAISE YAOTU

出版发行　贵州出版集团　贵州科技出版社
地　　址　贵阳市中天会展城会展东路A座（邮政编码：550081）
网　　址　http://www.gzstph.com　　http://www.gzkj.com.cn
出 版 人　熊兴平
经　　销　全国各地新华书店
印　　刷　北京兰星球彩色印刷有限公司
版　　次　2017年2月第1版
印　　次　2025年1月第2次
字　　数　560千字
印　　张　25.75
开　　本　889 mm × 1194 mm　1 / 16
书　　号　ISBN 978-7-5532-0415-4
定　　价　158.00元

天猫旗舰店：http://gzkjcbs.tmall.com

《古籍整理之本草彩色药图系列》

编委会

《名医别录彩色药图》

编委会

主　编　陈　芳　杨卫平

副主编　夏同珩　袁维真

编　委　（以姓氏笔画为序）

王　嫣　刘　明　刘绍欢　宋胜武

陈　芳　陈天琪　李晓刚　杨卫平

周　慧　袁维真　彭　芳　夏同珩

前 言

治病之药，古来有之，我国人民使用中药的历史延绵上千年。历代的医药人员在治疗疾病的过程中，经过无数实践和努力，积累了大量的用药经验，为我们防病治病提供了大量的原始资料。中华中医药学会曾经在全国范围内发起了“学经典，读名著”的大型读书活动，希望通过专业人士对大量中医药经典文献的整理和普通民众的阅读，能够普及中国传统文化和中医药知识，培养更多优秀的中医药人才，以更好地促进中医药的发展和进步，为人类的健康事业做出贡献。

中药、本草典籍中，前人留下了大量的宝贵文字材料。但是，大多文字艰涩，且描述粗略，难窥全貌和细节，更难以被今人利用。历史证明，要认真继承、应用和发扬中医药的理论和知识，必须认真阅读“经典”。

我们选择在中药发展史上具有代表性的本草类著作进行文献整理、现代研究内容补充和药物原植物（动物、矿物）的识别等工作，形成了《古籍整理之本草彩色药图系列》丛书。本丛书整理的本草典籍共有《神农本草经》《名医别录》《新修本草》《救荒本草》和《珍珠囊补遗药性赋》5本，其内容设置有【古籍原文】、【来源】、【形态特征】、【性味功效】、【古方选录】、【用法用量】、【使用注意】、【现代研究】等板块，并在每本书后面设有中文药名索引、方剂名索引、拉丁学名索引等，方便读者查询和阅读。

本丛书的文字编写以贵阳中医学院的教师杨卫平、冯泳、陈芳、云雪林、周静为主，部分其他院校的教师和学生参与；书中彩色图片的筛选参考了大量的医药文献，具体的拍摄工作主要由夏同珩、杨卫平、刘绍欢、宋胜武和尹武燕等人完成。同时，原文中涉及的部分动物药材如犀角、虎骨等，来源于珍稀动物，按照国家的法律，目前已经不再使用。

本丛书立足于保留古代本草典籍的原貌以及选择有价值的古代用方，力求符合现代药物的使用规范，具有内容丰富翔实、层次分明、文字通俗易懂、图文并茂等特点，可供中医药专业人士和中医药专业学生以及部分中医药爱好者使用。

本丛书编写过程中，参考了国内外大量医药文献和相关书籍，在此，向所有参考用书和文献的原作者表示谢意。

由于编者的学识水平有限，书中难免有疏漏和不足，敬请广大读者批评指正。

编 者

2015年10月

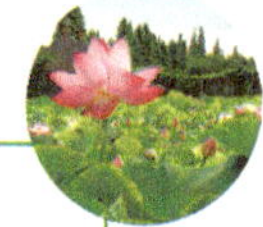

目 录

名医别录·上品·卷第一

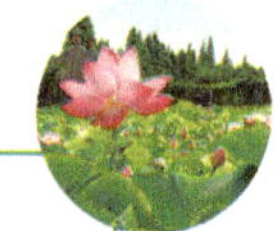

名医别录·中品·卷第二

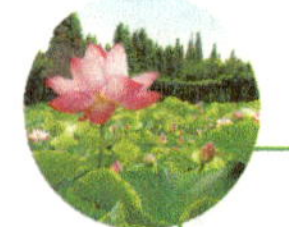

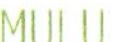
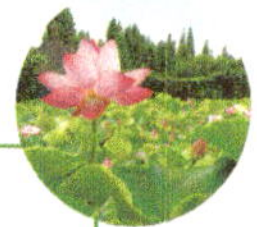

名医别录·下品·卷第三

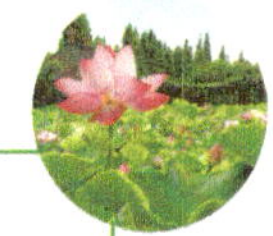

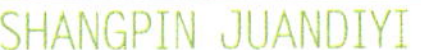
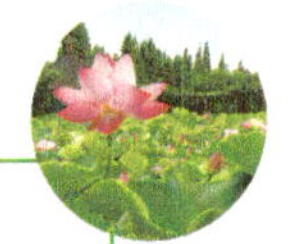

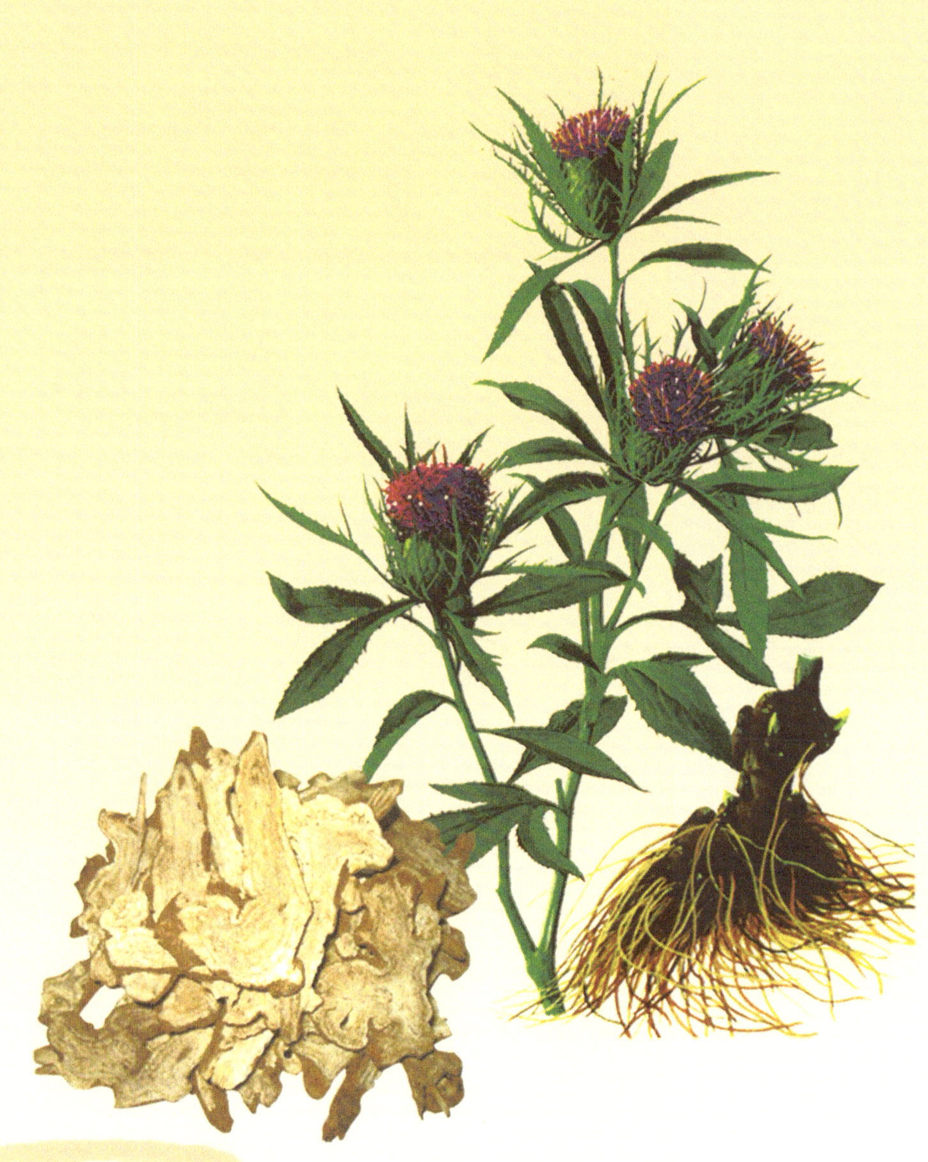

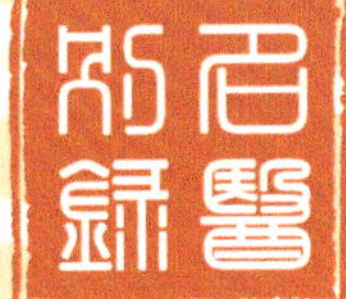

《名医别录》·上品·卷第一

1 玉屑

【古籍原文】味甘，平，无毒。主除胃中热、喘息、烦满，止渴，屑如麻豆服之。久服轻身长年。生蓝田，采无时。（恶鹿角）

【来　　源】硅酸盐类角闪石族矿物软玉Nepherite的碎粒。

【形态特征】为粒径在0.001~0.01mm或更小的针状、纤维状、毛发状个性体，交织排列呈毛毡状结构。纯镁质者块体白色，或带绿色调（含FeO≤1%）；条痕白色。近透明到半透明，玻璃状至脂肪状光泽。肉眼见不到解理，断口不平坦。硬度6.0~6.5，相对密度2.90~3.02或3.0~3.2（随色调及共存矿物不同而稍有变化），韧性强，不易打碎。

【性味功效】甘，平。润肺清胃，除烦止咳，镇心，明目。

【古方选录】《太平圣惠方·卷八十二》玉屑散：白玉二钱半，寒水石半两。用法：为末，水调涂心下。主治：小儿惊啼。

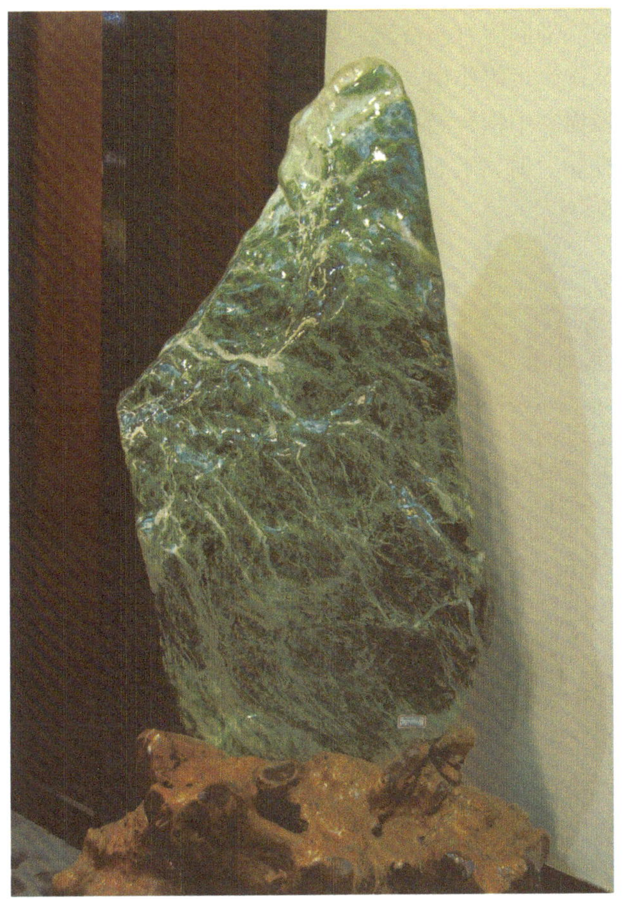

【用法用量】煎服，30~150g；或入丸剂。外用适量，研末调敷或点眼。

【使用注意】脾胃虚弱者慎服；不可久服，不宜研末内服。

【现代研究】化学研究显示，玉屑主要成分为$Ca_2Mg_5(Si_4O_{11})_2(OH)_2$，还含有少量铝（Al）。

2 玉泉

【古籍原文】无毒。主利血脉，治妇人带下十二病，除气癃，明耳目。久服轻身长年。生蓝田，采无时。（畏款冬花）

《神农本草经》（以下简称《本经》）原文：玉泉，味甘，平。主五脏百病，柔筋强骨，安魂魄，长肌肉，益气。久服耐寒暑，不饥渴，不老神仙。人临死服五斤，死三年色不变。一名玉札。生山谷。

【来　　源】硅酸盐类角闪石族矿物透闪石的隐晶质亚种软玉，或蛇纹石族矿物蛇纹石的隐晶质亚种岫玉的水浸液或水煎液。

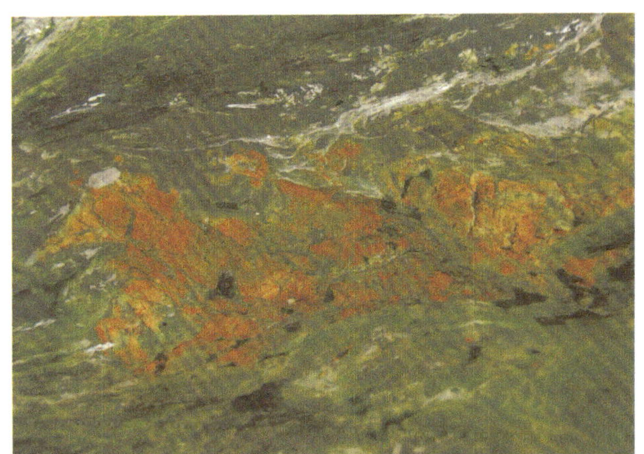

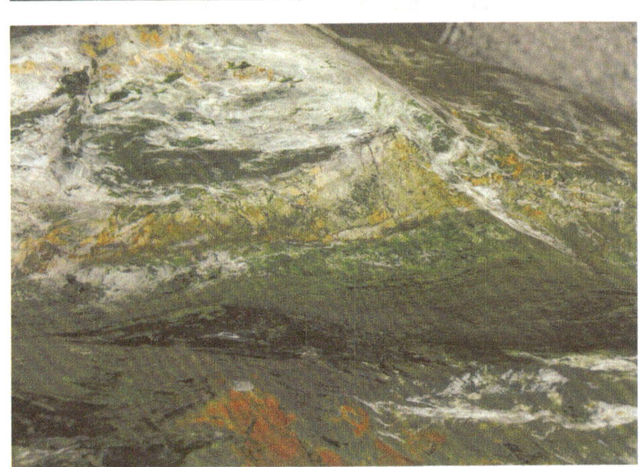

【形态特征】为不规则致密块状，白色、淡灰白色，有的微带淡绿色，条痕白色；蜡样光泽，或具丝绢光泽。体较重，质细腻坚硬，断口呈多片状，具灿烂的玻璃状。无臭，无味。

【性味功效】甘，平。益气安神，润肺清胃，明目。

【古方选录】《太平圣惠方》（以下简称《圣惠方》）玉饮：真玉十两，粟谷一升。用法：以水煮粟谷，取五升，去粟谷澄滤却，以此汁煮玉至三升，旋分呷服之。主治：虚劳烦渴。

【用法用量】煎服，10~30g。外用适量。

【使用注意】脾胃虚弱者慎服。

【现代研究】化学研究显示，软玉主要化学成分为$Ca_2Mg_5(Si_4O_{11})_2(OH)_2$，还含有少量铝（Al）。

3 丹砂（朱砂）

【古籍原文】无毒。主通血脉，止烦满、消渴，益精神，悦泽人面，除中恶、腹痛、毒气、疥瘘、诸疮。久服轻身神仙。作末名真朱，光色如云母，可析者良。生符陵，采无时。（恶磁石，畏咸水）

《本经》原文：丹砂，味甘，微寒。主身体五脏百病，养精神，安魂魄，益气明目，杀精魅邪恶鬼。久服通神明不老。能化为汞，生山谷。

【来　　源】硫化物类辰砂族矿物辰砂Cinnabar的矿石。

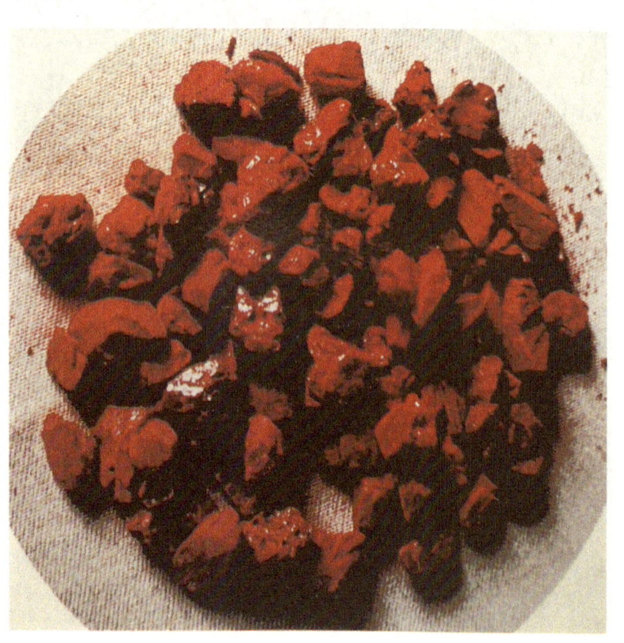

【形态特征】矿石为粒状或块状集合体，呈颗粒状或块片状。鲜红色或暗红色，条痕红色至褐红色，具光泽。体重，质脆，片状者易破碎，粉末状者有闪烁的光泽。无臭，无味。

【性味功效】甘，微寒；有毒。镇惊安神，清热解毒，明目。

【古方选录】《内外伤辨惑论·卷中·饮食劳倦论》朱砂安神丸：朱砂五钱，黄连六钱，生地一钱半，当归二钱半，炙甘草五钱半。用法：上药除朱砂外，四味共为细末，汤浸蒸饼为丸，如黍米大。以朱砂为衣，每服十五丸或二十丸，食后津唾咽之，或温水、凉水少许送下亦得。主治：心浮气乱。

【用法用量】入丸、散，每次0.1~0.5g，不宜入煎剂。外用适量。

【使用注意】有毒，不宜大量服用，不可久服；孕妇及肝肾功能异常者禁用。忌火煅，火煅析出水银，有剧毒。

【现代研究】化学研究显示，丹砂主要含硫化汞（HgS），常混有雄黄、磷灰石、沥青以及微量的碘和锌等。药理研究显示，其有镇静、催眠、抗惊厥、抑制生育、解毒、防腐、抑制或杀灭皮肤细菌及寄生虫等作用。汞能损害肝肾，并可透过血脑屏障损害中枢神经系统。现代临床用于治疗精神病、癫痫、耳源性眩晕、失眠、心悸和皮肤化脓性感染等。

4 水　银

【古籍原文】有毒。以敷男子阴，阴消无气。一名汞。生符陵，出于丹砂。（畏磁石）

《本经》原文：水银，味辛，寒。主疥瘘痂疡白秃，杀皮肤中虱，堕胎除热，杀金银铜锡毒。熔化还复为丹，久服神仙不死。生平土。

【来　　源】朱砂或自然汞炼出的液态金属。

【形态特征】常温下为银白色液体小珠，在-39℃时呈等轴晶系的八面体，350℃时挥发成气体。固体条痕为银白色，具光亮的金属光泽。比重13.6。易挥发。

【性味功效】辛，寒；有大毒。攻毒杀虫。

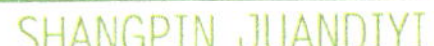
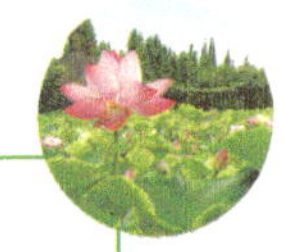

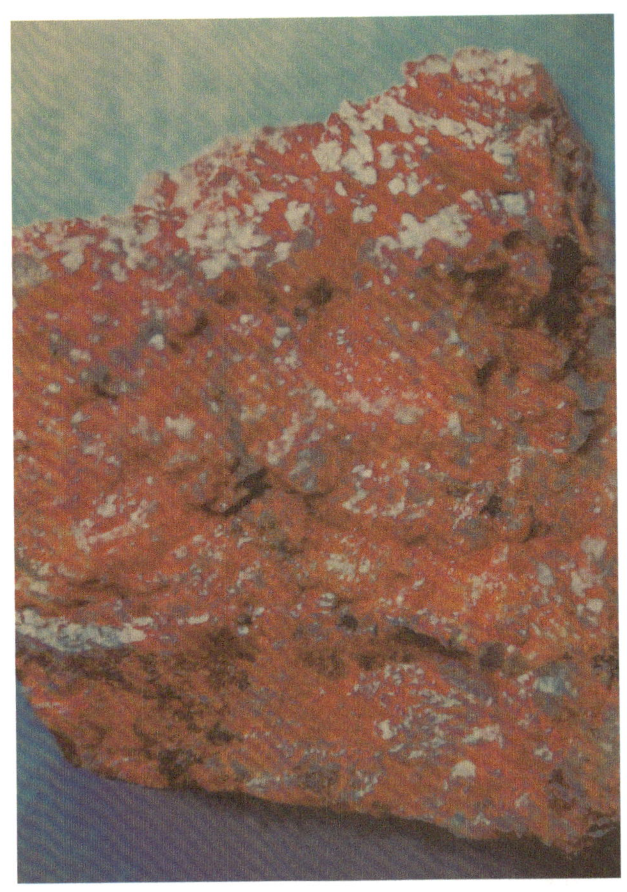

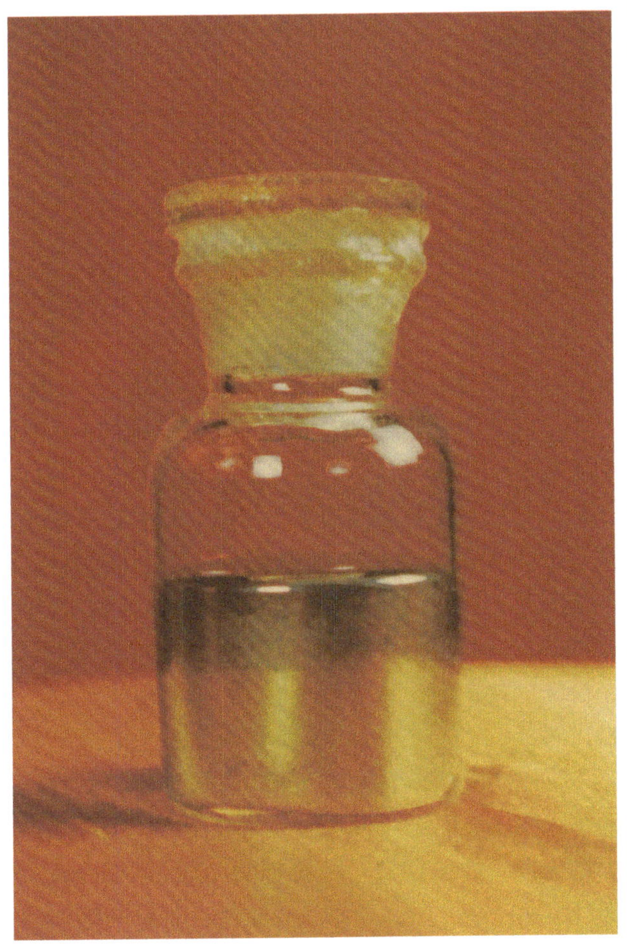

【古方选录】《圣济总录・卷一三七》水银膏：水银一分，芜荑仁（研末）半两，姜黄（捣末）半两，酥二两。用法：上药先煎酥和水银，以柳椎研搅，候水银散，即下芜荑、姜黄末搅匀，瓷盒盛。旋取涂癣上，日二至三次。主治：一切癣。

【用法用量】外用适量，与其他药物研末调敷患处。

【使用注意】不宜内服；不宜与砒霜同用。孕妇忌用。外用亦不可过量或久用，以免中毒。

【现代研究】化学研究显示，水银含单体金属元素汞（Hg）。药理研究显示，水银的化合物有消炎，抗菌，泻下和利尿等作用；元素汞不起药理作用，而解离后的汞离子能与羟基结合而干扰细胞的代谢及功能。因水银毒性较大，现已罕用。

5 空　青

【古籍原文】味酸，大寒，无毒。主益肝气，治目赤痛，去肤翳，止泪出，利水道，下乳汁，通关破坚积。久服令人不忘，志高神仙。生益州及越巂山有铜处。铜精熏则生空青，其腹中空。三月中旬采，亦无时。

《本经》原文：空青，味甘，寒。主青盲耳聋，明目，利久窍，通血脉，养精神。久服轻身延年不老。能化铜铁铅锡作金。生山谷。

【来　　源】碳酸盐类孔雀石族矿物蓝铜矿Azurire呈球形或中空者。

【形态特征】晶体通常呈球形或中空，被覆在其他铜矿表面。呈深蓝色，条痕浅蓝色，光泽玻璃状，半透明至不透明，断口贝壳状。硬度3.5~4.0，比重3.7~3.9。性脆。

【性味功效】甘、酸，寒；有毒。明目，去翳，利窍。

【古方选录】《太平圣惠方・卷五十六》空青散：空青一两（研细），麝香一分（研细），朱砂一两（研细，水飞过），雄黄半两（研细）。用法：上药相和令匀。每服半钱，以醋一合，汤一合相合，调散，不拘时候服之，须臾即吐为妙。主治：中恶，客忤垂死。

【用法用量】入丸、散，0.1~0.3g。外用适量，研

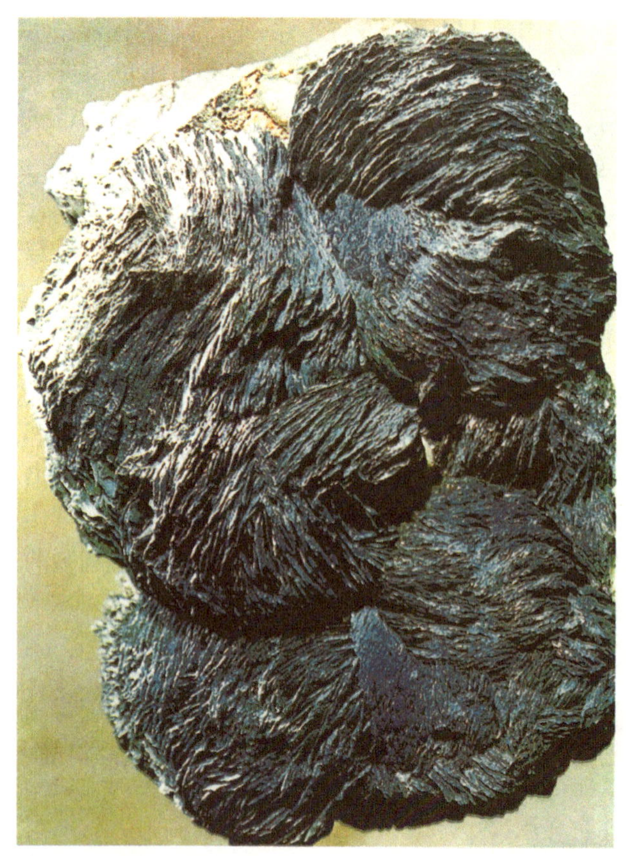

细，水飞点眼。

【使用注意】《药性论》："畏菟丝子。"内服慎用，不宜久服。

【现代研究】现今不用。

6 曾 青

【古籍原文】无毒。主养肝胆，除寒热，杀白虫，治头风、脑中寒，止烦渴，补不足，盛阴气。生蜀中及越嶲，采无时。（畏菟丝子）

《本经》原文：曾青，味酸，小寒。主目痛，止泪出，风痹，利关节，通九窍，破癥坚积聚。久服轻身不老。能化金铜。

【来　　源】碳酸盐类孔雀石族矿物蓝铜矿Azurire呈层状者。

【形态特征】晶体通常呈层状，被覆在其他铜矿表面。呈深蓝色，条痕浅蓝色，光泽玻璃状，半透明至不透明，断口贝壳状。硬度3.5~4.0，比重3.7~3.9。性脆。

【性味功效】酸，寒；小毒。凉肝明目，祛风定惊。

【古方选录】《普济方·卷五十五》曾青散：雄黄三分，曾青半分，黄芩一分。用法：上为细末。每用少许纳耳中，有汁出，即以绵子捻干用之。主治：耳有恶疮。

【用法用量】入丸、散，0.1~0.3g。外用适量，研细，水飞点眼或外敷。

【使用注意】内服慎用，不宜久服。

【现代研究】化学研究显示，曾青主要含碱式醋酸铜[$Cu_3(CO_3)_2(OH)_2$]，还含有铅、锌、铜、镍、钴、钼等。现代不用。

7 白 青

【古籍原文】味酸、咸，无毒。可消为铜剑，辟五兵。生豫章，采无时。

《本经》原文：白青，味甘，平。主明目，利九窍，耳聋，心下邪气，令人吐，杀诸毒三虫。久服通神明轻身，延年不老。生山谷。

【现代研究】同扁青。

8 扁青（白青、石青）

【古籍原文】无毒。去寒热、风痹，及丈夫茎中百病，益精。生朱崖、武都、朱提，采无时。

《本经》原文：扁青，味甘，平。主目痛明目，折跌痈肿，金创不瘳，破积聚，解毒气，利精神。久服轻身不老。生山谷。

【来　　源】碳酸盐类孔雀石族矿物蓝铜矿Azurire的矿石。

【形态特征】矿石晶体通常呈层状，被覆在其他铜矿表面。呈深蓝色，条痕浅蓝色，光泽玻璃状，半透明至不透明，断口贝壳状。硬度3.5~4.0，比重3.7~3.9。性脆。

【性味功效】酸、咸，平；有毒。涌吐风痰，明目，解毒。

【古方选录】《瑞竹堂方·卷二》化痰丸：石青一两（水飞），石绿半两（水飞）。用法：上为末，面糊为丸，如绿豆大。每服十丸，温汤送下。有痰即吐，去一到二碗，不损人。主治：顽痰不化。

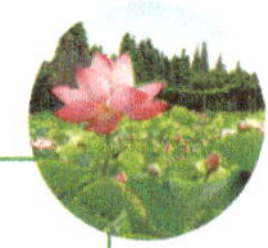

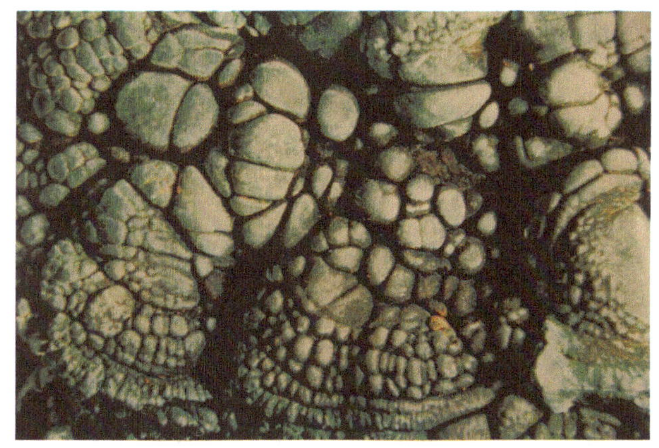

【用法用量】入丸、散，0.5～1.0g。外用适量，点眼或外敷。

【使用注意】内服不宜过量、久服。

【现代研究】化学研究显示，扁青主要含碱式醋酸铜[$Cu_3(CO_3)_2(OH)_2$]，其中含氧化铜（CuO）69.2%、二氧化碳（CO_2）25.6%、水分（H_2O）5.2%等，还含有铅、锌、铜、钙、镁等元素。

9 石胆（胆矾）

【古籍原文】味辛，有毒。散癥积，咳逆上气，及鼠瘘、恶疮。一名墨石，一名棋石，一名铜勒。生羌道、羌里句青山。二月庚子、辛丑日采。（水英为之使，畏牡桂、菌桂、芫花、辛夷、白薇）

《本经》原文：石胆，味酸，寒。主明目，目痛，金创，诸痫痉，女子阴蚀痛，石淋，寒热，崩中下血，诸邪毒气，令人有子。炼饵服之，不老。久服增寿神仙。能化铁为铜，成金银。一名毕石。生山谷。

【来　　源】硫酸盐类矿物胆矾Chalanthitum的矿石。

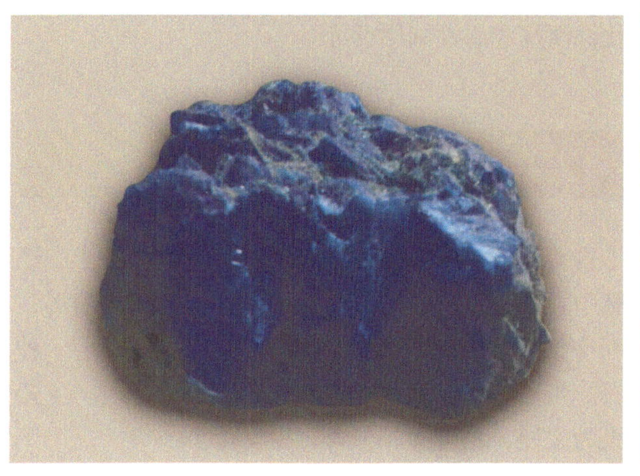

【形态特征】矿石为不规则的块状结晶体，大小不一。深蓝或浅蓝色，半透明，似玻璃光泽。质脆，易碎，碎块呈棱柱形，断面光亮。无臭，味涩。

【性味功效】酸、辛，寒；有毒。涌吐痰涎，解毒收湿，祛腐蚀疮。

【古方选录】《太平圣惠方·卷三十三》石胆散：石胆半两，石盐一两，朱砂一两，盐绿半两，龙脑一分，腻粉一钱。用法：以上为末。每以铜箸头取如小豆大，点目中，日三四次。主治：眼生肤翳，目赤痛，痒涩。

【用法用量】入丸、散，0.3~0.6g。研末外用，撒或调敷；或水化后外洗。

【使用注意】体虚者忌用，内服对口腔及胃黏膜有损害，外用为宜。

【现代研究】化学研究显示，石胆主要含硫酸铜（$CuSO_4 \cdot 5H_2O$）。药理研究显示，其有催吐和促进胆汁分泌等作用。现代临床用于治疗误食毒物、癫痫、口腔溃疡、急性睑缘炎和皮肤痈肿疮疖、溃疡等。

10 云　母

【古籍原文】无毒。下气坚肌，续绝补中，治五劳七伤，虚损少气，止痢。久服悦泽不老，耐寒暑，志高神仙。一名云珠，色多赤。一名云华，五色具。一名云英，色多青。一名云液，色多白。一名云沙，色青黄。一名磷石，色正白。生太山、齐庐山，及琅琊北定山石间，二月采。（泽泻为之使，畏鳝甲，反流水，恶徐长卿）

《本经》原文：云母，味甘，平。主身皮死肌，中风寒热，如在车船上，除邪气，安五脏，益子精，明目。久服轻身延年。一名云珠，一名云华，一名云英，一名云液，一名云沙，一名磷石。生山谷。

【来　　源】硅酸盐类矿物白云母Muscovite的矿石。

【形态特征】晶体通常呈板状或块状，外观六方形或菱形，有时单体呈锥形柱状，柱面有明显横条纹。一般为无色，有时带轻微的浅黄、浅绿、浅灰

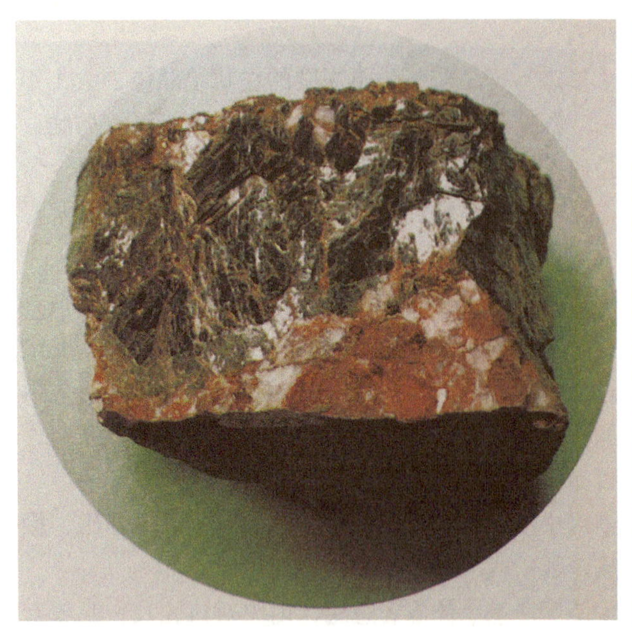

等色彩，条痕白色。玻璃光泽，透明至半透明。硬度2~3，比重2.76~3.10。

【性味功效】甘，温。清热解毒，祛风止痒，收敛固涩。

【古方选录】《金匮要略·卷上》蜀漆散：蜀漆（洗去腥）、云母（烧二日夜）、龙骨等分。用法：上三味，杵为散。未发前以浆水调服半钱，临发时服一钱。主治：牝疟，寒多热少者。

【用法用量】研末，6~10g。外用适量。

【使用注意】阴虚火旺者慎用。

【现代研究】化学研究显示，云母主要含$KAl_2(AlSi_3)O_{10}(OH,F)_2$等。现代临床用于治疗痔疮、无名肿毒痈疮，痢疾，带下病，难产和癫痫等。

11 朴硝（芒硝）

【古籍原文】味辛，大寒，无毒。主治胃中食饮热结，破留血、闭绝，停痰痞满，推陈致新。炼之如银，能寒、能热、能滑、能涩，能辛、能苦、能咸、能酸。入地千岁不变，色青白者佳，黄者伤人，赤者杀人。一名消石朴。生益州有咸水之阳，采无时。（畏麦句姜）

《本经》原文：朴硝，味苦，寒。主百病，除寒热邪气，逐六腑积聚，结固留。癖能化七十二种石。炼饵服之，轻身神仙。生山谷。

【来　　源】硫酸盐类矿物芒硝Mirabilite粗制而成的结晶体。

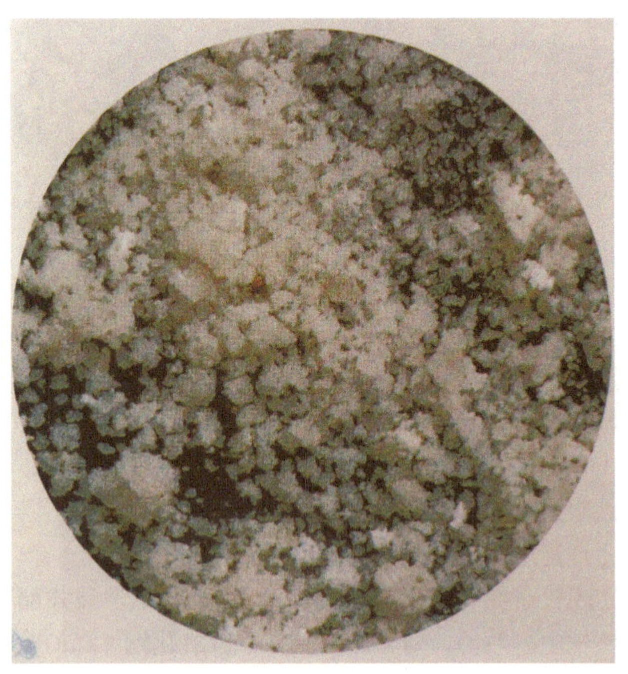

【形态特征】矿石呈棱柱状、长方形或不规则块状及粒状结晶。无色透明或类白色半透明。质脆，易碎，断面呈玻璃样光泽。无臭，味咸。

【性味功效】咸、苦，寒。泻热通便，润燥软坚，清热。

【古方选录】《简要济众方》白花散：芒硝三钱。用法：茴香酒下。主治：小便不通。

【用法用量】冲服，5~10g；或入丸、散。外用适量。

【使用注意】孕妇禁用。不宜与硫黄、三棱同用。

【现代研究】化学研究显示，朴硝主要含结晶硫酸钠（$NaSO_4 \cdot 10H_2O$）、夹杂微量氯化钠、硫酸镁和硫酸钙等。药理研究显示，其有促进肠壁细胞水分分泌，引起机械性刺激，促进肠管蠕动以排出粪便；利胆和抗感染等作用。现代临床用于治疗痔疮肿痛，骨伤肿胀，大骨节病，急性乳腺炎肿痛，消化性溃疡和急性阑尾炎等。

12 消　石

【古籍原文】味辛，大寒，无毒。主治五脏十二经脉中百二十疾，暴伤寒、腹中大热，止烦满消渴，利小便及瘘蚀疮。天地至神之物，能化成十二种石。生益州，及武都、陇西、西羌，采无时。（萤火为之使，恶苦参、苦菜，畏女菀）

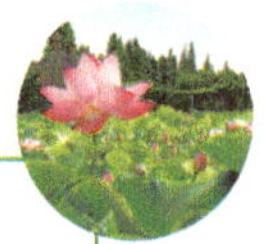

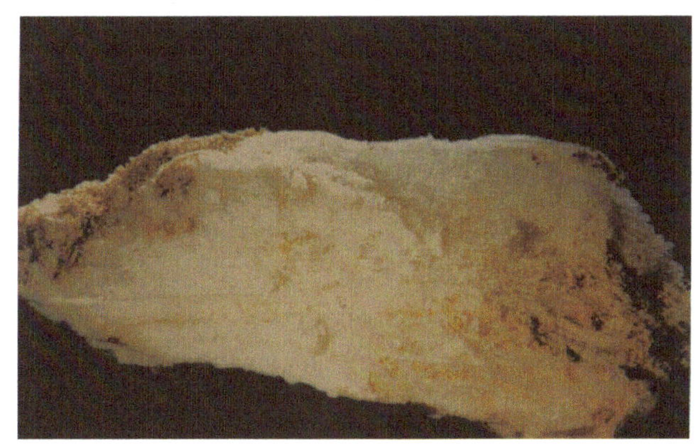

《本经》原文：消石，味苦，寒。主五脏积热，胃胀闭，涤去蓄结饮食，推陈致新，除邪气。炼之如膏，久服轻身。一名芒消。生山谷。

【来　　源】矿物硝石Niter加工炼制而成的结晶体。

【形态特征】矿石为斜方晶系，常呈针状或毛发状集合体。无色、白色或灰色等。条痕白色，光泽玻璃状或绢丝状。微透明。硬度2，比重2.1~2.2。性脆。

【性味功效】苦，寒；有毒。破坚散积，利尿泻下，解毒消肿。

【古方选录】《本草纲目·卷十一》火龙丹：焰消一钱，雄黄一钱。用法：上为细末。每点少许入眦内。主治：诸心腹痛。

【用法用量】入丸、散，1.5~3g。外用适量。

【使用注意】内服不宜过量、久服。

【现代研究】化学研究显示，消石主要成分为硝酸钾（KNO_3）。现代临床用于治疗便秘，急性结膜炎，咽喉肿痛，皮肤痈疖等。

13 礬石（矾石、礐石、白矾）

【古籍原文】无毒。除固热在骨髓，去鼻中息肉。岐伯云："久服伤人骨。"能使铁为铜。一名羽泽。生河西及陇西、武都、石门，采无时。（甘草为之使，恶牡蛎）

《本经》原文：涅石，旧作礬石，据郭璞注《山海经》引作涅石。味酸，寒。主寒热，泄利白沃，阴蚀恶创，目痛，坚骨齿。炼饵服之，轻身不老增年。一名羽碮。生山谷。

【来　　源】硫酸盐类矿物明矾石Alunite经加工提炼而成的结晶。

【形态特征】矿石为不规则结晶体，大小不一。无色或淡黄色，透明或半透明，表面略平滑或凹凸不平，具细密纵棱，有玻璃样光泽。质硬而脆，易砸碎。

【性味功效】酸、涩，寒。外用解毒杀虫，燥湿止痒；内服止血止泻，祛除风痰。

【古方选录】《外科正宗·卷四》二矾汤：白矾四两，皂矾四两，孩儿茶五钱，柏叶半斤。用法：用水十碗，用上药四味煎数滚，候用。先用桐油搽抹患处，以桐油蘸纸捻点着，以烟焰向患上熏之片时，方将前汤乘滚贮净桶内，手架上，用布盖，以汤气熏之，勿令泄气，待微热倾入盆内，蘸洗良久。主治：鹅掌风，皮肤枯厚，破裂作痛。

【用法用量】煎服，0.6~1.5g。外用适量，研末敷；或化水洗患处。

【使用注意】内服不宜过量久服。

【现代研究】化学研究显示，明矾石为碱性硫酸铝钾$[KAl_3(SO_4)_2(OH)_6]$；白矾为含水硫酸铝钾$[KAl(SO_4)_2 \cdot 12H_2O]$。药理研究显示，其对金黄

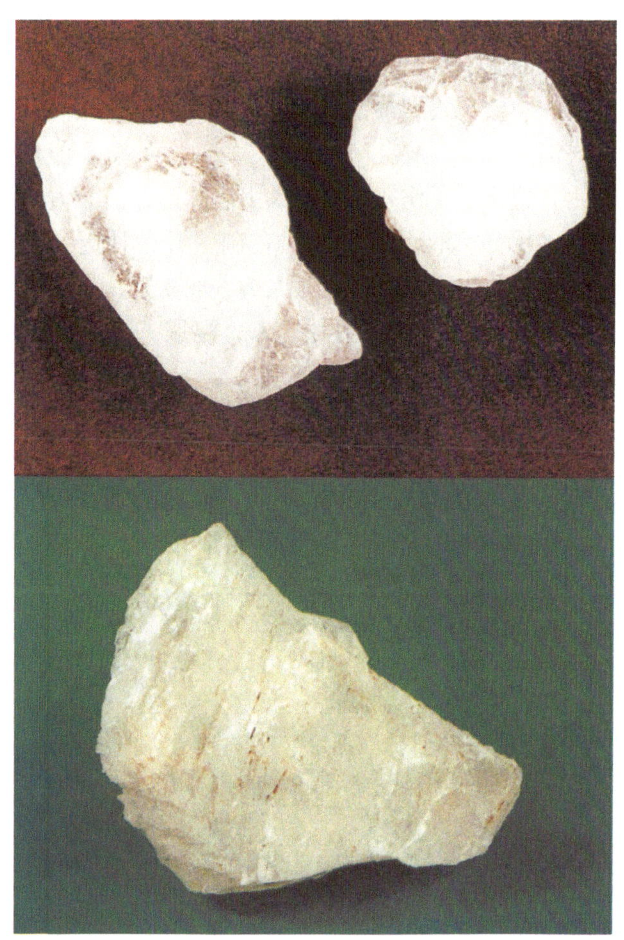

色葡萄球菌、溶血性链球菌、肺炎双球菌、变形杆菌、白色念珠菌、红色毛癣菌有抑制作用；另有抗阴道滴虫、沉淀血清、强力凝固蛋白质等作用。现代临床用于治疗滴虫性阴道炎、真菌性阴道炎、支气管炎咳嗽、肺结核咯血、水火烫伤、头癣、痔疮、湿疹瘙痒和消化道溃疡等。

14 芒消（芒硝）

【古籍原文】味辛、苦，大寒。主治五脏积聚，久热、胃闭，除邪气，破留血、腹中淡实结搏，通经脉，利大小便及月水，破五淋，推陈致新。生于朴消。（石韦为之使，畏麦句姜）

【来　　源】硫酸盐类矿物芒硝Mirabilite经煮炼而成的精制结晶。

【形态特征】晶体结构属单斜晶系。晶体为短柱状或针状。集合体通常为致密或疏松的块状，或被膜，或盐华。无色透明，但常带浊白、浅黄、淡蓝、淡绿等色。条痕白色。半透明至近透明，新鲜断面有玻璃样光泽。断口贝壳状。硬度1.5~2.0，比重1.5。性脆，易碎为粉末状。

【性味功效】咸、苦，寒。泻下通便，润燥软坚，清火消肿。

【古方选录】《伤寒论·辨太阳病脉证并治》大陷胸汤：大黄六两（去皮），芒硝一升，甘遂一钱匕。用法：以水六升，先煮大黄，取二升，去滓；纳芒消，煮一二沸；纳甘遂末，温服一升。得快利，止后服。主治：结胸证。

【用法用量】6~12g，一般不入煎剂，待汤剂煎得后，溶入汤液中服用；或入丸、散。外用适量，研细点眼；或水化涂洗。

【使用注意】脾胃虚寒者及孕妇慎用。不宜与硫黄、三棱同用。

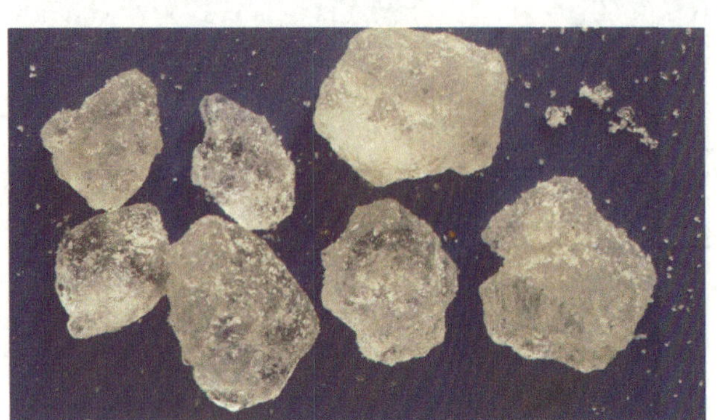

【现代研究】化学研究显示，芒硝主要含水合硫酸钠（$Na_2SO_4 \cdot 10H_2O$）。此外，常夹杂氧化钠、硫酸钙、硫酸镁等。芒硝在大气中易失去水分，故表面常呈白粉状，此种风化的芒硝，其硫酸钠含量可超过44.1%。药理研究显示，其有泻下作用；感染性创伤用10%~25%硫酸钠溶液外敷，有消肿和止痛作用。现代临床用于治疗外科感染、急性阑尾炎、阑尾周围脓肿、大骨节病等。

15 滑　石

【古籍原文】大寒，无毒。通九窍、六腑、津液，去留结，止渴，令人利中。一名液石，一名共石，一名脆石，一名番石。生赭阳及太山之阴、或掖北白山、或卷山。采无时。（石韦为之使。恶曾青）

《本经》原文：滑石，味甘，寒。主身热泄澼，女子乳难癃闭，利小便，荡胃中积聚寒热，益精气。久服轻身耐饥长年。生山谷。

【来　　源】硅酸盐类矿物滑石Talc的块状体。

【形态特征】晶体呈六方形或菱形板状，但完好的晶体极少见，通常为粒状和鳞片状的致密块体。淡绿色、白色或灰色。条痕白色或淡绿色。光泽脂肪状，解理面呈珍珠状，半透明至不透明。硬度1，比重2.7~2.8。性柔，有滑腻感。滑石块能被锯成任

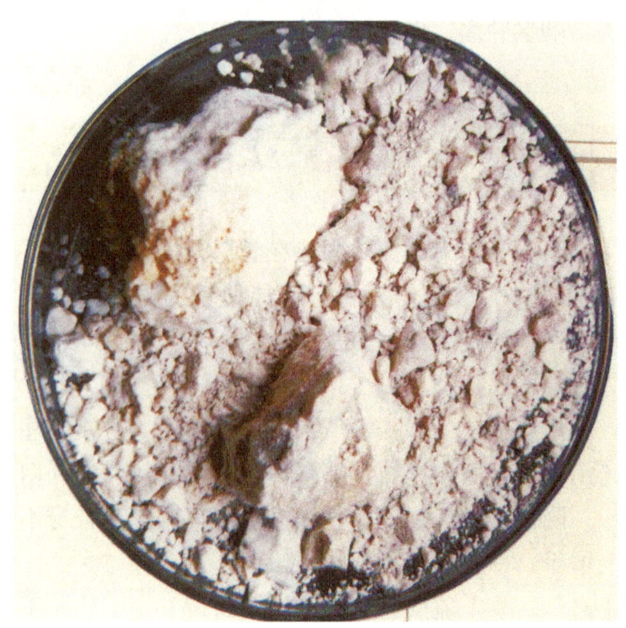

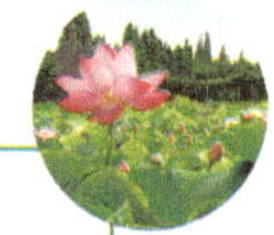

何形状，薄片能弯曲，但无弹性。

【性味功效】甘、淡，寒。利尿通淋，清热解暑；外用祛湿敛疮。

【古方选录】《外台秘要·卷二十七》滑石散：滑石二两，栝楼三两，石韦（去毛）二分。用法：上三味捣筛为散，以大麦粥清服方寸匕，日二。主治：热淋，膀胱中热，小便频数。

【用法用量】煎服，10~20g；包煎、先煎。外用适量。

【使用注意】内服不宜过量、久服。

【现代研究】化学研究显示，滑石主要含水合硅酸镁[$Mg_3(Si_4O_{10})(OH)_2$]，还含有氧化铝、氧化铁及氧化钙等。药理研究显示，其有吸附和收敛作用，内服能保护肠壁，外用能保护创面，吸收分泌物，促进结痂；有抑制伤寒杆菌、脑膜炎双球菌和金黄色葡萄球菌等作用。现代临床用于治疗泌尿道感染、泌尿道结石、暑热感冒、湿疹、痱子和皮肤感染等。

16 紫石英

【古籍原文】味辛，无毒。主治上气心腹痛，寒热、邪气、结气，补心气不足，定惊悸，安魂魄，填下焦，止消渴，除胃中久寒，散痈肿，令人悦泽。生太山，采无时。（长石为之使，得茯苓、人参、芍药共治心中结气；得天雄、菖蒲共治霍乱。畏扁青、附子，不欲鳝甲、黄连、麦句姜）

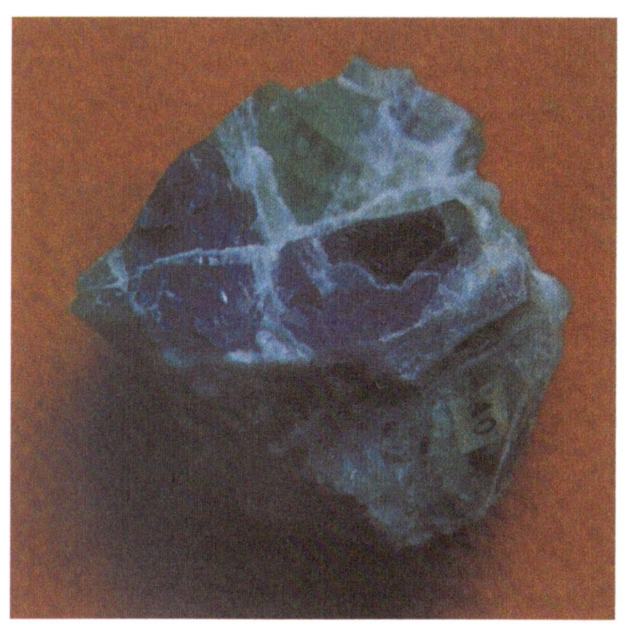

《本经》原文：紫石英，味甘，温。主心腹咳逆邪气，补不足，女子风寒在子宫，绝孕十年无子。久服温中，轻身延年。生山谷。

【来　　源】氟化物类矿物萤石族萤石Huorite的矿石。

【形态特征】矿石为不规则块状，全体呈紫色或浅绿色，色深浅不一。半透明至透明，有玻璃样光泽。表面常有裂纹。质坚不重，不易碎，断面不整齐。无臭，味淡。

【性味功效】甘，温。温肾暖宫，镇心安神，温肺平喘。

【古方选录】《青囊秘方》：紫石英。用法：紫石英火煅醋淬七次，研细末，水飞。每早用五分，花椒十粒，泡汤下。主治：肺寒咳逆上气。

【用法用量】煎服，9~15g，先煎；或入丸、散。

【使用注意】阴虚火旺者忌服。

【现代研究】化学研究显示，紫石英主要含氟化钙（CaF_2），兼有杂质氧化铁和部分稀土元素。现今少用。

17 白石英

【古籍原文】味辛，无毒。主治肺痿，下气，利小便，补五脏，通日月光。久服耐寒热。生华阴及太山。大如指，长二、三寸，六面如削，白澈有光。其黄端白棱名黄石英，赤端名赤石英，青端名青石英，黑端名黑石英。二月采，亦无时。

《本经》原文：白石英，味甘，微温。主消

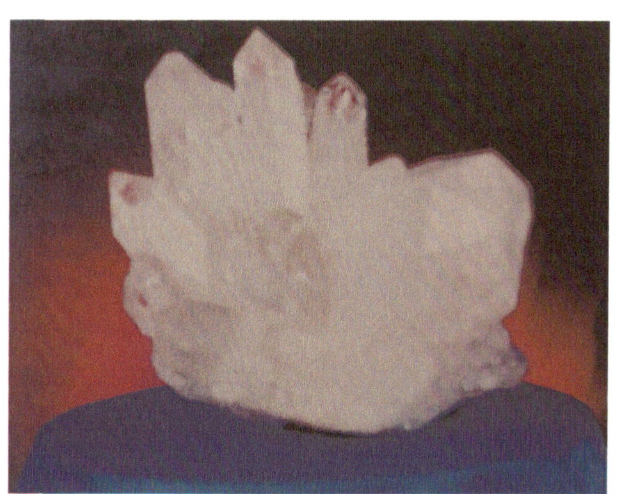

渴，阴痿不足，咳逆胸膈间久寒，益气，除风湿痹。久服轻身长年。生山谷。

【来　　源】氧化物类矿物石英Quartz的矿石。

【形态特征】矿石为不规则块状，多具棱角，大小不一。全体呈白色或乳白色，有的微带黄色。表面不平坦而光滑，透明至半透明，具有玻璃样光泽或脂肪样光泽。质坚硬而重，砸碎面不整齐，边缘较锋利，可刻划玻璃。

【性味功效】甘，温。温肺肾，安心神，利小便。

【古方选录】《鸡峰普济方·卷十一》白石英汤：白石英一分（杵细者，绵裹），五味子、白茯苓、附子、人参各半钱，甘草一字。用法：上为粗末，用水五大盏，银石器中煮石英至三盏，投药再煎至一盏半，去滓。分二服，空心晚食前或鸡鸣拂旦服。主治：肺虚少气。

【用法用量】煎服，5~20g。

【使用注意】内服不宜过量、久服。

【现代研究】化学研究显示，白石英主要含二氧化硅（SiO_2）。现代临床用于治疗支气管炎咳嗽、心悸、失眠、腹水肿胀、风湿病和跌打损伤等。

18 青石脂

【古籍原文】味酸，平，无毒。主养肝胆气，明目，治黄胆，泄痢，肠澼，女子带下百病，及疽痔，恶疮。久服补髓，益气，不饥，延年。生齐区山及海崖，采无时。

19 赤石脂

【古籍原文】味甘、酸、辛，大温，无毒。主养心气，明目，益精，治腹痛，泄澼，下痢赤白，小便利，及痈疽疮痔，女子崩中漏下，产难，胞衣不出。久服补髓，好颜色，益智，不饥，轻身，延年。生济南、射阳，及太山之阴，采无时。（恶大黄，畏芫花）

【来　　源】硅酸盐类矿物多水高岭石Halloysite的矿石。

【形态特征】不规则块状集合体，大小不一。表面

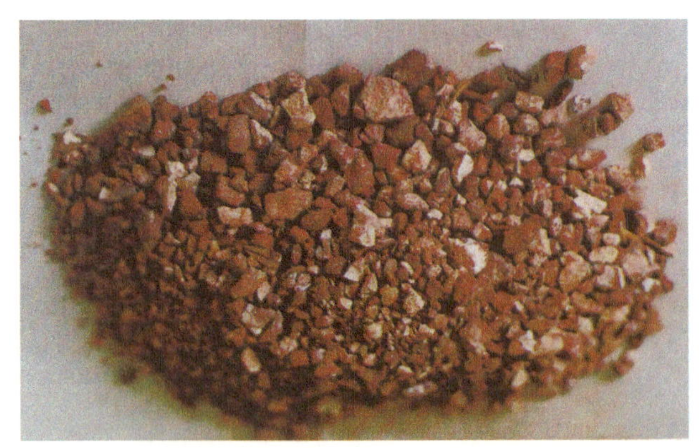

粉红色、红色至紫红色，或有红黑白相间的花纹，光滑如脂。质细腻，易砸碎，断面平滑，吸水性强。有黏土气，味淡，嚼之无沙粒感。

【性味功效】甘、酸、涩，温。涩肠止泻，收敛止血，生肌敛疮。

【古方选录】《太平圣惠方·卷九十二》赤石脂散：赤石脂（拣去土）、伏龙肝各等分。用法：上为细末。每用半钱敷肠头上，频用。主治：小儿痢后，脱肛不收。

【用法用量】煎服，9~12g，先煎。外用适量，研末敷患处。

【使用注意】湿热积滞泻痢者忌用。孕妇慎服。不宜与肉桂同用。

【现代研究】化学研究显示，赤石脂主要含水合硅酸铝[$Al_4(Si_4O_{10})(OH)_8 \cdot 4H_2O$]，另含氧化铁、氧化亚铁和水分及锰、镁、钙等。药理研究显示，其有吸附作用，可吸附消化道内的有毒物质、细菌毒素和代谢产物，减少对肠道的刺激而止泻；对肠道有保护和止血等作用。现代临床用于治疗崩漏、便血、久泻脱肛、妇女带下病、烫伤、湿疹、疮疡溃烂和外伤出血等。

20 黄石脂

【古籍原文】味苦，平，无毒。主养脾气，安五脏，调中，大人小儿泄痢肠澼，下脓血，去白虫，除黄疸，痈疽虫。久服轻身延年。生嵩高山，色如莺雏，采无时。（曾青为之使，恶细辛，畏蜚蠊）

【来　　源】硅酸盐类水云母族矿物水云母Hydromica——伊利石（含氢氧化铁）和（或）高

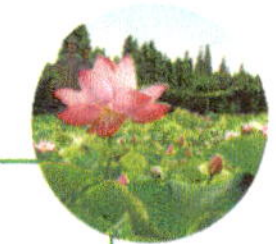

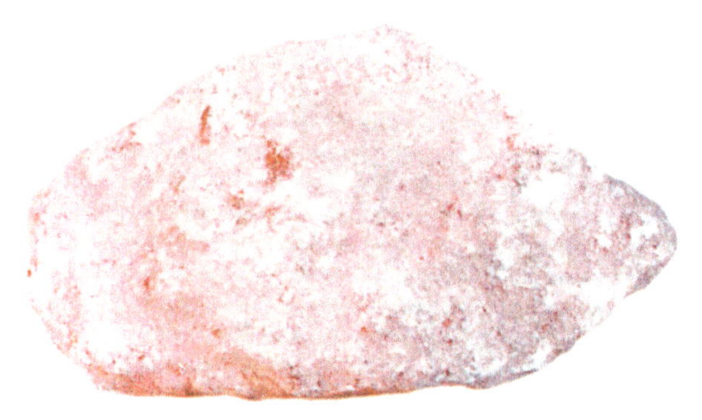

岭石族矿物高岭石——多水高岭石为主要组分的细分散多矿物集合体。

【形态特征】水云母　晶体结构属单斜晶系。个体片状，集合体鳞片状、薄片状，分散或呈致密到疏松的块体。白色，因吸附有少量氢氧化铁而呈黄色，或带灰、红、绿色调。致密块体呈油脂状光泽，断口贝壳状到似贝壳状；疏松块体呈土状光泽，断口不平，有孔隙。硬度2~3，相对密度2.5~2.8。有滑感，黏舌。

【性味功效】苦，平。健脾涩肠，止血敛疮。

【古方选录】《千金翼方・卷十九》人参丸：人参二两，龙胆二两，杏仁二两（去皮、尖、双仁，熬），礜石二两（炼），曾青三分，黄石脂一两。用法：上为末，和为丸，梧桐子大。饮服二丸，日三次；亦可作散，服一刀圭。主治：三虫痂瘕成鱼鳖、虾蟆，令人面目枯无润泽，精寒劳瘦。

【用法用量】煎服，10~20g，打碎先煎。

【使用注意】湿热积滞者慎服。

【现代研究】化学研究显示，黄石脂主要为含水硅酸铝钾[$KAl(Si_4O_{10})(OH)_8 \cdot 4H_2O$]，并含有混入物$Fe(OH)_3 \cdot nH_2O$，还含有镁、钙、钛、钡、锰等微量元素。

21 白石脂

【古籍原文】味甘、酸，平，无毒。主养肺气，厚肠，补骨髓，治五脏惊悸不足，心下烦，止腹痛，下水，小肠澼热溏，便脓血，女子崩中漏下，赤白沃，排痈疽疮痔。久服安心，不饥，轻身长年。生太山之阴，采无时。（得厚朴并米汁饮，止便脓。燕屎为之使，恶松脂，畏黄芩）

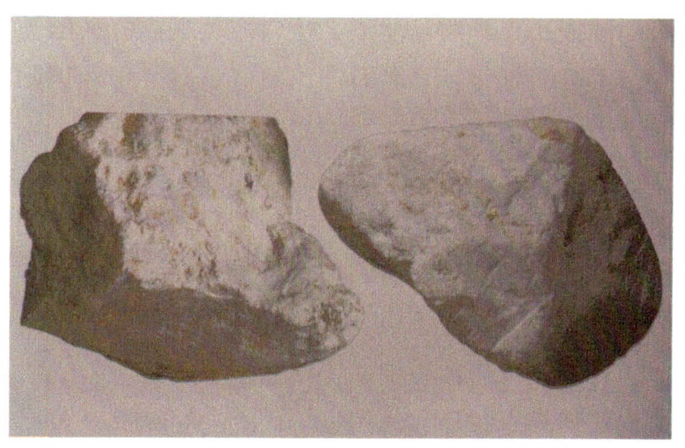

【来　源】硅酸盐类高岭石族矿物高岭石Kaolinite的矿石。

【形态特征】晶体结构属三斜晶系或单斜晶系。单晶体呈片状，罕见，个体极小，在电子显微镜下可看到片状晶体呈六方形、三角形或切角的三角形。集合体呈疏松鳞片状、土状或致密块状，偶见钟乳状。纯者白色，若被铁、锰等杂质混入可染成浅黄、浅灰、浅红、浅绿、浅褐等色。条痕白色或灰白色。致密块体无光泽或呈蜡状光泽，细薄鳞片可呈珍珠样光泽。硬度1~3，相对密度2.61~2.68。具有细腻感，土臭味，吸水黏舌，可塑性强，但不膨胀。

【性味功效】甘、酸，平。涩肠，止血，固脱，收湿敛疮。

【古方选录】《永类钤方・卷二十一》白龙丸：附子（炮）半两，白石脂（煅）、白龙骨（煅）一分（一方加白矾，煅，一分）。用法：上为末，面糊为丸，如小豆大。三岁服三十丸，米饮送下。主治：小儿吐泻不定，滑泄注水，小便少。

【用法用量】煎服，6~15g；或入丸、散。外用适量，研末撒；或调敷。

【使用注意】有湿热积滞者忌服。

【现代研究】化学研究显示，白石脂主要成分为水合硅酸铝，含二氧化硅（SiO_2）46.5%、三氧化二铝（Al_2O_3）39.5%、水（H_2O）14.0%，还常含铁、镁、钙、锶、锰、锌、铜、锂等元素。现代临床用于治疗久泻、久痢、带下病等。

22 黑石脂

【古籍原文】味咸，平，无毒。主养肾气，强阴，

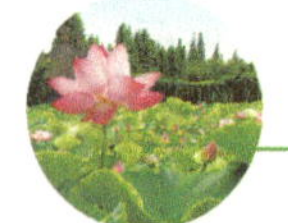

治阴蚀疮，止肠澼、泄痢，疗口疮、咽痛。久服益气，不饥，延年。一名石涅，一名石墨。出颍川阳城，采无时。

《本经》原文：青石、赤石、黄石、白石、黑石脂等，味甘，平。主黄疸，泄利肠澼脓血，阴蚀下血赤白，邪气痈肿，疽痔恶创，头疡疥瘙。久服补髓益气，肥健不饥，轻身延年。五石脂各随五色，补五脏。生山谷中。

【现代研究】《本经》中青石脂、赤石脂、黄石脂、白石脂、黑石脂总称为“五色石脂”，性能功效亦相似。现代药用以赤石脂为最多，白石脂、黄石脂少用，其余两种不入药。

23 太一禹余粮

【古籍原文】无毒。主治肢节不利，大饱绝力身重。生太山，九月采。（杜仲为之使。畏贝母、昌蒲、铁落）

《本经》原文：太一余粮，味甘，平。主咳逆上气，癥瘕血闭漏下，除邪气。久服耐寒暑不饥，轻身飞行千里，神仙。一名石脑。生山谷。

【古方选录】《伤寒论·卷一》赤石脂禹余粮汤：赤石脂一斤（碎），太一禹余粮一斤（碎）。用法：上二味，以水六升，煮取二升，去滓。分温三服。主治：伤寒服汤药，下利不止，心下痞硬。

【古代研究】《本经》将禹余粮和太一禹余粮分列两条，历代多同等使用。李时珍所言：“禹余粮、太一禹余粮、石中黄水，性味功用皆同，但入药有精粗之等尔。”

24 禹余粮

【古籍原文】平，无毒。主治小腹痛结烦疼。一名白余粮。生东海及山岛中，或池泽中。

《本经》原文：禹余粮，味甘，寒。主咳逆寒热烦满，下赤白，血闭癥瘕，大热。炼饵服之，不饥，轻身延年。生池泽。

【来　源】氢氧化物类矿物褐铁矿Limonite的矿石。

【形态特征】矿石为不规则的斜方块，表面淡红色或红棕色，多凹凸不平，或覆有黄色粉末。断面呈深棕色与淡棕色相间的层次，深棕色部分质坚硬，淡棕色部分质较松。体重，质硬。有土腥气，味淡，嚼之无沙粒感。

【性味功效】甘、涩，微寒。涩肠止泻，收敛止血。

【古方选录】《千金方·卷四》禹余粮丸：禹余粮五两，白马蹄十两，龙骨三两，鹿茸二两，乌贼鱼骨一两。用法：上为末，炼蜜为丸，如梧桐子大。每晚服二十丸，以酒送下，日二次。以知为度。主治：崩中赤白不绝，困笃；妇人经血日夜不绝，烦闷困绝。

【用法用量】煎服，9~15g，先煎；或入丸、散。外用适量。

【使用注意】内服不宜过量、久服。孕妇慎用。

【现代研究】化学研究显示，禹余粮主要含水合三氧化二铁($Fe_2O_3 \cdot nH_2O$)、碱式氧化铁[$FeO(OH)$]及碱式水合氧化铁[$FeO(OH) \cdot nH_2O$]，并夹有泥土及有机质等，或含大量磷酸盐及铝、镁、钾、钠等。药理研究显示，其有抑制肠蠕动，明显缩短凝血时间及出血时间等作用。现代临床用于治疗慢性结肠炎、久病腹泻、月经不调和带下病等。

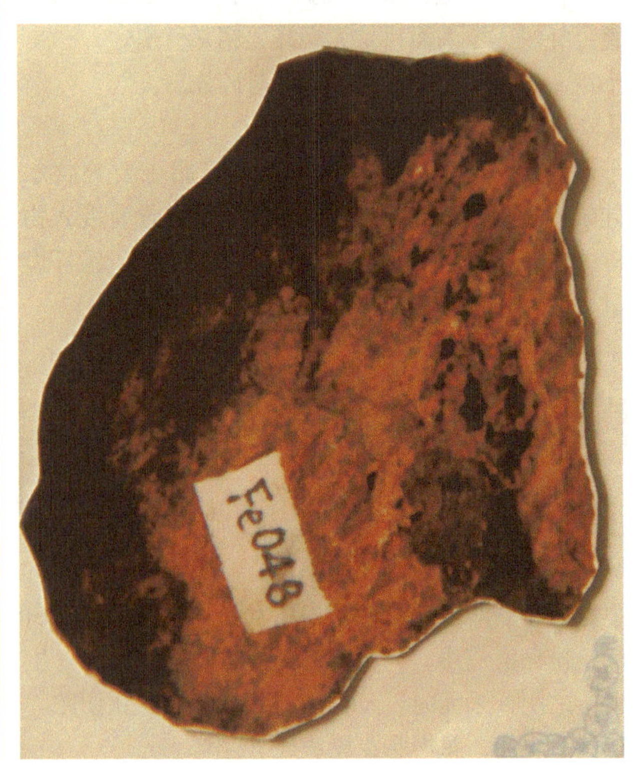

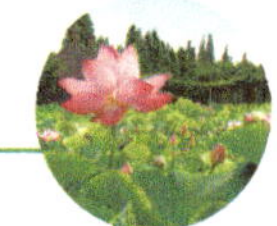

25 青 玉

【古籍原文】味甘，平，无毒。主治妇人无子，轻身不老，长年。一名珏玉。生蓝田。

【现代研究】《中华本草》《中药大辞典》均无记载，来源有待考证。

26 白玉髓

【古籍原文】味甘，平，无毒。主治妇人无子，不老延年。生蓝田玉石之间。

【现代研究】《中华本草》《中药大辞典》均无记载，来源有待考证。

27 璧 玉

【古籍原文】味甘，无毒。主明目，益气，使人多精生子。

【现代研究】《中华本草》《中药大辞典》均无记载，来源有待考证。

28 合玉石

【古籍原文】味甘，无毒。主益气，消渴，轻身，辟谷。生常山中丘，如彘肪。

【现代研究】《中华本草》《中药大辞典》均无记载，来源有待考证。

29 陵 石

【古籍原文】味甘，无毒。主益气，耐寒，轻身，长年。生华山，其形薄泽。

【现代研究】《中华本草》《中药大辞典》均无记载，来源有待考证。

30 碧石青

【古籍原文】味甘，无毒。主明目，益精，去白皮癣，延年。

【现代研究】《中华本草》《中药大辞典》均无记载，来源有待考证。

31 五羽石

【古籍原文】主轻身常年。一名金黄。生海水中蓬葭山上仓中，黄如金。

【现代研究】《中华本草》《中药大辞典》均无记载，来源有待考证。

32 石流青

【古籍原文】味酸，无毒。主治泄，益肝气，明目，轻身长年。生武都山石间，青白色。

【现代研究】《中华本草》《中药大辞典》均无记载，来源有待考证。

33 石流赤

【古籍原文】味苦，无毒。主治妇人带下，止血，轻身长年。理如石耆，生山石间。

【现代研究】《中华本草》《中药大辞典》均无记载，来源有待考证。

34 六芝（灵芝、灵芝草、赤芝）

【古籍原文】青芝生太山。赤芝生霍山。黄芝生嵩山。白芝生华山。黑芝生恒山。紫芝生高夏。六芝皆无毒。六月、八月采。（薯蓣为之使，得发良，得麻子人、白瓜子、牡桂共益人，恶恒山，畏扁青、茵陈蒿）

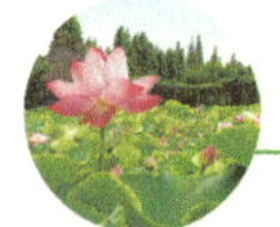

《本经》原文：赤芝，味苦，平。主胸中结，益心气，补中，增智慧，不忘。久食，轻身不老，延年神仙。一名丹芝。黑芝，味咸，平。主癃，利水道，益肾气，通九窍，聪察。久食，轻身不老，延年神仙。一名玄芝。青芝，味酸，平。主明目，补肝气，安精魂，仁恕。久食，轻身不老，延年神仙。一名龙芝。白芝，味辛，平。主咳逆上气，益肺气，通利口鼻，强志意，勇悍，安魄。久食，轻身不老，延年神仙。一名玉芝。黄芝，味甘，平。主心腹五邪，益脾气，安神，忠信和乐。久食，轻身不老，延年神仙。一名金芝。紫芝，味甘，温。主耳聋，利关节，保神，益精气，坚筋骨，好颜色。久服，轻身不老延年。一名木芝。生山谷。

【来　源】多孔菌科真菌赤芝*Ganoderma lucidum*（leyss.ex Fr.）Karst. 或紫芝*Ganoderma sinense* Zhao Xu et Zhang 的干燥子实体。

【形态特征】赤芝　腐生真菌。子实体伞状，菌盖木栓质，近肾形或圆形，黄色渐变红褐色，具漆样光泽，表面有环状棱纹及辐射状皱纹，形体大小变化很大，中心厚1~2cm，边缘较中心薄，全缘或呈波状；菌盖下面有无数小孔，管孔呈淡黄白色或淡褐色，孢子产生于担子顶端。菌柄侧生，圆柱形，与菌盖几乎成直角，长10~20cm，紫褐色或黑紫色，有漆样光泽，质坚硬，断面似木质。

紫芝　与赤芝不同点：紫芝的菌盖呈紫黑色至近褐黑色，有漆样的光泽；菌肉呈均匀的褐色、深褐色至栗褐色；孢子顶端脐突形，内壁突出的小刺明显，孢子较大，（9.5~13.8）μm×（6.0~8.5）μm。

【性味功效】甘，平。补气安神，止咳平喘。

【临床用方】《医方新解》灵乌二仁膏：灵芝500g，首乌500g，核桃仁250g，薏苡仁250g。用法：首乌、灵芝、薏苡仁反复浓煎，加蜜收膏。将核桃肉

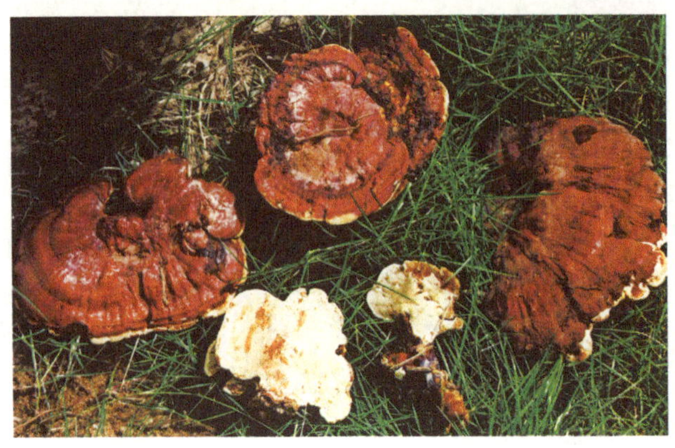

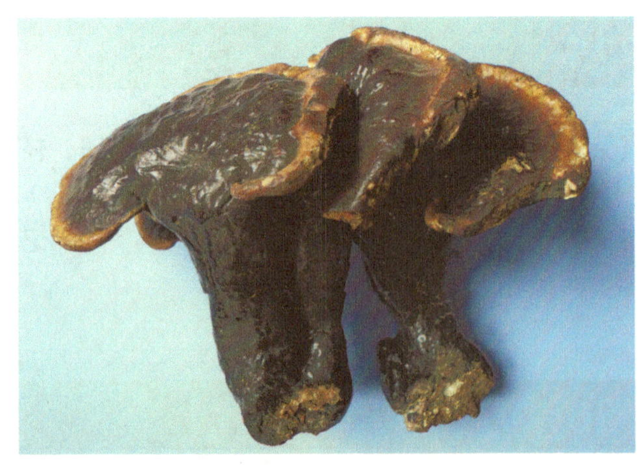

研碎末兑入。主治：肝肾阴虚，精血亏损。临床用于治疗高血压，冠状动脉粥样硬化性心脏病（简称冠心病），脑动脉硬化症，脂肪肝及高胆固醇血症。

【用法用量】煎服，6~12g；或入丸、散；或研末服。

【现代研究】化学研究显示，赤芝含三萜类，生物碱类，麦角甾醇，内酯类，核苷类，香豆精苷类，挥发油，多肽氨基酸类，水溶性蛋白质和多种酶类等。药理研究显示，其对中枢神经系统有中枢抑制、抗电惊厥、镇静和镇痛作用；对心血管系统有保护心脏的作用，可改善心肌血氧供应，增强心肌收缩力，降低心肌能量消耗，提高耐缺氧能力，并有抗血小板凝集及抗血栓，增强免疫，保肝，减轻肝脏脂肪变性，抗氧化，延缓衰老，防辐射，抗病毒，抗溃疡，抗炎和抗损伤等作用。现代临床用于治疗冠心病、高脂血症、神经衰弱、病毒性肝炎、白细胞减少、功能性子宫出血和特发性血小板减少性紫癜等。《本经》记载有黄芝、黑芝、青芝、白芝、紫芝等，现统称为灵芝。

35 赤箭（天麻）

【古籍原文】主消痈肿，下肢满疝，下血。生陈仓、雍州，及太山、少室。三月、四月、八月采根，暴干。

《本经》原文：赤箭，味辛，温。主杀鬼精物，蛊毒恶气。久服益气力，长阴肥健，轻身增年。一名离母，一名鬼督邮。生山谷。

【来　源】兰科植物天麻*Gastrodia elata* Bl. 的块茎。

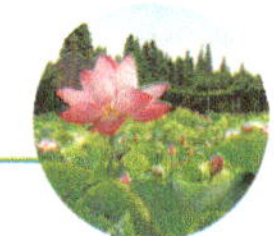

【形态特征】多年生寄生草本，高60~100cm。块茎椭圆形或卵圆形，横生，肉质，长约10cm，直径3.0~4.5cm。茎圆柱形，黄褐色，节上具鞘状鳞片。总状花序顶生，花苞片披针形，花淡绿黄色或肉黄色；唇瓣白色，3裂，中裂片舌状，上部反曲；子房倒卵形，子房柄扭转。种子多而细小。

【性味功效】甘，平。息风止痉，平抑肝阳，祛风通络。

【古方选录】《杨氏家藏方·卷二》天麻丸：天麻四两（酒浸一宿，焙干），川芎四两，防风四两（去芦头），甘草二两。用法：上为细末，炼蜜为丸，每一两分作十丸，朱砂为衣。每服一丸，细嚼，食后茶清送下。主治：风气壅盛，头疼目涩，项背拘急，鼻塞耳鸣。

【用法用量】煎服，3~10g；研末冲服，1.0~1.5g。

【使用注意】血虚、阴虚致头痛、眩晕者慎用。

【现代研究】化学研究显示，天麻含天麻素，天麻醚苷，香荚兰醇，香荚兰醛，β-谷甾醇，胡萝卜苷，柠檬酸，维生素A类，生物碱，黏液质和天麻多糖等。药理研究显示，其有镇静，抗惊厥，镇痛，减慢心率，抗心肌缺血，抗心律失常，扩张血管，降低冠状血管阻力，增强机体免疫功能，抗

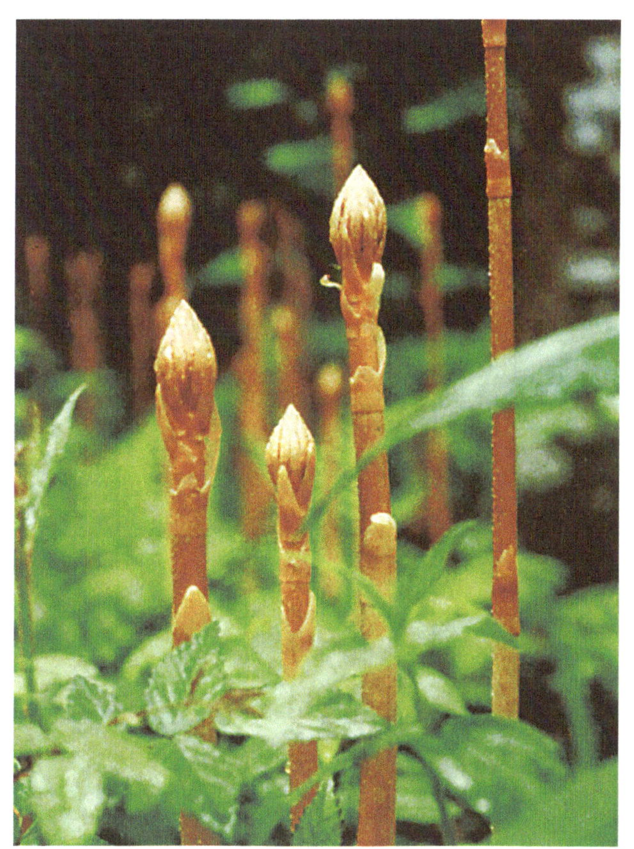

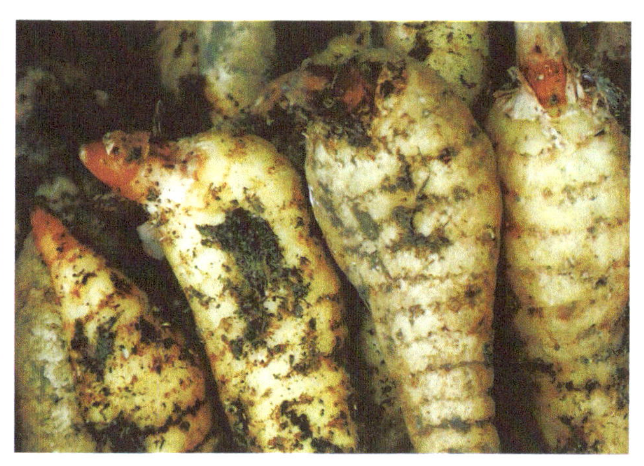

炎，耐疲劳和延缓衰老等作用。现代临床用于治疗癫痫、脑外伤综合征、高血压、头痛、眩晕、面部痉挛、神经衰弱和抑郁性精神病等。

36 龙眼（龙眼肉）

【古籍原文】无毒。除虫去毒。其大者似槟榔，生南海。

《本经》原文：龙眼，味甘，平。主五脏邪气，安志厌食。久服强魂聪明，轻身不老，通明神。一名益智。生山谷。

【来　　源】无患子科植物龙眼*Dimocarpus longan* Lour. 的假种皮。

【形态特征】常绿乔木，高10m以上。幼枝被锈色柔毛。偶数羽状复叶，互生；小叶2~5对，互生，革质；叶片椭圆形或卵状披针形，先端短尖或钝，基部偏斜；暗绿色。花两性，或单性花与两性花共存，为顶生或腋生的圆锥花序；花小，黄白色；花瓣5片，匙形；雄蕊通常8枚；子房2~3室。核果球形，外皮黄褐色，粗糙，假种皮白色肉质，内有黑褐色种子1粒。

【性味功效】甘，温。补益心脾，养血安神。

【古方选录】《杂病源流犀烛·卷六》龙眼汤：龙眼、丹参、人参、远志、麦冬、茯神、黄耆、甘草、升麻、柴胡。用法：上药各等分，煎服。主治：健忘，上虚下盛者。

【用法用量】煎服，9~15g；或入丸、散。

【使用注意】肝阴虚有热者慎用。

【现代研究】化学研究显示，龙眼干假种皮（果肉）含有葡萄糖，蔗糖，蛋白质，脂肪，酒石酸和

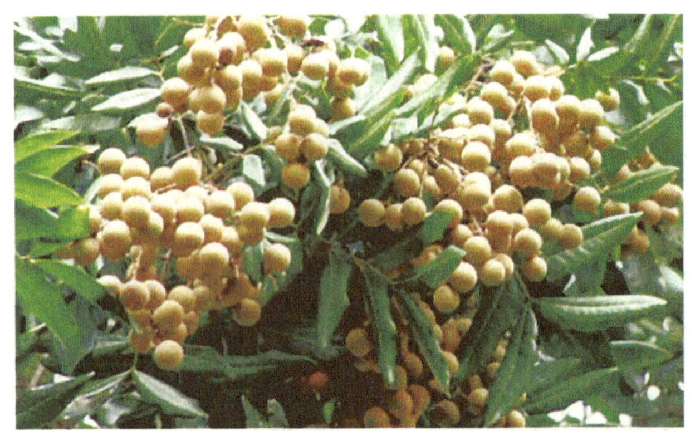

维生素等物质。药理研究显示，其对低温、高温或缺氧刺激有明显保护作用，对痢疾杆菌有抑制作用。现代临床用于治疗神经衰弱、贫血、失眠、健忘、心悸、再生障碍性贫血和血小板减少性紫癜等。

37 猪苓

【古籍原文】味苦，无毒。生衡山及济阴、宛朐，二月、八月采，阴干。

《本经》原文：猪苓，味甘，平。主痃疟，解毒蛊疰不祥，利水道。久服轻身耐老。一名猳猪尿。生山谷。

【来 源】多孔菌科真菌猪苓*Polyporus umbellatus* (Pers.) Fries 的菌核。

【形态特征】菌核体呈长形块状或不规则块状，表面有皱纹及瘤状突起，棕黑色或黑褐色，断面呈白色或淡褐色，半木质化，较轻。子实体自地下菌核内生出，常多数合生；菌柄基部相连或多分支，形成一丛菌盖，伞形或伞状半圆形，中央凹陷成脐状，表面浅褐色至茶褐色。菌肉薄，与菌管皆为白色；管口微小，呈多角形。担孢子卵圆形。子实体在夏季形成。

【性味功效】甘、淡，平。利水渗湿。

【古方选录】《伤寒论·辨阳明病脉证并治》猪苓汤：猪苓（去皮）、茯苓、泽泻、阿胶、滑石（碎）各一两。用法：上五味以水四升，先煮四味，取二升，去滓，纳阿胶烊消，温服七合，日三服。主治：脉浮发热，渴欲饮水，小便不利。

【用法用量】煎服，6~12g。

【使用注意】无水湿者慎用。

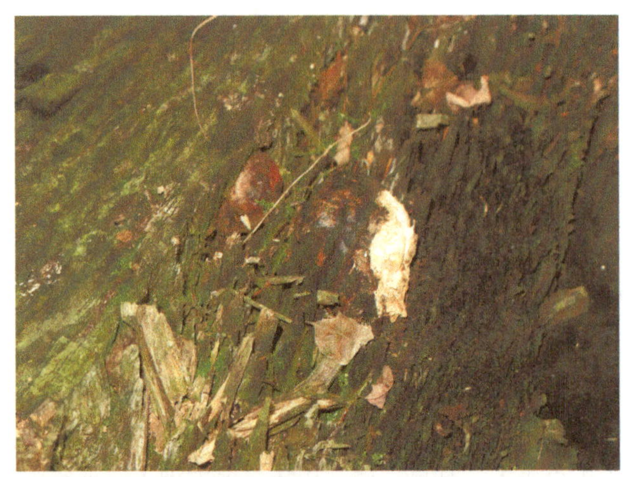

【现代研究】化学研究显示，猪苓含麦角甾醇，粗蛋白，25-去氧罗汉松甾酮A，α-羟基-二十四碳酸，孔菌甾酮，甘露糖，半乳糖和猪苓多糖等。药理研究显示，其有利尿，促进免疫功能，抗癌，保肝和抗菌等作用。现代临床用于治疗急性肾炎水肿、慢性肾炎、急性肠炎腹泻、带下病、肺癌、慢性病毒性肝炎和银屑病等。

38 茯苓

【古籍原文】无毒。止消渴，好唾，大腹淋沥，膈中痰水，水肿淋结，开胸腑，调脏气，伐肾邪，长阴，益气力，保神守中。其有根者，名茯神。

《本经》原文：伏苓，味甘，平。主胸胁逆气，忧恚惊邪恐悸，心下结痛，寒热烦满咳逆，口焦舌干，利小便。久服安魂养神，不饥延年。一名茯菟。生山谷。

【来 源】多孔菌科真菌茯苓*Poria cocos* (Schw.) Wolf 的菌核。

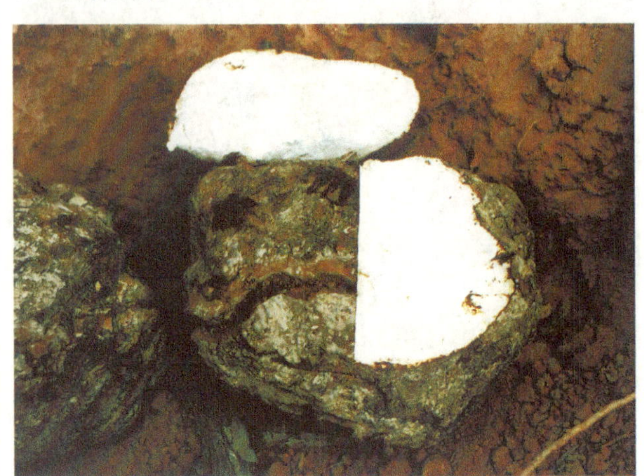

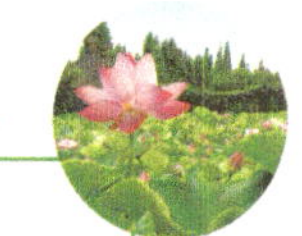

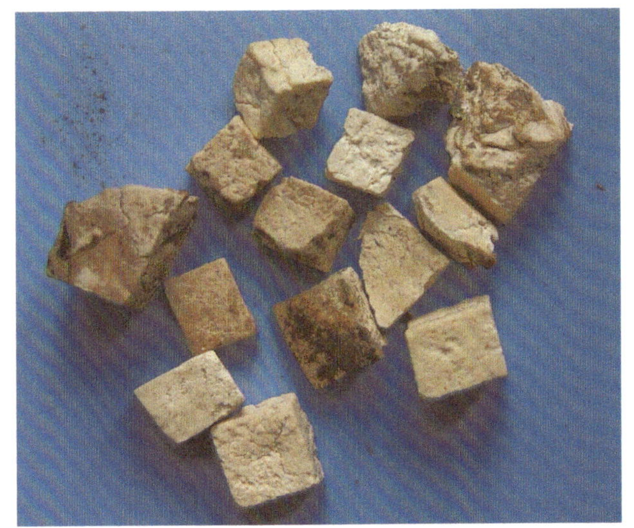

【形态特征】菌核寄生于松科植物赤松或马尾松等树根上，呈不规则块状、球形、扁形、长圆形或长椭圆形不等，大小不一。表面浅灰棕色或黑棕色，呈瘤状皱缩，内部白色稍带粉红，由无数菌丝组成。子实体伞形，口缘稍有齿，蜂窝状，通常附菌核的外皮而生，初白色，后转为淡棕色。担子棒状，担孢子椭圆形至圆柱形，平滑，无色。

【性味功效】甘、淡，平。利水渗湿，健脾，宁心安神。

【古方选录】《金匮要略·痰饮咳嗽病脉证并治》苓桂术甘汤：茯苓四两，桂枝三两（去皮），白术二两，甘草二两（炙）。用法：上四味，以水六升，煮取三升，去滓，分温三服，小便则利。主治：心下有痰饮，胸胁支满，目眩。

【用法用量】煎服，10~15g；或入丸、散。

【使用注意】虚寒精滑者忌用。

【现代研究】化学研究显示，茯苓含茯苓酸，茯苓聚糖，脂肪酸，树胶，麦角甾醇，月桂酸，蛋白质，脂肪，胆碱和少量无机成分等。药理研究显示，其有明显利尿，促进机体水盐代谢，镇静，促进体液免疫，提高T淋巴细胞增殖反应和巨噬细胞功能等作用。现代临床用于治疗小儿肾病综合征、肾炎水肿、慢性精神分裂症、婴幼儿腹泻及部分肿瘤性疾病等。

39 茯神

【古籍原文】味甘，平。主辟不祥，治风眩、风

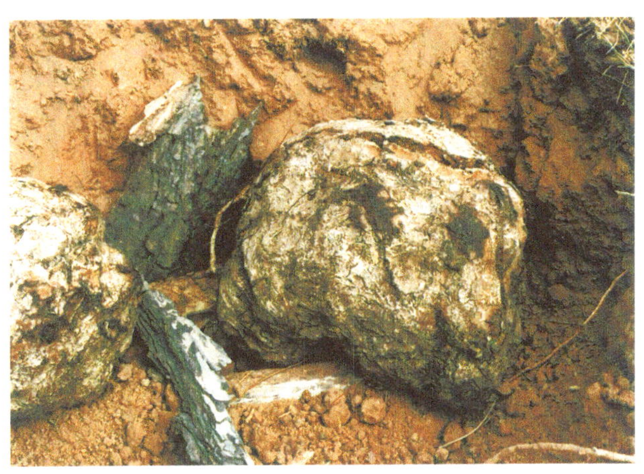

虚、五劳、七伤，口干，止惊悸，多恚怒，善忘，开心益智，安魂魄，养精神。生太山大松下。二月、八月采，阴干。（马间为之使。得甘草、防风、芍药、紫石英、麦门冬共治五脏。恶白敛，畏牡蒙、地榆、雄黄、秦艽、龟甲）

【来　　源】多孔菌科真菌茯苓*Poria cocos*(Schw.) Wolf 的菌核中间天然抱有松根的部分。

【形态特征】参见“茯苓”条。

【性味功效】甘、淡，平。养心安神，利水消肿。

【古方选录】《圣济总录·卷九十》茯神汤：茯神（去木）一两，人参一两，酸枣仁（炒，去皮，别研）五两。用法：上为粗末。每服三钱匕，以水一盏，入生姜半分（拍碎），煎至七分，去滓，空腹温服，日二次，夜一次。主治：虚劳烦躁，不得眠。

【用法用量】煎服，9~15g；或入丸、散。

【现代研究】药理研究显示有镇静作用。现代临床用于治疗心神不宁、健忘、失眠、心悸、多梦等。

40 虎魄（琥珀）

【古籍原文】味甘，平，无毒。主安五脏，定魂魄，杀精魅邪鬼，消瘀血，通五淋。生永昌。

【来　　源】古代松科松属植物的树脂，埋藏地下，经年久转化而成的化石样物质。

【形态特征】不规则的块状、颗粒状或多角状，大小不一。有时内部包含昆虫或植物的化石，分散在煤或砂质黏土中。分散于煤层中，质较坚硬者称煤珀。分散于黏土中，质疏、体较轻者称琥珀。颜色为黄色、棕黄色、橙黄色，有时具有红色、褐色或

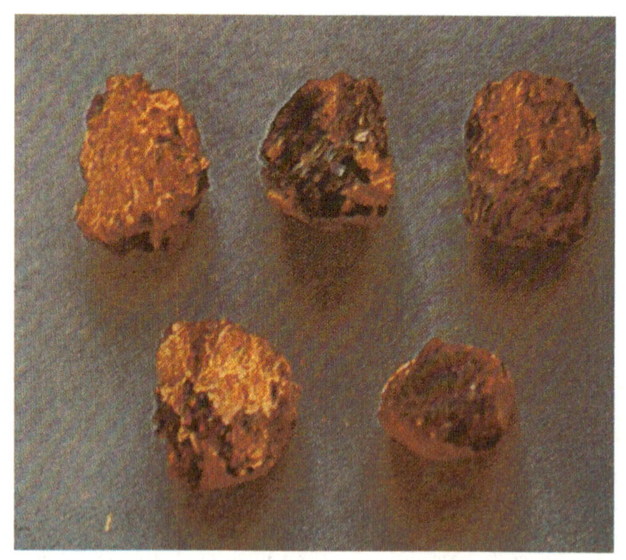

绿色等色调。透明至不透明，具松脂光泽。硬度2.0~2.5，相对密度1.05~1.09。易熔，爆裂有声。

【性味功效】甘，平。镇惊安神，散瘀止血，利水通淋，去翳明目。

【古方选录】《活人心统·卷三》琥珀安神丸：琥珀、真珠、生地、甘草各一钱，当归、黄连各三钱，朱砂二钱。用法：上为末，米糊为丸，如粟米大。每服三十丸，食后，麦门冬汤下。主治：病后虚烦不睡。

【用法用量】研末冲服，或入丸、散，每次1.5~3.0g。不入煎剂。外用适量，研末点或撒。

【使用注意】阴虚内热及无瘀滞者忌服。

【现代研究】化学研究显示，琥珀主要含树脂、挥发油，还含有琥珀氧松香酸、琥珀松香酸、琥珀银松酸、琥珀脂醇、琥珀松香醇、琥珀酸等；尚含镁、钙、铁、钠、钴等元素。药理研究显示，其能镇静安神，延长戊巴比妥钠的睡眠时间，对士的宁、氨基胍等引起的药物性惊厥有对抗作用。现代临床用于治疗失眠、心悸等。

41 松脂（松香、松实、松叶、松节）

【古籍原文】味甘，无毒。主治胃中伏热，咽干，消渴，及风痹、死肌。炼之令白。其赤者治恶风痹。生太山，六月采。

松实：味苦，温，无毒。主治风痹，寒气，虚羸、少气，补不足。九月采，阴干。

松叶：味苦，温。主治风湿痹疮气，生毛发，安五脏，守中，不饥，延年。

松节：温。主治百节久风、风虚，脚痹、疼痛。

松：根白皮，主辟谷，不饥。

《本经》原文：松脂，味苦，温。主痈疽恶创，头疡白秃，疥瘙风气，安五脏，除热。久服轻身不老延年。一名松膏，一名松肪。生山谷。

【来　　源】松科植物马尾松*Pinus massoniana* Lamb. 或油松*Pinus tabulaeformis* Carr. 的树脂。

【形态特征】马尾松　常绿乔木，高可达40m。树皮红褐色，呈鳞片状；大枝斜展，幼树树冠圆锥形；一年生枝淡黄褐色，无白粉。冬芽褐色，圆柱形。针叶两针一束，细柔。球果卵圆形或圆锥状卵形，有短梗，成熟呈栗褐色，鳞盾菱形。种子卵圆形，有翅。

【性味功效】苦、甘，温。祛风燥湿，排脓拔毒，生肌止痛。

【古方选录】松脂、松实，《太平圣惠方·卷九十四》松柏实丸：炼松脂十斤，松实三斤（取仁），柏实三斤（取仁），甘菊花三斤。用法：上为末，炼蜜为丸，如梧桐子大。每日服五十丸，空心以温酒送下。主治：还年复命，久服长寿。

松叶，《备急千金要方·卷七》松叶酒：松

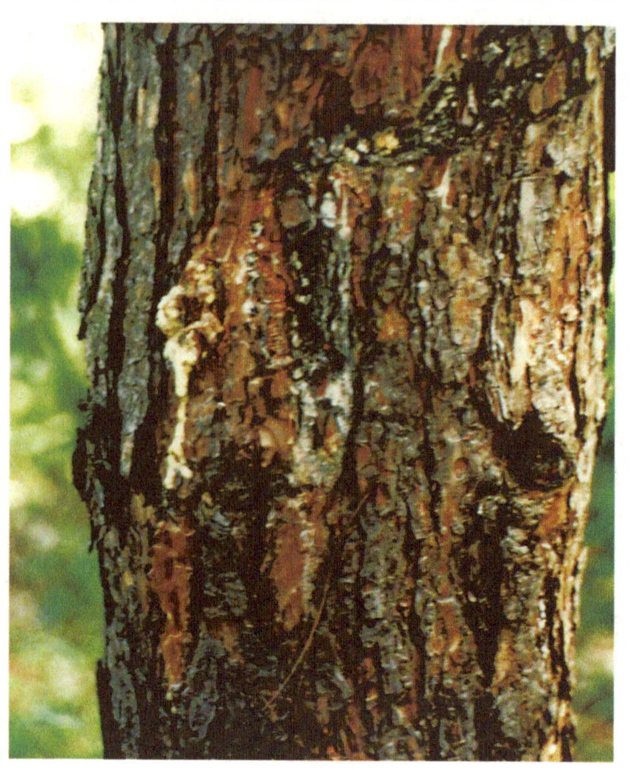

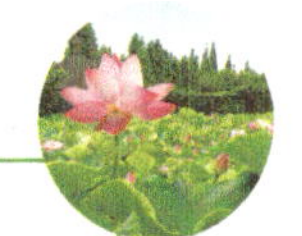

叶六十斤。用法：上㕮咀。以水四石，煮取四斗九升，以酿五斗米，如常法，别煮松叶汁以渍米，并馈饭，泥酿封头，七日发，澄饮之取醉。主治：脚弱，十二风痹，不能行。

松节，《太平圣惠方·卷三十四》松节汤：肥松节一两（锉），细辛半两，胡桐泪一两，蜀椒一分（去目及闭口者，微炒去汗）。用法：上为末，分为五次用，每次以酒二盏，煎十余沸，去滓，热含冷吐；余者再煎，含之。主治：齿龈疼痛，肿痒宣露。

【用法用量】煎服，2~5g；或入丸、散；或浸酒。外用适量。

【使用注意】热痹者不宜；血虚者慎用。

【现代研究】化学研究显示，松脂主要含松香酸酐及游离的松香酸，还含有树脂烃，挥发油，槲皮素，山柰苷及苦味物质等。药理研究显示，松脂提取物对小鼠离体肠肌自发性收缩有明显抑制作用，还有镇咳和祛痰等作用。现代临床用于治疗银屑病、黄水疮、血栓性脉管炎和慢性支气管炎等。

42 柏实（柏子仁、柏叶、柏白皮）

【古籍原文】无毒。主治恍惚、虚损，吸吸历节，腰中重痛，益血，止汗。生太山。柏叶尤良。

柏叶：味苦，微温，无毒。主治吐血，衄血，利血，崩中，赤白，轻身，益气。令人耐风寒，去湿痹，止饥。四时各依方面采，阴干。

柏白皮：主治火灼，烂疮，长毛发。（牡蛎、桂、瓜子为之使，恶菊花、羊蹄、赭石及面曲）

《本经》原文：柏实，味甘，平。主惊悸，安五脏，益气，除湿痹。久服，令人悦泽美色，耳目聪明，不饥不老，轻身延年。生山谷。

【来　　源】柏科植物侧柏*Platycladus orientalis*（L.）Franco的成熟种仁。

【形态特征】常绿乔木。高达20m。树皮薄，淡灰褐色，裂成长条状。分支密，小枝扁平，排成一平面，直展。鳞形叶交互对生，扁平，有腺点，侧面叶呈龙骨状，覆盖在正面叶上。雌雄同株，雄球花生于下部短枝顶上，雌球花生于上部的小枝上。球果卵状椭圆形，成熟前肉质，浅蓝色，后变为木

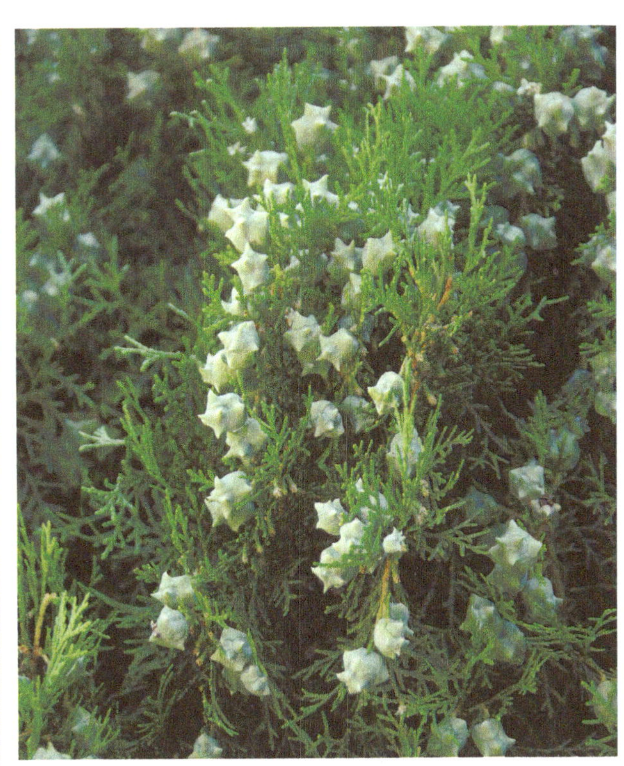

质，深褐色。种子椭圆形，淡黄色，质柔软。

【性味功效】柏实：甘，平。养心安神，润肠通便，止汗。

【古方选录】柏实，《妇人大全良方·卷一》柏子仁丸：柏子仁（炒，别研）、牛膝、卷柏各半两，泽兰叶、续断各二两，熟地黄三两。用法：上药研为细末，炼蜜为丸，如梧桐子大。每次30丸，空腹时用米饮送下。主治：室女经闭成劳。

柏叶，《金匮要略·卷中》柏叶汤：柏叶、干姜各三两，艾三把。用法：上三味，以水五升，取马通汁一升，合煮取一升，分温再服。主治：吐血不止。

柏白皮，《圣济总录·卷九十五》柏白皮汤：柏白皮二斤（焙干，锉），酸石榴枝一握（烧灰，细研）。用法：先将柏白皮研为粗末。每用四钱匕，水一盏半，煎至一盏，去滓，下石榴枝灰一钱半匕，更煎至八分，空心服，至晚再服。主治：小便不禁。

【用法用量】煎服，3~10g；或入丸、散。便溏者用柏子仁霜。

【使用注意】便溏及痰多者慎用。

【现代研究】化学研究显示，柏实含柏木醇，谷甾醇，双萜类，脂肪，少量挥发油和皂苷等。药理研究显示，其有润肠通便作用，对损伤造成的记忆再

现障碍和记忆消失有明显改善作用。现代临床用于治疗斑秃、脱发、失眠、神经衰弱、流行性腮腺炎和习惯性流产等。

43 天门冬（天冬）

【古籍原文】味甘，大寒，无毒。保定肺气，去寒热，养肌肤，益气力，利小便，冷而能补。久服不饥。二月、三月、七月、八月采根，暴干。（垣衣、地黄为之使，畏曾青）

《本经》原文：天门冬，味苦，平。主诸暴风湿偏痹，强骨髓，杀三虫，去伏尸。久服，轻身益气延年。一名颠勒（《尔雅》注引："门冬一名满冬"）（今本无）。生山谷。

【来　源】百合科植物天冬*Asparagus cochinchinensis*（Lour.）Merr. 的块根。

【形态特征】多年生攀援草本，全株光滑无毛。块根肉质，丛生，长椭圆形或纺锤形，灰黄色。茎细，扭曲，多分支，具棱。叶状枝簇生，扁平，先端刺针状。花1~3朵簇生叶腋，下垂，单性，雌

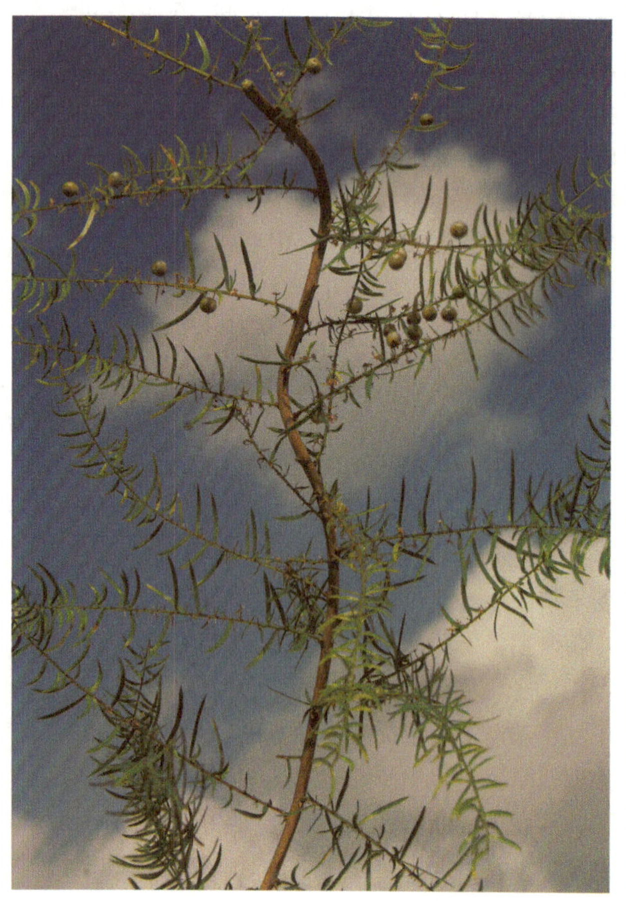

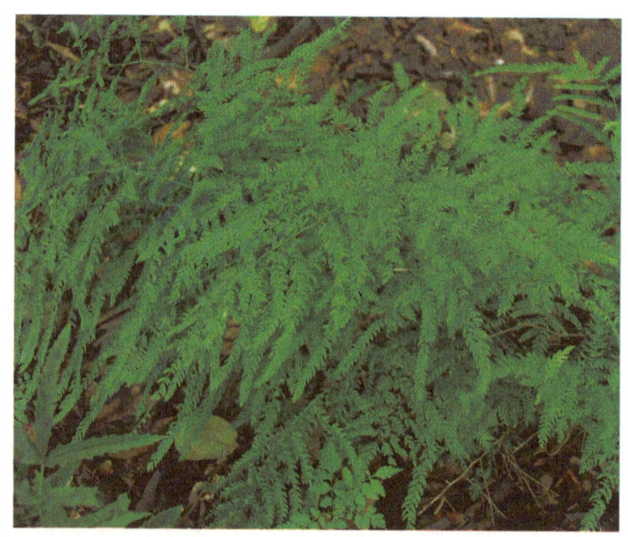

雄异株，淡绿绝；雄花花被片6片；雄蕊6枚，花药卵形；雌蕊1枚，子房3室，柱头3歧。浆果球形，熟时红色，种子1粒。

【性味功效】甘、苦，寒。养阴润燥，清肺生津。

【古方选录】《儒门事亲·卷十五》三才丸：人参、天门冬（去心）、熟干地黄各等分。用法：上为细末，炼蜜为丸，如樱桃大，含化服之。主治：气阴两虚之咳嗽。

【用法用量】煎服，6~12g；或入丸、散；或熬膏；或浸酒。

【使用注意】脾虚泄泻，痰湿内盛者忌用。

【现代研究】化学研究显示，天门冬含天冬酰胺、瓜氨酸、丝氨酸、苏氨酸等氨基酸，β-谷甾醇，皂苷，天门冬多糖，葡萄糖和果糖等。药理研究显示，其有抗心肌缺血和心肌梗死，加速坏死肝细胞修复和再生，恢复胆红素和尿素代谢功能，降胆固醇，降血糖，祛痰止咳，抗癌，抑制溶血性链球菌、金黄色葡萄球菌、白喉杆菌等作用。现代临床用于治疗肺结核咳嗽、百日咳、心律失常和糖尿病等。

44 麦门冬（麦冬）

【古籍原文】微寒，无毒。主治身重目黄，心下支满，虚劳、客热，口干、燥渴，止呕吐，愈痿蹷，强阴，益精，消谷调中，保神，定肺气，安五脏，令人肥健，美颜色，有子。秦名羊韭，齐名爱韭，楚名乌韭，越名羊蓍，一名禹葭，一名禹余粮。叶

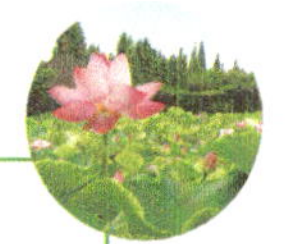

如韭，冬夏长生。生函谷及堤坂肥土石间久废处。二月、三月、八月、十月采，阴干。（地黄、车前为之使，恶款冬、苦瓠，畏苦参、青蘘）

《本经》原文：麦门冬，味甘，平。主心腹结气，伤中伤饱，胃络脉绝，羸瘦短气。久服，轻身不老不饥。生川谷及堤坂。

【来　源】百合科植物麦冬*Ophiopogon japonicus*（L. f ）Ker-Gawl. 的块根。

【形态特征】多年生草本，高15~40cm。地下匍匐枝细长，须根常有部分膨大成肉质的块根。叶丛生，窄线形，叶柄鞘状。总状花序顶生于花茎上；苞片膜质，每苞腋生花1~3朵；淡紫色或白色；花被6片，不展开，披针形；雄蕊6枚；花柱基部宽阔，子房3室。浆果球形，成熟后蓝色。

【性味功效】甘、微苦，微寒。养阴生津，润肺，清心。

【古方选录】《金匮要略·卷上》麦门冬汤：麦门冬七升，半夏一升，人参三两，甘草二两，粳米三合，大枣十二枚。用法：上六味，以水一斗二升，煮取六升，温服一升，日三夜一服。主治：火逆上气，咽喉不利。

【用法用量】煎服，6~15g；或入丸、散。

【使用注意】脾虚、便溏者不宜。

【现代研究】化学研究显示，麦门冬含沿阶草皂苷A、B、C及β-谷甾醇，豆甾醇等。药理研究显示，其有增强心肌收缩力，加大冠脉血流，抗休克，抗心肌梗死，抗心律失常，镇静，催眠，抗惊厥和抗咖啡因兴奋等作用。现代临床用于治疗失眠、肺炎、小儿支气管哮喘、小儿夏季热、冠

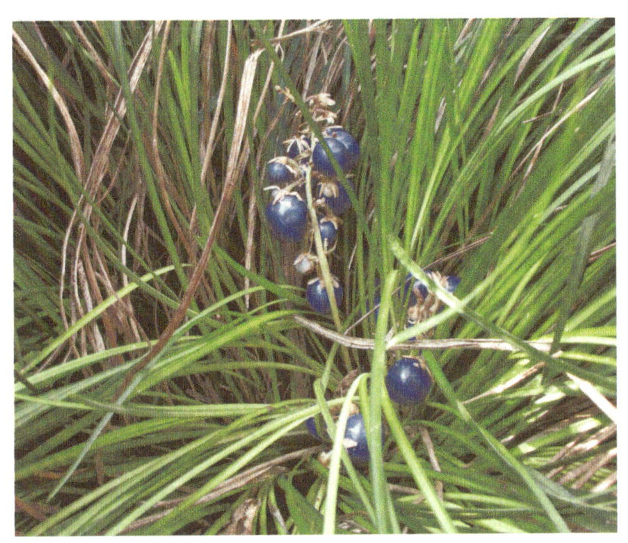

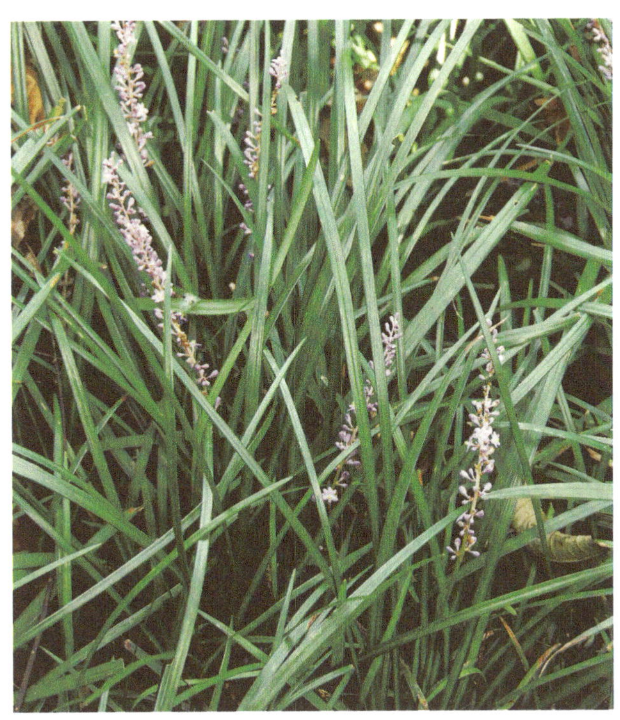

心病、肺源性心脏病、病毒性心肌炎、脑功能轻微障碍综合征和老年痴呆等。

45 术（白术）

【古籍原文】味甘，无毒。主治大风在身面，风眩头痛，目泪出，消痰水，逐皮间风水结肿，除心下急满及霍乱，吐下不止，利腰脐间血，益津液，暖胃，消谷，嗜食。一名山姜，一名山连。生郑山、汉中、南郑。二月、三月、八月、九月采根，暴干。（防风、地榆为之使）

《本经》原文：术，味苦，温。主风寒湿痹，死肌痉疸，止汗，除热，消食。作煎饵久服，轻身延年不饥。一名山蓟。生山谷。

【来　源】菊科植物白术*Atractylodes macrocephala* Koidz. 的根茎。

【形态特征】多年生草本，高30~80cm。根茎粗大、拳状。茎直立，上部分支。单叶互生；茎下部叶有长柄，叶片3深裂，中裂片较大；茎上部叶的叶柄短，叶片不分裂，椭圆形，先端尖，基部渐狭成叶柄，叶缘有齿状刺。头状花序顶生；花冠管状，下部淡黄色，上部紫色；雄蕊5枚；雌蕊1枚，子房下位。瘦果长圆状椭圆形，微扁，被黄白色茸毛。

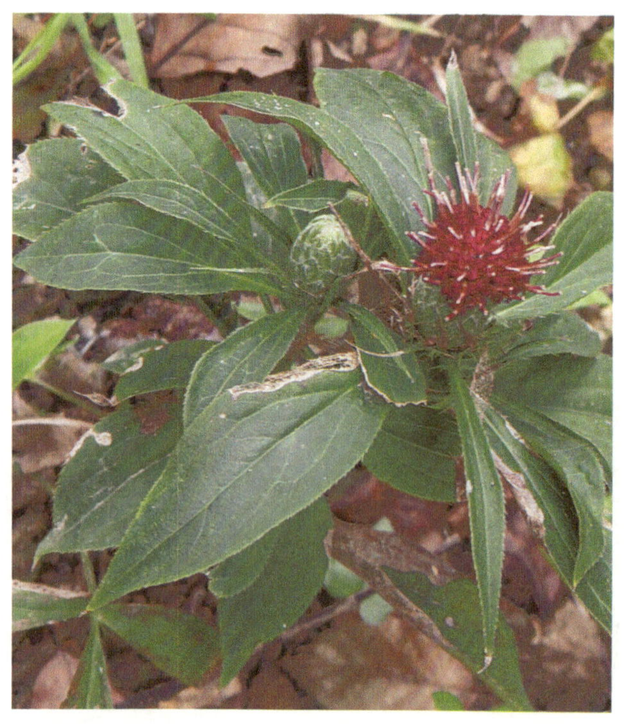

【性味功效】苦、甘，温。益气健脾，燥湿利水，止汗，安胎。

【古方选录】《圣济总录·卷一六一》白术酒：白术。用法：上为细散。每服二钱匕，温酒调下。主治：产后风痉，兼治中风。

【用法用量】煎服，6~12g；或入丸、散。生用燥湿、止汗、利尿力强；炒用健脾止泻。

【使用注意】阴虚发热及燥热伤津者慎用。

【现代研究】化学研究显示，白术含挥发油，白术内酯甲，白术内酯乙，芹烷二烯酮，β-芹油烯，桉树萜，含氧香豆素类，糖类，维生素A类物质及树脂等。药理研究显示，其有保护肝损伤，抑制消化道溃疡，双向调节肠管运动，增加胆汁分泌，抗氧化，利尿，抗肿瘤，降血糖，抗凝血，抗菌等作用。现代临床用于治疗便秘、肠炎、先兆流产、梅尼埃病、体虚感冒和白细胞减少症等。

46 葳蕤（女萎、玉竹）

【古籍原文】无毒。主治心腹结气，虚热，湿毒，腰痛，茎中寒，及目痛眦烂泪出。一名荧，一名地节，一名玉竹，一名马薰。生太山及丘陵。立春后采，阴干。（畏卤咸）

《本经》原文：案本条是名医附经为说，其经文为：女葳，味甘，平。主中风暴热，不能动摇，跌筋结肉，诸不足。久服，去面黑皯，好颜色润泽，轻身不老。生山谷。

【来　源】百合科植物玉竹*Polygonatum odoratum*（Mill.）Druce的根茎。

【形态特征】多年生草本，高45~60cm。地下根茎横走，黄白色。茎单一，自一边倾斜，光滑无毛，具棱。叶互生于茎的中部以上，无柄；叶片略呈革质，椭圆形或狭椭圆形，先端钝尖或急尖，基部楔形。花腋生1~2朵，白色；先端6裂；雄蕊6枚；子房上位。浆果球形。

【性味功效】甘，微寒。养阴润燥，生津止渴。

【古方选录】《圣济总录·卷一〇九》甘露汤：葳蕤四两（焙）。用法：上药为粗末，每服一钱匕，水一盏，入薄荷二叶，生姜一片，蜜少许，同煎至七分，去滓，食后临卧服。主治：眼见黑花，赤痛昏暗。

【用法用量】煎服，6~12g；或入丸、散。

【使用注意】脾胃虚寒者慎用。

【现代研究】化学研究显示，葳蕤根含铃兰苦苷，铃兰苷，黄精螺甾醇，黄精螺甾醇苷，β-谷甾醇，山柰酚苷，槲皮素苷，玉竹黏多糖和钙、镁、钾、磷、锰、硅等。药理研究显示，其有预防甘油三酯上升，增强体液免疫和巨噬细胞吞噬功能，降

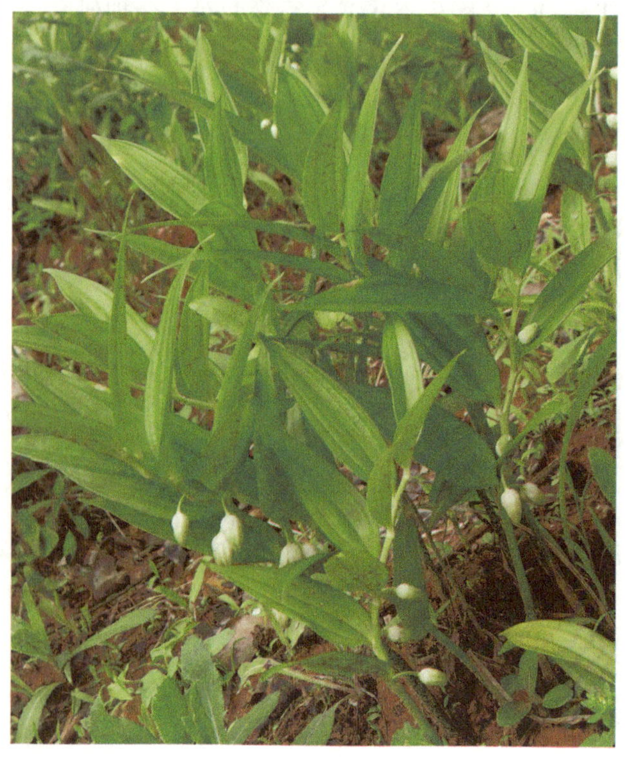

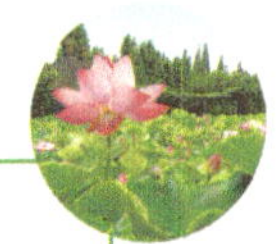

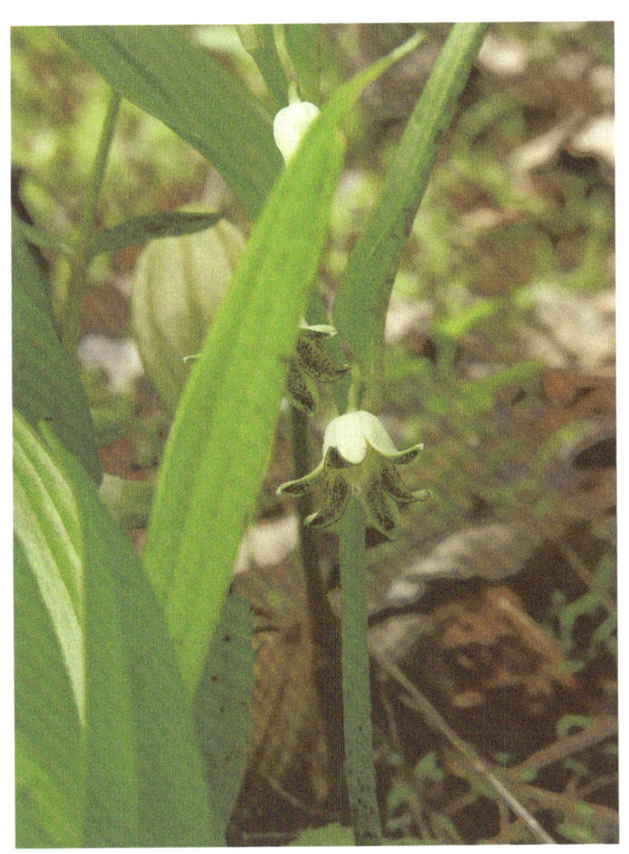

血糖，清除自由基，抑制金黄色葡萄球菌、变形杆菌、痢疾杆菌、大肠杆菌等作用。现代临床用于治疗糖尿病、高血压、高脂血症、神经衰弱和冠心病心绞痛等。

47 黄　精

【古籍原文】味甘，平，无毒。主补中益气，除风湿，安五脏。久服轻身，延年，不饥。一名重楼，一名菟竹，一名鸡格，一名救穷，一名鹿竹。生山谷，二月采根，阴干。

【来　源】百合科植物滇黄精*Polygonatum kingianum* Coll. *et* Hemsl.、黄精*Polygonatum sibiricum* Red.或多花黄精*Polygonatum cyrtonema* Hua.的根茎。

【形态特征】黄精　多年生草本，高50~90cm。根茎横走，肥大肉质，黄白色，略呈扁圆柱形。有数个茎痕，茎痕处较粗大，生少数须根。茎直立，圆柱形，单一，光滑无毛。叶无柄，通常4~5片轮生；叶片线状披针形至线形，先端渐尖并卷曲，上面绿色，下面淡绿色。花腋生，下垂，先端二歧，着生花2朵；苞片小，远较花梗短；花被筒状，白

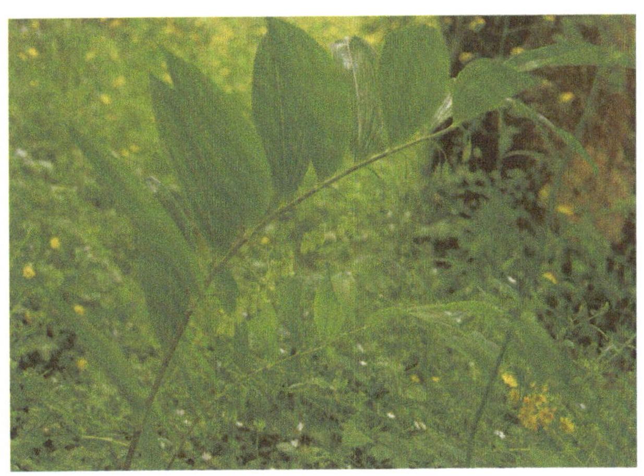

色，先端6齿裂，带绿白色；雄蕊6枚；雌蕊1枚。浆果球形，成熟时紫黑色。

【性味功效】甘，平。补气养阴，健脾，润肺，益肾。

【古方选录】《太平圣惠方·卷三十三》蔓菁子散：蔓菁子一斤（以水淘净），黄精二斤（和蔓菁子水蒸九次，曝干）。用法：上药捣细罗为散。每服，空心以粥饮调下二钱，日午晚食后，以温水再调服。主治：眼昏暗不明。

【用法用量】煎服，9~15g；或熬膏或入丸、散。外用适量，煎水洗。

【使用注意】中寒泄泻，痰湿痞满气滞者慎用。

【现代研究】化学研究显示，黄精根茎含黏液质，淀粉，糖分，烟酸，醌类；另含黄精多糖甲、乙、丙，黄精低聚糖甲、乙、丙。药理研究显示，其能延缓衰老，抗疲劳，抗氧化，降血脂，降血糖，止血，增加冠脉流量，对抗心肌缺血；水提取液对伤寒杆菌、金黄色葡萄球菌、抗酸杆菌有抑制作用，对常见致病真菌及病毒有不同程度的抑制作用。现代临床用于治疗慢性肝炎、神经衰弱、失眠、白细胞减少症、药物中毒性耳聋、神经性皮炎和手足癣等。

48 干地黄（生地黄、生地、地黄）

【古籍原文】味苦，无毒。主治男子五劳、七伤，女子伤中、胞漏、下血，破恶血、溺血，利大小肠，去胃中宿食，饱力断绝，补五脏内伤不足，通血脉，益气力，利耳目。

生地黄：大寒。主治妇人崩中血不止，及产后血上薄心、闷绝，伤身、胎动、下血，胎不落，堕坠，踠折，瘀血，留血，衄鼻，吐血，皆捣饮之。一名节，一名芑，一名地脉。生咸阳黄土地者佳。二月、八月采根，阴干。（得麦门冬、清酒良，恶贝母，畏芜荑）

《本经》原文：干地黄，味甘，寒。主折跌绝筋，伤中，逐血痹，填骨髓，长肌肉。作汤，除寒热积聚，除痹，生者尤良。久服轻身不老。一名地髓。生川泽。

【来　　源】玄参科植物地黄*Rehmannia glutinosa* Libosch. 的块根。

【形态特征】多年生草本，高10~40cm。全株被毛。根茎肥厚、肉质，呈块状、圆柱形或纺锤形。茎直立，单一或由基部分生数枝。根生叶丛生；叶片倒卵形至椭圆形，先端钝，基部渐狭，下延成长叶柄，边缘有不整齐长钝齿；茎生叶较基生叶小。总状花序，花萼钟形，先端5裂；花冠筒状，紫红色；雄蕊4枚；子房上位，2室。蒴果卵形或卵圆形。种子多数。

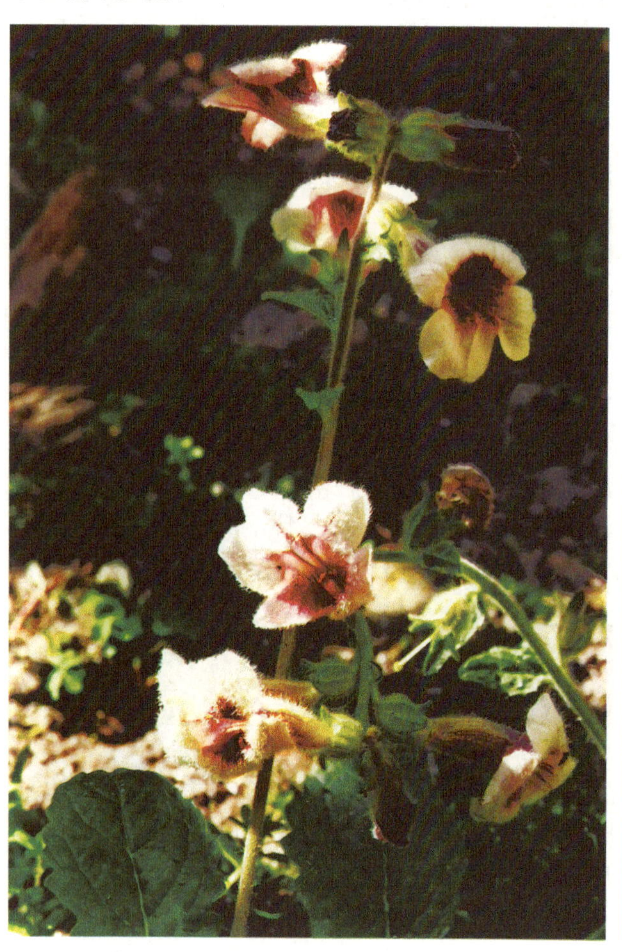

【性味功效】甘、苦，寒。清热凉血，养阴生津。

【古方选录】《圣济总录·卷一六三》地黄散：生干地黄一两（焙），熟干地黄四两（焙）。用法：上为末，每服三钱匕，温酒调下，温粥饮调亦得，日三次。主治：产后血虚烦热，引饮不止。

【用法用量】煎服，10~15g；鲜品加倍捣汁用，清热生津力强。

【使用注意】脾虚、便溏者不宜。

【现代研究】化学研究显示，地黄含益母草苷，桃叶珊瑚苷，梓醇，地黄苷，地黄素，水苏糖、葡萄糖等糖类，多种氨基酸，葡萄糖胺，磷酸及锰、铁、铜、镁等。药理研究显示，其有增强免疫功能，降低血糖，抗炎，降血压，保护肝脏，抗辐射损伤和抗肿瘤等作用。现代临床用于治疗高血压病、上消化道出血、功能性子宫出血、老年性便秘、急性风湿性关节炎、原发性血小板减少性紫癜、湿疹、神经性皮炎和荨麻疹等。

49 昌蒲（石菖蒲）

【古籍原文】无毒。主治耳聋、痈疮，温肠胃，止小便利，四肢湿痹，不得屈伸，小儿温疟，身积热不解，可作浴汤。久服聪耳明目，益心智，高志不老。生上洛及蜀郡严道。一寸九节者良，露根不可用。五月、十二月采根，阴干。（秦皮、秦艽为之使，恶地胆、麻黄去节）

《本经》原文：昌蒲，味辛，温。主风寒湿痹，咳逆上气，开心孔，补五脏，通九窍，明耳目，出声音。久服轻身，不忘不迷惑，延年。一名昌阳。生池泽。

【来　　源】天南星科植物石菖蒲*Acorus tatarinowii* Schott 的根茎。

【形态特征】多年生草本。根茎横卧，外皮黄褐色。叶根生；剑状线形，暗绿色，有光泽，叶脉平行，无中脉。花茎扁三棱形；佛焰苞叶状；肉穗花序；花两性，淡黄绿色，密生；花被片6片，倒卵形；雄蕊6枚；子房长椭圆形。浆果肉质，倒卵形。

【性味功效】辛、苦，温。开窍豁痰，醒神益智，化湿开胃。

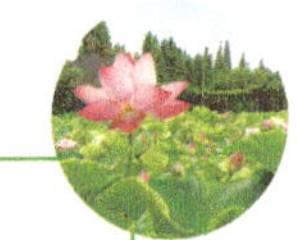

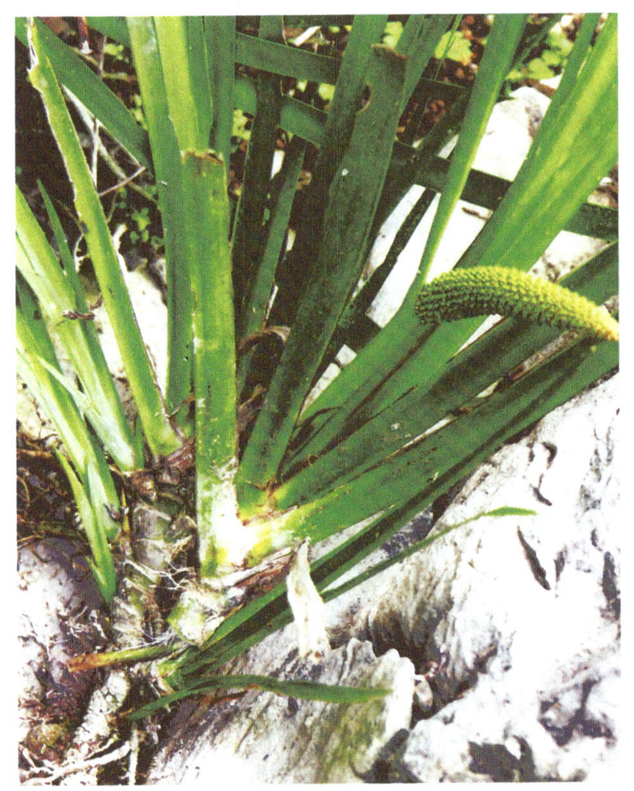

【古方选录】《备急千金要方·卷十四》开心散：菖蒲一两，远志、人参各十分，茯苓二两。用法：上四味，治下筛，饮服方寸匕，日三。主治：好忘。

【用法用量】煎服，3~10g；或入丸、散。鲜品加倍。

【使用注意】现有毛茛科植物九节菖蒲亦可药用，同有开窍豁痰之功，因有小毒而用量减半。

【现代研究】化学研究显示，石菖蒲含挥发油，油中有α-细辛脑，β-细辛脑，γ-细辛脑，榄香脂素，细辛醛等；还含有苯丙素类，单萜类，倍半萜类和黄酮类。药理研究显示，其有镇静，解痉，催眠，抗惊厥，减慢心率，抗心律失常，降血脂和杀蛔虫等作用。现代临床用于治疗风湿病、痈疽疥癣、跌打损伤、癫痫、肺性脑病、慢性气管炎和小儿肺炎等。

50 远　志

【古籍原文】无毒。主利丈夫，定心气，止惊悸，益精，去心下膈气，皮肤中热，面目黄。久服好颜色，延年。

叶：主益精，补阴气，止虚损，梦泄。生太山及宛朐。四月采根、叶，阴干。（得茯苓、冬葵子、龙骨良，畏真珠、蜚蠊、藜芦、蛴螬，杀天雄、附子毒）

《本经》原文：远志，味苦，温。主咳逆伤中，补不足，除邪气，利九窍，益智慧，耳目聪明，不忘，强志倍力。久服轻身不老。叶名小草，一名棘菀，一名葽绕，一名细草。生山谷。

【来　　源】远志科植物远志*Polygala tenuifolia* Willd. 或卵叶远志*Polygala sibirica* L. 的根。

【形态特征】远志　多年生草本，高25～40cm。根圆柱形。茎丛生。叶互生；线形或狭线形，先端渐尖，基部渐狭，全缘，中脉明显；叶柄短或近无柄。总状花序偏侧状；花淡蓝色；萼5片，3片较小；花瓣3片，基部合生；雄蕊8枚；雌蕊1枚，子房倒卵形。蒴果扁平。种子卵形，棕黑色。

【性味功效】苦、辛，温。安神益智，交通心肾，祛痰，消肿。

【古方选录】《外台秘要·卷十五》定志丸：菖蒲、远志（去心）、茯苓各二分，人参三两。用法：上四味，捣下筛，服方寸匕，后食，日三，蜜和丸如梧桐子，服六七丸，日五，亦得。主治：心气不足，五脏不足，甚者忧愁悲伤不乐，忽忽喜忘，朝瘥暮剧，暮瘥朝发，发则狂眩。

【用法用量】煎服，3~10g；或入丸、散。

【使用注意】生用易致恶心、呕吐，蜜炙用为主。胃及十二指肠溃疡者慎用。

【现代研究】化学研究显示，远志含皂苷，远志醇，细叶远志定碱，脂肪和树脂等。药理研究显

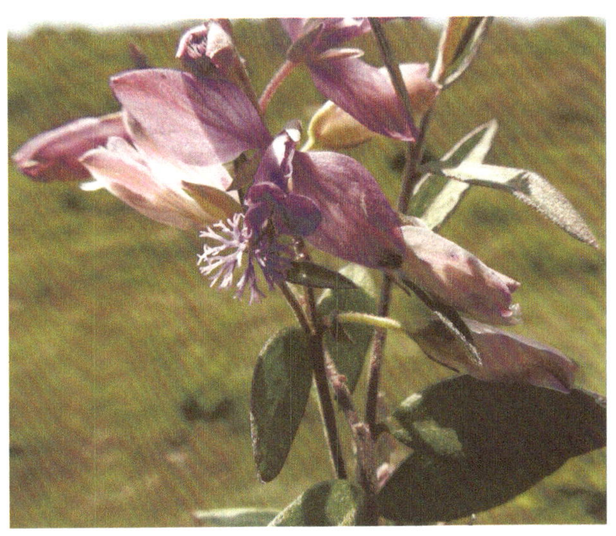

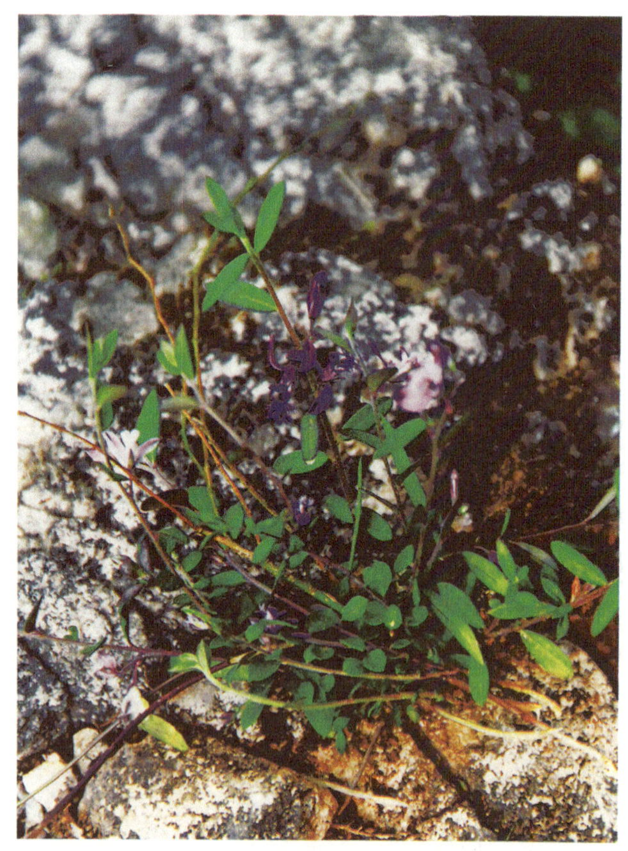

示，其有镇静，催眠，抗惊厥，祛痰，降血压，兴奋子宫，溶血，抑制人型结核杆菌、金黄色葡萄球菌、痢疾杆菌、伤寒杆菌、肺炎双球菌等作用。现代临床用于治疗神经衰弱、轻微脑功能障碍综合征、急性乳腺炎、阴道滴虫病、感冒咳嗽、慢性支气管炎、高血压和百日咳等。

51 泽 泻

【古籍原文】味咸，无毒。主补虚损、五劳，除五脏痞满，起阴气，止泄精、消渴、淋沥，逐膀胱焦停水。扁鹊云："多服病人眼。"一名及泻。生汝南。五月、六月、八月采根，阴干。（畏海蛤、文蛤）

叶：味咸，无毒。主治大风，乳汁不出，产难，强阴气。久服轻身。五月采。

实：味甘，无毒。主治风痹、消渴，益肾气，强阴，补不足，除邪湿。久服面生光，令人无子。九月采。

《本经》原文：泽泻，味甘，寒。主风寒湿痹，乳难，消水，养五脏，益气力，肥健。久服，耳目聪明，不饥延年，轻身，面生光，能行水上。一名水泻，一名芒芋，一名鹄泻。生池泽。

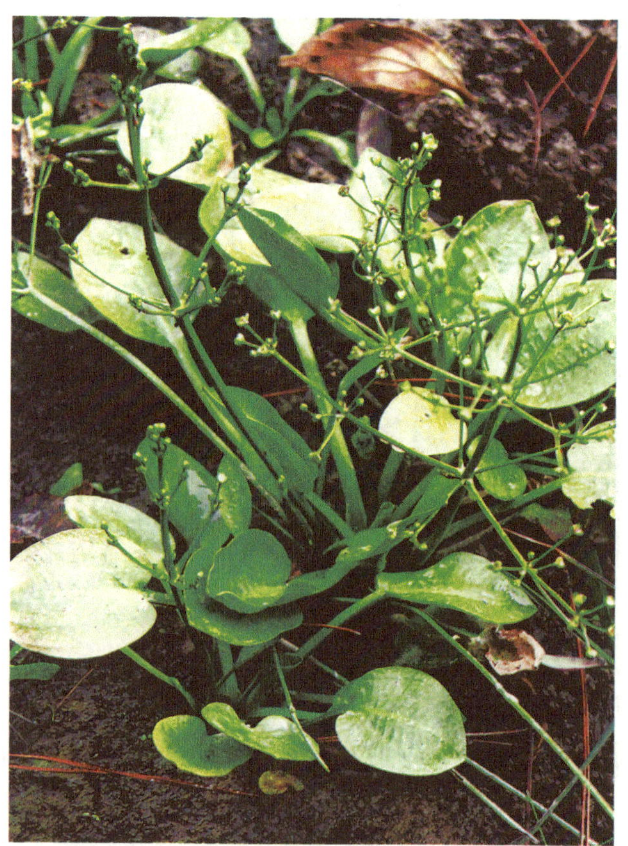

【来　源】泽泻科植物泽泻*Alisma orientalis*（Sam.）Juzep. 的块茎。

【形态特征】多年生沼泽植物，高50~100cm。地下块茎球形，外皮褐色，密生多数须根。叶根生；叶柄长；叶片椭圆形至卵形，先端急尖或短尖，基部广楔形、圆形或心形，全缘。花茎由叶丛中生出，圆锥花序轮生，小花梗伞状排列；花瓣3片，白色；雄蕊6枚；雌蕊多数；子房倒卵形。瘦果多数，扁平。

【性味功效】甘、淡，寒。利水渗湿，泄热，化浊降脂。

【古方选录】《太平圣惠方·卷二十九》泽泻散：泽泻一两，牡丹三分，桂心三分，甘草三分（炙微赤，锉），榆白皮三分（锉），白术三分。用法：上为粗散。每服三钱，以水一中盏，煎至六分，去滓，食前温服。主治：虚劳盗汗，恶风怯寒。

【用法用量】煎服，6~10g；或入丸、散。生用泄热力强，麸炒减其寒性，盐水炒用泄下焦之火。

【使用注意】性寒通利之品，肾虚滑精及无湿热者忌用。

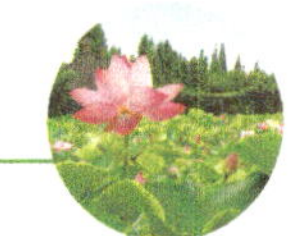

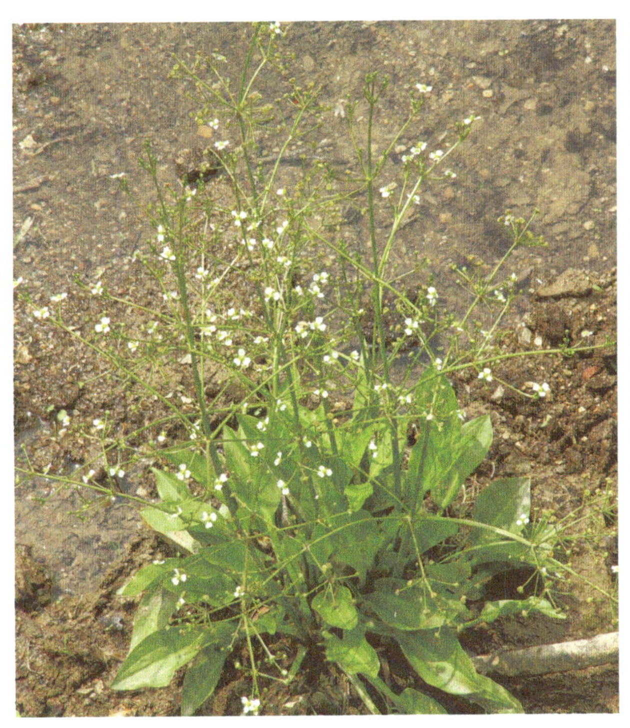

【现代研究】化学研究显示，泽泻含泽泻醇A、B、C、D，挥发油，生物碱，天门冬素，甾醇苷，蛋白质和树脂等。药理研究显示，其有利尿，降血脂，降胆固醇和抗动脉粥样硬化，增加冠脉流量，抗血小板聚集，降血压，抗炎和抑菌等作用。现代临床用于治疗肾炎水肿、高血压、内耳眩晕症、急性肠炎腹泻、糖尿病、脂肪肝、遗精和高脂血症等。

52 署蓣（薯预、山药）

【古籍原文】平，无毒。主治头面游风、风头、眼眩，下气，止腰痛，补虚劳、羸瘦，充五脏，除烦热，强阴。秦楚名玉延，郑越名土薯。生嵩高。二月、八月采根，暴干。（紫芝为之使，恶甘遂）

《本经》原文：署豫，味甘，温。主伤中，补虚羸，除寒热邪气，补中益气力，长肌肉。久服，耳目聪明，轻身不饥延年。一名山芋。生山谷。

【来　　源】薯蓣科植物薯蓣*Dioscorea opposita* Thunb. 的根茎。

【形态特征】多年生缠绕草本。块根肥大。茎圆柱形，稍扭曲。叶互生；心形，先端尖，基部阔心形，上面近光滑，下面稍被毛。花数朵排成腋生的穗状花序；基部有鞘状苞片2片，先端钻形；花

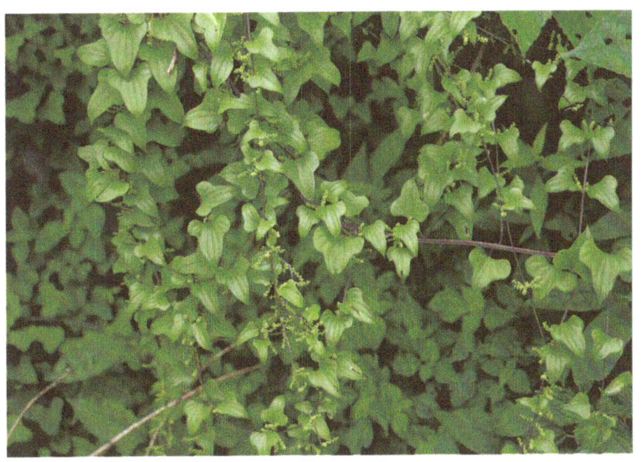

单性异株；花被6裂。蒴果矩圆形，有3翼，两端微凹。种子狭卵形。

【性味功效】甘，平。补脾养胃，生津益肺，补肾涩精。

【古方选录】《圣济总录·卷四十二》山芋丸：山药、白术各一两，人参三分。用法：上三味，捣罗为细末，煮白面糊为丸，如小豆大，每服三十丸，空心食前温米饮下。主治：脾胃虚弱，不思进饮食。

【用法用量】煎服，15~30g；或入丸、散。生用补阴，炒用补脾止泻力强；亦可食用。

【现代研究】化学研究显示，薯蓣含薯蓣皂苷，糖蛋白，多种氨基酸，山药多糖，儿茶酚胺，山药素，淀粉及淀粉酶，粗纤维，胡萝卜素，胆碱，鞣质，黏液质，维生素和无机元素等。药理研究显示，其有降血糖，降血脂，促进免疫功能，调节肠管节律，延缓衰老，镇痛和抗炎等作用。现代临床用于治疗婴幼儿腹泻、小儿消化不良、溃疡性口腔炎、肺结核低热、妊娠呕吐、带下、手足皲裂及多种角化性皮肤病等。

53 菊　花

【古籍原文】味甘，无毒。主治腰痛去来陶陶，除胸中烦热，安肠胃，利五脉，调四肢。一名日精，一名女节，一名女华，一名女茎，一名更生，一名周盈，一名傅延年，一名阴成。生雍州及田野。正月采根，三月采叶，五月采茎，九月采花，十一月采实，皆阴干。（术、枸杞根、桑根白皮为之使）

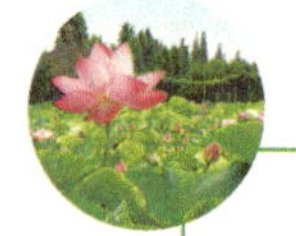

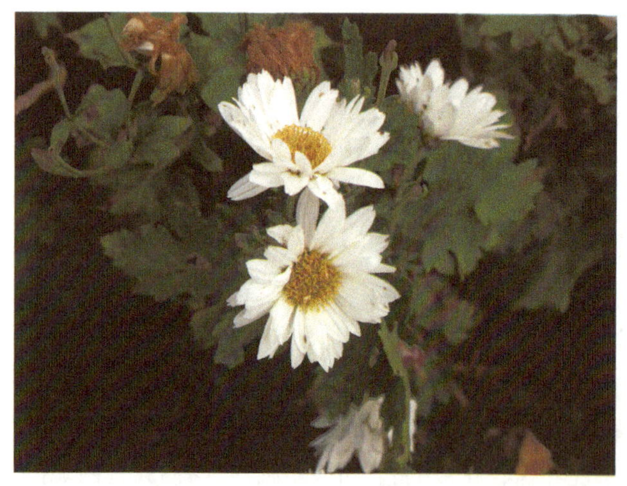

《本经》原文：鞠华，味苦，平。主风头眩肿痛，目欲脱，泪出，皮肤死肌，恶风湿痹。久服利血气，轻身耐老延年。一名节华。生川泽及田野。

【来　源】菊科植物菊*Chrysanthemum morifolium* Ramat. 的头状花序。

【形态特征】多年生草本，高约100cm。全体密被白色茸毛。叶互生；卵形或卵状披针形，先端钝，基部近心形，边缘羽状深裂。头状花序顶生或腋生，总苞半球形，绿色；舌状花雌性，白色、黄色或淡红色；管状花两性位于中央，黄色先端5裂；雄蕊1枚；子房下位，柱头2裂。瘦果矩圆形，光滑无毛。

【性味功效】甘、苦，微寒。疏风清热，平肝明目，清热解毒。

【古方选录】《温病条辨・卷一》桑菊饮：杏仁二钱，连翘一钱五分，薄荷八分，桑叶二钱五分，菊花一钱，苦桔梗二钱，甘草八分，苇根二钱。用法：水二杯，煮取一杯，日三服。主治：太阴风温，但咳，身不甚热，微渴者。

【用法用量】煎服，5~10g；或入丸、散。疏散风热宜用黄菊花，平肝、清肝宜用白菊花。

【现代研究】化学研究显示，菊花含挥发油，腺嘌呤，胆碱，水苏碱，菊苷，氨基酸，黄酮类及微量元素等。药理研究显示，其有镇静，解热，增强毛细血管抵抗力，抑制多种致病性细菌及流感病毒，扩张冠状动脉，增加冠脉流量，提高心肌耗氧量和降血压等作用。现代临床用于治疗感冒发热、夏季暑热、高血压病、冠心病、慢性结肠炎、直肠炎和寻常疣等。

54 甘　草

【古籍原文】无毒。主温中，下气，烦满，短气，伤脏，咳嗽，止渴，通经脉，利血气，解百药毒，为九土之精，安和七十二种石，一千二百种草。一名蜜甘，一名美草，一名蜜草，一名蕗草。生河西积沙山及上郡。二月、八月除日采根，暴干。十日成。（术、干漆、苦参为之使，恶远志，反大戟、芫花、甘遂、海藻）

《本经》原文：甘草，味甘，平。主五脏六腑寒热邪气，坚筋骨，长肌肉，倍力，金创肿，解毒。久服轻身延年。生川谷。

【来　源】豆科植物甘草*Glycyrrhiza uralensis* Fisch. 以及同属近缘植物的根和根茎。

【形态特征】多年生草本。根茎圆柱状；主根长而粗大，外皮褐色。茎直立。奇数羽状复叶；叶片卵圆形或卵状椭圆形，先端尖，基部圆形；两面被腺鳞及短毛。总状花序腋生，花密集；花萼钟形；花冠淡紫堇色，旗瓣大，龙骨瓣直；雄蕊10枚；雌蕊1枚，子房无柄。荚果线状长圆形。种子2~8颗，黑色光亮。

【性味功效】甘，平。补脾益气，清热解毒，祛痰止咳，缓急止痛，调和诸药。

【古方选录】《伤寒论・辨太阳病脉证并治》炙甘草汤：甘草四两（炙），生姜三两（切），人参二两，生地黄一斤，桂枝三两（去皮），阿胶二两，麦门冬半升（去心），麻仁半升，大枣三十枚（擘）。用法：上药以清酒七升，水八升，先煮八味，取三升，去滓，纳胶烊消尽，温服一升，一日

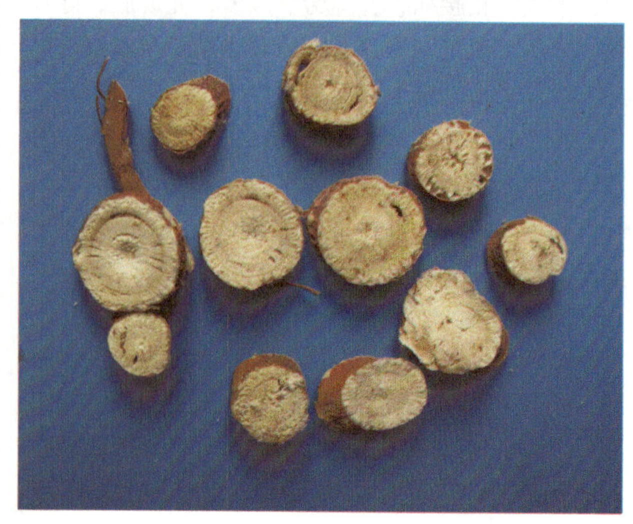

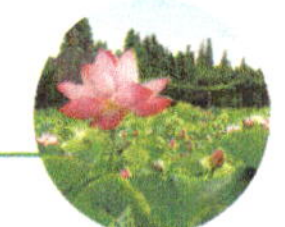

三次。主治：脉结代，心动悸。

【用法用量】煎服，2~10g；生用性微寒，用于清热解毒；蜜炙性微温，用于补益心脾和祛痰止咳。

【使用注意】湿盛胀满、水肿者不宜使用。不宜与京大戟、红大戟、芫花、甘遂、海藻同用。

【现代研究】化学研究显示，甘草含甘草甜素，黄酮类，生物碱，多糖，阿魏酸，甘草酸单胺及微量元素等。药理研究显示，其有抗心律失常，抗溃疡，抑制胃酸分泌，促进胰液分泌，镇咳，祛痰，平喘，抗菌，抗病毒，抗炎，抗过敏和降脂保肝等作用。现代临床用于治疗糖尿病、支气管炎咳嗽、胃及十二指肠溃疡、冠心病心悸心痛和疮痈疖肿等。

55 人　参

【古籍原文】微温，无毒。主治肠胃中冷，心腹鼓痛，胸胁逆满，霍乱吐逆，调中，止消渴，通血脉，破坚积，令人不忘。一名神草，一名人微，一名土精，一名血参。如人形者有神。生上党辽东。二月、四月、八月上旬采根，竹刀刮，暴干，无令见风。（茯苓为之使，恶溲疏，反藜芦）

《本经》原文：人参，味甘，微寒。主补五脏，安精神，定魂魄，止惊悸，除邪气，明目，开心益智。久服轻身延年。一名人微，一名鬼盖。生山谷。

【来　　源】五加科植物人参*Panax ginseng* C. A. Mey. 的根和根茎。

【形态特征】多年生草本。主根肉质，圆柱形或纺锤形，常分支。茎单一，直立，无毛。掌状复叶轮生茎端；叶椭圆形至长椭圆形，边缘有锯齿，上面沿脉有稀疏刚毛。伞形花序单个顶生；花小，淡黄绿色；花瓣5片；雄蕊5枚；子房下位，花柱上部2裂。核果浆果状，扁球形，成熟时鲜红色。

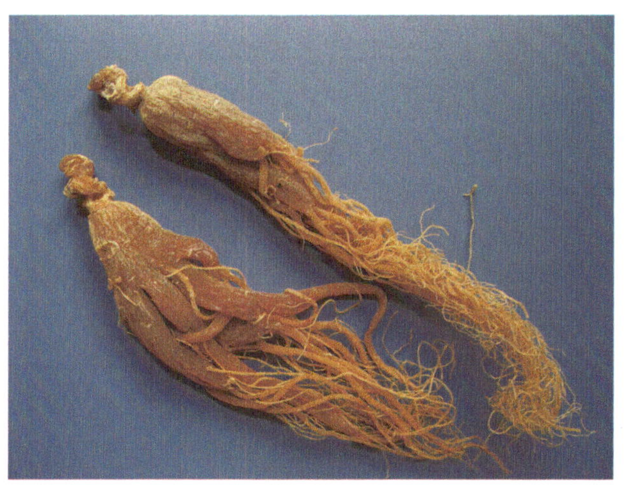

【性味功效】甘、微苦，微温。大补元气，复脉固脱，补脾益肺，生津养血，安神益智。

【古方选录】《医方类聚·卷一五〇》独参汤：大人参二两（去芦）。用法：以上每服，水一盏，枣五枚，煎一盏细呷之，服后熟睡一觉。主治：大汗大下之后，及吐血、血崩、血晕诸证。

【用法用量】煎服，3~9g；挽救虚脱用15~30g，文火另煎兑服；或研末吞服，每次2g，每日2次。

【使用注意】不宜与藜芦、五灵脂同用。不宜同时吃白萝卜或饮茶，以免减弱补力。

【现代研究】化学研究显示，人参含三萜皂苷，齐墩果酸类，挥发油和多种人参皂苷，如人参皂苷Ra、Rb、Rc、Rd、Re、Rf等。药理研究显示，其有增强高级神经活动的兴奋和抑制，抗休克，抗疲劳，降血糖，促进蛋白质、RNA、DNA的生物合成，调节胆固醇代谢，促进造血功能，增强机体免

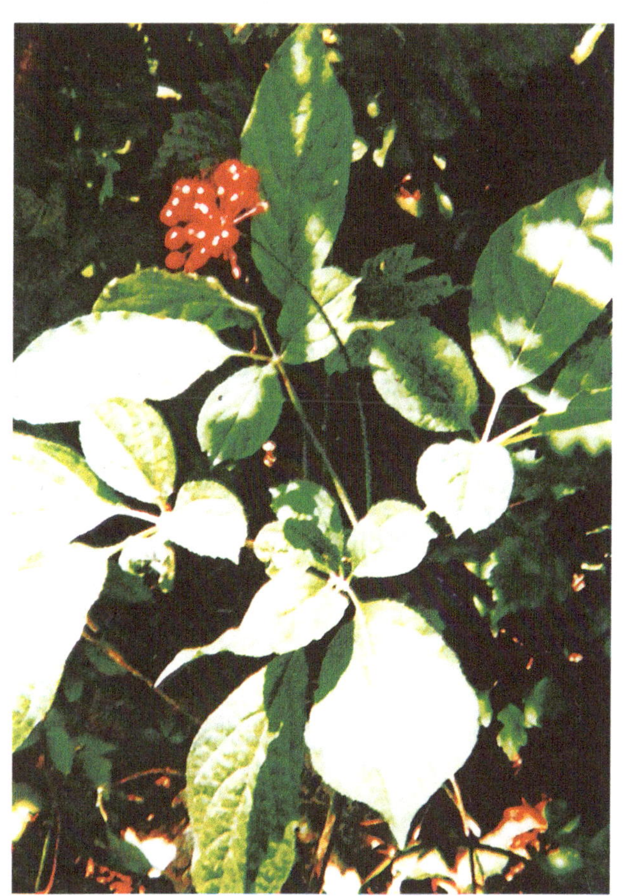

疫功能和性腺机能等作用。现代临床用于治疗冠心病、心律失常、慢性克山病、老年人病态窦房结综合征、新生儿危重症抢救、阳痿和脱肛等。

56 石　斛

【古籍原文】无毒。主益精，补内绝不足，平胃气，长肌肉，逐皮肤邪热痱气，脚膝疼冷痹弱。久服定志，除惊。一名禁生，一名杜兰，一名石蓫。生六安水傍石上。七月、八月采茎，阴干。（陆英为之使，恶凝水石、巴豆，畏僵蚕、雷丸）

《本经》原文：石斛，味甘，平。主伤中，除痹，下气，补五脏虚劳羸瘦，强阴。久服厚肠胃，轻身延年。一名林兰。生山谷。

【来　源】兰科植物金钗石斛*Dendrobium nobile* Lindl. 以及同属近缘植物的茎。

【形态特征】多年生附生草本，高30~50cm。茎丛生，直立，黄绿色，多节。叶无柄，近革质，常3~5片生于茎上端；叶片长圆形或长圆状披针形。总状花序自茎节生出，通常具花2~3朵；苞片膜质，小，卵形；花大，下垂；花萼及花瓣白色，末端呈淡红色；萼片3片；花瓣卵状长圆形或椭圆形，与萼片几等长；雄蕊呈圆锥状。蒴果。

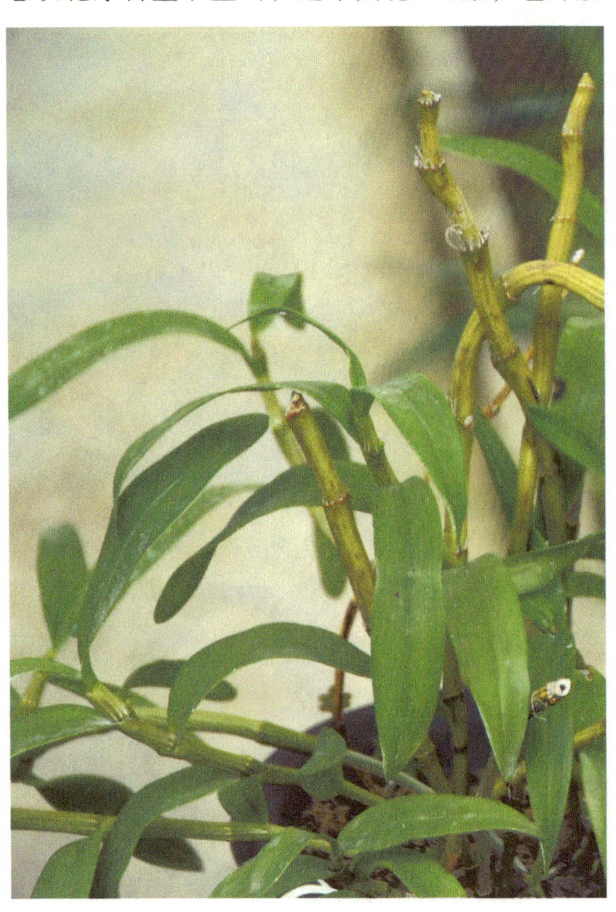

【性味功效】甘，微寒。益胃生津，滋阴清热。

【古方选录】《圣济总录·卷一一〇》石斛散：石斛一两（去根），仙灵脾一两（锉），苍术半两（米泔浸，切，焙）。用法：上为散，每服三钱匕，空心米饮调下，一日二次。主治：雀目，昼视精明，暮夜昏暗，视不见物。

【用法用量】煎服，6~12g；鲜品15~30g。

【使用注意】脾胃虚寒者不宜。

【现代研究】化学研究显示，石斛含生物碱，酚类物质，挥发油，β-谷甾醇，葡萄糖苷，多糖和氨基酸等。药理研究显示，其有降低心肌收缩力，降血压和抑制呼吸，抗衰老和扩血管等作用。现代临床用于治疗慢性咽炎、关节炎、急性传染病恢复期低热等。

57 石龙芮

【古籍原文】无毒。平肾胃气，补阴气不足，失精，茎冷。久服令人皮肤光泽，有子。一名石能，一名彭根，一名天豆。生太山石边。五月五日采子，二月、八月采皮，阴干。（大戟为之使，畏蛇蜕皮、吴茱萸）

又，水堇（《唐本注》谓石龙芮俗名水堇），主治毒肿痈疮、蛔虫、齿齲。

《本经》原文：石龙芮，味苦，平。主风寒湿痹，心腹邪气，利关节，止烦满，久服轻身，明目不老。一名鲁果能，一名地椹。生川泽石边。

【来　源】毛茛科植物石龙芮*Ranunculus sceleratus* L. 的全草。

【形态特征】一年生草本，全株几无毛，高15~45cm。茎直立。基生叶和下部叶具长柄；叶片宽卵形，3深裂，中央裂片3裂，侧裂片2~3裂；茎上部叶变小，3裂，裂片窄倒卵形。黄色小花生枝上；萼片5片，浅绿色；花瓣5片，窄倒卵形；雄蕊、雌蕊均多数。聚合果矩圆形；瘦果宽卵形。

【性味功效】苦、辛，寒；有毒。清热解毒，消肿拔脓，截疟。

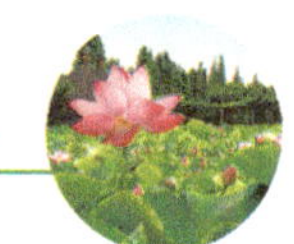

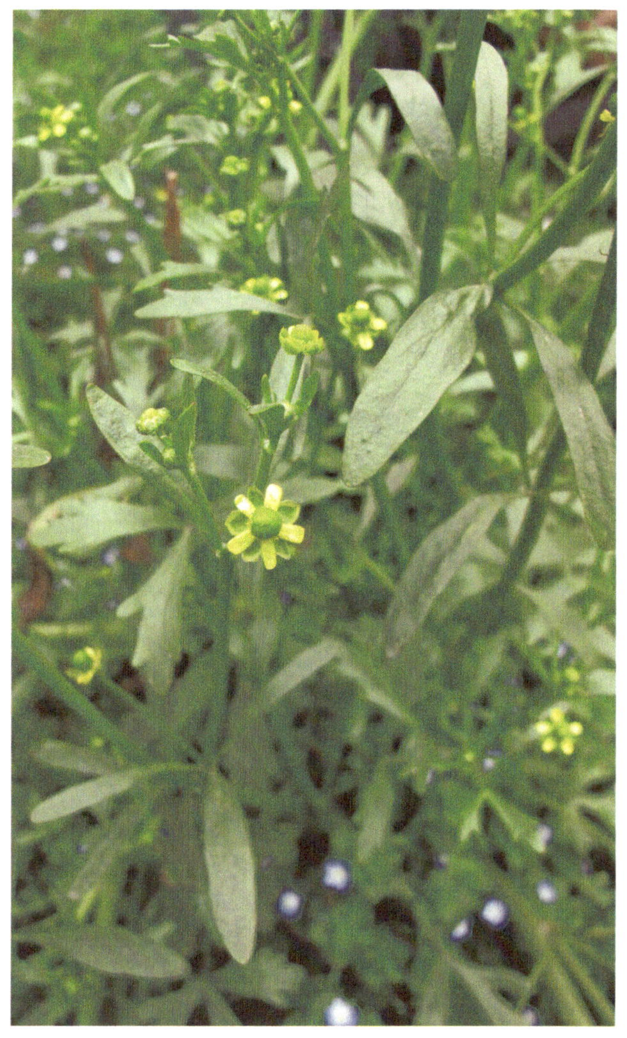

【古方选录】《太平圣惠方·卷七》天雄散：天雄二两（炮裂，去皮、脐），远志一两（去心），续断一两，蛇床仁一两，桂心一两，菟丝子三两（酒浸三宿，曝干，别杵末），肉苁蓉一两（酒浸，去皱皮，微炙），雄蚕蛾一两（微炒），石龙芮一两。用法：上为细散。每服三钱，食前以温酒调下。主治：肾脏虚损，阳气萎弱。

【用法用量】煎服，3~9g。外用适量，外敷或捣烂涂。

【使用注意】有毒之品，以外用为主，内服宜慎。

【现代研究】化学研究显示，石龙芮含毛茛苷，原白头翁素，二聚物白头翁素，胆碱，生物碱，不饱和甾醇，没食子酚鞣质，黄酮类和多种色胺衍生物等。药理研究显示，鲜叶外用能引起皮炎、发泡，干品内服能引起动物子宫收缩。现代临床用于治疗淋巴结结核、疟疾、痈肿、蛇咬伤和慢性下肢溃疡等。

58 石龙蒭（石龙刍、野灯心草）

【古籍原文】微温，无毒。补内虚不足，治痞满，身无润泽，出汗，除茎中热痛，杀鬼疰恶毒气。一名龙珠，一名龙华，一名悬莞，一名草毒。九节多味者，良。生梁州湿地。五月、七月采茎，暴干。

又，石龙 一名方宾，主治蛔虫及不消食尔。

《本经》原文：石龙蒭，味苦，微寒。主心腹邪气，小便不利，淋闭风湿，鬼注恶毒。久服，补虚羸，轻身，耳目聪明，延年。一名龙须，一名草续断。生山谷。

【来　源】灯心草科植物野灯心草*Juncus setchuensis* Buchen. 的全草。

【形态特征】多年生草本，高30~50cm。根茎多短缩，须根较坚硬。茎细弱，灰绿色，有纵条纹。叶多基生；叶鞘红褐色至棕褐色；叶片退化为芒刺状。聚伞花序，多花或仅有数朵；花被片6片，卵状披针形，淡绿色，边缘膜质；雄蕊3枚，短于花被；子房上位，花柱极短，柱头3枚。蒴果近球形，成熟时棕褐色。种子偏斜倒卵形。

【性味功效】苦，凉。利水通淋，清热安神，凉血止血。

【临床用方】《浙江民间草药》：野灯心草、车前草各30g，土茯苓9g。用法：水煎服。主治：尿路感染，肾炎水肿。

【用法用量】煎服，9~15g。

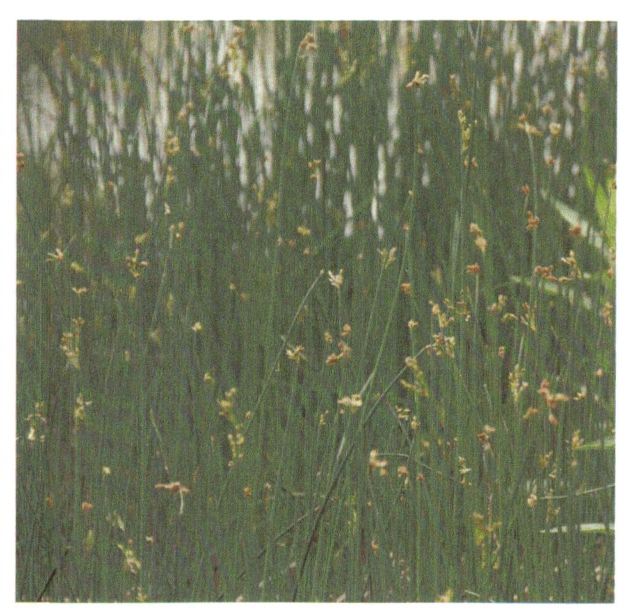

【使用注意】脾胃虚寒者慎用。

【现代研究】化学研究显示，石龙蒭含水分7.14%，蜡及脂肪质2.63%，果胶1.52%，半纤维素13.54%，木质素17%，纤维素52.18%，灰分1%，戊聚糖13.4%；茎含赭朴吩1.07%，葡萄糖3.04%，戊聚糖20.09%，甲基戊聚糖1.5%；叶含木樨草素-7-葡萄糖苷。药理研究显示，其有抗氧化和抗微生物活性的作用。现代临床用于治疗肾炎水肿、尿路感染、尿血、糖尿病、神经衰弱、失眠等。

59 络石（络石藤）

【古籍原文】微寒，无毒。主喉舌不通，大惊入腹，除邪气，养肾，治腰髋痛，坚筋骨，利关节。久服通神。一名石蹉，一名略石，一名明石，一名领石，一名悬石。生太山，或石山之阴，或高山岩石上，或生人间。正月采。（杜仲、牡丹为之使。恶铁落、贝母、菖蒲）

又，络石 一名石龙藤。

《本经》原文：络石，味苦，温。主风热死肌痈伤，口干舌焦，痈肿不消，喉舌肿，水浆不下。久服，轻身明目，润泽好颜色，不老延年。一名鲮石。生川谷。

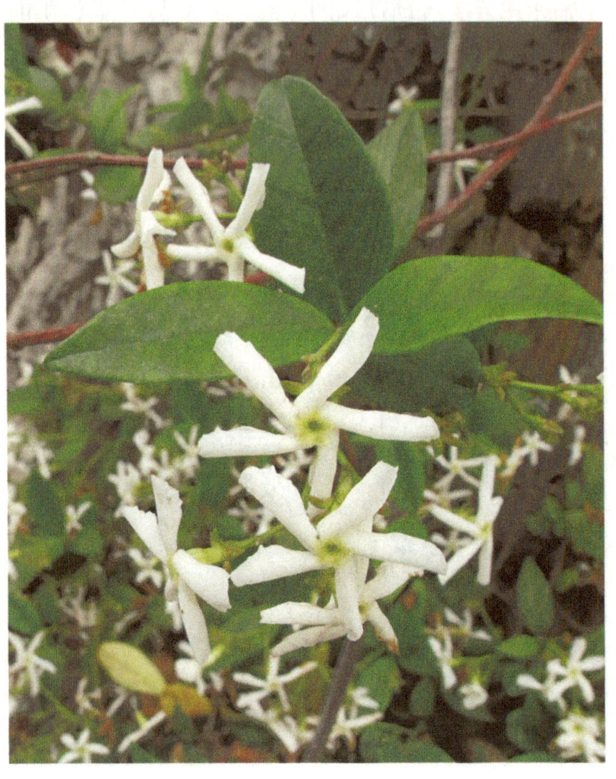

【来　　源】夹竹桃科植物络石*Trachelospermum jasminoides*（Lindl.）Lem.的带叶藤茎。

【形态特征】常绿木质藤本，长达10m。全株具乳汁。茎圆柱形，多分支。叶对生，革质或半革质；叶片椭圆形或卵状披针形，先端短尖或钝，基部楔形，全缘。聚伞花序腋生或顶生；花白色，芳香；花萼5深裂；花冠圆筒形，花冠裂片5片，向右覆盖；雄蕊5枚；子房由2枚离生心皮组成。蓇葖果叉生。种子多数，褐色，具白色绢质种毛。

【性味功效】苦，微寒。祛风通络，凉血消肿。

【古方选录】《圣济总录·卷一二二》络石射干汤：络石三分，射干一两半，芍药一两一分，升麻一两一分，露蜂房一两（炙），蒺藜子一两（炒，去角）。用法：上为粗末。每服三钱匕，水一盏，煎至六分，去滓，入马牙硝一钱匕，搅匀，食后临卧温服。细细含咽亦得。主治：咽喉肿痛，咽物不得。

【用法用量】煎服，6~12g；或入丸、散；或酒浸。

【使用注意】虚热者不宜。

【现代研究】化学研究显示，藤茎含牛蒡苷，络石苷，去甲基络石苷，1,3-二甲基肌醇，黄酮类物质和穗罗汉松树脂酚苷等。药理研究显示，其有降血压，抗痛风，抑制金黄色葡萄球菌、福氏痢疾杆菌及伤寒杆菌等作用。现代临床用于治疗跌打损伤、风湿性腰痛、关节痛、咳喘、小儿腹泻、急性咽炎和坐骨神经痛等。

60 千岁虆汁（蘡薁汁）

【古籍原文】味甘，平，无毒。主补五脏，益气，续筋骨，长肌肉，去诸痹。久服轻身不饥，耐老，通神明。一名虆芜。生太山川谷。

【来　　源】葡萄科植物蘡薁*Vitis flexuosa* Thunb.的藤汁。

【形态特征】木质藤本。枝条细长。单叶互生；叶片宽卵形或三角状卵形，先端渐尖，基部宽心形或近截形，边缘有不等的波状牙齿，上面无毛，下面多少有毛，主脉和脉腋有毛。花杂性异株，圆锥花序细长，与叶对生；花小，雄花黄绿色；花萼盘状；花瓣5片；雄蕊5枚。浆果球形，成熟时紫

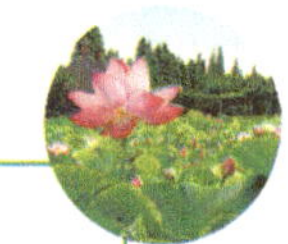

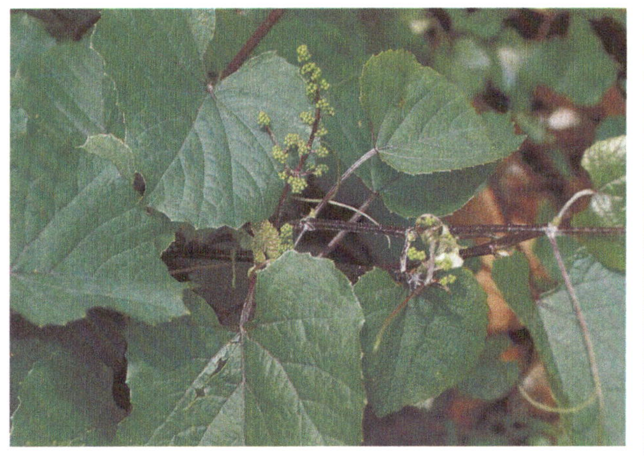

黑色。

【性味功效】甘，平。益气生津，活血舒筋。

【古方选录】《普济方·卷七十八》：千岁虆藤。用法：以水浸，从一头吹取气，滴目中。主治：热翳赤障。

【用法用量】原汁，5~10g。外用适量，涂敷；或点眼。

61 木香（广木香、云木香）

【古籍原文】温，无毒。治气劣，肌中偏寒，主气不足，消毒，杀鬼、精物、温疟、蛊毒，行药之精。久服轻身致神仙。一名蜜香。生永昌。

《本经》原文：木香，味辛。主邪气，辟毒疫温鬼，强志，主淋露。久服不梦寤魇寐。生山谷。

【来　　源】菊科植物木香*Aucklandia lappa* Decne. 的根。

【形态特征】多年生草本，高100~200cm。主根粗壮，圆柱形，具特殊香气。基生叶具长柄，叶片三角状卵形，叶缘浅裂或波状；茎生叶阔椭圆形，基

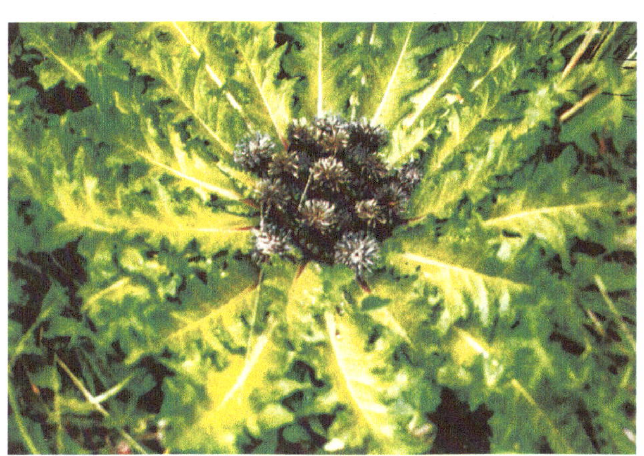

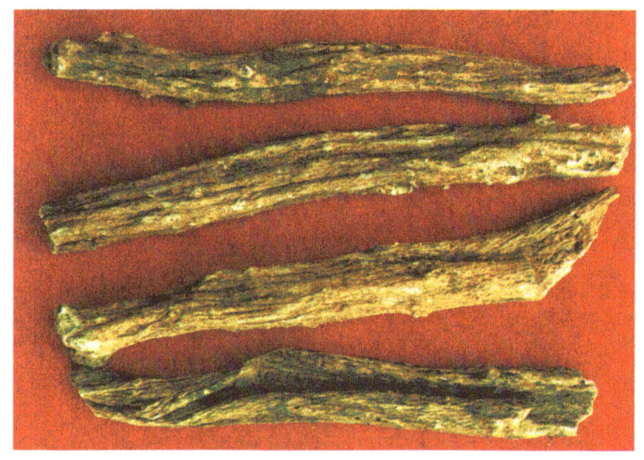

部下延成具翅的柄。头状花序单生或数个丛生于枝顶；花筒状，暗紫色；雄蕊5枚；子房下位。瘦果线形。

【性味功效】辛、苦，温。行气止痛，健脾消食。

【古方选录】《御药院方·卷三》槟榔木香丸：木香一两，槟榔一两，枳壳一两（麸炒），杏仁一两（去皮尖，麸炒），青皮一两（去白），半夏曲二两，皂角二两（去皮，酥炙），郁李仁二两（去皮）。用法：上为细末，另用皂角四两，用浆水一碗搓揉熬膏，更入熟蜜少许为丸，如梧桐子大。每服五十丸，食后温生姜汤送下。主治：气滞痞癖，耳聋耳鸣，一切气。

【用法用量】煎服，3~6g。生用行气力强，煨用行气力缓而多用于泄泻。

【使用注意】阴虚火旺及无气滞者慎用。

【现代研究】化学研究显示，木香含去氢木香内酯，木香烯内酯，单紫杉烯，木香酸，木香醇和木香碱等。药理研究显示，其有解痉，兴奋大肠，加快肠蠕动，促进胃液分泌，助消化，抑制伤寒杆菌、痢疾杆菌、大肠杆菌及多种真菌等作用。现代临床用于治疗小儿消化不良、急性胃肠炎、慢性胃炎、胃神经官能症、胃肠气胀腹满、劳伤性胸痛和急性菌痢等。

62 龙胆（龙胆草）

【古籍原文】大寒，无毒。主除胃中伏热，时气温热，热泄下痢，去肠中小蛊，益肝胆气，止惊惕。生齐朐及宛朐。二月、八月、十一月、十二月采根，阴干。（贯众为之使，恶防葵、地黄）

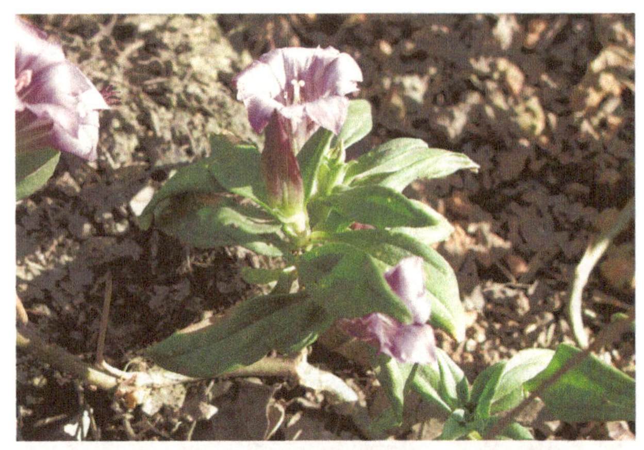

《本经》原文：龙胆，味苦，寒。主骨间寒热，惊痫邪气，续绝伤，定五脏，杀蛊毒。久服，益智不忘，轻身耐老。一名陵游。生山谷。

【来　源】龙胆科植物滇龙胆*Gentiana rigescens* Franch. 以及同属近缘植物的根和根茎。

【形态特征】多年生草本，高30~60cm。根茎短，簇生多数细长根，淡黄色。茎直立，粗壮。茎生叶多对，下部叶鳞片状，中上部叶卵形，先端尖，基部楔形，边缘反卷。花数朵簇生于茎顶呈头状；花萼绿色，2枚；花冠深蓝色至蓝色，钟形；雄蕊5枚；子房长圆形，1室。蒴果长圆形。种子黄褐色。

【性味功效】苦，寒。清热燥湿，泻肝胆火。

【古方选录】《圣济总录·卷六十》龙胆汤：龙胆一两半，秦艽一两半（去苗土），升麻一两。用法：上为粗末。每服五钱匕，水一盏半，浸药一宿，平旦煎至八分，加黄牛乳五合，再煎至一盏，去滓，空心温服，日二次。取利为度。主治：阴黄。

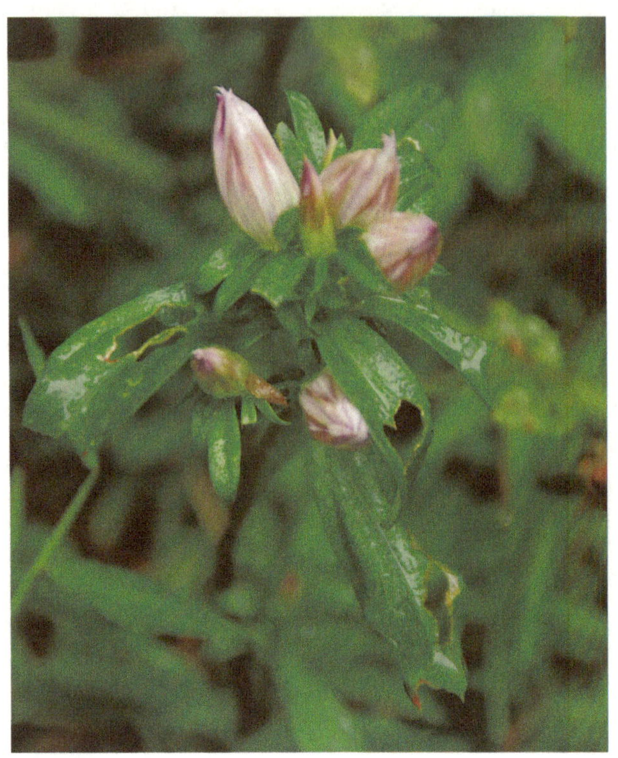

【用法用量】煎服，3~6g。外用适量。

【使用注意】虚寒证忌用。

【现代研究】化学研究显示，龙胆草含龙胆苦苷，当药苷，苦龙胆酯苷，苦当药酯苷，龙胆碱和β-谷甾醇等。药理研究显示，其有抑制铜绿假单胞菌、伤寒杆菌、变形杆菌、金黄色葡萄球菌及某些皮肤真菌，麻醉猪蛔虫，保肝利胆，镇静，抗惊厥，降低体温，降血压病，抗炎和抗过敏等作用。现代临床用于治疗急性黄疸性肝炎、高血压病、急性卡他性结膜炎和带状疱疹等。

63 牛膝（怀牛膝）

【古籍原文】味酸，平，无毒。主伤中少气，男子阴消，老人失溺，补中续绝，填骨髓，除脑中痛及腰脊痛，妇人月水不通，血结，益精，利阴气，止

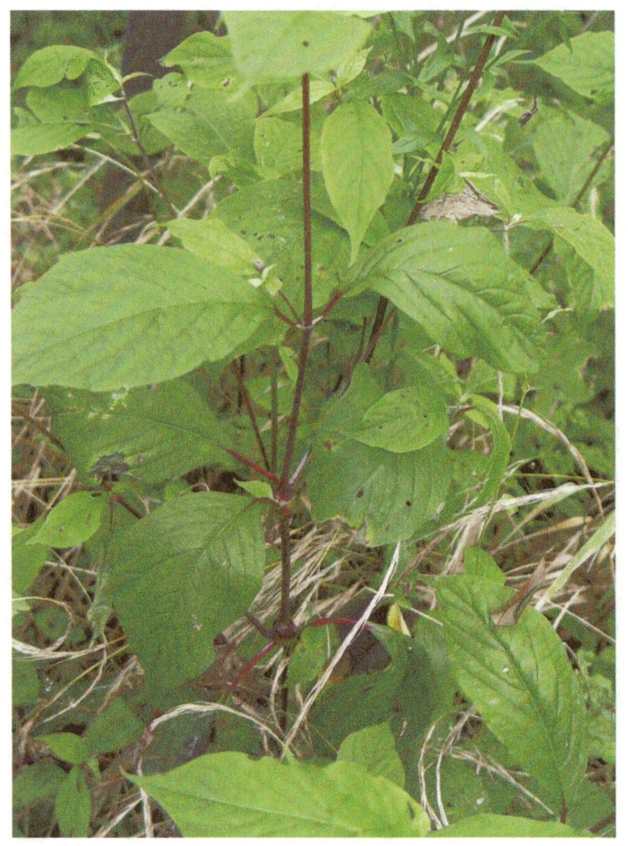

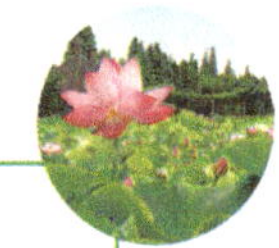

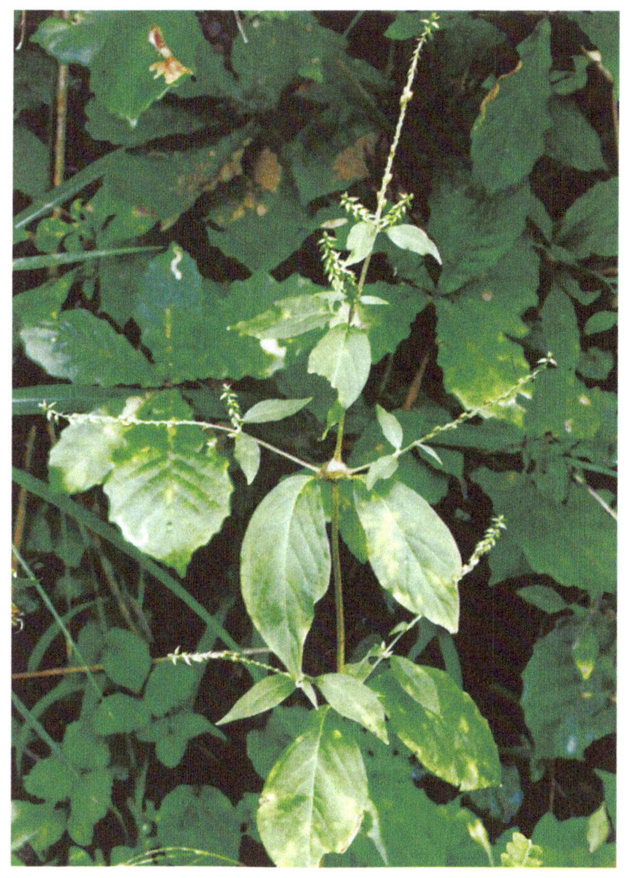

发白。生河内及临朐。二月、八月、十月采根，阴干。（恶萤火、龟甲、陆英，畏白前）

《本经》原文：牛膝，味苦。主寒湿痿痹，四肢拘挛，膝痛不可屈伸，逐血气，伤热火烂，堕胎。久服轻身耐老。一名百倍。生川谷。

【来　　源】苋科植物牛膝*Achyranthes bidentata* Bl.的根。

【形态特征】多年生草本。根细长，外皮土黄色。茎直立，四棱形，节略膨大，节上对生分支。叶对生；叶片椭圆形或椭圆状披针形，先端尖，基部楔形，全缘，两面被柔毛。穗状花序腋生或顶生；花被绿色，5片；雄蕊5枚，花丝细；子房长圆形，柱头头状。胞果长圆形，光滑。种子1粒，黄褐色。

【性味功效】苦、甘、酸，平。逐瘀通经，补肝肾，强筋骨，利尿通淋，引火（血）下行。

【古方选录】《医学正传·卷五》三妙丸：苍术六两（米泔浸三宿，细切，焙干），黄柏四两（切片，酒拌略炒），牛膝二两（去芦）。用法：上为细末，面糊为丸，如桐子大。每服五、七、十丸，空心姜盐汤下，忌鱼腥、荞麦、热面、煎炒等物。主治：湿热下流，两脚麻木，或如火烙之热。

【用法用量】煎服，5~12g；或入丸、散。活血化瘀、引火下行、利尿通淋宜生用；酒炙增强活血祛瘀作用；盐水炙增强补肝肾、强筋骨作用。

【使用注意】孕妇及月经过多者慎用。

【现代研究】化学研究显示，牛膝含三萜皂苷，牛膝甾酮，精氨酸、甘氨酸等氨基酸，生物碱类和香豆素类等。药理研究显示，其有加快子宫收缩，抗生育，抗早孕，扩张血管，轻度利尿，降低全血黏度、红细胞聚集指数等作用。现代临床用于治疗高血压性脑出血、风湿性关节炎、风湿性肌炎、小儿麻痹后遗症、膝关节结核及尿道结石等。

64 卷　柏

【古籍原文】味甘，平，微寒，无毒。止咳逆，治脱肛，散淋结，头中风眩，痿蹶，强阴，益精。久服令人好容体。一名豹足，一名求股，一名交时。生常山。五月、七月采，阴干。

《本经》原文：卷柏，味辛，温。主五脏邪气，女子阴中寒热痛，癥瘕血闭绝子。久服轻身和颜色。一名万岁。生山谷石间。

【来　　源】卷柏科植物细叶卷柏*Selaginella labordei* Hieron. 或垫伏卷柏*Selaginella pulvinata*（Hook. et Grev.）Maxim. 的全草。

【形态特征】细叶卷柏　多年生草本。主茎禾秆色，营养叶二型，在枝两侧及中间各两行；侧叶斜卵形，先端具钝尖头，边缘有疏锯齿，中叶薄纸质。孢子囊穗扁，单生于小枝顶端，孢子叶二型；侧叶卵形，中叶较大，长三角状卵形。大孢子囊近球形。

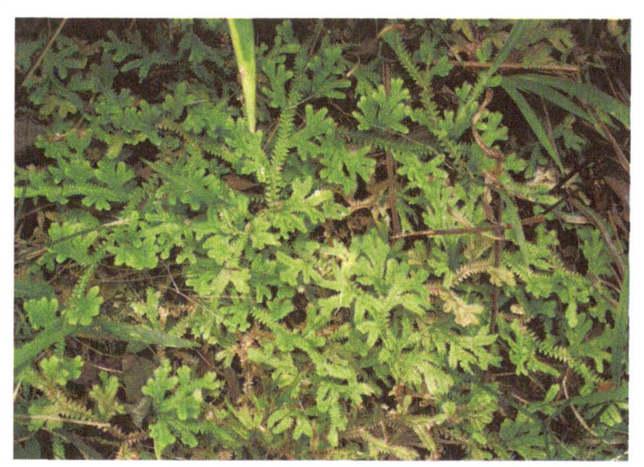

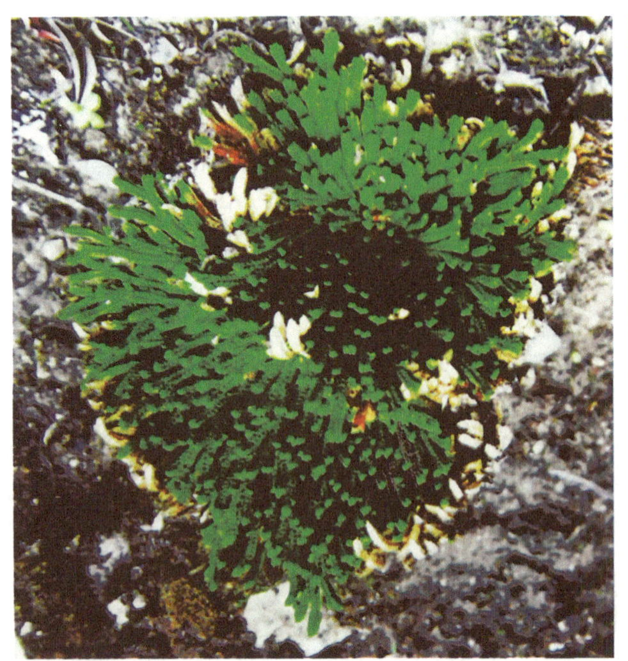

【性味功效】辛，平。活血通经。

【古方选录】《本草汇言》：卷柏四两，当归二两（俱浸酒炒），白术、牡丹皮各二两，白芍药一两，川芎五钱。用法：分作七剂，水煎服；或炼蜜为丸，每早服四钱，白汤送。主治：妇人血闭成瘕，寒热往来，子嗣不育者。

【用法用量】煎服，5~10g；或入丸、散。外用适量，研末涂敷。

【使用注意】孕妇慎用。

【现代研究】化学研究显示，卷柏含苏铁双黄酮，穗花杉双黄酮，扁柏双黄酮和柳杉双黄酮。药理研究显示，其有抑制金黄色葡萄球菌，抑制小肠收缩和小鼠艾氏腹水癌细胞生长等作用。现代临床用于治疗跌打损伤肿痛、痔疮便血、慢性肠炎便血、尿血及肺结核咯血等。

65 菌桂（牡桂、肉桂）

【古籍原文】无毒。生交趾、桂林山谷岩崖间。无骨，正圆如竹，立秋采。

《本经》原文：菌桂，味辛，温。主百病，养精神，和颜色，为诸药先聘通使。久服轻身不老，而生光华媚好，常如童子。生山谷。

【来　　源】樟科植物肉桂*Cinnamomum cassia* Presl的树皮。

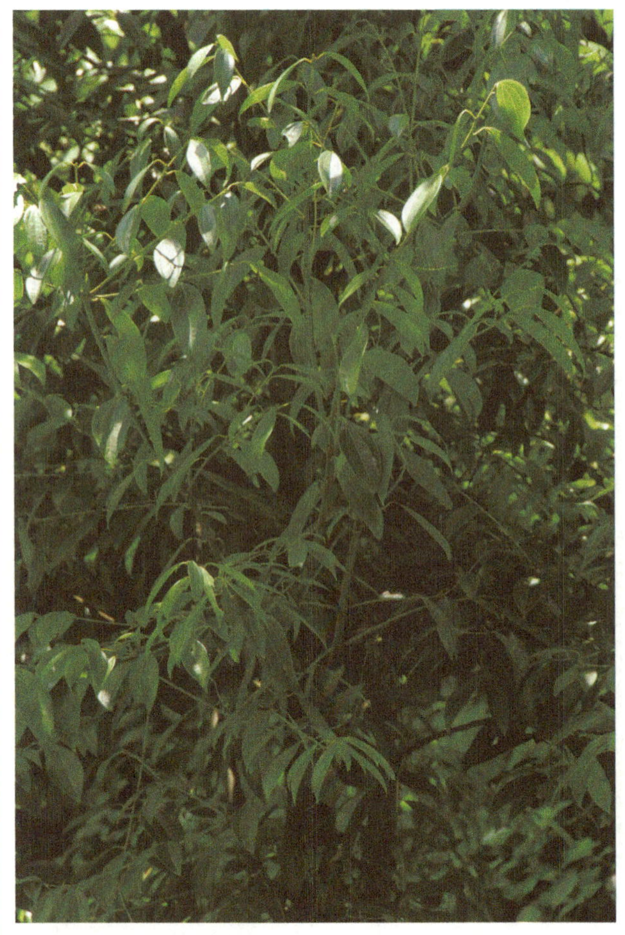

【形态特征】常绿乔木，高12~17m。树皮灰褐色，芳香，幼枝略呈四棱形。叶互生，革质，近披针形，先端尖，基部钝，全缘，上面绿色，下面灰绿色。圆锥花序腋生或近顶生，花被裂片6片，黄绿色；发育雄蕊9枚，三轮，花药矩圆形；子房椭圆形，1室。浆果椭圆形至倒卵形，暗紫色。种子长卵形，紫色。

【性味功效】辛、甘，大热。补火助阳，引火归元，散寒止痛，温通经脉。

【古方选录】《圣济总录·七十四》桂附丸：桂（去粗皮）、附子（炮裂，去皮、脐）、干姜（炮）、赤石脂各一两。用法：上四味，捣罗为末，炼蜜丸，如梧桐子大，每服二十丸，空心食前米饮下，日三服。主治：濡泻水利久不止。

【用法用量】煎服，1~5g，宜后下；或焗服；研末冲服，每次1~2g；或入丸、散。

【使用注意】阴虚火旺、里有实热者忌服；有出血倾向者及孕妇慎服；不宜与赤石脂同用。

【现代研究】化学研究显示，肉桂树皮含桂皮油、鞣质、黏液质、树脂等，油中有桂皮醛及乙酸桂皮

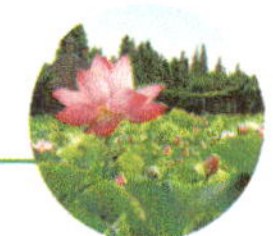

酯、乙酸苯丙酯等。药理研究显示，桂皮醛可增加心肌收缩力，有镇静、镇痛、解热和抗惊厥等作用；桂皮油有增强消化功能，排除积气，缓解胃肠痉挛性疼痛等作用。现代临床用于治疗风湿性、类风湿性脊柱炎，腰肌劳损，小儿腹泻，支气管哮喘等。

66 牡　桂

【古籍原文】无毒。主治心痛，胁风，胁痛，温筋通脉，止烦，出汗。生南海。

《本经》原文：牡桂，味辛，温。主上气咳逆结气，喉痹吐吸，利关节，补中益气。久服通神，轻身不老。生山谷。

67 桂（肉桂）

【古籍原文】味甘、辛，大热，有毒。主温中，利肝肺气，心腹寒热，冷疾，霍乱，转筋，头痛，腰痛，出汗，止烦，止唾、咳嗽、鼻齆，能堕胎，坚骨节，通血脉，理疏不足，宣导百药，无所畏。久服神仙，不老。生桂阳。二月、七八月、十月采皮，阴干。（得人参、麦门冬、甘草、大黄、黄芩调中益气，得柴胡、紫石英、干地黄治吐逆）

【现代研究】桂、菌桂、牡桂为同一物，均为现在所用之肉桂，因皮的老嫩、厚薄，味之浓淡而有不同名称。

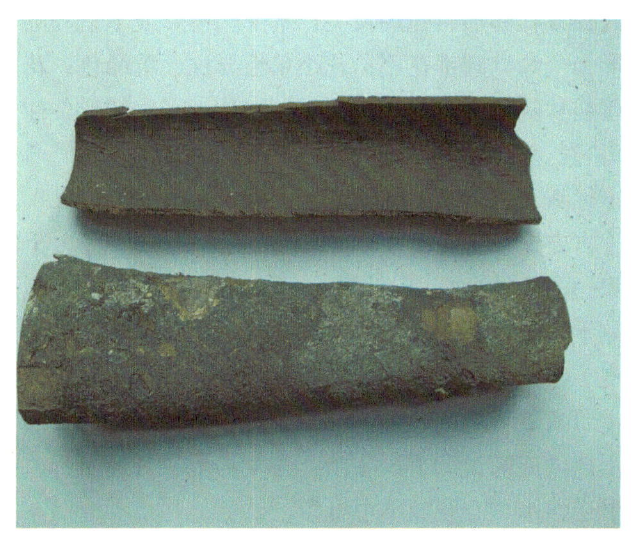

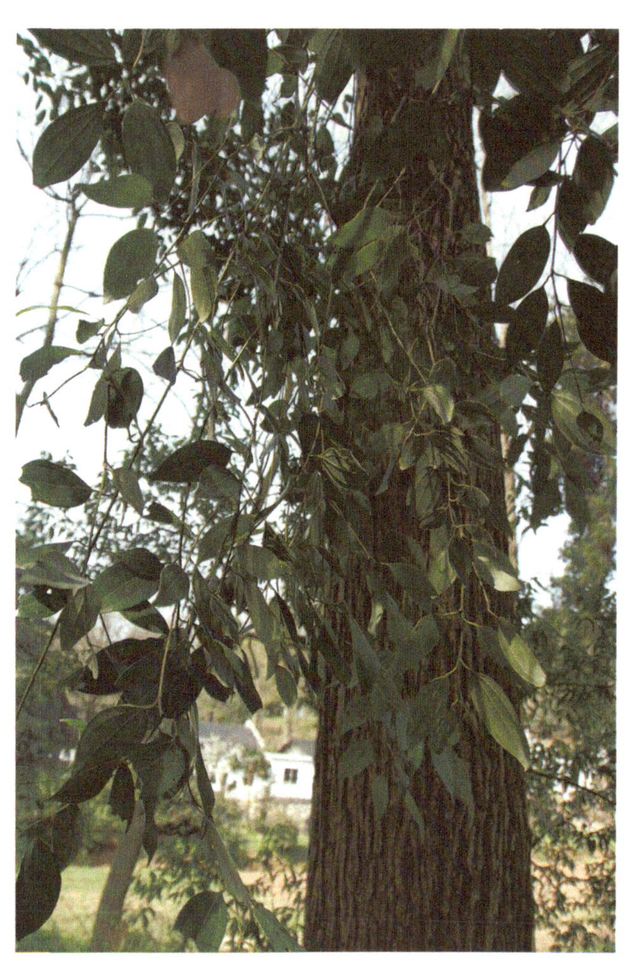

68 杜　仲

【古籍原文】味甘，温，无毒。主治脚中酸疼痛，不欲践地。一名思仲，一名木绵。生上虞及上党、汉中。二月、五月、六月、九月采皮，阴干。（畏蛇蜕皮、玄参）

《本经》原文：杜仲，味辛，平。主要脊痛，补中，益精气，坚筋骨，强志，除阴下痒湿，小便余沥。久服轻身耐老。一名思仙。生山谷。

【来　　源】杜仲科植物杜仲*Eucommia ulmoides* Oliv. 的树皮。

【形态特征】落叶乔木，高达20m。小枝光滑，黄褐色或较淡，具片状髓。皮、枝均含有胶质。单叶互生，叶片椭圆形或卵形，先端渐尖，基部广楔形，边缘有锯齿，幼叶上面疏被柔毛，下面毛较密。花单性，雌雄异株；雄花有雄蕊6~10枚；雌花有一裸露而延长的子房。翅果卵状长椭圆形而扁，内有种子1粒。

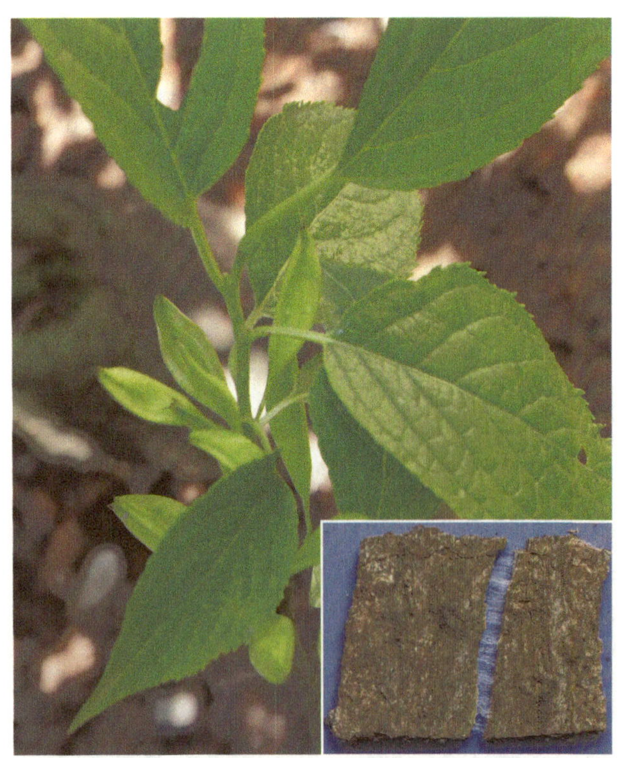

【性味功效】甘，温。补肝肾，强筋骨，安胎。

【古方选录】《圣济总录・卷一八六》青娥丸：杜仲一两（去粗皮，炙，为末），补骨脂一两（炒香熟，为末），胡桃仁一两（汤浸去皮，研）。用法：上为末，炼蜜为丸，如梧桐子大。每服三十丸，空心温酒送下。主治：腰疼。

【用法用量】煎服，6~10g；或入丸、散；或浸酒。

【使用注意】阴虚火旺者不宜。

【现代研究】化学研究显示，杜仲含木脂素，木脂素苷，松脂素双糖苷，杜仲苷，筋骨草苷，杜仲素A，绿原酸，生物碱，蛋白质，维生素和杜仲胶等。药理研究显示，其有降血压，调节细胞免疫，增强巨噬细胞吞噬功能，促使肝糖原堆积，使胸腺萎缩、血浆中皮质醇含量增加，增强耐缺氧能力，镇静，镇痛，抗菌，抗真菌，利尿和抗脂质过氧化等作用。现代临床用于治疗高血压眩晕、头痛、目昏，风湿病腰腿关节痛，子宫脱垂和习惯性流产等。

69 干　漆

【古籍原文】有毒。主治咳嗽，消瘀血，痞结，腰痛，女子疝瘕，利小肠，去蛔虫。生汉中。夏至后

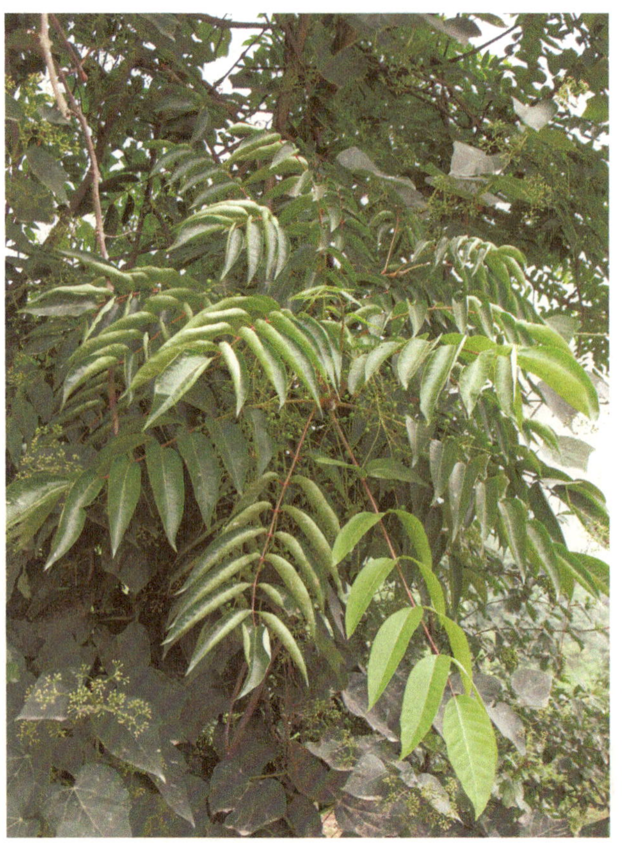

采，干之。（半夏为之使，畏鸡子）

《本经》原文：乾漆，味辛，温，无毒。主绝伤，补中，续筋骨，填髓脑，安五脏，五缓六急，风寒湿痹。生漆去长虫。久服轻身耐老。生川谷。

【来　　源】漆树科植物漆树*Toxicodendron verniciﬂuum*（Stokes）F. A. Barkl. 的树脂经加工后的干燥品。

【形态特征】落叶乔木，高达20m。树皮幼时灰白色，平滑，老则深灰色，粗糙；冬芽生枝顶。奇数羽状复叶，螺旋状互生，小叶11~15片，叶片卵形或长方状卵形，先端长尖，基部阔楔形或不整齐圆形，全缘。圆锥花序；花小单性异株，黄绿色；花萼裂片阔卵形；花瓣5片；雄蕊5枚；子房球形，柱头3裂。核果大，偏斜，果核坚硬，压扁。

【性味功效】辛，温；有毒。破血通经，消积杀虫。

【古方选录】《圣济总录・卷二五一》干漆散：干漆一两（炒令烟出），五灵脂二两半（用浆水一碗熬干，去沙石），没药半两（研），桂半两（去粗皮），当归半两（切，炒），胡椒一分，麝香一钱（研入）。用法：上为散。每服一钱匕，空心食前用热酒或醋汤调下。主治：血气滞涩，月经不行，呕逆酸水，心腹痛不可忍者。

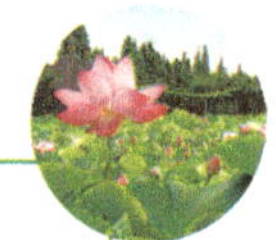

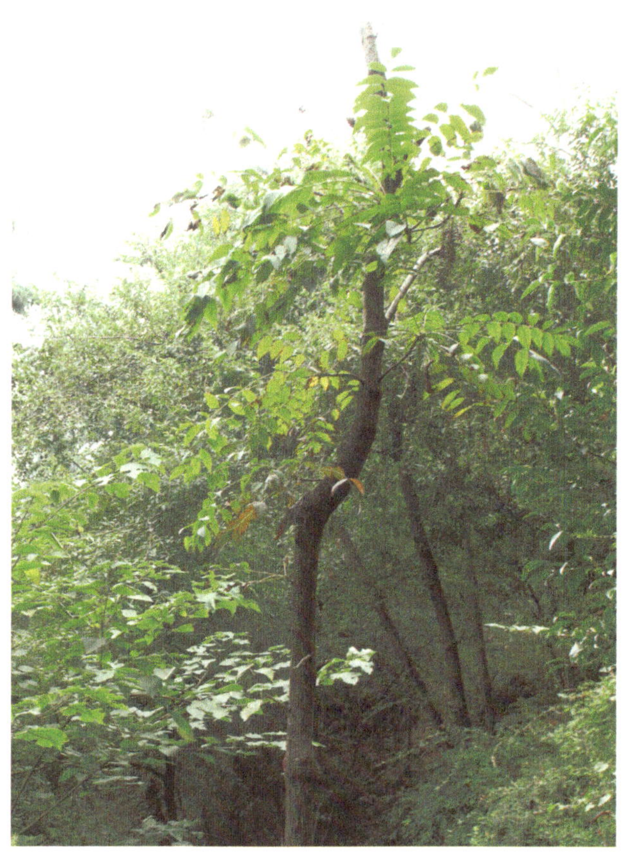

【用法用量】煎服，2~5g。外用适量。

【使用注意】体虚无瘀血、对漆过敏者及孕妇禁用。

【现代研究】化学研究显示，干漆含漆酚，少量氢化漆酚，漆树蓝蛋白，虫漆酶，鞣质及树胶等。药理研究显示，其有平滑肌解痉，收缩血管，升高血压，散大瞳孔，拟肾上腺素等作用；大剂量有抑制心脏，血压下降，瞳孔缩小，麻痹中枢神经系统等作用；干漆炭能缩短出血和凝血时间；漆酚能引起过敏性皮炎。现代临床用于治疗闭经和肠道寄生虫病等。

70 细　辛

【古籍原文】无毒。主温中，下气，破痰，利水道，开胸中，除喉痹，齆鼻风痫，癫疾，下乳结，汗不出，血不行，安五脏，益肝胆，通精气。生华阴。二月、八月采根，阴干。（曾青、桑根白皮为之使，反藜芦，恶狼毒、山茱萸、黄芪，畏滑石、消石）

《本经》原文：细辛，味辛，温。主咳逆，头痛脑动，百节拘挛，风湿痹痛死肌。久服，明目利九窍，轻身长年。一名小辛。生山谷。

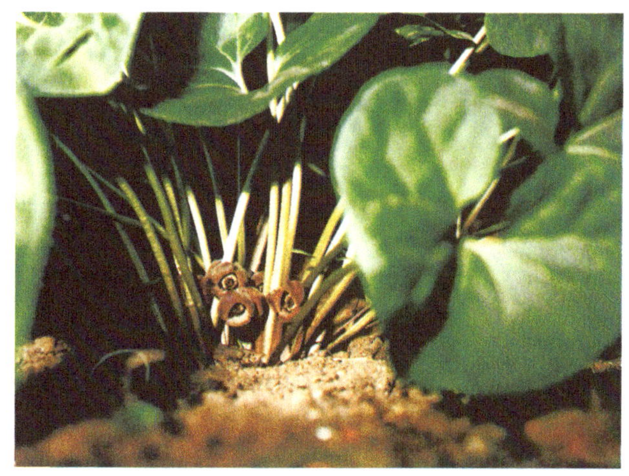

【来　源】马兜铃科植物北细辛*Asarum heterotropoides* Fr. Schmidt var. *mandshuricum*（Maxim.）Kitag.、汉城细辛*Asarum sieboldii* Miq. var. *seoulense* Nakai或华细辛*Asarum sieboldii* Miq. 的根和根茎。

【形态特征】北细辛　多年生草本。根茎横走，密生须根，捻之有辛香。茎短，茎端生2~3片叶，叶柄长，具浅沟槽；叶片心形或近于肾形，先端钝尖，基部心形或深心形，两侧呈耳状，全缘，上面绿色，下面淡绿色。花单生于叶腋，花梗直立；花被筒紫褐色；裂片3枚；雄蕊12枚；子房半下位，6室。假浆果半球形，种子卵状圆锥形，有硬壳。

【性味功效】辛，温。解表散寒，祛风止痛，通窍，温肺化饮。

【古方选录】《圣济总录·卷一一五》细辛散：细辛一分（去苗，锉），附子一分（炮裂，去皮脐）。用法：上为散。以葱汁和一钱匕，绵裹塞耳中。主治：聤耳，耳中痛，脓血出。

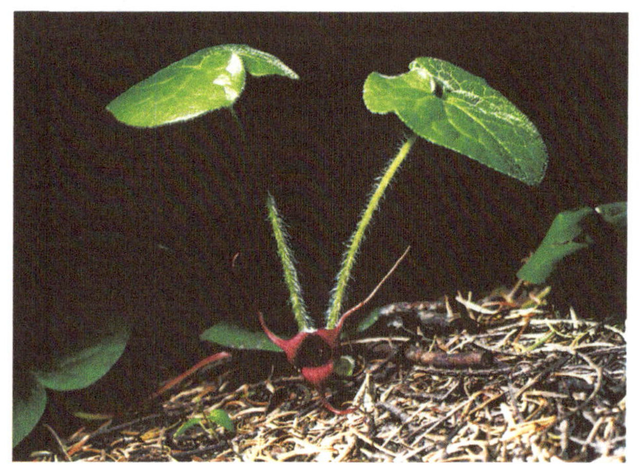

【用法用量】煎服，1~3g。散剂，每次服0.5~1g。外用适量。

【使用注意】阴虚阳亢头痛、肺燥伤阴干咳者忌用。不宜与藜芦同用。

【现代研究】化学研究显示，细辛含甲基丁香油酚，细辛醚，黄樟醚，消旋去甲乌药碱，谷甾醇和豆甾醇等。药理研究显示，其有解热，抗炎，镇静，抗惊厥，先兴奋后抑制中枢神经，抑制溶血性链球菌、痢疾杆菌，强心和扩张血管等作用。现代临床用于治疗头痛、牙痛、冠心病心绞痛急性发作和小儿口疮等。

71 独　活

【古籍原文】味甘，微温，无毒。主治诸贼风，百节痛风无久新者。一名胡王使者，一名独摇草。此草得风不摇，无风自动。生雍州，或陇西南安。二月、八月采根，暴干。（蠡实为之使）

《本经》原文：独活，味苦，平。主风寒所击，金疮止痛，贲豚痫，痓，女子疝瘕。久服轻身耐老。一名羌活，一名羌青，一名护羌使者。生川谷。

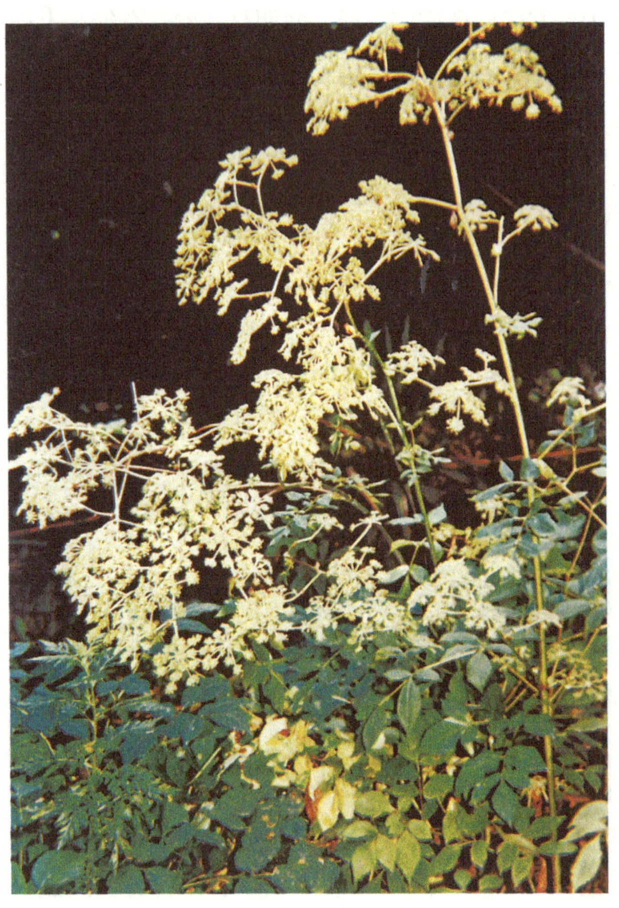

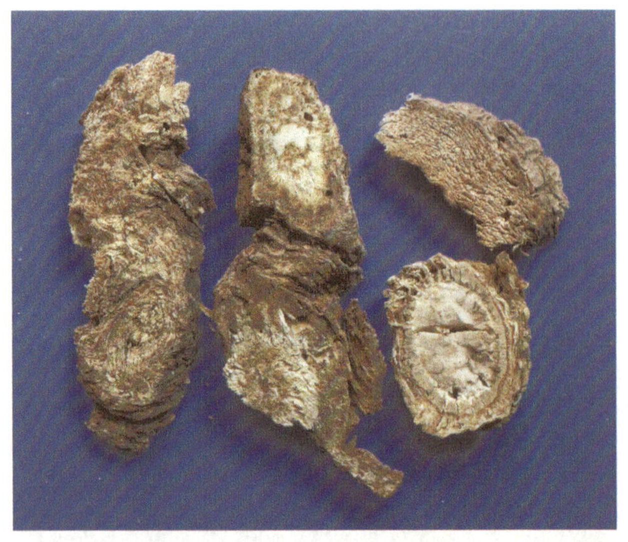

【来　源】伞形科植物重齿毛当归*Angelica pubescens* Maxim. f. *biserrata* Shan et Yuan 的根。

【形态特征】多年生草本。茎直立，带紫色，具纵沟纹。叶柄细长，边缘膜质；叶片卵圆形，羽状复叶，小叶片3裂，先端渐尖，基部楔形或圆形，边缘有不整齐重锯齿，两面被短柔毛。复伞形花序顶生或侧生，伞幅15~25枚；小伞形花15~30朵；花白色；花瓣5片；雄蕊5枚；子房下位。双悬果长圆形。

【性味功效】辛、苦，微温。祛风除湿，通痹止痛。

【古方选录】《外台秘要·卷三十四》一物独活汤：独活三两。用法：以水三升，煮取一升，分服。耐酒者亦可以酒水等煮之。主治：产后中风，虚人不可服他药者。

【用法用量】煎服，3~10g；或入丸、散；或浸酒。

【使用注意】阴亏血虚者慎用。

【现代研究】化学研究显示，独活含挥发油，甲氧基欧芹素，二氢欧山芹素，伞形花内酯，东莨菪素，毛当归醇，佛手柑内酯，花椒毒素，欧芹酚甲醚及呋喃香豆精等。药理研究显示，其有镇痛，催眠，解痉，抗惊厥，抗血小板聚集，抗血栓，抗凝血，降血压，抑制大肠杆菌、痢疾杆菌、伤寒杆菌、铜绿假单胞菌、霍乱弧菌和结核杆菌等作用。现代临床用于治疗风湿性关节炎、类风湿性关节炎、感冒身痛和银屑病等。

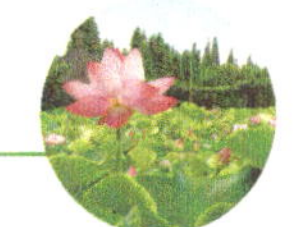

72 升 麻

【古籍原文】味苦，微寒，无毒。主解毒入口皆吐出，中恶腹痛，时气毒疠，头痛寒热，风肿诸毒，喉痛口疮。久服轻身长年。生益州。二月、八月采根，日干。

《本经》原文：升麻，味甘、平。主解百毒，杀百精老物殃鬼，辟温疾瘴邪毒蛊。久服不夭。一名周升麻。生山谷。

【来　源】毛茛科植物升麻*Cimicifuga foetida* L.、大三叶升麻*Cimicifuga heracleifolia* Kom. 或兴安升麻*Cimicifuga dahurica*（Turcz.）Maxim. 的根茎。

【形态特征】升麻　多年生草本，高1~2m。根茎呈不规则块状，须根多而长。茎直立，分支。数回羽状复叶，叶柄密被柔毛，小叶片卵形或披针形，边缘有深锯齿，上面绿色，下面灰绿色，两面被短柔毛。复总状花序着生于叶腋或枝顶；花两性，萼片5片，白色，具睫毛；雄蕊多数；心皮2~5枚，被腺毛，胚珠多数。蓇葖果长矩圆形，略扁。种子6~8粒。

【性味功效】辛、微甘，微寒。发表透疹，清热解毒，升举阳气。

【古方选录】《千金要方·卷三》升麻汤：升麻三

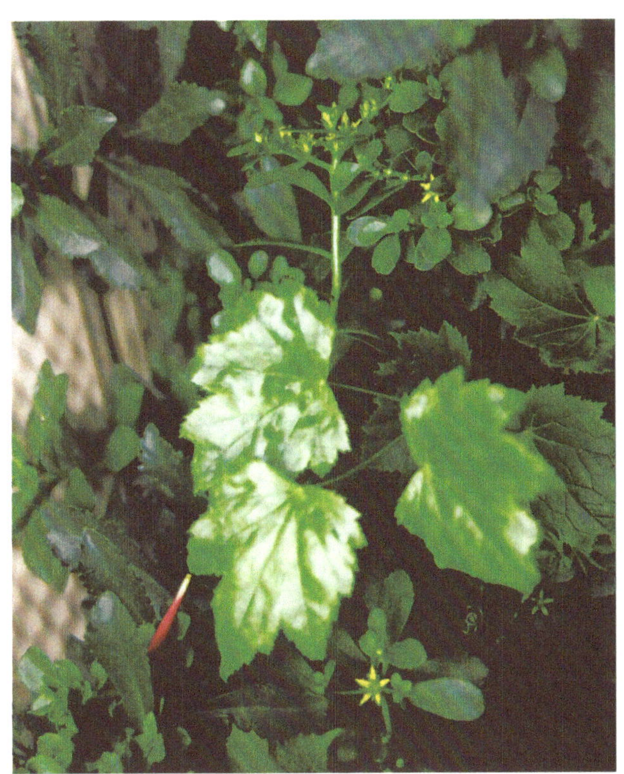

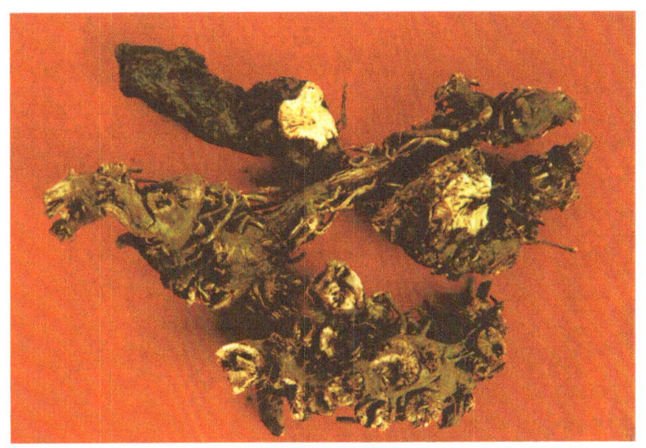

两。用法：以清酒五升，煮取二升，去滓，分二次服。当吐下恶物，勿怪，良。主治：产后恶物不尽，或经一月、半岁、一岁者。

【用法用量】煎服，3~10g。发表透疹、清热解毒宜生用，升阳举陷宜炙用。

【使用注意】麻疹已透、阴虚火旺及阴虚阳亢者忌用。

【现代研究】化学研究显示，升麻含升麻碱，升麻素，水杨酸，咖啡酸，阿魏酸，鞣质及脂肪酸等。药理研究显示，其有镇痛，减慢心率及降低血压，抑制人体子宫颈癌细胞和明显缩短凝血时间等作用。现代临床用于治疗子宫脱垂、胃下垂、便血和莨菪类药物中毒等。

73 柴 胡

【古籍原文】微寒，无毒。主除伤寒，心下烦热，诸痰热结实，胸中邪逆，五脏间游气，大肠停积水胀，及湿痹拘挛，亦可作浴汤。一名山菜，一名茹草。叶，一名芸蒿，辛香可食。生洪农及宛朐。二月、八月采根，暴干。（得茯苓、桔梗、大黄、石膏、麻子人、甘草、桂，以水一斗煮，取四升，入消石三方寸匕，治伤寒寒热、头痛、心下烦满。半夏为之使，恶皂荚，畏女菀、藜芦）

《本经》原文：柴胡，味苦，平。主心腹去肠胃中结气，饮食积聚，寒热邪气，推陈致新。久服，轻身明目益精。一名地熏。

【来　源】伞形科植物柴胡*Bupleurum chinense* DC. 或狭叶柴胡*Bupleurum scorzonerifolium* Willd. 的根。

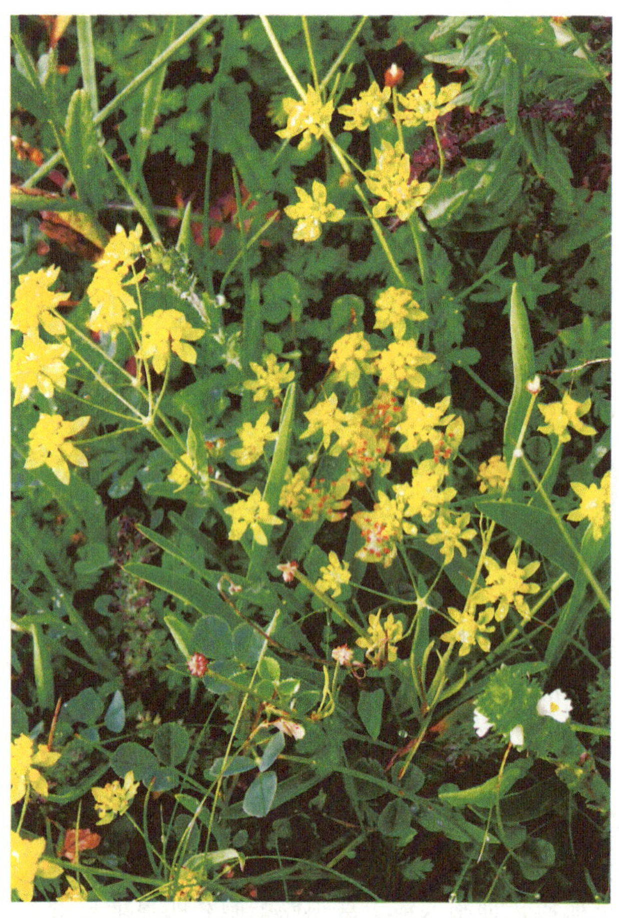

【形态特征】多年生草本。主根较粗大，坚硬。茎直立，上部弯曲多分支。单叶互生，狭披针形；基生叶倒披针形或狭椭圆形；中部叶倒披针形或宽条状披针形，有明显的平行脉。花小，黄色，形成顶生或腋生的复伞形花序。双悬果长椭圆形，棱狭翼状，成熟后褐色。

【性味功效】苦、辛，微寒。疏散退热，疏肝解郁，升举阳气。

【古方选录】《伤寒论·辨少阴病脉证并治》四逆散：甘草（炙）、枳实（破，水渍，炙干）、柴胡、芍药各十分。用法：上四味，捣筛，白饮和服方寸匕，日三服。主治：少阴病，四逆，其人或咳，或悸，或小便不利，或腹中痛，或泄利下重者。

【用法用量】煎服，3~10g。解表退热生用，疏肝解郁醋炙用，升阳生用或酒炙用。

【使用注意】阴虚阳亢、肝风内动、阴虚火旺者慎用。

【现代研究】化学研究显示，柴胡含柴胡皂苷，挥发油，柴胡醇，春福寿草醇及脂肪油等。药理研究

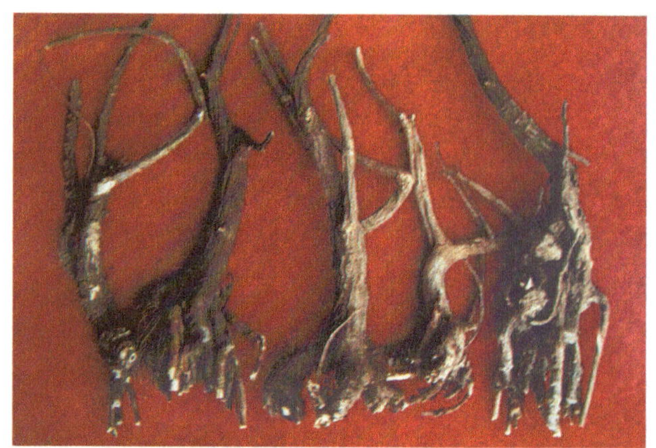

显示，其有镇静，镇痛，解热，镇咳，抗脂肪肝，抗肝损伤，利胆，抗结核杆菌，抗炎，降胆固醇，抗感冒病毒和增强机体免疫力等作用。现代临床用于治疗感冒发热、月经不调、久泻和脱肛等。

74 防葵（滨海前胡）

【古籍原文】味甘、苦，无毒。主治五脏虚气，小腹支满，胪胀口干，除肾邪，强志。中火者不可服，令人恍惚见鬼。一名房慈，一名爵离，一名农果，一名利茹，一名方盖。生临淄，及嵩高太山少室。三月三日采根，暴干。

《本经》原文：防葵，味辛，寒。主疝瘕肠泄，膀胱热结，溺不下，咳逆温疟，癫痫惊邪狂走。久服坚骨髓，益气轻身。一名利盖。生山谷。

【来　　源】伞形科植物滨海前胡*Peucedanum japonicum* Thunb. 的根。

【形态特征】多年生粗壮草本，高约1m。根圆柱形，棕褐色。茎圆柱形，多分支。基生叶具长柄；叶片质厚，宽卵形至三角形，一至二回三出分裂。伞形花序顶生或侧生；花序梗粗壮；总苞片2～3片，有柔毛；中央伞形花序；有花20朵以上；花瓣紫色或白色；子房密生短硬毛。分生果长圆状卵形，背棱线形，侧棱翅状。

【性味功效】辛，寒。有小毒。清热止咳，利尿解毒。

【用法用量】煎服，6~15g；外用适量，煎水洗。

【使用注意】内服不宜过量。

【古方选录】《太平圣惠方·卷八十四》防葵散：防葵半两，柴胡（去苗）半两，川大黄（锉碎，微

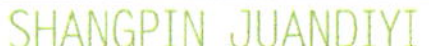

炒）半两，桑根白皮（锉）半两，甘草（炙微赤，锉）一分。用法：上为粗散。每服一钱，以水一小盏，煎至五分，去滓温服，日三次。主治：小儿疟发后，肚胀，兼头面浮肿。

【现代研究】化学研究显示，防葵根中含白花前胡醇、伞形花内酯、防葵素、香柑内酯、亥茅酚等。现代临床用于治疗急性膀胱炎、尿道炎、尿路感染、无名肿毒等。

75 蓍　实

【古籍原文】味酸，无毒。生少室。八月、九月采实，日干。

《本经》原文：蓍实，味苦，平。主益气，充肌肤，明目，聪慧先知。久服不饥，不老，轻身。生山谷。

【来　　源】菊科植物高山蓍*Achillea alpina* L. 的果实。

【形态特征】多年生草本，高50~100cm。具短根茎。茎直立，有棱条，上部分支。叶互生，叶片长线状披针形；栉齿状羽状深裂或浅裂，裂片线形，排列稀疏，半抱茎，两面生长柔毛。头状花序多数，集成伞房状；总苞钟状，3层，覆瓦状排列，绿色；边缘舌状花雌性，5~11朵，白色，中心管状花两性，白色；花药黄色，伸出花冠。瘦果扁平。

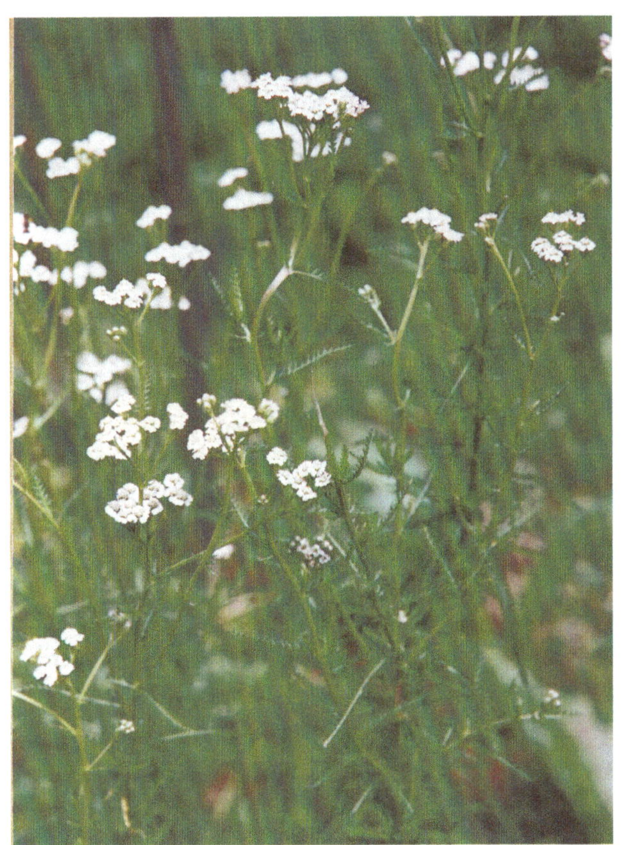

【性味功效】酸、苦，平。益气，明目。

【用法用量】煎服，5~10g；或入丸、散。

【现代研究】化学研究显示，全草含琥珀酸、延胡索酸、α-呋喃甲酸和乌头酸等。

76 楮实（楮实子）

【古籍原文】味甘，寒，无毒。主治阴痿水肿，益气，充肌肤，明目。久服不饥，不老，轻身。生少室山。一名谷实，所在有之。八月、九月采实，日干，四十日成。叶，味甘，无毒。主治小儿身热，食不生肌，可作浴汤。又治恶疮，生肉。树皮，主逐水，利小便。茎，主隐疹痒，单煮洗浴。其皮间白汁疗癣。

【来　　源】桑科植物构树*Broussonetia papyrifera*（L.）Vent. 的成熟果实。

【形态特征】落叶乔木，高14~16m。茎、叶具乳液；小枝粗壮，密被柔毛。单叶互生；叶片卵形，先端尖，基部圆形或心形，有时不对称，边缘锯齿状，上面暗绿色，具粗糙伏毛，下面灰绿色，密生柔毛；叶柄具长柔毛。花单性，雌雄异株；雄花为腋生葇荑花序，下垂，萼4裂，雄蕊4枚；雌花序球形头状，有多数棒状苞片，先端圆锥形，有毛，雌蕊散生于苞片间。聚花果肉质，呈球形，橙红色。

【性味功效】甘，寒。补肾，清肝，明目，利尿。

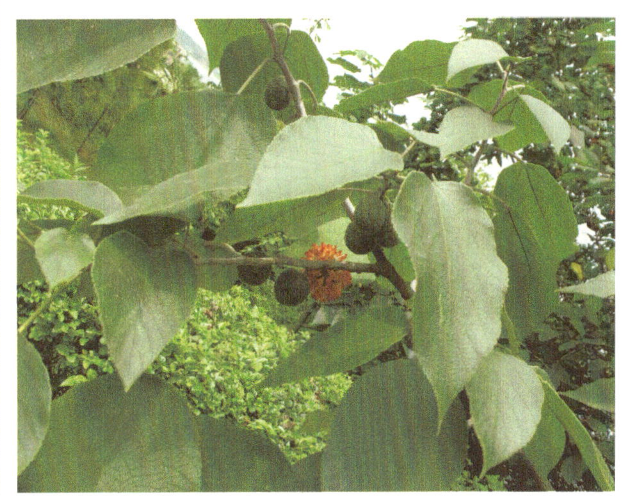

【古方选录】《圣济总录·卷一六三》楮实丸：楮实二升（炒），牛膝一两（酒浸，切，焙），当归一两（切，焙），干姜一两（炮）。用法：上为末，炼蜜为丸，如梧桐子大。每服二十丸，食前空心以酒送下。主治：产后风劳冷气，女人冷血气，产后腰痛。

【用法用量】煎服，6~12g；或入丸、散。外用适量，捣敷。

【使用注意】脾胃虚寒者不宜。

【现代研究】化学研究显示，果实含皂苷、维生素B及油脂；种子含油31.7%，油中含非皂化物2.67%、饱和脂肪酸9.0%、油酸15.0%、亚油酸76.0%。现代临床用于治疗精血不足所致眼目昏花、老年人视力减退等。

77 酸枣（酸枣仁）

【古籍原文】无毒。主治烦心不得眠，脐上下痛，血转，久泄，虚汗，烦渴，补中，益肝气，坚筋骨，助阴气，令人肥健。生河东。八月采实，阴干，卅日成。（恶防己）

《本经》原文：酸枣，味酸，平。主心腹寒热，邪结气聚，四肢酸疼湿痹。久服，安五脏，轻身延年。生川泽。

【来　源】鼠李科植物酸枣*Ziziphus jujuba* Mill. var. *spinosa* （Bunge） Hu ex H. F. Chou的成熟种子。

【形态特征】落叶灌木，稀为小乔木，高1~3m。单叶互生；托叶针状；叶片长圆状卵形，先端钝，基部圆形，边缘具细锯齿。花2~3朵簇生于叶腋；

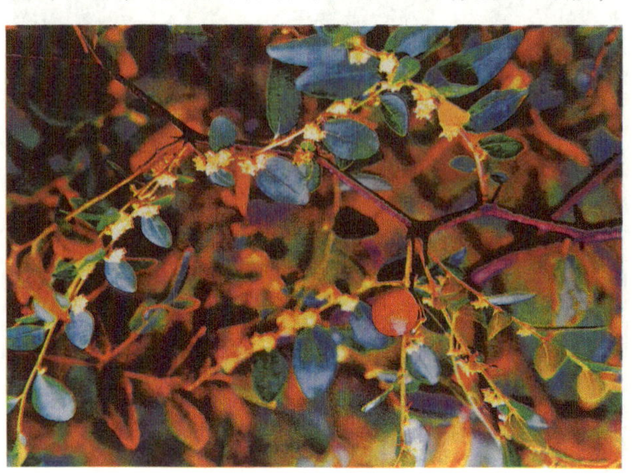

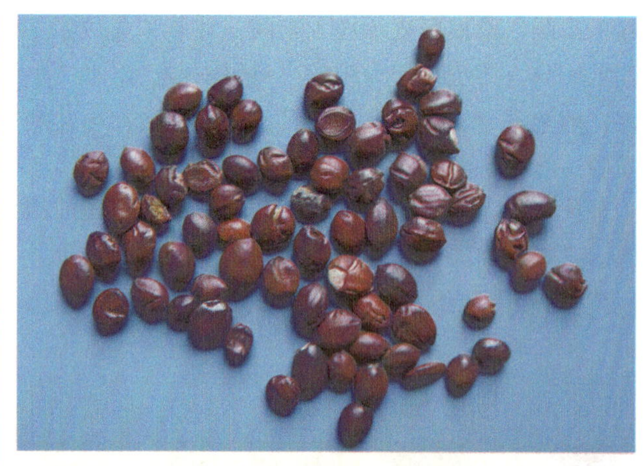

花萼5裂，裂片卵状三角形；花瓣5片，黄绿色；雄蕊5枚；花盘明显，10浅裂；子房椭圆形，花柱2裂。核果肉质球形，成熟时暗红褐色，有酸味。

【性味功效】甘、酸，平。养心补肝，宁心安神，敛汗，生津。

【古方选录】《金匮要略·血痹虚劳病脉证并治》酸枣仁汤：酸枣仁二升（炒），甘草一两，知母二两，茯苓二两，芎䓖二两。用法：上五味，以水八升，煮酸枣仁得六升，内诸药，煮取三升，分温三服。主治：虚劳虚烦不得眠。

【用法用量】煎服，10~15g；或入丸、散。

【使用注意】脾虚便溏者不宜。

【现代研究】化学研究显示，果实含生物碱，三萜类化合物，酸枣仁皂苷A、B，多种氨基酸，大量脂肪油，蛋白质，阿魏酸和维生素C等。药理研究显示，有镇静催眠，镇痛，降温，延长惊厥潜伏期，对抗心律失常引起的血压下降和心传导阻滞，兴奋子宫，降低胆固醇总量和低密度脂蛋白等作用。现代临床用于治疗失眠、神经衰弱和结核病等。

78 槐实（槐角）

【古籍原文】味酸、咸，无毒。以七月七日取之，捣取汁，铜器盛之，日煎，令可作丸，大如鼠矢，内窍中，三易乃愈。又堕胎。久服明目，益气，头不白延年。枝，主洗疮及阴囊下湿痒。皮，主烂疮。根，主喉痹寒热。生河南。可作神烛。（景天为之使）

又，八月断槐大枝，使生嫩蘖，煮汁酿酒，治大风痿痹甚效。

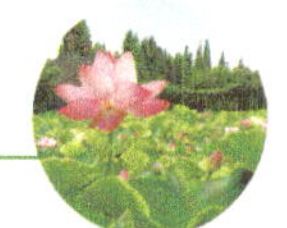

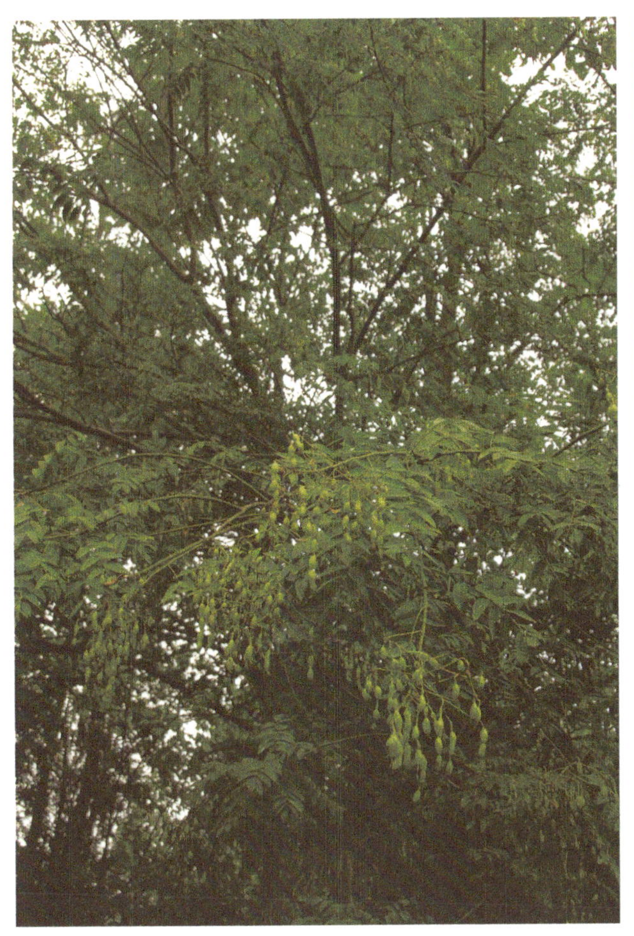

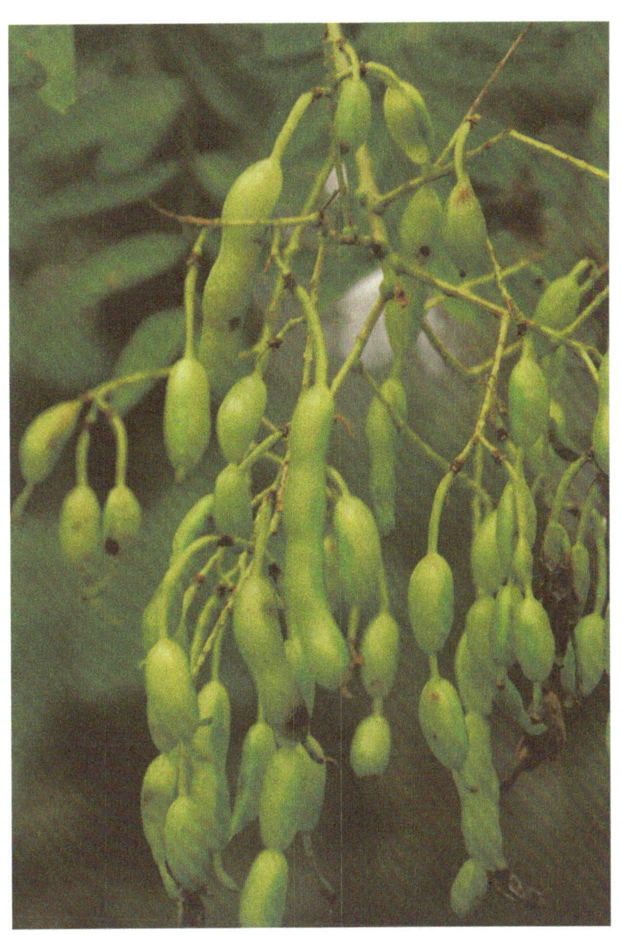

《本经》原文：槐实，味苦，寒。主五内邪气热，止涎唾，补绝伤，五痔火创，妇人乳瘕，子脏急痛。生平泽。

【来　　源】豆科植物槐*Sophora japonica* L. 的成熟果实。

【形态特征】落叶乔木，高达25m。树皮灰色或深灰色，粗糙纵裂，内皮鲜黄色；枝棕色，皮孔明显。奇数羽状复叶互生，叶柄基部膨大；小叶卵状长圆形或卵状披针形，先端尖，基部圆形，全缘。圆锥花序顶生；花乳白色，萼5浅裂；花冠蝶形，旗瓣阔心形；雄蕊10枚；子房筒状。荚果，有节，呈珠状，肉质，不开裂。种子6粒，深棕色。

【性味功效】苦，寒。清热泻火，凉血止血。

【古方选录】《疡医大全·卷二十三》槐角丸：槐角子八两，槐花八两，槟榔四两，黄芩三两，刺猬皮二个（酒浸，焙）。用法：上共为细末，炼蜜为丸，如梧桐子大。每服一百丸，空心白汤送下。主治：痔漏。

【用法用量】煎服，6~9g；或入丸、散。

【使用注意】孕妇慎用。

【现代研究】化学研究显示，槐实含多种黄酮类，种子含油酸、亚油酸和亚麻酸等。药理研究显示，其能缩短出血、凝血时间，炒炭后止血作用显著，升血糖，不同程度抑制葡萄球菌、大肠杆菌等作用。现代临床用于治疗高血压、急性结膜炎、急性膀胱炎血尿淋痛、急性结肠炎和痔疮等。

79 枸杞（枸杞根、地骨皮）

【古籍原文】根大寒，子微寒，无毒。主治风湿，下胸胁气，客热头痛，补内伤，大劳、嘘吸，坚筋骨，强阴，利大小肠。久服耐寒暑。一名羊乳，一名却暑，一名仙人杖，一名西王母杖。生常山及诸丘陵阪岸上。冬采根，春夏采叶，秋采茎实。阴干。

《本经》原文：枸杞，味苦，寒。主五内邪气，热中消渴，周痹。久服，坚筋骨，轻身不老。一名杞根，一名地骨，一名枸忌，一名地辅。生平泽。

【来　　源】茄科植物宁夏枸杞*Lycium barbarum* L.

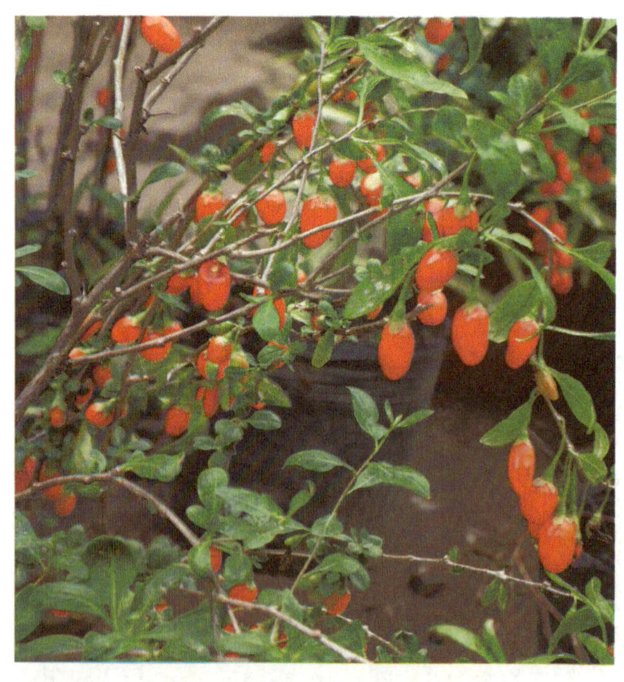

或枸杞*Lycium chinense* Mill. 的根皮。

【形态特征】宁夏枸杞　落叶灌木，高约1m。蔓生，茎秆细长，外皮灰色，有棘刺生于叶腋。叶互生或数片丛生，卵状菱形至卵状披针形，先端尖或钝，基部狭楔形，全缘。花单一或数朵簇生于叶腋；萼钟状，3~5裂；花冠漏斗状，先端5裂；雄蕊5枚；雌蕊1枚。浆果卵形或长圆形，熟时红色。

【性味功效】甘，寒。凉血除蒸，清肺降火。

【古方选录】《太平圣惠方·卷五十三》地骨皮散：地骨皮二两，栝楼根一两，石膏一两，黄连一两（去须），甘草一两（炙微赤，锉）。用法：上为粗散。每服四钱，以水一中盏，煎至六分，去滓温服，不拘时候。主治：消中，烦热口干，眠卧不安。

【用法用量】煎服，9~15g；或入丸、散。

【使用注意】外感风热及脾虚便溏者不宜。

【现代研究】化学研究显示，根皮含甜菜碱，β-谷甾醇，亚油酸，亚麻酸，桂皮酸及多种酚类物质等。药理研究显示，有降血压，降血糖，降血脂，解热，对金黄色葡萄球菌和伤寒杆菌有抑制作用。现代临床用于治疗糖尿病，疟疾，感冒发热，原发性高血压病和淋巴结核等。

80 苏合香

【古籍原文】味甘，温，无毒。主辟恶，杀鬼精物，温疟，蛊毒，痫痓，去三虫，除邪，不梦，忤魇脒，通神明。久服轻身长年。生中台川谷。

【来　　源】金缕梅科植物苏合香树*Liquidambar orientalis* Mill. 的树干渗出的树脂经加工精制而成。

【形态特征】乔木，高10~15m。叶互生，具长柄；叶片掌状5裂，偶为3裂或7裂，裂片卵形或长方状卵形，先端急尖，基部心形，边缘有锯齿。花小，单性，雌雄同株，多数成圆头状花序，黄绿色。雄花序呈总状排列；雄花无花被，仅有苞片；雄蕊多数。雌花序单生，花柄下垂，花被细小；雄蕊退化；雌蕊多数，基部融合。果序圆球状，聚生多数蒴果；蒴果先端喙状，成熟时顶端开裂。种子1~2颗，狭长圆形，扁平，顶端有翅。

【性味功效】辛，温。开窍，辟秽，止痛。

【古方选录】《圣济总录·卷七十九》苏合香丸：苏合香一两，水银一两（水煮一复时，后入），白蔹一两（为末）。用法：上为末，炼蜜为丸，如小豆大。每服十丸，米饮送下，日三次。主治：大腹水肿。

【用法用量】0.3~1g，宜入丸、散；不入煎剂。外用适量，溶于乙醇或制成软膏、搽剂涂敷。

【使用注意】脱证禁用；孕妇慎服。

【现代研究】化学研究显示，苏合香树脂含挥发油，油中有α-蒎烯及β-蒎烯、月桂酸、樟烯、柠檬烯、芳樟醇、桂皮醛、顺式桂皮酸、肉桂酸等，又含齐墩果酮酸、3-表齐墩果酸。药理研究显示，其有抗血小板聚集、抗血栓聚集作用，能明显增加实验性心肌梗死犬的冠状窦血流量，减慢心率，降低心肌耗氧量，有一定的抑菌、抗炎作用。现代临床用于治疗冠心病、心绞痛、心肌梗死等。

81 菴蕳子（菴闾子、庵闾子）

【古籍原文】微温，无毒。主治心下坚，膈中寒热，周痹，妇人月水不通，消食，明目。駏驉食之神仙。生雍州，亦生上党及道边。十月采实，阴干。（薏苡为之使）

《本经》原文：菴蕳子，味苦，微寒。主五脏瘀血，腹中水气，胪胀留热，风寒湿痹，身体诸

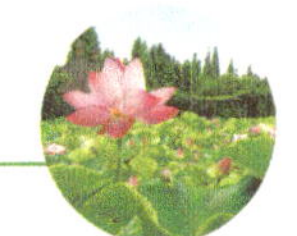

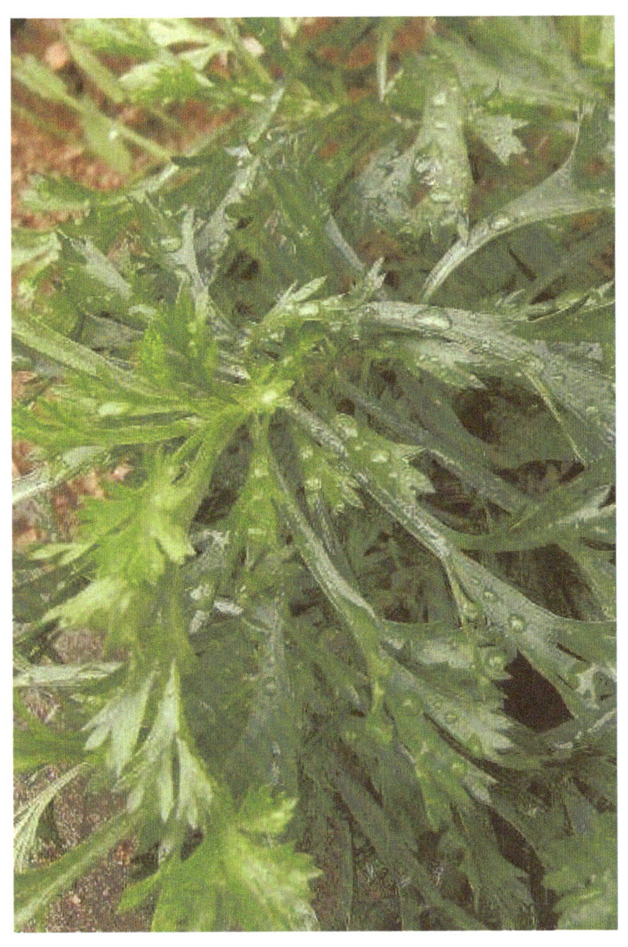

痛。久服轻身，延年不老。生川谷。

【来　　源】菊科植物庵闾*Artemisia keiskeana* Miq.的果实。

【形态特征】多年生草本，高30~100cm。主根明显，侧根多数；根状茎短，有少数营养枝。茎直立，具柔毛，中部以上常分支。下部叶在花期枯萎；中部叶倒卵形，先端钝尖，基部渐狭，楔形；上部叶长圆形。头状花序多数，有细小的花梗和细小的苞叶；雌花6~10朵；中间两性，花13~18朵，管状，淡黄色。瘦果长约2mm。花期7~8月。

【性味功效】辛、苦，温。活血散瘀，祛风除湿。

【古方选录】《普济方》菴闾子丸：菴闾子、核桃仁（汤浸，去皮尖，麸炒微黄）各半两。用法：研细末，炼蜜和丸，梧桐子大。不计时候，热汤下二十丸。主治：产后腹痛。

【用法用量】煎服，5~10g；或浸酒；或入丸、散。

【使用注意】月经过多者慎用；孕妇禁用。

82 薏苡人（薏苡仁、薏仁、薏仁米）

【古籍原文】无毒。主除筋骨邪气不仁，利肠胃，消水肿，令人能食。一名屋菼，一名起实，一名赣。生真定。八月采实，采根无时。

《本经》原文：薏苡人，味甘，微寒。主筋急拘挛，不可屈伸，风湿痹，下气。久服，轻身益气。其根，下三虫。一名解蠡。生平泽及田野。

【来　　源】禾本科植物薏苡*Coix lacryma-jobi* L. var. *mayuen*（Roman.）Stapf的成熟种仁。

【形态特征】一年或多年生草本，高1~1.5m。须根较粗。秆直立，约具10节。单叶互生，叶片线状披针形，先端渐尖，基部宽心形，中脉粗厚而明显，边缘粗糙；叶鞘光滑。总状花序腋生成束，雌小穗位于花序下部，外包以骨质念珠状总苞，雄蕊3枚，退化，雌蕊具长花柱；雄小穗常2~3枚生于第一节，雄蕊3枚。颖果外包坚硬的总苞，卵形或近球形。

【性味功效】甘、淡，凉。利水渗湿，健脾止泻，除痹，排脓，解毒散结。

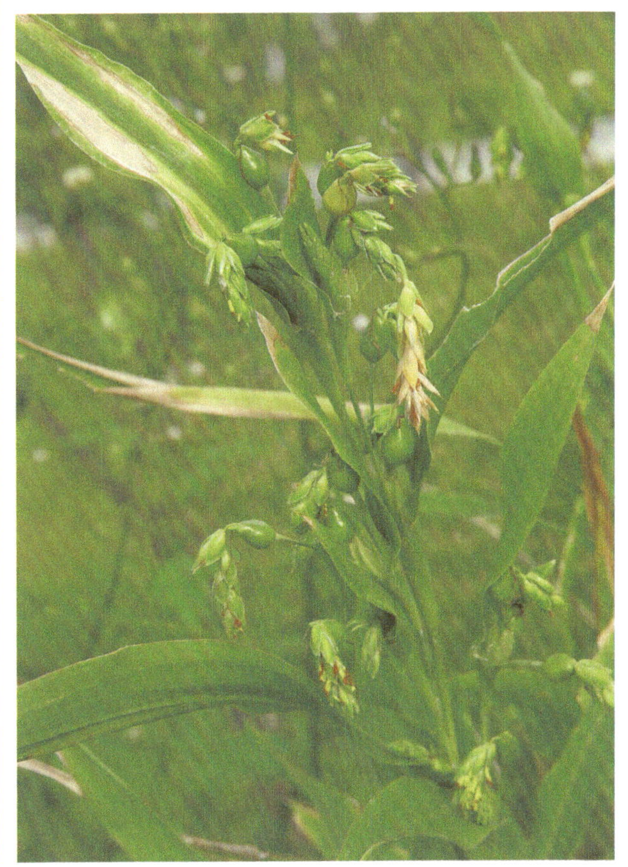

【古方选录】《金匮要略·痉湿暍病脉证治》麻黄杏仁薏苡甘草汤：麻黄半两（去节，汤泡），甘草一两（炙），薏苡仁半两，杏仁十个（去皮、尖，炒）。用法：上锉麻豆大，每服四钱匕。以水一盏半，煎至八分，去滓温服。有微汗，避风。主治：一身尽疼，发热，日晡所剧者。

【用法用量】煎服，9~30g；或入丸、散。生用利水清热，炒用健脾止泻；兼可食用。

【使用注意】性寒滑利，孕妇慎用。

【现代研究】化学研究显示，薏苡含薏苡仁油，薏苡仁酯，薏苡仁素，糖类，甘油三酯，蛋白质，脂肪油，薏苡多糖及磷、钙、铁等。药理研究显示，其有抑制肌肉收缩，镇静，抑制多突触反射，降温，解热，镇痛，降低血糖，抑制金黄色葡萄球菌、链球菌、白喉杆菌等作用。现代临床用于治疗风湿性关节炎、水肿、腹泻、肺脓疡、肠痈腹痛、慢性胃炎及消化不良等。

83 车前子

【古籍原文】味咸，无毒。主男子伤中，女子淋沥，不欲食，养肺，强阴，益精，令人有子，明目，治赤痛。

叶及根，味甘，寒。主治金疮，止血，衄鼻，瘀血，血瘕，下血，小便赤，止烦，下气，除小虫。一名芣苡，一名虾蟆衣，一名牛遗，一名胜舄。生真定丘陵阪道中。五月五日采，阴干。

《本经》原文：车前子，味甘，寒。主气癃，止痛，利水道小便，除湿痹。久服轻身耐老。一名当道。生平泽。

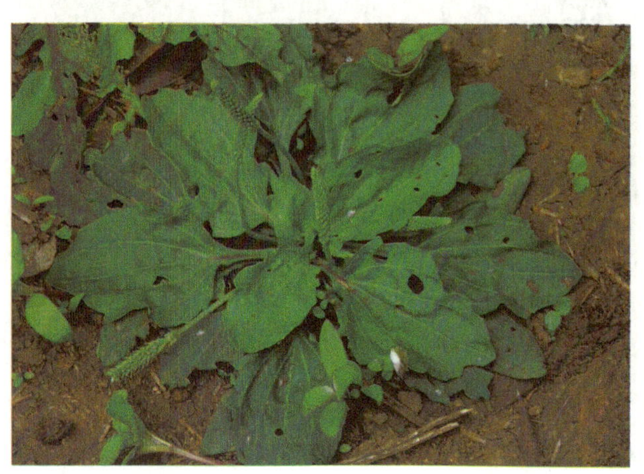

【来　源】车前草科植物车前*Plantago asiatica* L.以及同属近缘多种植物的成熟种子。

【形态特征】多年生草本，连花茎高可达50cm，具须根。叶根生，具长柄，基部阔大；叶片卵形或椭圆形，基部狭窄成长柄，全缘或具不规则波状浅齿，有5~7条弧形脉。花茎数个；穗状花序，淡绿色花；花萼4枚；花冠小，膜质，花冠状管形，先端4裂，裂片三角形；雄蕊4枚。蒴果卵状圆锥形。种子4~8粒，熟时黑色。

【性味功效】甘，寒。清热利尿通淋，渗湿止泻，明目，祛痰。

【古方选录】《太平圣惠方·卷三十三》驻景丸：菟丝子五两（酒浸三日，晒干，另捣为末），车前子一两，熟干地黄三两。用法：上为末，炼蜜为丸，如梧桐子大。每服三十丸，空心以温酒送下，晚食前再服。主治：肝肾俱虚，眼常昏暗，多见黑花，或生障翳，视物不明，迎风流泪。

【用法用量】煎服，9~15g，宜包煎；或入丸、散。生用利尿通淋，清热力强；盐水炙用以增明目之功。

【使用注意】肾虚精滑无湿热者忌用。

【现代研究】化学研究显示，车前子含黏液质，琥珀酸，车前烯醇，车前子碱，脂肪油，有机酸，挥发油，黄酮苷，豆甾醇，果胶，熊果酸，维生素A和维生素B等。药理研究显示，其有利尿，预防肾结石，促进呼吸道黏液分泌，稀释痰液，抑制伤寒杆菌、大肠杆菌、铜绿假单胞菌和金黄色葡萄球菌等作用。现代临床用于治疗高血压、充血性心力衰竭、小儿秋季腹泻和小儿单纯性消化不良等。

84 蛇床子

【古籍原文】味辛、甘，无毒。主温中下气，令妇人子脏热，男子阴强。久服好颜色，令人有子，一名虺床，一名思益，一名绳毒，一名枣棘，一名墙蘼。生临淄。五月采实，阴干。（恶牡丹、巴豆、贝母）

《本经》原文：蛇床子，味苦，平。主妇人阴中肿痛，男子阴痿湿痒，除痹气，利关节，癫痫恶疮。久服轻身。一名蛇粟，一名蛇米。生川谷及田野。

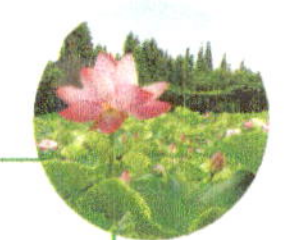

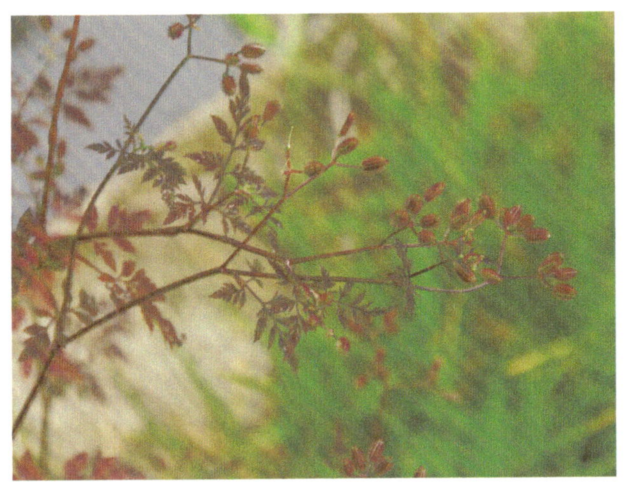

【来　　源】伞形科植物蛇床*Cnidium monnieri* (L.) Cuss. 的成熟果实。

【形态特征】一年生草本，高30~80cm。茎圆柱形，中空，疏生细柔毛。基生叶有短柄；茎上部叶具短柄；二至三回羽状分裂，最终裂片线状披针形，先端锐尖，基部鞘状。复伞形花序顶生或侧生；总苞片8~10片，线形有长尖；花瓣5片，白色；雄蕊5枚；子房下位，花柱2枚。双悬果圆形，果棱呈翅状。

【性味功效】辛、苦，温；有小毒。燥湿祛风，杀虫止痒，温肾壮阳。

【古方选录】《医心方·卷二十一》蛇床子洗方：蛇床子一升，酢梅二七枚。用法：水五升，煮取二升半，洗之，日十过。主治：妇人子脏挺出。

【用法用量】煎服，3~10g。外用适量，煎汤熏洗；或研末调敷。

【使用注意】阴虚火旺及下焦湿热者忌用。

【现代研究】化学研究显示，蛇床子含挥发油，蛇床酚，欧前胡内酯，花椒毒素，花椒毒酚，异茴芹香豆素，棕榈酸和β-谷甾醇等。药理研究显示，其有祛痰，平喘，抗心律失常，抗真菌、病毒、滴虫，抗变态反应，抗诱变，延缓衰老及性激素样作用。现代临床用于治疗疥疮、头疮、滴虫性阴道炎、急性渗出性皮肤病、哮喘、阴囊及肛门湿疹瘙痒等。

85 菟丝子

【古籍原文】味甘，无毒。主养肌，强阴，坚筋

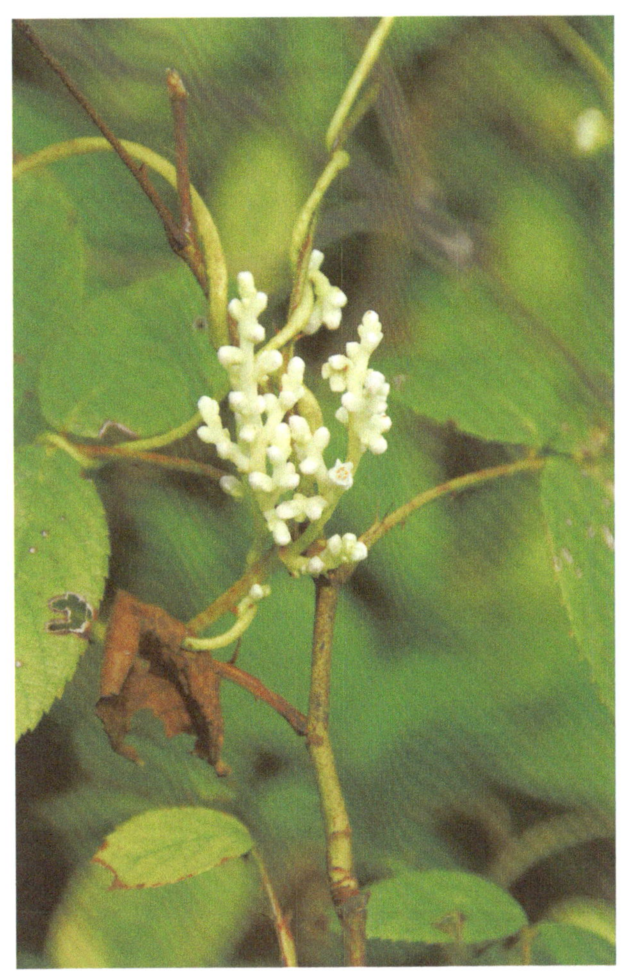

骨，主治茎中寒，精自出，溺有余沥，口苦，燥渴，寒血为积。一名菟缕，一名蓎蒙，一名玉女，一名赤网，一名菟累。生朝鲜田野，蔓延草木之上。色黄而细为赤网，色浅而大为菟累。九月采实，暴干。（宜丸不宜煮，得酒良，薯蓣、松脂为之使，恶雚菌）

《本经》原文：兔丝子，味辛，平。主续绝伤，补不足，益气力，肥健。汁，去面䵟。久服，明目轻身延年。一名兔芦。生川泽。

【来　　源】旋花科植物菟丝子*Cuscuta chinensis* Lam. 的成熟种子。

【形态特征】一年生缠绕寄生草本。茎黄色，纤细，多分支，随处可生出寄生根，伸入寄主体内。叶稀少，鳞片状，三角状卵形。花两性，多数簇生成小伞形或小团伞花序；苞片小，鳞片状；花萼杯状；花冠白色；雄蕊5枚；雌蕊2枚。蒴果近球形，稍扁。种子黄色或黄褐色，卵形，表面粗糙。

【性味功效】辛、甘，平。补益肝肾，固精缩尿，安胎，明目，止泻；外用消风祛斑。

【古方选录】《太平惠民和剂局方·卷五》茯菟丸：菟丝子五两，白茯苓三两，石莲子二两（去壳）。用法：上为细末，酒煮糊为丸，如梧桐子大。每服三十丸，空心盐汤下。主治：心气不足，思虑太过，肾经虚损，真阳不固，溺有余沥，小便白浊，梦寐频泄。

【用法用量】煎服，6~12g；或入丸、散。外用适量。

【使用注意】阴虚火旺、大便燥结、小便短赤者不宜。

【现代研究】化学研究显示，菟丝子含槲皮素，紫石英苷，金丝桃苷，胆甾醇，豆甾醇，菜油甾醇，β-谷甾醇，菟丝子多糖，香豆精，生物碱，蒽醌类和皂苷类等。药理研究显示，其有增强免疫，增加冠脉血流量，减少冠脉阻力，减慢心率，降低血压和心肌耗氧，改善微循环，保肝，抗衰老和抑制肠运动等作用。现代临床用于治疗习惯性流产、先兆流产、阳痿、带状疱疹、白癜风和痤疮等。

86 菥蓂子（析蓂子）

【古籍原文】无毒。主治心腹腰痛。一名大荠。生咸阳。四月、五月采，暴干。（得荆实、细辛良。恶干姜、苦参）

《本经》原文：析蓂子，味辛，微温。主明目，目痛泪出，除痹，补五脏，益精光。久服轻身不老。一名蔑析，一名大蕺，一名马辛。生川泽及道旁。

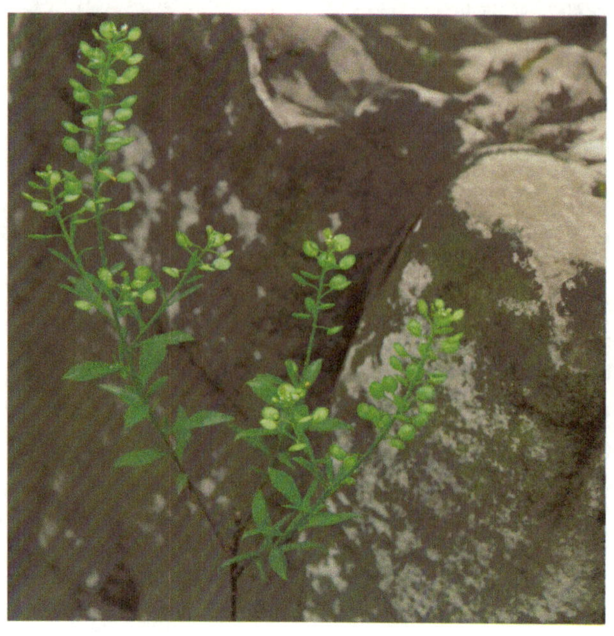

【来　　源】十字花科植物菥蓂*Thlaspi arvense* L.的成熟种子。

【形态特征】一年生草本，高9~60cm，无毛。茎直立，具棱。叶片倒卵状长圆形，先端钝圆或急尖，基部抱茎，两侧箭形，边缘具疏齿。总状花序顶生；花白色；萼片4片；花瓣4片；雄蕊6枚；雌蕊1枚，子房2室。短角果近圆形或倒宽卵形，扁平，周围有宽翅，先端有深凹缺。种子卵形，稍扁平，棕褐色，表面有颗粒状环纹。

【性味功效】甘，平。和中益气，清肝明目。

【古方选录】《圣济总录·卷一〇七》菥蓂子丸：菥蓂子一两半，兔肝（细切，炙）一具，细辛（去苗叶）一两，蔓荆实一两，车前子一两，羚羊角（镑）一两，防风（去叉）一两，黄连（去须）一两，黄芩（去黑心）一两，决明子（炒）一两。用法：上为末，炼蜜为丸，如梧桐子大。每服三十丸，食后浆水下。主治：肝心风热，目昏赤。

【用法用量】煎服，15~30g；鲜品加倍。

【现代研究】化学研究显示，全草含黑芥子苷，经酶作用产生芥子油。药理研究显示，芥子油有皮肤刺激性和杀菌的作用。现代临床用于治疗急性肾炎水肿、痛风和子宫内膜炎等。

87 茺蔚子

【古籍原文】味甘，微寒，无毒。主治血逆大热，头痛，心烦。一名贞蔚。生海滨。五月采。

《本经》原文：充蔚子，味辛，微温。主明目，益精，除水气。久服轻身。茎，主瘾疹痒，可作浴汤。一名益母，一名益明，一名大札。生池泽。

【来　　源】唇形科植物益母草*Leonurus japonicus* Houtt.的成熟果实。

【形态特征】一年或二年生草本。茎直立，方形。叶对生；叶片略呈圆形，叶缘5~9浅裂，基部心形；上下两面均被短柔毛；花序上的叶呈条状披针形，全缘。轮伞花序；花萼筒状钟形；花冠粉红色

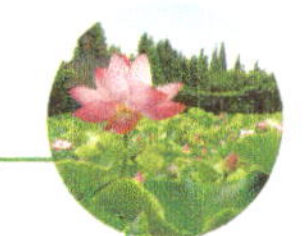

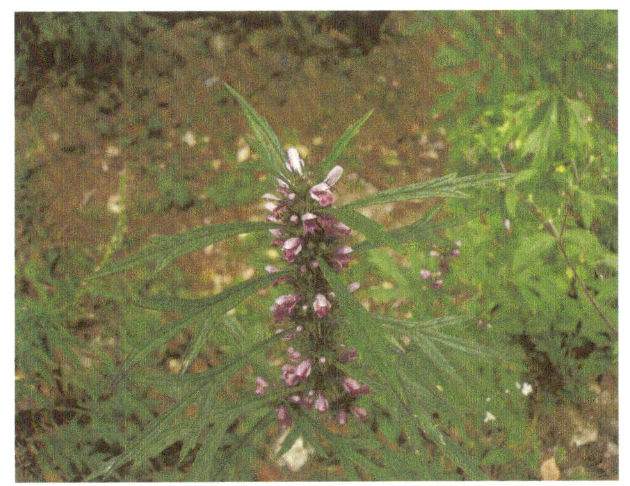

或淡紫色，花冠筒内有毛环，中裂片倒心形；雄蕊4枚；子房4室，柱头2裂。坚果三棱形。

【性味功效】辛、苦，微寒。活血调经，清肝明目。

【古方选录】《医方类聚·卷六十五》茺蔚子丸：茺蔚子六分，泽泻六分，枸杞子四分，石决明四分，青葙子四分，枳壳四分，地黄四分，细辛四分，宣莲十分，吴麦门冬十分。用法：上为散，炼蜜为丸。每服四十丸，食上浆水送下。主治：热疾后，眼翳及疼痛。

【用法用量】煎服，3~10g；或入丸、散。

【使用注意】月经过多者及孕妇忌用；瞳孔散大者慎用。

【现代研究】化学研究显示，茺蔚子含益母草宁碱、水苏碱等生物碱，脂肪油和维生素A样物质等。药理研究显示，其有轻微降血压作用。现代临床用于治疗月经不调、子宫脱垂、原发性高血压、乳腺炎和小儿消化不良、大便异常等。

88 地子（地肤子）

【古籍原文】无毒。主去皮肤中热气，散恶疮疝瘕，强阴。久服使人润泽。一名地麦。生荆州及田野。八月、十月采实，阴干。

又，地肤子，捣绞取汁，主赤白痢；洗目去热暗、雀盲、涩痛。苗灰，主痢亦善。

【来　　源】藜科植物地肤*Kochia scoparia* （L.）Schrad. 的成熟果实。

【形态特征】一年生草本，高50~150cm。茎直立，多分支，淡绿色或浅红色，生短柔毛。叶互

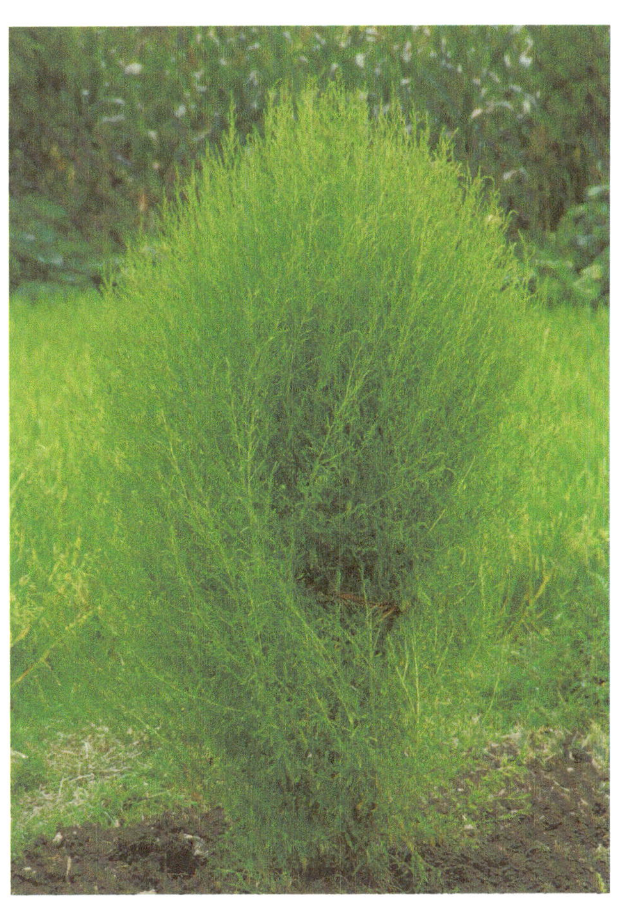

生，无柄；叶片狭长形或线状披针形；先端渐尖，基部楔形，全缘，上面绿色无毛，下面淡绿色；通常3条主脉。花生于叶腋，集成稀疏穗状花序；花小，两性或雌性，黄绿色，花被片5片，雄蕊5枚，柱头2枚。胞果扁球形。种子扁球形，黑褐色。

【性味功效】辛、苦，寒。清热利湿，祛风止痒。

【古方选录】《医学衷中参西录·卷上》宣阳汤：野台参四钱，威灵仙钱半，寸麦冬六钱（带心），地肤子一钱。用法：煎服。主治：阳虚气弱，小便不利。

【用法用量】煎服，9~15g，鲜品加倍。外用适量，煎汤熏洗。

【使用注意】脾胃虚寒者慎用；孕妇慎用。

【现代研究】化学研究显示，地肤子含齐墩果酸，挥发油，蛋白质，生物碱，阿魏酸钠，黄酮，正三十烷醇，脂肪油和维生素A等。药理研究显示，其有抑制伤寒杆菌、许兰毛癣菌、铁锈色小芽胞癣菌、羊毛状小芽孢癣菌和星形奴卡氏菌作用，增加心脏灌流量、抑制胶原和腺苷二磷酸（ADP）诱发的血小板聚集等作用。现代临床用于治疗皮肤瘙痒、荨麻疹和过敏性皮炎等。

89 青 蘘

【古籍原文】无毒。生中原川谷。

《本经》原文：青蘘，味甘，寒。主五脏邪气，风寒湿痹，益气，补脑髓，坚筋骨。久服，耳目聪明，不饥不老，增寿。巨胜苗也。生川谷。

【来　　源】麻科植物脂麻*Sesamum indicum* L.的叶。

【形态特征】一年生草本，高80~180cm。茎直立，四棱形，棱角突出，基部稍木质化。叶对生，或上部互生；叶片卵形、长圆形或披针形，先端急尖或渐尖，基部楔形，全缘，有锯齿或下部叶3浅裂，表面绿色，背面淡绿色，两面无毛或稍被白柔毛。花单生，或2~3朵生于叶腋；花萼稍合生，5裂，裂片披针形；花冠筒状唇形，白色，有紫色或黄色彩晕；雄蕊4枚；雌蕊1枚。蒴果椭圆形，多棱，纵裂，熟时黑褐色。

【性味功效】甘，寒。益气，健骨。

【现代研究】后世多作为食用、日用之品，沐头、梳发或做菜，入药鲜见。

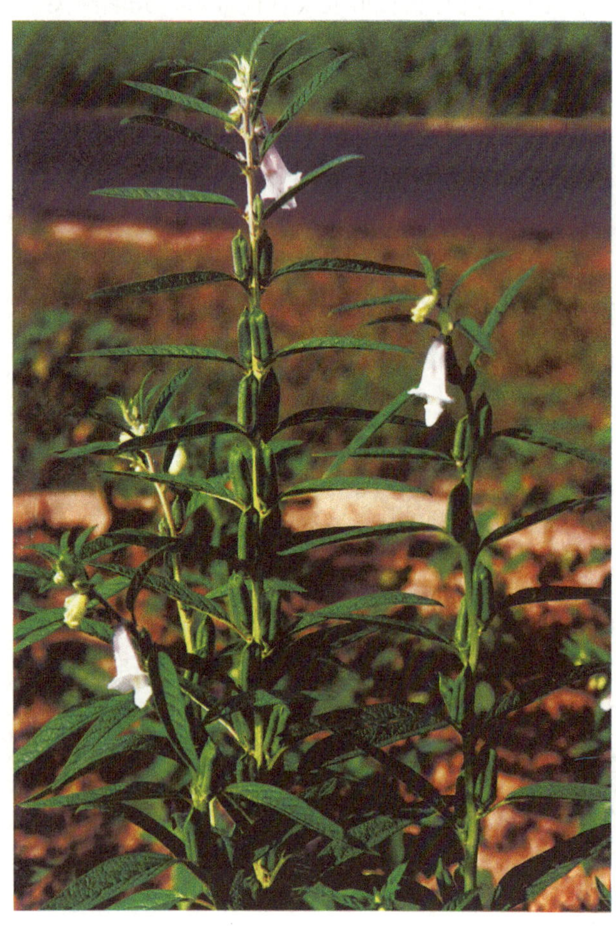

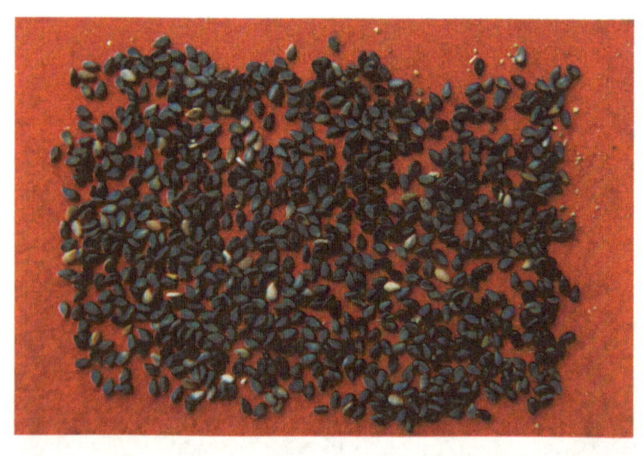

90 忍冬（忍冬藤）

【古籍原文】味甘，温，无毒。主治寒热、身肿，久服轻身，长年，益寿。十二月采，阴干。

【来　　源】忍冬科植物忍冬*Lonicera japonica* Thunb.的茎枝。

【形态特征】多年生半常绿缠绕灌木，高达9m。茎中空，幼枝密生短柔毛。叶对生；叶柄密被短柔毛；叶片卵圆形或长卵形，先端短尖，罕钝圆，基部圆形或近于心形，全缘，两面和边缘均被短柔毛。花成对腋生；苞片2片；花萼短小，5裂；合瓣花冠左右对称，唇形，上唇4浅裂，花冠筒细长，与唇部约等长，外面被短柔毛，花初开时为白色，2~3日后变金黄色；雄蕊5枚。浆果球形，熟时黑色。

【性味功效】甘，寒。清热解毒，疏风通络。

【古方选录】《景岳全书·卷六十四》瓜蒌托里散：黄瓜蒌一个（杵碎），忍冬藤一两，乳香一

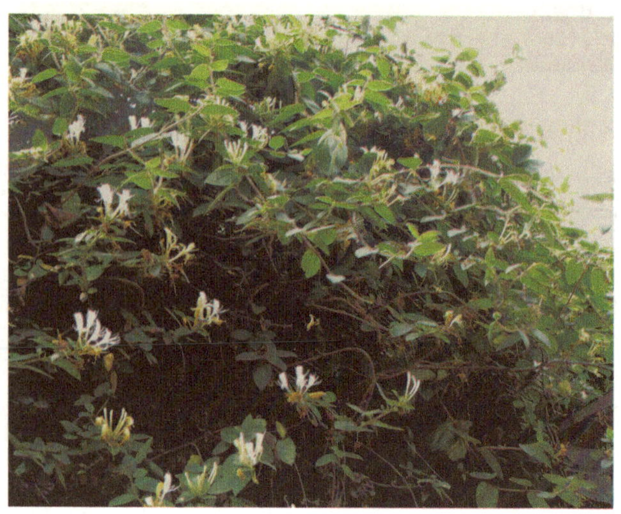

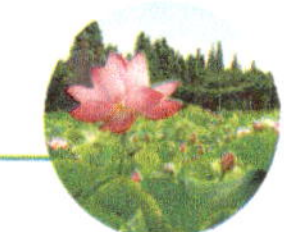

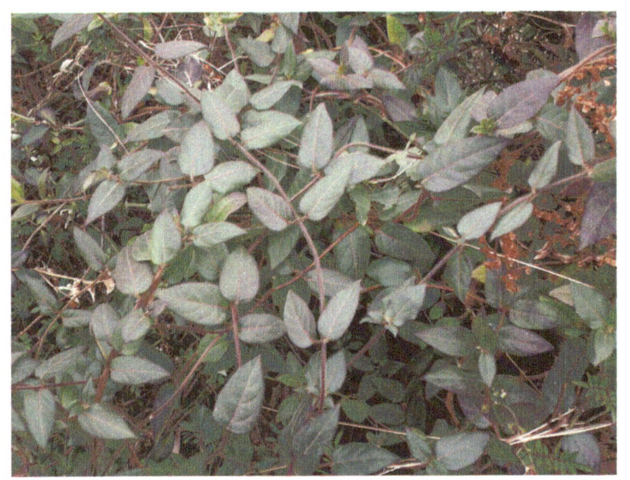

两，苏木五钱，没药三钱，甘草一钱。用法：用酒三碗，煎二碗，空心、日午、临睡分三服。或以此为末，酒糊丸，弹子大，朱砂为衣，细嚼，用当归酒送下。主治：疮疡毒盛，打扑损伤。

【用法用量】煎服，5~30g；或入丸、散。外用适量，煎水熏洗；或熬膏贴；或研末调敷。

【使用注意】脾胃虚寒、泄泻不止者慎用。

【现代研究】化学研究显示，忍冬藤含绿原酸，异绿原酸，鞣质，生物碱，还含铁、钡、锰、锌、铜等微量元素；地上部分含马钱子苷等；叶含木樨草素、忍冬素、香草酸等。药理研究显示，其水煎剂对伤寒杆菌、福氏痢疾杆菌、金黄色葡萄球菌及铜绿假单胞菌等多种细菌及病毒有抑制作用。现代临床用于治疗细菌性痢疾、肠炎、急性风湿性关节炎等。

91 蒺藜子（蒺藜）

【古籍原文】味辛，微寒，无毒。主治身体风痒，头痛，咳逆，伤肺，肺痿，止烦，下气，小儿头疮，痈肿，阴溃，可作摩粉。其叶，主风痒，可煮以浴。一名即藜，一名茨。生冯翊或道旁。七月、八月采实，暴干。（乌头为之使）

《本经》原文：疾藜子，味苦，温。主恶血，破癥结积聚，喉痹乳难。久服，长肌肉，明目轻身。一名旁通，一名屈人，一名止行，一名豺羽，一名升推。生平泽或道旁。

【来　源】蒺藜科植物蒺藜*Tribulus terrestris* L.的成熟果实。

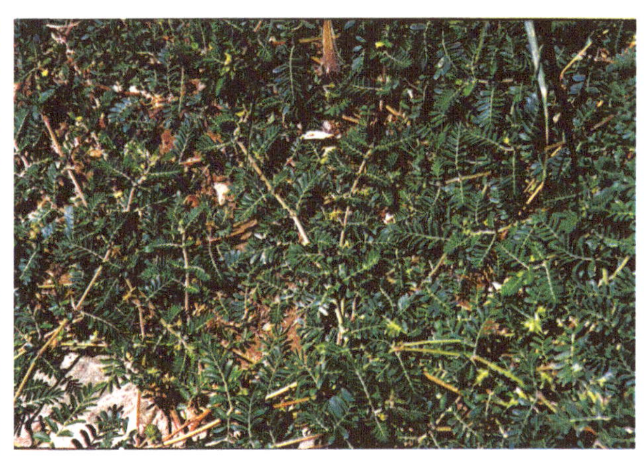

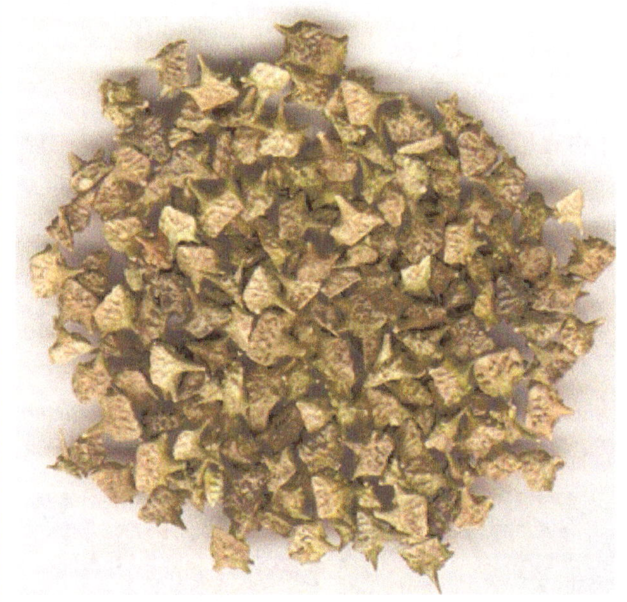

【形态特征】一年生匍匐草本，多分支，全株有柔毛。羽状复叶互生或对生；小叶5~7对，长椭圆形，基部常偏斜，有托叶。花单生于叶腋；萼片5片，宿存；花瓣5片，黄色；雄蕊10枚，5长5短；子房上位，5室，柱头5裂。

【性味功效】辛、苦，微温；有小毒。平肝解郁，活血祛风，明目，止痒。

【古方选录】《圣济总录·卷一一〇》蒺藜子丸：蒺藜子一两（炒，去角），兔粪二两（煨黑豆后收者，焙），蝉蜕一两（去土、炒），蛇蜕一两（炙），木贼一两（以盒盛之，略烧存性，为末），决明子一两（微炒）。用法：上为末，用淡豆豉一两，白面一匙，先烂研豉，入水和面煮糊为丸，如梧桐子大。每服十丸，加至二十丸，早、晚食后用淡竹叶汤送下。主治：眼内有疮，但睛不损者。

【用法用量】煎服，6~10g。外用适量。

【使用注意】孕妇忌用。

【现代研究】化学研究显示，蒺藜果实含刺蒺藜苷，山柰酚，山柰酚-3-葡萄糖，槲皮素，维生素C和薯蓣皂苷元等；种子含脂肪油。药理研究显示，其有缓和降血压，抗动脉粥样硬化，明显抗心肌缺血，抗血小板凝血聚集，利尿，强壮和抗衰老等作用。现代临床用于治疗小儿秋季腹泻、手部脱屑发痒症、湿疹、白癜风、急性结膜炎、急性角膜炎和皮肤疖痈等。

92 肉苁蓉

【古籍原文】味酸、咸，无毒。除膀胱邪气、腰痛，止痢。生河西及代郡雁门。五月五日采，阴干。

《本经》原文：肉苁容，味甘，微温。主五劳七伤，补中，除茎中寒热痛，养五脏，强阴，益精气，多子，妇人癥瘕。久服轻身。生山谷。

【来　源】列当科植物肉苁蓉*Cistanche deserticola* Y. C. Ma带鳞叶的肉质茎。

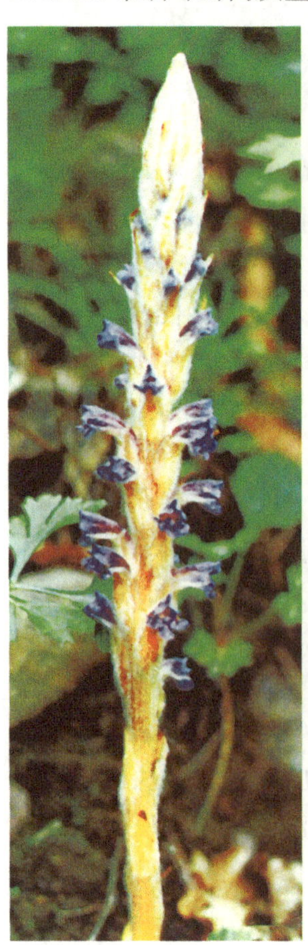

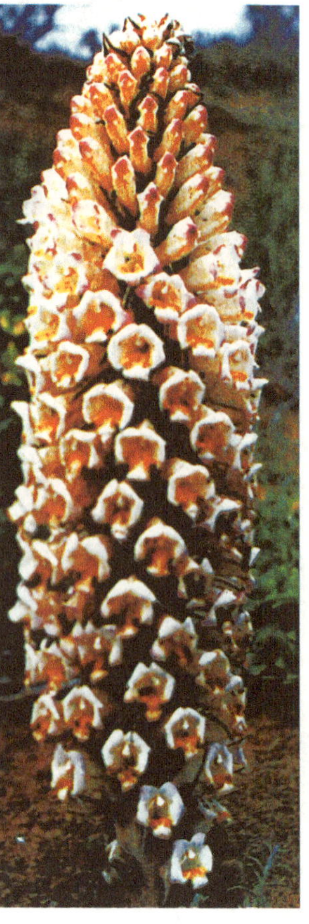

【形态特征】多年生寄生草本，高15~40cm。茎肉质肥厚，圆柱形，黄色。多数鳞片状叶，黄色至黄褐色，覆瓦状排列，卵形至长圆状披针形。穗状花序圆柱形，花多数而密集；花萼钟形，淡黄色或白色，5浅裂；花冠管状钟形，5浅裂，裂片紫色，管部白色；雄蕊4枚，花药倒卵圆形；子房上位，长椭圆形。蒴果椭圆形，2裂。种子多数。

【性味功效】甘、咸，温。补肾阳，益精血，润肠通便。

【古方选录】《景岳全书·卷五十一方》济川煎：当归三至五钱，牛膝二钱，肉苁蓉二至三钱（酒洗去咸），泽泻一钱半，升麻五至七分或一钱，枳壳一钱（虚甚者不必用）。用法：水一盅半，煎七至八分，食前服。主治：肾虚气弱，大便不通，小便清长，腰酸背冷。

【用法用量】煎服，6~10g，单味大剂量可达30g；或入丸、散。

【使用注意】阴虚火旺、湿热积滞及大便溏泄者不宜。

【现代研究】化学研究显示，肉苁蓉含脂溶性成分，水溶性成分如β-谷甾醇、胡萝卜苷和麦角甾苷，葡萄糖，蔗糖，琥珀酸，缬氨酸，亮氨酸和异亮氨酸等。药理研究显示，其能兴奋垂体分泌促肾上腺素，提高免疫功能，提高耐缺氧能力，抗寒，抗疲劳，促进代谢及强壮，提高性功能和记忆力，抗衰老等作用。现代临床用于治疗老年慢性便秘，产后便秘，老年体弱和久病体虚等。

93 白英（白毛藤、排风藤）

【古籍原文】无毒。一名白草。生益州。春采叶，夏采茎，秋采花，冬采根。

《本经》原文：白英，味甘，寒。主寒热八疸消渴，补中益气。久服轻身延年。一名谷菜。生山谷。

【来　源】茄科植物白英*Solanum lyratum* Thunb. 的全草。

【形态特征】多年生蔓生半灌木，茎长达5m，基部木质化，上部草质，全株具白色细毛。叶互生，上部叶多为戟状3裂或羽状多裂；下部叶长方形或

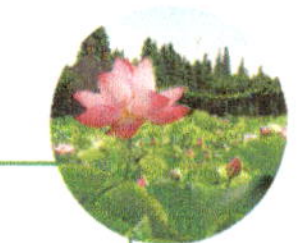

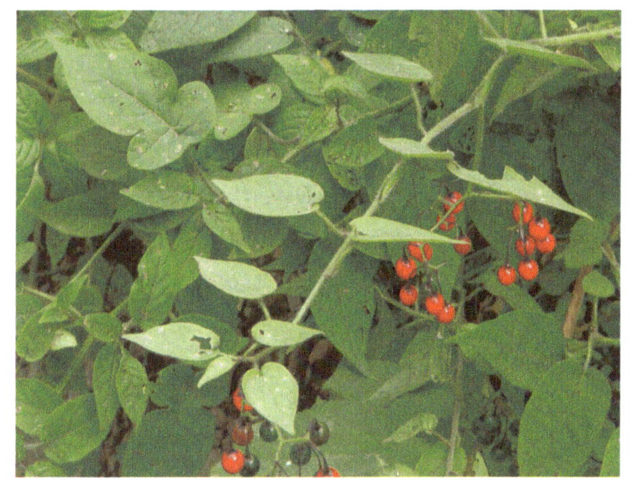

卵状长方形，先端尖，基部心形，全缘。聚伞花序生于枝顶或与叶对生；萼片5片；花冠白色，5裂；雄蕊5枚；雌蕊1枚。浆果卵形或球形，熟时红褐色。

【性味功效】甘、苦，寒；有小毒。清热利湿，解毒消肿。

【古方选录】《圣济总录·卷五十四》白英丸：白英五两，白蔹三两，紫草二两，芒硝二两（研），大黄二两（锉），茵陈蒿一两，葶苈子一两（纸上炒），厚朴一两（去粗皮，生姜汁炙透），枳壳一两（去瓤，麸炒）。用法：上为末，炼蜜为丸，如梧桐子大。每服二十丸，早、晚食前用蜜汤送下，以知为度。主治：中焦热结，胃气郁伏，身发黄疸。

【用法用量】煎服，12~20g。外用适量。

【使用注意】脾胃虚寒者慎用。

【现代研究】化学研究显示，白英全草含甾体糖苷，β-羟基甾体生物碱，α-苦茄碱和β-苦茄碱等；果实含茄碱等。药理研究显示，其有抑制肿瘤，抑制金黄色葡萄球菌、铜绿假单胞菌、伤寒杆菌、炭疽杆菌，抗真菌和增强免疫生物学反应等作用。现代临床用于治疗流行性感冒、急性黄疸型肝炎、带状疱疹、风湿性关节炎疼痛和肝硬化早期等。

94 白蒿

【古籍原文】无毒。生中山。二月采。

《本经》原文：白蒿，味甘，平。主五脏邪气，风寒湿痹，补中益气，长毛发令黑，疗心县，少食常饥。久服轻身，耳目聪明不老。生川泽。

【来　　源】菊科植物大籽蒿*Artemisia sieversiana* Ehrhart. ex Willd. 的全草。

【形态特征】一年或二年生草本，高50~150cm。主根单一，狭纺锤形。茎枝被白毛，多分支，下部稍木质化。叶互生；叶片二至三回羽状深裂或全裂；茎上部叶羽状分裂或不分裂，近无柄。头状花序多数，半球形或近球形，在分支上排成总状或复总状花序；总苞片密被白毛，灰黄绿色；小花皆为管状，黄色，表面有腺点。瘦果小，狭长倒卵形，具纵纹，黄褐色。

【性味功效】苦、微甘，凉。清热解毒，化痰止咳，凉血，杀虫。

【古方选录】《僧深集方》：白蒿十束。用法：煮取汁，以曲及米，一如酿酒法，候熟稍稍饮之。主治：恶癞疾，全身面目有疮者。

【用法用量】煎服，10~20g；鲜品加倍。外用适量。

【现代研究】化学研究显示，白蒿含白蒿宁、白蒿素、洋艾内酯、洋艾素等倍半萜烯类衍生物，生物碱，鞣质，黄酮类，内酯类，芸香苷及异槲皮苷等。药理研究显示，其有抗炎，抑制金黄色葡萄球菌、大肠杆菌等作用。现代临床用于治疗咽喉肿痛、急性细菌性痢疾、痈疽疮疡、风湿病、吐血、咯血和肝病黄疸等。

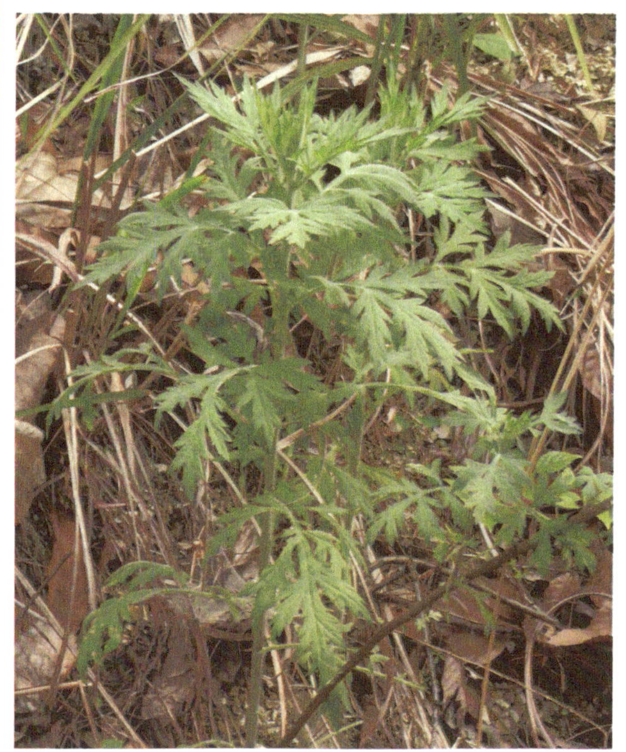

95 茵陈蒿（茵陈）

【古籍原文】微寒，无毒。主治通身发黄，小便不利，除头热，去伏瘕。久服面白悦，长年。白兔食之，仙。生太山及丘陵坂岸上。五月及立秋采，阴干。

《本经》原文：茵陈，味苦，平。主风湿寒热邪气，热结黄疸。久服，轻身益气耐老。生丘陵阪岸上。

【来　　源】菊科植物滨蒿*Artemisia scoparia* Waldst. et Kit. 或茵陈蒿*Artemisia capillaris* Thunb. 的嫩茎叶或全草。

【形态特征】滨蒿　多年生半灌木。有垂直或歪斜的根。茎直立，多分支，当年枝顶端有叶丛生，被密绢毛。叶二回羽状分裂，下部叶裂片较宽短；中部以上叶长裂片，细条形；上部叶羽状分裂。头状花序多数排列成复总状；总苞球形，顶端尖，边缘膜质，背面稍绿色；花黄色，外层雌性，6~10朵，能育。瘦果矩圆形，无毛。

【性味功效】苦、辛，微寒。清利湿热，利胆退黄。

【古方选录】《圣济总录·卷六十一》茵陈汤：茵陈蒿、白鲜皮各一两。用法：上二味粗捣筛。每服三钱匕，水一盏，煎至六分，去滓，食前温服，日三。主治：病人身如金色，不多语言，四肢无力，好眠卧，口吐黏液。

【用法用量】煎服，6~15g。外用适量，煎汤熏洗。

【现代研究】化学研究显示，茵陈蒿含挥发油，蒿属香豆精，绿原酸，咖啡酸，对羟基苯乙酮和甲基茵陈色原酮等。药理研究显示，其有显著利胆，增加胆汁中胆酸和胆红素排泄，防治肝损害，利尿，解热，平喘，抑制金黄色葡萄球菌、伤寒杆菌、大肠杆菌和杀灭真菌、流感病毒等作用。现代临床用于治疗高脂血症、胆道蛔虫、新生儿黄疸、黄疸型肝炎、胆石症、冠心病及胆囊炎等。

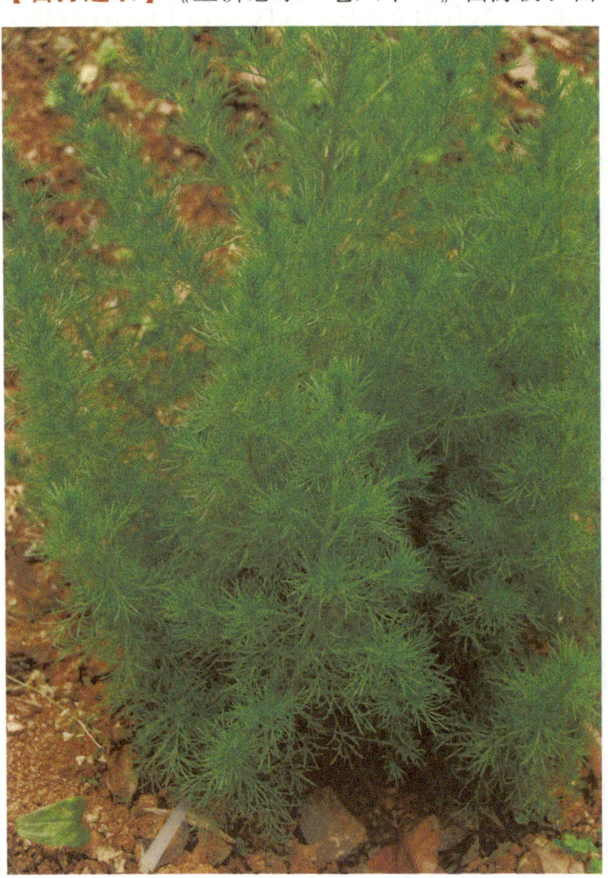

96 漏　芦

【古籍原文】味咸，大寒，无毒。主止遗溺，热气疮痒如麻豆，可作浴汤。生乔山。八月采根，阴干。

《本经》原文：漏芦，味苦，寒。主皮肤热，

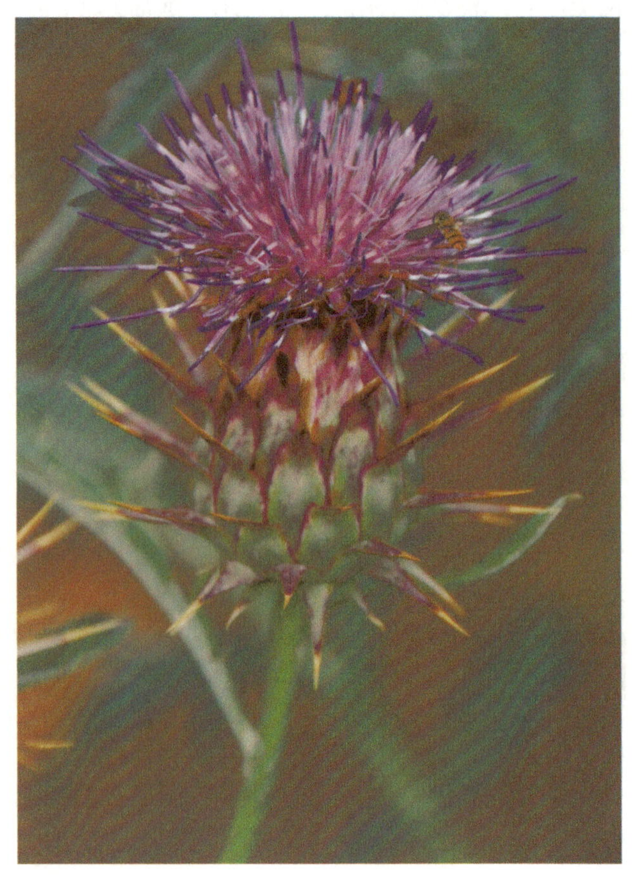

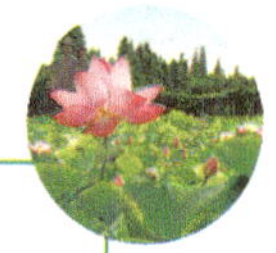

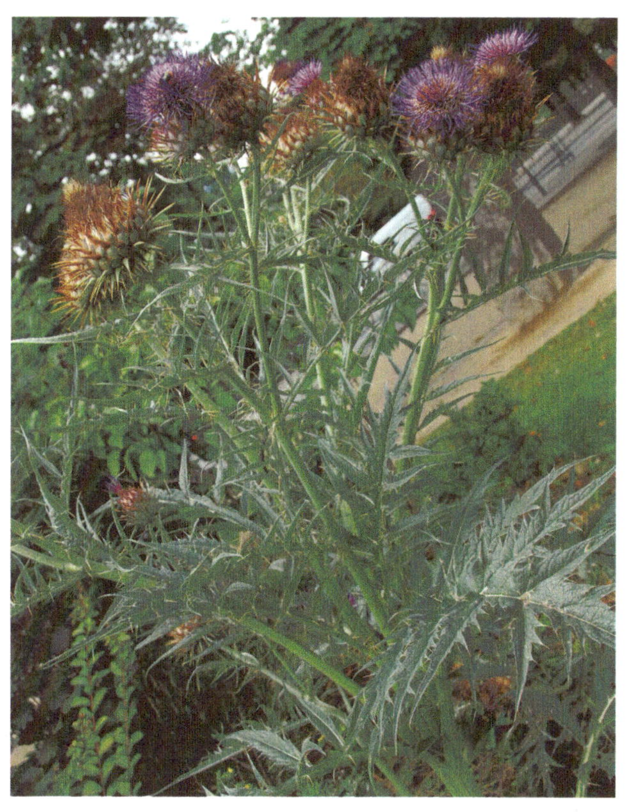

恶创疽痔，湿痹，下乳汁。久服，轻身益气，耳目聪明，不老延年。一名野兰。生山谷。

【来　　源】菊科植物祁州漏芦*Rhaponticum uniflorum*（L.）DC.的根。

【形态特征】多年生草本。茎直立，单一，密生白色软毛。基生叶有长柄，长椭圆形，羽状深裂，裂片矩圆形，边缘有齿，两面均被软毛；茎生叶较小，有短柄或近无柄。头状花序单生于茎顶；总苞宽钟形，总苞片多层，有干膜质附片；筒状花淡红紫色，先端5裂，裂片线形。瘦果倒圆锥形，具4棱；冠毛粗羽毛状。

【性味功效】苦，寒。清热解毒，消痈散疖，通经下乳，舒筋通脉。

【古方选录】《圣济总录·卷十》古圣散：漏芦半两（去芦头，麸炒），地龙半两（去土，炒）。用法：上二味捣罗为末。先用生姜二两取汁，蜜二两，同煎三五沸，入好酒五合，以瓷器盛。每用七分盏调药末一钱半匕，温服不拘时。主治：历节风，筋脉拘挛，骨节疼痛。

【用法用量】煎服，5~9g。外用适量，研末调敷；或煎水洗。

【使用注意】气虚、疮疡平塌者忌用；孕妇慎用。

【现代研究】化学研究显示，漏芦含牛蒡子醛，牛蒡子醇，棕榈酸，漏芦甾酮，蜕皮甾酮和挥发油等。药理研究显示，其有降低血浆胆固醇水平，抗衰老，增强巨噬细胞吞噬力等作用。现代临床用于治疗急性乳腺炎、产后乳汁不下和皮肤化脓性感染等。

97 茜根（茜草、茜草根）

【古籍原文】无毒。主止血内崩，下血，膀胱不足，踒跌，蛊毒。久服益精气，轻身。可以染绛。一名地血，一名茹藘，一名茅蒐，一名茜。生乔山。二月、三月采根，暴干。（畏鼠姑）

《本经》原文：茜根，味苦，寒。主寒湿风痹，黄疸，补中。生川谷。

【来　　源】茜草科植物茜草*Rubia cordifolia* L.的根及根茎。

【形态特征】多年生攀援草本，长1~3m。支根数条至数十条，外皮黄赤色。茎方形，有4棱；棱上有倒生刺。叶4片轮生，有长柄；叶片卵状心形或狭卵形；先端渐尖，基部心形或圆形；全缘。聚伞花序圆锥状，腋生或顶生；花小；花冠5裂；淡黄色。浆果小球形，肉质，红色转黑色。

【性味功效】苦，寒。凉血，祛瘀，止血，通经。

【古方选录】《太平圣惠方·卷十八》茜根散：茜根一两，黄芩三分，栀子仁一分，阿胶半两（捣

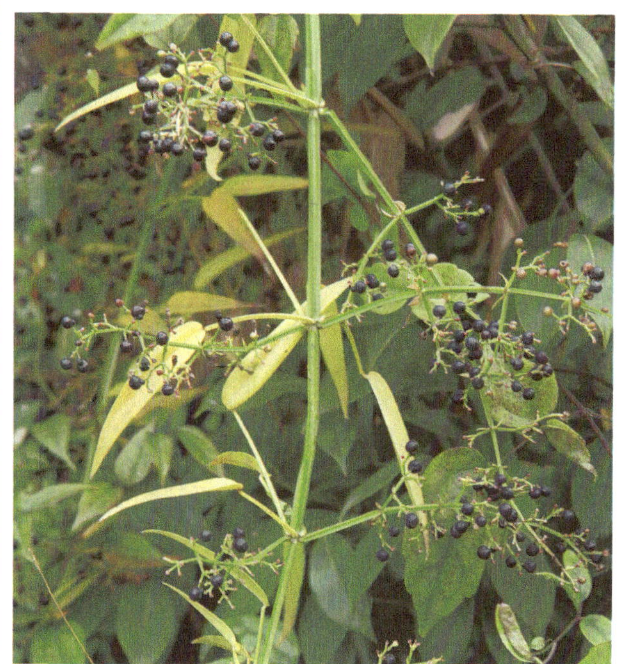

碎，炒令黄燥）。用法：上为散。每服四钱，以水一中盏，煎至六分，去滓温服，不拘时候。主治：热病，下痢脓血不止。

【用法用量】煎服，6~10g，大剂量30g，或入丸、散。止血炒炭用，活血通经生用或酒炙用。

【使用注意】孕妇慎用。

【现代研究】化学研究显示，茜根含蒽醌衍生物，萘醌衍生物，萘氢醌衍生物，环己肽，三萜化合物及茜草苷，皂苷和蔗糖等。药理研究显示，其有缩短凝血时间，止血，促进实验动物骨髓造血干细胞增殖和分化，升高白细胞和抗癌等作用。现代临床用于治疗肺结核咯血、消化道出血、功能性子宫出血、血小板减少性紫癜、白细胞减少症、肝炎和肠炎等。

98 旋花（鼓子花）

【古籍原文】无毒。一名美草。生豫州。五月采，阴干。

又，根，主续筋也。

《本经》原文：旋华，味甘，温。主益气，去面皯黑色，媚好；其根，味辛，主腹中寒热邪气，利小便。久服不饥轻身。一名筋根，一名金沸。生平泽。

【来　源】旋花科植物旋花*Calystegia sepium*（L.）R. Br. 的花、茎叶和根。

【形态特征】多年生缠绕草本，全株无毛。茎缠绕或匍匐，有细棱。叶互生，具长柄，叶形多变，常三角状卵形或宽卵形，先端渐尖或锐尖，叶基戟形或心形，全缘或基部稍延伸为具2~3齿缺的裂片。花单生于叶腋，具长花梗；苞片2片，宽卵形；萼片5片，卵形；花冠漏斗状，白色或淡红色；雄蕊5枚；子房无毛，柱头2裂。蒴果卵形。种子黑褐色。

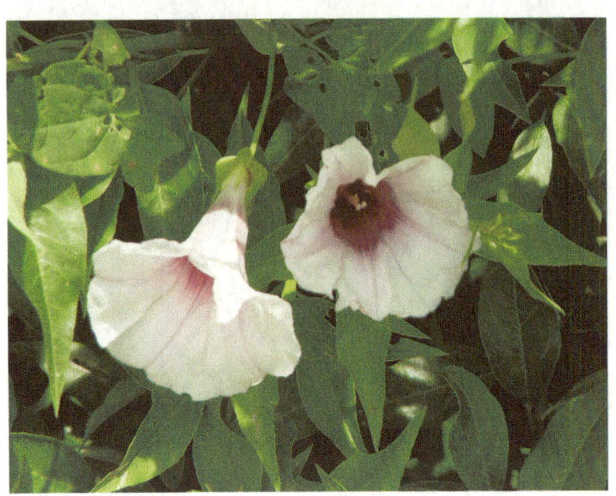

【性味功效】甘，温。益气，养颜，涩精。

【古方选录】《普济方·卷二二二》加减太乙金锁丹：莲花蕊四两（未开者，阴干），五色龙骨五两（细研），覆盆子五两，鼓子花三两（五月五日采），鸡头子一百颗（生，取肉作饼子，晒干）。用法：上为细末，为丸，如梧桐子大。每服三十丸，空心盐酒送下。主治：梦遗不禁，小便白浊，日渐羸瘦。

【用法用量】煎服，5~10g；或入丸、散。

【现代研究】药理研究显示，全草煎剂有降血糖作用。现代临床用于治疗劳伤、跌打损伤、蜂窝织炎、遗尿、遗精和蛔虫病等。

99 蓝　实

【古籍原文】无毒。其叶汁，杀百药毒，解狼毒、射罔毒。其茎叶，可以染青。生河内。

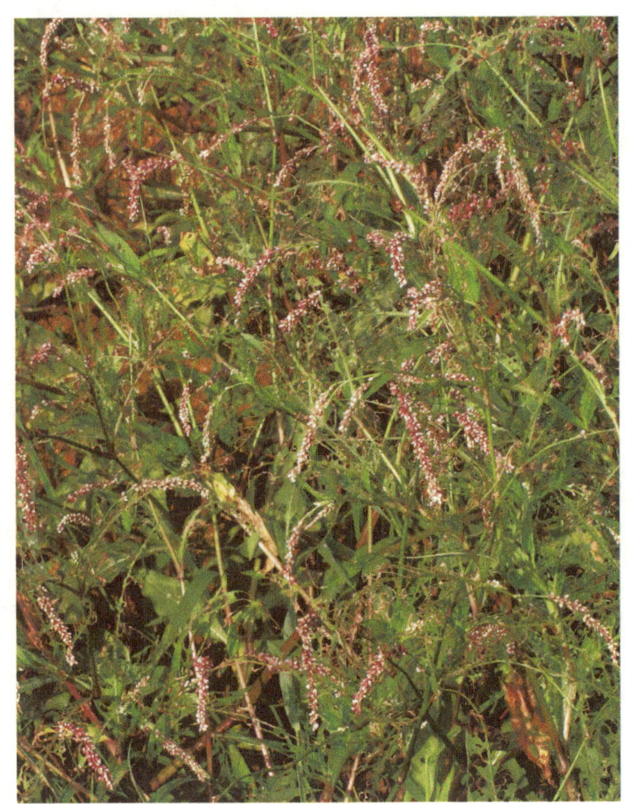

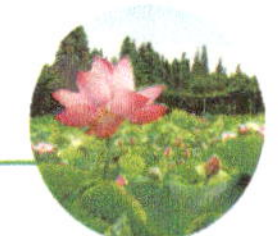

《本经》原文：蓝实，味苦，寒。主解诸毒，杀蛊蚑注鬼螫毒。久服，头不白，轻身。生平泽。

【来　　源】蓼科植物蓼蓝*Polygonum tinctorium* Ait. 的果实。

【形态特征】一年生草本，高50~80cm。茎圆柱形，分支或不分支，无毛，具明显的节；单叶互生；叶柄基部有鞘状膜质托叶，先端截形，边缘有长睫毛；叶片卵形或卵状披针形，先端钝，全缘，有缘毛。穗状花序顶生或腋生，排列紧密；花小，红色；花被5裂；雄蕊6~8枚；雌蕊1枚，柱头3枚。瘦果褐色，有光泽。

【性味功效】甘，寒。清热解毒。

【古方选录】《圣济总录·卷一一五》蓝实丸：蓝实一两一分，茯神一两一分（去木），防风一两一分（去叉），黄连一两半（去须），人参半两，菖蒲三分，远志三分（去心）。用法：上为末，炼蜜为丸，如梧桐子大。每服二十丸，空心温水送下。主治：时行，心气夺，耳聋。

【用法用量】煎服，3~10g。外用适量，研末调敷。

【使用注意】脾胃虚寒者不宜。

100 景　天

【古籍原文】味酸，无毒。主治诸蛊毒，痂疕，寒热，风痹，诸不足。久服通神不老。一名火母，一名救火，一名据火。生太山。四月四日、七月七日采，阴干。

《本经》原文：景天，味苦，平。主大热火疮，身热烦邪恶气。华，主女人漏下赤白，轻身明目。一名戒火，一名慎火。生川谷。

【来　　源】景天科植物景天*Sedum crythrotictum* Miq. 的全草。

【形态特征】多年生肉质草本，高30~70cm。块根胡萝卜状。茎直立，不分支。叶对生，少有互生或3叶轮生，近无柄；叶片长圆形或长方状卵形，先端急尖或钝，基部渐狭，边缘有疏锯齿。伞房花序顶生，花密生，花梗与花等长；萼片5片，花瓣5片；雄蕊10枚；心皮5枚。蓇葖果直立，先端渐尖。

【性味功效】甘、酸，平。清热凉血，润肺止咳。

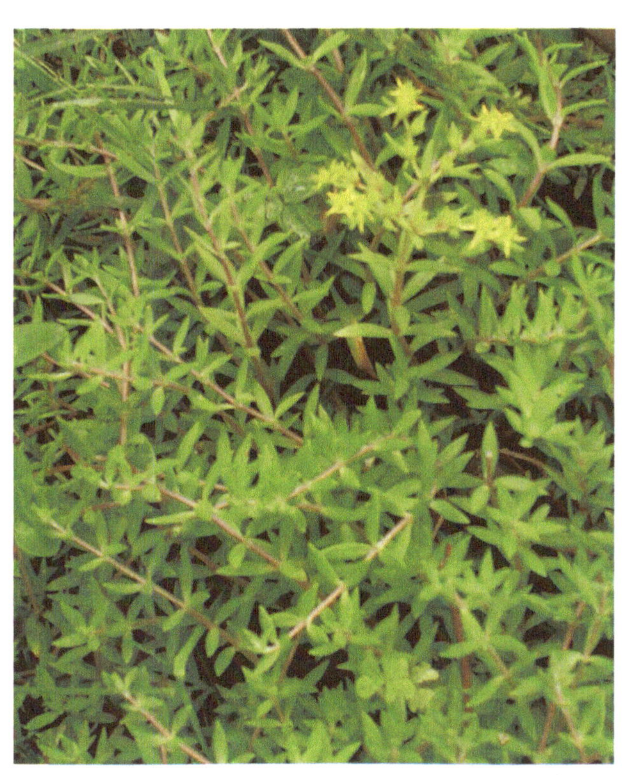

【古方选录】《圣济总录·卷一七四》慎火草散：慎火草（干者）半两（景天草是也），丹参一分，麻黄一分（去根节，先煎，掠去沫，焙），白术一分。用法：上为散。一二岁儿，每服半钱匕，浆水调服；三四岁儿，每服一钱匕，一日三次。量儿大小加减。主治：小儿汗出中风，一日之时，儿头颈腰背热，二日即腹热，手足不屈。

【用法用量】煎服，15~30g；鲜品加倍。外用适量。

【现代研究】化学研究显示，景天含景天庚醛糖，蔗糖及果糖等。现代临床用于治疗月经不调、慢性支气管炎咳嗽、急性咽喉炎、烫伤和鸡眼等。

101 天名精

【古籍原文】无毒。主逐水，大吐下。一名天门精，一名玉门精。一名彘颅，一名蟾蜍兰，一名觐。生平原。五月采。（垣衣为之使）

又，天名精，一名天蔓菁。

《本经》原文：天名精，味甘，寒。主瘀血血瘕欲死，下血止血，利小便，除小虫，去痹，除胸中结热，止烦。久服轻身耐老。一名麦句姜，一名虾蟆蓝，一名豕首。生川泽。

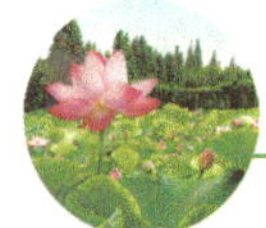

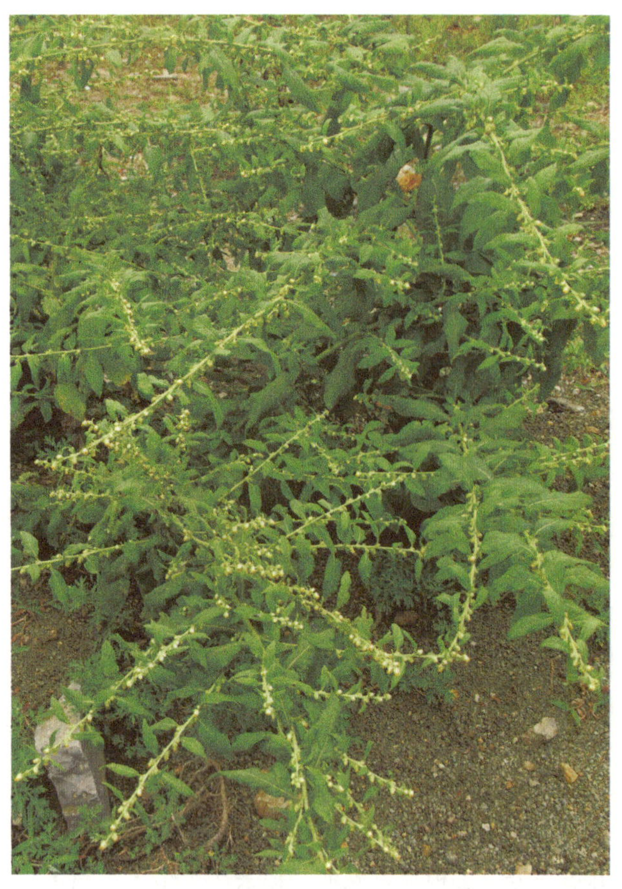

【来　　源】菊科植物天名精*Carpesium abrotanoides* L.的根及茎叶。

【形态特征】多年生草本，高30~100cm。茎直立，上部多分支，有细软毛。茎下部叶互生；叶片广椭圆形或长椭圆形，先端尖或钝，全缘，或有不规则的锯齿，上面绿色、光滑，下面有细软毛和腺点；茎上部叶长椭圆形。头状花序多数，腋生；总苞钟形或稍带圆形，管状花，黄色；花序外围为雌花，花冠先端3~5齿裂；中央数层为两性花，花冠先端4~5齿裂，花药基部箭形，柱头2深裂。瘦果有纵沟多条。

【性味功效】辛，寒。清热解毒，活血止血，祛痰，杀虫。

【古方选录】《本草从新》：天名精根、叶各五钱。用法：浓煎成膏，饮服，日三次。主治：产后阴虚血热致口渴气喘，面赤有斑，大便泄，小便闭。

【用法用量】煎服，10~15g；捣汁服或入丸、散。外用适量。

【使用注意】脾胃虚寒易泄者不宜；孕妇慎用。

【现代研究】化学研究显示，天名精含天名精内酯醇，天名精内酯酮，大叶土木香内酯和伊瓦菊素等。药理研究显示，其有抑制金黄色葡萄球菌、大肠杆菌、伤寒杆菌和福氏痢疾杆菌等作用。现代临床用于治疗咽喉炎、扁桃体炎、牙痛、疔疮、痔疮、皮肤痒疹、吐血、衄血和外伤出血等。

102 王不留行

【古籍原文】味甘，平，无毒。止心烦，鼻衄，痈疽，恶疮，瘘乳，妇人难产。生太山。二月、八月采。

《本经》原文：王不留行，味苦，平。主金创，止血，逐痛出刺，除风痹内寒，久服，轻身耐老增寿。生山谷。

【来　　源】石竹科植物麦蓝菜*Vaccaria segetalis* （Neck.）Garcke 的成熟种子。

【形态特征】一年或二年生草本。茎直立，高30~70cm，圆柱形，节处有膨大，上部呈二叉状分支。叶对生，无柄，卵状披针形或线状披针形，先端渐尖，基部圆形或近心形，全缘。顶端聚伞花序疏生，萼筒有5条绿色棱刺，先端5裂；花瓣5片，

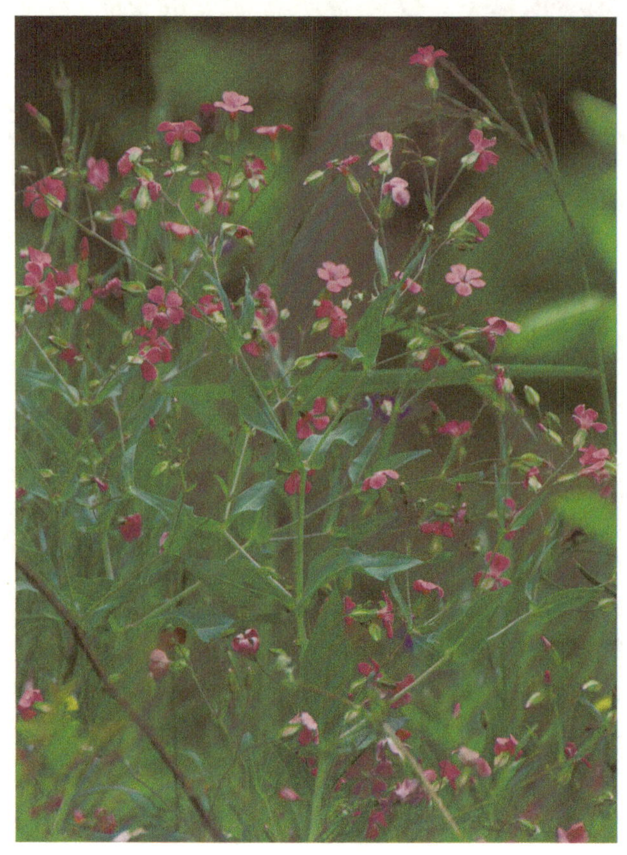

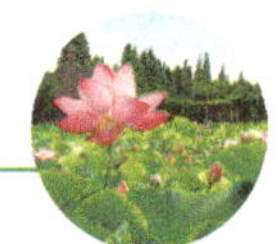

分离，淡红色；雄蕊10枚，不等长；雌蕊1枚，子房椭圆形；1室，花柱2枚，细长。蒴果广卵形。

【性味功效】苦，平。活血通经，下乳消肿，利尿通淋。

【古方选录】《卫生宝鉴・卷十八》涌泉散：瞿麦穗、麦门冬（去心）、王不留行、紧龙骨、穿山甲（炮黄）各等分。用法：上五味为末，每服一钱，热酒调下；后食猪蹄羹少许，投药，用木梳左右乳上梳三十来梳，一日三服，食前服，三次羹汤投，三次梳乳。主治：妇人因气，奶汁绝少。

【用法用量】煎服，5~10g。外用适量。

【使用注意】孕妇慎用。

【现代研究】化学研究显示，王不留行含王不留行皂苷A、B、C、D，王不留行黄酮苷，异肥皂草苷，植酸钙镁，磷脂和豆脂醇等。药理研究显示，其有抗着床，抗早孕，促进乳汁分泌，杀伤食道癌细胞以及镇痛等作用。现代临床用于治疗带状疱疹、急性乳腺炎、子宫肌瘤和泌尿道结石等。

103 蒲　黄

【古籍原文】无毒。生河东。四月采。

《本经》原文：蒲黄，味甘，平。主心腹膀胱寒热，利小便，止血，消瘀血。久服，轻身益气力，延年神仙。生池泽。

【来　　源】香蒲科植物水烛香蒲*Typha angustifilia* L.或东方香蒲*Typha orientalis* Presl 或同属植物的花粉。

【形态特征】水烛香蒲　多年生草本，高1~1.5m。根茎横走，节处生须根。茎直立。叶长线形，叶鞘圆筒形，半抱茎。花小，单性，雌雄同株，集合成圆柱状肥厚的穗状花序；雌雄花序紧密相连；雄花序在上部，雌花序在下部；花被均退化。

【性味功效】甘，平。止血，化瘀，通淋。

【古方选录】《苏沈良方・卷八》失笑散：蒲黄（炒香）、五灵脂（酒研，淘去砂土）各等分。用法：上药为末，先用酽醋调二钱，熬成膏，入水一盏，煎七分，食前热服。主治：产后心腹痛欲死。

【用法用量】煎服，5~10g，包煎。外用适量，敷患处。止血宜炒用，化瘀、利尿宜生用。

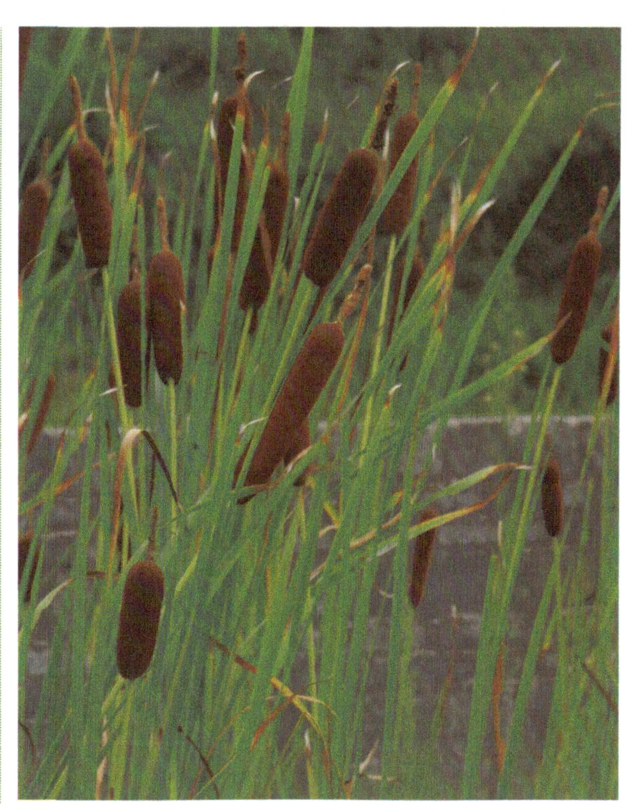

【使用注意】孕妇慎用。

【现代研究】化学研究显示，蒲黄含甾醇类，黄酮类，生物碱，挥发油，脂肪油和亮氨酸、缬氨酸、丙氨酸，6-氨基嘌呤等。药理研究显示，其有促凝血作用、炒炭后更强，抗血小板聚集，阻碍血栓形成，降血压，抗心肌缺血，改善微循环和抗动脉粥样硬化等作用。现代临床用于治疗功能性子宫出血、高脂血症、冠心病心绞痛、宫外孕、膀胱炎和尿道炎等。

104 香　蒲

【古籍原文】无毒。一名醮。生南海。

《本经》原文：香蒲，味甘，平。主五脏心下邪气，口中烂臭，坚齿明目聪耳。久服轻身耐老。一名睢。生池泽。

【来　　源】蒲科植物水烛香蒲*Typha angustifilia* L.或东方香蒲*Typha orientalis* Presl 或同属植物的全草。

【形态特征】参见“蒲黄”条。

【性味功效】甘，平。补脾益肾，生津润燥，解毒消痈，利尿通淋。

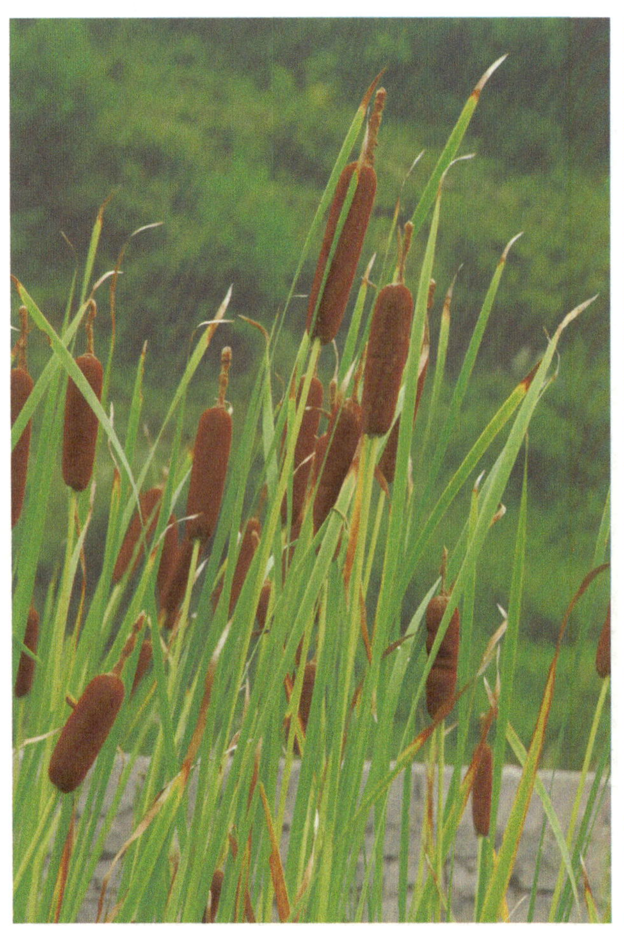

【古方选录】《金匮要略·卷中》蒲灰散：蒲灰七分，滑石三分。用法：上二味杵为散。饮服方寸匕，日三服。主治：小便不利。

【用法用量】煎服，3~9g；或研末；或烧灰；或入丸、散。外用适量，捣敷。

105 兰草（佩兰）

【古籍原文】无毒。除胸中痰癖。生大吴。四月、五月采。

《本经》原文：兰草，味辛，平。主利水道，杀蛊毒，辟不祥。久服，益气轻身不老，通神明。一名水香。生池泽。

【来　　源】菊科植物佩兰*Eupatorium fortunei* Turcz. 的地上部分。

【形态特征】多年生草本。根茎横走。茎直立，高70~120cm，下部光滑无毛。叶对生，下部叶片常枯萎，中部叶片通常3深裂，先端渐尖，边缘有锯齿，上部叶较小；通常不分裂。头状花序排列成聚伞状，每个头状花序具花4~6朵，全部为管状花；花冠白色；雄蕊5枚；子房下位，柱头2裂。瘦果圆柱形，熟时黑色。

【性味功效】辛，平。芳香化湿，醒脾开胃，发表解暑。

【古方选录】《圣济总录·卷四十五》兰草汤：兰草一两（切）。用法：以水三盏，煎取一盏半，去滓，分温三服，不拘时候。主治：脾瘅，口甘，中满。

【用法用量】煎服，3~10g；或单用开水泡服。鲜品加倍。

【使用注意】不宜久煎。

【现代研究】化学研究显示，佩兰含挥发油，油中含聚伞花素、乙酸橙花醇酯和百里香酚甲醚等。药理研究显示，其有保护胃黏膜，增强人唾液淀粉酶活性，抑制白喉杆菌、伤寒杆菌、金黄色葡萄球菌等作用。现代临床用于治疗外感暑热、夏秋季感冒和急性胃肠炎等。

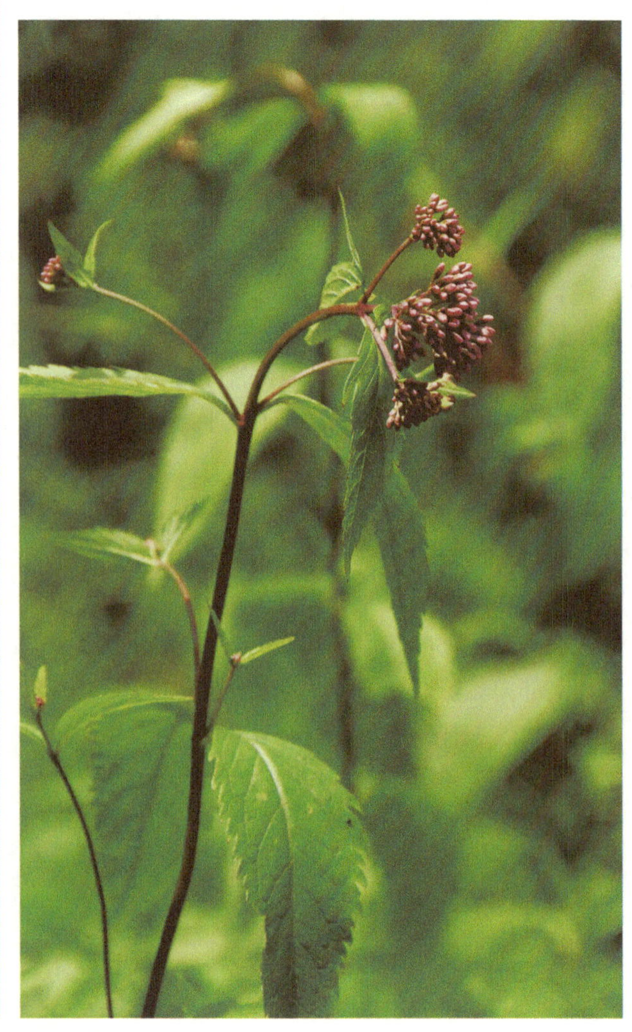

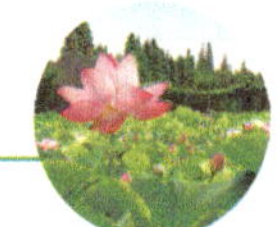

106 蘼　芜

【古籍原文】无毒。主治身中老风，头中久风，风眩。一名江蓠，芎䓖苗也。生雍州及宛朐。四月、五月采叶，暴干。

《本经》原文：蘼芜，味辛，温。主咳逆，定惊气，辟邪恶，除蛊毒鬼注，去三虫。久服通神。一名薇芜。生川泽。

【来　　源】伞形科植物川芎*Ligusticum chuanxiong* Hort. 的嫩茎叶。

【形态特征】多年生草本，高40~70cm。地下茎呈不整齐的结节状拳形团块。茎直立，圆柱形。叶互生，二至三回奇数羽状复叶，边缘羽状全裂或深裂，裂片先端渐尖，两面无毛；叶柄基部成鞘抱茎。复伞形花序生于分支顶端；花小白色；萼片5片；花瓣5片，椭圆形；雄蕊5枚，花药椭圆形；子房下位，2室，花柱2枚。双悬果卵形。

【性味功效】辛，温。祛风，散寒，解表。

【古方选录】《千金方·卷三》石南酒：石南二两（一方用石韦），细辛二两，天雄二两，茵芋二两，山茱萸三两，干姜三两，薯蓣四两，防风四两，贯众四两，独活四两，蘼芜四两。用法：上㕮咀，以酒三斗，渍五日。初饮二合，日三次，稍稍加之。主治：妇人自少患风，头眩眼痛。

【用法用量】煎服，3~10g。

【使用注意】阴虚火旺者慎用；孕妇忌用。

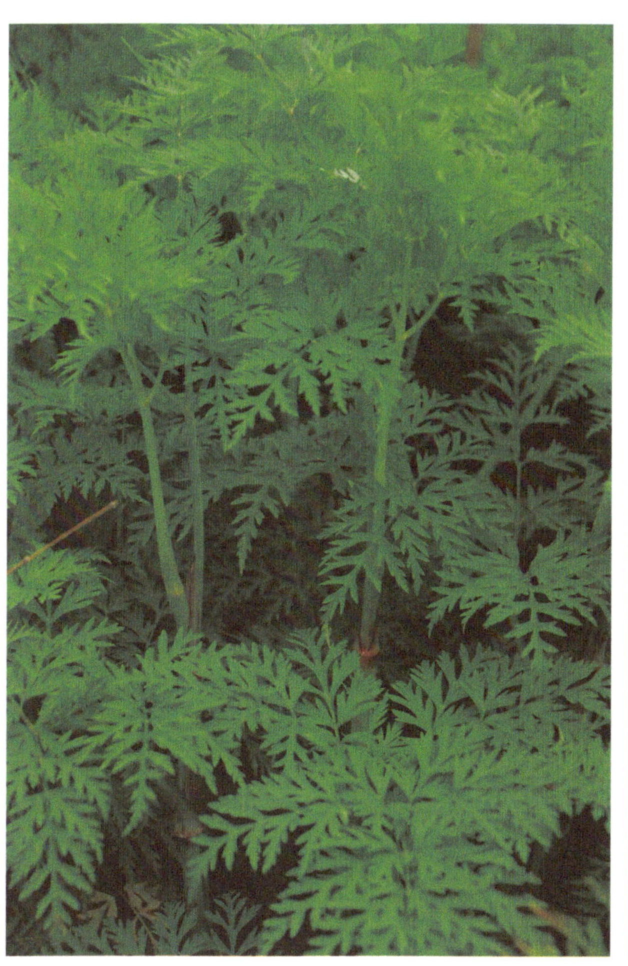

107 云　实

【古籍原文】味苦，无毒。主治消渴。花，杀精物，下水，烧之致鬼。久服益寿。一名员实，一名云英，一名天豆。生河间。十月采，暴干。

《本经》原文：云实，味辛，温。主泄利肠澼，杀虫蛊毒，去邪恶结气，止痛，除寒热。华，主见鬼精物，多食令人狂走。久服，轻身通神明。生川谷。

【来　　源】豆科植物云实*Caesalpinia sepiaria*

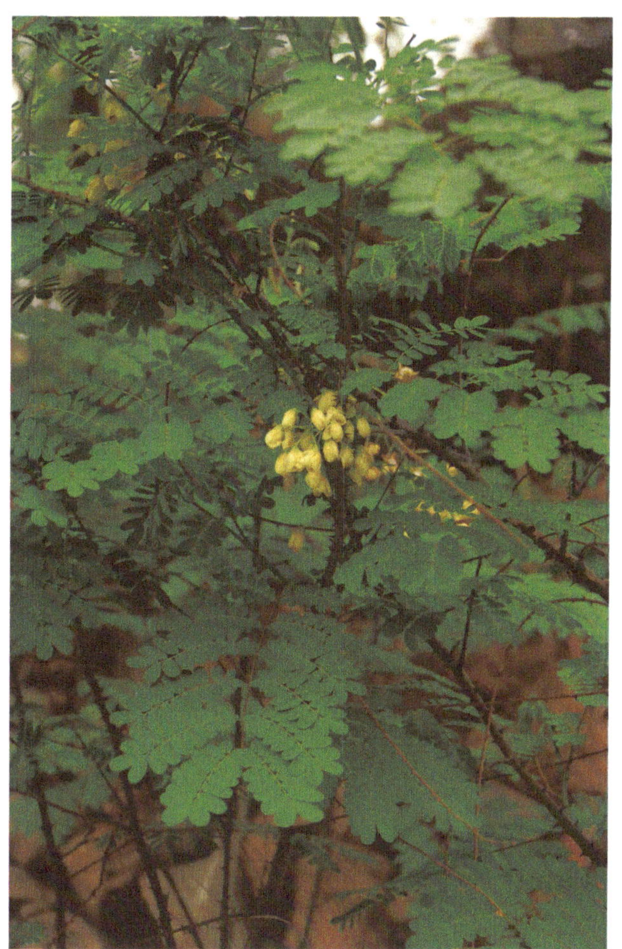

Roxb. 的种子。

【形态特征】落叶攀援性灌木。干皮密生倒钩刺。裸芽叠生，枝、叶轴及花序密生灰色或褐色柔毛。二回羽状复叶，复叶羽片3~10对；每羽片有小叶7~15对，长圆形，先端近圆形，基部钝圆，两面有柔毛。总状花序顶生，花亮黄色；萼片5片，花瓣5片；雄蕊10枚，分离；子房上位，1室。荚果近木质，栗色，无毛。种子6~9颗，长圆形，褐色。

【性味功效】辛，温。解毒除湿，止咳化痰，杀虫。

【古方选录】《太平圣惠方·卷五十九》云实丸：云实二合，附子一两（炮裂，去皮、脐），龙骨一两（末），女萎一两（半）。用法：上为末，煮枣肉为丸，如梧桐子大。每服十丸，以粥饮送下，不拘时候。主治：久赤白痢不愈，羸困。

【用法用量】煎服，10~15g；或入丸、散。

【使用注意】风热感冒、湿热泻痢者不宜。

【现代研究】化学研究显示，云实果实含鞣质，种子含脂肪油。药理研究显示，其有止咳，祛痰，平喘和抑制金黄色葡萄球菌等作用。现代临床用于治疗疟疾、痢疾、麻疹、感冒、风湿性关节炎和慢性支气管炎咳嗽等。

108 徐长卿

【古籍原文】无毒。久服益气延年。生太山及陇西。三月采。

《本经》原文：徐长卿，味辛，温。主鬼物百精蛊毒，疫疾邪恶气，温疟。久服强悍轻身。一名鬼督邮。生山谷。

【来　源】萝藦科植物徐长卿*Cynanchum paniculatum*（Bge.）Kitag. 的根和根茎。

【形态特征】多年生草本，高约65cm。根茎短，须根多数。茎细，刚直，节间长。叶对生，披针形至线形，先端尖，全缘，边缘稍外翻，有喙毛；基部渐狭。圆锥花序顶生于叶腋，总花柄多分支，花梗细柔，花多数；花萼5深裂，黄绿色；副花冠5枚，黄色；雄蕊5枚；雌蕊1枚。蓇葖果角状。种子卵形而扁，暗褐色，顶端着生多数银白色茸毛。

【性味功效】辛，温。祛风，化湿，止痛，止痒。

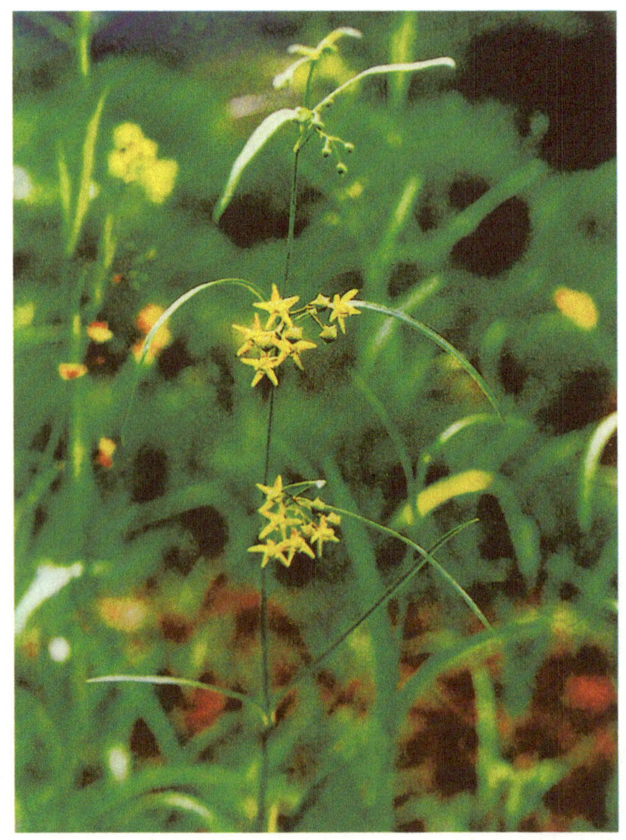

【古方选录】《圣济总灵·卷一三七》徐长卿散：徐长卿、苦参、附子（生，去皮脐）、吴茱萸（洗，焙干，炒）、旱莲子、细辛（去苗叶）、石硫黄、菖蒲、半夏（生用）各等分。用法：上为细散。主治：诸疥癣，外不愈者。

【用法用量】煎服，3~12g，后下。

【使用注意】孕妇慎用。

【现代研究】化学研究显示，徐长卿含牡丹酚，黄酮苷，挥发油，糖类，氨基酸，珊瑚苷元及微量生物碱等。药理研究显示，其有镇痛，镇静，抗惊厥，解热，解痉，降低血压，增加冠脉血流量，改善心肌代谢，降低血脂及抑制金黄色葡萄球菌、甲型链球菌、福氏痢疾杆菌等作用。现代临床用于治疗胃痛、胆绞痛、慢性支气管炎、失眠、慢性胃炎、湿疹、荨麻疹、接触性皮炎及顽癣等。

109 姑　活

【古籍原文】无毒。生河东。

又，姑活，一名鸡精也。

《本经》原文：姑活，味甘，温。主大风邪

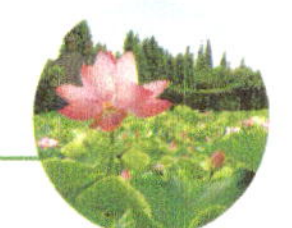

气，湿痹寒痛。久服轻身，益寿耐老。一名冬葵子。

【性味功效】甘，温。祛风除湿。

【古代研究】陶弘景言“方药亦无用此者”，该药草不识不用已久。

110 屈 草

【古籍原文】微寒，无毒。生汉中。五月采。

《本经》原文：屈草，味苦。主胸胁下痛邪气，肠间寒热阴痹。久服，轻身益气耐老。生川泽。

【性味功效】苦，微寒。祛风寒湿。

【古代研究】陶弘景言“方药不复用，俗无识者”。该药草后世在中药类专著中无记载，来源有待考证。

111 翘根（连轺）

【古籍原文】有小毒。以作蒸饮酒病人。生嵩高。二月、八月采。

《本经》原文：藴根，味甘，寒、平。主下热气，益阴精，令人面悦好，明目。久服轻身耐老。

【来　　源】木樨科植物连翘*Forsythia suspensa*（Thunb.）Vahl 的根。

【形态特征】落叶灌木，高2~4m。枝开展或伸长，稍带蔓性，常着地生根，小枝稍呈四棱形，节间中空。单叶对生，或成为3小叶；叶片卵形、长卵形、广卵形至卵形，先端渐尖，基部阔楔形或圆形，边缘有不整齐锯齿；半革质。花先叶开放，腋生；花萼4深裂，椭圆形；花冠基部管状，上部4裂，金黄色；雄蕊2枚；雌蕊1枚，子房卵圆形。蒴果狭卵形，略扁。种子多数。

【性味功效】甘，寒。清热下气，清肝明目。

【古方选录】《伤寒论·辨阳明病脉证并治》麻黄连轺赤小豆汤：麻黄二两（去节），赤小豆一升，连轺二两，杏仁四十个（去皮尖），大枣十二枚，生梓白皮一升，生姜二两（切），甘草二两（炙）。用法：以水一斗，先煮麻黄，再沸，去上

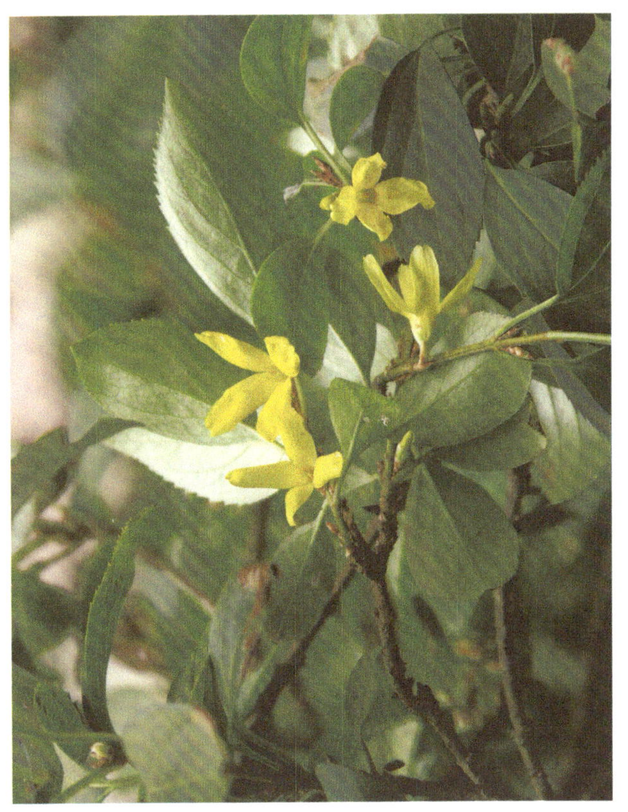

沫，纳诸药，煮取三升，去滓，分温三服，半日服尽。主治：伤寒瘀热在里，身必黄。

【用法用量】煎服，5~12g。

【使用注意】脾胃虚寒者慎用。

112 牡荆实（牡荆子、荆叶）

【古籍原文】味苦，温，无毒。主除骨间寒热，通利胃气，止咳逆，下气。生河间南阳宛朐山谷，或平寿、都乡高堤岸上，牡荆生田野。八月、九月采

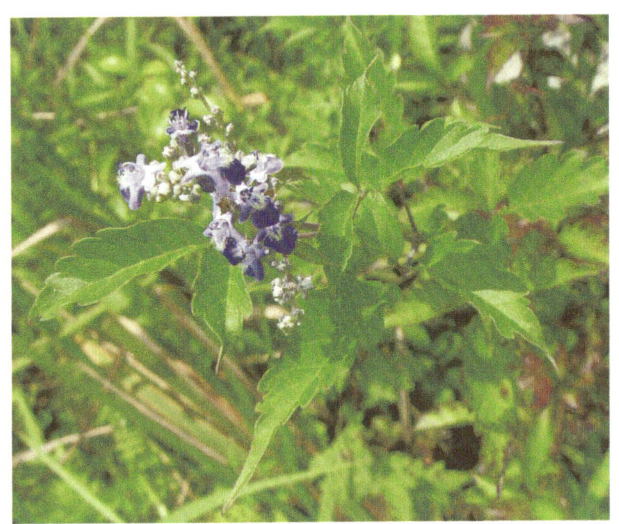

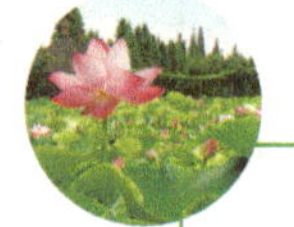

实，阴干。（得术、柏实、青葙共治头风，防风为之使，恶石膏）

又，荆叶，味苦，平，无毒。主久痢，霍乱、转筋，血淋，下部疮，湿匿薄脚，主脚气肿满。其根，味甘、苦，平，无毒。水煮服，主心风、头风，肢体诸风，解肌发汗。

【来　　源】马鞭草科植物牡荆*Vitex negundo* L. var. *cannabifolia*（Sieb. et Zucc.）Hand. -Mazz. 的成熟果实、叶。

【形态特征】落叶灌木或小乔木，高1~5m，多分支，有香味。新枝四方形，密被细毛。叶对生，间有3叶轮生；掌状五出复叶；中间3小叶披针形，基部楔形，先端长尖，边具粗锯齿；两面绿色，并有细微油点，两面沿叶脉有短细毛；两侧小叶卵形；总叶柄密被黄色细毛。圆锥状花序顶生或侧生，密被粉状细毛；小苞细小，线形，有毛，着生于花梗基部；花萼钟状：花冠淡紫色；雄蕊4枚。浆果球形，黑色。

【性味功效】辛、苦，温。化湿祛痰，止咳平喘，理气止痛。

【古方选录】《普济方·卷二十八》牡荆子丸：牡荆子二两，防风三两（去芦头），皂荚十挺（去皮，涂酥，炙黄焦，去子），桑螵蛸二两（微炒）。用法：上为末，炼蜜为丸，如梧桐子大。每服二十丸，以荆芥汤送下，不拘时候。主治：肺脏风毒，皮肤生疮疥。

《串雅外编·卷二》荆叶蒸：荆叶不限多少。用法：置大瓮中，其下着火温之，病人置叶中，须臾当汗出，蒸时旋旋吃饭，稍倦即止。便以被盖避风，仍进葱豉酒，豆酒亦可。以愈为度。主治：脚风湿痛不止。

【用法用量】煎服，6~9g；或研末；或浸酒。

【现代研究】化学研究显示，牡荆果实含丁香酸，香草酸，牡荆木脂素，棕榈酸，硬脂酸，油酸，亚油酸等；宿萼中含挥发油。药理研究显示，其煎液在体外有抗金黄色葡萄球菌的作用，对大肠杆菌、铜绿假单胞菌抑制较弱；有镇咳，平喘，祛痰，降血压等作用。现代临床用于治疗慢性气管炎、哮喘、小儿咳喘、痢疾和肠炎等。

113 秦椒（花椒）

【古籍原文】生温，熟寒，有毒。主治喉痹，吐逆，疝瘕，去老血，产后余疾，腹痛，出汗，利五脏。生太山及秦岭上，或琅琊。八月、九月采实。（恶栝楼、防葵，畏雌黄）

《本经》原文：秦椒，味辛，温。主风邪气，温中，除寒痹，坚齿发，明目。久服，轻身好颜色，耐老增年通神。生川谷。

【来　　源】芸香科植物花椒*Zanthoxylum bungeanum* Maxim. 的成熟果皮。

【形态特征】落叶灌木或小乔木，具香气。茎干通常有增大的皮刺。奇数羽状复叶互生；叶片5~11片，卵形或卵状长圆形，先端急尖或短渐尖，基部楔尖；上面无刺毛，下面中脉常有斜向上生的小皮刺。聚伞状圆锥花序顶生；花单性，雌雄异株；花被片4~8片；雄花雄蕊4~8枚；雌花心皮4~6枚，柱头头状。蓇葖果球形，红色或紫色，密生疣状突起的腺体。种子卵圆形。

【性味功效】辛，温。温中止痛，杀虫止痒。

【古方选录】《圣济总录·卷一〇一》秦椒丸：秦椒一两（去目及闭口，炒出汗），生干地黄一两（焙），旋覆花一两，白芷一两。用法：上为末，炼蜜为丸，如梧桐子大。每服三十丸，米泔水送下。主治：髭发黄悴。

【用法用量】煎服，3~6g。外用适量，煎汤含漱；或熏洗；或研末外敷。

【使用注意】热证及阴虚火旺者忌用；孕妇慎用。

【现代研究】化学研究显示，秦椒果皮含月桂烯，香桧烯，紫苏烯，对聚伞花素，乙酸牛儿醇脂，柠

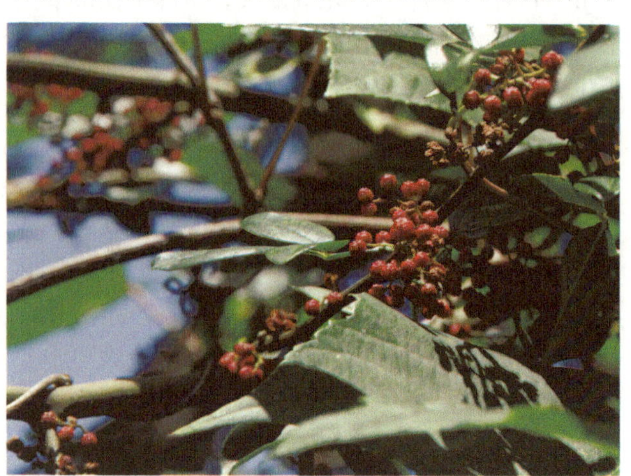

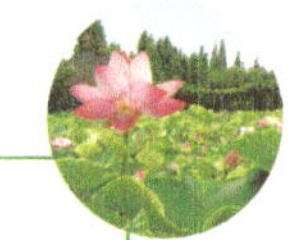

檬烯和异茴香醚等。药理研究显示，其有麻醉，止痛，对抗腹泻，抑制血栓形成，降血脂，抑制子宫收缩，杀灭猪蛔虫和抑制白喉杆菌、炭疽杆菌、肺炎双球菌、金黄色葡萄球菌、伤寒杆菌等作用。现代临床用于治疗蛔虫病、阴道滴虫病、急性胃痛、皮肤真菌性感染或化脓性感染、感冒咳嗽、跌打损伤和冻疮等。

114 蔓荆实（蔓荆子）

【古籍原文】味辛，平，温，无毒。去长虫。治风头痛，脑鸣，目泪出，益气。久服令人光泽，脂致，长须发。生益州。（恶乌头、石膏）

《本经》原文：蔓荆实，味苦，微寒。主筋骨间寒热痹拘挛，明目，坚齿，利九窍，去白虫。久服轻身耐老。小荆实亦等。生山谷。

【来　源】马鞭草科植物单叶蔓荆*Vitex trifolia* L. var. *simplicifolia* Cham. 或蔓荆*Vitex trifolia* L. 的成熟果实。

【形态特征】单叶蔓荆　落叶小灌木，植株高约2m。全株被灰白色柔毛。主茎匍匐地面，幼枝四棱形。单叶对生；叶片倒卵形至椭圆形，先端钝圆，基部楔形，全缘。圆锥花序顶生；花萼钟状，先端5齿裂；花冠淡紫色，5裂；雄蕊4枚；子房球形，柱头2裂。核果球形。

【性味功效】辛、苦，微寒。疏散风热，清利头目。

【古方选录】《圣济总录·卷四十九》蔓荆实散：蔓荆实一两（去白皮），大黄一两（锉），威灵仙一两（去上），天麻一两。用法：上为散。每服二钱匕，蜜酒调下。主治：肺热壅盛，痰嗽喘急。

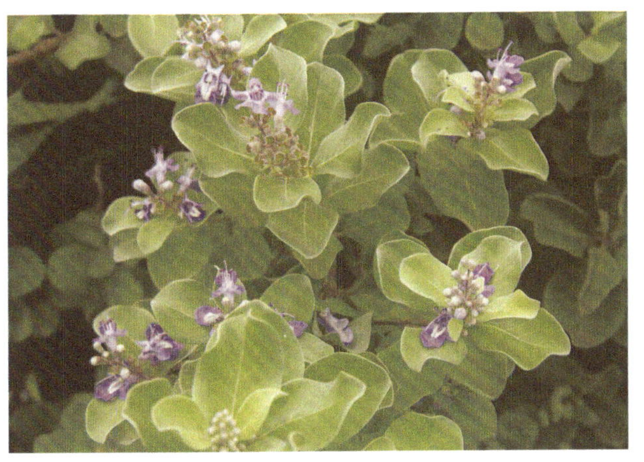

【用法用量】煎服，5~10g。

【使用注意】风寒表证头痛者不宜。

【现代研究】化学研究显示，单叶蔓荆果实含蔓荆子黄素（紫花牡荆素），挥发油，生物碱，脂肪油及维生素A样物质等。药理研究显示，其有镇静，镇痛，退热，抑制金黄色葡萄球菌，降血压，抗凝血，显著祛痰和平喘等作用。现代临床用于治疗感冒头痛、神经性头痛、血管痉挛性头痛、高血压头晕头痛、过敏性鼻炎及中耳炎等。

115 女贞实（女贞子）

【古籍原文】味甘，无毒。生武陵，立冬采。

《本经》原文：女贞实，味苦，平。主补中，安五脏，养精神，除百疾。久服肥健，轻身不老。生山谷。

【来　源】木樨科植物女贞*Ligustrum lucidum* Ait. 的成熟果实。

【形态特征】常绿灌木或乔木，高达25m。树皮灰褐色，疏生圆形或长圆形皮孔。单叶对生，叶柄具沟；叶片革质，卵形或卵状披针形，先端尖，基部

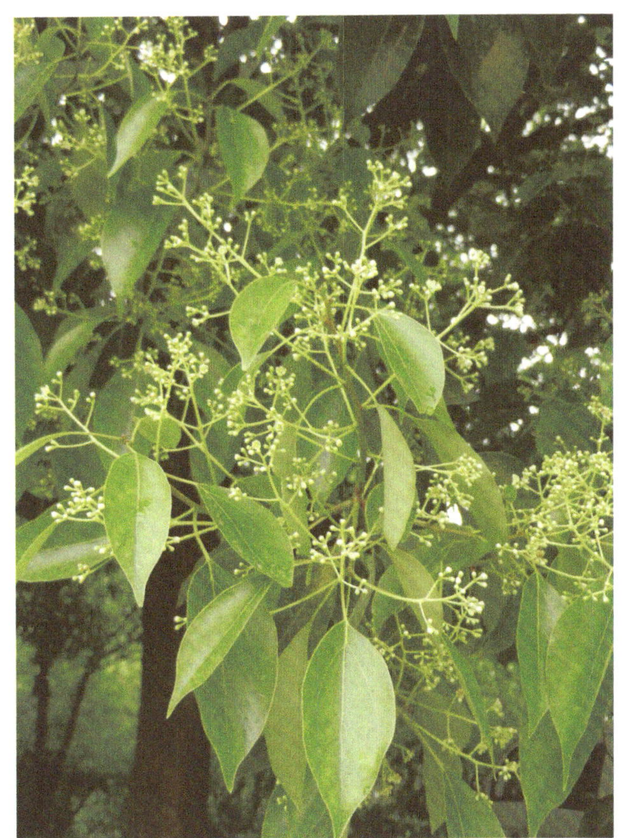

圆形或宽楔形。圆锥花序顶生，花无梗；花萼无毛；花冠裂片反折；雄蕊和花冠裂片略等长；柱头棒状。核果肾形或近肾形，深蓝黑色，被白粉。

【性味功效】甘、苦，凉。滋补肝肾，明目乌发。

【古方选录】《医方集解·卷一》二至丸：女贞子不拘多少（冬至日采，阴干，蜜酒拌蒸，过一夜，粗袋擦去皮，晒干为末，瓦瓶收贮，或先熬干，旱莲膏旋配用），旱莲草不拘多少（夏至日采）。用法：旱莲草捣汁熬膏，和前药为丸，临卧酒服。主治：肝肾阴虚，眩晕耳鸣，咽干鼻燥，腰膝酸痛，月经量多。

【用法用量】煎服，6~12g；或入丸、散。补肝肾宜制用。

【使用注意】脾胃虚寒泄泻及阳虚者慎用。

【现代研究】化学研究显示，女贞子含齐墩果酸，女贞子酸，女贞子苷，熊果酸，β-谷甾醇，槲皮素，女贞子多糖，氨基酸，挥发油及铜、铁、锌、锰等。药理研究显示，其有明显抑制金黄色葡萄球菌、福氏痢疾杆菌、伤寒杆菌，抗炎，调节机体免疫功能，增强细胞免疫，降血脂，显著抑制动脉粥样硬化，降血糖等作用。现代临床用于治疗顽固性失眠、慢性萎缩性胃炎、高脂血症、冠心病、口腔溃疡、急性结膜炎红肿及神经衰弱失眠等。

116 桑上寄生（桑寄生）

【古籍原文】味甘，无毒。主治金创，去痹，女子崩中，内伤不足，产后余疾，下乳汁。一名茑。生弘农桑树上。三月三日采茎、叶，阴干。

《本经》原文：桑上寄生，味苦，平。主腰痛，小儿背强，痈肿，安胎，充肌肤，坚发齿，长须眉。其实，明目轻身通神。一名寄屑，一名寓木，一名宛童。生川谷。

【来　源】桑寄生科植物桑寄生*Taxillus chinensis*（DC.）Danser. 的带叶茎枝。

【形态特征】灌木。嫩枝、叶密被锈色星状毛，后变无毛；小枝灰褐色，具细小皮孔。叶对生或近对生，叶片厚纸质，卵形至长圆形。伞形花序，腋生或生于小枝已落叶腋部。花通常2朵，苞片鳞片状，花褐色。浆果椭圆状或近球形，果皮密生小瘤体，浅黄色。

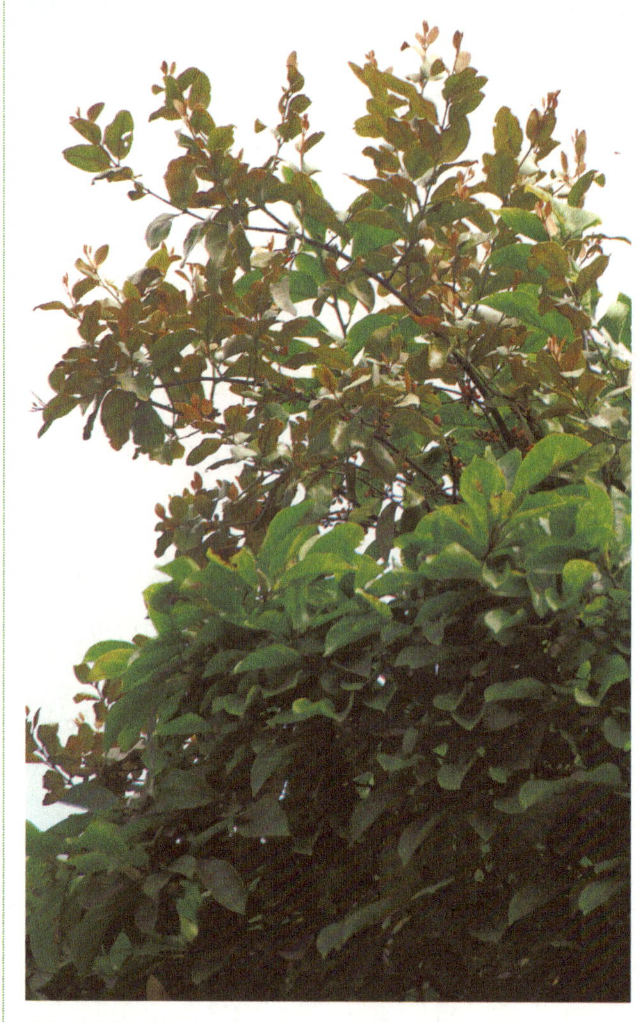

【性味功效】苦、甘，平。祛风湿，补肝肾，强筋骨，安胎元。

【古方选录】《圣济总录·卷一五七》桑寄生汤：桑寄生、当归（切，焙）、川芎、人参、甘草（炙）各等分。用法：上为粗末。每服四钱匕，水一盏，入葱白七寸，同煎至六分，去滓，温服。主治：妊娠胎动，数损堕者。

【用法用量】煎服，9~15g；或入丸、散；或浸酒。

【现代研究】化学研究显示，桑寄生含广寄生苷，槲皮素，槲皮苷，萹蓄苷及少量右旋儿茶酚等。药理研究显示，其有镇静，降血压，利尿，舒张冠状血管，增加冠脉流量，抑制血管运动中枢和交感神经中枢，抑制伤寒杆菌、葡萄球菌及脊髓灰质炎病毒等作用。现代临床用于治疗高血压病、高脂血症、冠心病心绞痛、风湿病关节肿痛、类风湿性关节炎等。

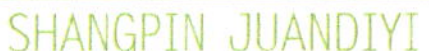
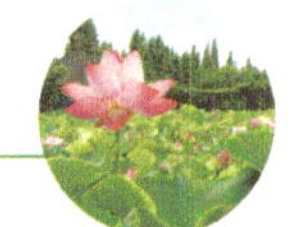

117 蕤核（蕤仁）

【古籍原文】微寒，无毒。主治目肿眦烂，齆鼻，破心下结痰痞气。生函谷及巴西。七月采实。

《本经》原文：味甘，温。主心腹邪结气，明目，目赤痛伤泪出。久服，轻身益气不饥。生川谷。

【来　　源】蔷薇科植物蕤核*Prinsepia uniflora* Batal. 或齿叶扁核木*Prinsepia uniflora* Batal. var. *serrata* Rehd. 的成熟果核。

【形态特征】蕤核落叶灌木，高1~2m。茎多分支，叶腋有短刺。单叶互生；叶片线状长圆形或条状披针形，先端钝，基部楔形，全缘或有细锯齿。花两性，1~3朵簇生于叶腋；萼筒杯状，5裂；花瓣5片，白色；雄蕊10枚，二轮；雌蕊子房卵圆形，柱头头状。核扁圆形，有网状花纹。

【性味功效】甘，微寒。疏风散热，养肝明目，安神。

【古方选录】《外台秘要·卷二十一》洗眼方：蕤核仁二十枚（碎），苦竹叶一把，细辛半两。用法：上三味，以水三升，煮取半升以洗眼，每日三至五次。主治：目赤痛。

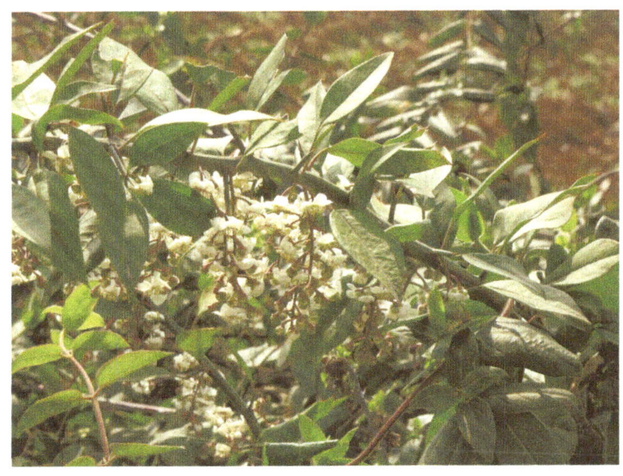

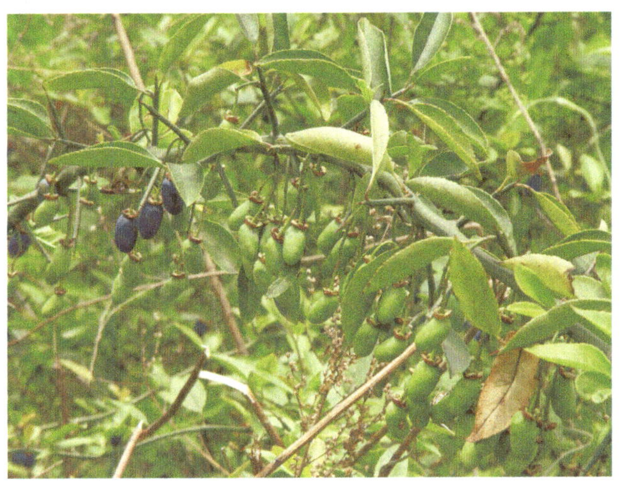

【用法用量】煎服，5~9g。外用适量，点眼；或水煎洗。

【使用注意】肝肾阴虚、视物昏花者不宜。

【现代研究】化学研究显示，蕤核种子含水分10.36%，灰分1.72%，蛋白质3.53%，脂肪7.57%，纤维56.91%；种仁含油脂36%。

118 沉　香

【古籍原文】薰陆香、鸡舌香、藿香、詹糖香、枫香并微温，悉治风水毒肿，去恶气。薰陆、詹糖去伏尸。鸡舌藿香治霍乱、心痛。枫香治风瘾疹痒毒。

【来　　源】瑞香科植物白木香*Aquilaria sinensis*（Lour.）Gilg 含有树脂的木材。

【形态特征】常绿乔木。树皮灰褐色，小枝及花序被柔毛。叶互生，革质，长卵形、倒卵形或椭圆形，先端渐尖而钝，基部楔形，全缘，两面被疏毛，后渐脱落，光滑而亮。伞形花序顶生和腋生；花黄绿色，被茸毛；花被钟形，5裂；雄蕊10枚。蒴果倒卵形，木质，扁压状，密被灰白色毛，基部具稍带木质的宿存花被。种子棕黑色，卵形，先端渐尖。

【性味功效】辛、苦，微温。行气止痛，温中止呕，纳气平喘。

【古方选录】《观聚方要补·卷三》沉香四磨汤：

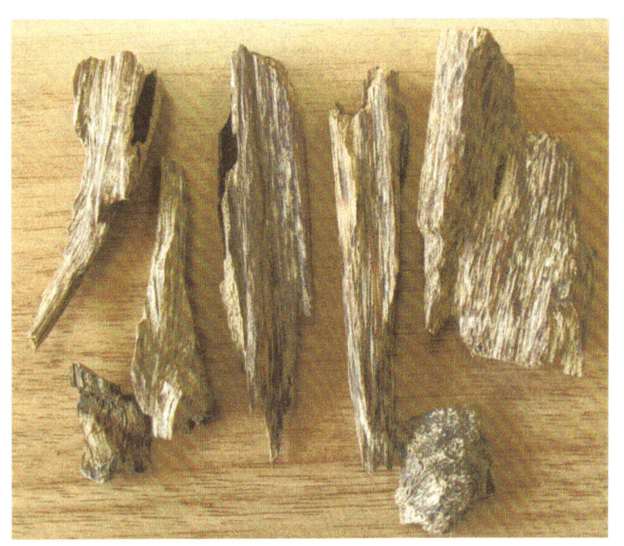

沉香、木香、槟榔、乌药。用法：上药用水八分盏，分作四处，以乳钵内，逐一件药，徐徐磨之，磨得水浓为度，然后四者合而为一，再用慢火煎至六分以上，通口服之。主治：冷气攻冲，心腹疠痛，脾胃素弱，食欲易伤，呕逆冷痰，精神不清。

【用法用量】煎服，1~5g，后下；或磨汁；或入丸、散。

【使用注意】阴亏火旺、气虚下陷者慎服。

【现代研究】化学研究显示，沉香含挥发油，油中含白木香酸、白木香醛、沉香螺醇、白木香醇、去氢白木香醇等倍半萜成分。药理研究显示，其能抑制回肠自主收缩，对抗痉挛性收缩，促进消化液和胆汁的分泌，解除肠平滑肌痉挛，麻醉，镇静，止喘等作用。现代临床用于治疗慢性阻塞性肺疾病的气喘，哮喘，急性胃痉挛腹痛，消化不良腹胀满等。

119 辛夷（辛夷花）

【古籍原文】无毒。温中，解肌，利九窍，通鼻塞，涕出，治面肿引齿痛，眩冒，身洋洋如在车船之上者。生须发，去白虫。可作膏药，用之去中心及外毛，毛射人肺，令人咳。生汉中。九月采实，暴干。（芎䓖为之使，恶五石脂，畏菖蒲、黄连、石膏、黄环）

《本经》原文：辛夷，味辛，温。主五脏身体寒热，风头脑痛面皯。久服下气，轻身明目，增年

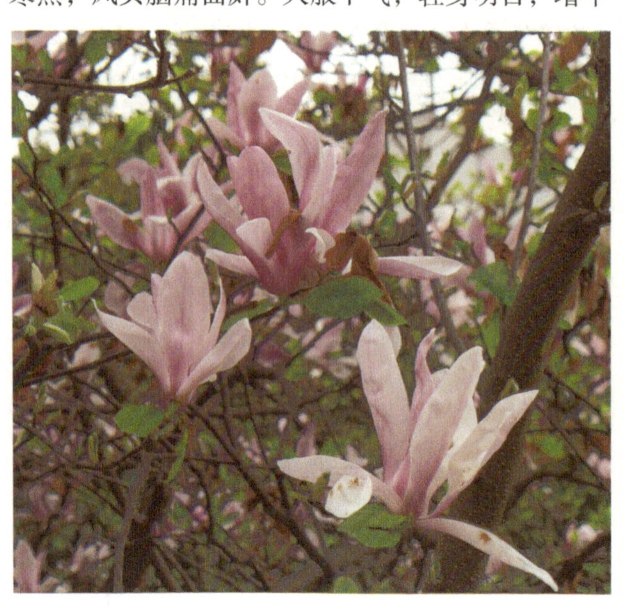

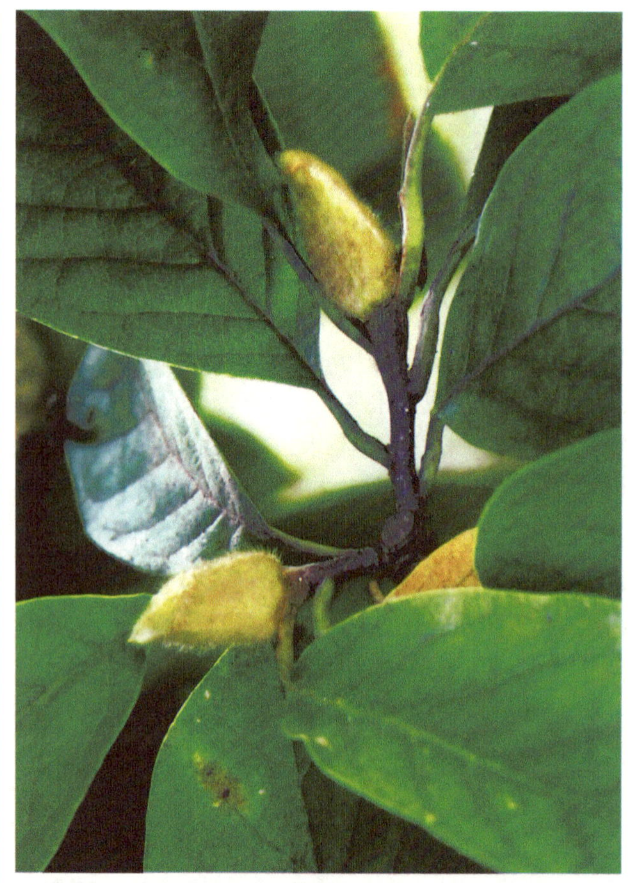

耐老。一名辛矧，一名侯桃，一名房木。生川谷。

【来　源】木兰科植物望春花*Magnolia biondii* Pamp. 或同属近缘植物的花蕾。

【形态特征】落叶灌木，高4~5m。树干皮灰白色，小枝紫褐色，具纵阔椭圆形皮孔；顶生冬芽被浅灰绿色绢毛。叶互生；叶片椭圆形或倒卵状椭圆形，先端渐尖，基部圆形，全缘，两面无毛。花单生于小枝顶端，先叶开放；花萼3片；花冠6枚；雄蕊多数；心皮多数分离。果实长椭圆形，稍弯曲。

【性味功效】辛，温。散风寒，通鼻窍。

【古方选录】《济生方・卷五》苍耳子散：辛夷仁半两，苍耳子两钱半，香白芷一两，薄荷叶半钱。用法：上晒干，为细末，每服两钱，食后用葱、茶清调下。主治：鼻渊，鼻流浊涕不止。

【用法用量】煎服，3~6g，包煎；或入丸、散。

【使用注意】阴虚火旺致鼻病者不宜使用。

【现代研究】化学研究显示，辛夷含挥发油和生物碱等。药理研究显示，其有收缩鼻黏膜血管，显著降血压，轻度抑制心脏，直接扩张血管，镇痛和消炎等作用。现代临床用于治疗感冒鼻塞、急慢性鼻炎、鼻窦炎、咳嗽和支气管哮喘等。

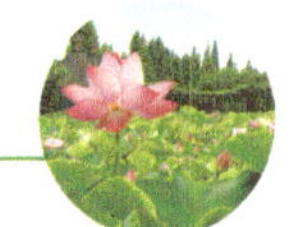

120 榆皮（榆白皮）

【古籍原文】无毒。主治肠胃邪热气，消肿。性滑利。治小儿头疮痂疕。花，主治小儿痫，小便不利，伤热。生颖川。二月采皮，取白暴干。八月采实，并勿令中湿，湿则伤人。

《本经》原文：榆皮，味甘，平。主大小便不通，利水道，除邪气。久服轻身不饥。其实尤良。一名零榆。生山谷。

【来　　源】榆科植物榆树*Ulmus pumila* L. 的根皮。

【形态特征】落叶乔木，高达15m。单叶互生；叶片椭圆状卵形或椭圆状披针形，先端渐尖，边缘有锯齿。花先叶开放，簇状聚伞花序生于去年枝的叶腋，花两性；花被4裂，紫色；雄蕊4枚；子房扁平，花柱2枚。翅果近圆形或倒卵形。种子位于翅果的中部或近上部。

【性味功效】甘，微寒。利水通淋，祛痰，消肿解毒。

【古方选录】《圣济总录·卷九十八》榆皮汤：榆皮半两，桂半两（去粗皮），芎䓖半两，木通一两，瞿麦穗一两，人参三分。用法：上锉如麻豆大。每服五钱匕，水一盏半，煎至八分，去滓温服，不拘时候。主治：冷淋，小便涩。

【用法用量】煎服，10~15g；或研末。外用适量，煎水洗；或捣敷；或研末，麻油调敷。

【使用注意】脾胃虚寒者慎用。

【现代研究】化学研究显示，榆树皮及根皮含β-谷甾醇，豆甾醇，植物甾醇，鞣质，黏液质和脂肪油等；根皮内皮含多量黏液质等。药理研究显示，其对白色葡萄球菌、铜绿假单胞菌、伤寒杆菌等有抑制作用。现代临床用于治疗皮肤感染、褥疮、紫癜、白癜风、烧伤、烫伤、痈疽和白带增多等。

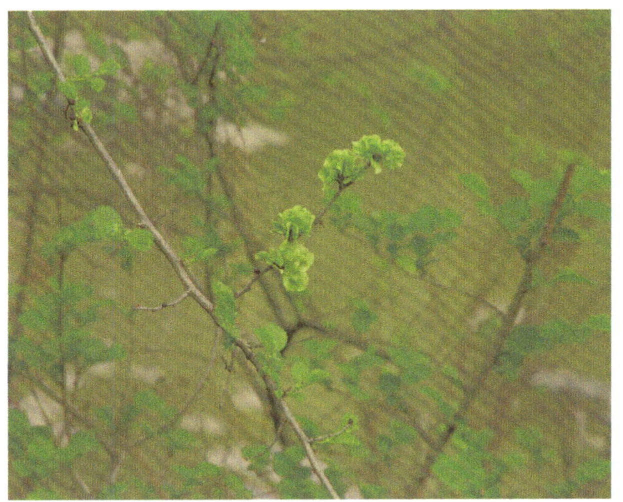

121 玉伯（玉柏）

【古籍原文】味酸，温，无毒。主轻身益气，止渴。一名玉遂。生石上如松，高五六寸，紫华，用茎叶。

【来　　源】石松科植物石松*Lycopodium obscurum* L. 的全草。

【形态特征】多年生草本。地下茎细弱，蔓生。地上茎直立，高10~40cm，上部分支繁密，多回扇状分叉，形成扇形向两侧开展，绿色，基部木质化。小枝的叶通常6列，线状披针形，先端锐尖，全缘，革质。孢子囊穗圆柱形，单生于末回分支的顶端，黄褐色；孢子叶阔卵圆形，先端锐尖，具短柄，边缘略具不规则粗齿；孢子囊圆肾形，淡黄褐色，生于孢子叶腋；孢子四面体球形。

【性味功效】酸、微辛，温。祛风除湿，舒筋通络，活血化瘀。

【临床用方】《四川中药志》：玉柏、桑枝、五加皮、大血藤各15g，威灵仙12g，甘草6g。用法：水煎服。主治：风湿痹痛。

【用法用量】煎服，6~15g；或浸酒。

【现代研究】化学研究显示，玉柏含α-玉柏碱、β-玉柏碱、石松碱等生物碱，α-芒柄花醇等萜类

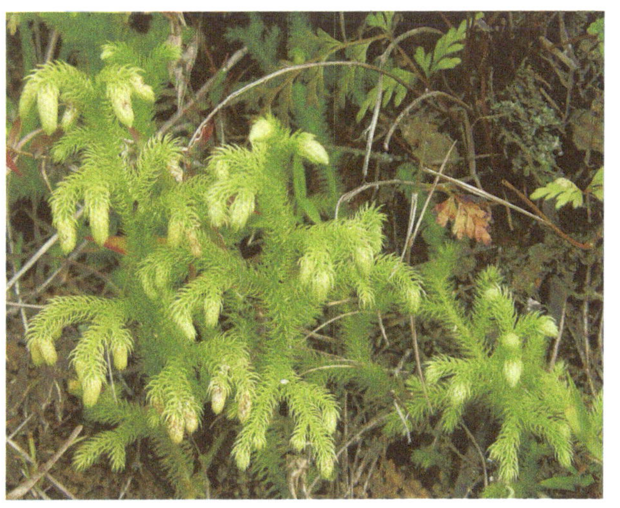

化合物，β-谷甾醇、豆甾醇等甾体类化合物，大黄素甲醚、大黄素等蒽醌类化合物。现代临床用于治疗风湿痹痛、跌打损伤、小儿麻痹后遗症等。

122 曼诸石

【古籍原文】味甘。主益五脏气，轻身长年。一名阴精，六月、七月出石上，青黄色，夜有光。

【现代研究】《中药大辞典》《中华本草》均无记载，原植物品种有待考证。

123 石濡（石蕊）

【古籍原文】主明目，益精气，令人不饥渴，轻身长年。一名石芥。

【来　　源】石蕊科植物鹿蕊*Cladonia rangiferina*（L.）Web. 的枝状体。

【形态特征】初生地衣体早期即消失。果柄（子器柄）主轴明显，为不等长多叉假轴型分支，枝腋间有近圆形小穿孔，枝顶端呈茶褐色，常向一方向倾斜或下垂；分支圆柱形，粗壮，高5~10cm，中空，表面灰白色或深灰绿色，表面粗糙。果柄无皮层；外髓层粗糙，其间分散有藻细胞；内髓层软骨质；果柄近基部呈污黑色，具颗粒状疣突。子囊盘呈褐色，小型，顶生于果柄上。分生孢子器生于小枝顶端，半球形，暗褐色。

【性味功效】甘、涩，凉。清热，润燥，凉肝，化痰，利湿。

【古方选录】《朱蕴斋医集》：石蕊花五钱，车前

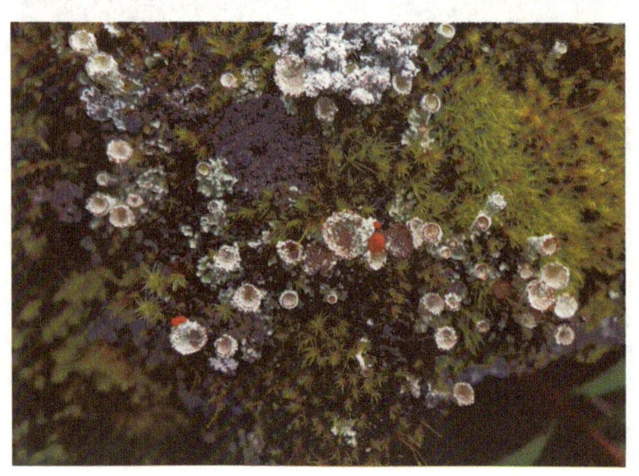

子、木通各三钱。用法：煎汤泡服。主治：肾热小便淋闭，及湿热五疸诸疾。

【用法用量】沸水泡，9~15g；或入丸、散。

【现代研究】化学研究显示，地衣枝状体含黑茶渍素，反丁烯二酸原冰岛衣酸酯。

124 柒　紫

【古籍原文】味苦。主治少腹痛，利小肠，破积聚，长肌肉。久服轻身长年，生宛朐。二月、七月采。

【现代研究】《中药大辞典》《中华本草》均无记载，原植物品种有待考证。

125 牛舌实

【古籍原文】味咸，温，无毒。主轻身益气。一名彖尸。生水中泽旁。实大，叶长尺。五月采。

【现代研究】《中药大辞典》《中华本草》均无记载，原植物品种有待考证。

126 菀　枣

【古籍原文】味酸，无毒。主轻身益气。生丹阳陵地，高尺许，实如枣。

【现代研究】《中药大辞典》《中华本草》均无记载，原植物品种有待考证。

127 龙常草

【古籍原文】味咸，温，无毒。主轻身，益阴气，治痹寒湿。生河水旁，如龙蒭，冬、夏生。

【来　　源】禾本科植物龙常草*Diarrhena manshurica* Maxim. 的全草。

【形态特征】多年生草本。基部具短茎及被鳞片的芽体，须根细弱。茎直立，细弱或较粗，具5~6节，节间粗糙，节下具微毛。叶鞘短于节间，密被

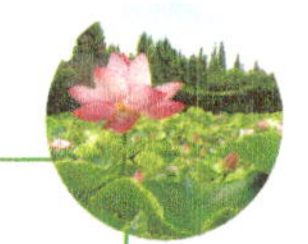

微毛；叶舌质厚，先端截平或不规则的齿裂；叶片扁平，质薄，线状披针形，下面粗糙，上面密被短毛。圆锥花序。分支直立与主轴贴生，基部者多孪生，主枝通常不再分支，各具2~7个小穗；小穗有2~3朵小花，小穗轴节间被微毛；颖膜质。颖果黑褐色，锥形先端呈乳黄色。

【性味功效】咸，温。散寒祛湿。

【用法用量】煎服，6~9g。外用适量。

128 离楼草

【古籍原文】味咸，平，无毒。主益气力，多子，轻身长年。生常山。七月、八月采实。

【现代研究】《中药大辞典》《中华本草》均无记载，原植物品种有待考证。

129 吴唐草

【古籍原文】味甘，平，无毒。主轻身，益气长年。生故稻草中，夜日有光，草中有膏。

【现代研究】《中药大辞典》、《中华本草》均无记载，原植物品种有待考证。

130 雀医草

【古籍原文】味苦，无毒。主轻身，益气，洗浴烂疮，治风水。一名白气。春生，秋花白，冬实黑。

【现代研究】《中药大辞典》《中华本草》均无记载，原植物品种有待考证。

131 尧 草

【古籍原文】味酸，平，无毒。主轻身，益气，长年。生蔓草木上，叶黄有毛，冬生。

【现代研究】《中药大辞典》《中华本草》均无记载，原植物品种有待考证。

132 酸 草

【古籍原文】主轻身，长年。生名山醴泉上阴居。茎有五叶清泽，根赤黄。可以消玉。一名丑草。

【古方选录】《千金方·卷四》酸草散：三叶酸草。用法：阴干为末，空心温酒服三钱匕。主治：赤白带下。

【现代研究】《中药大辞典》《中华本草》均无记载，原植物品种有待考证。

133 徐 李

【古籍原文】主益气，轻身，长年。生太山阴，如李，小型，实青色，无核，熟采食之。

【现代研究】《中药大辞典》《中华本草》均无记载，原植物品种有待考证。

134 桑茎实

【古籍原文】味酸，温，无毒。主字乳余疾，轻身，益气。一名草王。叶似荏，方茎大叶。生园中，十月采。

【现代研究】《中药大辞典》《中华本草》均无记载，原植物品种有待考证。

135 满阴实

【古籍原文】味酸，平，无毒。主益气，除热，止渴，利小便，轻身，长年。生深山谷及园中。茎如芥，叶小，实如樱桃，七月成。

【现代研究】《中药大辞典》《中华本草》均无记载，原植物品种有待考证。

136 可聚实

【古籍原文】味甘，温，无毒。主轻身，益气，明目。一名长寿。生山野道中。穗如麦，叶如艾。五月采。

【现代研究】《中药大辞典》《中华本草》均无记载，原植物品种有待考证。

137 地耳（葛仙米）

【古籍原文】味甘，无毒。主明目，益气，令人有子。生丘陵，如碧石青。

【来　源】念珠藻科植物念珠藻*Nostoc commune* Vauch. 或其他同属植物的藻体。

【形态特征】植物体新鲜时，由厚胶质鞘包围，形成不甚规则的球状体，呈绿褐色、墨绿色、橄榄绿色，内为圆形细胞呈念珠状单列排列。内有大型的异形细胞，圆形，近透明。环境干燥和藻体干熟后，呈不规则瓣片状，形如菌类的木耳菌，其内的念珠状细胞链顺着胶鞘的表面呈平行列。干后藻体中空，破裂为片状，蓝黑色，或呈黑色，脆而易碎，浸水后复原。

【性味功效】甘、淡，凉。清热明目，收敛益气。

【临床用方】《四川中药志》：地木耳、野菊花、

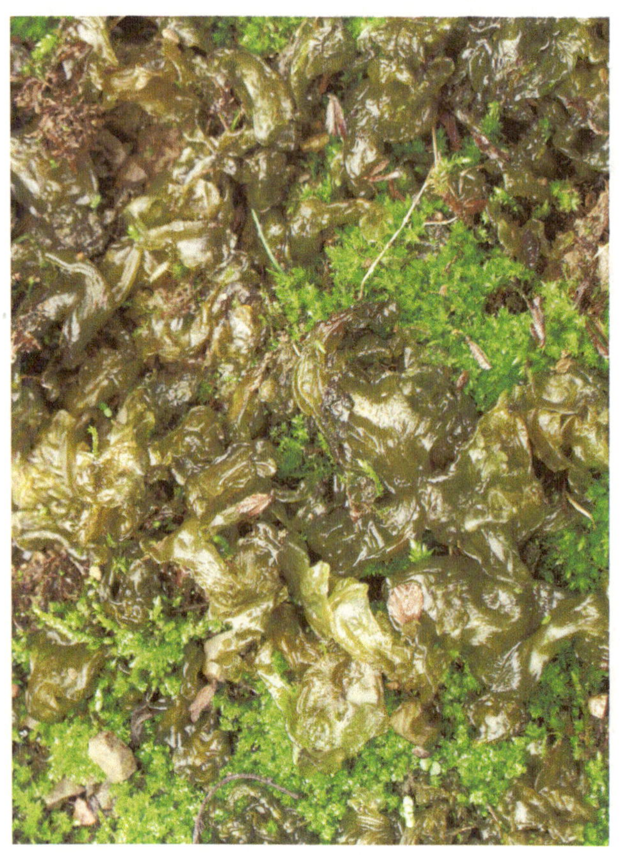

光明草、青葙子各9g。用法：水煎服。主治：目赤肿痛。

【用法用量】水煎服，30~60g。外用适量，研粉调敷。

【现代研究】化学研究显示，地耳含肌红蛋白，β-胡萝卜素，海胆烯酮，鸡油菌黄质，磷脂，甾醇，蛋白质，铁、钙及维生素C等。现代临床用于治疗夜盲症、水火烫伤、久痢、脱肛等。

138 土　齿

【古籍原文】味甘，平，无毒。主轻身，益气，长年。生山陵地中，状如马牙。

【现代研究】《中药大辞典》《中华本草》均无记载，原植物品种有待考证。

139 丁公寄（南藤）

【古籍原文】味甘。主金疮痛，延年。一名丁父。生石间，蔓延木上。叶细，大枝，赤茎，母大如碛黄，有汁。七月七日采。

【来　源】胡椒科植物石南藤*Piper wallichii*（Miq.）Hand.- Mazz. 的带叶茎枝。

【形态特征】常绿藤本，茎攀援，有节，光滑无毛。叶互生，革质；叶片椭圆形或狭椭圆形，先端渐尖或骤尖，基部圆楔形，全缘，上面无毛，有光泽，叶脉不显，下面被毛，叶脉5~7条，显著。花单性异株，无花被；穗状花序，下垂，总花梗比叶柄长，花甚小，密集；苞片盾状，光滑；雄蕊2枚。浆果球形，无柄，有疣状突起。

【性味功效】辛、甘，温。祛风湿，强腰膝，补肾壮阳，止咳平喘，活血止痛。

【古方选录】《本草纲目》南藤酒：石南藤。用法：煎汁，同曲米酿酒饮。主治：风湿痹痛。

【用法用量】煎服，6~15g；或酿酒；或酒煮。外用适量，捣敷；或捣烂炒热包敷；或浸酒外搽。

【使用注意】阴虚火旺者及孕妇慎服。

【现代研究】化学研究显示，全草含生物碱，鞣质，单糖等。药理研究显示，其有镇痛，增加心肌

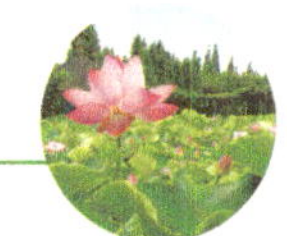

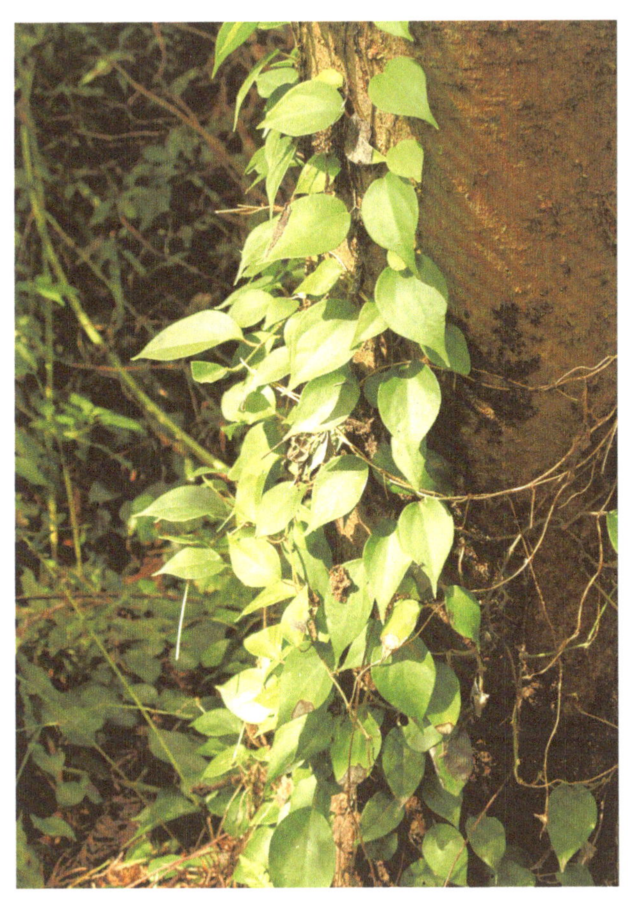

血流量，提高心肌耐缺氧力，明显抑制抗血小板活化因子诱导的血小板聚集等作用。现代临床用于治疗冠心病心绞痛、脑梗死、跌打扭伤和哮喘等。

140 腂

【古籍原文】味甘，无毒。主益气，延年。生山谷中，白顺理。十月采。

【现代研究】《中药大辞典》《中华本草》均无记载，原植物品种有待考证。

141 龙　骨

【古籍原文】微寒，无毒。主治心腹烦满，四肢痿枯，汗出，夜卧自惊，恚怒，伏气在心下，不得喘息，肠痈内疽阴蚀，止汗，小便利，溺血，养精神，定魂魄，安五脏。

白龙骨：治梦寐泄精，小便泄精。

龙齿：主治小儿五惊，十二痫，身热不可近

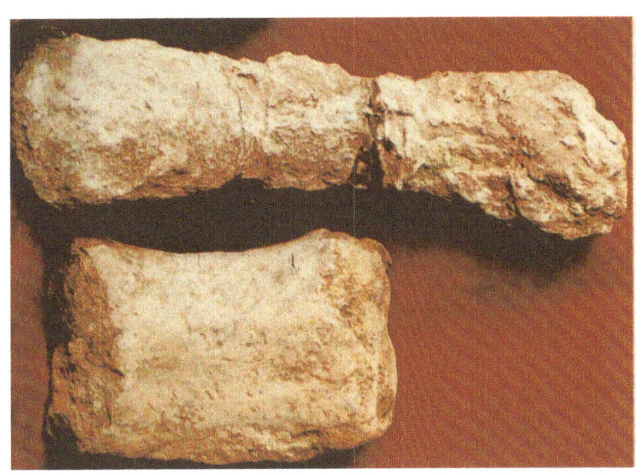

人，大人骨间寒热，又杀蛊毒。角，主治惊痫瘈疭，身热如火，腹中坚及热泄。生晋地及太山岩水岸土穴石中死龙处，采无时。（龙骨，得人参、牛黄良，畏石膏。龙角，畏干漆、蜀椒、理石）

《本经》原文：龙骨，味甘，平。主心腹鬼注，精物老魅，咳逆，泄利脓血，女子漏下，癥瘕坚结，小儿热气惊痫。齿，主小儿大人惊痫，癫疾狂走，心下结气，不能喘息，诸痉，杀精物。久服轻身，通神明延年。生山谷。

【来　　源】古代大型哺乳动物象类、三趾马类、犀类、鹿类、牛类等骨骼化石。

【形态特征】药材为不规则块状，大小不一。表面白色、灰白色或黄白色，较光滑，有的具纹理与裂隙，或具棕色条纹或斑块。质硬，断面不平坦，色白，细腻如粉质。吸湿力较强。

【性味功效】甘、涩，平。平肝潜阳，镇静安神，收敛固涩。

【古方选录】《外台秘要·卷二十六》龙骨散：龙骨、黄连（去须，炒）各等分。用法：上为散。每服二钱匕，食前温米饮调下，日二次。主治：伤寒热病后，下痢脓血。

【用法用量】煎服，15~30g，宜先煎；平肝潜阳宜生用，收敛固涩宜煅用。外用适量。

【使用注意】湿热积滞者不宜。

【现代研究】化学研究显示，龙骨含碳酸钙，磷酸钙以及铁、钾、钠、氯、铜、锰和硫酸根等。药理研究显示，其有促进睡眠，抗惊厥，促进血液凝固，降低血管壁通透性，减轻骨骼肌兴奋等作用。现代临床用于治疗小儿佝偻病、多汗、精神分裂症、胃及十二指肠溃疡、遗精、带下等。

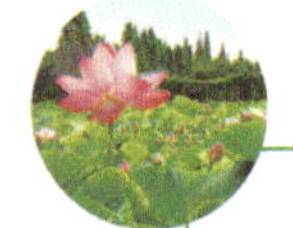

142 牛　黄

【古籍原文】有小毒。主治小儿百病，诸痫，热口不开，大人狂癫。又堕胎，久服轻身，增年，令人不忘。生晋地平泽，生于牛，得之即阴干百日，使时燥，无令见日月光。（人参为之使，得牡丹、菖蒲利耳目，恶龙骨、地黄、龙胆、蜚蠊，畏牛漆）

《本经》原文：牛黄，味苦，平。主惊痫寒热，热盛狂痓，除邪，逐鬼。生平泽。

【来　源】牛科动物牛*Bos taurus domesticus* Gmelin的胆结石。

【形态特征】牛　体长1.5~2m，体重一般在250kg左右。体格强壮结实。头大，额广，鼻阔，口大。上唇上部有2个大鼻孔，其间皮肤硬而光滑，无毛，称为鼻镜。眼、耳都很大。头上有角1对，左右分开，角之长短、大小随品种而异，弯曲，无分支，中空，内有骨质角髓。四肢匀称，4趾，均有蹄甲，其后方2趾不着地，称悬蹄。尾较长，尾端具丛毛，毛色大部为黄色，无杂毛掺混。

【性味功效】苦，凉。息风止痉，清心化痰，开窍醒神，清热解毒。

【古方选录】《外科全生集·卷四》犀黄丸：牛黄三钱，甘草、金银花各一两，草紫河车五钱。用法：上为末，炼蜜丸，量儿服。主治：胎毒疮疖及一切疮疡。

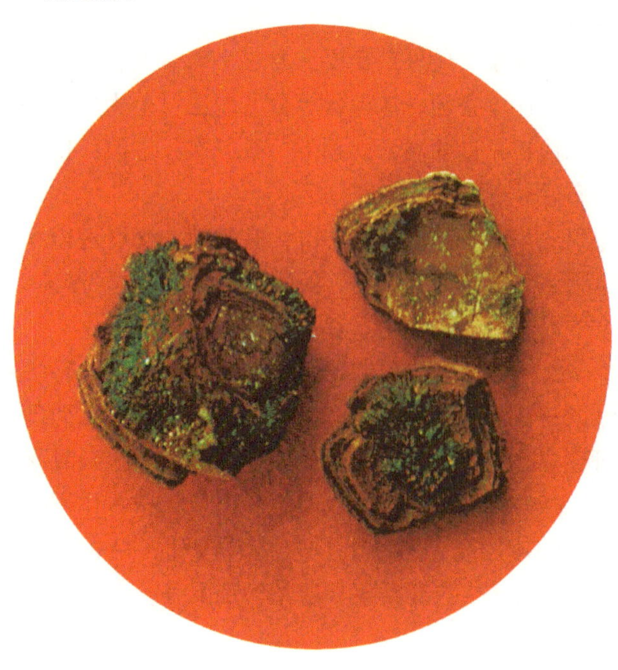

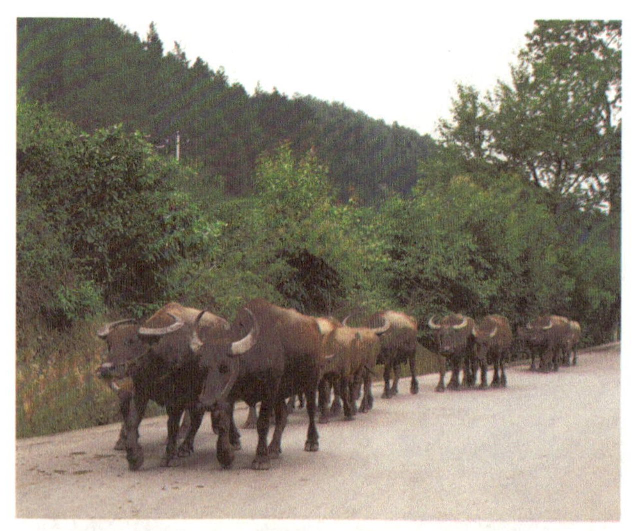

【用法用量】入丸、散，每次0.15~0.35g。外用适量，研末外敷。

【使用注意】非实热证不宜用；孕妇慎用。

【现代研究】化学研究显示，牛黄含胆红素，胆绿素，胆酸，去氧胆酸，胆固醇，脂肪酸，卵磷脂，肽类，牛磺酸，多种氨基酸及钠、钙等。药理研究显示，其有镇静，抗惊厥，解热，利胆保肝，抗炎，兴奋呼吸，祛痰镇咳，止血，降血脂和降血压等作用。现代临床用于治疗上呼吸道感染、癫痫病、白血病、痈疮、口腔溃疡和肝癌等。

143 麝　香

【古籍原文】无毒。主治诸凶邪鬼气，中恶，心腹暴痛胀急，痞满，风毒，妇人产难，堕胎，去面䵟，目中肤翳。久服通神仙。生中台及益州，雍州山中。春分取之，生者益良。

《本经》原文：麝香，味辛，温。主辟恶气，杀鬼精物、温疟、蛊毒，痫痓，去三虫。久服除邪，不梦寤厌寐。生川谷。

【来　源】鹿科动物林麝*Moschus berezovskii* Flerov 、马麝*Moschus sifanicus* Przewalski或原麝*Moschus moschiferus* Linnaeus 成熟雄体香囊中的分泌物。

【形态特征】林麝　体长约75cm，体重约10kg。毛角较深，深褐色或灰褐色，成体身上一般无显著肉桂黄或土黄点状斑纹。耳背色多为褐色或黑褐色；耳多为黑褐色或棕褐色，内白色，眼下部

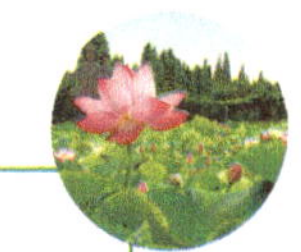

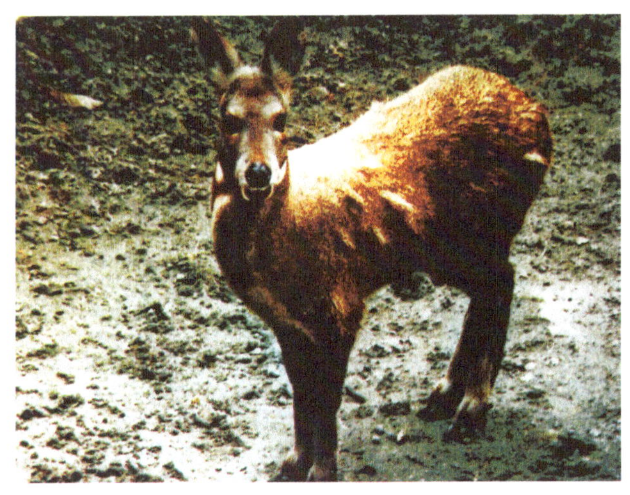

有2条白色毛带延伸至颈和胸部。成年雄麝有1对獠牙，腹下有1个分泌麝香的腺体囊，开口于生殖孔前面。雌麝无腺囊和獠牙。

【性味功效】辛，温。开窍醒神，活血通经，消肿止痛。

【古方选录】《外台秘要·卷七》麝香散：麝香一分（研），生犀角二分（屑），青木香二分。用法：上为散。空肚以熟水服方寸匕。未止更服之，不利。主治：卒中恶。心腹刺痛。

【用法用量】入丸、散，每次0.03~0.1g。外用适量。不宜入煎剂。

【使用注意】孕妇禁用。

【现代研究】化学研究显示，麝香含麝香酮，麝香醇，胆固醇，氨基酸，纤维素，蛋白激酶激活剂和无机盐类等。药理研究显示，其有中枢神经系统兴奋，增强中枢神经耐缺氧能力，改善脑循环，镇痛，强心，增加冠脉血流量，升高血压，抗血小板凝集和兴奋子宫等作用。麝香及制剂现代临床用于治疗冠心病心绞痛、血管神经性头痛、支气管哮喘、外伤疼痛和白癜风等。

144 人乳汁

【古籍原文】主补五脏，令人肥白悦泽。

又，首生男乳，疗目赤痛多泪，解独肝牛肉毒，合豉浓汁服之神效（见《唐本草》注引《别录》文）。

【来　　源】人科动物健康哺乳期妇女的乳汁。

【形态特征】乳汁稀薄、白色不透明，味和而甘。

【性味功效】甘、咸，平。补阴养血，润燥止渴。

【古方选录】《丹溪心法》：人乳汁、黄连末、天花粉末、藕汁、生地黄汁。用法：上后二味汁为膏，入前三味搜和，佐以姜汁和蜜为膏，徐徐留舌上，以白汤少许送下。主治：消渴。

【用法用量】取新鲜者趁热饮用适量。外用适量，点眼。

【使用注意】脾胃虚寒泄泻者慎用。

【现代研究】化学研究显示，每100g人乳汁含水分88g，蛋白质1.5g，脂肪3.7g，碳水化物6.4g，灰分0.3g，钙34mg，磷15mg，铁0.1mg，维生素A250IU，硫胺素0.01mg，维生素B_2 0.04mg，烟酸0.1mg，维生素C 6mg。现今不作药用。

145 髪髲（发髲）

【古籍原文】小寒，无毒。合鸡子黄煎之，消为水，治小儿惊热下痢。

《本经》原文：髪髲，味苦，温。主五癃关格不通，利小便水道，疗小儿痫，大人痓。仍自还神化。

【来　　源】人科动物人脱落的断发。

【现代研究】现今不入药用。

146 乱发（血余炭）

【古籍原文】微温。主治咳嗽，五淋，大小便不通，小儿惊痫，止血鼻衄，烧之吹内立已。

【来　　源】人科动物健康人的头发制成的炭化物。

【形态特征】药材呈不规则块状，大小不一、乌黑光亮，表面有多数细孔，如海绵状、质轻，质脆易断，断面蜂窝状。火烧有焦发气，味苦。

【性味功效】苦、涩，平。收敛止血，散瘀，补阴利尿。

【古方选录】《金匮要略·消渴小便不利淋病脉证并治第十三》滑石白鱼散：滑石二分，乱发二分（烧），白鱼二分。用法：上三味，杵为散，饮服半钱匕，日三服。主治：消渴、小便不利，小腹胀痛有瘀血。

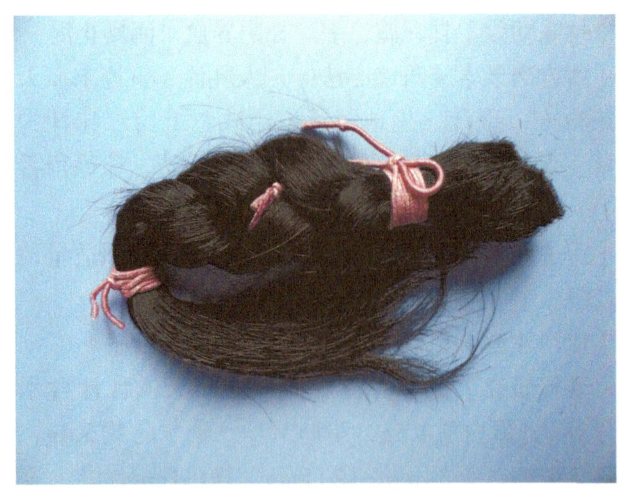

【用法用量】煎服，6~10g；研末服，1.5~3.0g。外用适量。收集的头发用碱水洗去油脂，清水漂净，焖煅后用。

【使用注意】胃虚者用之，多有吐泻之弊。

【现代研究】化学研究显示，血余炭含碳素，胱氨酸，脂肪，蛋白质及钙、钠、钾、锌、铜、铁、锰、砷等。药理研究显示，其有缩短出血、凝血时间和血浆再钙化时间，收缩黏膜毛细血管，抑制金黄色葡萄球菌、伤寒杆菌、痢疾杆菌和利尿等作用。现代临床用于治疗功能性子宫出血、外伤出血、声带黏膜下出血、慢性声带炎、声音嘶哑、鼻出血、牙龈出血、泌尿系统感染血尿和产后尿潴留等。

147 头 垢

【古籍原文】主治淋闭不通。

【来　　源】人科动物人头皮污垢（或头屑）。

【现代研究】现今已不入药用。

148 人 屎

【古籍原文】寒。主治时行大热狂走，解诸毒，宜用绝干者，捣末，沸汤沃服之。

【来　　源】人科动物健康人的大便。

【现代研究】现今已不入药用。

149 人溺（人尿）

【古籍原文】治寒热，头疼，温气，童男者尤良。

【来　　源】人科动物健康人的小便，去头尾，取中段尿。取10岁以下健康男童小便，称“童便”。

【形态特征】淡黄色溶液。有尿臭，味咸。

【性味功效】咸，寒。滋阴降火，止血散瘀。

【古方选录】《医学从众录·卷八》韭汁童便汤：韭汁、童便适量。用法：冲温服。主治：月水逆行，上行口鼻。

【用法用量】内服，取新鲜者温饮30~50ml；或和入汤药中。

【使用注意】脾胃虚寒或溏泄及阳虚无火者忌服。

【现代研究】化学研究显示，人尿成分的种类及多少常受饮食及排尿时间的影响。尿中主要成分有尿素及氯化钠、钾、磷酸等。尿中次多的成分有硫酸、尿酸、肌肝、氨、马尿酸等；其他量虽少但常有的成分，有酚、草酸、尿蓝母、钙、镁等。此外，尿中尚含微量的维生素，如维生素B_1、B_2、B_6、C及叶酸，又含多种激素，如17-甾酮类、17-氧皮质甾酮、雌激素、促性腺激素等。药理研究显示，其有止血、调节免疫功能等作用。现代临床用于治疗出血症、银屑病等。

溺白垽：治鼻衄，汤火灼疮。东向圊厕溺坑中青泥，治喉痹，消痈肿，若已有脓即溃。

【来　　源】人科动物健康人尿自然沉结的固体物。

【形态特征】干燥的固体物，呈不规则的块片状，大小、厚薄不等，一般厚3~5mm。外表灰白色，光滑或有瘤状突起；有时一面平滑，另一面松泡而凹

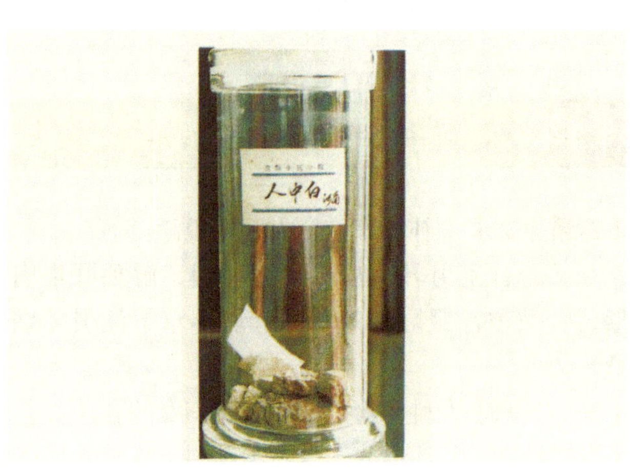

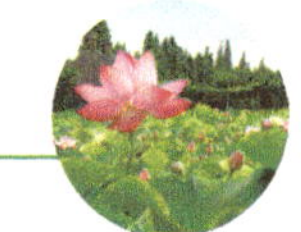

凸不平。质坚硬而脆，易碎断，断面起层。有尿臊气，味微咸。

【性味功效】咸，凉。清热降火，止血消瘀。

【古方选录】《太平圣惠方》：故绵五寸（烧灰），人中白一分。用法：细研为散，每服以新汲水调下10g。主治：鼻衄经久不止。

【用法用量】入散剂，3~6g。外用适量，研末吹；或调敷患处。

【现代研究】人尿长时间放置，因尿中酸碱度变化而产生沉淀物，主要成分是磷酸钙、尿酸钙。

150 马　乳

【古籍原文】止渴。

【来　　源】马科动物马*Equus caballus orientalis* Noack 的乳汁。

【形态特征】体长1.5~2.5m，高1~1.5m。毛色随种类而不同。头、面狭长，耳小，直立能动。前额阔，上披长毛如发。颈部长，有鬃毛，自头后沿颈背向下披垂。躯干部长，胸部比腹部宽大、四肢细长，下部有距毛，前肢腕骨上方和后肢跗骨下方有一部分无毛而有坚固的灰白色胼胝体，俗称夜眼。足趾仅第3趾发达，成末端卵圆形的实性蹄；第2、第4趾均退化。尾自基部末端,具总状长毛，形如尘拂。

【性味功效】甘，凉。补血润燥，清热止渴。

【用法用量】煮沸，125~250g。

【现代研究】化学研究显示，每100g马乳中含水分91g，蛋白质2.1g，脂肪1.1g，碳水化物6g，灰分0.4g，以及溶菌酶。药理研究显示，马乳中的溶菌酶对革兰阳性细菌有灭杀作用，以及抗病毒、抗血纤维蛋白溶解等作用。

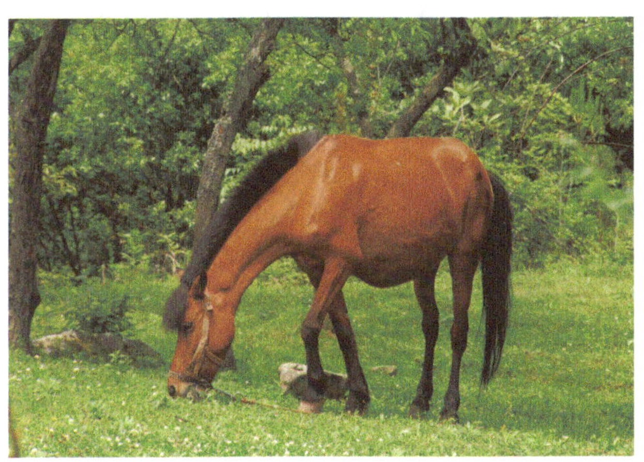

151 牛　乳

【古籍原文】微寒。补虚羸，止渴，下气。

【来　　源】牛科动物牛*Bos taurus domesticus* Gmelin或水牛*Bubalus bubalis* Linnaeus. 的乳汁。

【形态特征】参见“牛黄”条。

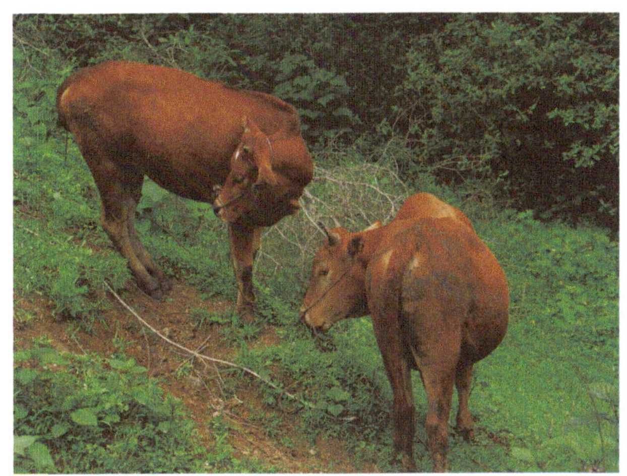

【性味功效】甘，微寒。补虚损，益肺胃，养血，生津润肠，解毒。

【古方选录】《丹溪心法·卷三》：牛乳一盏，韭菜汁二两。用法：用生姜汁半两，和匀温服。主治：治翻胃。

【用法用量】煮沸适量。

【使用注意】脾胃虚寒泄泻、中有痰湿积饮者慎用。

【现代研究】牛乳化学组成因牛的种类、年龄、饲养方法、采乳时间、生活及健康状况、气温的不同而异。牛乳中主含水分，蛋白质，脂肪，碳水化物，灰分，钙、磷、铁，维生素B_1，维生素B_2，烟酸，维生素C，维生素A，胡萝卜素，叶酸，肌醇等。药理研究显示，牛初乳制剂有降血糖，降血胆固醇，抗感染等作用。

152 羊　乳

【古籍原文】温。补寒冷虚乏。

【来　　源】牛科动物山羊*Capra hircus* L. 或绵羊

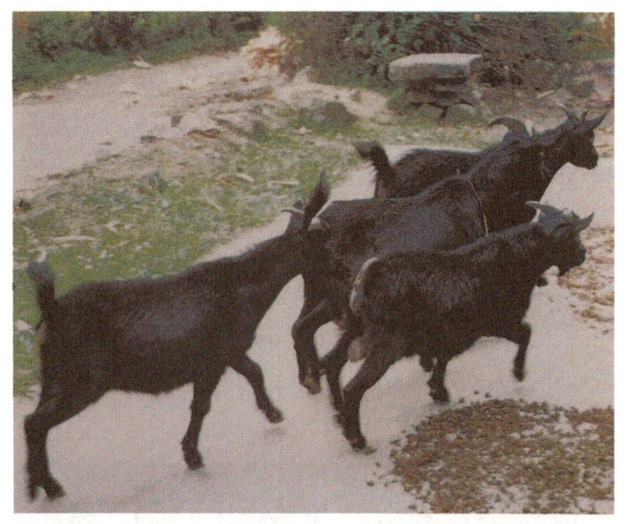

Ovis aries L. 的乳汁。

【形态特征】山羊　体长1~1.2m。头长，颈短，耳大，吻狭长。雌、雄额部皆有角1对，雄性的角特大；角基部略呈三角形，尖端略向后弯，角质中空，表面有环纹或前面呈瘤状。雄者颚下有总状长须。四肢细。尾短，不甚下垂。全体被粗直短毛，毛色有白、黑、灰或黑白相杂等多种。

【性味功效】甘，微温。补虚，润燥，和胃，解毒。

【古方选录】《千金方》：羊乳汁。用法：羊乳汁涂之。主治：漆疮。

【用法用量】煮沸或生饮，250~500ml。外用适量，涂敷。

【现代研究】化学研究显示，羊乳含水分，蛋白质，脂肪，碳水化物，灰分，钙、磷、铁，维生素B_1，维生素B_2，烟酸，维生素C，维生素A等。药理研究显示，山羊乳具有促进细胞生长的作用。

153 酥

【古籍原文】微寒。补五脏，利大肠，主口疮。

【来　　源】牛乳或羊乳经提炼而成的酥油。

【形态特征】参见“牛乳”“羊乳”条。

【性味功效】甘，微寒。养阴清热，益气养血，止渴润燥。

【用法用量】溶化，15~30g；或入膏、丸。外用适量，涂摩。

【使用注意】脾虚湿盛滑泄者忌服。

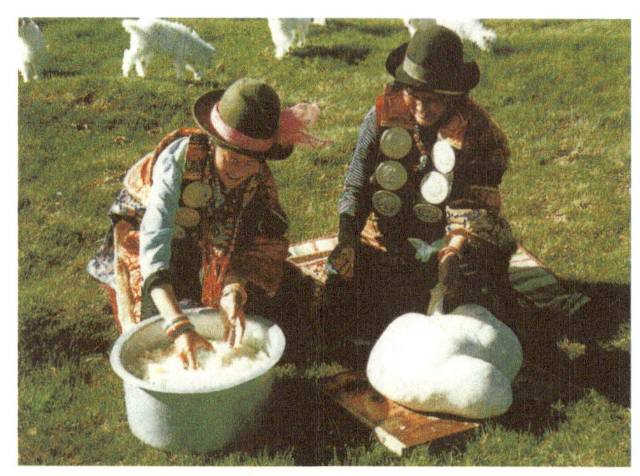

154 熊脂（熊油）

【古籍原文】微温，无毒。主治食饮呕吐。久服长年。生雍州。十一月取。

《本经》原文：熊脂，味甘，微寒。主风痹不仁筋急，五脏腹中积聚，寒热羸瘦，头疡白秃，面皯疱。久服强志，不饥轻身。生山谷。

【来　　源】熊科动物黑熊*Selenarctos thibetannus* G. Curvier或棕熊*Ursus arctos* Linnaeus的皮下脂肪。

【形态特征】黑熊　动物体型较大，体重约150kg。头部宽圆。吻部短而尖；鼻端裸露，眼小；耳较长，伸出头顶两侧。颈部短粗。胸部有一倒“人”

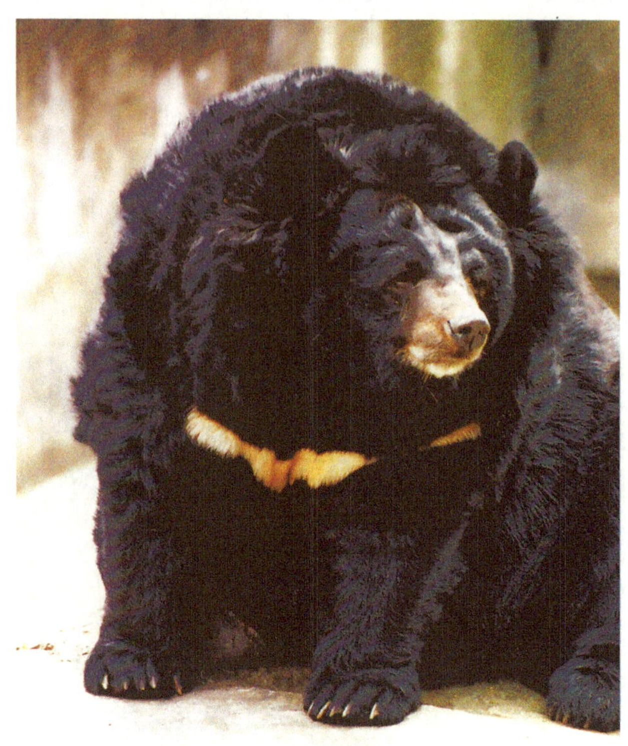

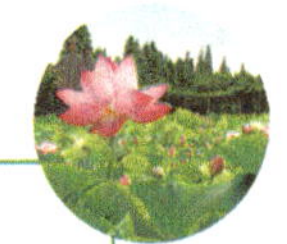

字形白斑。尾很短。毛漆黑色，有光泽。四肢粗健，前后足均具5趾，前足腕垫宽大与掌垫相连，后足跖垫亦宽大且肥厚。具爪。

【性味功效】甘，温。补虚损，强筋骨，润肌肤。

【古方选录】《洞天奥旨·卷十》熊脂膏：熊油一两，瓦松三钱，轻粉一钱，樟脑一钱。各为末。用法：先以甘草三钱，桂枝三钱煎汤洗之，烘干，以熊油调各末，搽而烘之，一日三次。主治：数十年鹅掌风。

【用法用量】熬炼后开水冲服。外用适量，局部涂搽。

【使用注意】脾胃素虚者慎用。

155 石蜜（蜂蜜）

【古籍原文】微温，无毒。主养脾气，除心烦，食饮不下，止肠澼，肌中疼痛，口疮，明耳目。久服延年神仙。生武都、河源山谷及诸山石中，色白如膏者良。

《本经》原文：石蜜，味甘，平。主心腹邪气，诸惊痫痓，安五脏诸不足，益气补中，止痛解毒，除众病，和百药。久服，强志轻身，不饥不老。一名石饴。生山谷。

【来　源】蜜蜂科昆虫中华蜜蜂*Apis cerana* Fabricius 或意大利蜂*Apis mellifera* Linnaeus 所酿的蜜。

【形态特征】中华蜜蜂有蜂王、雄蜂和工蜂三种。蜜蜂是一种营群体生活的昆虫，每一蜂群由1个蜂王（雌性）、数百计的雄蜂和数万计的工蜂组成。工蜂为生殖系统不发育的雌蜂，专司采蜜、酿蜜、

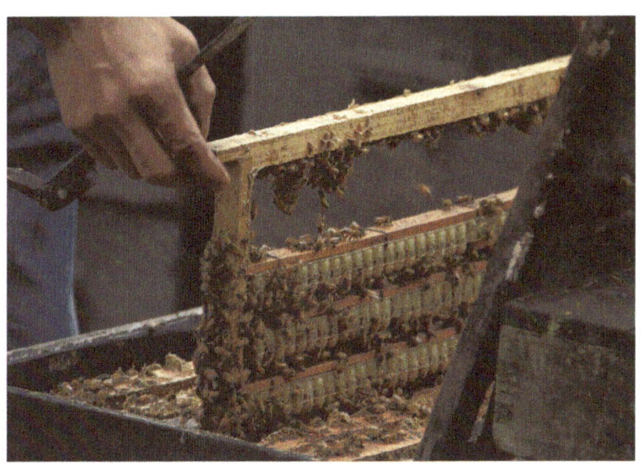

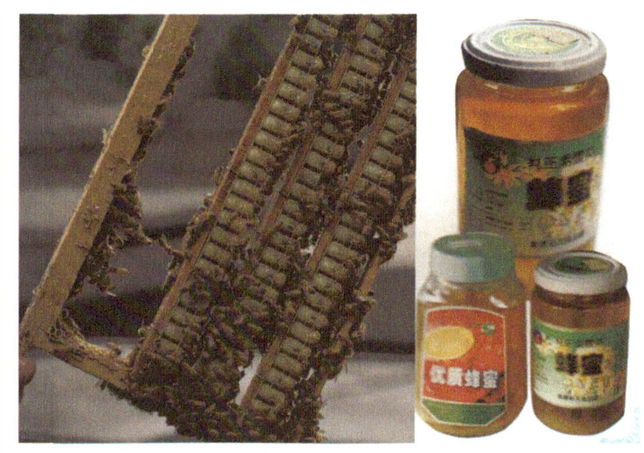

喂饲幼虫、筑巢及防御等职。蜂蜜是一种稠厚的透明或半透明液体，呈白色、淡黄色、橘黄色或琥珀色。夏季如清油状，半透明有光泽；冬季则不透明，并有葡萄糖的结晶析出。芳香，味甜。

【性味功效】甘，平。补中，润燥，止痛，解毒；外用生肌敛疮。

【古方选录】《金匮要略》甘草粉蜜糖：甘草二两，粉一两，蜜四两。用法：水煮甘草，内粉、蜜，搅令和，煎如薄粥，温服。主治：蛔虫病，吐涎心痛，发作有时，毒药不止。

【用法用量】煎服，15~30g。外用适量。

【使用注意】糖尿病人不宜。

【现代研究】化学研究显示，蜂蜜含葡萄糖，果糖，有机酸，淀粉酶，多种维生素，叶酸，泛酸，烟酸，多种氨基酸，蛋白质，树胶，天然香料及钾、铁、钙、钠、铜、锰、磷等。药理研究显示，其有抗菌，抗真菌，抗阴道滴虫和抗病毒，增强机体免疫功能，调节心脏功能，促使胃肠平滑肌蠕动，解毒，抗肿瘤，滋补强壮与促进组织再生等作用。现代临床用于治疗烧伤、冻伤、老年便秘、十二指肠溃疡、结肠炎、角膜溃疡、鼻窦炎、神经官能症、痔疮和外伤科感染性疾病等。

156 蜜蜡（蜂蜡）

【古籍原文】无毒。

《本经》原文：蜜蜡，味甘，微温。主下利脓血，补中，续绝伤金创，益气，不饥耐老。生山谷。

【来　源】蜜蜂科昆虫中华蜜蜂*Apis cerana* Fabricius等分泌的蜡质块状物。

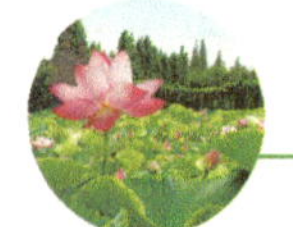

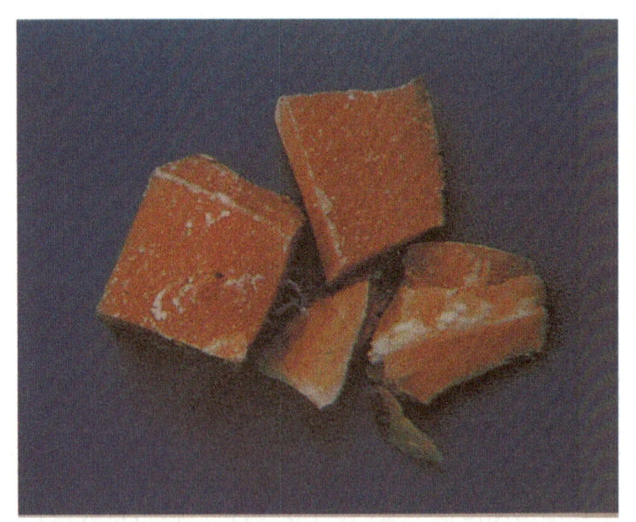

【形态特征】黄蜡呈不规则块状，大小不一，黄色、黄白色或淡黄棕色，不透明或微透明，表面光滑，手摸有油腻感。体轻，能浮于水面。断面呈沙粒状。有蜂蜜样香气，味微甘，嚼之细腻。不溶于水，溶于有机溶剂。

【性味功效】甘，微温。解毒，敛疮，生肌，止痛。

【古方选录】《痘疹传心录·卷十八》八味蜡矾丸：明矾一两，蜜蜡一两，牛黄一钱，真珠一钱，乳香一钱，没药一钱，朱砂一钱，雄黄五分。用法：先将蜡熔化，离火下众药和匀，急为丸，如梧桐子大。每服十丸，温酒送下，日三服。加至二十丸。主治：痈疽。

【用法用量】烊化和服，5~10g；或入丸剂。外用适量，溶化敷患处。

【使用注意】湿热痢疾初起者禁服。

【现代研究】化学研究显示，蜂蜡含酯类，游离酸类，游离醇类，烃类，微量挥发油和色素等。药理研究显示，其有清除活性氧，抗菌和防腐等作用。现代临床用于治疗痈疽、溃疡不收、遗精、带下和梅核气等。

157 白　蜡

【古籍原文】治久泄澼后重见白脓，补绝伤，利小儿。久服轻身，不饥。生武都，生于蜜房木石间。（恶芫花、齐蛤）

【来　　源】蜜蜂科昆虫中华蜜蜂*Apis cerana* Fabricius 或意大利蜂*Apis mellifera* Linnaeus 分泌的蜡质经人工精制而成的块状物。

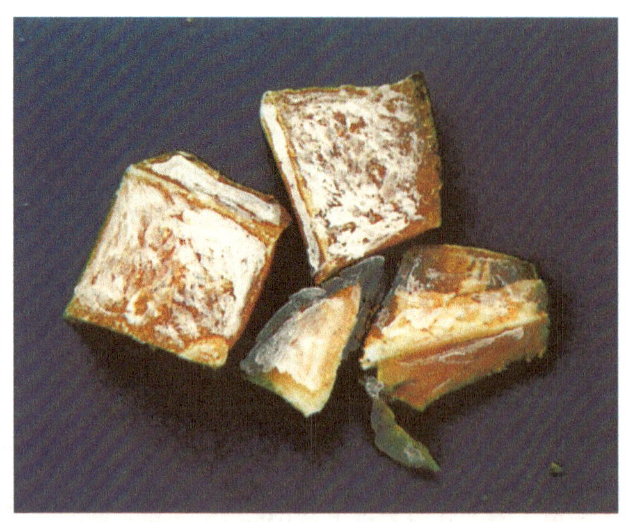

【形态特征】多为不规则的块状，大小不一，全体呈黄色或黄棕色，不透明或微透明。表面光滑，触之有油腻感。体较轻，蜡质，能浮于水面，冷时质软脆，碎断面颗粒性，用手搓捏能软化。有蜂蜜样香气，味淡，嚼之细腻而黏。

【性味功效】甘，微温。解毒，敛疮，生肌，止痛。

【古方选录】《圣济总录·卷一八九》蜡薤饼：白蜡一两一分，鸡子三枚（取黄），薤白五茎（研细），白面三两。用法：上以鸡子黄与薤白、面等调作饼子，用蜡代油煎取熟，空心食之。主治：赤白痢。

【用法用量】外用适量，溶化调敷患处；常做成药赋形剂及油膏基质。

【使用注意】湿热痢初起者忌服。

【现代研究】化学研究显示，白蜡主要成分为酯类，游离酸类，游离醇类和烃类，微量的挥发油及色素。药理研究显示，其能清除活性氧，抑制脂质过氧化，有抑菌和防腐等作用。古代可作为中成药丸蜜封用材料，现代也可用作中成药加工辅料。

158 蜂　子

【古籍原文】微寒，无毒。主治心腹痛，大人小儿腹中五虫口吐出者，面目黄。久服轻身益气。大黄蜂子，主治干呕，土蜂子，治嗌痛。生武都。（畏黄芩、芍药、牡蛎）

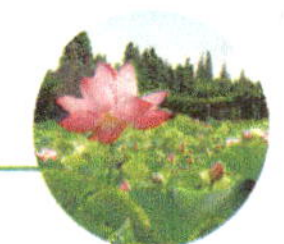

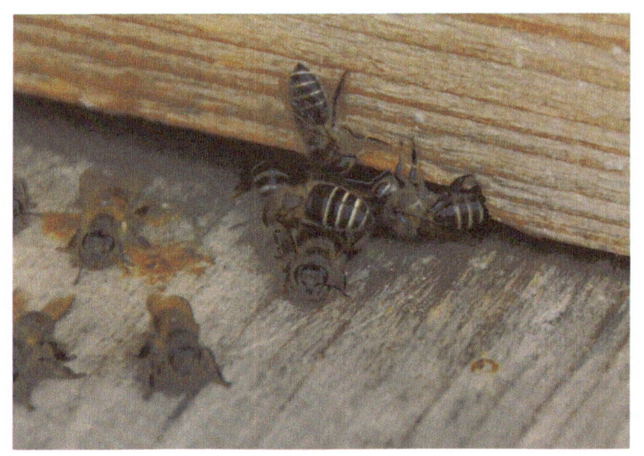

《本经》原文：蜂子，味甘，平。主风头，除蛊毒，补虚羸伤中。久服，令人光泽，好颜色，不老。大黄蜂子，主心腹胀满痛，轻身益气。土蜂子，主痈肿。一名蜚零。生山谷。

【来　　源】蜜蜂科昆虫中华蜜蜂*Apis cerana* Fabricius或意大利蜂*Apis mellifera* Linnaeus的幼虫。

【形态特征】参见“石蜜”条。

【性味功效】甘，平；有毒。补虚，解毒。

【古方选录】《圣济总录·卷八》白花蛇散：白花蛇一两（酒浸，去皮骨，炙），天南星一两（炮），天雄一两（炮裂，去皮脐），白僵蚕一两（炒），干蝎一两（去土，炒），麻黄一两（去根节，汤煮掠去沫，焙），蜂子半两，甘草半两（炙），干姜半两（炮）。用法：上为散，研匀。每服二钱匕，温酒调下。主治：筋络拘急，挛缩疼痛。

【用法用量】入丸、散，1~2g。外用适量。

【使用注意】不宜久服。

159 白胶（鹿角胶）

【古籍原文】温，无毒。主治吐血，下血，崩中不止，四肢酸疼，多汗，淋露，折跌伤损。生云中，煮鹿角作之。（得火良，畏大黄）

《本经》原文：白胶，味甘，平。主伤中劳绝，腰痛羸瘦，补中益气，妇人血闭无子，止痛安胎。久服轻身延年。一名鹿角胶。

【来　　源】鹿科动物梅花鹿*Cervus nippon* Temminck或马鹿*Cervus elaphus* Linnaeus已骨化的角经水煎熬、浓缩制成的固体胶。

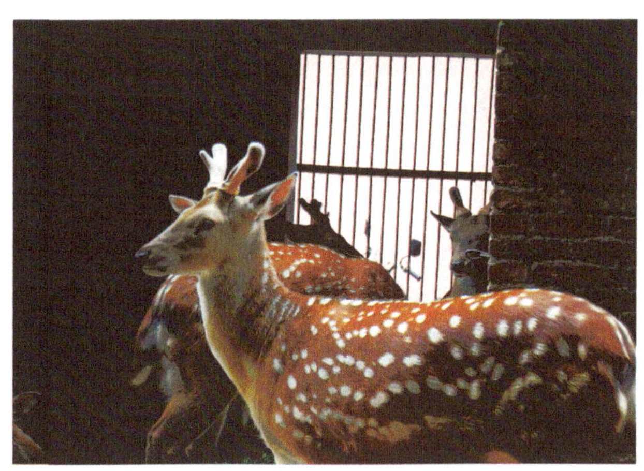

【形态特征】梅花鹿　中型兽，身长约1.5m。眶下腺明显，耳大直立，颈及四肢细长，尾短。雄鹿第二年开始生角，不分叉，密被黄色或白色细茸毛，以后每年早春脱换新角，增生一叉，至生四叉。雌鹿无角。冬毛厚密，呈棕灰色或棕黄色，四季均有白色斑点。夏毛薄，全身红棕色。耳内及腹面毛白色。

【性味功效】甘、咸，温。温补肝肾，益精养血。

【古方选录】《普济方·卷一六二》白胶汤：白胶五两，干地黄（切）半斤，桂心二两，桑白皮（切）二升，芎䓖一升，大麻仁一升，饴糖一升，紫菀二两，大枣二十个，人参二两，大麦二升，生姜五两。用法：上㕮咀。以水一斗五升煮麦，取一斗，去麦下药，煮取三升，分五服。主治：肺伤咳唾脓血，肠涩背气，不能食，恶风，目暗荒荒，足胫寒。

【用法用量】煎服，3~6g，开水或黄酒烊化兑服；或入丸、散，或膏剂。

【使用注意】阴虚火旺者忌用。

【现代研究】化学研究显示，白胶含胶质，蛋白质，磷酸钙，碳酸钙，多种氨基酸和氮化物等。药理研究显示，其有促进淋巴母细胞转化以增加血中红细胞、白细胞和血小板等，促进钙吸收和转运，抗炎、抗过敏和消肿等作用。现代临床用于治疗神经衰弱、久患溃疡不愈等。

160 阿胶（驴皮胶）

【古籍原文】微温，无毒。主丈夫少腹痛，虚劳羸瘦，阴气不足，脚酸不能久立，养肝气。生东平

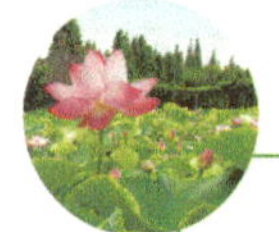

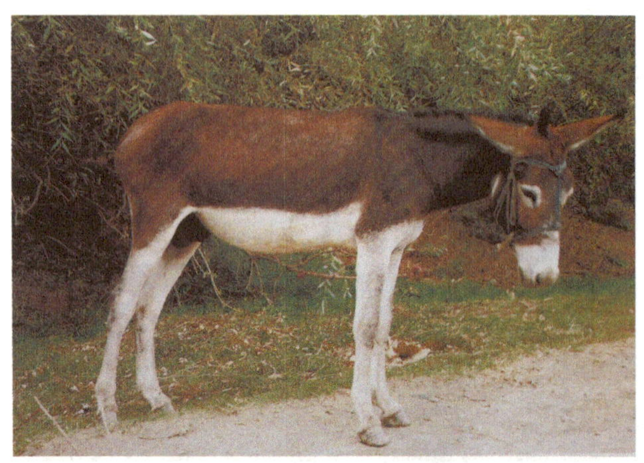

郡，煮牛皮作之。（出东阿。恶大黄，得火良）

《本经》原文：阿胶，味甘，平。主心腹内崩，劳极洒洒如疟状，腰腹痛，四肢酸疼，女子下血，安胎。久服轻身益气。一名傅致胶。

【来　　源】马科动物驴*Equus asinus* L. 的皮经煎煮、浓缩制成的固体胶。

【形态特征】驴体形如马而瘦小，成横的长方形。头大，眼圆，耳长。面部平直，头颈高扬，颈部较宽厚，鬃毛稀少。四肢粗短，蹄质坚硬。尾基部粗而末梢细。体毛厚而短，有黑色、栗色、灰色三种，颈背部有一条短的深色横纹，嘴部有明显的白色嘴圈。耳郭背面同身色。腹部及四肢内面均为白色。

【性味功效】甘，平。补血滋阴，润燥，止血。

【古方选录】《伤寒论·辨少阴病脉证并治第十一》黄连阿胶汤：黄连四两，黄芩二两，芍药二两，阿胶三两，鸡子黄二枚。用法：上五味，以水六升，先煮三物，取二升，去滓，纳胶烊尽，小冷，纳鸡子黄，搅令相得，温服七合，日三服。主治：少阴病，得之二三日，心中烦，不得卧。

【用法用量】3~9g，开水或黄酒烊化兑服；或入丸、散，或膏剂。

【使用注意】脾胃虚弱者慎用。

【现代研究】化学研究显示，阿胶含骨胶原，赖氨酸、精氨酸、组氨酸、甘氨酸、丙氨酸等，糖胺聚糖类-硫酸皮肤素及钙、硫、钾、钠等。药理研究显示，其有提高红细胞数和血红蛋白量，促进造血功能，抗休克，增加血清钙，抗疲劳，耐缺氧和延缓衰老等作用。现代临床用于治疗白细胞减少、肺结核咯血及多种出血、口腔溃疡、贫血、慢性溃疡性结肠炎、习惯性流产和体质虚弱等。

161 白鹅膏

【古籍原文】主治耳卒聋，以灌之。毛，治射工，水毒。肉，平，利五脏。

【来　　源】鸭科动物家鹅*Anser crygnoides domestica* Brisson的脂肪。

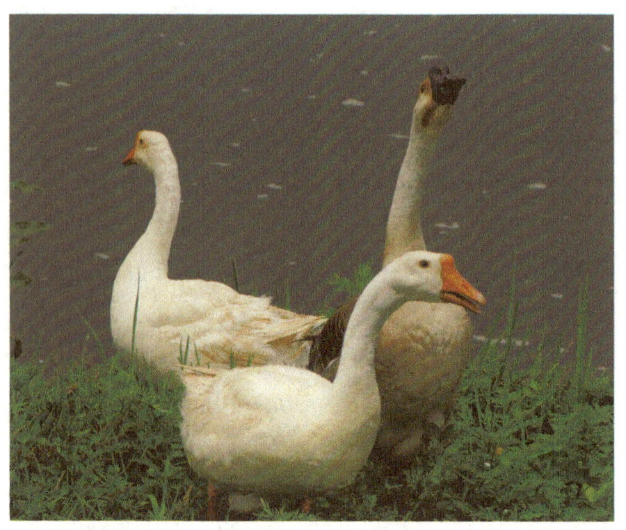

【形态特征】体长约60cm。嘴扁阔，前额有肉瘤，雄者膨大，黄色或黑褐色。颈长。体躯宽壮，龙骨长，胸部丰满。尾短。羽毛白色或灰色。脚大有蹼，黄色或黑褐色。

【性味功效】甘，凉。润皮肤，解毒消痈。

【古方选录】《太平圣惠方·卷九十七》白鹅膏粥：白鹅脂二两，粳米三合。用法：上件和煮粥，调和以五味、葱、豉，空腹食之。主治：五脏气壅耳聋。

【用法用量】适量，煮食。外用适量，涂敷。

【现代研究】化学研究显示，白鹅膏主含甘油三油酸酯，甘油三棕榈酸酯，甘油三硬脂酸酯。现代临床用于治疗皮肤皲裂、耳聋聤耳、药物中毒、反胃、疥癣等。

162 雁　肪

【古籍原文】无毒。久服长毛发须眉。生江南。取无时。

又，雁喉下白毛，疗小儿痫。

《本经》原文：雁肪，味甘，平。主风挛拘急

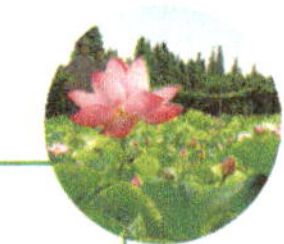

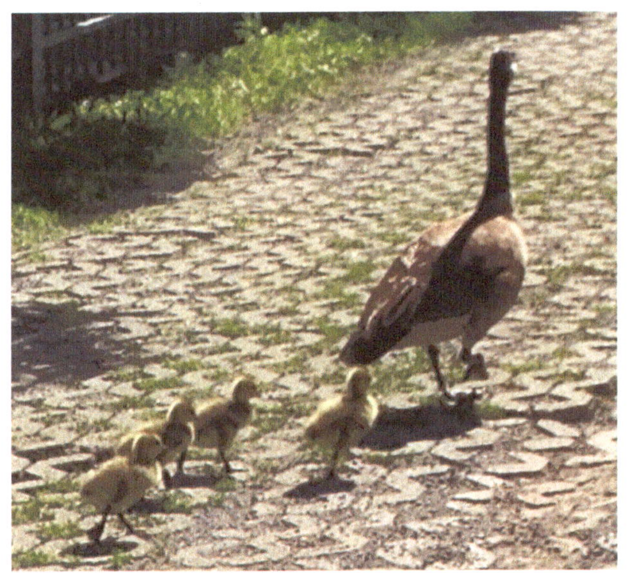

偏枯，气不通利。久服，益气不饥，轻身耐老。一名鹜肪。生池泽。

【来　源】鸭科动物白额雁*Anser albifrons*（Scopoli）的脂肪。

【形态特征】雄鸟体长约70cm，雌鸟较小。嘴扁平，被有软皮，肉色或玫瑰色，尖端具角质嘴甲，灰色或白色。虹膜棕色。头、颈和背部羽毛棕黑色，羽缘灰白色，尾羽棕黑色。胸腹部灰棕色，布有不规则黑色斑。腿脚橙黄色，有四趾，前三趾间具蹼，蹼淡黄色；爪短而钝。

【性味功效】甘，平。活血，祛风，清热解毒。

【古方选录】《外台秘要·卷三十八》雁肪汤：雁肪一具，甘草二两（炙），当归二两，桂心二两，芍药二两，人参二两，石膏二两（碎），桃仁三十枚（去皮尖），大枣二十枚（擘），大黄二两。用法：以水一斗二升煮雁肪，取汁一斗煮诸药，取五升，去滓，分服。无雁肪以雁肉，无雁以鸭、鸡代之亦可。主治：石发结热，心下肿，胸中痞塞，呕逆不止。

【用法用量】适量，熬油或煎汤。外用适量，局部涂搽。

163 丹雄鸡（鸡肉）

【古籍原文】微寒，无毒。主不伤之疮。

【来　源】雉科动物家鸡*Gallus gallus domesticus* Brisson的肉。

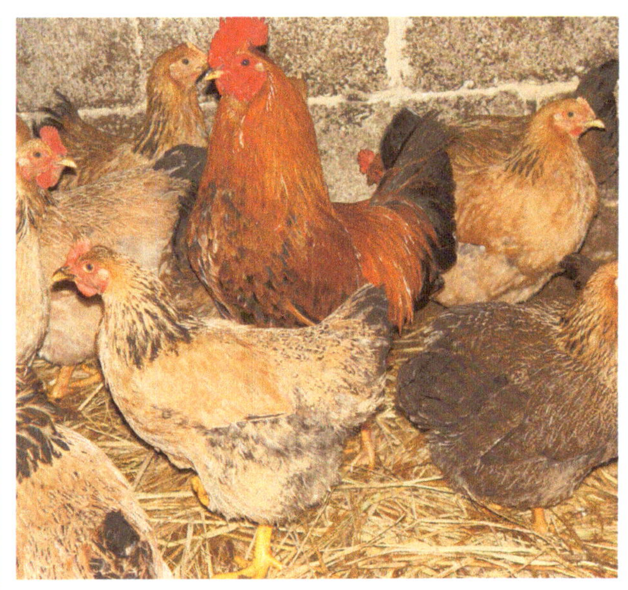

【形态特征】家禽嘴短而坚，略呈圆锥形，上嘴稍弯曲。鼻孔裂状，被有鳞状瓣；眼有瞬膜。头上有肉冠，喉部两侧有肉垂，通常呈褐红色；肉冠以雄者羽色较美，有长而鲜丽的尾羽；雄者尾羽甚短。足健壮，跗、跖及趾均被有鳞板；趾4，前3趾、后趾短小，位略高。雄者跗跖部后方有距。

【性味功效】甘，温。温中，益气，补精，填髓。

【古方选录】《医方类聚·卷二二七》丹鸡索饼：丹雄鸡一只（治如食，作臛），面一斤。用法：上搜面作饼。熟煮和臛食之。主治：胎漏下血，心烦口干。

【用法用量】适量，煮食或炖汁。

【使用注意】实证、邪毒未清者慎用。

【现代研究】化学研究显示，丹雄鸡每100g含水分74g，蛋白质23.3g，脂肪1.2g，灰分1.1g，钙11mg，磷190mg，铁1.5mg，硫胺素0.03mg，核黄素0.09mg，烟酸8mg，维生素A、C及维生素E；灰分含氧化铁，氧化钙，氧化镁，钾，钠，全磷酸，氯，硫，胆甾醇，3-甲基组氨酸。

164 白雄鸡肉

【古籍原文】味酸，微温。主下气，治狂邪，安五脏，伤中，消渴。

【古方选录】《肘后备急方·卷七》白鸡汤：白鸡一头。用法：治如食法，水三升，煮二升，去鸡，煎取六合，入苦酒六合，真珠一钱，复煎取六合，纳麝香二豆许，顿服之。主治：卒然心痛。

165 乌雄鸡肉

【古籍原文】微温。主补中，止痛。

【现代研究】鸡由于长期饲养杂交，品种较多，体型大小、毛色不一，均为家鸡，白雄鸡肉、乌胸鸡肉与丹雄鸡入药，其性味功效也基本相同。

166 胆（鸡胆）

【古籍原文】微寒。主治目不明，肌疮。

【来　　源】雉科动物家鸡*Gallus gallus domesticus* Brisson 的胆囊。

【形态特征】参见“丹雄鸡”条。

【性味功效】苦，寒。清热解毒，祛痰止咳，明目。

【古方选录】《千金方》：乌鸡胆。用法：临卧敷眼。主治：目不明，泪出。

【用法用量】鲜鸡胆1~3个取汁加糖服；或烘干研粉；或制成片剂。外用适量，取鲜鸡胆汁点眼。

【现代研究】化学研究显示，鸡胆主要成分为胆汁酸类，胆色素，黏蛋白，脂类及无机物等。药理研究显示，其可促进胆汁的分泌，溶解胆结石，镇咳，平喘，消炎，抗过敏，镇静，抗惊厥及抑菌等作用。现代临床用于治疗百日咳、慢性支气管炎、中耳炎等。

167 心（鸡心）

【古籍原文】主治五邪。

【来　　源】雉科动物家鸡*Gallus gallus domesticus* Brisson 的心脏。

【形态特征】参见“丹雄鸡”条。

【性味功效】甘、咸，平。补虚，安神。

【古方选录】《外台秘要·卷三十七》鸡心酸枣汤：鸡心十枚，酸枣半升，人参一两，茯神二两，芍药二两，白薇二两，枳实二两（炙），知母二两，甘草二两（炙），栝楼二两，生地黄八两。用法：上切。以水一斗煮药半熟，纳鸡心，煮取三升，分三次冷服。主治：饮服石后阳多，肾虚发热，积日不食，胃中虚热，饮食不已，气入百脉，心脏虚甚，令人失常。

【用法用量】适量，煮食。

【现代研究】化学研究显示，鸡心含蛋白质，脂肪，胆固醇，维生素A，核黄素，钾、钙、磷、钠、镁、锌、铜等微量元素。药理研究显示，其有助于维持钾钠平衡，消除水肿，提高免疫力，降低血压，缓解贫血，促进脂溶性维生素的吸收等作用；所含的微量元素对血液、中枢神经和免疫系统及内脏的发育和功能有重要影响。现主要为食用。

168 血（鸡血）

【古籍原文】主治踒折，骨痛及痿痹。

【来　　源】雉科动物家鸡*Gallus gallus domesticus* Brisson 的血液。

【形态特征】参见“丹雄鸡”条。

【性味功效】咸，平。祛风，活血，通络，解毒。

【古方选录】《圣济总录·卷六》鸡血涂方：雄鸡血。用法：煎热涂之，正则止。或新取者血，使涂之亦佳。涂缓处一边为良。主治：中风口面㖞僻不正。

【用法用量】生血热饮，每次20ml。外用适量，涂敷；或点眼、滴耳。

【现代研究】化学研究显示，鸡血主含红细胞及血红蛋白。鸡血可用于提取超氧化物歧化酶（SOD），SOD中含金属离子铜和锌。现代临床用于治疗中风口面㖞斜，跌打骨折，痈疽，妇女功能性子宫出血等。

169 鸡　肠

【古籍原文】平，主治小便数不禁。

【来　　源】雉科动物家鸡*Gallus gallus domesticus* Brisson 的肠子。

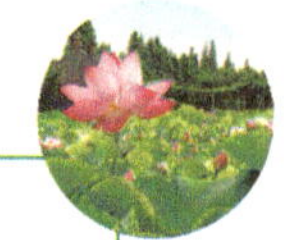

【形态特征】参见“丹雄鸡”条。
【性味功效】甘，平。益肾，固遗，止遗。
【古方选录】《直指小儿·卷四》鸡肠散：鸡肠半两（烧），牡蛎灰半两，白茯苓半两，真桑螵蛸半两（微炒），辣桂二钱半，龙骨二钱半。用法：上为粗末。每服一钱，加生姜、大枣，水煎服。主治：小儿遗尿，肾与膀胱俱虚而挟冷所致者。
【用法用量】焙干研末，3~6g；或煮食。
【现代研究】化学研究显示，鸡肠含血管活性肠肽，胆囊收缩素，蛙皮素，胰高糖素及P物质等。药理研究显示有中枢兴奋作用，兴奋括约肌，显著减少尿量。现主要为食用。

170 肝及左翅毛（鸡肝）

【古籍原文】主起阴。
【来　　源】雉科动物家鸡*Gallus gallus domesticus Brisson* 的肝脏。
【形态特征】参见“丹雄鸡”条。
【性味功效】甘，温。补肝肾，明目，消疳，杀虫。
【古方选录】《良方集腋·卷上》鸡肝散：鸡肝一个（不落水，竹刀切片），牡蛎粉八分，辰砂少许（水飞，末）。用法：上药拌匀，掺入肝上，饭锅上蒸熟食之。主治：小儿疳膨食积，虫气上攻，至晚不能视物，目生翳障。
【用法用量】煎服，适量；或入丸、散。外用适量，鲜品切片用。
【现代研究】化学研究显示，鸡肝含水分，蛋白质，脂肪，碳水化合物，灰分，维生素A，硫胺素，核黄素，烟酸，抗坏血酸，钙、磷、铁等微量元素。药理研究显示，鸡肝可用于提取超氧化物歧化酶，鸡雏肝中含有铜锌超氧化物歧化酶。

171 冠血（鸡冠血）

【古籍原文】主乳难。
【来　　源】雉科动物家鸡*Gallus gallus domesticus* Brisson 鸡冠的血液。
【形态特征】参见“丹雄鸡”条。
【性味功效】咸，平。祛风，活血，通络，解毒。
【古方选录】《肘后方·卷五》鸡冠血涂方：鸡冠血。用法：敷患处。主治：卒得浸淫疮、蜈蚣咬伤。
【用法用量】生血热饮，每次20ml。外用适量，涂敷；或点眼、滴耳。

172 肶胵里黄皮（鸡内金）

【古籍原文】微寒。主小便利，遗溺，除热，止烦。
【来　　源】雉科动物家鸡*Gallus gallus domesticus* Brisson 的砂囊内壁。
【形态特征】参见“丹雄鸡”条。
【性味功效】甘，平。健胃消食，涩精止遗，通淋化石。
【古方选录】《圣济总录·卷四十九》鸡膍胵丸：鸡内金五两（洗，晒干），栝楼根五两（炒）。用法：上为末，炼蜜为丸，如梧桐子大。每服二十丸，稍加至三十丸，食后温水送下，日三次。主治：膈消，膀胱有热，消渴饮水，下咽即利。
【用法用量】煎服，3~10g；或入丸、散。外用适量，焙干研末调敷；或生贴。
【使用注意】凡脾弱无积者慎用。
【现代研究】化学研究显示，鸡内金含胃激素，角蛋白，胃蛋白酶，淀粉酶，多种维生素，赖氨酸、组氨酸、精氨酸、谷氨酸、天冬氨酸及铝、钙、铬、铜、铁、锰、铅等微量元素。药理研究显示，

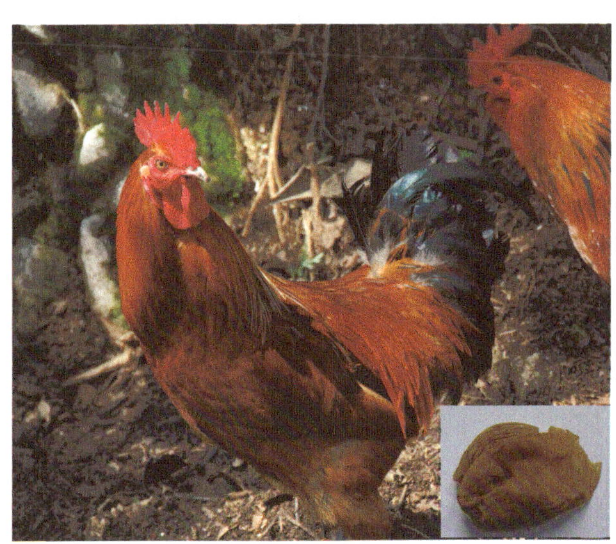

其可增高胃液分泌量、酸度及消化力，增强胃肠运动功能，促进胃排空和加速尿中排除放射性锶，增强胃蛋白酶、胰脂肪酶活性等。现代临床用于治疗尿路结石、胆结石、婴幼儿腹泻、小儿消化不良、胃石症、萎缩性胃炎、肝硬化腹水、佝偻病和肠炎等。

173 矢白（鸡屎白）

【古籍原文】微寒。破石淋及转筋，利小便，止遗溺，灭瘢痕。

【来　源】雉科动物家鸡*Gallus gallus domesticus* Brisson 粪便上的白色部分。

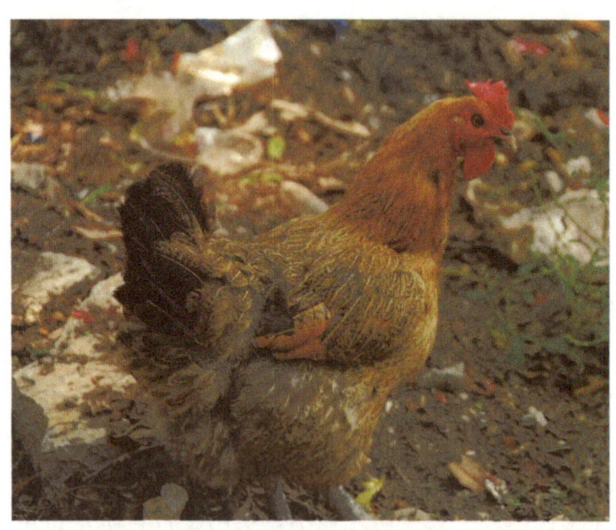

【形态特征】参见“丹雄鸡”条。

【性味功效】甘、咸，微寒。利水，泄热，祛风，解毒。

【用法用量】晒干，文火焙炒，研末为丸、散，3~6g；或浸酒。

【古方选录】《生生堂治验·卷上》鸡屎白散：鸡屎白二合，曲一升。用法：上为细末。每日二钱，以白汤送下。主治：腹胀。

174 黑雌鸡

【古籍原文】主治风寒湿痹，五缓六急，安胎。其血，无毒，平。治中恶腹痛，及痿折骨痛，乳难。

【古方选录】《普济方·卷一九一》雌鸡汤：雌鸡一只，赤小豆一升。用法：同煮，候豆烂，即食其汁，日二夜一。每服四合；若瘦者，渐食之良。主治：腹肿水癖，水肿，冷气。

175 黄雌鸡

【古籍原文】味酸、甘，平。主治伤中，消渴，小便数不禁，肠澼泄利，补益五脏，续绝伤，治虚劳，益气力。

【古方选录】《圣济总录·卷一九〇》黄雌鸡饭：黄雌鸡一只（去毛及肠肚），生百合一颗（净洗择），白粳米饭一盏。用法：上三味，将粳米饭、百合入死鸡腹内，以线缝定，用五味汁煮鸡令熟，开肚，取回百合、粳米饭，和鸡汁调和食之；鸡肉食之亦妙。主治：女子产后虚羸。

176 肋　骨

【古籍原文】主治小儿羸瘦，食不生肌。

【现代研究】《中华本草》《中药大辞典》均无记载，来源有待考证。

177 卵白（鸡子白）

【古籍原文】微寒。治目热赤痛，除心下伏热，止烦满，咳逆，小儿下泄，妇人产难，胞衣不出。醯渍之一宿，治黄疸，破大烦热。

【来　源】雉科动物家鸡*Gallus gallus domesticus* Brisson 的蛋清。

【形态特征】参见“丹雄鸡”条。

【性味功效】甘，凉。润肺利咽，清热解毒。

【古方选录】《圣济总录·卷三十八》鸡子汤：人参一两。用法：上为粗末。用水三盏，煎至一盏半，去滓，重煎令沸，投入鸡子白一枚，打转，掠去沫，顿服。主治：呕吐烦闷及霍乱。

【用法用量】生服或煮食，或与药汁调服。外用适量，涂敷。

【现代研究】化学研究显示，鸡子白主含蛋白质，

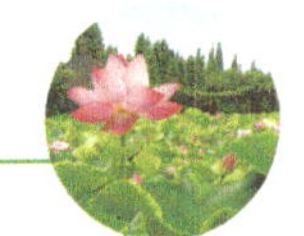

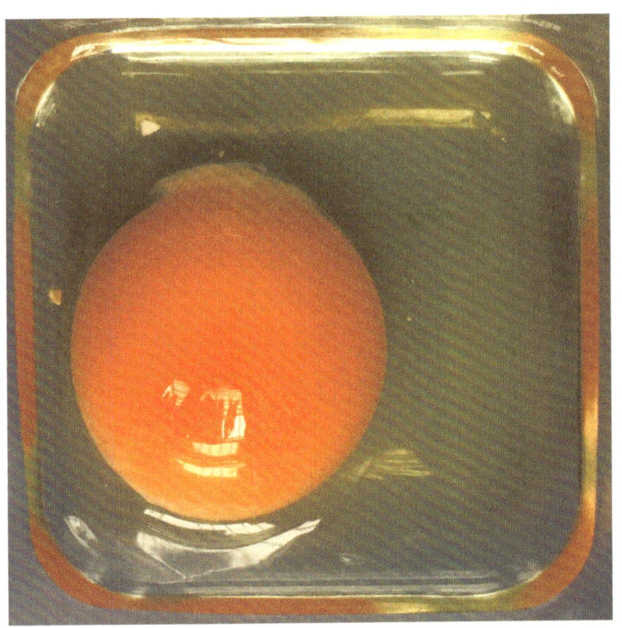

脂肪，碳水化物，灰分，钙、磷、铁，核黄素，烟酸，必需氨基酸。现代临床用于治疗烧烫伤、流行性腮腺炎、急性颌下淋巴结炎、宫颈糜烂等。

178 卵中白皮（凤凰衣）

【古籍原文】主治久咳结气，得麻黄、紫苑和服之立已。生朝鲜。

《本经》原文：丹雄鸡，味甘，微温。主女人崩中、漏下、赤白沃，补虚，温中，止血，通神，杀毒，辟不祥。头，主杀鬼，东门上者尤良。肪，主耳聋。肠，主遗溺。肶胵里黄皮，主泄利。屎白，主消渴，伤寒寒热。翮羽，主下血闭。鸡子，主除热火疮痫痉，可作虎魄神物。鸡白蠹肥脂，生平泽。

【来　　源】雉科动物家鸡*Gallus gallus domesticus* Brisson 卵孵鸡后蛋壳内的卵膜。

【形态特征】参见“丹雄鸡”条。

【性味功效】甘、淡，平。养阴清肺，敛疮，消翳，接骨。

【古方选录】《古今医鉴·卷十五》卵中白皮散：抱过鸡卵壳、黄连、轻粉各等分。用法：上药各为末，均一处。香油调搽。主治：下疳，阴头生疮肿痛。

【用法用量】煎服，3~9g；或入散剂。外用适量，敷贴或研末撒。

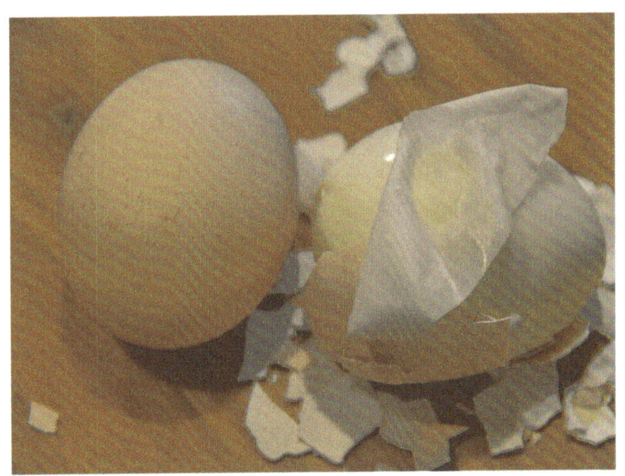

【现代研究】化学研究显示，凤凰衣主要成分为角蛋白，其中夹有少量黏蛋白纤维。药理研究显示，本品能为受伤创面提供一层新的保护膜和屏障，使创面暂时封闭，减少水分蒸发、污染及感染的机会，使自然愈合的过程不受干扰，愈合后创面光滑平整，减少疤痕的形成。现代临床用于治疗慢性溃疡、角膜溃疡、鼻黏膜溃疡等。

179 鹜肪（鸭肪）

【古籍原文】味甘，无毒。主治风虚，寒热。白鸭屎，名鸭通。主杀石药毒，解结缚蓄热。肉，补虚，除热，和脏腑，利水道。

又，鸭肪，主水肿。血，主解诸毒。肉，主小儿惊痫。头，主治水肿，通利小便。

【来　　源】鸭科动物家鸭*Anas domestica* Linnaeus 的脂肪油。

【形态特征】家禽。嘴长而扁平。颈长。体扁。翅

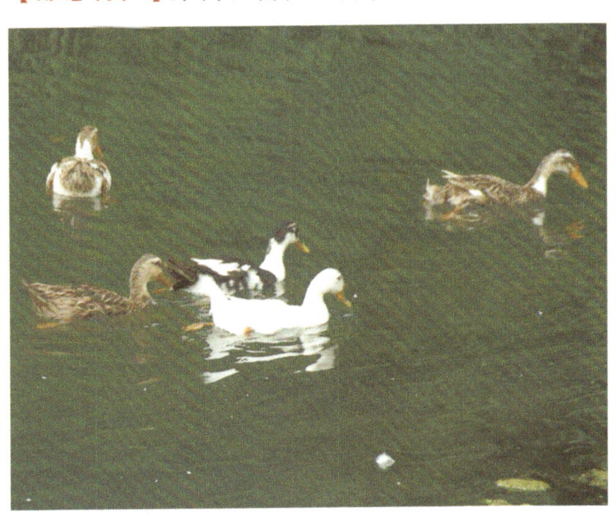

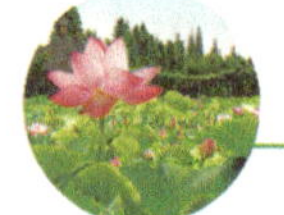

小，覆翼羽大。腹面如舟底。尾短，公鸭尾有卷羽4枚。羽毛甚密，色有全白、栗壳、黑褐等。公鸭的颈部多黑色而有金绿色光泽。尾端有分泌脂肪的尾脂腺，常以嘴取脂遍涂于羽上。脚矮，前3趾有蹼，后1趾略小。

【性味功效】甘，平。消瘰散结，利水消肿。

【古方选录】《圣济总录》鸭脂膏：鸭脂三两，胡粉二两，巴豆半两（去壳，细研，去油尽）。用法：上三味，先溶脂， 入二味末调如膏。每日三五度，涂疮上。主治：蚯蚓瘘。

【用法用量】烧热内服，亦可与诸菜炒食。外用适量，涂敷患处。

180 牡　蛎

【古籍原文】微寒，无毒。主除留热在关节荣卫，虚热去来不定，烦满，止汗，心痛气结，止渴，除老血，涩大小肠，止大小便，治泄精、喉痹、咳嗽、心胁下痞热。一名牡蛤。生东海，采无时。（贝母为之使，得甘草、牛膝、远志、蛇床良。恶麻黄、吴茱萸、辛夷）

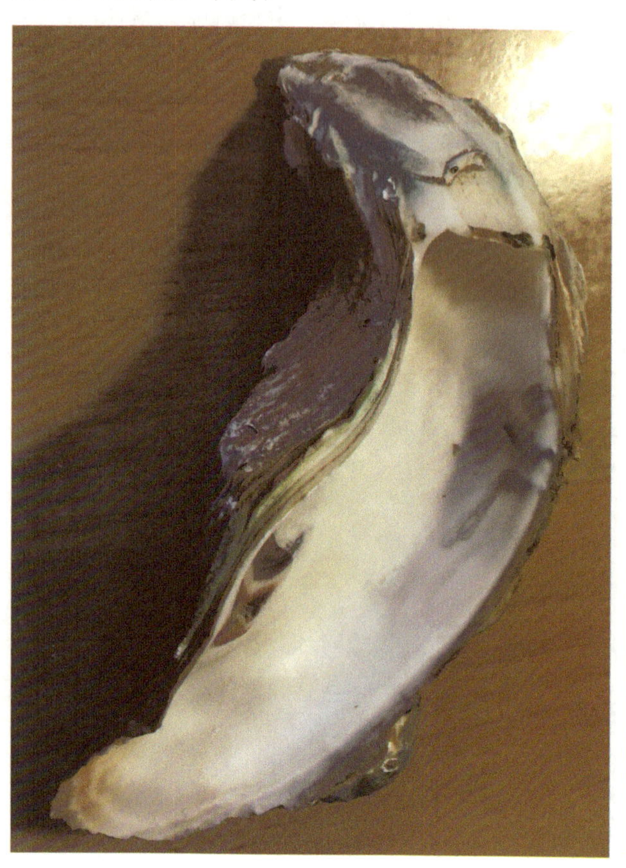

《本经》原文：牡蛎，味咸，平。主伤寒寒热，温疟洒洒，惊恚怒气，除拘缓鼠瘘，女子带下赤白。久服，强骨节，杀邪气，延年。一名蛎蛤。生池泽。

【来　　源】牡蛎科动物长牡蛎*Ostrea gigas* Thunberg 以及同属近缘多种动物的贝壳。

【形态特征】药材为不规则的卵圆形、三角形或长圆形贝壳。外表灰色、浅灰色或灰蓝色，有弯曲粗糙层纹。壳内面多为乳白色，平滑有光泽，基部有横纹，边缘有波状层纹。左壳较右壳厚而大，右壳薄而小。质坚硬，不易破碎，断面层状，白色。

【性味功效】咸、涩，微寒。益阴潜阳，软坚散结，收敛固涩，制酸止痛。

【古方选录】《医心方・卷七》牡蛎散：牡蛎三分，干姜三分。用法：上为末。以粉敷之，一日二次。主治：男子阴下痒湿。

【用法用量】煎服，9~30g，打碎先煎。外用适量。收敛固涩宜煅用，其余生用。

【现代研究】化学研究显示，牡蛎壳含碳酸钙，磷酸钙，硫酸钙，氧化铁，镁、铝、硅、钠等无机元素，有机质等。药理研究显示，其有增强免疫，镇静，局部麻醉，抗实验性胃溃疡，降低血管渗透性，调节机体电解质平衡，抑制神经和肌肉兴奋等作用。现代临床用于治疗高血压眩晕头痛、肝脾肿大、淋巴结核和缺碘性甲状腺疾病等。

181 魁蛤（蚶）

【古籍原文】味甘，平，无毒。主治痿痹，泄痢，便脓血。一名魁陆，一名活东。生东海，正圆两头空，表有纹，取无时。

【来　　源】蚶科动物魁蚶*Arca inflata* Reeve、毛蚶*Arca subcrenata* Lischke 或泥蚶*Arca granosa* Linnaeus 等的肉。

【形态特征】魁蚶　贝壳2片，坚厚，呈斜卵圆形，极膨胀，合抱近于球形。壳顶稍接近，背部两侧略呈钝角；腹缘圆，前端短，后端延伸。放射肋宽，平滑整齐，42~48条，无明显的结节。壳面白色，被棕色外皮及细毛；壳内面白色，近顶部略灰色。边缘厚，有与放射肋沟相当的突齿，铰合部

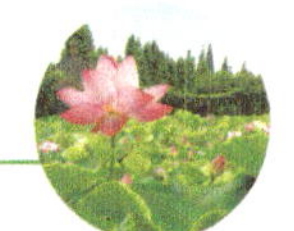

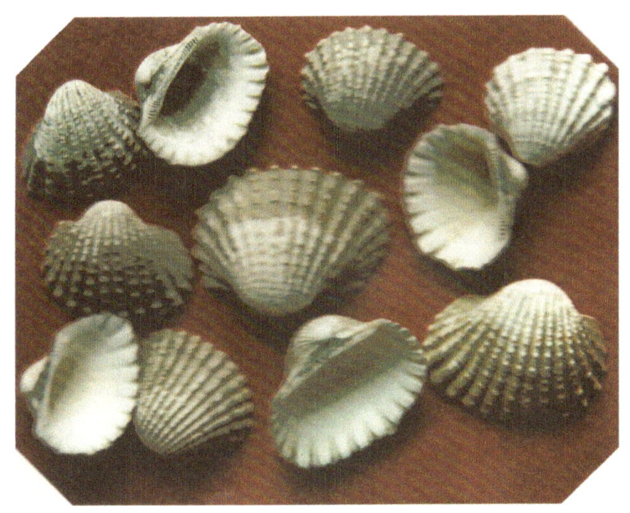

直，铰合齿约70枚，由两端向中央渐细密。外套痕与闭壳肌痕均显明；前闭壳肌痕较小，近圆形，后闭壳肌痕较大，近方形。外套边缘厚，有褶襞，外侧具有与边齿相当的刻纹。

【性味功效】甘，温。补气养血，温中健脾，活血。

【古方选录】《太平圣惠方·卷九十二》魁蛤散：魁蛤三分（细研），狗阴一具（炙令黄），白术半两，桂心一分。用法：上为散。一二岁儿，每服半钱，空心粥饮调下，晚后再服，酒送下。主治：小儿阴癞。

【用法用量】煎服，10~30g。

【使用注意】湿热盛者慎用；不可多食。

【现代研究】化学研究显示，本品含水分，粗蛋白质，粗脂肪，灰分，糖原，维生素A，维生素B_{12}，维生素B_2，烟酸，维生素C等。

182 石决明

【古籍原文】味咸，平，无毒。主治目障翳痛，青盲。久服益精，轻身。生南海。

【来　　源】鲍科动物杂色鲍*Haliotis diversicolor* Reeve、皱纹盘鲍*Haliotis discus hannai* Ino或羊鲍*Haliotis ovina* Gmelin等的贝壳。

【形态特征】杂色鲍　呈长卵圆形，内面观略呈耳形，表面暗红色，有多数不规则的螺肋和细密生长线，螺旋部小，体螺部大，从螺旋部顶处开始向右排列有20余个疣状突起，末端6~9个开孔，孔口与壳面平。内面光滑，具珍珠样彩色光泽。壳较厚，

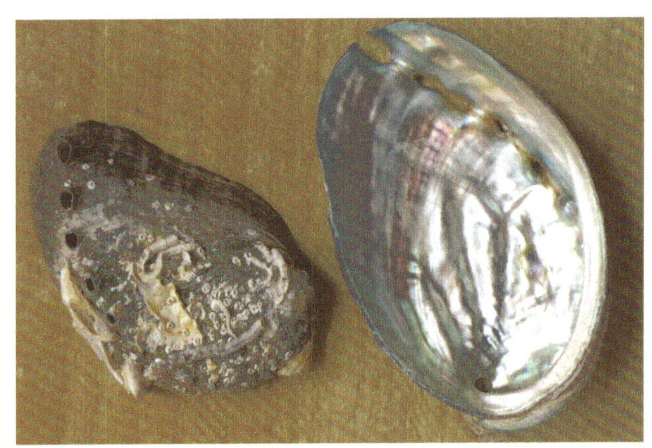

质坚硬，不易破碎。

【性味功效】咸，寒。平肝潜阳，清肝明目。

【古方选录】《圣济总录·卷一〇九》神效散：石决明、黄连（去须）、密蒙花各一两。用法：上三味，捣罗为散。每服二钱匕，食后，临卧，熟水调下。主治：一切眼时见黑花，经年不愈，羞明。

【用法用量】煎服，6~20g，打碎先煎；或入丸、散。外用适量，研末水飞点眼。

【使用注意】脾胃虚寒者慎用。

【现代研究】化学研究显示，石决明主含碳酸钙，胆素，壳角质和多种氨基酸，少量镁、铁，硅酸盐，硫酸盐，磷酸盐，氯化物和极微量的碘。药理研究显示，其有清热，镇静，降血压，保肝，抗感染，抗凝，耐缺氧等作用。现代临床用于治疗高血压眩晕、血管性头痛、角膜炎和老年性白内障等。

183 秦　龟

【古籍原文】味苦，无毒。除湿痹气，身重，四肢关节不可动摇。生山之阴土中。二月、八月取。

【现代研究】来源不明，其基源尚有待考证。

184 鲍　鱼

【古籍原文】味辛，臭，温，无毒。主坠堕，腿蹶，踠折，瘀血，血痹在四肢不散者，女子崩中止。勿令中咸。

【来　　源】鲍科动物杂色鲍*Haliotis diversicolor* Reeve、皱纹盘鲍*Haliotis discus hannai* Ino或羊鲍*Haliotis ovina* Gmelin的肉。

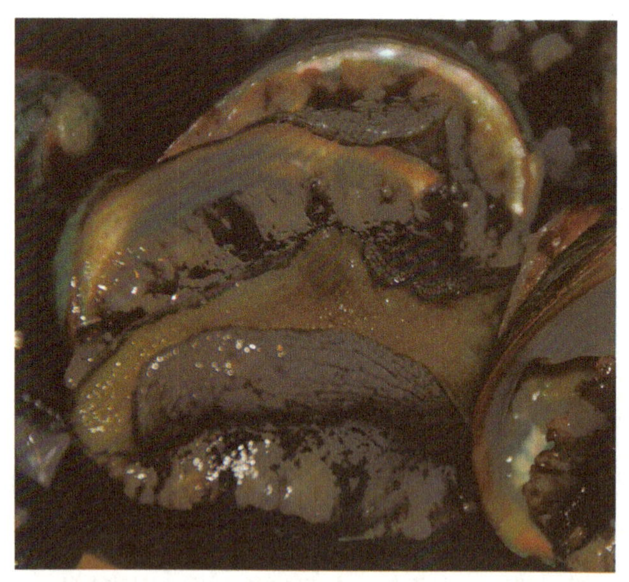

【形态特征】参见“石决明”条。

【性味功效】甘、咸，平。滋阴清热，益精明目，调经润肠。

【古方选录】《圣济总录·卷一九〇》鲍鱼羹：鲍鱼肉半斤（切细），麻子仁一两半（别研），香豉半合（别研），葱白三茎（切碎）。用法：先取鲍鱼肉，以水三升煮熟，后入麻仁、豉、葱白等煮作羹。任意食之。主治：产后乳汁不下。

【用法用量】煮食或煎汤，适量。

【使用注意】脾胃虚弱者不可多服。

【现代研究】化学研究显示，鲍鱼含蛋白质，碳水化合物，脂肪，无机盐，维生素A、D、B_1及铁、钙、碘等。药理研究显示，其具有提高免疫力，调节血压，抗癌，抗病毒等作用。现主要作食用。

185 鮧　鱼

【古籍原文】味甘，无毒。主治百病。

【来　　源】鲇科动物鲇鱼*Silurus asotus*（Linnaeus）的全体或肉。

【形态特征】体长，前部平扁，后部侧扁。头宽；口阔，口裂向上倾斜，下颌突出，上下颌及锄骨上有许多绒状细齿。须2对，上颌须较长，可达胸鳍之后，下颌须短小。眼小，侧上位，位于头的前半部；上有透明薄膜，眼间距极宽。体光滑无鳞，皮肤富黏液腺，侧线上有黏液孔1行。背鳍4~6枚，萎缩，呈丛状，位于腹鳍之前。脑鳍圆，有一硬棘，

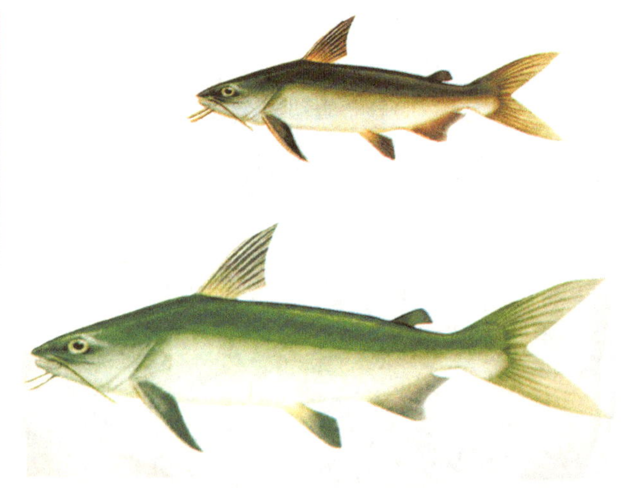

雄体在棘前后缘有锯齿，雌体则仅限于前缘，而后缘光滑。臀鳍77~83枚，很长，后端与尾鳍相连。尾鳍小，呈圆形。体灰色或褐色，具有黑色斑块，有时全身为黑色；腹部白色；各鳍呈灰黑色。

【性味功效】甘，平。滋阴补虚，健脾开胃，催乳，利尿。

【古方选录】《圣济总录》白驳敷方：鲇鱼一头，约重半斤。用法：去肠肚，洗净后，一依法，用盐、椒、葱、粳米饭拌匀，即用青荷叶裹作三包，各用蒲片系，更用荷叶重裹，令大臭烂，先以布拭白驳，令赤，次炙，包，热熨，令汗出，以绵衣包，无令风冷所伤。主治：面项身体白驳。

【用法用量】煮食，250g。

【现代研究】化学研究显示，鮧鱼含脂类，有机酸，糖类，多种氨基酸等。

186 鳝　鱼

【古籍原文】味甘，大温，无毒。主补中，益血，治沈唇。五月五日取头骨烧之，止痢。

又，干鳝头，主消渴，食不消，去冷气，除痞疹。

【来　　源】合鳃科动物黄鳝*Monopterus albus*（Zuiew）的肉。

【形态特征】体细长，呈蛇形，向后渐侧扁，尾部尖细。头圆，吻端尖，唇发达，下唇尤其肥厚。上下颌及腭骨上部有细齿。眼小，为一薄膜所覆盖。两个鼻孔分离较远，后鼻孔在眼前缘的上方，前鼻孔在吻部。左右鳃孔在腹联合为一，呈“V”字

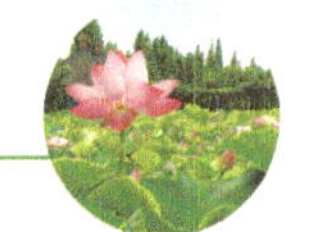

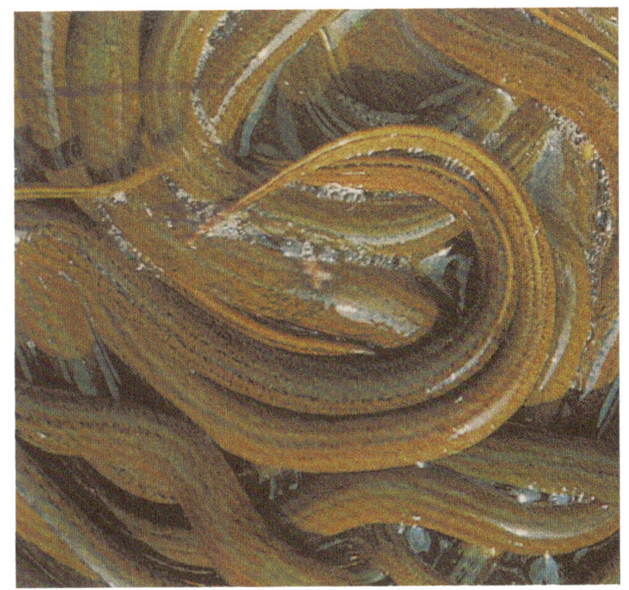

形。体无鳞。无胸腹鳍，背、臀鳍退化仅留低皮褶，无软刺，都与尾鳍相联合；体色微黄或橙黄，全体满布黑色小点，腹部灰白色。

【性味功效】甘，温。益气血，补肝肾，强筋骨，祛风湿。

【古方选录】《痘疹传心录·卷十七》益脾散：鳝鱼（炙干，为末），肉果（煨去油，为末）。用法：每服五分，清米汤送下。主治：痢久不止。

【用法用量】煮食，100~250g；或捣肉为丸；或焙研为散。外用适量，剖片敷贴。

【使用注意】虚热及外感患者慎用。

【现代研究】化学研究显示，鳝鱼含蛋白质，脂肪，灰分，钙，磷，铁等。

187 地　防

【古籍原文】令人不饥不渴。生黄陵，如濡，居土中。

【现代研究】《中华本草》《中药大辞典》均无记载，来源有待考证。

188 豆蔻（草豆蔻）

【古籍原文】味辛，温，无毒。主温中，心腹痛，呕吐，去口臭气。生南海。

【来　源】姜科植物草豆蔻*Alpinia katsumadai* Hayata的近成熟种子。

【形态特征】多年生草本，丛生。根茎横走，粗壮有节。茎圆柱状，直立或稍倾斜。叶2列；具短柄或无柄；叶片长椭圆形或狭长圆形，先端渐尖，基部渐狭，全缘，边缘干膜质，叶两面均光滑无毛；叶鞘开放，包茎。总状花序顶生，直立，花序轴密被粗毛；花冠白色。蒴果密集，长圆形或卵状椭圆形，顶端具宿存的花柱，呈短圆状突起，熟时黄色。

【性味功效】辛，温。燥湿行气，温中止呕。

【古方选录】《圣济总录·卷三十九》草豆蔻汤：草豆蔻一分（去皮），黄连一两（去须）。用法：上为粗末。每服三钱匕，水一盏，加乌豆五十粒，生姜三片，煎至七分，去滓温服，日三次。主治：霍乱心烦渴，吐利不下食。

【用法用量】煎服，3~6g；或入丸、散。

【使用注意】阴虚血少、津液不足者慎用。

【现代研究】化学研究显示，草豆蔻种子含山姜素，挥发油，槲皮素、山柰酚等黄酮类化合物，铜、铁、锰等微量元素。药理研究显示，其有镇咳，祛痰，平喘，镇痛，解热，抗炎和抗菌等作用。现代临床用于治疗急性肠炎腹泻、霍乱吐泻、口臭等。

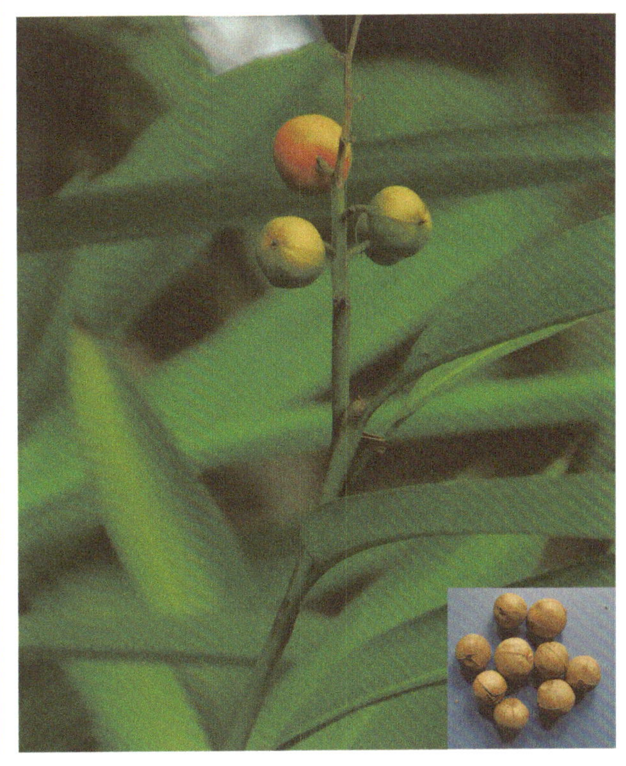

189 葡萄

【古籍原文】无毒。逐水，利小便。生陇西五原敦煌。

《本经》原文：葡萄，味甘，平。主筋骨湿痹，益气倍力，强志，令人肥健，耐饥，忍风寒，久食，轻身不老延年。可作酒，生山谷。

【来　源】葡萄科植物葡萄*Vitis vinifera* L. 的成熟果实。

【形态特征】木质藤本。树皮呈片状剥落，幼枝有毛或无毛；卷曲分支。叶圆卵形，3裂至中部附近，基部心形，边缘有粗齿，两面无毛或下面有短柔毛。圆锥花序与叶对生；花杂性异株，花小，淡黄绿色；花瓣5瓣，上部合生，呈帽状；雄蕊5枚；子房2室。浆果椭圆状球形或球形。

【性味功效】甘、微酸，平。生津，解热，益气。

【古方选录】《太平圣惠方·卷九十六》葡萄煎：葡萄五合（绞取汁），藕汁五合，生地黄汁五合，蜜五两。用法：上药相和，煎为稀饧，每于食前服二合。主治：热淋。小便涩少，碜痛沥血。

【用法用量】鲜果实50~100g，洗净，直接生食；或做汤；制成蜜饯食用；酿酒；绞汁饮服。

【使用注意】糖尿病患者慎用。

【现代研究】化学研究显示，葡萄含葡萄糖，果糖，蔗糖，木糖，酒石酸，草酸，柠檬酸，苹果酸，蛋白质，维生素和无机元素等。药理研究显示，其果实有维生素P样活性，茎叶有收敛作用。现代临床用于治疗久病年老体质虚弱、发热口渴、感冒咽痛和急性咽喉炎肿痛等。

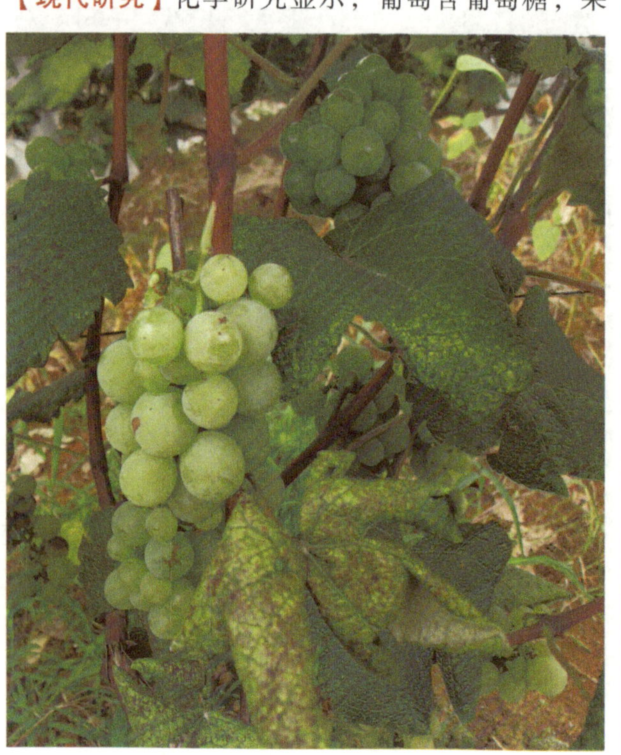

190 蓬蘽

【古籍原文】味咸，无毒。主治暴中风，身热大惊。一名陵蘽，一名阴蘽。生荆山及宛朐。

《本经》原文：蓬蘽，味酸，平。主安五脏，益精气，长阴令坚，强志倍力有子。久服轻身不老。一名覆盆。生平泽。

【来　源】蔷薇科植物灰白毛莓*Rubus tephrodes* Hance 的成熟果实。

【形态特征】落叶蔓性灌木，高1~3m。小枝及叶柄有针状刺和灰白色茸毛。单叶互生；纸质；叶片近圆形或广卵形，先端短尖，基部心形，边缘有浅刻或不规则锯齿，叶下面密生灰色茸毛。圆锥花序顶生；花瓣5片，白色；萼片5裂；雄蕊、雌蕊多数。聚合果近圆形，紫褐色。

【性味功效】甘、酸，温。补肝肾，缩尿。

【古方选录】《方脉正宗·卷二》蓬蘽汤：蓬蘽（炒）、人参、白术、当归、黄耆各二钱，怀熟地

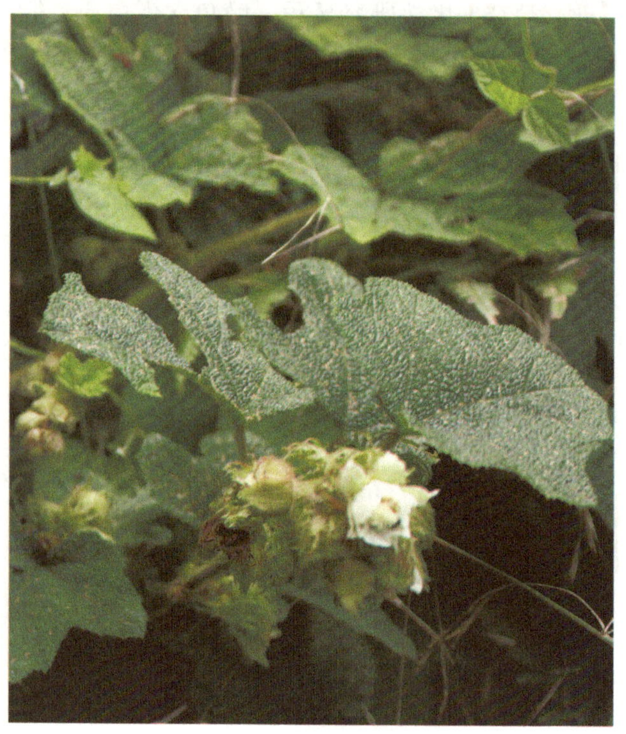

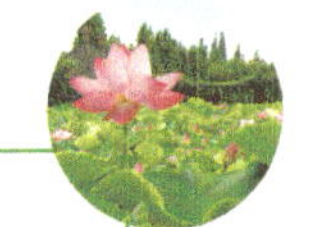

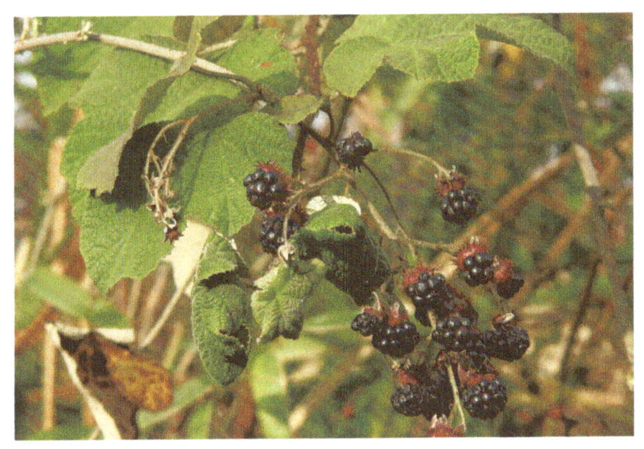

二两。用法：水煎，频频服之。主治：阴火动眩晕者。

【用法用量】煎服，6~15g；或入丸、散。

【使用注意】阴虚火旺者忌用。

191 覆盆子

【古籍原文】味甘，平，无毒。主益气轻身，令发不白。五月采实。

【来　　源】蔷薇科植物华东覆盆子*Rubus chingii* Hu的果实。

【形态特征】落叶灌木，高2~3m。枝细圆，红棕色；幼枝绿色，被白粉，具稀疏、微弯曲的皮刺。叶单生或数叶簇生，掌状5深裂，中裂片菱状卵形，两侧裂片较小，常不相等，边缘具重锯齿；萼裂片两面被短柔毛；叶柄细，有极小的刺；托叶2片，线状披针形。花单生于小枝顶端，花梗细；花萼5片；花瓣5片，白色；雄蕊多数；雌蕊多数，着生在凸出的花托上。聚合果近球形。

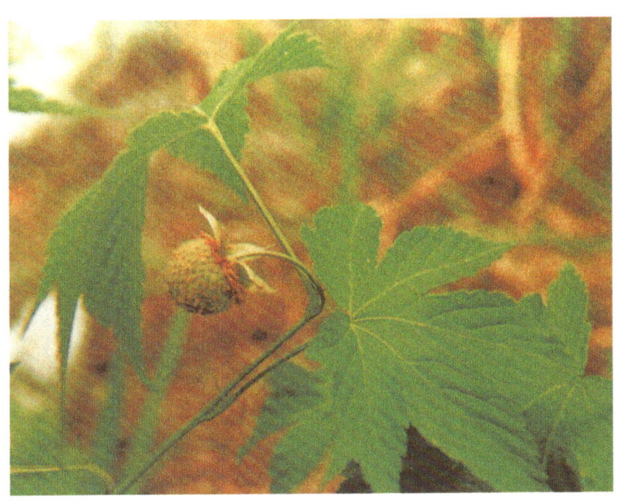

【性味功效】甘、酸，温。益肾固精缩尿，养肝明目。

【古方选录】《摄生众妙方·卷十一》五子衍宗丸：枸杞子八两，菟丝子八两（酒蒸，捣浆），五味子二两（研碎），覆盆子四两（酒洗，去目），车前子二两（扬净）。用法：上药，俱择精新者，焙晒干，共为细末，炼蜜丸，梧桐子大。每服，空心九十丸、上床时五十丸，白沸汤或盐汤送下，冬月用温酒送下。主治：肾虚腰痛，尿后余沥，遗精早泄，阳痿不育。

【用法用量】煎服，6~12g；或浸酒；熬膏；或入丸、散。

【使用注意】肾虚有火、小便短赤者慎服。

【现代研究】化学研究显示，覆盆子含挥发油，有机酸，糖类及少量维生素C，没食子酸，β-谷甾醇，覆盆子酸，维生素类物质。药理研究显示，其煎剂对葡萄球菌、霍乱弧菌有抑制作用，具有增强免疫，延缓衰老，类似雌激素样等作用。现代临床用于治疗小儿遗尿、尿崩症、年老体虚、小便失禁等。

192 大枣（红枣）

【古籍原文】无毒。补中益气，强力，除烦闷，治心下悬、肠澼。久服不饥神仙。一名干枣，一名美枣，一名良枣。八月采，暴干。三岁陈核中仁，燔之，味苦，主治腹痛，邪气。生枣，味甘、辛，多食令人多寒热，羸瘦者，不可食。生河东。（杀乌头毒）

又，枣叶，散服使人瘦，久即呕吐；揩热痱疮至良。

《本经》原文：大枣，味甘，平。主心腹邪气，安中养脾，助十二经，平胃气，通九窍，补少气少津液，身中不足，大惊，四肢重，和百药。久服轻身延年。叶覆麻黄，能令出汗。生平泽。

【来　　源】鼠李科植物枣*Ziziphus jujuba* Mill. 的成熟果实。

【形态特征】灌木或乔木，高达10m；小枝有细长的刺，刺直立或钩状。叶卵圆形到卵状披针形，有细锯齿，基生3出脉，聚伞花序腋生；花小，黄绿

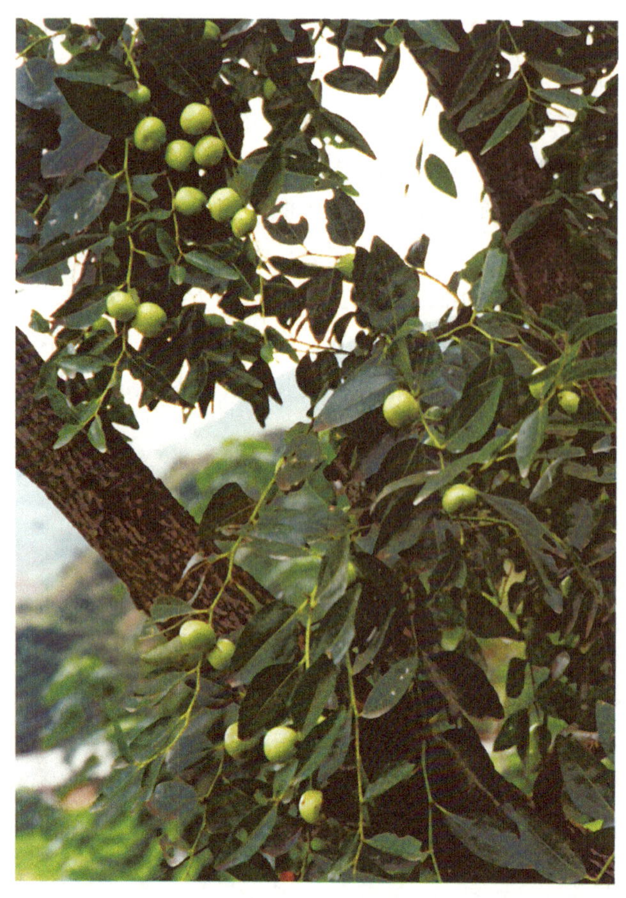

色。核果大，卵形或矩圆形，深红色，味甜，核两端锐尖。

【性味功效】甘，温。补中益气，养血安神。

【古方选录】《伤寒论·辨太阳病脉证并治》十枣汤：芫花（熬）、甘遂、大戟等分。用法：上各为散。以水一升半，先煮大枣肥者十个，取八合，去滓，纳药末。强人服一钱匕，羸人服半钱，温服之。平旦服。若下少病不除者，明日更服，加半钱，得快下利后，糜粥自养。主治：其人汗出，头痛，心下痞硬，引胁下痛，干呕短气，汗出不恶寒，表解而里未和者。

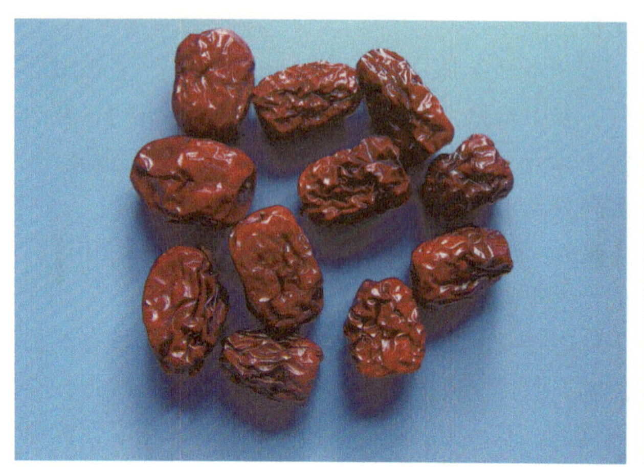

【用法用量】煎服，6~15g；或入丸、散；或直接食用；或开水泡服。宜剪破入煎。

【使用注意】脾弱食少湿困者不宜使用。

【现代研究】化学研究显示，大枣果实含生物碱，三萜酸类化合物和皂苷类化合物等；果实水溶性浸出物含果糖，葡萄糖，蔗糖，阿拉伯聚糖和半乳糖醛酸聚糖等。药理研究显示，其有抗变态反应，增强肌力，延缓衰老，抗肿瘤，保肝和镇静等作用。现代临床用于治疗内痔出血、春季卡他性结膜炎、更年期综合征、银屑病和过敏性紫癜等。

193 藕实茎（藕）

【古籍原文】寒，无毒。一名莲。生汝南，八月采。

又，藕，主热渴，散血，生肌。久服令人心欢。

《本经》原文：藕实茎，味甘，平。主补中养神，益气力，除百疾。久服，轻身耐老，不饥延年。一名芝丹。生池泽。

【来　源】睡莲科植物莲*Nelumbo nucifera* Gaertn. 的根茎。

【形态特征】多年水生草本。根茎横生，肥厚，节间膨大，内有多数纵行通气孔洞，外生须状不定根。叶丛生浮于水面；圆心形或肾圆形，先端钝圆，基部尖锐或钝圆，全缘；上面绿色，下面带红色或暗紫色。花浮于水面；花萼4片；雄蕊多数，花药黄色；柱头辐射。浆果球形，松软。细小种子多数。

【性味功效】甘，寒。清热生津，凉血止血，活血散瘀。

【古方选录】《圣济总录》姜藕饮：生藕一两

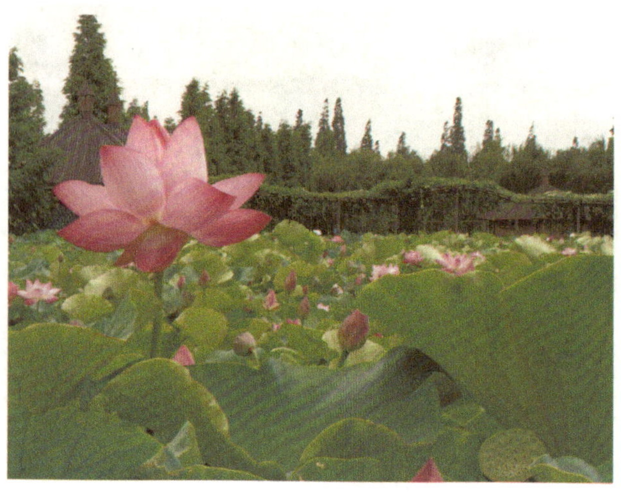

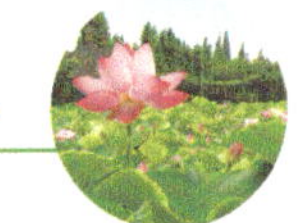

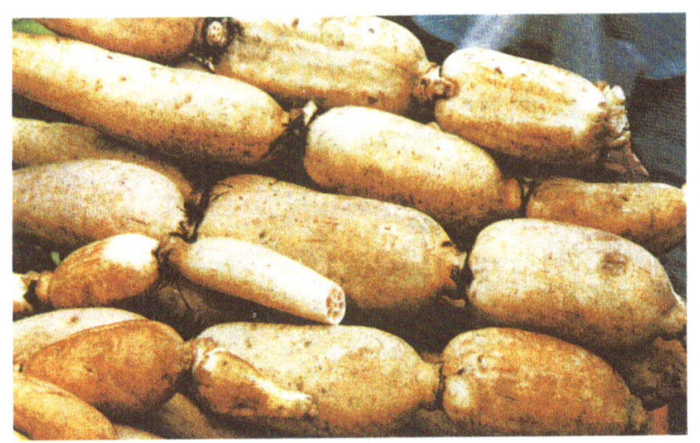

（洗，切），生姜一分（洗，切）。用法：研绞取汁，分三服，不拘时。主治：霍乱吐不止，兼渴。

【用法用量】生食、捣汁或煮熟食用，适量。外用适量，捣烂外敷。

【使用注意】《物类相感志》：忌铁器。

【现代研究】化学研究显示，藕的根茎含淀粉，蛋白质，天门冬素，维生素C，焦性儿茶酚，α-没食子儿茶精，新绿原酸，无色矢车菊素和无色飞燕草素等。现今以食用为主。

194 鸡头实（芡实）

【古籍原文】无毒。一名芡。生雷泽，八月采。

《本经》原文：鸡头实，味甘，平。主湿痹，腰脊膝痛，补中，除暴疾，益精气，强志，令耳目聪明。久服，轻身不饥，耐老神仙。一名雁啄实。生池泽。

【来　　源】睡莲科植物芡 *Euryale ferox* Salisb. 的成熟种仁。

【形态特征】多年生水生草本。全株具尖刺。根茎粗壮而短，具白色须根及不明显的茎。初生叶沉水，箭形或椭圆状肾形，叶柄无刺，后生叶浮于水面，革质，椭圆形至圆形，叶脉凸起，边缘上折。花单生，昼开夜合；萼片4片，内面紫色；花瓣多数，紫红色；雄蕊多数。浆果球形，暗紫红色。种子球形，黑色。

【性味功效】甘、涩，平。益肾涩精，补脾止泻，除湿止带。

【古方选录】《杨氏家藏方·卷九》玉锁丹：鸡头肉末一两，莲花蕊末一两，龙骨一两（别研），乌梅肉一两（焙干，取末）。用法：上药研为细末，

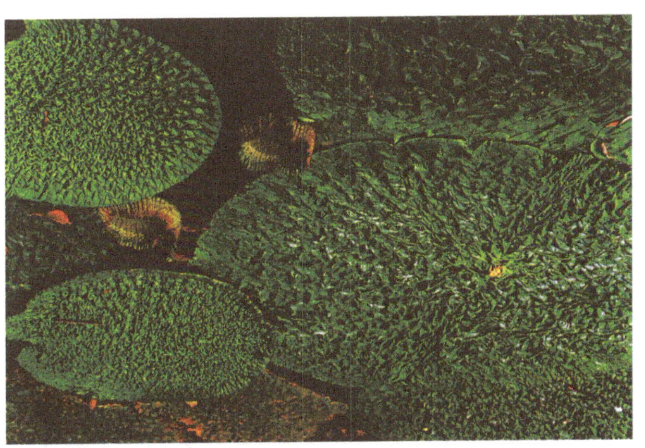

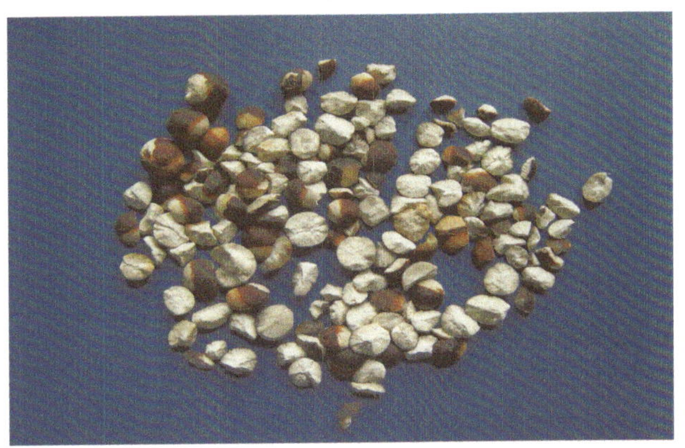

煮山药糊为丸，如鸡头子大。每服一粒，空腹时用温酒或盐汤送下。主治：梦遗漏精。

【用法用量】煎服，9~15g；或入丸、散；亦可适量煮粥食。

【使用注意】大小便不利者禁用。食滞不化者慎用。

【现代研究】化学研究显示，芡实含淀粉，蛋白质，脂肪，碳水化合物，钙，磷，铁，硫胺素，核黄素，烟酸，胡萝卜素和抗坏血酸等。药理研究显示，其有一定的抗氧化和心肌保护作用。现代临床用于治疗遗精、滑精、白带增多、慢性前列腺炎和肾炎蛋白尿等。

195 芰实（菱、菱角）

【古籍原文】味甘，平，无毒。主安中，补五脏，不饥，轻身。一名菱。

【来　　源】菱科植物菱 *Trapa bispinosa* Roxb. 的果肉。

【形态特征】一年生水生草本。叶二型；浮生叶聚生于茎顶，呈莲座状；叶柄长5~10cm，近顶处有

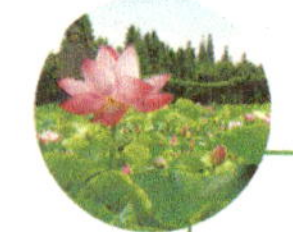

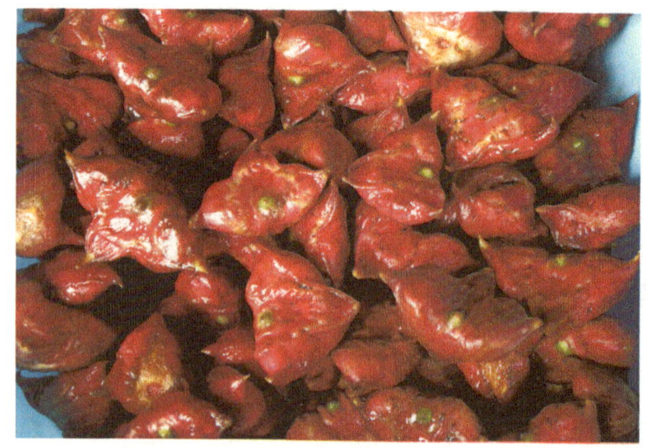

膨大海绵状的气室。叶菱状三角形，边缘上半部有粗锯齿，近基部全缘，绿色，上面无毛，下面幼时有细毛，后渐落，沿脉有毛；沉浸叶羽状细裂。花两性，白色，单生于叶腋；萼管短，有毛，裂片4片；花瓣4片；雄蕊4枚。坚果倒三角形，两端有刺，腹背的萼裂片脱落。种子1颗。

【性味功效】甘，凉。清热解暑，除烦止渴，益气健脾，解毒。

【临床用方】《食物中药与便方》：菱角、紫藤、诃子、薏苡仁各9g。用法：水煎服。主治：食道癌。

【用法用量】煎服，9~15g，大剂量可用至60g；或生食；或煮熟。

【使用注意】脾胃虚寒、中焦气滞者慎用。

【现代研究】化学研究显示，果肉中含4,6,8（14），22-麦角甾四烯-3-酮，22-二氢-4-豆甾烯-3,6-二酮，β-谷甾醇。药理研究显示，其种子的醇浸水液有抗癌作用。现代临床用于治疗食管癌、消化性溃疡、胃癌初起等。现今果肉以食用为主。

196 栗（板栗）

【古籍原文】味咸，温，无毒。主益气，厚肠胃，补肾气，令人耐饥，生山阴，九月采。

【来　　源】壳斗科植物板栗*Castanea mollissima* Bl.的成熟种仁。

【形态特征】落叶乔木，高15~20m。树皮暗灰色，不规则深裂，枝条灰褐色，有纵沟，皮上有许多黄灰色的圆形皮孔。单叶互生，薄革质，长圆状披针形或长圆形，上面深绿色，有光泽，中脉上有

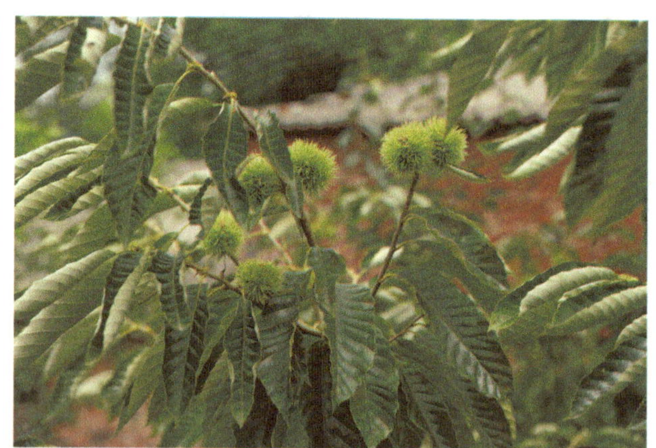

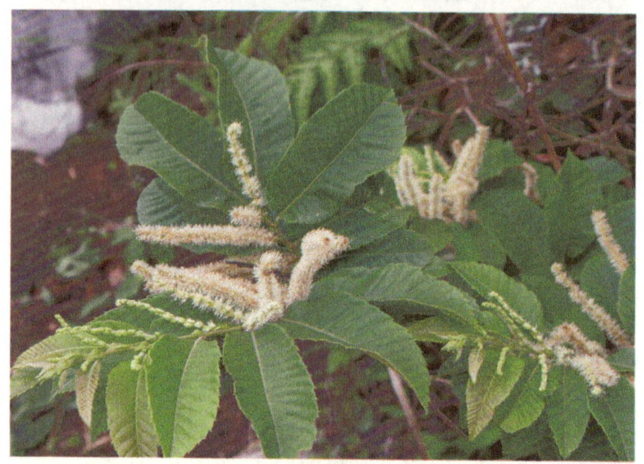

毛；下面淡绿色，有白色茸毛，边缘有疏锯齿；叶柄短，有长毛和短茸毛。花单性，雌雄同株；雄花序穗状，生于新枝下部的叶腋，淡黄褐色，雄蕊8~10枚；雌花无梗，生于雄花序下部，外有壳斗状总苞。总苞球形，外面生尖锐被毛的刺，内有坚果2~3粒，成熟时裂为4瓣。坚果深褐色，顶端被茸毛。

【性味功效】甘、微咸，温。养胃健脾，补肾强筋，活血消肿，止血。

【古方选录】《濒湖集简方》：独壳大栗。用法：研敷，或仓卒捣敷亦可。主治：金刃斧伤。

【用法用量】内服适量，生食；或煮食；或炒存性研末服。外用适量，捣敷。

【使用注意】食积停滞、脘腹胀满痞闷者禁用。

【现代研究】化学研究显示，果实含蛋白质，脂肪，氨基酸，碳水化物，灰分，淀粉，维生素B及铁、镁、磷、铜等元素。现今主要作为干果食用。

197 樱　桃

【古籍原文】味甘。主调中，益脾气，令人好颜

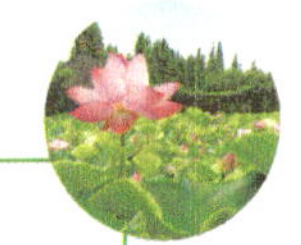

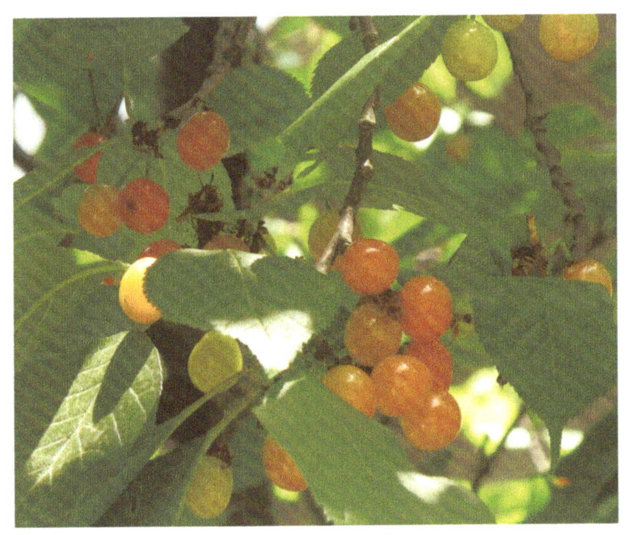

色，美志。

【来　　源】蔷薇科植物樱桃*Prunus pseudocerasus* Lindl. 的成熟果实。

【形态特征】落叶灌木或乔木，高3～8m。树皮灰棕色，皮孔明显；幼枝无毛或被白色短毛。叶互生；托叶2片，2～4裂；叶片广卵圆形、倒广卵形至椭圆状卵形，边缘有大小不等锯齿，齿端有腺点。花先叶开放，2～6朵簇生或呈总状花序；花白色；萼筒绿色，先端5裂；花瓣5片，卵形至圆形，先端微凹缺；雄蕊多数；雌蕊1枚，子房上位，花柱平滑无毛。核果近圆球形，成熟时鲜红色，有长柄，内含种子1粒。

【性味功效】甘、酸，温。补脾益肾。

【临床用方】《丁甘仁家传珍方选》时珍玉容散：猪牙皂角四两，紫背浮萍四两，青梅四两，樱桃四两，鹰屎白（或鸽屎白）三钱。用法：上为末。早、晚手心注水调搽。主治：面上雀斑，其色或黄或黑，碎点无数。

【用法用量】煎服，30～150g；或浸酒。外用适量，浸酒涂擦或捣敷。

【使用注意】不宜多食。

【现代研究】化学研究显示，种子含苦杏仁苷，水解产生氢氰酸。现代主要以鲜果食用为主。

198 橘柚（陈皮、橘皮）

【古籍原文】无毒。主下气，止呕咳，除膀胱留热，下停水，五淋，利小便，治脾不能消谷，气冲胸中，吐逆，霍乱，止泄，去寸白。久服轻身长年。生南山，生江南。十月采。

《本经》原文：橘柚，味辛，温。主胸中瘕热逆气，利水谷。久服去臭，下气通神。一名橘皮。生川谷。

【来　　源】芸香科植物橘*Citrus reticulate* Blanco 的成熟果皮。

【形态特征】常绿小乔木或灌木，高3~4m。枝有刺。叶互生；叶片披针形或椭圆形，先端渐尖，基部楔形，全缘或波状，有半透明状油点。花单生或数朵丛生于枝端或叶腋；花萼杯状，5裂；花瓣5片，白色；雄蕊15~30枚；雌蕊1枚，子房圆形，柱头头状。柑果近圆形或扁圆形，果皮薄而宽。种子卵圆形，白色，一端尖，数粒至数十粒或无。

【性味功效】辛、苦，温。理气健脾，燥湿化痰。

【古方选录】《简要济众方》平胃散：苍术五斤，厚朴（姜汁炒）、陈皮（去白）各三斤二两，甘草三十两（炒）。用法：研细末，每服两钱，加生姜两片，大枣两枚，同煎，去姜渣，空心食前热服。主治：湿滞脾胃证。

【用法用量】煎服，5~10g；或入丸、散。药用以放置陈久者为佳，故名陈皮。

【现代研究】化学研究显示，陈皮含挥发油及橙皮苷，川陈皮素，维生素B_1，肌醇和挥发油，挥发油中有柠檬烯、α-蒎烯、β-蒎烯和枸橼醛等。药理研究显示，其可促进消化液分泌，排除肠管内积气，祛痰，降低胆固醇，抗血栓形成和抑制子宫等作用。现代临床用于治疗感冒咳嗽、气管炎痰多咳嗽、百日咳、急性胃炎呕吐呃逆、急性乳腺炎、胆石症及溃疡性结肠炎等。

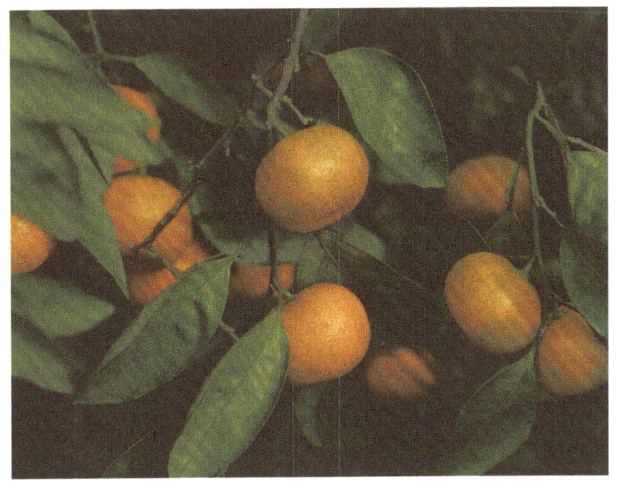

199 白瓜子（瓜子、冬瓜子）

【古籍原文】寒，无毒。主除烦满不乐，久服寒中。可作面脂，令悦泽。一名白瓜子。生嵩高。冬瓜人也，八月采之。

白冬瓜：味甘，微寒，主除小腹水胀，利小便，止渴。

又，甘瓜子，主腹内结聚，破溃脓血，最为肠胃脾内壅要药。

《本经》原文：白瓜子，味甘，平。主令人悦泽，好颜色，益气不饥。久服轻身耐老。一名水芝。生平泽。

【来　　源】葫芦科植物冬瓜*Benincasa hispida* (Thunb.) Cogn. 的成熟种子。

【形态特征】一年生攀援或架生草本。茎有棱沟，密被黄褐色刺毛及长柔毛，卷须分支。单叶互生，叶柄粗大；叶片卵圆形或近于肾形，先端急尖，基部深心形，边缘具锯齿，两面均被粗毛。花单性，雌雄同株，花萼管状，5裂；花冠黄色，5裂至基部；雄花有雄蕊5枚，花药卵形；雌花子房长圆筒形。瓠果大型、肉质，椭圆形或长方状椭圆形，先

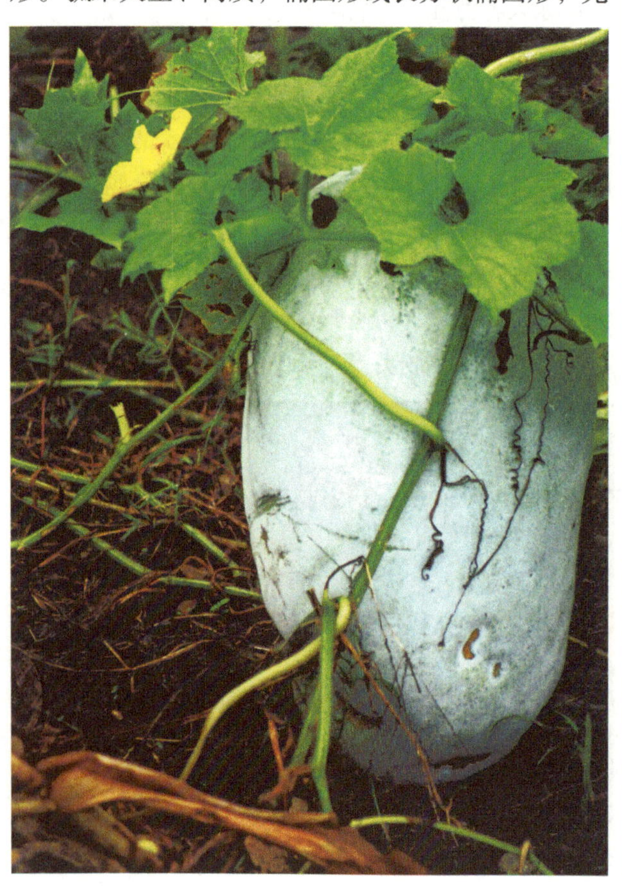

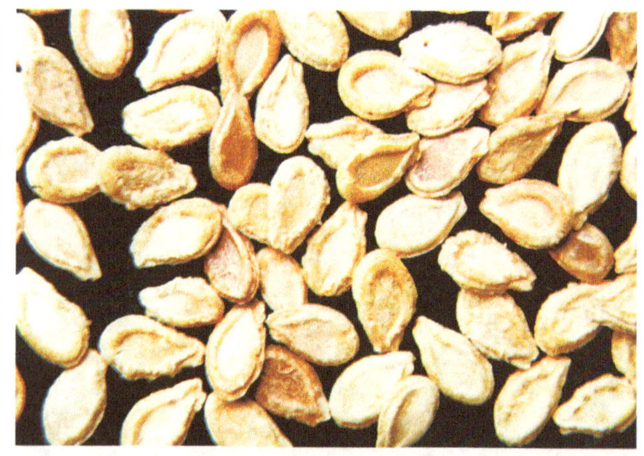

绿色后变白色。种子多数，卵形，白色，压扁。

【性味功效】甘，凉。清肺，化痰，消痈，利水。

【临床用方】《太平圣惠方·卷四十》冬瓜子散：冬瓜子仁一两（微炒），柏子仁一两，白茯苓一两，葵子一两（微炒），栀子仁二两，枳实一两（麸炒微黄）。用法：上为细散。每服二钱，食后以粥饮调下。主治：鼻面酒皶，如麻豆及疼痛，搔之黄水出。

【用法用量】煎服，3~12g。外用适量，水煎浸洗；或研膏涂敷。

【使用注意】脾胃虚寒者慎用。

【现代研究】化学研究显示，种子含三酰甘油，脂肪酸，磷脂酰胆碱，神经鞘磷脂和甾醇类化合物等。药理研究显示，其有免疫促进和抑制胰蛋白酶活力等作用。现代临床用于治疗支气管炎咳嗽痰多、肺脓肿、急性阑尾炎、急性肾炎水肿及尿路感染等。

200 冬葵子（冬葵果）

【古籍原文】无毒。主治妇人乳难内闭。生少室。十二月采。（黄芩为之使）

葵根：味甘，寒，无毒。主恶疮，治淋，利小便，解蜀椒毒。叶，为百菜主，其心伤人。

《本经》原文：冬葵子，味甘，寒。主五脏六腑，寒热羸瘦，五癃，利小便。久服，坚骨长肌肉，轻身延年。

【来　　源】锦葵科植物冬葵*Malva verticillata* L. 的成熟果实。

【形态特征】一年生草本，高60~90cm。茎直立，

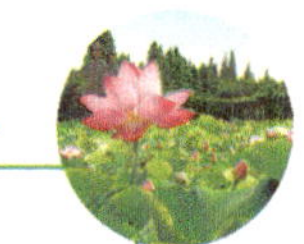

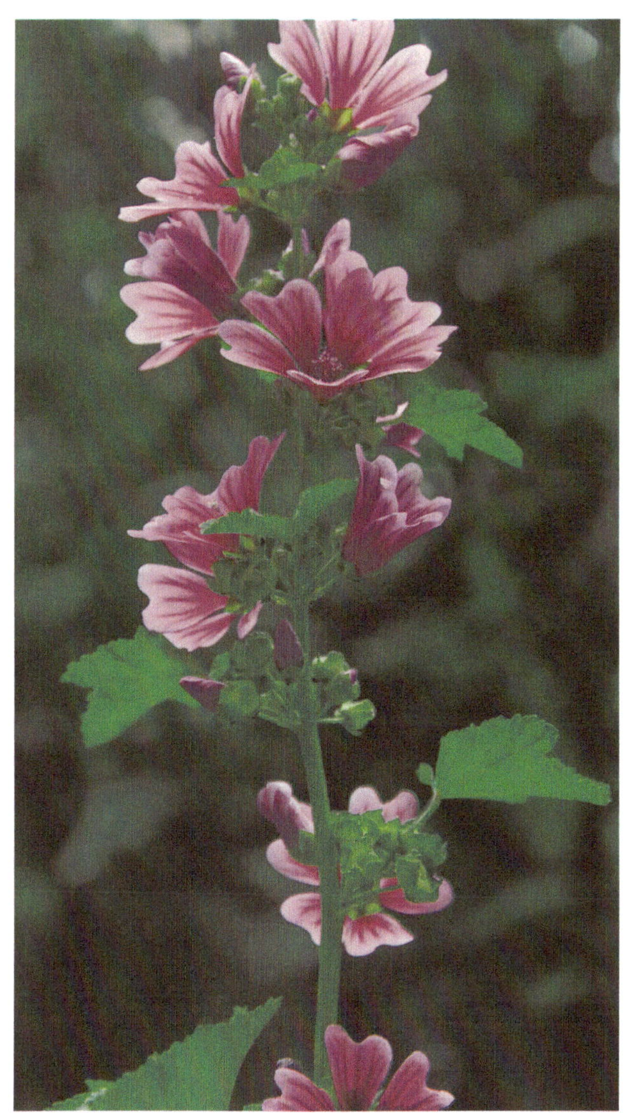

被疏毛或几无毛。叶互生；掌状，5~7浅裂，圆形或近圆形，基部心形，边缘具钝锯齿，长有柄。花小，丛生于叶腋，淡红色；萼5裂，花瓣5片。果实扁圆形。

【性味功效】甘、涩，凉。清热利尿，消肿。

【古方选录】《圣济总录·卷一五七》冬葵子汤：冬葵子二两（微炒），大黄一两（锉，炒）。用法：上为粗末。每服三钱匕，水一盏，煎至七分，去滓，食前温服。主治：妊娠大小便不通。

【用法用量】煎服，3~9g。

【使用注意】脾虚便溏者及孕妇忌用。

【现代研究】化学研究显示，果实含脂肪油、蛋白质和淀粉等；种子含脂肪油及蛋白质等。药理研究显示，其有排除或消除尿路结石，降血脂和抗动脉粥样硬化等作用。现代临床用于治疗便秘、尿路感染和尿路结石等。

201 苋　实

【古籍原文】大寒，无毒。主治白翳，杀蛔虫。一名莫实，细苋亦同。生淮阳及田中，叶如蓝，十一月采。

《本经》原文：苋实，味甘，寒。主青盲，明目，除邪，利大小便，去寒热。久服，益气力，不饥轻身。一名马苋。

【来　源】苋科植物苋*Amaranthus tricolor* L. 的茎叶、种子。

【形态特征】一年生草本。分支较多。叶对生，叶片卵状椭圆形至披针形，叶有红色、紫色或绿紫杂色等。花单性或杂性，密集成簇，花簇球形，腋生或顶生；花被片3片，矩圆形，具芒尖；雄蕊3枚；雌花柱2~3枚。胞果矩圆形。种子黑褐色。

【性味功效】甘，寒。清肝明目，通利二便。

【古方选录】《太平圣惠方》：苋实末半两。用法：分二服，以新汲水调下。主治：大小便难。

【用法用量】煎服，6~10g。

【使用注意】脾胃虚寒者不宜使用。

【现代研究】化学研究显示，苋叶含大量维生素C

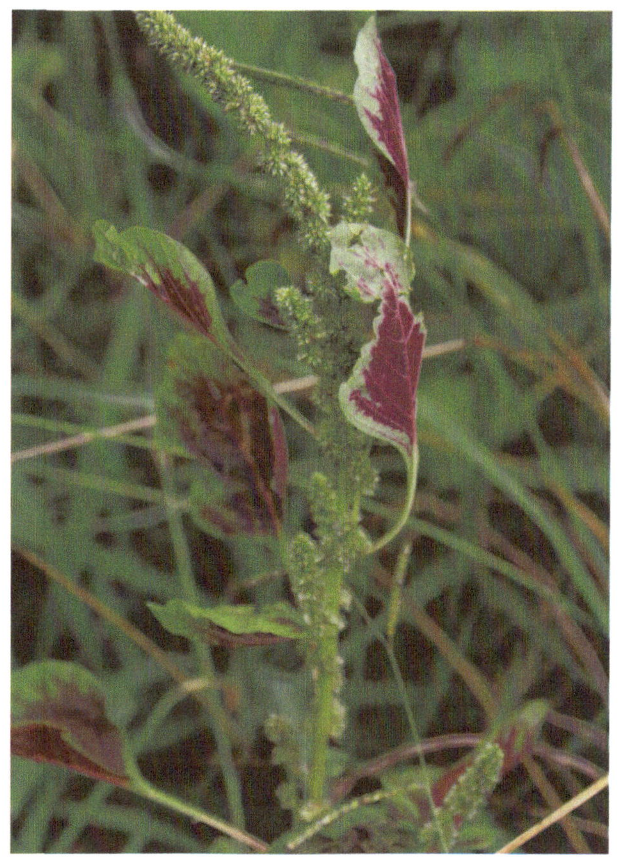

及苋色素；种子含脂肪油，油中有肉豆蔻酸、棕榈酸、花生酸、油酸及山嵛酸等。现代临床用于治疗急性黄疸型肝炎、肠炎、痢疾、过敏性皮炎和湿疹等。

202 苦　菜

【古籍原文】无毒。主治肠澼，渴热，中疾，恶疮。久服耐饥寒，高气不老。一名游冬。生益州，生山陵道旁，凌冬不死。三月三日采，阴干。

《本经》原文：苦菜，味苦，寒。主五脏邪气，厌谷胃痹。久服，安心益气，聪察少卧，轻身耐老。一名荼草。一名选。生川谷。

【来　　源】菊科植物苦苣菜*Sonchus oleraceus* L. 的全草。

【形态特征】一年或二年生草本，高30~100cm。茎直立，中空，具乳汁，顶端及中上部或具有稀疏腺毛。叶互生，长椭圆状披针形，先端锐尖，边缘羽裂或琴状羽裂，有不规则刺状尖齿；基部叶有短柄，茎上叶无柄，耳郭状抱茎。头状花序顶生，总

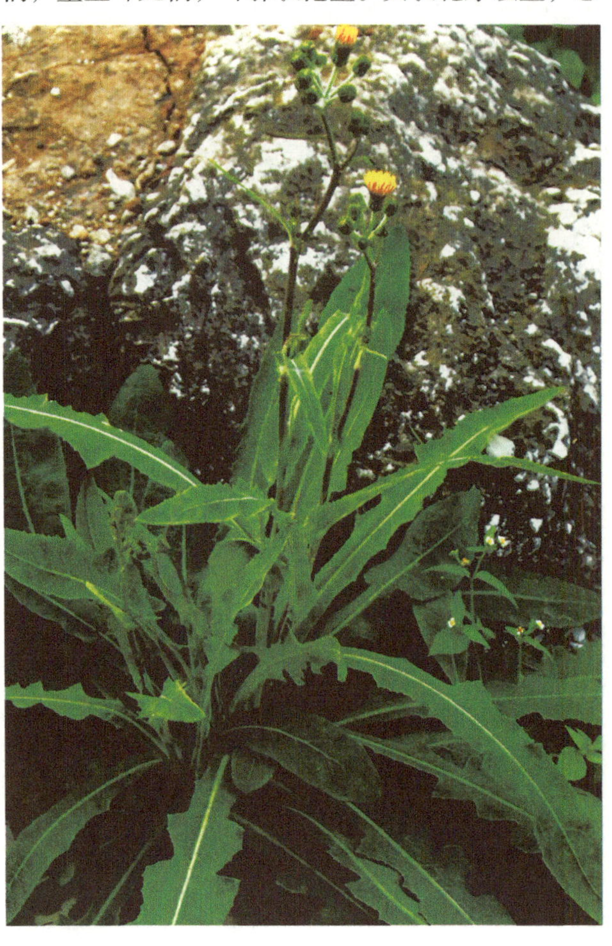

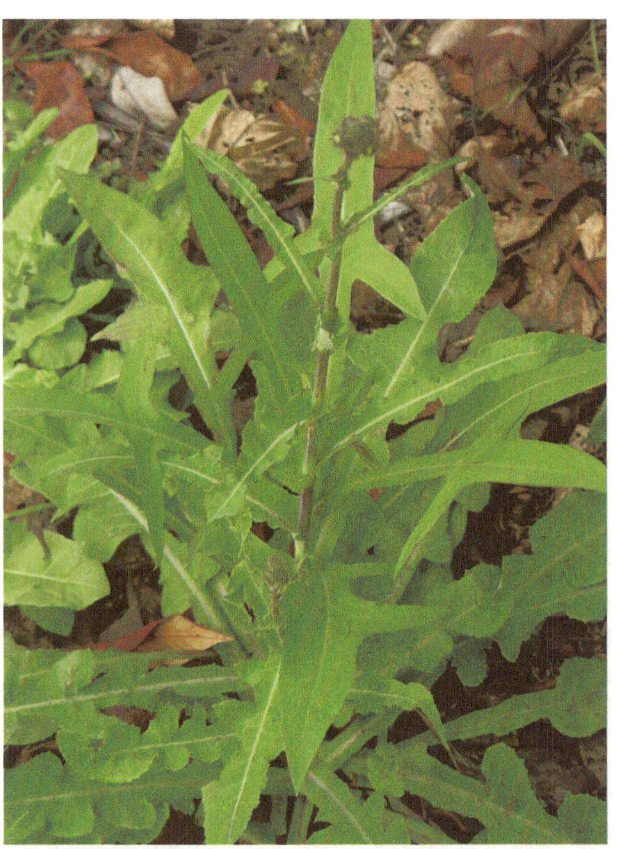

苞圆筒状；舌状花黄色；雄蕊5枚；子房下位。瘦果倒卵状椭圆形，扁平，成熟时红褐色。

【性味功效】苦，寒。清热，凉血，解毒。

【古方选录】《滇南本草》：紫苦菜适量。用法：捣汁水煎，酒和服。主治：妇人乳结红肿疼痛。

【用法用量】煎服，15~30g。外用适量，捣汁涂抹；或水煎浸洗。

【使用注意】脾胃虚寒者忌用。

【现代研究】现代临床用于治疗急性胃炎腹痛、月经不调、慢性支气管炎咳嗽、痔疮和痈疽疮疡等。

203 荠

【古籍原文】味甘，温，无毒。主利肝气，和中。其实，主明目，目痛。

【来　　源】十字花科植物荠菜*Capsella bursa-pastoris*（L.）Medic. 的带根全草。

【形态特征】一年生或二年生草本。茎直立，分支。根生叶丛生，羽状深裂，上部裂片三角形；茎生叶长圆形或线状披针形，顶部几成线形，基部呈耳状抱茎，边缘有缺刻或锯齿，或近于全缘，叶两

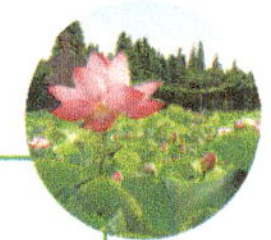

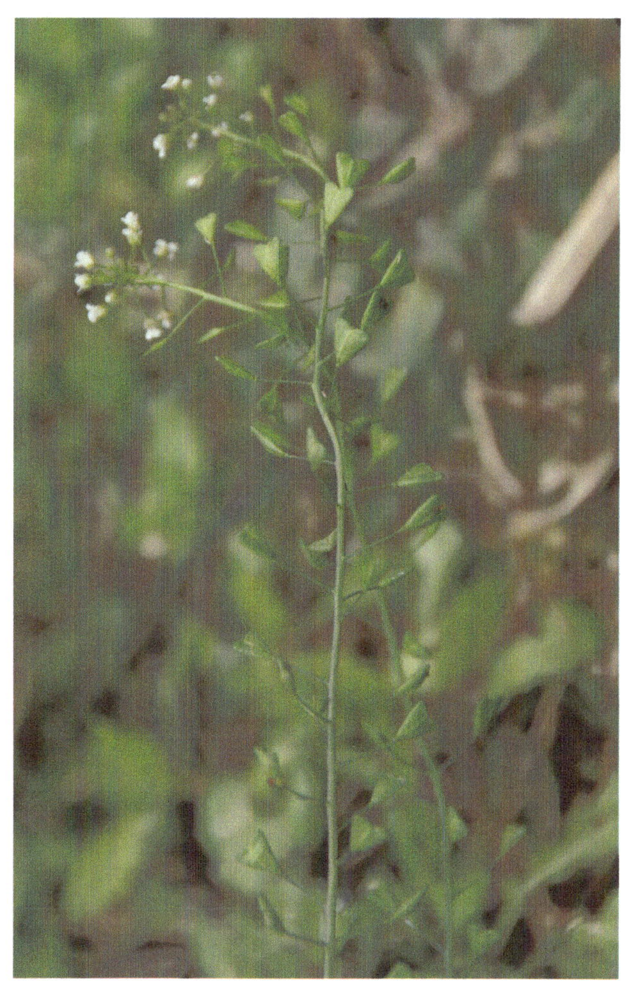

面生有单一或分支的细柔毛，边缘疏生白色长睫毛。花多数，顶生或腋生成总状花序；花萼4片，绿色；花瓣倒卵形，有爪，4片，白色，“十”字形开放；雄蕊6枚；雌蕊1枚。种子细小，倒卵形，浅褐色。

【性味功效】甘、淡，凉。和脾益胃，利水消肿，凉肝明目。

【古方选录】《三因方・卷十四》葶苈大丸：甜葶苈（葶苈子，纸隔炒）、荠菜根等分。用法：上为末，蜜丸如弹子大。每服一丸，陈皮汤嚼下。主治：肿满、腹大，四肢枯瘦，小便涩浊。

【用法用量】煎服，15~30g；鲜品60~120g；或入丸、散。外用适量，研末调敷；或捣敷；或捣汁点眼。

【现代研究】化学研究显示，荠菜含草酸、酒石酸、苹果酸、丙酮酸及延胡索酸等有机酸，精氨酸、天冬氨酸、脯氨酸等氨基酸，蔗糖、山梨糖、乳糖、氨基葡萄糖、山梨糖醇等糖分，芸香苷、橙皮苷等黄酮类。药理研究显示，其有兴奋子宫，止血，退热，抗肿瘤等作用。

204 芜菁及芦菔

【古籍原文】味苦，温，无毒。主利五脏，轻身益气，可长食之。芜菁子，主治明目。

【来　　源】十字花科植物芜菁*Brassica rapa* L.的根或叶。

【形态特征】二年生草本，高达100cm。块根肉质，球形、扁圆形或长椭圆形，须根多生于块根下的直根上。茎直立，上部有分支。基生叶绿色，羽状深裂，长而狭；下部茎生叶像基生叶，基部抱茎或有叶柄；茎上部的叶通常矩圆形或披针形，不分裂，无柄，基部抱茎。总状花序长，花小，鲜黄色；萼片4片；花瓣4片；雄蕊6枚；雌蕊1枚。长角果圆柱形，喙细长。种子球形，褐色或浅棕色，表面有细网状纹。

【性味功效】苦、辛、甘，温。消食下气，解毒消肿。

【古方选录】《补缺肘后方》：芜菁根大者。用法：削去上皮，熟捣，苦酒和如泥，煮三沸，急搅之，出，敷肿，帛裹上，日再三易。主治：卒毒肿

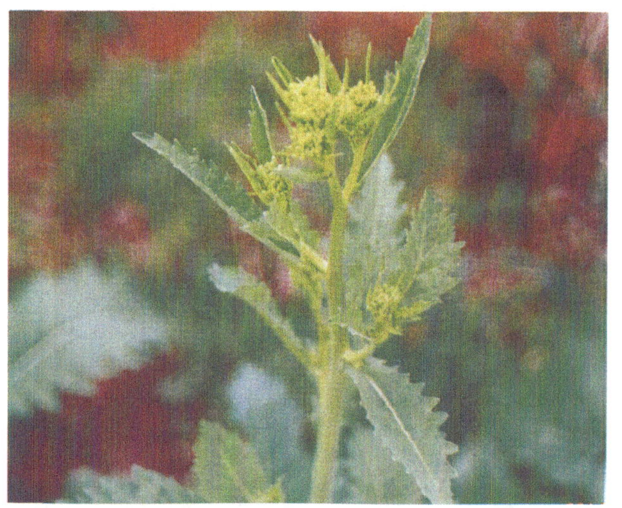

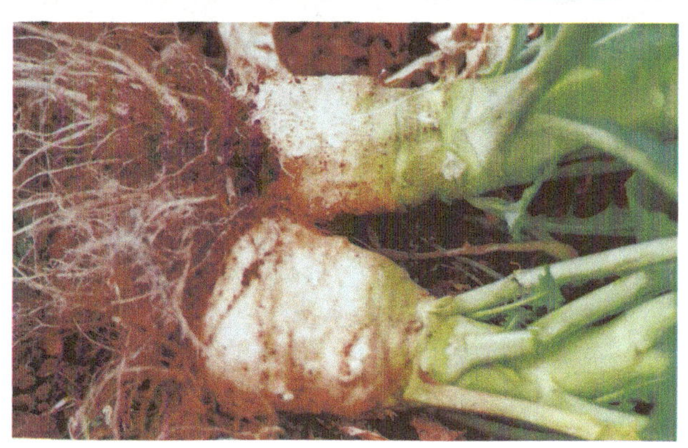

起，急痛。

【用法用量】煮食或捣汁饮。外用适量，捣敷。

【使用注意】不可多食，令人气胀；过食动气。

【现代研究】化学研究显示，芜菁根含蛋白质，脂肪，糖类，粗纤维，氨基酸，烟酸，维生素及钙、磷、铁等。药理研究显示，芜菁叶、根的水提取物对大肠杆菌的生长有抑制作用，可抑制甲状腺素的合成。

205 菘（菘菜、白菘、青菜）

【古籍原文】味甘，温，无毒。主通利肠胃，除胸中烦，解酒渴。

【来　　源】十字花科植物青菜*Brassica chinensis* L.的叶。

【形态特征】一年或二年生草本，高25~70cm。植株光滑，无毛。茎直立，有分支。基生叶倒卵形或阔倒卵形，坚实，有光泽，基部渐狭成宽柄；茎生

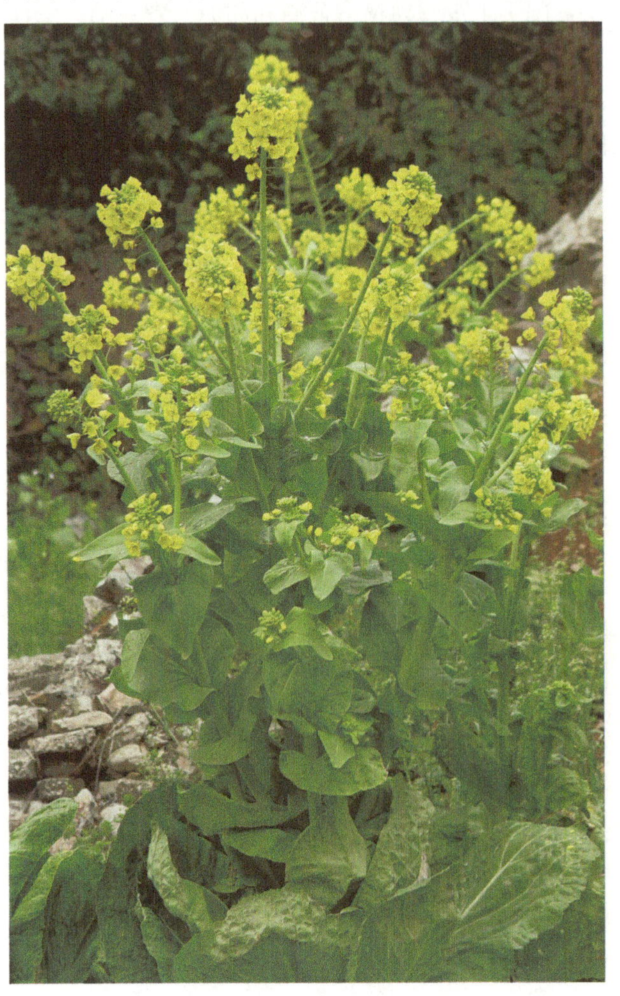

叶基部垂耳形，抱茎。总状花序顶生呈圆锥状；萼片4片；花瓣4片，淡黄色；雄蕊通常6枚。角果细长，顶端渐狭成一喙。种子球形，紫褐色或黄褐色。

【性味功效】甘，凉。解热除烦，生津止渴，清肺化痰，通利肠胃。

【古方选录】《本草纲目》：白菘菜适量。用法：捣烂涂之。主治：漆毒生疮。

【用法用量】适量，煮食；或捣汁。外用适量，捣敷。

【使用注意】脾胃虚寒、大便溏薄者慎用。

【现代研究】化学研究显示，青菜茎、叶含蛋白质，脂肪，糖类，粗纤维，钙，磷，铁，烟酸，核黄素等。

206 芥（芥菜）

【古籍原文】味辛，温，无毒。归鼻。主除肾邪气，利九窍，明耳目，安中。久服温中。

又，子，主射工及疰气发无恒处，丸服之；或捣为末，醋和涂之，随手验也。

【来　　源】十字花科植物芥菜*Brassica juncea*（L.）*Czern. et Coss.*、油芥菜*Brassica juncea*（L.）*Czern. et Coss. var. gracilis* Tsen et Lec的嫩茎和叶。

【形态特征】芥菜　一年生草本，高50~150cm。茎直立，多分支，幼枝被微毛，老枝光滑，有时微被白粉。基生叶大，呈琴状分裂，先端裂片大，两侧裂片小；茎上部的叶不分裂，披针形至线形。总状花序多数，聚成圆锥状；花萼4片，绿色；花瓣4片，鲜黄色；雄蕊6枚。长角果光滑无毛，无明显的喙。种子近球形，鲜黄色至黄棕色，表面具网纹。

【性味功效】辛，温。宣肺豁痰，消肿散结，聪耳明目。

【古方选录】《本草纲目》：芥菜秆。用法：烧存性。研末，频敷之。主治：牙龈肿烂，出臭水者。

【用法用量】煎服，10~15g；或鲜品捣汁。外用适量，烧存性研末撒；或煎水洗。

【使用注意】目疾、疮疡、痔疮、便血及阴虚火旺之人慎用。

【现代研究】化学研究显示，芥菜根茎含11种具

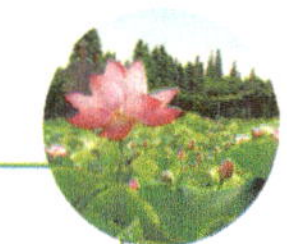

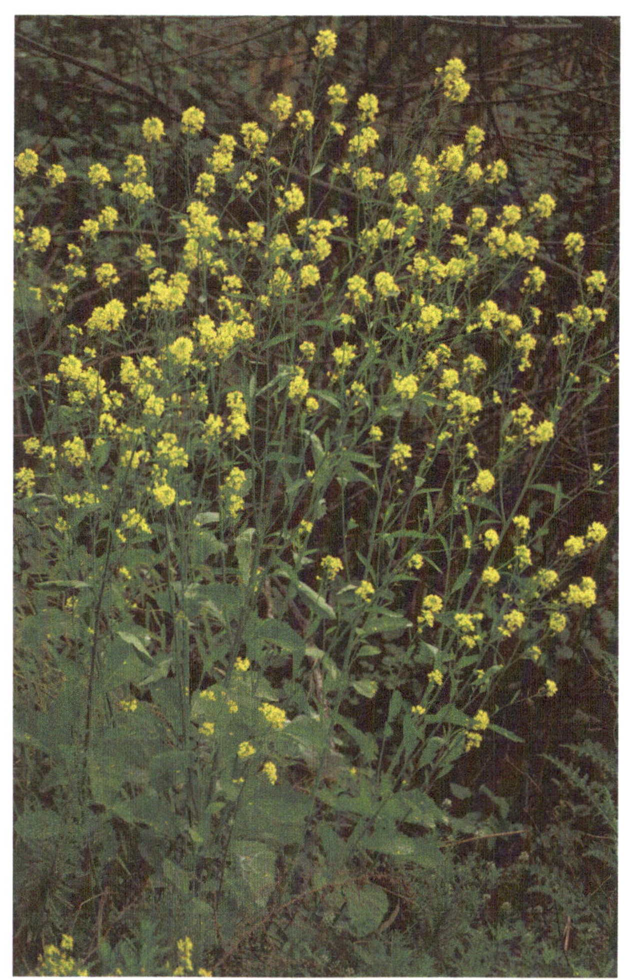

挥发性的异硫氰酸酯；叶含芸薹抗毒素，环芸薹宁，环芸薹宁亚砜，马兜铃酸等。现代临床用于治疗膀胱结石、小便不通、牙龈肿痛、痔疮肿痛、脱肛、漆疮瘙痒等。

207 苜　蓿

【古籍原文】味苦，平，无毒。主安中，利人，可久食。

【来　　源】豆科植物紫苜蓿*Medicago sativa* L. 或南苜蓿*Medicago hispida* Gaertn. 的全草。

【形态特征】紫苜蓿　多年生草本。主根长达2~5m。根茎发达；有蔓茎或无，茎直立或匍匐，光滑，多分支，分15~25支。三出复叶，小叶片倒卵状长圆形，仅上部尖端有锯齿；小叶顶端有中肋突出；叶柄长而平滑；托叶大。花梗由叶腋抽出，花有短柄；总状花序；萼钟状，有5齿；花冠紫色。荚果螺旋形，常卷曲2~3圈，稍有毛，黑褐

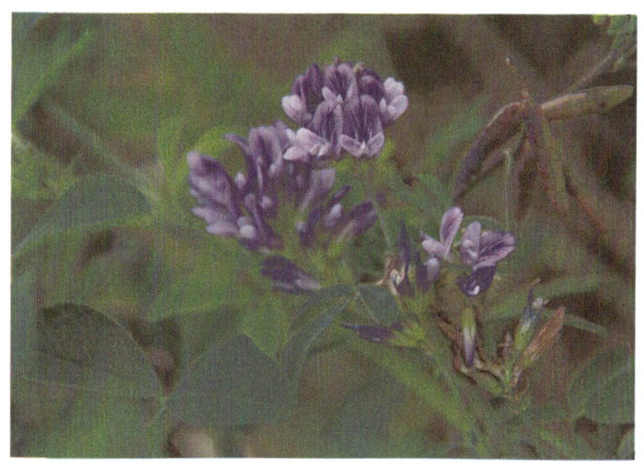

色，不开裂。种子小，1~8颗，肾形，黄褐色。

【性味功效】苦、涩、微甘，平。清热凉血，利湿退黄，通淋排石。

【古方选录】《新修本草·卷十八》苜蓿饮：苜蓿。用法：捣汁，服一升，令人吐利即愈。主治：热病烦满，目黄赤，小便黄，酒疸。

【用法用量】煎服，15~30g；或捣汁，鲜品90~150g；或研末，3~9g。

【现代研究】化学研究显示，紫苜蓿含皂苷，异黄酮衍生物，苜蓿素，瓜氨酸，刀豆酸，蛋白质；叶和茎含果胶酸；花含花色苷，挥发油。药理研究显示，其有抗动脉粥样硬化、增强免疫作用，苜蓿素对离体豚鼠肠管有松弛作用、轻度抗氧化作用、防止肾上腺素的氧化及轻度雌激素样作用；全草提取物能抑制结核杆菌的生长。现代临床用于治疗肠炎、细菌性痢疾、黄疸、膀胱结石之小便不通、尿路结石、浮肿等。

208 荏子（白苏子）

【古籍原文】味辛，温，无毒。主治咳逆，下气，温中，补体。叶，主调中，去臭气。九月采，阴干。

荏叶，人常生食，其子故不及苏也。

【来　　源】唇形科植物白苏*Perilla frutescens*（L.）Britton 的果实。

【形态特征】一年生直立草本，有香气，茎绿色，圆角四棱形，多分支，除基部外，密生细长白毛。叶对生；叶片卵形或圆形，先端急尖或渐尖，基部圆形或宽楔形，边缘有粗锯齿，两面均呈绿色而具

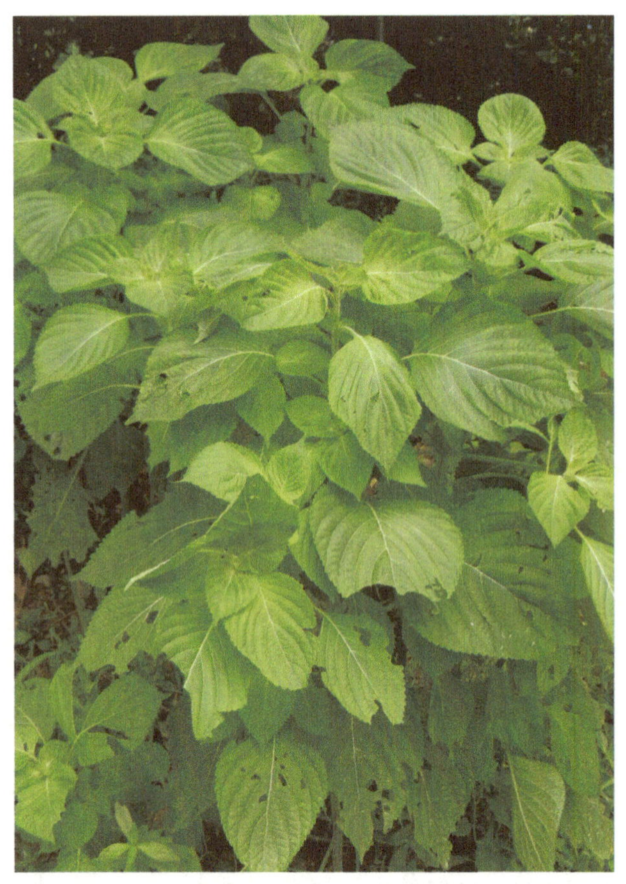

毛，下面稍苍淡且有腺点；叶柄密被白毛。总状花序腋生及顶生；苞片卵形，先端急尖或尾状；萼钟状；花冠白色；雄蕊4枚。小坚果褐色或灰白色，倒卵形。

【性味功效】辛，温。下气消痰，润肠通便。

【临床用方】《福建药物志》：白苏子9~15g，橘皮9~15g。用法：水煎服。主治：痰饮咳嗽。

【用法用量】煎服，5~10g；或研末。外用适量，捣敷。

【使用注意】虚证咳嗽、脾虚便滑者不宜。

【现代研究】化学研究显示，种子含脂肪油，主要为亚麻脂和甘油三棕榈酸酯；还含α-亚麻酸；全草含挥发油等。药理研究显示，其有降血脂，抗血栓形成，抗肿瘤等作用。

209 胡麻（芝麻、黑脂麻）

【古籍原文】无毒。坚筋骨，治金创，止痛，及伤寒温疟，大吐后虚热羸困。久服明耳目，耐饥，延年。以作油，微寒。利大肠，胞衣不落。生者摩疮肿，生秃发。一名狗虱，一名方茎，一名鸿藏。生上党。

《本经》原文：胡麻，味甘，平。主伤中虚羸，补五内，益气力，长肌肉，填髓脑。久服轻身不老。一名巨胜。叶名青蘘。生川泽。

【来　源】脂麻科植物脂麻*Sesamum indicum* L.的成熟种子。

【形态特征】一年生草本，高80~180cm。茎直立，四棱形。叶对生或互生；叶片卵形、长圆形或披针形，先端尖，基部楔形，全缘，有锯齿，两面无毛或稍被白柔毛。花单生，或2~3朵生于叶腋；花萼5裂，裂片披针形；花冠唇形筒状，白色，有紫色或黄色彩晕；雄蕊4枚，花药黄色；雌蕊1枚。蒴果椭圆形。种子黑褐色。

【性味功效】甘，平。补肝肾，益精血，润肠燥。

【古方选录】《圣济总录·卷十八》胡麻续肌散：胡麻半斤，天麻二两，乳香三分（别研）。用法：上为细散，入乳香和匀。每服二钱匕，用荆芥腊茶调下。服药半月后，两腰眼中灸二、七壮，次常服补药。主治：大风癞疾。

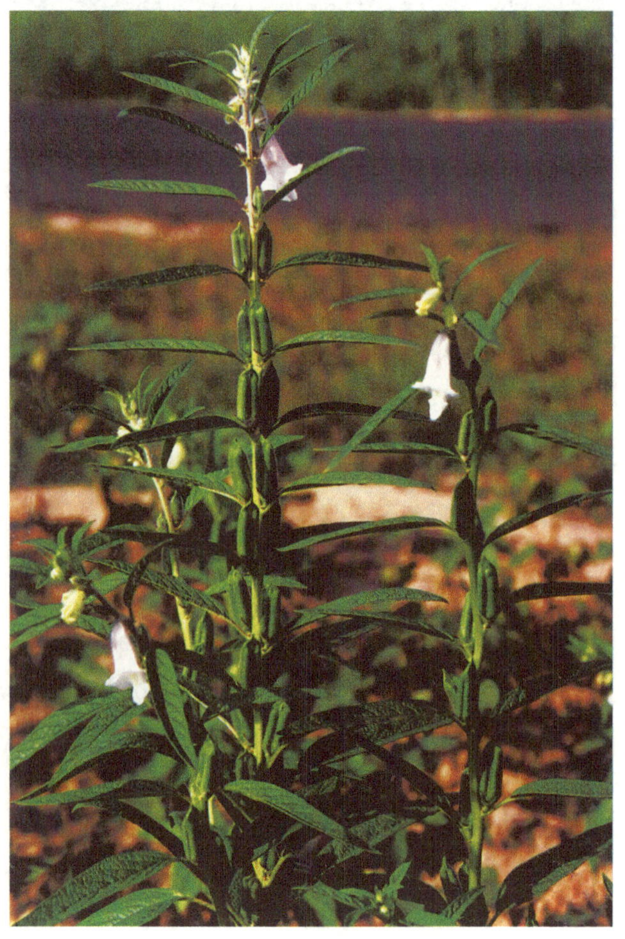

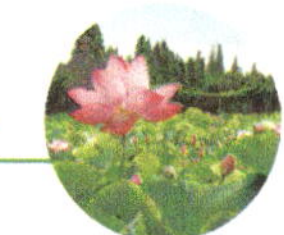

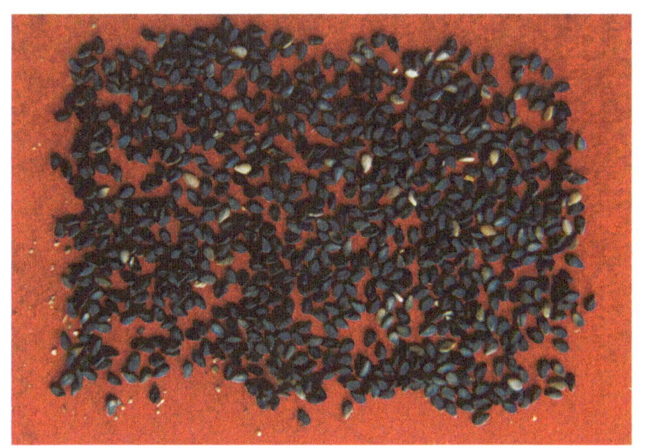

【用法用量】煎服，9~15g；或入丸、散。

【使用注意】便溏者不宜。

【现代研究】化学研究显示，脂麻含脂肪油45%~60%，木脂类，α-球蛋白，β-球蛋白，多种氨基酸，芝麻糖，维生素E，植物甾醇，叶酸，烟酸及多种无机元素等。药理研究显示，其有减轻炎性刺激，促进炎症修复，抑制肠道炎症反应，促进肠管蠕动，预防肠粘连发生，降低胆固醇，降低血糖和延缓衰老等作用。现代临床用于治疗消化性溃疡、便秘、寻常疣、中老年体虚和烧伤等。

210 麻蕡（火麻仁叶、火麻子）

【古籍原文】有毒。破积，止痹，散脓。此麻花上勃勃者。七月七日采，良。

麻子：无毒。主治中风汗出，逐水，利小便，破积血，复血脉，乳妇产后余疾，长发，可为沐药。久服神仙。九月采。入土中者贼人。生太山。（畏牡蛎、白薇，恶茯苓）

《本经》原文：麻蕡，味辛，平。主五劳七伤，利五脏，下血寒气，多食，令人见鬼狂走。久服，通神明，轻身。一名麻勃。麻子，味甘，平。主补中益气，肥健不老。生川谷。

【来　源】桑科植物大麻*Cannabis sativa* L. 的雌花序及幼嫩果穗、种子。

【形态特征】一年生草本，高1~3m，茎直立，分支，表面有纵沟，密被短柔毛。掌状复叶互生，茎下部叶对生；小叶3~11片，披针形至线状披针形，先端长尖，基部楔形，边缘有粗锯齿；上面深绿色，粗糙，下面密被灰白色黏毛。花单性，雌雄

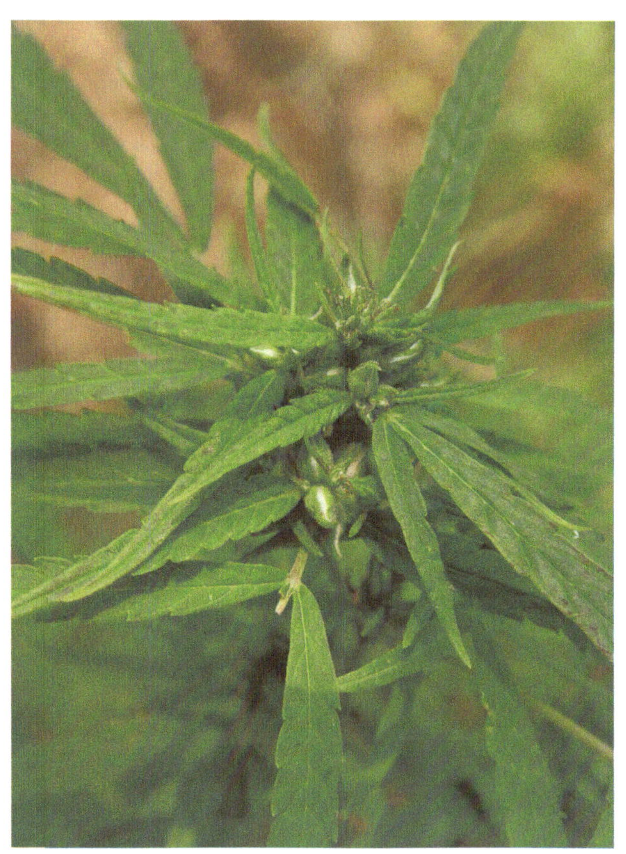

异株；雄花呈疏生的圆锥花序，黄绿色，花被片5片；雄蕊5枚；雌花丛生于叶腋；绿色，雌蕊1枚；子房圆球形。瘦果扁卵形。

【性味功效】辛，平；有毒。祛风镇痛，定惊安神。

【古方选录】《千金要方·卷二十五》二物汤：大麻子三升，大葱白二十枚。用法：上各捣令熟，用水九升，煮取一升半，顿服之。若血出不尽，腹中有脓血，更合服。当吐脓血。主治：金疮，腹中瘀血。

【用法用量】种子：煎服，0.3~0.6g。花序：外用适量，局部捣敷。

【使用注意】体虚者及孕妇忌用。

【现代研究】后世药用以种仁“麻子仁”为主，该药草不用已久。

211 饴　糖

【古籍原文】味甘，微温。主补虚乏，止渴，去血。

【来　源】米、大麦、小麦、粟或玉蜀黍等粮食

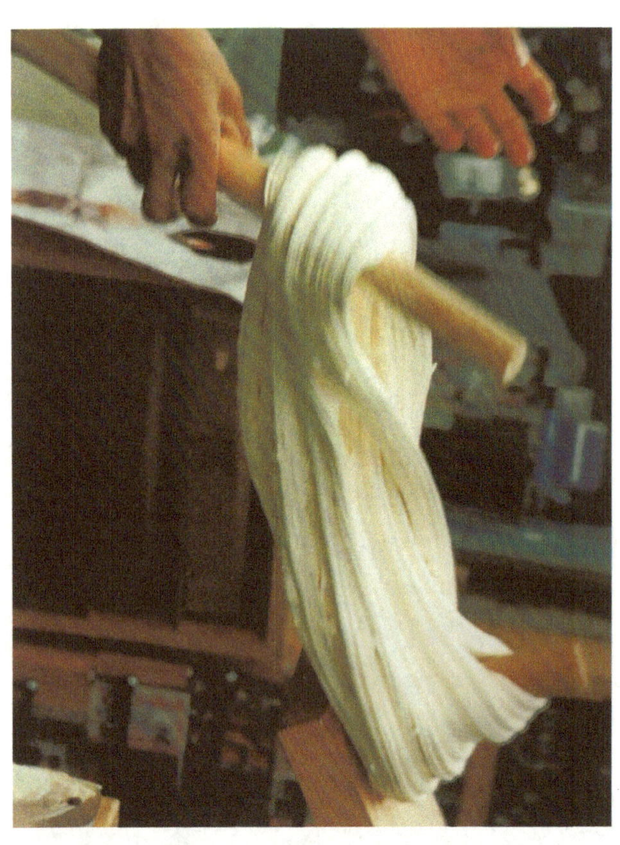

经发酵糖化制成的糖类食品。

【形态特征】饴糖有软、硬之分，软者为黄褐色浓稠液体，黏性很大；硬者系软饴糖经搅拌、混入空气后凝固而成，为多孔之黄白色糖饼。

【性味功效】甘，温。补脾肺气，缓急止痛，润肺止咳。

【古方选录】《圣济总录·卷一二四》饴糖丸：饴糖不拘多少。用法：上一味为丸，如鸡子黄大。吞之。又渐作大丸，再吞即效。主治：鱼骨鲠在喉中。

【用法用量】烊化冲入汤药中，30~60g；或熬膏；或入丸剂。

【使用注意】湿热内郁，中满吐逆者禁用。

【现代研究】化学研究显示，饴糖含麦芽糖89.5%，蛋白质，脂肪，维生素B_2，维生素C，烟酸等。

《名医别录》·中品·卷第二

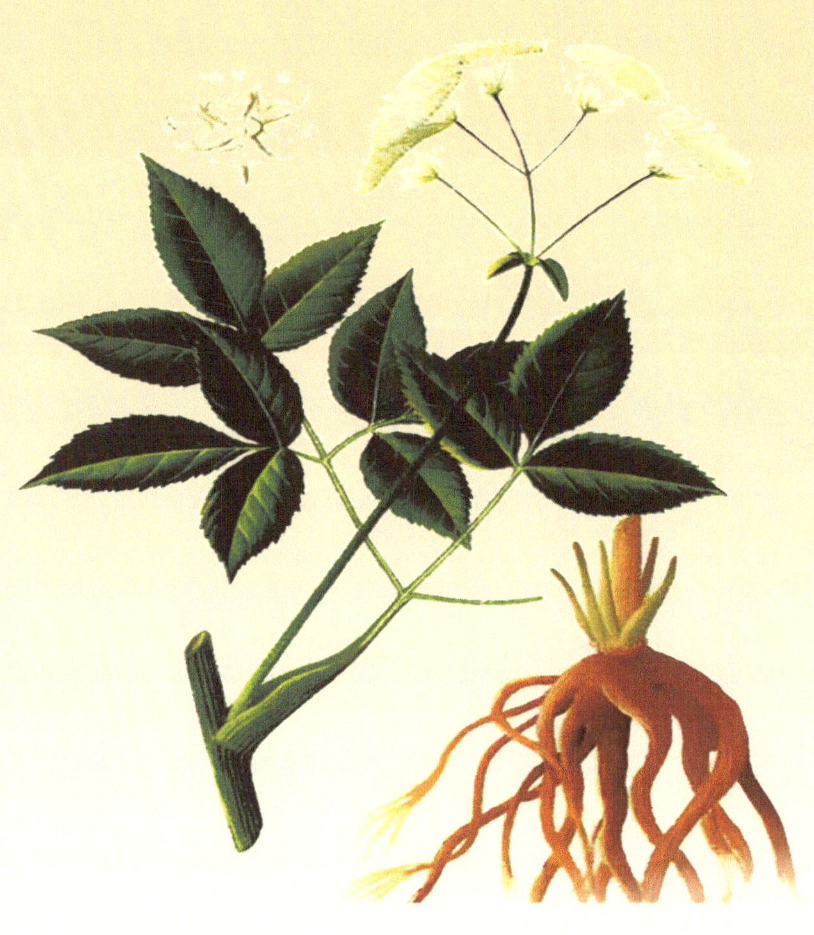

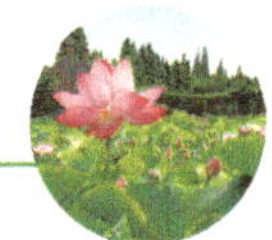

1 金屑（金箔）

【古籍原文】味辛，平，有毒。主镇精神，坚骨髓，通利五脏，除邪毒气，服之神仙。生益州，采无时。

【来　　源】自然元素类铜族矿物自然金Native Gold 经加工锤成的纸状薄片。

【形态特征】晶体结构属等轴晶系。晶体呈八面体，但很少见，常见的为颗粒状或树枝状的集合体。色金黄。条痕为光亮的金黄色，具极强的金属光泽。不透明，硬度2.5~3.0，锯齿状断口，无解理。延展性强，有高度的传热及导电性。

【性味功效】辛、苦，平。镇心安神，平肝，解毒。

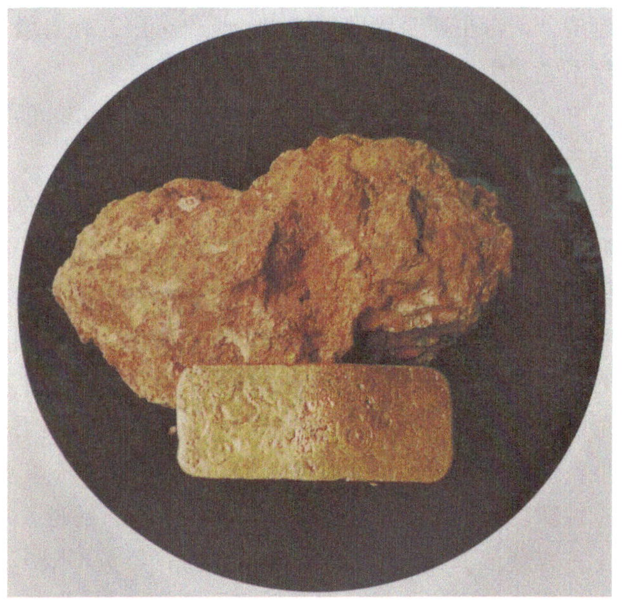

【古方选录】《太平圣惠方・卷八十四》金箔丸：金箔五片（细研），腻粉三钱，甘遂一分（煨微黄，捣为末）。用法：上为末，以枣瓤和作剂子，以五片金箔裹上，更着湿纸裹，煻灰火煨匀热，候冷取研，为丸，如绿豆大。每服两丸，以人参汤送下。主治：小儿食痫。

【用法用量】入丸、散，一般多作丸药挂衣。外用适量，研末撒。

【使用注意】阳虚气陷、下利清冷者忌服。生用有毒。

【现代研究】化学研究显示，主要为自然金，常含有少量的银、铜等金属元素。

2 银屑（银箔）

【古籍原文】味辛，平，有毒。主安五脏，定心神，止惊悸，除邪气，久服轻身长年。生永昌，采无时。

【来　　源】自然元素类铜族矿物自然银Native Silver 经加工锤成的纸状薄片。

【形态特征】晶体结构属等轴晶系。单个晶体呈八面体或六方晶体，但不多见。通常多呈粒状、块状、鳞片状，有时亦呈网状、丝状及树枝状等产出。颜色银白，表面常变为棕红黑色或灰黑色。条痕银白色，或光亮之铅灰色。光泽金属状。不透明，硬度2.5~3.0，断口锯齿状，无解理。具延展性，有良好的导热及导电性。

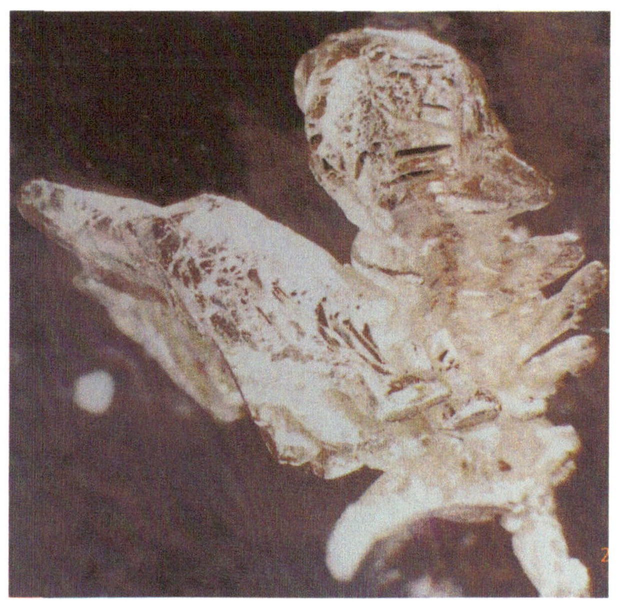

【性味功效】辛，平。镇惊安神，解毒消肿。

【古方选录】《小儿医方妙选》银箔丹：银箔十片，续随子一分（去皮，研），青黛一分，芦荟一分（研），胡黄连末一分，麝香一钱。用法：上通研匀细，以糯米饭和丸如绿豆大。每服一粒至二粒，煎薄荷汤下，量儿大小加减。主治：小儿伏热潮发者。

【用法用量】入丸、散。一般多作丸药挂衣。

【使用注意】勿炼粉入药服。

3 雄 黄

【古籍原文】味甘，大温，有毒。主治疥虫，匿疮，目痛，鼻中息肉，及绝筋，破骨，百节中大风，积聚，癖气，中恶，腹痛，鬼疰，杀诸蛇虺毒，解藜芦毒，悦泽人面。饵服之，皆飞入人脑中，胜鬼神，延年益寿，保中不饥。得铜可作金。生武都、敦煌山之阳，采无时。

《本经》原文：雄黄，味苦，平、寒。主寒热鼠瘘恶疮，疽痔死肌，杀精物、恶鬼、邪气、百蛊毒，胜五兵。炼食之，轻身神仙。一名黄食石。生山谷。

【来　　源】硫化物类矿石雄黄族雄黄Realgar的矿石。

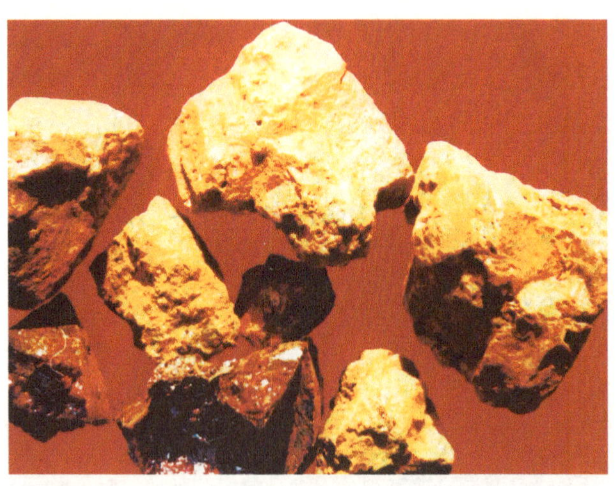

【形态特征】晶体结构属单斜晶系。晶体细小，呈柱状、短柱状或针状，但较少见。通常多呈粒状，致密块状，有时呈土状、粉末状、皮壳状集合体。橘红色，表面或有暗黑色及灰色的锖色。条痕浅橘红色。晶体呈金刚光泽，断口树脂光泽。硬度1.5~2.0，相对密度3.56，阳光久照会发生破坏而转变为淡橘红色粉末。锤击之有刺鼻蒜臭。

【性味功效】辛，温；有毒。解毒杀虫，燥湿祛痰，截疟。

【古方选录】《外科全生集》雄脑散：雄黄、樟脑各等分。用法：共研细末，麻油调敷。主治：瘰疬烂延。

【用法用量】0.05~0.1g，多入丸、散。

【使用注意】孕妇忌用。不可过量内服。

【现代研究】化学研究显示，雄黄含二硫化二砷和硅、铅、铁、钙、镁等。药理研究显示，其有杀灭金黄色葡萄球菌、铜绿假单胞菌、变形杆菌、大肠杆菌，抑制堇色毛癣菌等作用；中毒症状为上吐下泻。现代临床用于治疗哮喘、癫痫、面神经麻痹、带状疱疹、急性牙周炎、颈椎病头痛、眩晕、流行性腮腺炎及胆道蛔虫等。

4 雌 黄

【古籍原文】味甘，大寒，有毒。蚀鼻中息肉，下部匿疮，身面白驳，散皮肤死肌，及恍惚邪气，杀蜂蛇毒。久服令人脑满。生武都，与雄黄同山生。其阴山有金，金精熏则生雌黄，采无时。

《本经》原文：雌黄，味辛，平。主恶疮头秃痂疥，杀毒虫虱身痒邪气诸毒。炼之久服，轻身增年不老。生山谷。

【来　　源】硫化物类矿物雌黄Orpiment的矿石。

【形态特征】单斜晶系。晶体常呈柱状，往往带有弯曲的晶面，集合体则呈杆状、块状、鸡冠状。柠檬黄色，有时微带浅褐色。条痕与矿物本色相同，唯色彩更为鲜明。光泽视方向不同而变化，由金刚光泽至脂肪光泽，新鲜断面呈强烈的珍珠光泽。半透明。解理完全。硬度1.5~2.0。比重3.4~3.5。具柔性，薄片能弯曲，但无弹性。

【性味功效】辛，平；有毒。燥湿，杀虫，解毒。

【古方选录】《太平圣惠方》杀虫方：雌黄不限多少。用法：细研如粉，以醋并鸡子黄和令匀，涂于疮上，干即更涂。主治：乌癞疮。

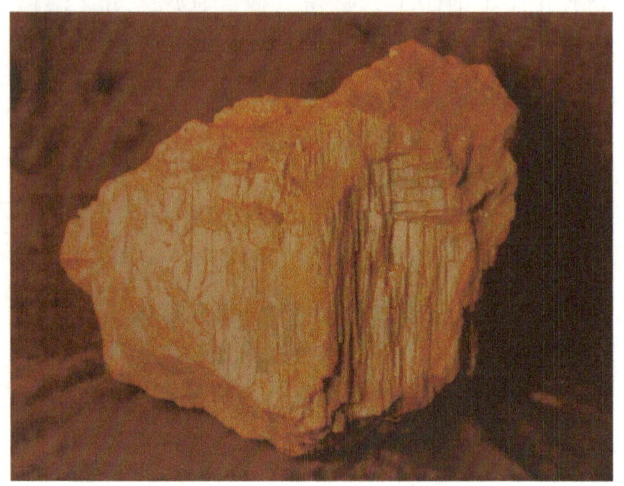

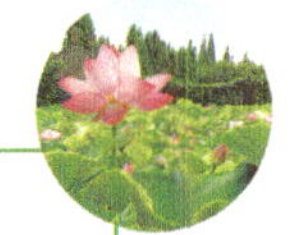

【用法用量】入丸、散，0.1~0.3g。外用适量，研末外敷。

【使用注意】孕妇忌用。不可过量内服。

【现代研究】化学研究显示，雌黄含三硫化二砷，其中砷61%、硫39%，通常带有杂质，如Sb_2S_3、FeS_2、SiO_2、泥质等。药理研究显示，其对多种皮肤真菌有抑制作用，因其有毒故以外用为主，极少内服。

5 石钟乳

【古籍原文】无毒。主益气，补虚损，疗脚弱疼冷，下焦伤竭，强阴。久服延年益寿，好颜色，不老，令人有子。不练服之，令人淋。一名公乳，一名芦石，一名夏石。生少室及太山，采无时。（蛇床为之使，恶牡丹、玄石、牡蒙，畏紫石英、蘘草）

《本经》原文：石钟乳，味甘，温。主咳逆上气，明目，益精，安五脏，通百节，利九窍，下乳汁。生山谷。

【来　　源】碳酸盐类矿物钟乳石Stalactite的矿石。

【形态特征】矿石呈圆柱形或圆锥形，大小不一。表面白色、灰白色或灰褐色，粗糙凹凸不平。质坚而重，断面较平整，洁白色或棕黄色；中央多可见一圆孔，圆孔周围呈多数圈层。气无，味微咸。滴加稀盐酸则产生大量气泡。

【性味功效】甘，温。温肺气，壮元阳，下乳汁。

【古方选录】《张氏医通》钟乳丸：钟乳石（酒研，甘草汤煮，光亮如蠹鱼为度）、麻黄（醋浸）、杏仁泡（去皮尖、双仁）、炙甘草各等分。用法：研细末，炼蜜为丸，弹子大。每服一丸，五更及临卧噙化。主治：冷哮痰喘。

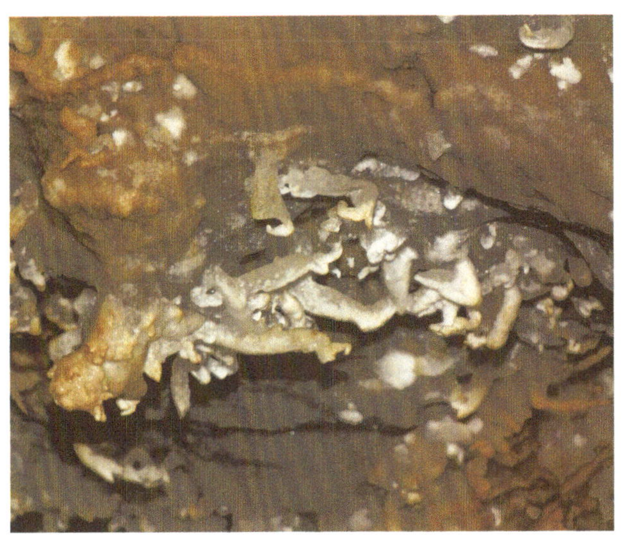

【用法用量】入丸、散，6~10g。外用适量。

【使用注意】内服不宜过量、久服。

【现代研究】化学研究显示，石钟乳含碳酸钙，还有少量镁和酸不溶性残渣等。现今临床少用。

6 殷　孽

【古籍原文】无毒。主治脚冷疼弱。钟乳根也。生赵国，又梁山及南海，采无时。（恶术、防己）

《本经》原文：殷孽，味辛，温。主烂伤瘀血，泄利寒热，鼠瘘癥瘕结气。一名姜石。生山谷。

【来　　源】碳酸盐类矿物方解石Calcite的钟乳状集合体附着于石上的粗大根盘。

【形态特征】圆柱形或圆锥形，大小不一。表面白色、灰白色或灰褐色，粗糙凹凸不平。质坚而重，

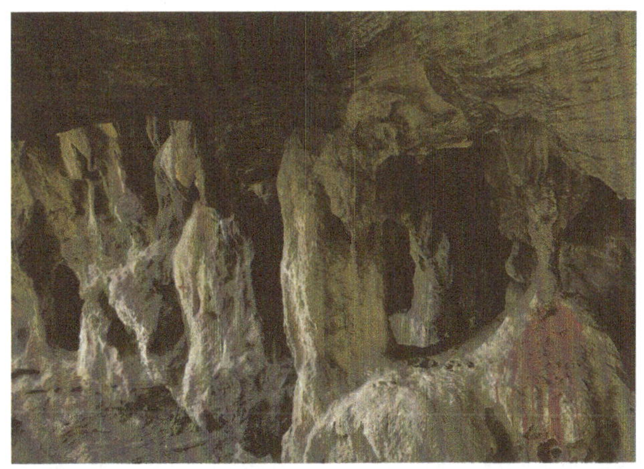

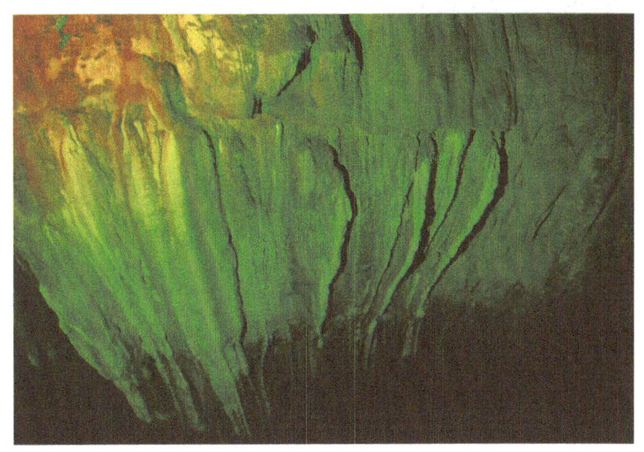

断面较平整，洁白色或棕黄色。气无，味微咸。滴加稀盐酸则产生大量气泡。

【性味功效】辛、咸，温。温肾壮阳，散瘀解毒。

【用法用量】煎服，9~15g，打碎先煎。外用适量。

【使用注意】阴虚火旺者及孕妇忌用。

【现代研究】化学研究显示，殷孽含碳酸钙，铁、铜、钾、锌、锰等微量元素。现今少用。

7 孔公孽

【古籍原文】无毒。主治男子阴疮，女子阴蚀，及伤食病，恒欲眠睡。一名通石，殷孽根也，青黄色。生梁山。（木兰为之使，恶细辛）

【来　　源】碳酸盐类矿物方解石Calcite的钟乳状集合体，中间稍细部分或有中空。

【形态特征】圆柱形或圆锥形，大小不一。表面白色、灰白色或灰褐色，粗糙凹凸不平。质坚而重，断面较平整，洁白色或棕黄色；中央多可见一圆

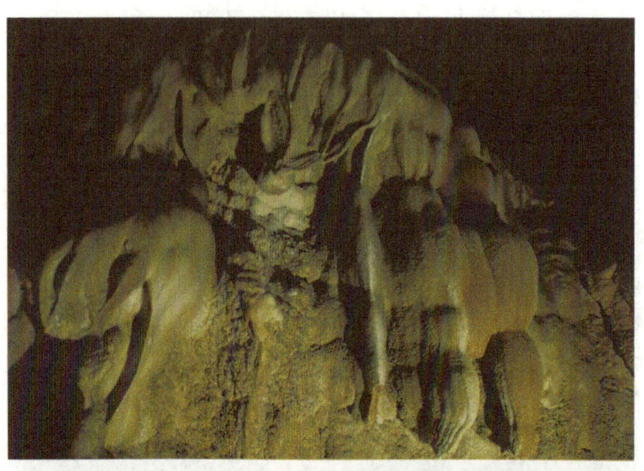

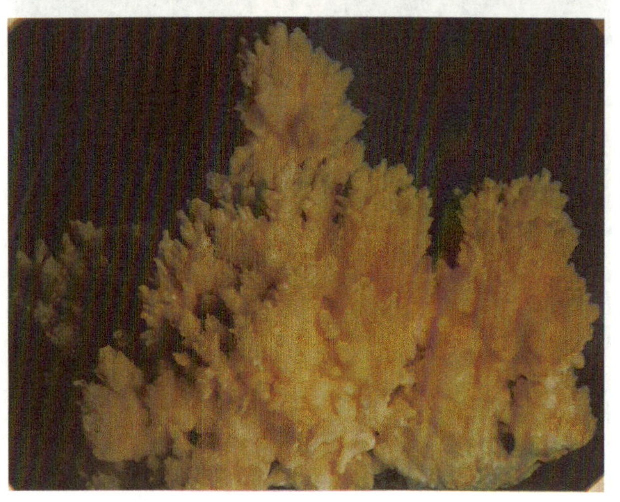

孔，圆孔周围呈多数圈层。气无，味微咸。滴加稀盐酸则产生大量气泡。

【性味功效】甘、辛，温。通阳散寒，化痰散结，解毒。

【古方选录】《肘后方》：孔公孽二斤，石斛五两，酒一斤。用法：酒浸泡饮服。主治：风气脚弱。

【用法用量】煎服，9~15g，打碎先煎。外用适量。

【使用注意】阴虚火旺、肺热盛者及孕妇禁用。

【现代研究】化学研究显示，孔公孽含碳酸钙，铁、铜、钾、锌、锰等微量元素。现今少用。

8 石　脑

【古籍原文】味甘，温，无毒。主治风寒、虚损，腰脚疼痹，安五脏，益气。一名石饴饼。生名山土石中，采无时。

【古代研究】《本经》太一余粮条后言“一名石脑。生山谷”。将禹余粮和太一余粮分列两条，历代多同等使用。

9 石硫黄（石流黄、硫黄）

【古籍原文】大热，有毒。主治心腹积聚，邪气冷癖在胁，咳逆上气，脚冷疼弱无力，及鼻衄，恶疮，下部匿疮，止血，杀疥虫。生东海牧羊中，及大山，及河西山，礬石液也。

《本经》原文：石流黄，味酸，温。主妇人阴蚀疽痔恶血，坚筋骨，除头秃。能化金银铜铁奇物。生山谷。

【来　　源】硫黄矿或用含硫矿物经加工制得。

【形态特征】药材为不规则的块状，大小不一。呈黄色，或带浅绿色或浅棕黄色。表面不平坦，常有麻纹及细砂孔；有光泽，半透明。体轻，质脆易碎。断面常呈粗针状结晶形。有特异之臭气，味淡。以色黄、光亮、松脆、无杂质者为佳。燃之易熔融，发出蓝色火焰，并放出刺激性的二氧化硫臭气。不溶于水及盐酸、硫酸；遇硝酸或王水被氧化

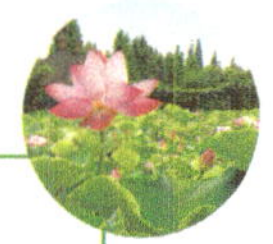

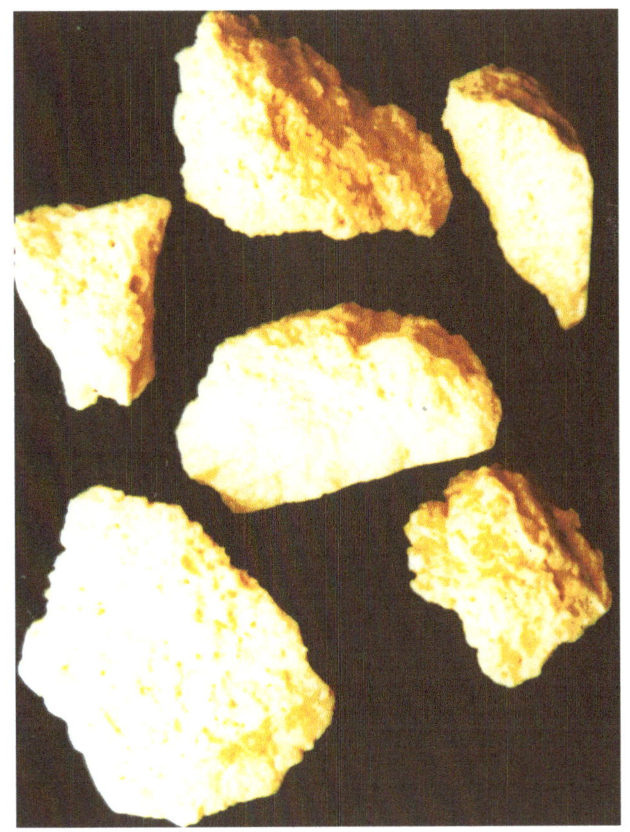

成硫酸；溶于二硫化碳、煤油及松节油中。

【性味功效】酸，温；有毒。外用解毒杀虫疗疮；内服补火助阳通便。

【古方选录】《圣济总录·卷一三六》硫黄涂敷方：石硫黄一钱（研），蜀椒一两（去目及闭口者），吴茱萸一两，黄柏一两。用法：为散，用生油调如糊。涂敷疥上，日二三次。主治：诸疥。

【用法用量】入丸、散，1.5~3g，炮制后用。外用适量，研末撒；或油调涂；或烧烟熏患处。

【使用注意】硫黄内服宜用制品，不宜多服、久服。孕妇或阴虚火旺者忌服。不宜与芒硝、玄明粉同用。

【现代研究】化学研究显示，硫黄含硫、砷、硒、碲等。药理研究显示，其有溶解角质，杀疥虫，杀菌，缓泻，消炎，镇咳和祛痰等作用；明显增强氯丙嗪及硫喷妥钠的中枢抑制作用。现代临床外用治疗慢性气管炎、慢性湿疹、毛囊炎和小便失禁等。

10 慈石（磁石）

【古籍原文】味咸，无毒。主养肾脏，强骨气，益精，除烦，通关节，消痈肿，鼠瘘，颈核，喉痛，小儿惊痫，练水饮之。亦令人有子。一名处石。生太山及慈山山阴，有铁者则生其阳，采无时。（柴胡为之使，恶牡丹、莽草，畏黄石脂，杀铁毒）

《本经》原文：慈石，味辛，寒。主周痹风湿，肢节中痛，不可持物，洗洗酸痟，除大热烦满及耳聋。一名玄石。生山谷。

【来　　源】氧化物类矿物磁铁矿Magnetite的矿石。

【形态特征】晶体结构属等轴晶系。晶体为八面体、菱形、十二面体等，或为粗至细粒的粒块状集合体。铁黑色，表面或氧化、水化为红黑、褐黑色调；风化严重者，附有水赤铁矿、褐铁矿被膜。条痕黑色。不透明。无解理，断口不平坦。硬度5.5~6.0。性脆，相对密度4.9~5.2。具强磁性，碎块可被磁铁吸着，或块体本身可吸引铁针等铁器。

【性味功效】咸，寒。镇心安神，平肝潜阳，聪耳明目，纳气平喘。

【古方选录】《千金方》神曲丸：磁石二两，朱砂一两，神曲四两。用法：研末，炼蜜为丸，如梧子大，饮服三丸，每日三次。主治：阴虚火旺，耳鸣嘈嘈。

【用法用量】煎服，15~30g，打碎先煎；入丸、散，每次1~3g。

【使用注意】不可多服、久服，脾胃虚弱者慎用。

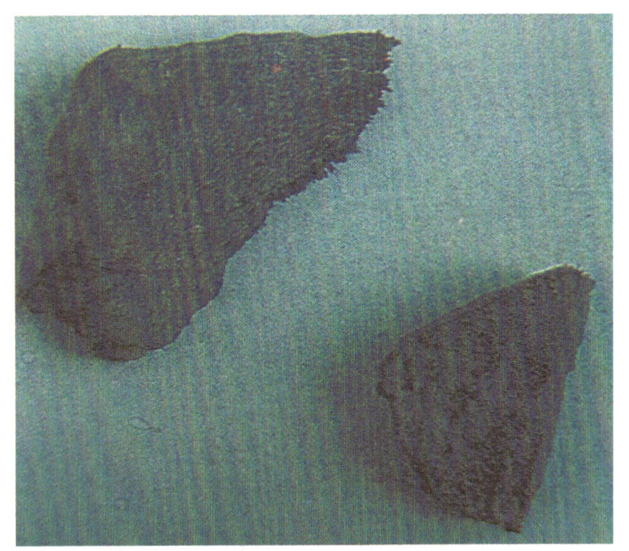

【现代研究】化学研究显示，磁石主含四氧化三铁(Fe_3O_4)，还含有氧化亚铁、氧化铁及镁、锰、钙和磷等。药理研究显示，其有镇静，抗惊厥以及对缺铁性贫血的补血等作用。现代临床用于治疗白内障、青光眼、支气管哮喘、眩晕综合征、肺气肿、高血压病、贫血和失眠等。

11 凝水石（寒水石）

【古籍原文】味甘，大寒，无毒。主除时气热盛，五脏伏热，胃中热，烦满，止渴，水肿，少腹痹。一名寒水石，一名凌水石。色如云母，可折者良，盐之精也。生常山山谷，又中水县及邯郸。（解巴豆毒，畏地榆）

《本经》原文：凝水石，味辛，寒。主身热，腹中积聚邪气，皮中如火烧，烦满，水饮之。久服不饥。一名白水石。生山谷。

【来　源】硫酸盐类矿物石膏Gypsum或碳酸盐类矿物方解石Calcite的矿石。

【形态特征】*方解石*　三方晶系。晶体为菱面体，也有呈柱状及板状者。集合体常呈钟乳状或致密粒状体产出。颜色大都为无色或乳白色，如含有混入物，则染成灰、黄、玫瑰、红、褐等各种色彩。具玻璃样光泽。透明至不透明。有完全的解理；可沿三个不同的方向劈开。断面呈贝壳状。硬度3。比重2.6~2.8。

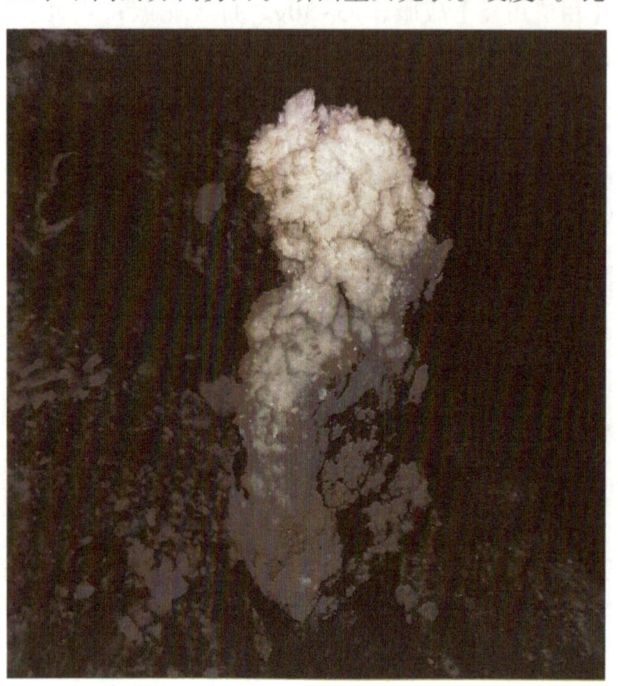

【性味功效】辛、咸，寒。清热降火，利窍，消肿。

【古方选录】《普济方·卷四〇六》寒水石散：寒水石一两，石膏一两，黄连一两，黄柏一两。用法：上为末。水调刷患处。主治：小儿丹毒游走不定，焮热，赤肿疼痛。

【用法用量】煎服，10~15g，打碎先煎。外用火煅研末涂敷。

【使用注意】脾胃虚寒者忌用。

【现代研究】化学研究显示，石膏主含含水硫酸钙($CaSO_4 \cdot 2H_2O$)；尚含钛、铜、铁、铝、硅、锰、银、镁和钠等；煅后含无水硫酸钙。方解石主含碳酸钙（$CaCO_3$），镁、铁、锰、锌等杂质。药理研究显示，其有解热，解渴，增强肺泡巨噬细胞吞噬能力等作用；钙离子具有解痉，抗炎，抗渗，抗过敏等作用。现代临床用于治疗感冒发烧、流行性感冒、血栓闭塞性脉管炎、口腔溃疡、扭挫伤、牙痛、烫伤和小儿肺门淋巴结核等。

12 石　膏

【古籍原文】味甘，大寒，无毒。主除时气，头痛，身热，三焦大热，皮肤热，肠胃中鬲热，解饥，发汗，止消渴，烦逆，腹胀，暴气喘息，咽热，亦可作浴汤。一名细石，细理白泽者良，黄者令人淋。生齐山及齐卢山、鲁蒙山，采无时。（鸡子为之使，恶莽草、毒公）

《本经》原文：石膏，味辛，微寒。主中风寒热，心下逆气惊喘，口干舌焦，不能息，腹中坚

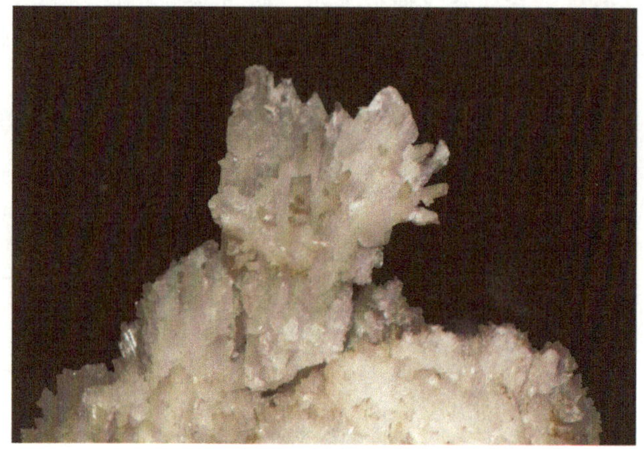

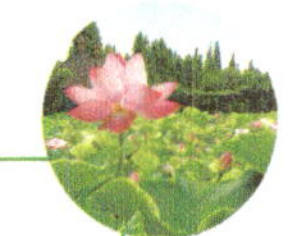

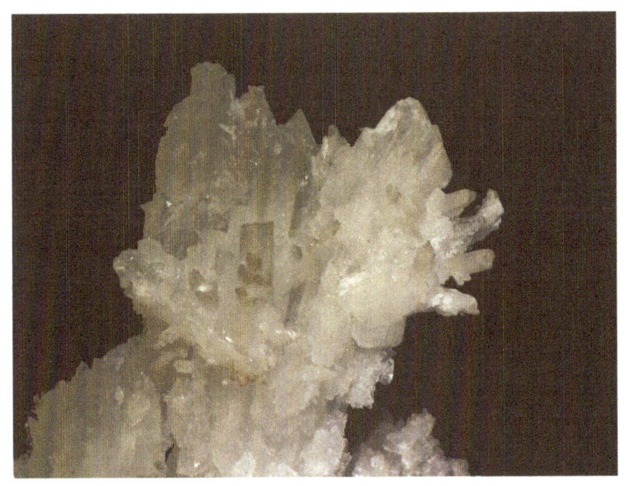

痛，除邪鬼，产乳金创。

【来　源】硫酸盐类矿物石膏Cypsum的矿石。

【形态特征】药材为长块状或不规则形纤维状的结晶集合体，大小不一。全体白色至灰白色，大块者上下两面平坦，无光泽及纹理。质重质松，易分成小块，纵断面具纤维状纹理，并有绢丝样光泽。无臭，味淡。

【性味功效】辛、甘，大寒。清热泻火，除烦止渴；煅后外用收湿敛疮，生肌，止血。

【古方选录】《儒门事亲 · 卷十二》石膏散：石膏一两，人参半两（去芦），甘草半两（炙）。用法：上为细末。每服三钱，新水、蜜水调下；生姜汤亦可。主治：暑病；热嗽。

【用法用量】煎服，15~60g，打碎先煎。外用火煅研末涂敷。

【使用注意】虚寒证忌用。

【现代研究】化学研究显示，石膏主含含水硫酸钙($CaSO_4 \cdot 2H_2O$)，尚含钛、铜、铁、铝、硅、锰、银、镁和钠等；煅石膏含无水硫酸钙。药理研究显示，其有解热、解渴作用，能增强离体兔肺泡巨噬细胞的吞噬能力；钙离子具有解痉、抗炎、抗渗、抗过敏等作用；煅石膏有收敛作用。现代临床用于治疗感冒发烧、流行性感冒、血栓闭塞性脉管炎、口腔溃疡、扭挫伤、牙痛和小儿肺门淋巴结核等。

13 阳起石

【古籍原文】无毒。主治男子茎头寒，阴下湿痒，去臭汗，消水肿。久服不饥，令人有子。一名石生，一名羊起石，云母根也。生齐山及瑯琊，或云山、阳起山，采无时。（桑螵蛸为之使，恶泽泻、菌桂、雷丸、蛇蜕皮，畏菟丝）

《本经》原文：阳起石，味咸，微温。主崩中漏下，破子脏中血，癥瘕结气，寒热腹痛，无子，阴痿不起，补不足。一名白石。生山谷。

【来　源】硅酸盐类矿物透闪石Tremolite及其异种透闪石石棉。

【形态特征】阳起石　药材为长条形或扁长条形，大小不一，全体乳白色、青白色至青灰色。具光泽，断面显层纹状。体重而质地松软，易剥离，断面呈纤维状，易纵向裂开。捻碎后呈丝状，绵软而光滑，富弹性。以火烧之变红而不熔。气味均无。

【性味功效】咸，温。温肾壮阳。

【古方选录】《儒门事亲•卷十二》阳起石散：阳起石（烧，研末）。用法：新水调涂肿处。主治：丹毒。

【用法用量】煎服，3~5g；或入丸、散。外用适量，研末调敷。

【使用注意】内服不宜过量、久服。

【现代研究】化学研究显示，阳起石的组成是碱式硅酸镁钙[$Ca_2Mg_5(Si_4O_{11})_2 \cdot (OH)_2$]，少量锰、铝、铜、铁、钙、镁、铬、钛、钡等无机元素。药理研究显示，其有兴奋性机能的作用，并可增加血液中矿物质，不良反应是有致癌性。现代临床少用。

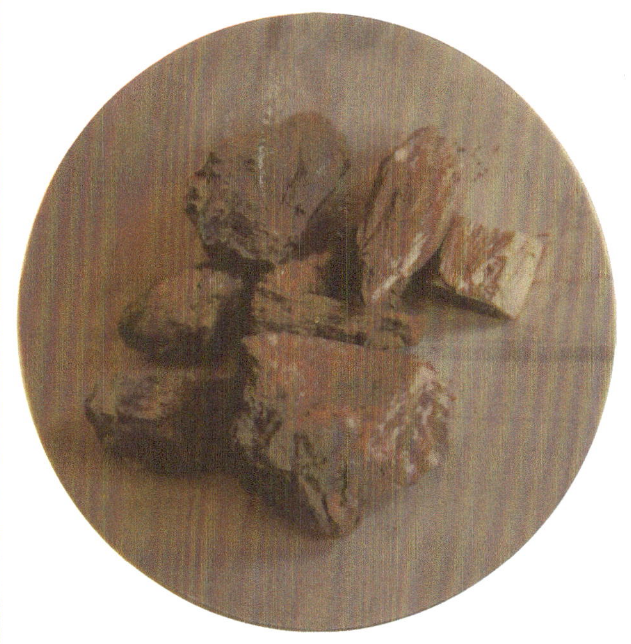

14 玄石（死磁石）

【古籍原文】味咸，温，无毒。主治大人小儿惊痫，女子绝孕，少腹寒痛，少精、身重。服之令人有子。一名玄水石，一名处石。生太山之阳，山阴有铜，铜者雌，玄者雄。（恶松脂、柏实、菌桂）

【来　源】氧化物类矿物尖晶石族磁铁矿Magnetite中未表现出吸铁特性者。

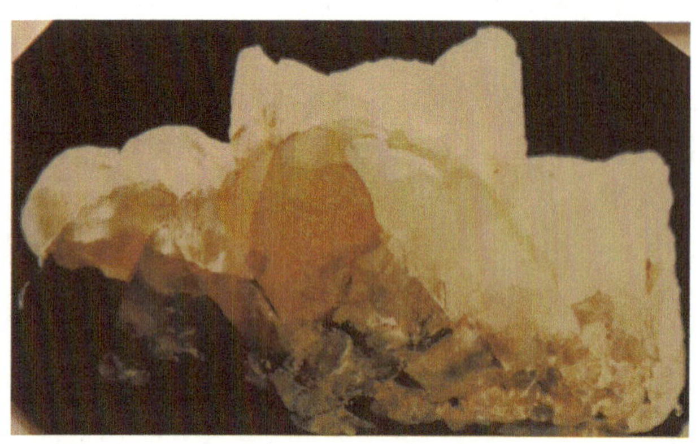

【形态特征】参见“慈石”条。

【性味功效】咸，寒。镇惊安神，平肝潜阳，聪耳明目，纳气平喘。

【古方选录】《太平圣惠方》磁石肾羹：磁石一斤（捣研，水淘去赤汁，绵裹），猪肾一对（去脂膜，细切）。用法：以水五升，煮磁石取二升，去磁石，投肾，调和以葱、豉、姜、椒作羹，空腹食之，作粥及入酒并得。主治：久患耳聋。

【用法用量】煎服，9~30g，打碎先煎；或入丸、散。外用适量，研末掺；或调敷。

【使用注意】脾胃虚寒者不宜多服、久服。

【现代研究】化学研究显示，玄石主含四氧化三铁，硅、铅、钛、磷、锰、钙、铬、钡、镁等杂质；另外，磁石中常含一定量的砷，使用时需注意。药理研究显示，其有镇静、催眠、抗惊厥等作用。现代临床用于治疗白内障、青光眼、肺气肿、支气管哮喘、慢性支气管炎、高血压、神经官能症、贫血等。

15 理　石

【古籍原文】味甘，大寒，无毒。主除营卫中去来

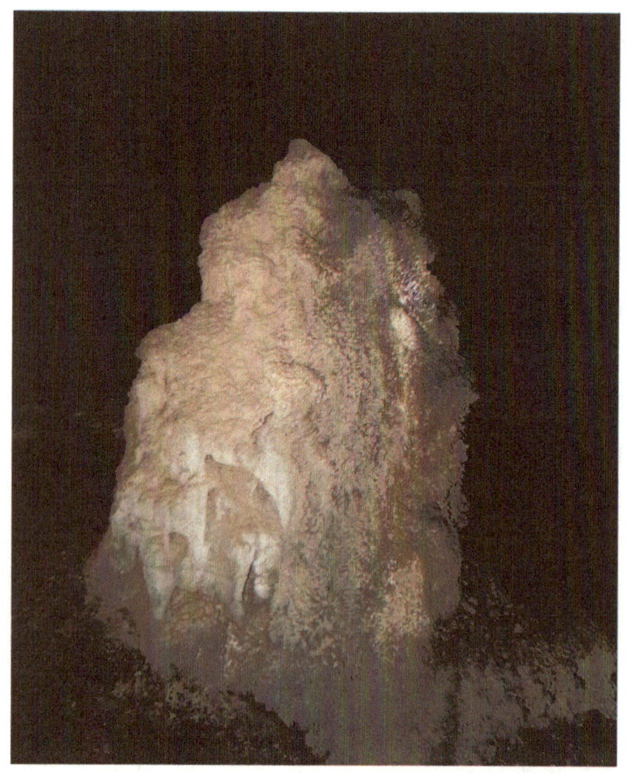

大热、结热，解烦毒，止消渴及中风痿痹。一名肌石。如石膏顺理而细。生汉中及庐山。采无时。（滑石为之使，畏麻黄）

《本经》原文：理石，味辛，寒。主身热，利胃，解烦，益精明目，破积聚，去三虫。一名立制石。生山谷。

【来　源】硫酸盐类石膏[$Ca(SO_4)\cdot 2H_2O$]与硬石膏[$Ca(SO_4)$]的集合体。

【形态特征】单斜晶系矿石，不规则块状。浅灰色。条痕白色。体较轻，质硬脆，可砸碎。断面大部分粗糙，呈暗灰色，解理面有明显亮星，部分可见到明显的细纤维，纤维间也可见到亮星。气味皆淡。

【性味功效】辛、甘，寒。清热，除烦，止渴。

【古方选录】《千金方·卷二》麦门冬散：麦门冬、石钟乳、通草、理石各等分。用法：上药治下筛。每服方寸匕，食前酒送下，日三次。主治：妇人寒热不均，气道阻逆，乳汁不通。

【用法用量】煎服，15~30g。

【使用注意】脾胃虚寒者忌用。

【现代研究】化学研究显示，理石与石膏所含成分基本相同。

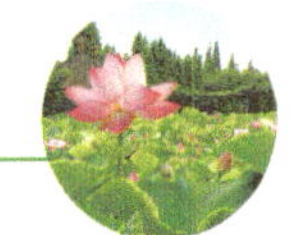

16 长石（硬石膏）

【古籍原文】味苦，无毒。主治胃中结气，止消渴，下气，除胁肋肺间邪气。一名土石，一名直石，理如马齿，方而润泽玉色。生长子及太山及临淄。采无时。

《本经》原文：长石，味辛，寒。主身热四肢寒厥，利小便，通血脉，明目去翳，下三虫，杀蛊毒。久服不饥。一名方山。生山谷。

【来　　源】硫酸盐类硬石膏族矿物硬石膏Anhydrite的矿石。

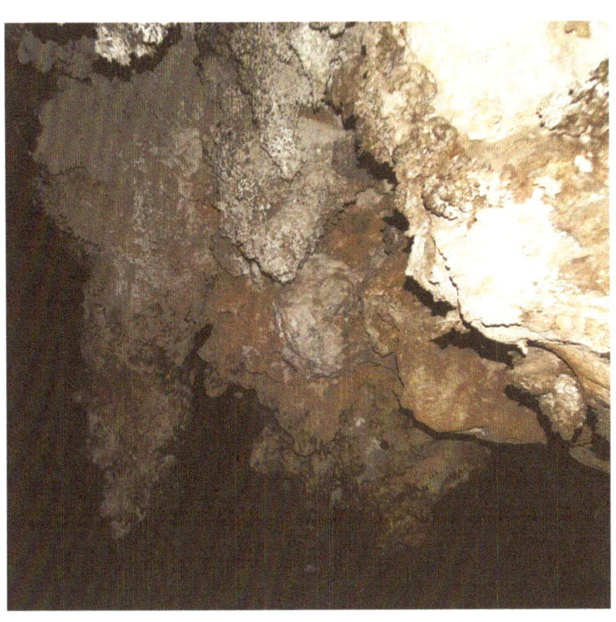

【形态特征】斜方晶系矿石，扁块状或块状，有棱。浅灰色、灰色或深灰色。条痕白色或浅灰色。体较重，质坚硬，指甲不易划痕，可砸碎。断面有闪星样光泽。无臭，无味。

【性味功效】辛、苦，寒。清热泻火，通利小便，明目去翳。

【古方选录】《喉科紫珍集·补遗》红吹药：熟软石膏五钱，生硬石膏三钱，冰片三分，朱砂二钱。用法：上为细末，吹喉。主治：口疮，咽喉实火。

【用法用量】煎服，15~30g。

【使用注意】脾胃虚寒者忌用。

【现代研究】化学研究显示，硬石膏为天然不含水的石膏，主要成分是硫酸钙，常夹杂有微量的氧化铝、二硫化铁、氧化镁等。

17 绿　青

【古籍原文】味酸，寒，无毒。主益气，治鼽鼻，止泄痢。生山之阴穴中，色青白。

【来　　源】碳酸盐类石族矿物孔雀石Malachite的矿石。

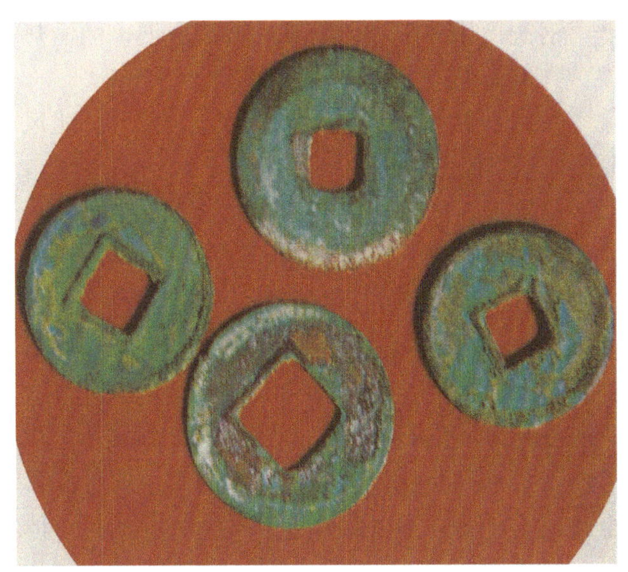

【形态特征】单斜晶系，晶体柱状或针状。通常多为钟乳状、肾状、放射状、丝状、壳皮状、致密状、土状、粒状等产出。颜色有翠绿、草绿及暗绿等色。条痕为淡绿色。晶面呈金刚光泽，纤维状者则显绢丝光泽。微透明至不透明。多组解理，完全到不完全。断口参差状，硬度3.4~4.0。比重3.9~4.1。性脆。

【性味功效】酸，寒；有毒。催吐祛痰，镇惊，敛疮。

【古方选录】《普济方·卷三七〇》碧霞丹：石绿一两，胆矾半两，白矾一钱，轻粉一钱。用法：上为末，面糊丸，如鸡头子大。五岁每服一丸，生油化下，吐涎立效。主治：小儿急中卒风，牙关紧急，不省人事。

【用法用量】入丸、散，0.5~1g。外用适量，研末撒；或调敷。

【使用注意】体弱者慎服。

【现代研究】化学研究显示，绿青主要成分为碱式碳酸钙，常含有氧化铁、氧化镁、氧化铅、黏土等杂质，及砷、铅、锌、铜、钴、锰等元素。

18 铁　落

【古籍原文】味甘，无毒。除胸膈中热气，食不下，止烦，去黑子。一名铁液，可以染皂。生牧羊平泽及枋城，或析城，采无时。

生铁：微寒，主治下部及脱肛。

钢铁：味甘，平，无毒。主治金创，烦满热中，胸膈气塞，食不化。一名跳铁。

铁精：微温，主治惊悸，定心气，小儿风痫，阴溃，脱肛。

《本经》原文：铁精，平。主明目，化铜。铁落，味辛，平。主风热恶疮，疡疽创痂，疥气在皮肤中。铁，主坚肌耐痛。生平泽。

【来　源】生铁煅至红赤，外层氧化时被锤落的铁屑。

【形态特征】不规则块状，大小不一。铁灰色至灰黑色；条痕钢灰色。无解理，不透明，新鲜面具金属光泽。硬度4.0，相对密度7.87，具延展性。体重，质坚硬，不易砸碎，断面锯齿状。气味均无。

【性味功效】辛，凉。平肝镇惊，安神。

【古方选录】《仁斋直指方·卷二十二》铁屑膏：煅落铁屑半两，狗头连齿骨一两（炙黄），鹿角一两（烧灰），真轻粉一钱。用法：上细末，用猪脂调敷。主治：漏疮，露干者。

【用法用量】煎服，15~30g，醋或酒淬打碎先煎。外用适量。

【使用注意】脾胃气虚及肝肾两亏者慎用。

【现代研究】化学研究显示，铁落主要含四氧化三铁（Fe_3O_4）。现代临床用于治疗心悸、睡眠不宁、狂妄惊痫等。

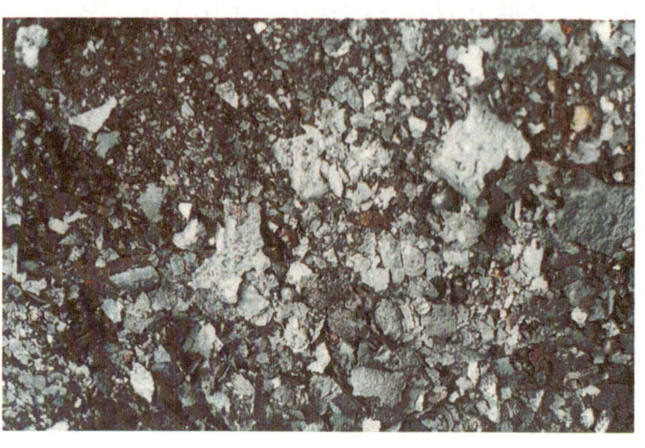

19 铅　丹

【古籍原文】止小便利，除毒热脐挛，金疮溢血。生蜀郡。一名铅华，生于铅。

《本经》原文：铅丹，味辛，微寒。主吐逆胃反，惊痫瘨疾，除热下气。炼化还成九光。久服通神明。生平泽。

【来　源】纯铅经加工炼制成的铅的氧化物（Pb_3O_4）。

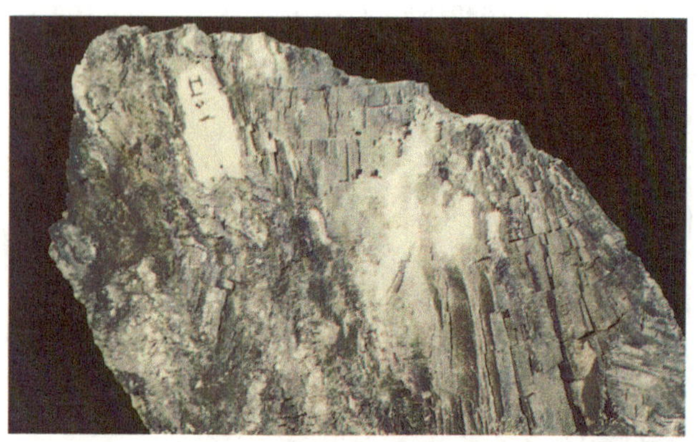

【形态特征】橙红色或橙黄色粉末，光泽暗淡，不透明，质重。有金属性辛味，以色橙红、细腻光滑、无粗粒、见水不成疙瘩者为佳。

【性味功效】辛，微寒；有毒。外用拔毒去腐，敛疮生肌，收湿，杀虫止痒；内服坠痰镇惊，截疟。

【古方选录】《圣济总录·卷一三三》铅丹散：铅丹、蛤粉各等分。用法：两药同炒令变色，掺疮上，水即出。主治：破伤水入，肿溃不愈。

【用法用量】入丸、散，每次0.3~0.6g。外用适量，研末撒、调敷；或作药捻、膏药使用。

【使用注意】使用不当可致铅中毒。不可长期使用。

【现代研究】化学研究显示，铅丹主要含四氧化三铅（Pb_3O_4），或一氧化铅（PbO）及过氧化铅（PbO_2）。药理研究显示，其能直接杀灭细菌、寄生虫，有抑制黏膜分泌等作用。现代临床用于治疗疮疡溃烂、湿疹、疥癣、疟疾和癫痫等。

20 玉　英

【古籍原文】味甘，主治风，疗皮肤痒。一名石

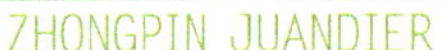
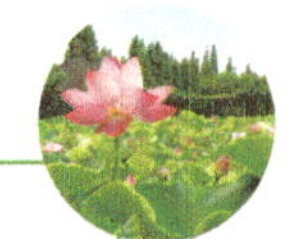

镜，明白可作镜。生山窍。十二月采。

【现代研究】据文献资料，产玉矿坑中无外皮的山料即为玉英。

21 疠石华

【古籍原文】味甘，无毒。主益气，养神，止渴，除热，强阴。生江南，如石华，采无时。

【现代研究】《中华本草》《中药大辞典》均无记载，来源有待考证。

22 石　肺

【古籍原文】味辛，无毒。主疠咳寒久痿，益气，明目。生水中，状如肺，黑泽有赤文，出水即干。

【现代研究】《中华本草》《中药大辞典》均无记载，来源有待考证。

23 石　肝

【古籍原文】味酸，无毒。主治身痒，令人色美。生常山，色如肝。

【现代研究】《中华本草》《中药大辞典》均无记载，来源有待考证。

24 石　脾

【古籍原文】味甘，无毒。主治胃寒热，益气，痒瘀。令人有子。一名胃石，一名膏石，一名消石。生隐蕃山谷石间，黑如大豆，有赤文，色微黄，而轻薄如棊子，采无时。

【现代研究】《中华本草》《中药大辞典》均无记载，来源有待考证。

25 石　肾

【古籍原文】味咸，无毒。主治泄利。色如白珠。

【现代研究】《中华本草》《中药大辞典》均无记载，来源有待考证。

26 遂　石

【古籍原文】味甘，无毒。主治消渴，伤中，益气。生太山阴，采无时。

【现代研究】《中华本草》《中药大辞典》均无记载，来源有待考证。

27 白肌石

【古籍原文】味辛，无毒。主强筋骨，止渴，不饥，阴热不足。一名肌石，一名洞石。生广焦国卷山，青色润泽。

【现代研究】《中华本草》《中药大辞典》均无记载，来源有待考证。

28 龙石膏

【古籍原文】无毒。主治消渴，益寿。生杜陵，如铁脂中黄。

【现代研究】《中华本草》《中药大辞典》均无记载，来源有待考证。

29 石　耆

【古籍原文】味甘，无毒。主治咳逆气。生石间，色赤如铁脂，四月采。

【现代研究】《中华本草》《中药大辞典》均无记载，来源有待考证。

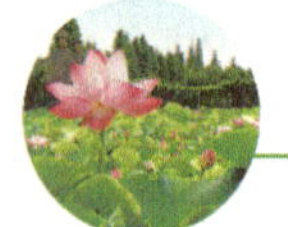

30 终　石

【古籍原文】味辛，无毒。主治阴痿痹，小便难，益精气。生陵阴，采无时。

【现代研究】《中华本草》《中药大辞典》均无记载，来源有待考证。

31 当　归

【古籍原文】味辛，大温，无毒。主温中，止痛，除客血内塞，中风痓，汗不出，湿痹，中恶，客气虚冷，补五脏，生肌肉。生陇西。二月、八月采根，阴干。（恶兰茹，畏菖蒲、海藻、牡蒙）

《本经》原文：当归，味甘，温。主咳逆上气，温疟寒热，洗洗在皮肤中，妇人漏下绝子，诸恶创疡金创，煮饮之。名乾归。生川谷。

【来　　源】伞形科植物当归*Angelica sinensis* (Oliv.) Diels 的根。

【形态特征】多年生草本。茎带紫色。基生叶及茎下部叶卵形，二至三回三出或羽状全裂，最终裂片卵形或卵状披针形，3浅裂，叶脉及边缘有白色细

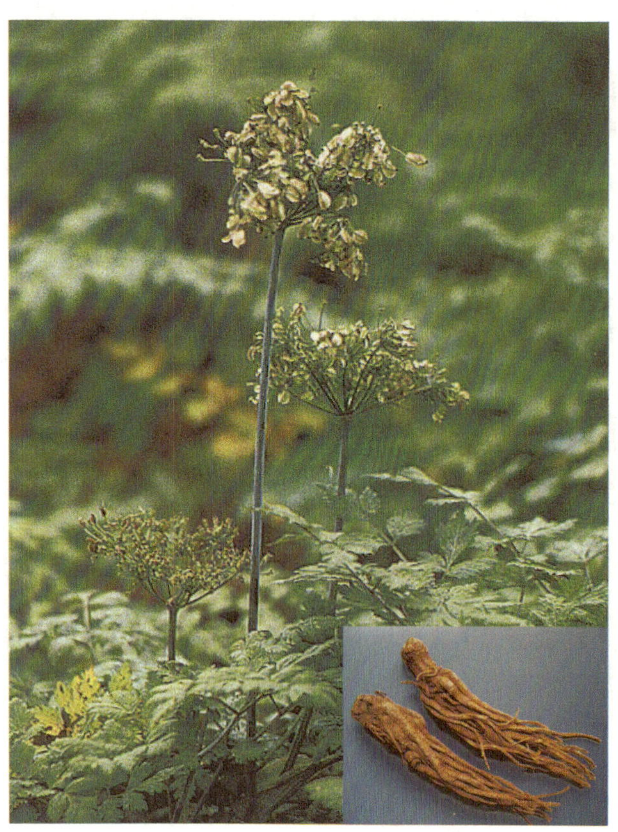

毛；叶柄有大叶鞘；茎上部叶羽状分裂。复伞形花序；伞幅9~13枚；小总苞片2~4片；花梗12~36枚，密生细柔毛；花白色。双悬果椭圆形，侧棱有翅。

【性味功效】甘、辛，温。补血活血，调经止痛，润肠通便。

【古方选录】《圣济总录·卷一五四》安胎饮：当归半两（锉）、葱白一分（细切）。用法：先以水三盏，煎至二盏，入好酒一盏，更煎数沸，去滓，分作三服。主治：妊娠胎动不安，腰腹疼痛。

【用法用量】煎服，6~12g；或入丸、散。补血宜生用，酒炙长于活血。

【使用注意】湿热中阻、肺热痰火、阴虚阳亢等证不宜，便溏者忌用。

【现代研究】化学研究显示，当归含挥发油，蔗糖，果糖，酸性多糖，多种氨基酸和钾、钠、钙、镁、硅、硒等无机元素。药理研究显示，其有双向子宫调节，改善心肌血流，抗心律失常，扩张外周血管，增加外周血细胞，增强免疫，抗辐射损伤，镇静，镇痛，催眠，抗炎，抗菌和抗损伤等作用。现代临床用于治疗缺血性中风、血栓闭塞性脉管炎、上消化道出血、习惯性便秘、慢性肝炎、急性乳腺炎、痛经和慢性附件炎等。

32 防　风

【古籍原文】味辛，无毒。主治胁痛、胁风头面去来，四肢挛急，字乳金疮内痉。叶，主治中风热汗出。一名茴草，一名百枝，一名屏风，一名间根，一名百蜚。生沙苑及邯郸、琅琊、上蔡。二月、十月采根，暴干。（得泽泻、藁本治风，得当归、芍药、阳起石、禹余粮治妇人子脏风，恶干姜、藜芦、白敛、芫花，杀附子毒）

又，叉头者令人发狂，叉尾者发痼疾。

《本经》原文：防风，味甘，温，无毒。主大风，头眩痛，恶风，风邪，目盲无所见，风行周身，骨节疼痹烦满。久服轻身。一名铜芸。生川泽。

【来　　源】伞形科植物防风*Saposhnikovia*

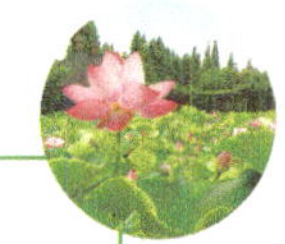

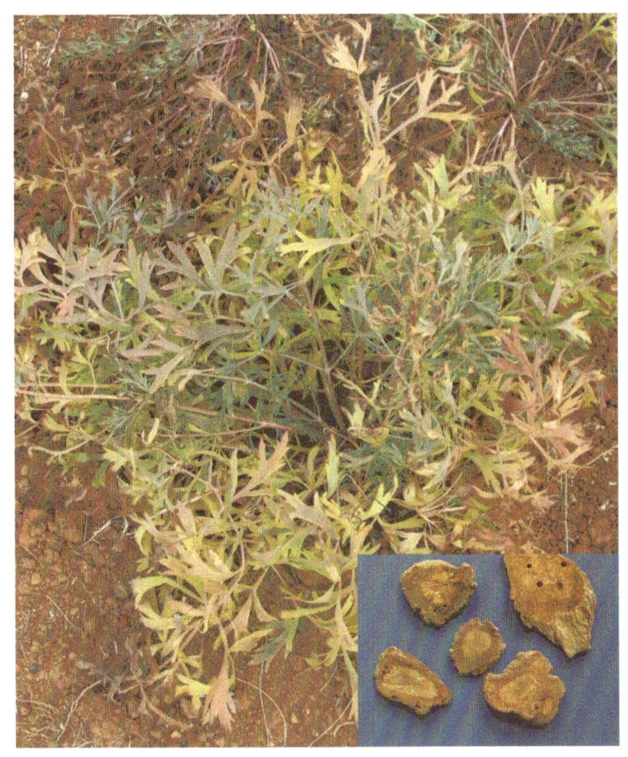

divaricata（Turcz.）Schischk. 的根。

【形态特征】多年生草本，高30~60cm，全体无毛。根粗壮。茎基密生褐色纤维状的叶柄残基；茎单生，二歧分支。基生叶三角状卵形，二至三回羽状分裂，最终裂片条形或披针形，全缘；顶生叶简化，具扩展叶鞘。复伞形花序顶生，伞梗5~9朵，不等长，小伞形花序有花4~9朵；萼齿短三角形；花瓣5片，白色，倒卵形。双悬果卵形，分果有棱。

【性味功效】辛、甘，微温。祛风解表，胜湿止痛，止痉。

【古方选录】《丹溪心法·卷三》玉屏风散：防风、黄芪各一两，白术二两。用法：每服三钱，水一盅半，姜三片煎服。主治：自汗。

【用法用量】煎服，5~10g；或入丸、散。

【使用注意】阴亏血虚、热病动风者不宜。

【现代研究】化学研究显示，防风含5-O-甲基阿密茴醇，前胡素，β-谷甾醇，甘露醇及挥发油等。药理研究显示，其有解毒，镇痛，镇静，抗炎，抗惊厥，抗过敏，提高巨噬细胞吞噬百分率和吞噬指数，抑制铜绿假单胞菌、金黄色葡萄球菌等作用。现代临床用于治疗风湿性关节炎、面神经麻痹、霉菌性阴道炎、扁平疣、过敏性皮炎、风疹、湿疹、麻疹不透、手术后肠胀气和慢性腰背痛等。

33 秦 艽

【古籍原文】味辛，微温，无毒。治风无问久新，通身挛急。生飞乌。二月、八月采根，暴干。（昌蒲为之使）

《本经》原文：秦艽，味苦，平。主寒热邪气，寒湿风痹，肢节痛，下水，利小便。生山谷。

【来　源】龙胆科植物粗茎秦艽*Gentiana crassicaulis* Duthie ex Burk. 以及同属多种植物的根。

【形态特征】多年生草本，高40~60cm。根茎粗大，多数或全部分裂为小根，相互缠绕呈右旋扭曲。茎圆柱形，直立或斜上，无毛。基生叶多丛生，叶片较大，窄椭圆形或椭圆状披针形，先端稍尖，全缘，主脉5条纵贯叶片；茎生叶对生，较小。花茎粗壮而短，花多数，无花梗；花萼膜质，一侧裂开，呈佛焰苞状；花冠壶状，黄色或蓝紫色，内部有斑点；雄蕊5枚；子房长圆形。蒴果内藏。

【性味功效】苦、辛，平。祛风湿，清湿热，止痹痛，退虚热。

【古方选录】《妇人大全良方·卷十二》秦艽汤：秦艽、阿胶、艾叶各等分。用法：上药研为细末。每服三钱，水一大盏，糯米五十粒，煎服。主治：胎动不安。妇人脏腑不调。

【用法用量】煎服，3~10g；或入丸、散。

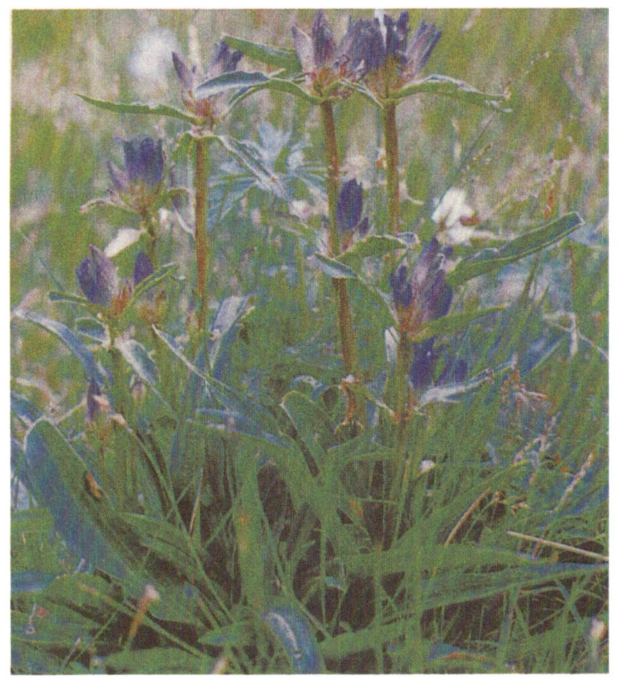

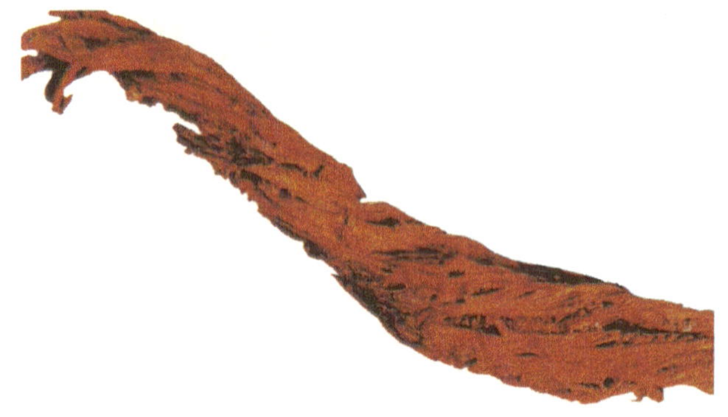

【现代研究】化学研究显示，含龙胆苦苷，当药苷，当药苦苷，龙胆碱和秦艽碱丙等。药理研究显示，其有抗炎，抗菌，镇静，降血压和升高血糖等作用。现代临床用于治疗关节痛、头痛、牙痛和流行性脑脊髓膜炎等。

34 黄耆（黄芪）

【古籍原文】无毒。主治妇人子脏风邪气，逐五脏间恶血，补丈夫虚损，五劳羸瘦，止渴，腹痛泄利，益气，利阴气。生白水者冷，补。其茎、叶，治渴及筋挛，痈肿，疽疮。一名戴椹，一名独椹，一名芰草，一名蜀脂，一名百本。生蜀郡、白水、汉中。二月、十月采，阴干。（恶龟甲）

《本经》原文：黄耆，味甘，微温。主痈疽久败疮，排脓止痛，大风癞疾，五痔鼠瘘，补虚，小儿百病。一名戴糁。生山谷。

【来　源】豆科植物蒙古黄芪*Astragalus membranaceus* (Fisch.) Bge. var. *mongholicus* (Bge.) Hsiao 或膜荚黄芪*Astragalus membranaceus* (Fisch.) Bge. 的根。

【形态特征】蒙古黄芪　多年生草本，高40~120cm。茎直立，有细棱，被白色长柔毛。奇数羽状复叶，互生；小叶12~18对，叶片宽椭圆形或长圆形，全缘，两面被白色长柔毛；托叶披针形。总状花序腋生；花冠黄色；花萼钟状，有白色长柔毛；雄蕊10枚。荚果膜质，膨胀，半卵圆形，基部有长柄，无毛。种子肾形，黑色。

【性味功效】甘，微温。补气升阳，固表止汗，利水消肿，生津养血，行滞通脉，托毒排脓，敛疮生肌。

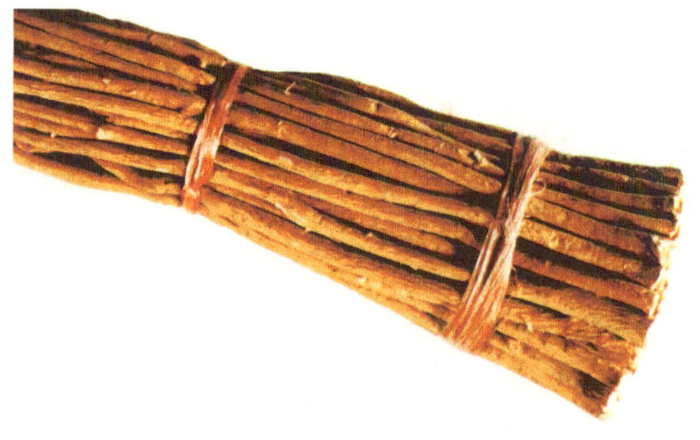

【古方选录】《内外伤辨惑论·卷中》当归补血汤：黄耆一两，当归二钱（酒洗）。用法：以水二盏，煎至一盏，去滓，空腹时温服。主治：主劳倦内伤，气血虚弱，阳浮于外，肌肤燥热，面红目赤，烦渴引饮，脉洪大而虚，口舌生疮，以及妇人经行、产后血虚发热头痛、产后无乳；或疮疡溃后久不愈合者。

【用法用量】煎服，9~30g；大剂量30~60g。益气补中蜜炙用。

【现代研究】化学研究显示，黄芪含蔗糖，葡萄糖醛酸，黏液质，氨基酸，苦味酸，胆碱，甜菜碱和叶酸等。药理研究显示，其有利尿，保肝，降血

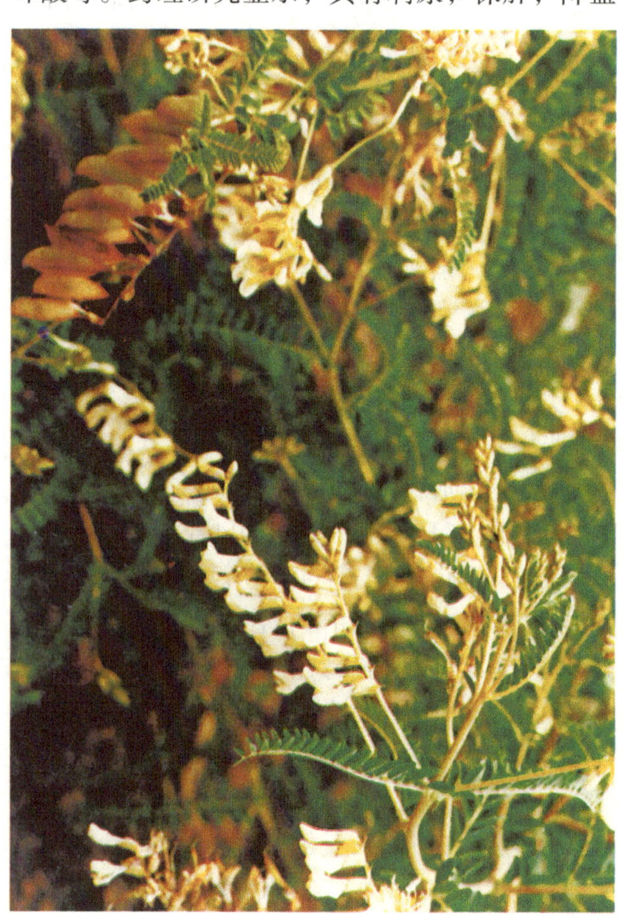

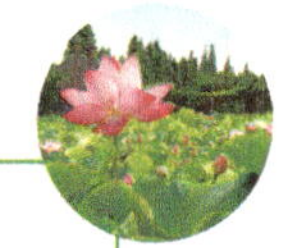

压，扩张血管和抑菌等作用。现代临床用于治疗自汗、盗汗、中风后遗症半身不遂、肾性水肿、久泻脱肛、慢性消化不良和久病体虚等。

35 吴茱萸

【古籍原文】大热，有小毒。主去痰冷，腹内绞痛，诸冷、实不消，中恶，心腹痛，逆气，利五脏。根白皮，杀蛲虫，治喉痹咳逆，止泄注，食不消，女子经产余血，疗白癣。生上谷及宛朐。九月九日采，阴干。（蓼实为之使，恶丹参、消石、白垩，畏紫石英）

《本经》原文：吴茱萸，味辛，温。主温中下气，止痛咳逆寒热，除湿血痹，逐风邪，开腠理。根，杀三虫。一名藙，生山谷。

【来　　源】芸香科植物吴茱萸*Euodia rutaecarpa* (Juss.) Benth. 以及同属多种植物的近成熟果实。

【形态特征】常绿灌木或小乔木，高2.5~5m。幼枝、叶轴及小叶柄均密被黄褐色长柔毛。奇数羽状复叶对生；小叶2~4对，椭圆形至卵形，先端尖，基部楔形或圆形，全缘；两面密被淡黄色长柔毛，厚纸质或纸质，有油点。花单性，雌雄异株；聚伞花序顶生，花小，黄白色，萼片5片；花瓣5片，长圆形；雄花有雄蕊5枚；雌花较大，具退化雄蕊5枚。蒴果扁球形，熟时紫红色。种子卵圆形，黑亮。

【性味功效】辛、苦，热；有小毒。散寒止痛，降逆止呕，助阳止泻。

【古方选录】《圣济总录·卷一一九》吴茱萸散：吴茱萸（汤洗，焙，炒）、白芷各等分。用法：上为散。用沸汤浸药一钱匕，漱疼处。主治：牙齿疼。

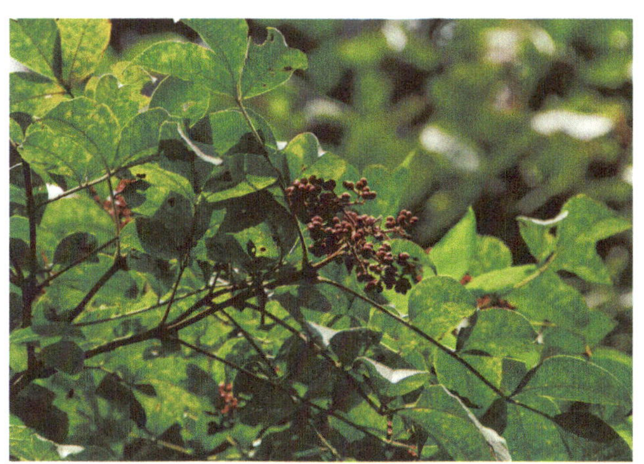

【用法用量】煎服，2~5g；或入丸、散。外用适量，水煎洗；或研末掺；或调敷。

【使用注意】不宜过量服用，阴虚发热者忌用。

【现代研究】化学研究显示，吴茱萸含吴茱萸碱、吴茱萸次碱、吴茱萸卡品碱、羟基吴茱萸碱等生物碱，挥发油，吴茱萸醇，吴萸苦素和天冬氨酸、丝氨酸、胱氨酸等。药理研究显示，其有强心升压，升高血糖，保肝利胆，抗血栓，促进脂质代谢，兴奋子宫和抑制霍乱弧菌、铜绿假单胞菌、金黄色葡萄球菌等作用。现代临床用于治疗溃疡性口腔炎、小儿腹泻、呃逆、流行性腮腺炎、浅表性胃炎、神经性皮炎和黄水疮等。

36 黄　芩

【古籍原文】大寒，无毒。主治痰热，胃中热，小腹绞痛，消谷，利小肠，女子血闭、淋露、下血，小儿腹痛。一名空肠，一名内虚，一名黄文，一名经芩，一名妒妇。其子，主肠澼脓血。生秭归及宛朐。三月三日采根，阴干。（得厚朴、黄连止腹痛。得五味子、牡蒙、牡蛎令人有子。得黄耆、白敛、赤小豆治鼠瘘。山茱萸、龙骨为之使，恶葱实，畏丹参、牡丹、藜芦）

《本经》原文：黄芩，味苦，平。主诸热黄疸，肠澼泄利，逐水，下血闭，恶疮疽蚀火疡。一名腐肠。生川谷。

【来　　源】唇形科植物黄芩*Scutellaria baicalensis* Georgi 的根。

【形态特征】多年生草本，茎高30~80cm，自基部多分支。主根粗壮。叶对生；叶片披针形，先端钝，基部近圆形，下面密被下陷的腺点，全缘。总状花序顶生，常于茎顶再聚成圆锥形花序；具叶状苞片；花萼二唇形；花冠蓝紫色或紫红色，二唇形；雄蕊4枚，二强；子房4深裂，花柱基底着生。小坚果4颗，黑色，近球形。

【性味功效】苦，寒。清热燥湿，泻火解毒，止血，安胎。

【古方选录】《校注妇人良方·卷十二》防风黄芩

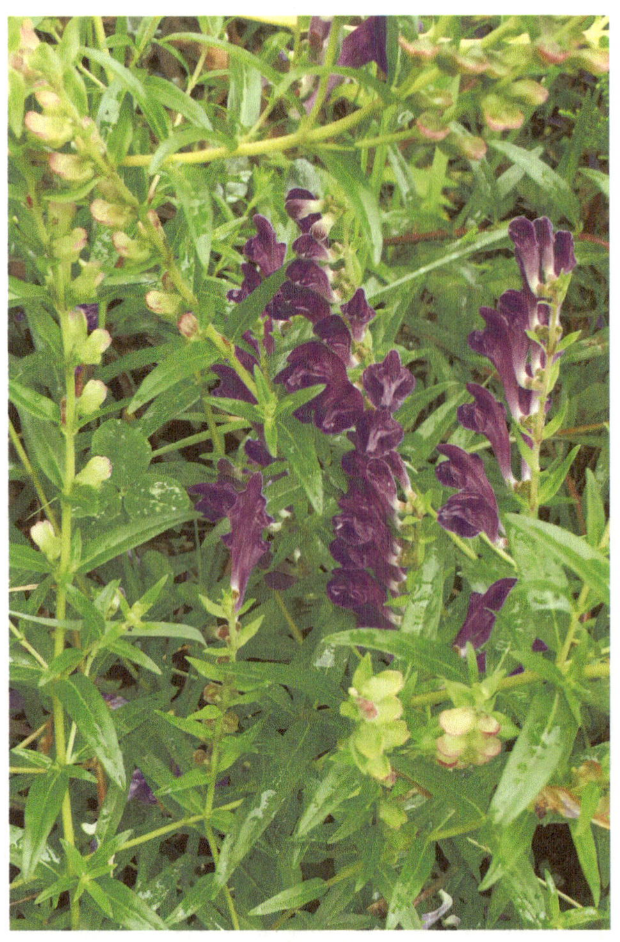

丸：黄芩（炒焦）、防风各等分。用法：上药为末，酒糊丸，如梧桐子大。每服三十、五十丸，米汤或温酒送下，不拘时候。主治：妊娠肝经有风热，血崩，便血，尿血。

【用法用量】煎服，3~10g；或入丸、散。生用清热燥湿力强，止血多炒炭用，安胎多炒用。

【使用注意】虚寒者忌用。

【现代研究】化学研究显示，黄芩含黄芩苷元，黄芩苷，汉黄芩素，汉黄芩苷，黄芩新素，苯甲酸和β-谷甾醇等。药理研究显示，其有抗炎，抗变态反应，抗菌，解热，降血压，利尿，利胆，解痉和镇静等作用。现代临床用于治疗气管炎咳嗽、急性肠炎腹泻、急性肝炎、胆囊炎黄疸、急性泌尿道感染、吐衄及崩漏等出血、急性结膜炎、痈肿疔疮等。

37 黄　连

【古籍原文】微寒，无毒。主治五脏冷热，久下泄

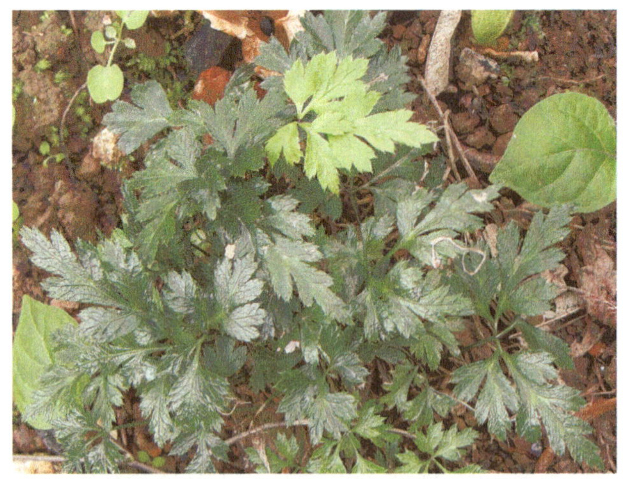

澼、脓血，止消渴、大惊，除水，利骨，调胃，厚肠，益胆，治口疮。生巫阳及蜀郡、太山。二月、八月采。（黄芩、龙骨、理石为之使，恶菊花、芫花、玄参、白鲜，畏款冬，胜乌头，解巴豆毒）

《本经》原文：黄连，味苦，寒。主热气，目痛眦伤泣出，明目，肠澼腹痛下利，妇人阴中肿痛。久服令人不忘。一名王连。生川谷。

【来　　源】毛茛科植物黄连*Coptis chinensis* Franch. 以及同属多种植物的根茎。

【形态特征】多年生草本，高15~25cm。根茎黄色，常分支，密生须根。叶基生；叶片稍带革质，卵状三角形，中央裂片稍呈菱形，基部下延成柄，边缘具针齿状锯齿；上面沿脉被短柔毛。花茎1~2枝，二歧或多歧聚伞花序，花3~8朵；萼片5片，黄绿色；花瓣线形或线状披针形；雄蕊多数。蓇葖果6~12颗。种子7~8颗，长椭圆形，褐色。

【性味功效】苦，寒。清热燥湿，泻火解毒。

【古方选录】《外台秘要方·卷一》黄连解毒汤：黄连三两，黄芩、黄柏各二两，栀子十四枚

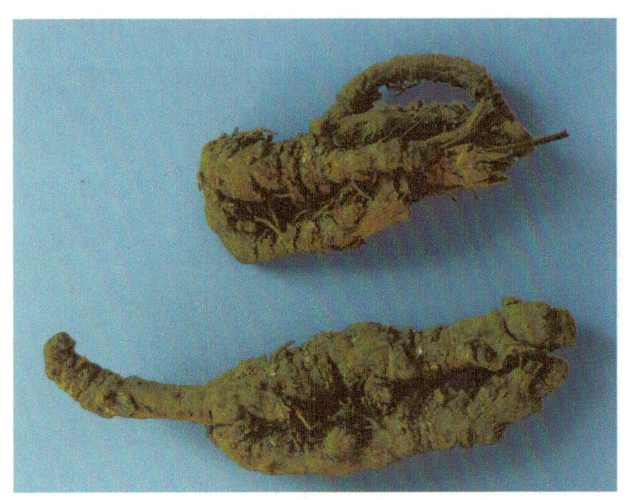

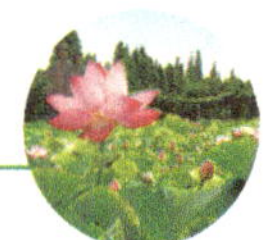

（擘）。用法：上四味，切，以水六升，煮取二升，分二服。主治：大热盛，烦呕，呻吟，错语，不得卧。

【用法用量】煎服，2~5g。生用清热力强，姜汁炙用清胃止呕，酒炙用于上焦热证。外用适量。

【使用注意】脾胃虚寒证忌用。阴虚津伤者慎用。

【现代研究】化学研究显示，黄连含小檗碱，黄连碱，青小檗碱，小檗红碱，掌叶防己碱，药根碱，甲基黄连碱，木兰花碱和黄柏内酯等。药理研究显示，其有抑制多种致病性细菌、流感病毒、致病性皮肤真菌、阿米巴原虫、沙眼衣原体的作用，提高白细胞及网状内皮系统吞噬功能，抗癌，降血压，利胆，解热，镇痛和抗利尿等。现代临床用于治疗急性胃肠炎、肺炎、急性扁桃体炎、滴虫性阴道炎、上颌窦炎、气管炎、湿疹及烧伤等。

38 五味子

【古籍原文】无毒。主养五脏，除热，生阴中肌。一名会及，一名玄及。生齐山及代郡。八月采实，阴干。（苁蓉为之使，恶葳蕤，胜乌头）

《本经》原文：五味子，味酸，温。主益气，咳逆上气，劳伤羸瘦，补不足，强阴，益男子精。生山谷。

【来　　源】木兰科植物五味子*Schisandra chinensis* (Tuncz.) Baill. 的成熟果实。

【形态特征】落叶木质藤本，长达8m。茎皮灰褐色，小枝褐色，稍具棱角。叶互生，叶柄细长；叶片薄而带膜质，卵形至阔椭圆形，先端尖，基部楔形至圆形，边缘有小齿牙；上面绿色，下面淡黄色。花单性，雌雄异株；雄花具长梗，花被片6~9片；雌花花被片6~9片，雌蕊多数，螺旋状排列于花托上，子房倒梨形。浆果球形，成熟时深红色，内含种子1粒。

【性味功效】酸、甘，温。收敛固涩，益气生津，补肾宁心。

【古方选录】《普济本事方·卷四》五味子散：五味子二两（拣），吴茱萸半两（细粒绿色者）。用法：上二味同炒香熟为度，研细末。每服二钱，陈米饮下。主治：肾泄。

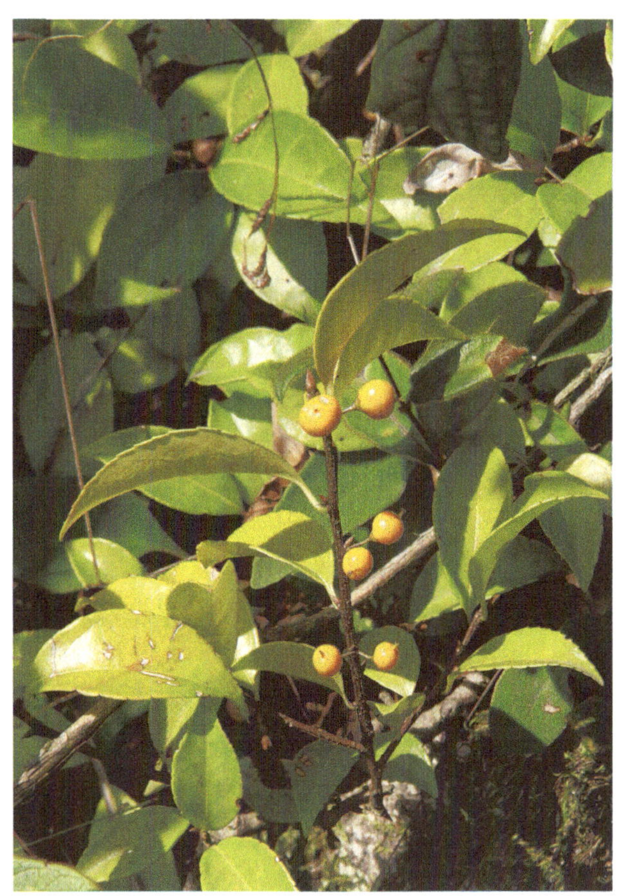

【用法用量】煎服，2~6g；研末服，1~3g。

【使用注意】外有表邪，内有实热，咳嗽、麻疹初起均不宜用。

【现代研究】化学研究显示，干果含柠檬酸，苹果酸，酒石酸，单糖类和树脂等；种子含脂肪油，挥发油，叶绿素，β-谷甾醇，柠檬酸，维生素类，鞣质及少量糖类等。药理研究显示，其有兴奋中枢神经，镇咳，祛痰，强心，降低血压，抗肝损伤，降低血清转氨酶，增强免疫功能，抑制金黄色葡萄球菌、肺炎杆菌、肠道沙门菌等作用。现代临床用于治疗病毒性肝炎、神经衰弱、糖尿病、急性细菌性痢疾和肠炎等。

39 决明子

【古籍原文】味苦、甘，微寒，无毒。主治唇口青。生龙门，石决明生豫章。十月十日采，阴干百日。（蓍实为之使，恶大麻子）

《本经》原文：决明子，味咸，平。主青盲，目淫肤，赤白膜，眼赤痛泪出。久服益精光，轻

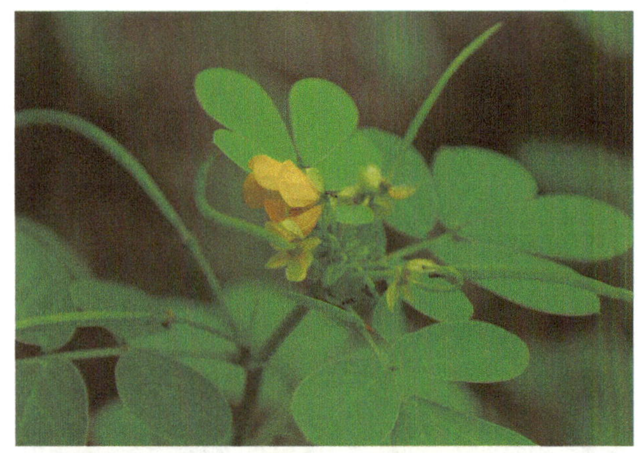

身。生川泽。

【来　　源】豆科植物决明*Cassia obtusifolia* L. 或小决明*Cassia tora* L. 的成熟种子。

【形态特征】决明　一年生半灌木状草本。上部分支多。叶互生，羽状复叶；小叶3对，叶片倒卵形或倒卵状长圆形，先端圆形，稍偏斜，下面及边缘有柔毛。花成对腋生；萼片5片；花冠黄色，花瓣5片；雄蕊10枚；子房细长，花柱弯曲。荚果细长，近三棱形。种子多数。

【性味功效】甘、苦、咸，微寒。清肝明目，润肠通便。

【古方选录】《太平圣惠方·卷三十三》决明子散：决明子一升，蔓荆子一升（用好酒五升，煮酒尽，暴干）。用法：上药，捣细罗为散。每服，以温水调下二钱，食后及临卧服。主治：视物昏暗。

【用法用量】煎服，9~15g。

【使用注意】脾胃虚寒便溏者忌用。

【现代研究】化学研究显示，决明子含大黄酚，大黄素，美决明子素，黄决明素，决明素，决明子苷，决明子蒽酮和决明子内酯等。药理研究显示，其能抑制葡萄球菌、白喉杆菌、伤寒杆菌、石膏样毛癣菌和红色毛癣菌等；另有降血压，利尿，降血脂，抑制动脉粥样硬化，抗血小板聚集，保肝和缓泻等作用。现代临床用于治疗高血压病、高血脂、急性结膜炎、真菌性阴道炎和夜盲症等。

40 芍药（白芍）

【古籍原文】味酸，微寒，有小毒。主通顺血脉，缓中，散恶血，逐贼血，去水气，利膀胱、大小

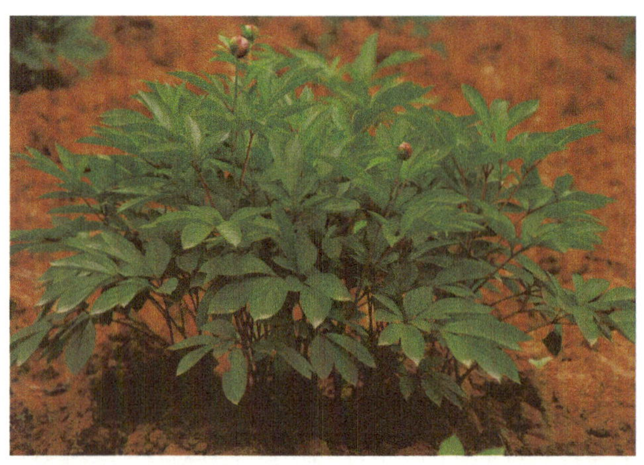

肠，消痈肿，时行寒热，中恶，腹痛，腰痛。一名白木，一名余容，一名犁食，一名解仓，一名独鋋。生中岳及丘陵。二月、八月采根，暴干。（须丸为之使，恶石斛、芒硝，畏消石、鳖甲、小蓟，反藜芦）

《本经》原文：芍药，味苦，平。主邪气腹痛，除血痹，破坚积，寒热疝瘕，止痛，利小便，益气。生川谷。

【来　　源】芍药科植物芍药*Paeonia lactiflora* Pall. 的根。

【形态特征】多年生草本，高50~80cm。根肥大，圆柱形或略呈纺锤形。茎直立，光滑无毛。叶互生，具长柄，二回三出复叶，小叶片椭圆形至披针形，先端尖，基部楔形，全缘；叶缘具极细乳突，上面深绿色，下面淡绿色；叶基部常有红色。花甚大，单生于花茎的分支顶端，每花茎有花2~5朵；萼片3片，叶状；花瓣10片或更多，倒卵形，白色、粉红或红色；雄蕊多数，花药黄色。蓇葖果3~5颗。

【性味功效】苦、酸，微寒。养血调经，敛阴止汗，柔肝止痛，平抑肝阳。

【古方选录】《圣济总录·卷九》芍药汤：芍药二两，肉桂（去粗皮）、甘草（炙）各一两。用法：上三味，粗捣筛，每服三钱匕，水一盏，煎七分，去滓，温服，不拘时候。主治：产后血气攻心腹痛。

【用法用量】煎服，6~15g；或入丸、散。

【使用注意】不宜与藜芦同用。虚寒证不宜用。

【现代研究】化学研究显示，含芍药苷，羟基芍药苷，苯甲酰芍药苷，苯甲酰芍药苷，白芍药苷和鞣质，挥发油，胡萝卜苷，蔗糖等。药理研究

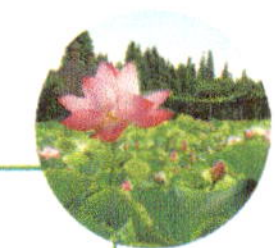

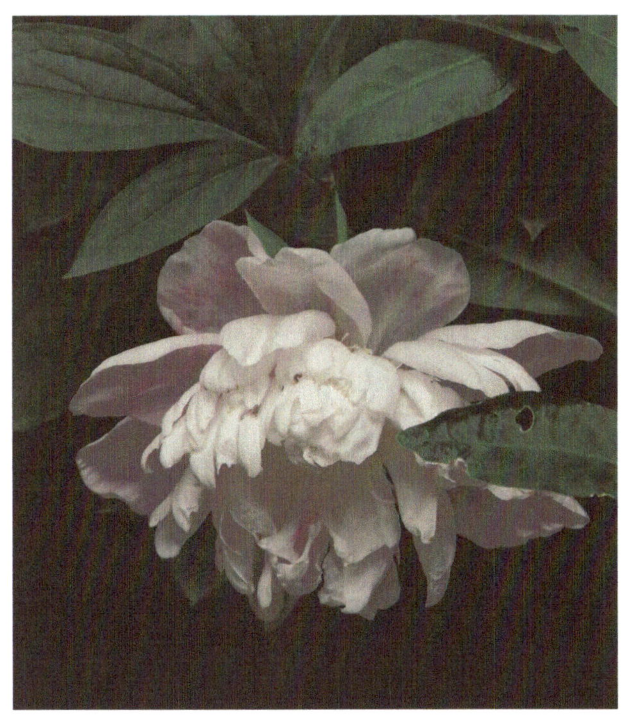

显示，其有镇痛，调节免疫功能，抗炎，扩张冠状动脉，降血压，抗血小板聚集，保肝，解毒，抗肿瘤，抗诱变和抗菌等作用。现代临床用于治疗头痛、胸痛、痢疾、阑尾炎、腓肠肌痉挛、习惯性便秘、病毒性肝炎、哮喘、肌肉痉挛综合征、胃及十二指肠溃疡等。

41 桔　梗

【古籍原文】味苦，有小毒。主利五脏肠胃，补血气，除寒热风痹，温中，消谷，治喉咽痛，下蛊毒。一名利如，一名房图，一名白药，一名梗草，一名荠苨。生嵩高及宛朐。二、八月采根，暴干。（节皮为之使，得牡蛎、远志治恚怒；得消石、石膏治伤寒。畏白及、龙眼、龙胆）

《本经》原文：桔梗，味辛，微温。主胸胁痛如刀刺，腹满肠鸣幽幽，惊恐悸气。生山谷。

【来　源】桔梗科植物桔梗*Platycodon grandiflorum* (Jacq.) A. DC. 的根。

【形态特征】多年生草本植物，高30~90cm，全株光滑无毛。根肉质，圆柱形，或有分支。茎直立，单一或分支。叶近于无柄，生于茎中、下部的叶对生或3~4片轮生，茎上部的叶有时为互生；叶片卵状披针形，先端尖，基部楔形或近圆形，边缘有锯

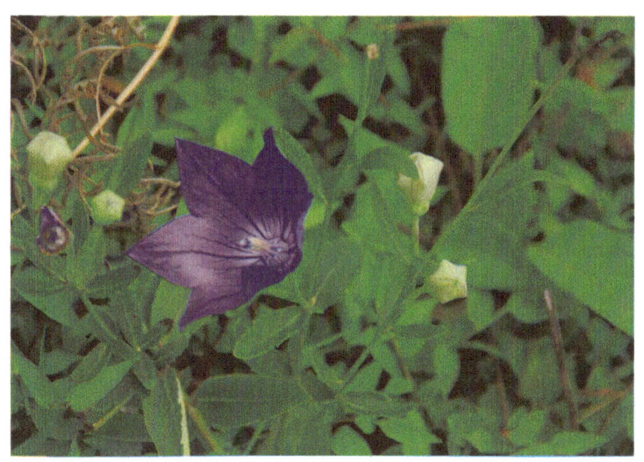

齿。花单生于茎顶，或数朵呈疏生的总状花序；花萼钟状，先端5裂；花冠蓝紫色，5裂；雄蕊5枚。蒴果倒卵形，熟时顶部5瓣裂。种子卵形，有3棱。

【性味功效】苦、辛，平。宣肺，利咽，祛痰，排脓。

【古方选录】《普济方·卷二八六》桔梗汤：桔梗二两，甘草二两，薏苡仁二两。用法：上为粗末。每服五钱，水二盏，煎至一盏，去滓服。主治：肺痈初萌。

【用法用量】煎服，3~10g。

【使用注意】凡气机上逆，呕吐，眩晕，呛咳或阴虚火旺，阴虚火旺咳血者不宜，胃及十二指肠溃疡者慎服。用量过大易致恶心、呕吐。

【现代研究】化学研究显示，桔梗含桔梗皂苷，菊糖，甾醇，桔梗聚糖和桔梗酸A、B、C等。药理研究显示，其有增加支气管黏膜分泌量，稀释痰液使其易于排出，镇咳，抗炎，增强巨噬细胞的吞噬功能，增强中性白细胞的杀菌力，镇静，镇痛，解热，降血糖，降胆固醇，利尿消肿，抗过敏和抗肿瘤等作用。现代临床用于治疗支气管炎、失音、急性扁桃体炎、急性咽炎和急性喉炎等。

42 芎䓖（川芎）

【古籍原文】无毒。主除脑中冷动，面上游风去来，目泪出，多涕唾，忽忽如醉，诸寒冷气，心腹坚痛，中恶，卒急肿痛，胁风痛，温中内寒。一名胡窮，一名香果。其叶名蘼芜。生武功、斜谷、西岭。三月、四月采根，暴干。（白芷为之使，恶黄连）

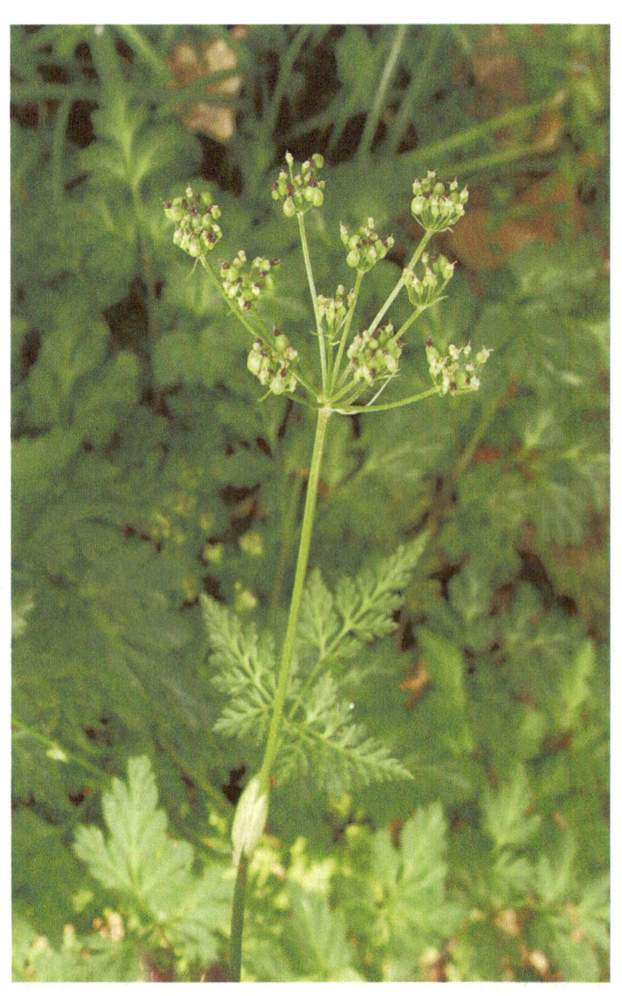

《本经》原文：芎䓖，味辛，温。主中风入脑头痛，寒痹筋挛缓急，金创，妇人血闭无子。生川谷。

【来　　源】伞形科植物川芎*Ligusticum chuanxiong* Hort. 的根茎。

【形态特征】多年生草本。地下茎呈不整齐的结节状拳形团块。茎直立，圆柱形。叶互生，二至三回奇数羽状复叶，边缘羽状全裂或深裂，裂片先端渐尖，两面无毛；叶柄基部呈鞘抱茎。复伞形花序生于分支顶端；花小白色；萼片5片；花瓣5片，椭圆形；雄蕊5枚，花药椭圆形；子房下位，2室，花柱2枚。双悬果卵形。

【性味功效】辛，温。活血行气，祛风止痛。

【古方选录】《普济方·卷四十六》川芎丸：川芎一分，甘菊花一分，细辛一分，白术一分，白芷一分。用法：上为细末，蜡为丸，如黍米大。夜纳一丸，日中一丸，早一丸。主治：头风冷泪。

【用法用量】煎服，3~10g。酒炙增强温通散寒之力，适用于寒凝血瘀者。

【使用注意】阴虚火旺者及孕妇慎用。

【现代研究】化学研究显示，川芎根茎含川芎内酯、酚酸类和挥发油类成分等。药理研究显示，其有降低血小板表面活性，预防血栓形成，扩张外周血管、冠状动脉，对抗急性心肌缺血，降血压，中枢抑制，增强免疫功能，保护血管内皮细胞和减轻脑水肿等作用。现代临床用于治疗心绞痛、缺血性中风、慢性乳腺病、功能性子宫出血、血管神经性头痛以及早中期糖尿病性周围神经病变等。

43 藁　本

【古籍原文】味苦、微温、微寒，无毒。主辟雾露润泽，治风邪亸曳，金疮，可作沐药、面脂。实主风流四肢。一名微茎。生崇山。正月、二月采根，暴干，三十日成。（恶闾茹）

《本经》原文：藁本，味辛，温。主妇人疝瘕，阴中寒肿痛，腹中急，除风头痛，长肌肤，悦颜色。一名鬼卿，一名地新。生山谷。

【来　　源】伞形科植物藁本*Ligusticum sinense*

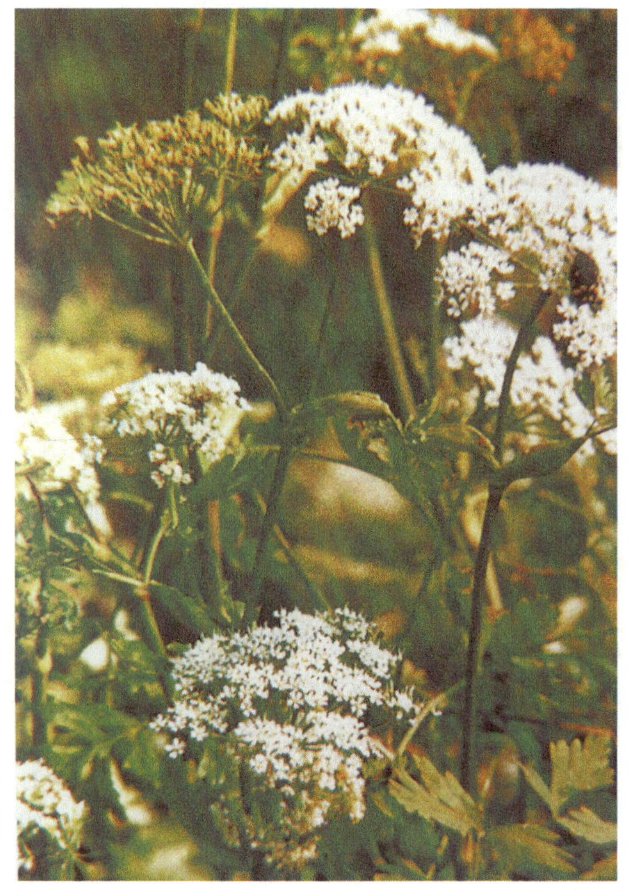

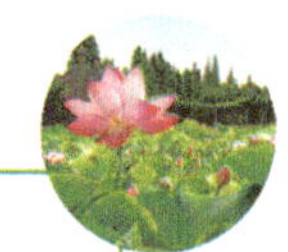

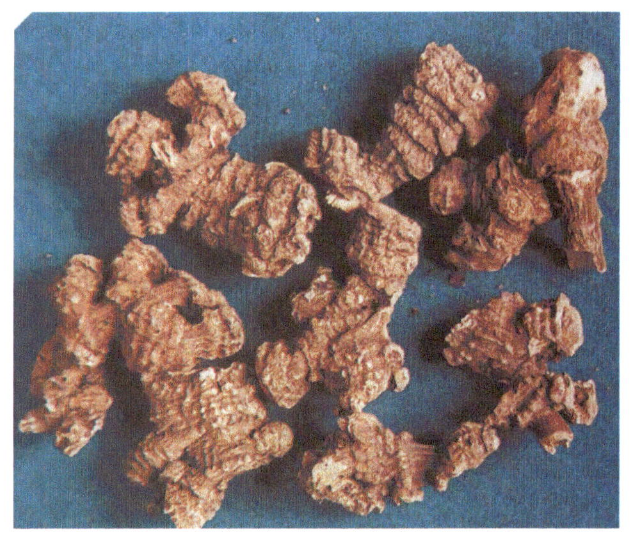

Oliv. 或辽藁本*Ligusticum jeholense* Nakai et Kitag. 的根及根茎。

【形态特征】藁本　多年生草本。茎直立，中空，表面有纵直沟纹。叶互生，基生叶三角形，二回羽状全裂，最终裂片3~4对，卵形，先端渐尖；茎上部的叶具扩展叶鞘。复伞形花序顶生或腋生，总苞片羽状深裂；小伞形花序有花多数；花小，无花萼；花瓣5片，白色；雄蕊5枚，花丝细软；子房卵形，下位，2室。双悬果广卵形。

【性味功效】辛，温。发散风寒，祛湿，止痛。

【古方选录】《证治宝鉴·卷一》藁本散：藁本、白芷、川乌、草乌、木鳖子各等分。用法：上为末。鳝鱼血调匀，涂面。主治：口眼㖞斜。

【用法用量】煎服，3~10g；或入丸、散。

【使用注意】阴虚亏虚、肝阳上亢、火热内盛之头痛者忌用。

【现代研究】化学研究显示，藁本含新蛇床酞内酯，蛇床酞内酯，柠檬烯，松油醇A，肉豆蔻醚，藁本内酯和甲基丁香酚等。药理研究显示，其有抑菌，镇静，镇痛，解热，降血压，抗炎和平喘等作用。现代临床用于治疗感冒头痛、胃痉挛疼痛和神经性皮炎等。

44 麻　黄

【古籍原文】微温，无毒。主治五脏邪气缓急，风胁痛，字乳余疾，止好唾，通腠理，疏伤寒头痛，解肌，泄邪恶气，消赤黑斑毒。不可多服，令人

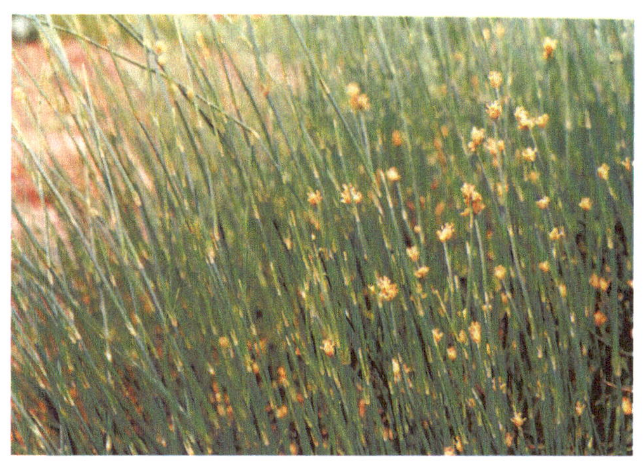

虚。一名卑相，一名卑盐。生晋地及河东。立秋采茎，阴干令青。（厚朴为之使，恶辛夷、石韦）

《本经》原文：麻黄，味苦，温。主中风伤寒头痛，温疟，发表出汗，去邪热气，止咳逆上气，除寒热，破癥瘕积聚。一名龙沙。

【来　　源】麻黄科植物草麻黄*Ephedra sinica* Stapf、中麻黄*Ephedra intermedia* Schrenk *et* C.A.Mey. 或木贼麻黄*Ephedra equisetina* Bge.的草质茎。

【形态特征】草麻黄　草本状灌木，高20~40cm。木质茎短，匍匐状；小枝直伸或微曲，绿色，长圆柱形，细纵槽纹不明显，节明显。鳞叶膜质鞘状，上部2裂，裂片锐三角形，先端急尖。鳞球花序，雌雄异株；雄球花复穗状，苞片通常4对，雄花具7~8枚雄蕊；雌球花单生，成熟时苞片增大，肉质，红色。种子黑红色或灰褐色，三角状卵圆形或宽卵圆形。

【性味功效】辛、微苦，温。发汗散寒，宣肺平喘，利水消肿。

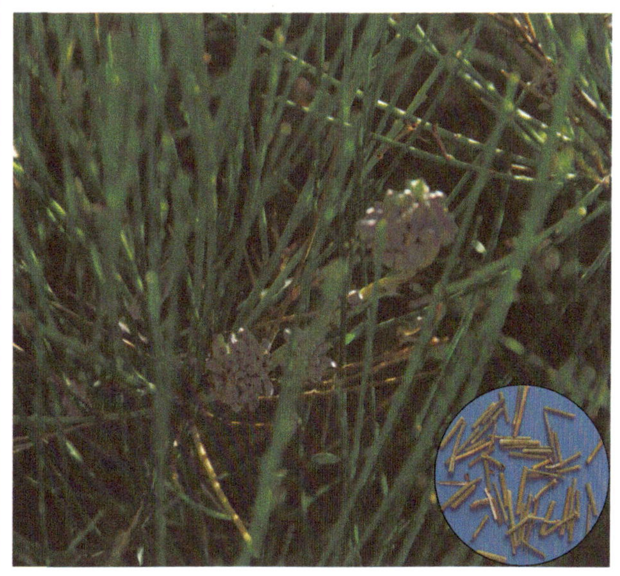

【古方选录】《金匮要略·卷中》甘草麻黄汤：甘草二两，麻黄四两。用法：以水五升，先煮麻黄，去上沫，纳甘草，煮取三升，温服一升。重覆汗出，不汗再服。主治：里水，一身面目黄肿，其脉沉，小便不利。

【用法用量】煎服，2~10g。生用发汗力强，蜜炙麻黄长于平喘。

【使用注意】虚喘无肺气壅滞者忌用。高血压及失眠者慎用。

【现代研究】化学研究显示，麻黄含麻黄碱，伪麻黄碱，甲基麻黄碱，去甲基麻黄碱，去甲基伪麻黄碱，麻黄次碱，芹菜素，山柰酚，蜀葵苷元，3-甲氧基蜀葵苷元等。药理研究显示，其有镇咳，发汗，兴奋心血管，调节呼吸系统，利尿，抗变态反应，抗炎，解热，抗病原微生物和中枢兴奋等作用。现代临床用于治疗急慢性支气管炎咳嗽、支气管哮喘、肺炎、急性肾炎水肿和小儿痉挛性喉炎等。

45 葛　根

【古籍原文】无毒。主治伤寒中风头痛，解肌发表出汗，开腠理，疗金疮，止痛，胁风痛。生根汁，大寒，治消渴，伤寒壮热。

白葛，烧以粉疮，止痛断血。叶，主金疮，止血。花，主消酒。一名鹿藿，一名黄斤。生汶山。五月采根，暴干。（杀野葛、巴豆、百药毒）

《本经》原文：葛根，味甘，平。主消渴，身大热，呕吐，诸痹，起阴气，解诸毒。葛谷，主下利十岁以上。一名鸡齐根。生川谷。

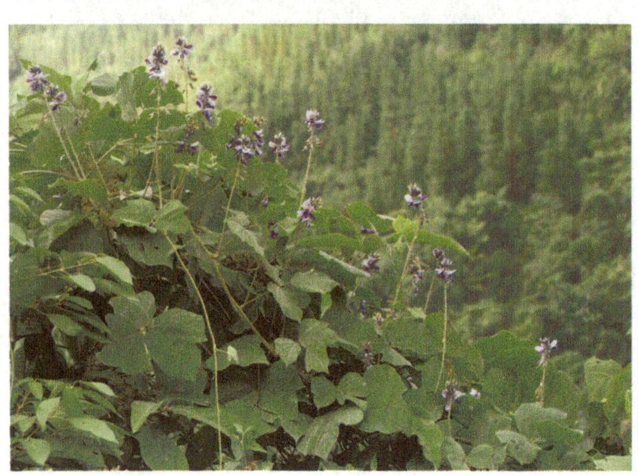

【来　源】豆科植物野葛*Pueraria labata* (Willd.) Ohwi的根。

【形态特征】多年生藤本，长达10m，全株被黄褐色粗毛。块根肥厚。叶互生；具长柄；三出复叶。总状花序腋生，花梗密被黄白色茸毛；花密生；苞片狭线形，早落，小苞片线状披针形；蝶形花蓝紫色或紫色；花萼5裂，萼齿披针形；旗瓣近圆形或卵圆形，先端微凹，基部有两短耳，翼瓣狭椭圆形，较旗瓣短，通常仅一边的基部有耳，龙骨瓣较翼瓣稍长；雄蕊10枚。荚果线形，扁平，密被黄褐色的长硬毛。种子卵圆形而扁，赤褐色，有光泽。

【性味功效】甘、辛，凉。解肌退热，生津止渴，透疹，升阳止泻。

【古方选录】《医方类聚·卷六十二》葛根汤：葛根四两，豉一升。用法：上用水三升，煮取半升，温服。主治：伤寒初起至二日，头痛内热，脉洪。

【用法用量】煎服，10~15g。解肌退热、透疹、生津宜生用，升阳止泻宜煨用。

【现代研究】化学研究显示，葛根含大豆苷，大豆黄素，葛根黄苷，葛根素，葛根藤素和多量淀粉等。药理研究显示，有平滑肌解痉或松弛作用，扩张冠状动脉血管和脑血管，降低心肌耗氧量，增加氧供应；还有降血压，解热，轻微降血糖，抑制痢疾杆菌等作用。现代临床用于治疗感冒发热、偏头痛、痔疮、急性胃肠炎、高血压伴有颈项强直或疼痛、冠心病心绞痛、心律失常和足癣等。

46 前　胡

【古籍原文】味苦，微寒，无毒。主治痰满，胸胁中痞，心腹结气，风头痛，去痰实，下气。治伤寒寒热，推陈致新，明目，益精。二月、八月采根，暴干。（半夏为之使，恶皂荚，畏藜芦）

【来　源】伞形科植物白花前胡*Peucedanum praeruptorum* Dunn或紫花前胡*Peucedanum decursivum* (Miq.) Maxim.的根。

【形态特征】白花前胡　多年生草本。根圆锥形。茎直立，圆柱形，单一，上部分支。基生叶和下部叶纸质，圆形至宽卵形，二至三回三出羽状分裂；叶柄基部有宽鞘，抱茎；顶端叶片生在膨大的叶鞘

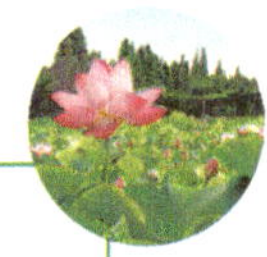

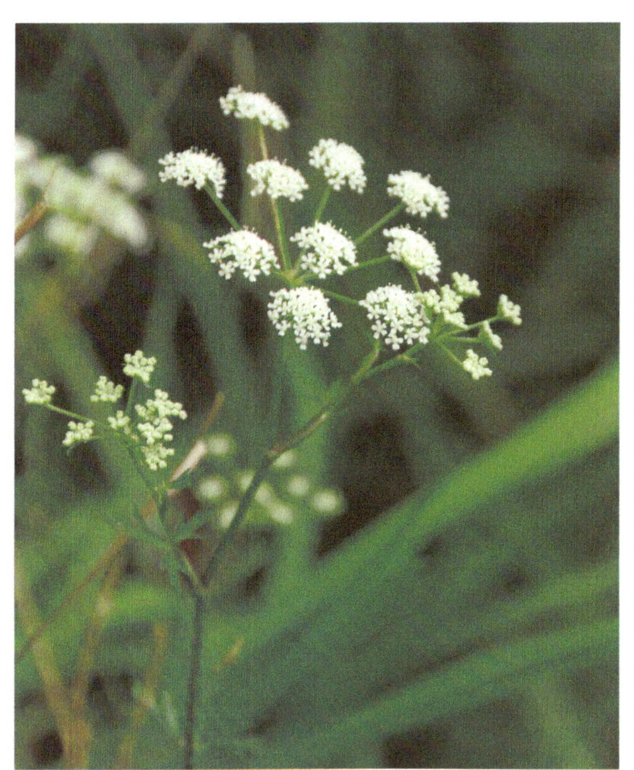

上。复伞形花序，顶生或腋生，总伞梗7~18枚，不等长；无总苞，小总苞片条状披针形，有缘毛；花萼5枚；花瓣白色；雄蕊5枚。双悬果椭圆形或卵圆形，光滑无毛，背棱和中棱线状，侧棱有窄翅。

【性味功效】苦、辛，微寒。降气化痰，散风清热。

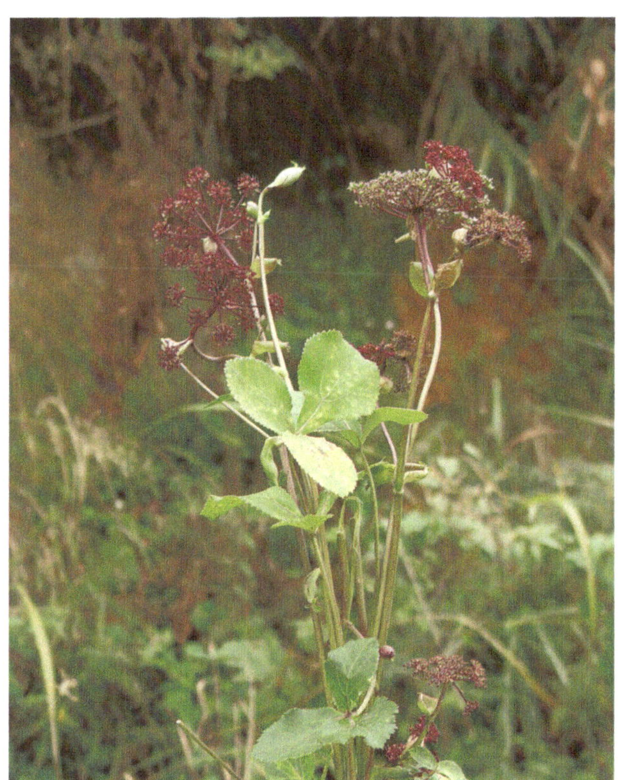

【古方选录】《太平圣惠方·卷八十三》前胡散：前胡半两（去芦头），丁香一分，甘草一分（炙微赤，锉），人参一分（去芦头）。用法：上为粗散。每服一钱，以水一小盏，煎至一分，去滓温服，不拘时候。主治：小儿心腹气胀，胸膈烦满。

【用法用量】煎服，3~10g；或入丸、散。

【现代研究】化学研究显示，白花前胡根含挥发油，白花前胡甲素、乙素、丙素、丁素等香豆素类化合物，另含白花前胡戊素及D-甘露醇等；紫花前胡根含挥发油，紫花前胡苷、紫花前胡素、紫花前胡次素等香豆素类化合物等。药理研究显示，其煎剂有祛痰，增加心冠脉流量，抗心律失常，对原发性和继发性血小板凝集有强烈的抑制作用，抗菌，抗炎，抗肿瘤等作用。现代临床用于治疗咳嗽、支气管哮喘、细菌性痢疾等。

47 知　母

【古籍原文】无毒。主治伤寒久疟烦热，胁下邪气，膈中恶，及风汗内疸。多服令人泄。一名女雷，一名女理，一名儿草，一名鹿列，一名韭逢，一名儿踵草，一名东根，一名水须，一名沈燔，一名荨。生河内。二月、八月采根，暴干。

《本经》原文：知母，味苦，寒。主消渴热中，除邪气，肢体浮肿，下水，补不足，益气。一名蚔母，一名连母，一名野蓼，一名地参，一名水参，一名水浚，一名货母，一名蝭母。生川谷。

【来　　源】百合科植物知母*Anemarrhena asphodeloides*

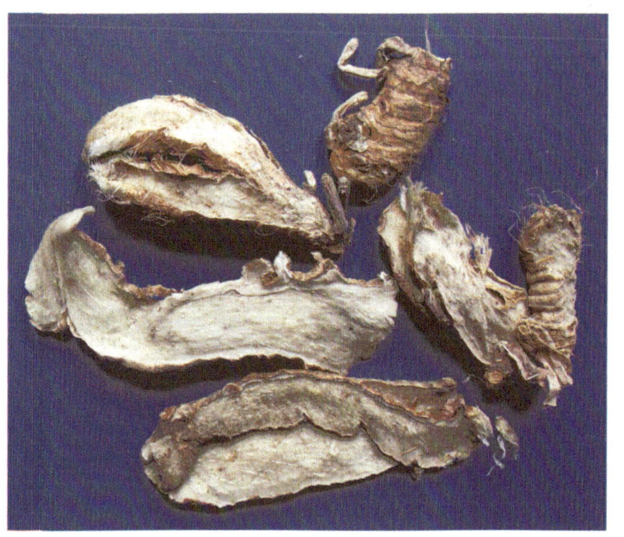

Bge. 的根茎。

【形态特征】多年生草本，全株无毛。根茎横生于地面，上有很多黄褐色纤维，下生多数粗长须根。叶基生丛出，线形，质稍硬，基部扩大成鞘状。花茎直立，上生鳞片状小苞叶，穗状花序狭长；花绿色或紫堇色，花被片6片，排成2轮，长圆形，有3条淡紫色纵脉；雄蕊3枚，花药丁字形；子房3室。蒴果长卵形。种子三棱形。

【性味功效】苦、甘，寒。清热泻火，滋阴润燥。

【古方选录】《景岳全书·卷五十七》二母散：贝母（去心，童便洗）、知母等分，干生姜一片。用法：水煎服；或为末，每服五分或一钱，沸汤下。主治：肺热咳嗽及疹后咳甚者。

【用法用量】煎服，6~12g；或入丸、散。

【使用注意】虚寒证不宜。脾虚便溏者忌用。

【现代研究】化学研究显示，知母含知母皂苷，胆碱，尼克酰胺，鞣质，烟酸，知母多糖以及铁、锌、锰、铜、铬、镍等。药理研究显示，其有抑制葡萄球菌、伤寒杆菌、痢疾杆菌的作用，还有降血糖，解热，镇咳，祛痰，利胆，抑制血小板聚集等作用。现代临床用于治疗前列腺肥大、急性风湿热、糖尿病、慢性气管炎及慢性肾炎等。

48 大青（大青叶）

【古籍原文】味苦，大寒，无毒。主治时气头痛，大热，口疮。三月、四月采茎，阴干。

【来　源】马鞭草科植物路边青*Clerodendron cyrtophyllum* Turcz. 的茎、叶。

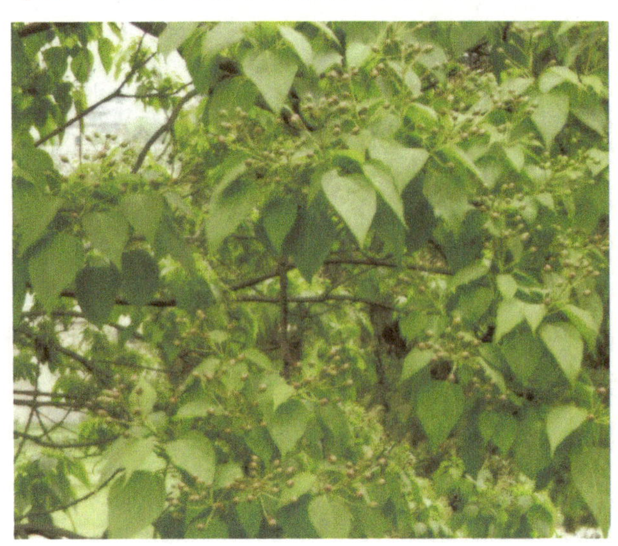

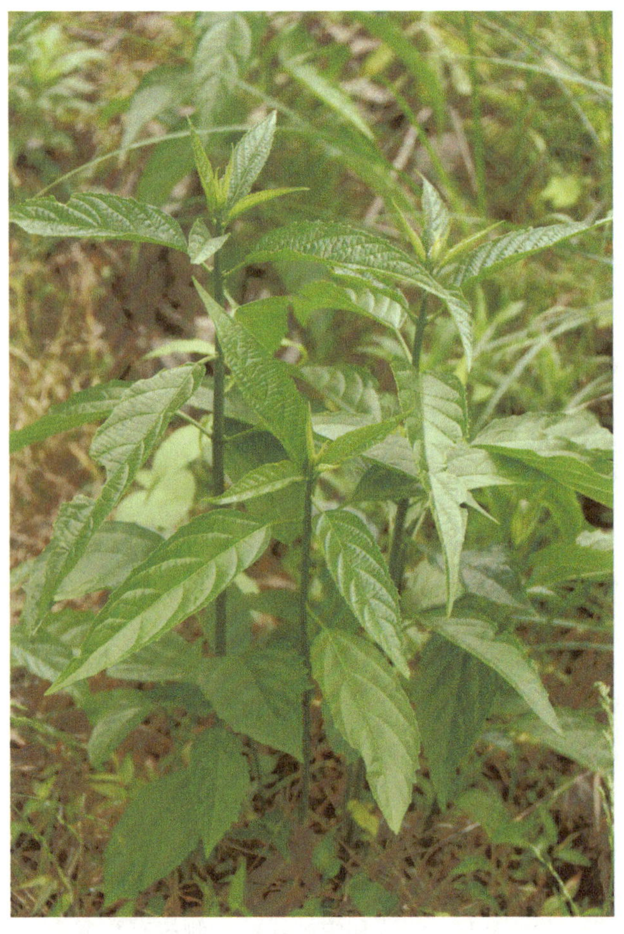

【形态特征】落叶小灌木。枝条黄褐色，幼时有毛。单叶对生；叶柄被白色短软毛，上面沟状；叶片卵形或椭圆形，先端锐尖至渐尖，基部圆形至渐尖，全缘。伞房状圆锥花序顶生或腋生；苞片线形，对生；花萼钟状，外被黄褐色细毛，裂片5片，三角形，花冠管状，白色，外面有毛；雄蕊4枚；雌蕊1枚。浆果，球形或倒卵圆形，绿色，成熟时蓝紫色，基部具宿存萼。

【性味功效】苦，寒。清热解毒，凉血消斑。

【古方选录】《圣济总录·卷一八〇》大青汤：大青三分，黄连三分（去须）。用法：上为粗末。每服半钱匕，以水半盏，煎至二分，去滓，食后服。主治：小儿口疮。

【用法用量】煎服，10~15g；鲜者30~60g；或捣汁。外用适量，捣敷；或煎水洗。

【使用注意】脾胃虚寒者忌服。

【现代研究】化学研究显示，大青叶含大青苷，靛蓝，菘蓝苷，靛玉红，γ-谷甾醇，鞣质及挥发油等。药理研究显示，其煎剂对多种细菌及病毒有抑

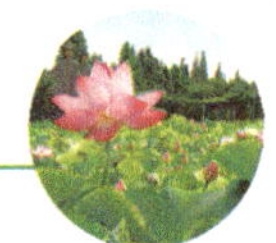

制作用，还具有利尿，抗炎，保肝，解热等作用。现代临床用于预防和治疗流行性脑脊髓膜炎（简称流脑）、流行性乙型脑炎（简称乙脑）、腮腺炎和流感等。

49 贝母（川贝母）

【古籍原文】味苦，微寒，无毒。主治腹中结实，心下满，恶风寒，目眩、项直，咳嗽上气，止烦热渴，出汗，安五脏，利骨髓。一名药实，一名苦华，一名苦菜，一名商草，一名勒母。生晋地。十月采根，暴干。（厚朴、白薇为之使，恶桃花，畏秦椒、礜石、莽草，反乌头）

《本经》原文：贝母，味辛，平。主伤寒烦热，淋沥邪气，疝瘕，喉痹，乳难，金创风痉。一名空草。

【来　源】百合科植物川贝母*Fritillaria cirrhosa* D. Don以及同属近缘植物的鳞茎。

【形态特征】多年生草本。鳞茎卵圆形。叶通常对生，少数在中部兼有互生或轮生，先端不卷曲或

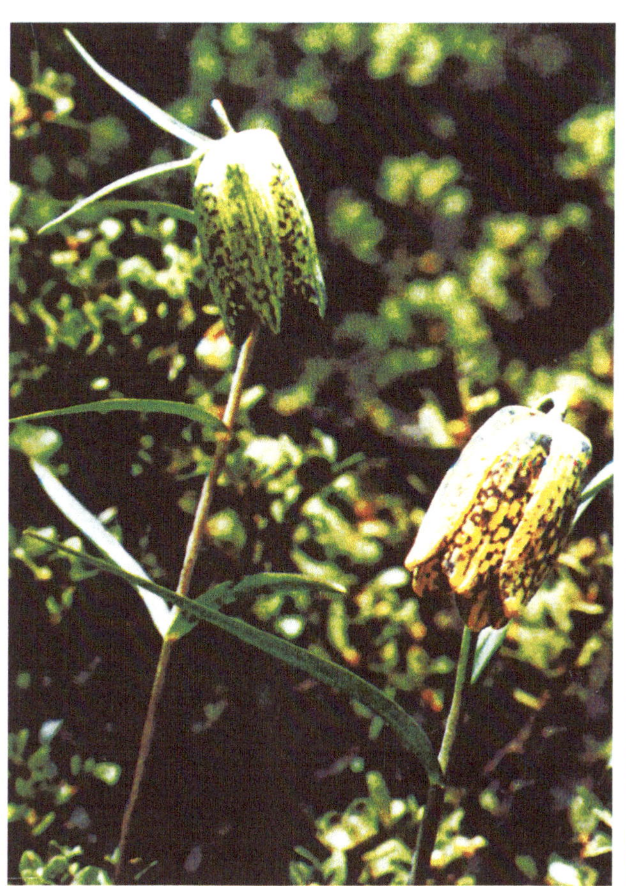

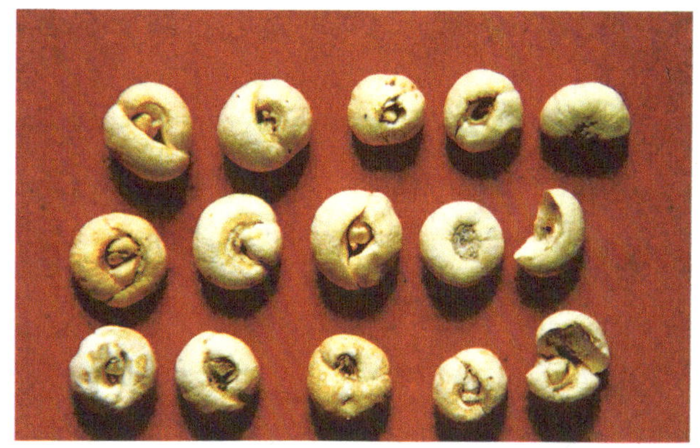

稍卷曲。花单生茎顶，紫红色，花的色泽可以从紫色逐渐过渡到淡黄绿色，具紫色斑纹；叶状苞片3片，先端稍卷曲；花被片6片，外轮3片，内轮3片；雄蕊6枚；子房3室；柱头3歧而外反。蒴果六角矩形。种子薄而扁平，半圆形，黄色。

【性味功效】苦、甘，微寒。清热润肺，化痰止咳，散结消痈。

【古方选录】《医学心悟·卷三》贝母瓜蒌散：贝母一钱五分，瓜蒌一钱，花粉八分，茯苓八分，橘红八分，桔梗八分。用法：水煎服。主治：燥痰涩而难出。

【用法用量】煎服，3~10g；研末冲服，每次1~2g。

【使用注意】不宜与川乌、制川乌、草乌、制草乌、附子同用。寒痰、湿痰者不宜用。

【现代研究】化学研究显示，贝母鳞茎含生物碱，皂苷及钾、镁、钙、铁、铜、镉、锌、钠等。药理研究显示，其有降血压，镇咳，祛痰，解痉，平喘等作用。现代临床用于治疗慢性支气管炎、肺结核咯血、百日咳、前列腺肥大、婴幼儿消化不良、乳头皲裂和宫颈癌等。

50 栝楼根（天花粉）

【古籍原文】无毒。主除肠胃中痼热，八疸，身面黄，唇干口燥，短气，通月水，止小便利，一名果蠃，一名天瓜，一名泽姑。实，名黄瓜，治胸痹，悦泽人面。茎叶，治中热伤暑。生洪农及山阴地，入土深者良，生卤地者有毒。二月、八月采根，暴干，三十日成。（枸杞为之使，恶干姜，畏牛膝、干漆，反乌头）

《本经》原文：栝楼根，味苦，寒。主消渴身

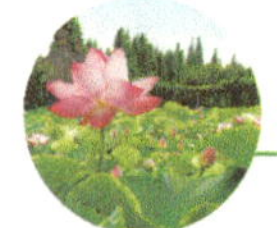

热，烦满大热，补虚安中，续绝伤。一名地楼。生川谷。

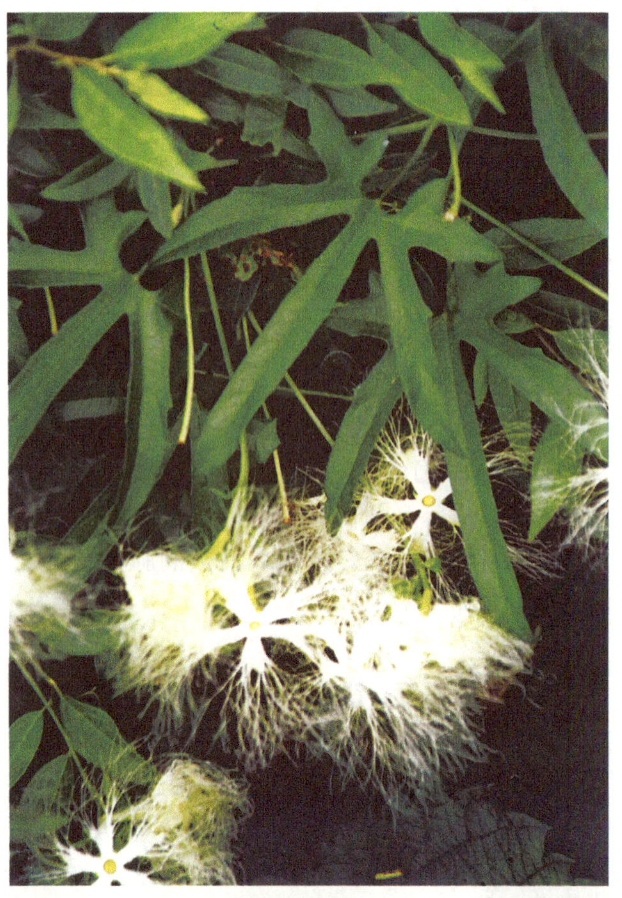

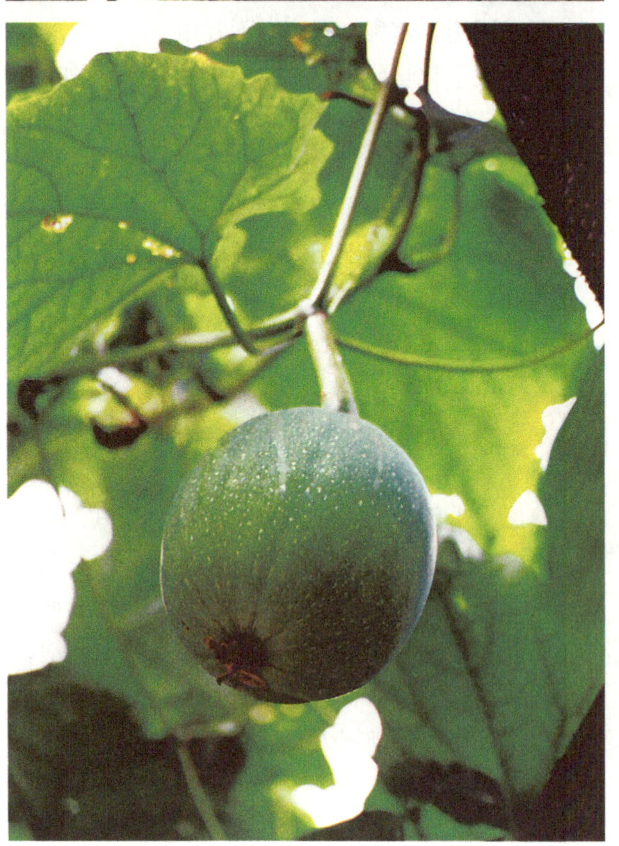

【来　　源】葫芦科植物栝楼*Trichosanthes kirilowii* Maxim.或双边栝楼*Trichosanthes rosthornii* Harms的根。

【形态特征】栝楼　多年生草质藤本。根粗壮。茎细长，具棱；卷须腋生，先端二歧。叶互生，卵状浅心形，通常3~7深裂，裂片线状披针形或倒披针形，先端钝、急尖。花单性，雌雄异株；雄花3~4朵，排成总状花序；花冠白色，裂片细裂成流苏状；雌花单生于叶腋，子房椭圆形，绿色。果实椭圆形或圆形，成熟时黄褐色或橙黄色。种子压扁，淡黄褐色，近边缘处具棱线。

【性味功效】甘、微苦，微寒。清热泻火，生津止渴，消肿排脓。

【古方选录】《圣济总录·卷五十八》栝楼根丸：栝楼根五两（锉），黄连五两（去须），知母五两（焙），麦门冬五两（去心）。用法：上为末，炼蜜为丸，如梧桐子大。每服三十丸，米饮送下。主治：消渴，饮水不止。

【用法用量】煎服，10~15g。外用适量。

【使用注意】虚寒证忌用。孕妇慎用。不宜与川乌、制川乌、草乌、制草乌、附子同用。

【现代研究】化学研究显示，栝楼根含天花粉蛋白，天花粉多糖，β-半乳糖苷酶，瓜氨酸，丙氨酸，棕榈酸，α-菠菜甾醇，皂苷和多量淀粉等。药理研究显示，天花粉蛋白可致流产，有抗早孕、抗肿瘤，调节免疫功能，抗菌，抗病毒和降血糖等作用。注射天花粉蛋白制剂6~8小时后可出现发热、头痛、咽痛、关节痛、颈活动不利等不良反应。现代临床用于中期引产，治疗葡萄胎、糖尿病、小儿惊风及流行性腮腺炎等。

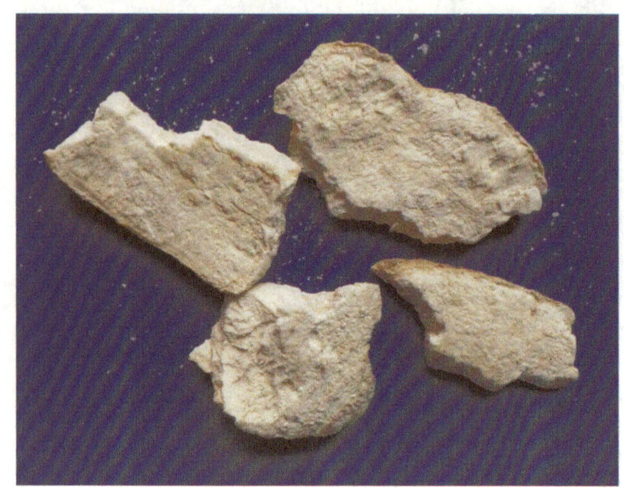

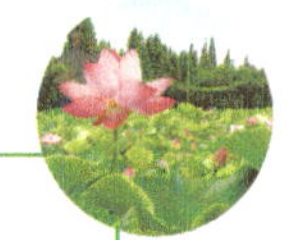

51 丹参（紫丹参）

【古籍原文】无毒。主养血，去心腹痼疾、结气，腰脊强，脚痹，除风邪留热。久服利人。一名赤参，一名木羊乳。生桐柏山及太山。五月采根，暴干。（畏咸水，反藜芦）

《本经》原文：丹参，味苦，微寒。主心腹邪气，肠鸣幽幽如走水，寒热积聚，破癥除瘕，止烦满，益气。一名郄蝉草。生川谷。

【来　源】唇形科植物丹参*Salvia miltiorrhiza* Bge.的根。

【形态特征】多年生草本，高30~80cm，全株密被柔毛。根圆柱形，砖红色。茎直立，4棱，上部多分支。羽状复叶对生，小叶5~7片，叶片卵形或卵状椭圆形，先端尖，基部楔形或圆形；边缘有锯齿；两面密被白色柔毛。轮伞花序腋生或顶生，每轮有花3~10朵，花萼钟状，紫色；二唇形；雄蕊2枚。小坚果4枚。

【性味功效】苦，微寒。活血祛瘀，通经止痛，清心除烦，凉血消痈。

【古方选录】《妇人良方·卷二》丹参散：丹参不拘多少（去土，切）。用法：上为细末。每服二钱，温酒调下，经脉不调，食前服；冷热劳，不拘时候服。主治：妇人经脉不调，或前或后，或多或少，产前胎不安，产后恶血不下；兼治冷热劳，腰脊痛，骨节烦疼；寒疝，小腹及阴中相引痛。

【用法用量】煎服，10~15g；或入丸、散。生用清心除烦力强，酒炙活血化瘀调经力强。

【使用注意】孕妇慎用。不宜与藜芦同用。

【现代研究】化学研究显示，丹参含多种丹参酮，隐丹参酮，异丹参酮，丹参素，丹参酸，原儿茶酸和原儿茶醛等。药理研究显示，其有扩张冠状动脉，增加冠脉血流量，改善心肌缺血，降低血压，降低血液黏度，抑制血小板和凝血功能，降血脂，抗肝纤维化，促进骨折和皮肤切口愈合，抗胃溃疡，镇静和镇痛，抗炎，抗过敏和抑制多种致病菌等作用。现代临床用于治疗脑血栓、冠心病心绞痛、高血压、血栓闭塞性脉管炎和慢性肝炎等。

52 厚　朴

【古籍原文】大温，无毒。主温中，益气，消痰，下气，治霍乱及腹痛，胀满，胃中冷逆，胸中呕逆不止，泄痢，淋露，除惊，去留热，止烦满，厚肠

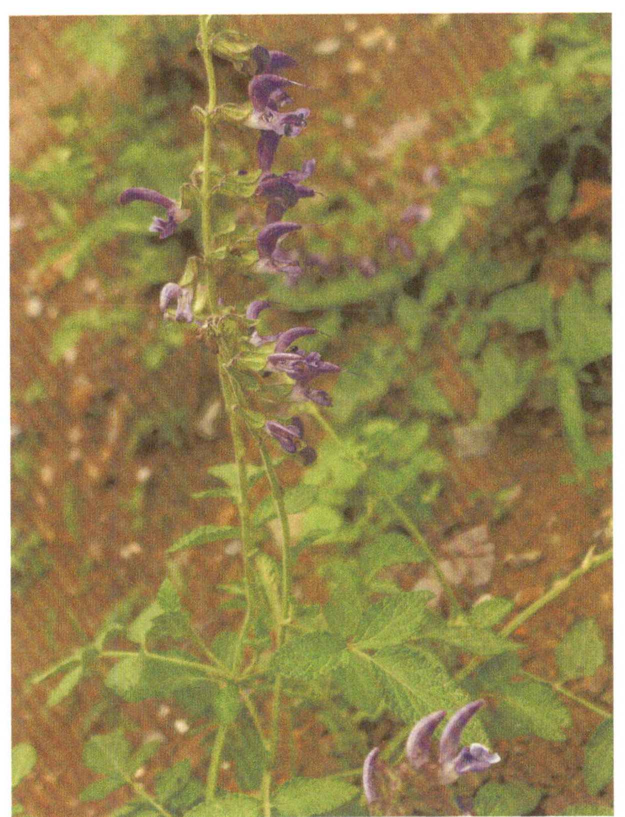

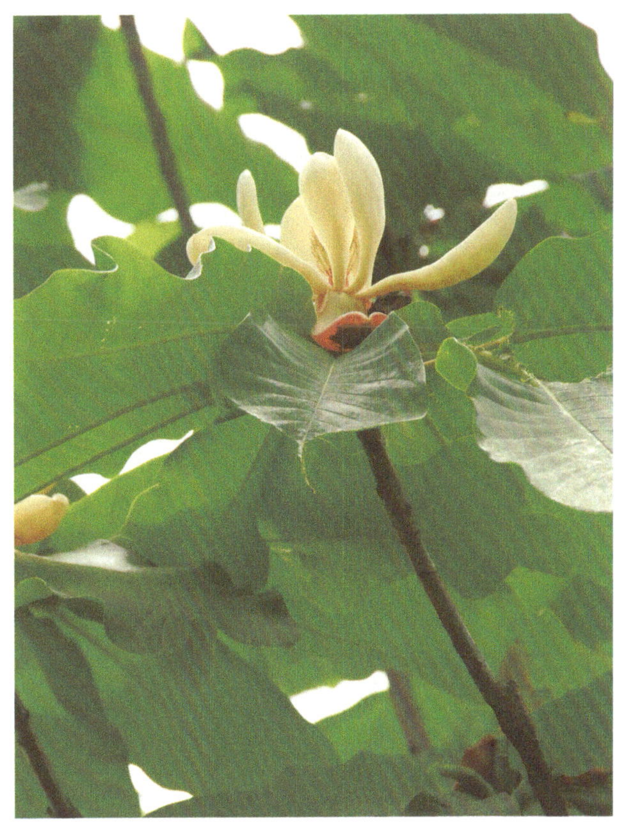

胃。一名厚皮，一名赤朴。其树名榛，其子名逐杨。治鼠瘘，明目，益气。生交趾、宛朐。三月、九月、十月采皮，阴干。（干姜为之使，恶泽泻、寒水石、消石）

《本经》原文：厚朴，味苦，温。主中风伤寒，头痛，寒热惊悸，气血痹，死肌，去三虫。

【来　源】木兰科植物厚朴*Magnolia officinalis* Rehd.et Wils. 或凹叶厚朴*Magnolia officinalis* Rehd.et Wils. var. *biloba* Rebd. et Wils. 的干皮、根皮及枝皮。

【形态特征】厚朴　落叶乔木，高达15m。树皮紫褐色，幼枝黄褐色，有绢毛。单叶互生，叶大，密集于小枝顶端，叶片革质，倒卵状椭圆形，先端钝圆或短突尖，基部楔形或近圆形，全缘或微波状。花与叶同时开放，白色，芳香，单生枝顶，花被片9~12片；雄蕊多数；雌蕊心皮分离，螺旋状排列于延长的花托上。聚合蓇葖果常呈椭圆状卵形。

【性味功效】苦、辛，温。燥湿消痰，下气除满。

【古方选录】《外台秘要·卷六》厚朴汤：厚朴二两（炙），生姜三两，枳实三两（炙）。用法：以水六升，煮取二升，分三服。主治：霍乱后烦呕；霍乱吐利腹胀。

【用法用量】煎服，3~10g；或入丸、散。

【使用注意】气虚津亏者及孕妇慎用。

【现代研究】化学研究显示，厚朴树皮含木脂素，去甲木脂素，双木脂素，单萜木脂素，挥发油，木兰箭毒碱，皂苷和芥子醛等。药理研究显示，其有抗胃溃疡，反射性引起唾液、胃液分泌，加快胃肠蠕动，对抗十二指肠痉挛，保肝，抗菌，降血压，兴奋呼吸，增加心率，松弛全身骨骼肌，抑制血小板聚集，抗过敏和抗肿瘤等作用。现代临床用于治疗胃结石、慢性肠炎、消化不良、便秘、骨骼肌强直、肠梗阻及闭经等。

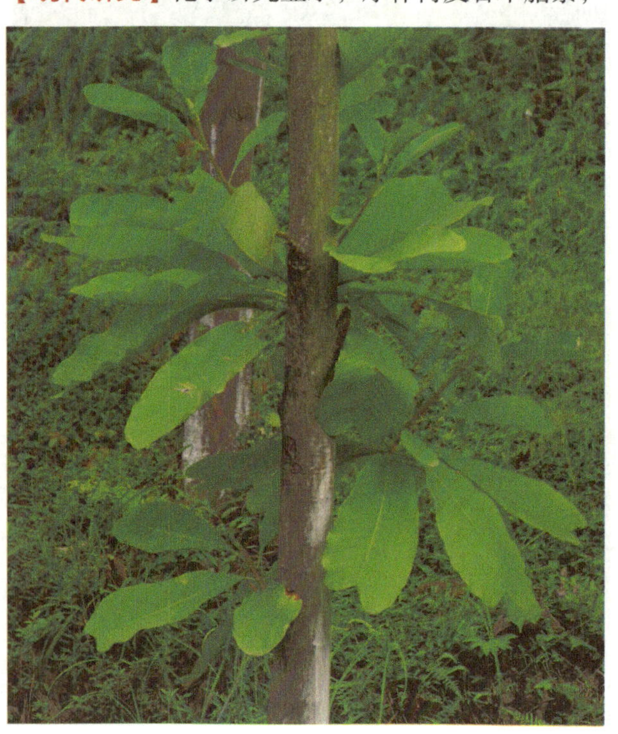

53 竹叶（淡竹叶）

【古籍原文】芹竹叶，大寒，无毒。主除烦热，风痓，喉痹，呕逆。根，消毒。生益州。

淡竹叶：味辛，平、大寒。主治胸中淡热，咳逆上气。其沥，大寒，治暴中风，风痹，胸中大热，止烦闷。其皮筎，微寒，主治呕，温气寒热，吐血，崩中，溢筋。

苦竹叶及沥：治口疮，目痛明目，通利九窍。竹笋，味甘，无毒。主消渴，利水道，益气，可久食。干笋，烧服，治五痔血。

《本经》原文：竹叶，味苦，平。主咳逆上气，溢筋急，恶疡，杀小虫。根，作汤益气，止渴，补虚下气。汁，主风痓。实，通神明，轻身益气。

【来　源】禾本科植物淡竹*Phyllostachys nigra*

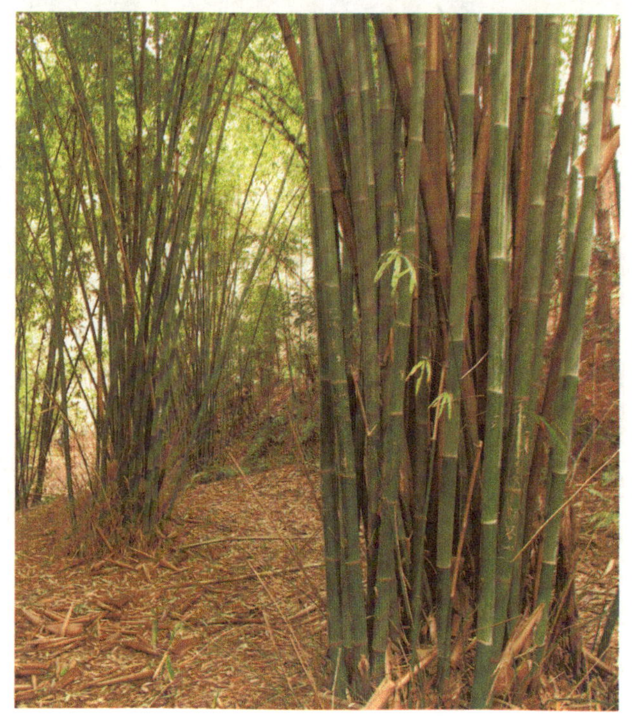

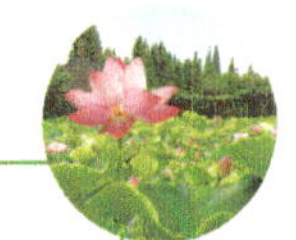

(Lodd. ex Lindl) Munro var. *henonis* (Mitf.) Stapf ex Rendle 的叶片。

【形态特征】多年生常绿乔木或灌木，秆高7~18m，圆筒形，绿色。主枝三棱形或微具四方形，具白色蜡粉。秆箨长于节间，硬纸质，背面无毛或具微毛；箨耳显著；箨舌发达；箨叶长披针形，鲜绿色，先端渐尖，基部收缩。叶片质薄，狭披针形，先端渐尖。穗状花序排列成覆瓦状，小穗含2~3朵花，颖1~2片；雄蕊3枚，花丝甚长；子房尖卵形，花柱丝状。

【性味功效】苦、甘，寒。清热除烦，生津，利尿。

【古方选录】《圣济总录·卷四十》竹叶汤：竹叶一握。用法：以水一大盏，煮取汁五升，分二次温服。主治：霍乱吐泻，烦热躁渴，卧不安。

【用法用量】煎服，5~15g。

【使用注意】虚寒证忌用。

【现代研究】化学研究显示，淡竹叶含生物碱，酚类，氨基酸，有机酸，糖类及铝、钡、铁、锌、镁等元素。药理研究显示，其能增加尿中氯化物排出量，抑制小鼠肉瘤S_{180}及艾氏腹水癌EC，增高血糖，提高机体免疫功能和抑菌等作用。现代临床用于治疗感冒发热、急性泌尿道感染小便涩痛、口腔溃疡和膀胱癌等。

54 玄参（元参）

【古籍原文】味咸，无毒。主治暴中风、伤寒，身热支满，狂邪、忽忽不知人，温疟洒洒，血瘕，下寒血，除胸中气，下水，止烦渴，散颈下核，痈肿，心腹痛，坚癥，定五脏。久服补虚，明目，强阴，益精。一名玄台，一名鹿肠，一名正马，一名咸，一名端。生河间及宛朐。三、四月采根，暴干。（恶黄耆、干姜、大枣、山茱萸，反藜芦）

《本经》原文：玄参，味苦，微寒。主腹中寒热积聚，女子产乳余疾，补肾气，令人目明。一名重台。生川谷。

【来　源】玄参科植物玄参*Scrophularia ningpoensis* Hemsl. 的根。

【形态特征】多年生草本，高60~120cm。根圆柱形，长5~12cm，下部常分叉，外皮灰黄褐色。茎直立，四棱形，光滑或有线状柔毛。叶对生，叶片卵形或卵状椭圆形，先端渐尖，基部圆形或近截形，边缘有钝锯齿。聚伞花序疏散展开呈圆锥状；花萼片5裂，裂片卵圆形；花冠暗紫色；雄蕊4枚；子房上位，2室。蒴果卵圆形。

【性味功效】甘、苦、咸，微寒。清热凉血，滋阴降火，解毒散结。

【古方选录】《医学心悟·卷四》消瘰丸：元参（蒸）、牡蛎（醋煅，研）、贝母（川贝母，去心，蒸）各四两。用法：共为末，炼蜜为丸。每服三钱，开水下，日二服。主治：瘰疬初起。

【用法用量】煎服，9~15g；或入丸、散。

【使用注意】脾虚便溏者不宜使用。不宜与藜芦同用。

【现代研究】化学研究显示，玄参含玄参苷，桃叶珊瑚苷，玄参种苷元，玄参种苷A、B，天冬酰氨，挥发油，脂肪酸和维生素A类物质等。药理研究显示，其有抑制金黄色葡萄球菌、白喉杆菌、乙型溶血性链球菌、大肠杆菌等作用；还具有降血压，轻微降低血糖，增加冠脉血流量等作用。现代

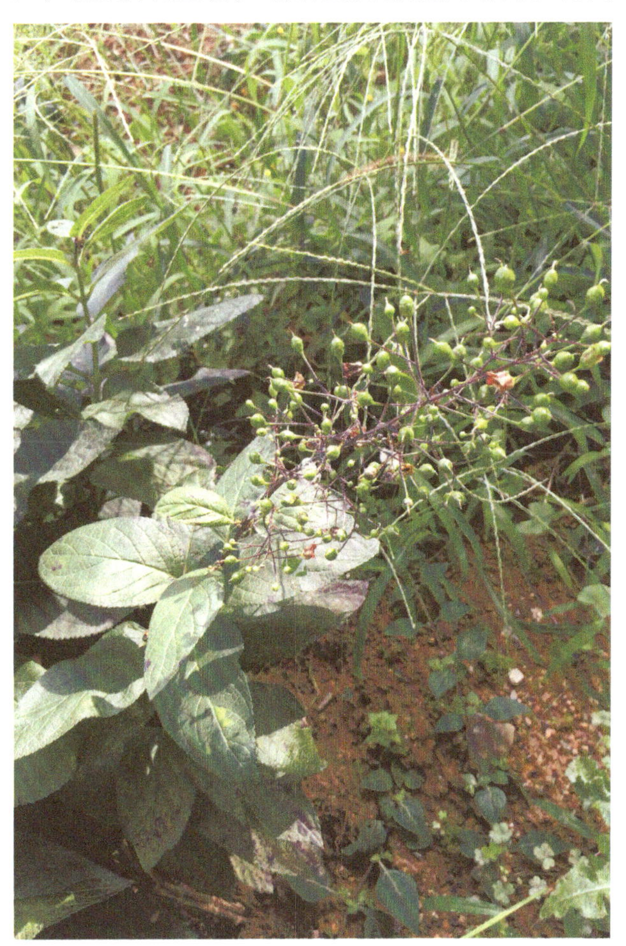

用于治疗急性扁桃体炎、慢性咽炎、乳腺增生、慢性前列腺炎、带状疱疹及习惯性便秘等。

55 沙参（南沙参）

【古籍原文】无毒。主治胃痹，心腹痛，结热，邪气，头痛，皮间邪热，安五脏，补中。一名苦心，一名志取，一名虎须，一名白参，一名识美，一名文希。生河内及宛朐、般阳续山。二月、八月采根，暴干。（恶防己，反藜芦）

《本经》原文：沙参，味苦，微寒。主血积惊气，除寒热，补中益肺气。久服利人。一名知母。生川谷。

【来　源】桔梗科植物轮叶沙参*Adenophora tetraphylla* (Thunb.) Fisch. 或沙参*Adenophora stricta* Miq. 的根。

【形态特征】轮叶沙参　多年生草本，高60～100cm。根粗壮，胡萝卜形。茎直立，单一。基生

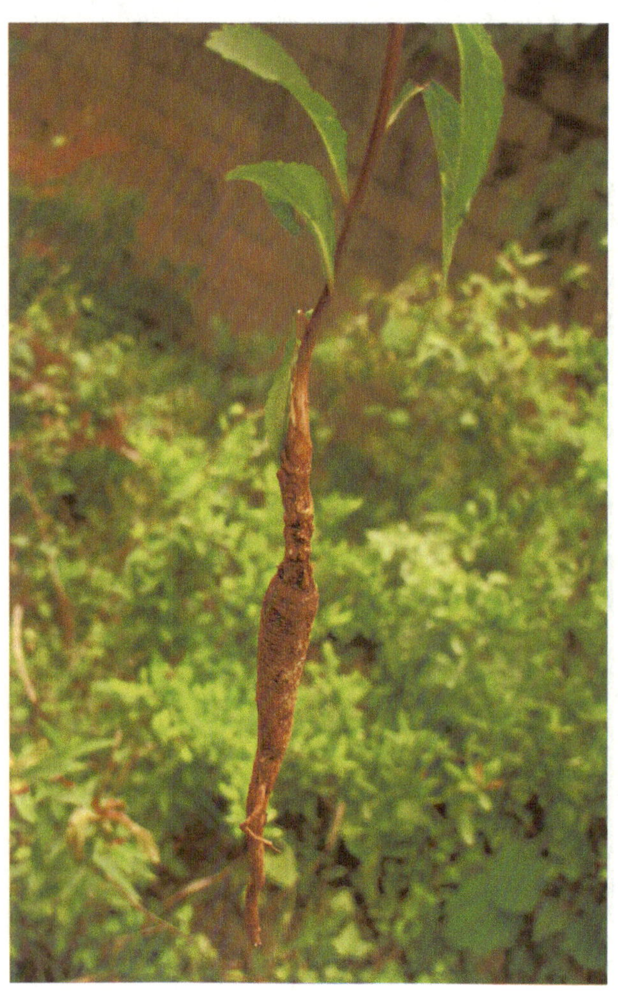

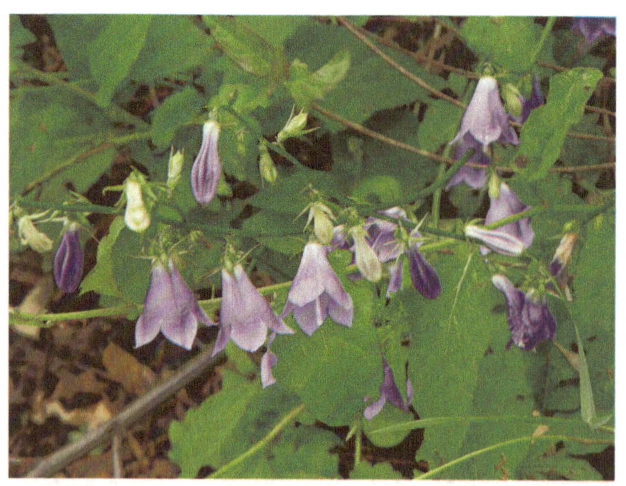

叶心形；茎生叶3~6片，通常4片轮生，无柄或短柄；叶片椭圆形或披针形，边缘有锯齿，上面绿色，下面淡绿色，有密柔毛。圆锥花序大型；萼齿5枚；花冠钟形，蓝紫色；裂片5片；蒴果卵圆形。种子多数。

【性味功效】甘，微寒。养阴清肺，益胃生津，化痰，益气。

【古方选录】《温病条辨·卷二》益胃汤：沙参三钱，麦门冬（麦冬）五钱，冰糖一钱，生地黄五钱，玉竹一钱五分。用法：水煎服。主治：阳明温病，下后汗出，胃阴受损，身无热，口干咽燥，舌干苔少，脉不数者。

【用法用量】煎服，9~15g。

【使用注意】不宜与藜芦同用。

【现代研究】化学研究显示，沙参含蒲公英萜酮，β-谷甾醇，胡萝卜苷，沙参苷Ⅰ、Ⅱ、Ⅳ，亚麻仁油酸酯，硬脂酸甲酸和羽扇豆烯酮等。药理研究显示，其有祛痰，强心，免疫调节和抗真菌等作用。现代临床用于治疗急性支气管炎、慢性支气管炎、百日咳、肺炎、感冒咳嗽、肺热咳嗽和慢性咽炎等。

56 苦　参

【古籍原文】无毒。养肝胆气，安五脏，定志，益精，利九窍，除伏热，肠澼，止渴，醒酒，小便黄赤，治恶疮，下部慝，平胃气，令人嗜食，轻身。一名地槐，一名菟槐，一名骄槐，一名白茎，一名虎麻，一名岑茎，一名禄白，一名陵郎。生汝南及

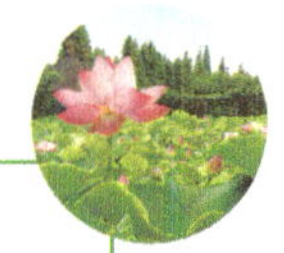

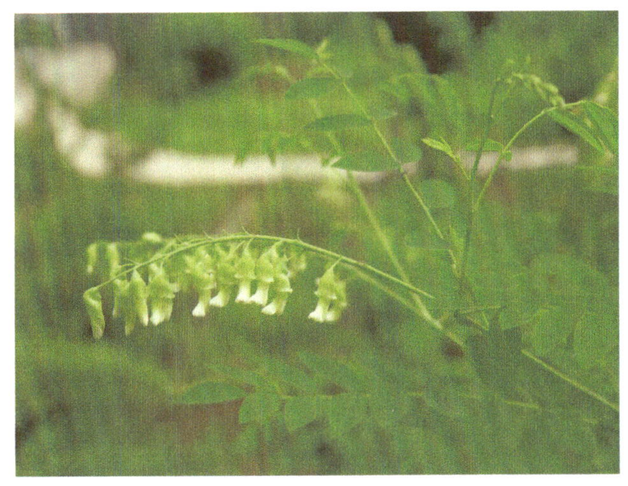

田野。三月、八月、十月采根，暴干。（玄参为之使，恶贝母、漏芦、菟丝，反藜芦）

《本经》原文：苦参，味苦，寒。主心腹结气，癥瘕积聚，黄胆，溺有余沥，逐水，除痈肿，补中，明目止泪。一名水槐，一名苦蘵。生山谷及田野。

【来　源】豆科植物苦参*Sophora flavescens* Ait.的根。

【形态特征】亚灌木，高50~120cm。根圆柱形，外皮黄色。茎枝草本状，绿色，有纵沟，幼时被黄毛。奇数羽状复叶互生，小叶5~21片，卵状椭圆形、长椭圆形或披针形，先端圆或钝尖，基部阔楔形，全缘。总状花序顶生，苞片线形，花淡黄白色；萼钟状，先端5裂；花冠蝶形；雄蕊10枚；雌蕊1枚。荚果线形。种子3~7颗。

【性味功效】苦，寒。清热燥湿，杀虫，利尿。

【古方选录】《太平圣惠方·卷六十五》苦参散：苦参四两（锉），丹参四两（锉），蛇床子半斤。用法：上为细散。先以温水洗疮，拭干后敷之。主治：一切疥及风瘙痒，搔之成疮。

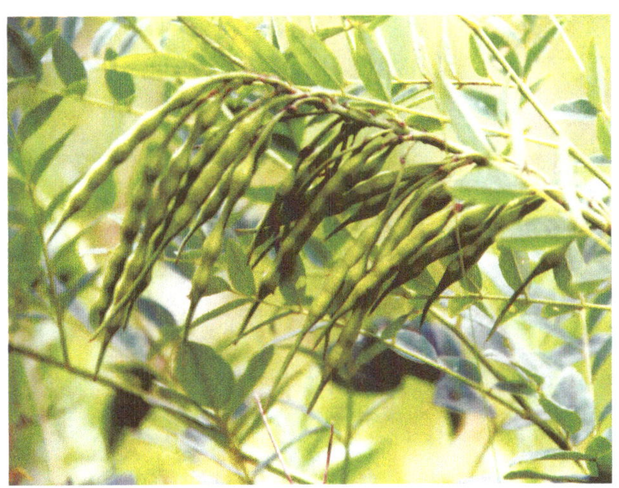

【用法用量】煎服，5~10g。外用适量。

【使用注意】虚寒证忌用。不宜与藜芦同用。

【现代研究】化学研究显示，苦参含苦参碱、氧化苦参碱、槐定碱、异苦参碱等多种生物碱，苦参新醇A、B、C、D等黄酮类化合物，苦参皂苷、大豆皂苷等三萜皂苷和醌类化合物等。药理研究显示，其有抗心律失常，增加冠脉流量，抗心肌缺血，平喘，抗过敏，升高外周白细胞，明显抑制痢疾杆菌、大肠杆菌、变形杆菌，抗滴虫，抗病毒，抗肿瘤等作用。现代临床用于治疗宫颈炎、宫颈糜烂、滴虫性阴道炎、中耳炎、蛲虫病和白癜风等。

57 续断（川续断）

【古籍原文】味辛，无毒。主治崩中漏血，金疮血内漏，止痛，生肌肉，及踠伤、恶血、腰痛，关节缓急。一名接骨，一名南草，一名槐。生常山。七月、八月采，阴干。（地黄为之使，恶雷丸）

《本经》原文：续断，味苦，微温。主伤寒，补不足，金创痈伤折跌，续筋骨，妇人乳难。久服

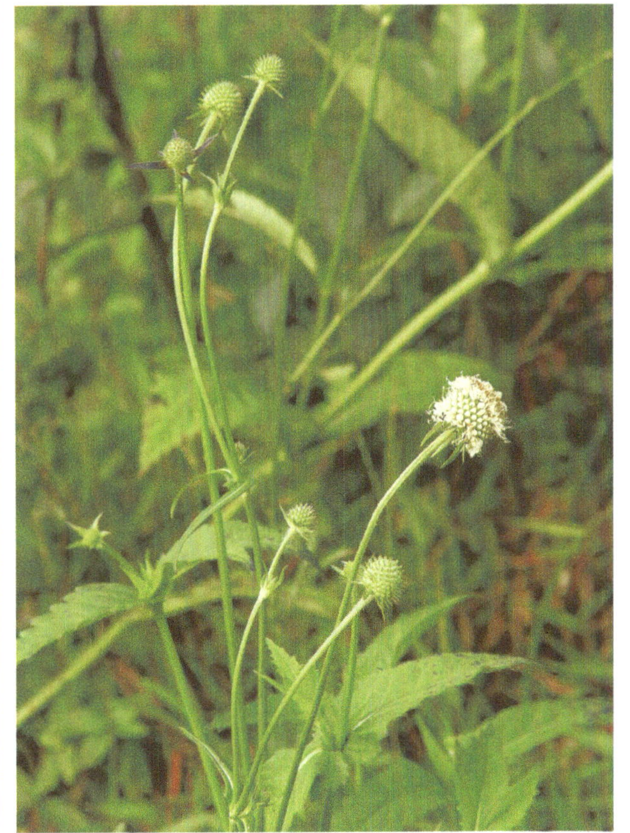

益气力。一名龙豆，一名属折。生山谷。

【来　　源】川续断科植物川续断*Dipsacus asper* Wall. *ex* Henry 的根。

【形态特征】多年生草本，高20~60cm。根一至数条，圆柱状，黄褐色，稍肉质。基生叶稀疏丛生；茎生叶羽状深裂，中央裂片特长，披针形，先端渐尖，两侧裂片2~4对，披针形或长圆形。花序头状球形，直径2~3cm；花萼四棱状；花冠淡黄白色；雄蕊4枚；子房下位。瘦果长倒圆柱状。

【性味功效】苦、甘、辛，微温。补肝肾，强筋骨，续折伤，止崩漏。

【古方选录】《魏氏家藏方》续断散：续断一两，牛膝一两（去芦，酒浸）。用法：上为细末，温酒调下二钱，食前服。主治：老人风冷，转筋骨痛。

【用法用量】煎服，9~15g；或入丸、散；或酒浸。外用适量。

【现代研究】化学研究显示，续断含刺楸皂苷A，川续断皂苷B，当药苷，马钱子苷，茶茱萸苷，木通皂苷D和挥发油等。药理研究显示，其有心脏正性肌力作用，使心率加快、脉搏幅率加大；另有降低动脉压，抑制妊娠动物子宫肌条张力和收缩幅度，增强免疫，抗菌，抗炎及抗维生素E缺乏症等作用。现代临床用于治疗慢性胃痛、风湿性关节炎疼痛及先兆流产等。

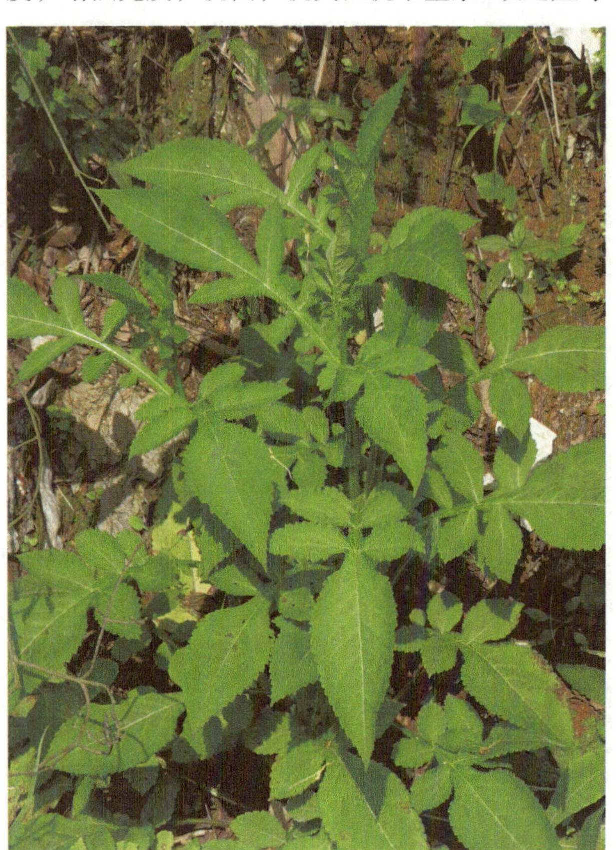

58 枳　实

【古籍原文】味酸，微寒，无毒。主除胸胁淡癖，逐停水，破结实，消胀满，心下急，痞痛，逆气，胁风痛，安胃气，止溏泄，明目。生河内。九月、十月采，阴干。

《本经》原文：枳实，味苦，寒。主大风在皮肤中，如麻豆苦痒，除寒热结，止利，长肌肉，利五脏，益气轻身。生川泽。

【来　　源】芸香科植物酸橙*Citrus aurantium* L. 的幼果。

【形态特征】常绿小乔木。枝三棱形，有长刺。叶互生，叶柄有狭长形或狭长状倒心形的叶翼；叶片革质，倒卵状椭圆形或卵状长圆形，先端短而钝，渐尖或微凹，基部楔形或圆形，全缘或微波状；具半透明油点。花单生或数朵簇生于当年枝条顶端，白色，芳香；萼杯状，5裂；花瓣5片，长圆形；雄蕊20枚以上；子房上位。柑果近球形，熟时橙

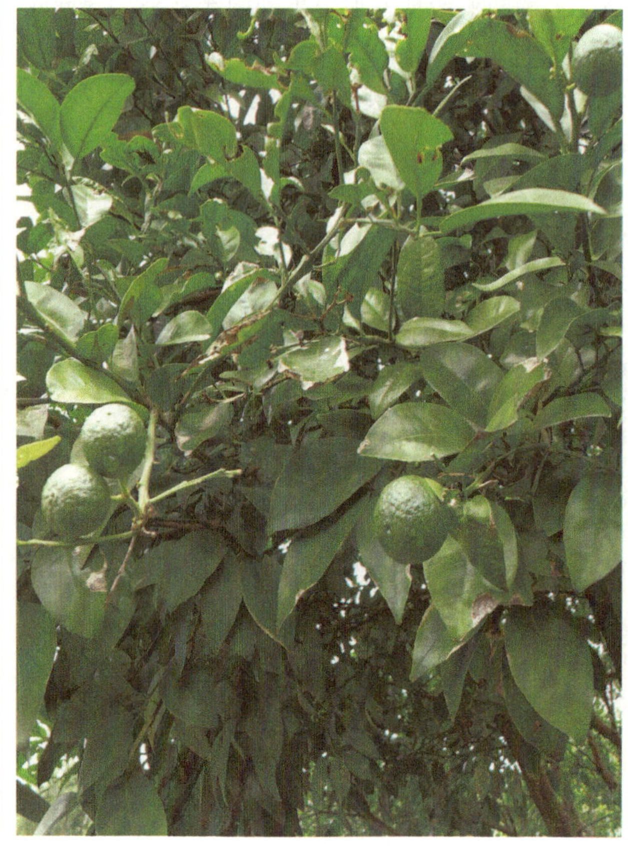

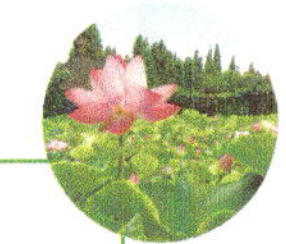

黄色。

【性味功效】苦、辛、酸，微寒。破气消积，化痰散痞。

【古方选录】《外台秘要·卷十二》枳实散：枳实四枚（炙），神曲一两（熬），白术一两。用法：上为末。每服方寸匕，以酒送下，日三次。主治：胸痛。

【用法用量】煎服，3~10g；或入丸、散。

【使用注意】孕妇及脾胃虚弱者慎用。

【现代研究】化学研究显示，果实含橙皮苷、新橙皮苷、柚皮苷和辛弗林；未成熟果实含柚皮苷、忍冬苷和新橙皮苷等。药理研究显示，其有兴奋和抑制胃肠平滑肌的双重作用；还有抗溃疡，收缩胆囊，缓解小肠痉挛，兴奋子宫，增强心肌收缩力和泵血功能，抑制血栓形成，抗炎，抗菌，抗病毒，抗氧化和抗变态反应等作用。现代临床用于治疗产后腹痛、胀满、心力衰竭、心源性休克、子宫脱垂及胃下垂等。

59 山茱萸

【古籍原文】微温、无毒。主治肠胃风邪，寒热，疝瘕，头脑风，风气去来，鼻塞，目黄，耳聋，面皰，温中，下气，出汗，强阴，益精，安五脏，通九窍，止小便利。久服明目，强力，长年。一名鸡足，一名思益，一名蜮实。生汉中及琅琊、宛朐、东海承县。九月、十月采实，阴干。（蓼实为之使，恶桔梗、防风、防己）

《本经》原文：山茱萸，味酸，平。主心下邪气寒热，温中，逐寒湿痹，去三虫。久服轻身，一名蜀枣。生山谷。

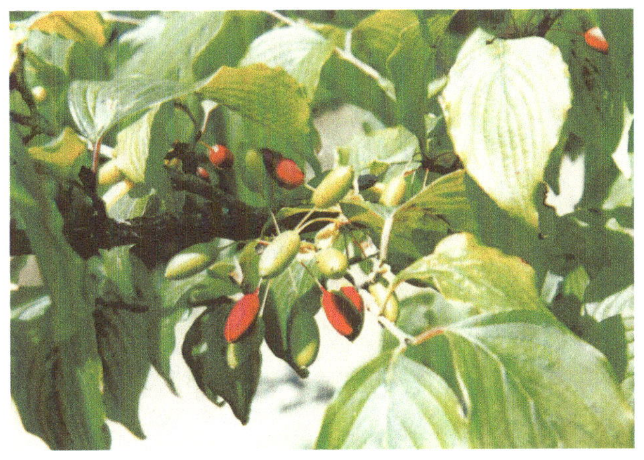

【来　　源】山茱萸科植物山茱萸*Cornus officinalis* Sieb. *et* Zucc. 的成熟果肉。

【形态特征】落叶小乔木或灌木，高4~7m。老枝黑褐色，嫩枝绿色。叶对生，叶片纸质，卵形至长椭圆形，先端渐尖，基部楔形，上面疏生平贴毛，下面毛较密，侧脉6~8对，脉腋间有黄褐色毛丛；有叶柄。花先叶开放，伞形花序腋生；总苞片4片，黄绿色；花瓣4片，黄色；雄蕊4枚；花盘环状，肉质；子房下位，2室。核果椭圆形，熟时深红色。

【性味功效】酸、涩，微温。补肝益肾，收敛固涩。

【古方选录】《全生指迷方·卷三》茱萸丸：苁蓉（肉苁蓉，洗切，酒渍，焙）、五味子（炒）、山茱萸、干山药等分。用法：上为末，酒糊为丸，如梧桐子大。饮下三十粒，空心服。主治：消中，肾气败。其人素渴饮水，一旦不饮不渴，小便日夜数十行，气乏肉消脱。

【用法用量】煎服，6~12g，急救可用至30g；或入丸、散。

【使用注意】素有湿热小便淋沥者不宜使用。

【现代研究】化学研究显示，山茱萸果肉含鞣质成分，多酚苷化合物；种子含植物凝集素，挥发油；果核含脂肪酸等。药理研究显示，其有增强免疫系统功能，抗炎，抗失血性休克，抑制血小板聚集和抗心律失常等作用。现代临床用于治疗乳糜尿、阳痿、体虚汗多、遗精、久咳虚喘、崩漏带下和久泻久痢等。

60 桑根白皮（桑白皮）

【古籍原文】无毒。主去肺中水气，止唾血，热渴，水肿，腹满，胪胀，利水道，去寸白，可以缝金创。采无时，出土上者杀人。（续断、桂心、麻子为之使。叶汁解吴公毒）

桑耳：味甘，有毒。黑者，主治月水不调。其黄熟陈白者，止久泄，益气不饥。其金色者，治癖饮，积聚，腹痛，金疮。一名桑菌，一名木麦。生犍为。六月多雨时采木耳，即暴干。

《本经》原文：桑根白皮，味甘，寒。主

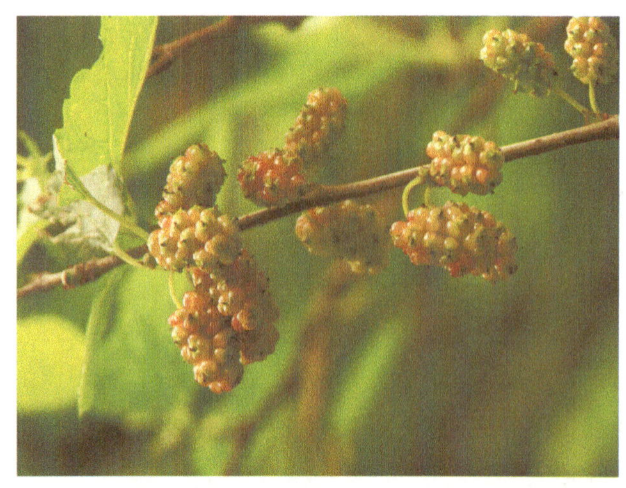

伤中，五劳六极，羸瘦，崩中脉绝，补虚益气。叶，主除寒热，出汗。桑耳黑者，主女子漏下赤白汁，血病癥瘕积聚，阴痛，阴阳寒热，无子。五木耳名檽，益气不饥，轻身强志。生山谷。

【来　源】桑科植物桑*Morus alba* L. 的根皮。

【形态特征】落叶乔木，高3~7m或更高，植物体含乳液。树皮黄褐色，枝细长，疏生，嫩时稍有柔毛。叶互生，卵形或椭圆形，先端锐尖，边缘有不整齐的粗锯齿或圆齿。花单性，雌雄异株；花黄绿色；雄花呈葇荑花序，雌花呈穗状花序；萼片4裂，雄花有雄蕊4枚；雌花花柱2枚。聚合果腋生，

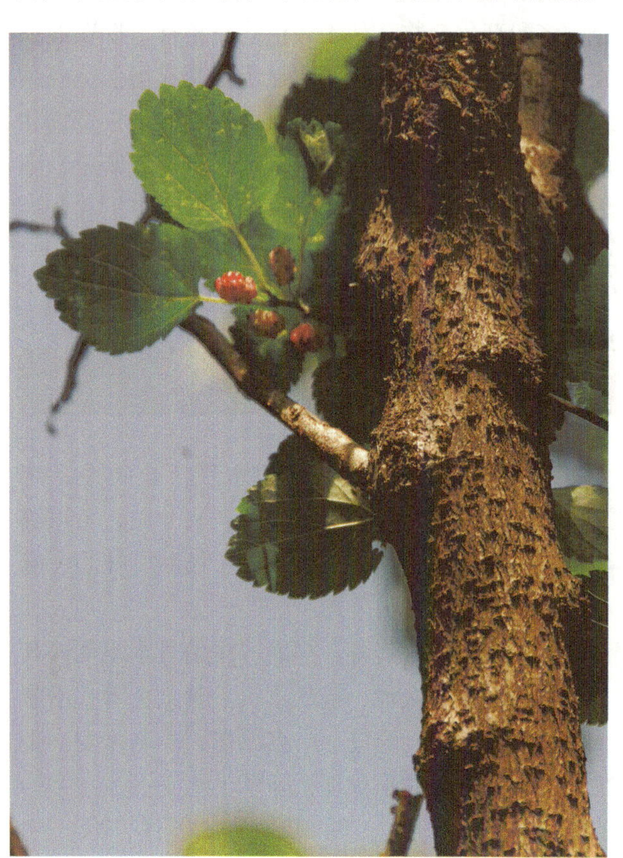

肉质，椭圆形，深紫色或黑色。

【性味功效】甘，寒。泻肺平喘，利水消肿。

【古方选录】《医方类聚·卷十》桑白皮散：桑根白皮一两（锉细，炒），甘草半两（炙黄色），大黄半两（锉，炒）。用法：上为散。每服二钱，水一中盏，入葱白二寸，煎至六分，去滓，食后、临卧温服。主治：肺热久嗽不愈，涕唾多者。

【用法用量】煎服，6~12g；或入丸、散。

【使用注意】风寒咳嗽喘息者不宜。

【现代研究】化学研究显示，桑白皮含伞形花内酯，东莨菪素，桑白皮素，桑素，桑色烯，环桑素，环桑色烯，鞣质和黏液素等。药理研究显示，其有利尿，降血压和镇静等作用。现代临床用于治疗咳喘、吐血、水肿、脚气、小便不利和糖尿病等。

61 松　萝

【古籍原文】味甘，无毒。主治淡热，温疟，可为吐汤，利水道。生熊耳山松树上。五月采，阴干。

《本经》原文：松萝，味苦，平。主嗔怒邪

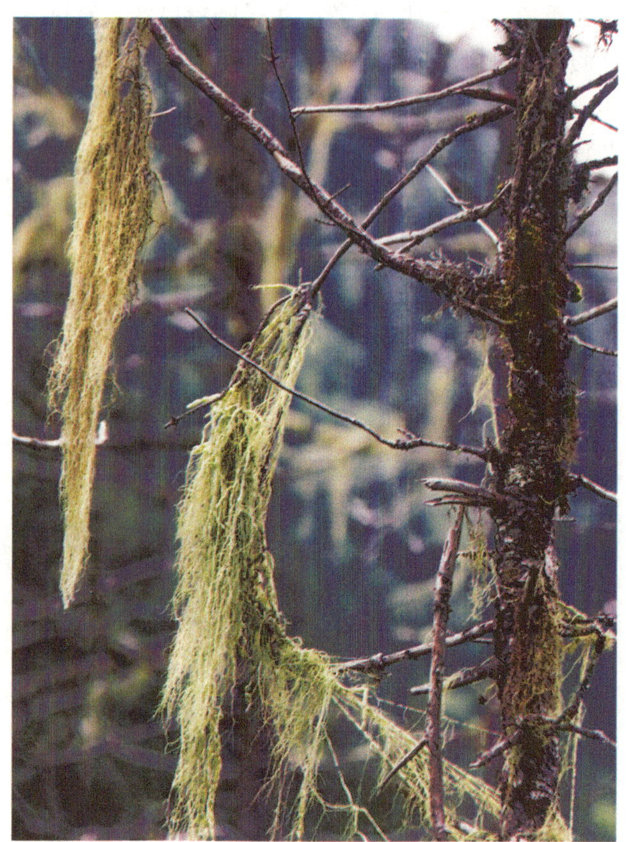

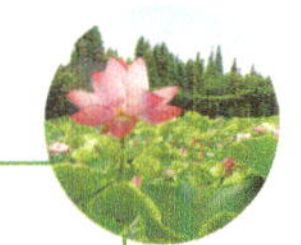

气，止虚汗，头风，女子阴寒肿痛。一名女萝。生山谷。

【来　　源】松萝科植物长松萝*Usnea longissima* Ach. 的地衣体。

【形态特征】全体呈线状，可达100cm。基部着生于树皮上，下垂。不分支，密生细小而短的侧枝，长1cm左右。全体灰绿色，外皮部质疏松，中心质坚密。子器稀少，皿状，生于枝的先端。

【性味功效】甘、苦，平。祛痰止咳，清热解毒，除湿通络，止血调经，驱虫。

【古方选录】《太平圣惠方·卷九》松萝散：松萝半两，川升麻一两，甘草一两（生用），恒山半两。用法：每服五钱，以水一大盏，煎取七分，入粗茶末二钱，更煎一二沸，去滓，空腹温服。如未吐，相去如人行三四里再服，以吐为度。主治：伤寒四日，毒气在胸中，寒热不退，头痛，百节烦疼。

【用法用量】煎服，30~60g。外用适量。

【使用注意】化学研究显示，松萝含巴地衣酸，松萝酸，地弗地衣酸，拉马酸，地衣聚糖，长松萝多糖和扁枝衣酸乙酯等。药理研究显示，其有很强的抗结核杆菌及革兰阳性菌作用，有明显的解白喉杆菌及破伤风杆菌毒素的作用，还具有抗炎、镇咳、祛痰和平喘等作用。现代临床用于治疗肺结核、慢性支气管炎、感冒咳嗽、无名肿毒和烧烫伤等。

62 白棘（棘针）

【古籍原文】无毒。主决刺结，治丈夫虚损，阴痿，精自出，补肾气，益精髓。一名棘刺。生雍州。

《本经》原文：白棘，味辛，寒。主心腹痛，痈肿溃脓，止痛。一名棘针。生川谷。

【来　　源】鼠李科植物酸枣*Ziziphus jujaba* Mill. var.spinosa (Bunge)Hu ex.H.F.Chou 的树上棘刺。

【形态特征】落叶灌木或小乔木。老枝褐色，幼枝绿色；枝上有两种刺，一为针形刺，一为反曲刺。叶互生；叶柄极短；托叶细长，针状；叶片椭圆形至卵状披针形，先端短尖而钝，基部偏斜，边缘有

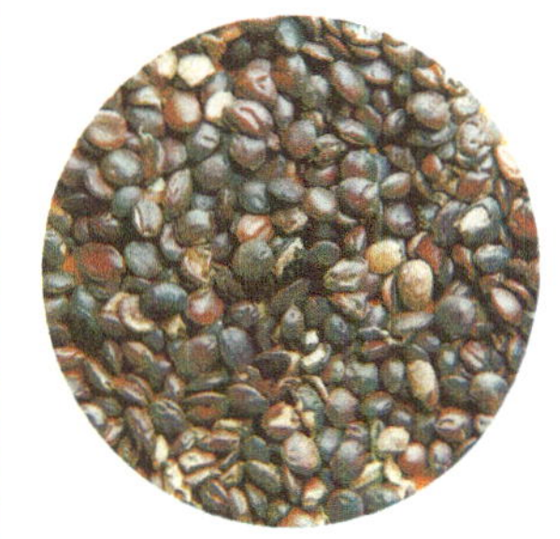

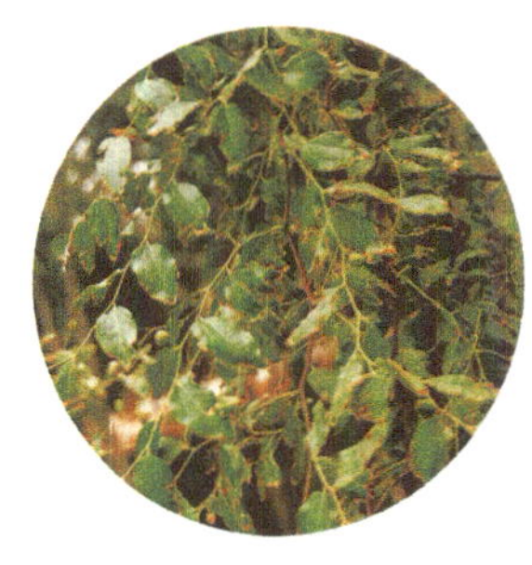

细锯齿，主脉3条。花2~3朵簇生于叶腋，小型，黄绿色；花梗极短；萼片5片；花瓣5片；雄蕊5枚。核果近球形，先端钝，熟时暗红色，有酸味。

【性味功效】辛，寒。清热解毒，消肿止痛。

【古方选录】《太平圣惠方·卷三十四》棘刺散：棘刺半两（烧灰），青葙子三两，当归一两，干姜一两（炮裂，锉），菖蒲一两，香附子一两，鸡舌香一两，细辛一两，川升麻一两。用法：上为细散。每用半钱，以绵裹于患处咬之，咽津。以愈为度。主治：齿漏疳，脓血出，齿龈宣露，气臭，不能饮食。

【使用注意】脾胃虚寒者慎用。

【现代研究】现今临床少用。

63 棘刺花

【古籍原文】味苦，平，无毒。主治金创内漏，明目。冬至后百廿日采之。实，主明目，心腹痿痹，除热，利小便。生道旁。四月采。一名菥蓂，一名马朐，一名刺原。又有枣针，治腰痛、喉痹不通。

【来　　源】鼠李科植物酸枣*Ziziphus jujuba* Mill. var. *spinosa*（Bunge）Hu ex H. F. Chou 的花。

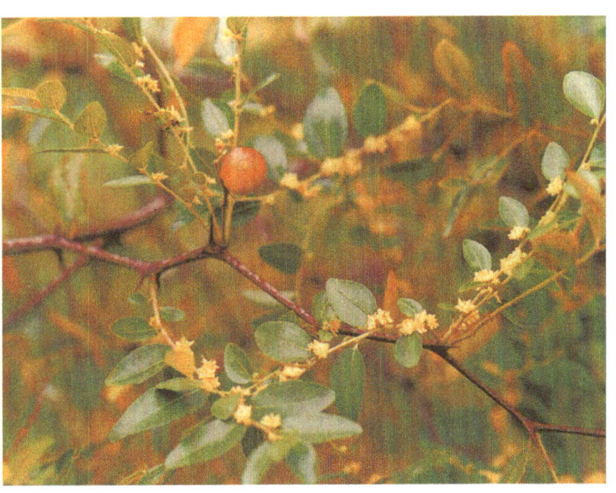

【形态特征】参见"白棘"条。
【性味功效】苦，平。清肝明目，散瘀消肿。
【用法用量】煎服，3~6g。外用适量，捣敷。

64 狗　脊

【古籍原文】味甘，微温，无毒。主治失溺不节，男子脚弱腰痛，风邪，淋露，少气，目暗，坚脊，利俛仰，女子伤中，关节重。一名强膂，一名扶盖，一名扶筋。生常山。二月、八月采根，暴干。（萆薢为之使，恶败酱）

《本经》原文：狗脊，味苦，平。主腰背强，关节缓急，周痹寒湿膝痛，颇利老人。一名百枝。生川谷。

【来　源】蚌壳蕨科植物金毛狗脊*Cibotium barometz* (L.) J. Smith 的根茎。
【形态特征】大型土生蕨类，高2~3m。根茎横卧、粗壮，密生金黄色节状长毛，有光泽，形如金毛狗头。叶丛生；叶片革质或厚纸质，宽卵形；三回羽状深裂，羽片10~15对，互生，狭长圆形；二回羽片18~24对，线状披针形；末回羽片23~25对。孢子囊群位于裂片下部边缘，囊群盖2瓣。
【性味功效】甘、苦，温。祛风湿，补肝肾，强筋骨。
【古方选录】《圣济总录·卷十》狗脊丸：狗脊一两（烧去毛），防风一两（去叉），萆薢一两，乌头一两（炮，去皮脐），蓬莪术半两（煨）。用法：上为细末，水煮面糊为丸，如梧桐子大。每服

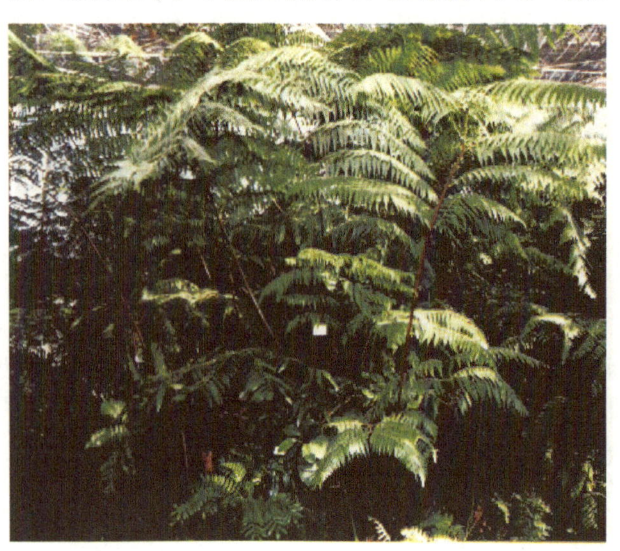

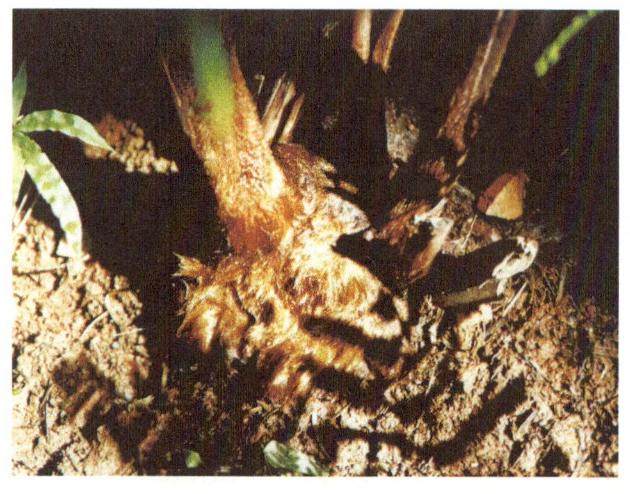

三十丸，空心温酒送下。主治：风，腰脚疼痛。
【用法用量】煎服，6~12g；或入丸、散或酒剂。
【使用注意】胃津亏口渴者慎用。
【现代研究】化学研究显示，狗脊含蕨素R，金粉蕨素，绵马酚，淀粉和鞣质等。药理研究显示，其有类似于明胶海绵的止血作用。现代临床用于治疗体部溃疡、结核病、小儿脱肛、滑胎、脊柱炎、老年性骨关节炎和疲劳性骨折等。

65 萆薢（粉萆薢）

【古籍原文】味甘，无毒。主治伤中恚怒，阴痿失溺，关节老血，老人五缓。一名赤节。生真定。二月、八月采根，暴干。（薏苡为之使，畏葵根、大黄、柴胡、牡蛎、前胡）

《本经》原文：萆薢，味苦，平。主腰背痛强，骨节风寒湿周痹，恶疮不瘳，热气。生山谷。

【来　源】薯蓣科植物粉背薯蓣*Dioscorea hypoglauca* Palibin 的根茎。

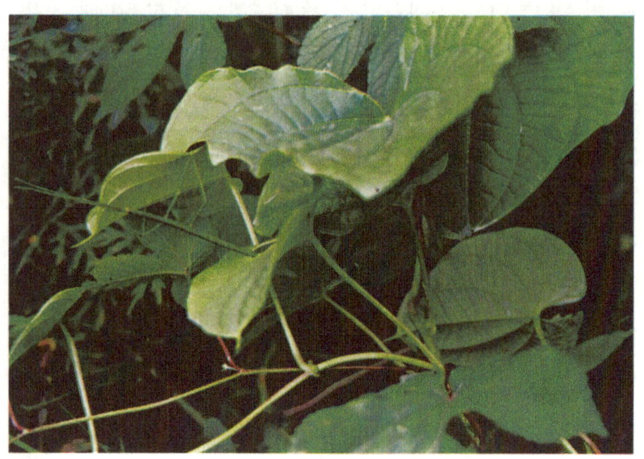

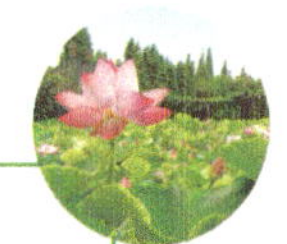

【形态特征】多年生缠绕藤本。根茎横生，断面姜黄色，须根多数。茎左旋。单叶互生；叶片三角状心形，先端渐尖，边缘波状，下面灰白色，沿叶脉及叶缘被黄白色硬毛。花雌雄异株。雄花序单生或2~3个簇生于叶腋；雄花2~3朵簇生，顶部常单生；苞片卵状披针形；花被6裂；能育雄蕊3枚，与3枚退化雄蕊互生；雌花序穗状；子房下位，退化雄蕊呈丝状体。蒴果近圆形，有3翅。

【性味功效】苦，平。利湿去浊，祛风除湿。

【古方选录】《普济方·卷三十三》分清散：益智仁、萆薢、菖蒲各等分。用法：上为末。每服2~3钱。主治：白浊。

【用法用量】煎服，9~15g；或入丸、散。

【现代研究】化学研究显示，萆薢含薯蓣皂苷元，雅姆皂苷元，粉背薯蓣皂苷A，原粉背薯蓣皂苷A，淀粉和蛋白质等。药理研究显示，薯蓣皂苷有杀昆虫，抗真菌，降低血清胆固醇和抗动脉粥样硬化等作用。现代临床用于治疗风湿性关节炎、外伤后腰膝疼痛、水肿小便不利、小便淋沥浑浊、遗精和高脂血症等。

66 菝　葜

【古籍原文】味甘，平、温，无毒。主治腰背寒痛，风痹，益血气，止小便利。生山野。二月、八月采根，暴干。

【来　　源】百合科植物菝葜*Smilax china* L.的根茎。

【形态特征】攀援状灌木。根茎横走，呈不规则的

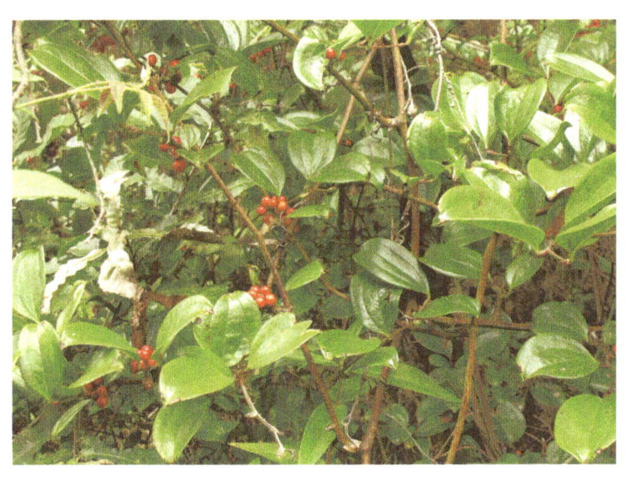

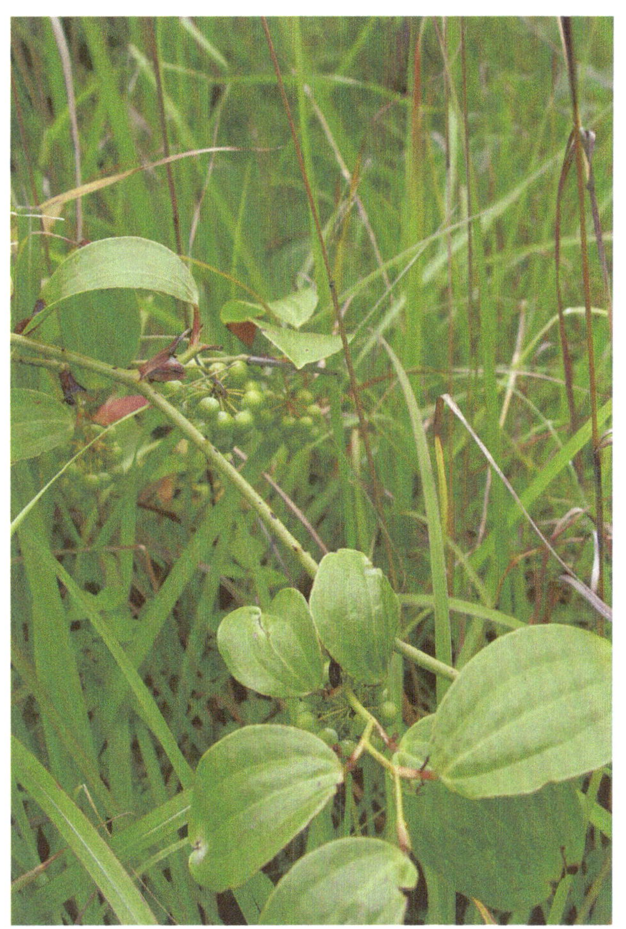

弯曲，肥厚质硬，疏生须根。茎硬，有倒生或平出的疏刺。叶互生，革质，卵圆形、圆形，先端突尖或浑圆，基部浑圆或阔楔形，有时近心形，全缘，下面绿色；沿叶柄下部两侧有卷须2条。花单性，雌雄异株；伞形花序腋生；苞片卵状披针形；花黄绿色；雄花雄蕊6枚；雌花较小；退化雄蕊呈丝状。浆果球形，红色。

【性味功效】甘、微苦、涩，平。利湿去浊，祛风除痹，解毒散瘀。

【古方选录】《圣济总录·卷九十八》菝葜散：菝葜二两。用法：上为细散。每服一钱匕，米饮调下。服毕用地椒煎汤，浴连腰浸，须臾即通。主治：沙石淋重者。

【用法用量】煎服，10~15g；或浸酒；或入丸、散。外用适量，煎水熏洗。

【现代研究】化学研究显示，根茎含薯蓣皂苷，生物碱，酚类，氨基酸，有机酸，糖类等。药理研究显示，其有利尿，解毒，抗菌，抗炎，抗肿瘤等作用。现代临床用于治疗银屑病、急性肠炎等。

67 石 韦

【古籍原文】味甘，无毒。主止烦，下气，通膀胱满，补五劳，安五脏，去恶风，益精气。一名石皮。用之去黄毛，毛射入肺，令人咳，不可治。生华阴，不闻水及人声者，良。二月采叶，阴干。（杏人为之使，得菖蒲良）

《本经》原文：石韦，味苦，平。主劳热邪气，五癃闭不通利小便水道。一名石韀。生山谷石上。

【来 源】水龙骨科植物石韦*Pyrrosia lingua* (Thumb.) Farwell 的叶。

【形态特征】多年生草本，高13~30cm。根茎细长横走，密被深褐色披针形鳞片，先端长尖，边缘锯齿状。叶亚簇生，叶柄长18~30cm，粗壮，被星状毛；叶片披针形，厚革质，先端渐尖，基部圆形，两侧呈不等的亚耳形；叶上面有斑点，初时疏被星状毛，背面被星状鳞毛。孢子囊群散布全面。

【性味功效】甘、苦，微寒。利尿通淋，清肺止咳，凉血止血。

【古方选录】《外台秘要・卷二十七》石韦散：石韦三分（去毛），滑石三分。用法：上为散。每服一刀圭，用米汁或蜜下，日二次。主治：石淋。

【用法用量】煎服，6~12g；或入丸、散。

【使用注意】脾胃虚寒者慎用。

【现代研究】化学研究显示，石韦含皂苷，蒽醌，鞣质，黄酮，β-谷甾醇，里白烯，槲皮素，绿原酸，原儿茶酸，延胡索酸和咖啡酸等。药理研究显示，其有镇咳，祛痰，平喘，不同程度的抑制金黄色葡萄球菌、变形杆菌、大肠杆菌等作用。现代临床用于治疗慢性支气管炎、支气管哮喘、输尿管结石和苯中毒性贫血等。

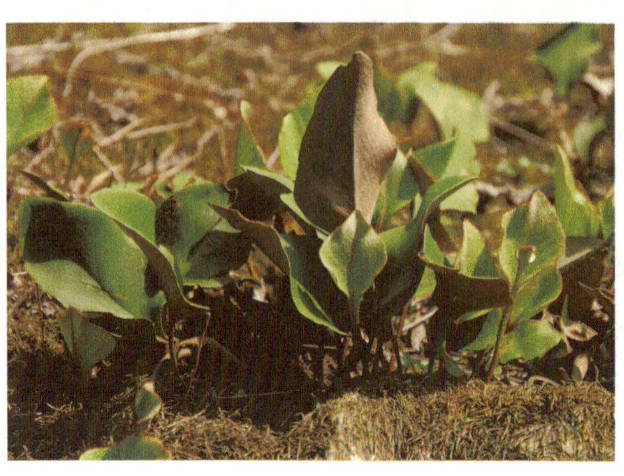

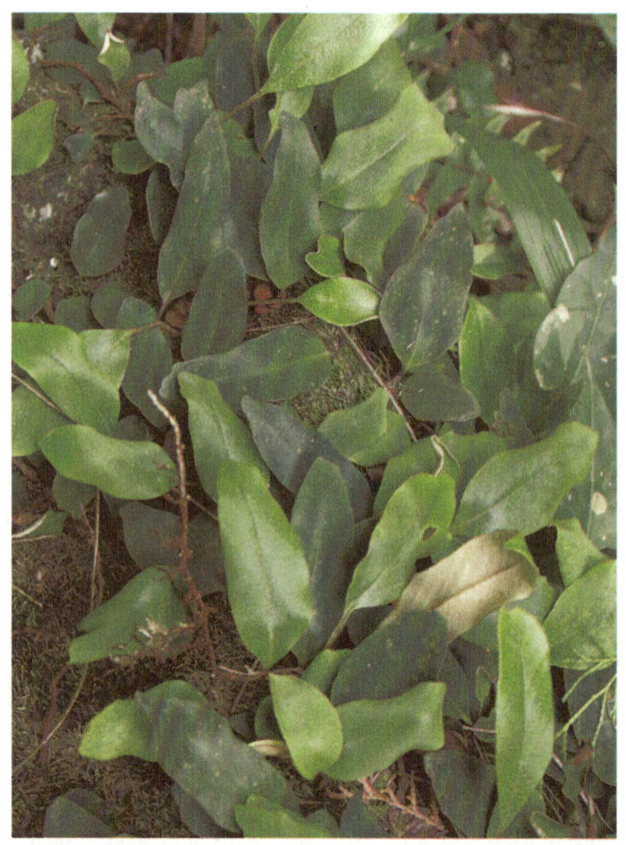

68 通草（木通）

【古籍原文】味甘，无毒。主治脾疸，常欲眠，心烦，哕出音声，治耳聋，散痈肿、诸结不消，及金疮，恶疮，鼠瘘，踒折，齆鼻，息肉，堕胎，去三虫。一名丁翁，生石城及山阳。正月采枝，阴干。

《本经》原文：通草，味辛，平。主去恶虫，除脾胃寒热，通利九窍血脉关节，令人不忘。一名附支。生山谷。

【来 源】木通科植物三叶木通*Akebia trifoliata* (Thunb.) Koidz. 或白木通*Akebia trifoliata* (Thunb.) Koidz. var. australis (Diels) Rehd. 的藤茎。

【形态特征】白木通 落叶或半常绿缠绕灌木，高6~10m。全株无毛。掌状复叶，小叶3片，卵形或卵状矩圆形，先端圆形，基部阔楔形或圆形，全缘或微波状，两面绿色。花雌雄同株，总状花序腋生；花紫色、淡红色或淡紫色；雌花1~3朵，苞片线形，花被3片，雄蕊6枚，退化雌蕊3枚或4枚。背

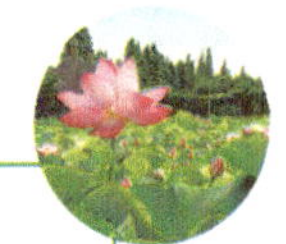

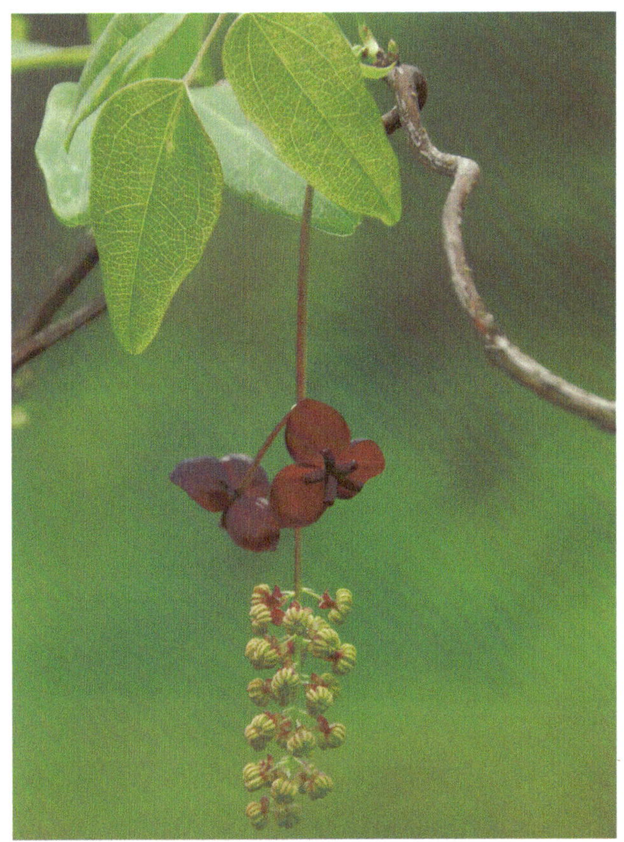

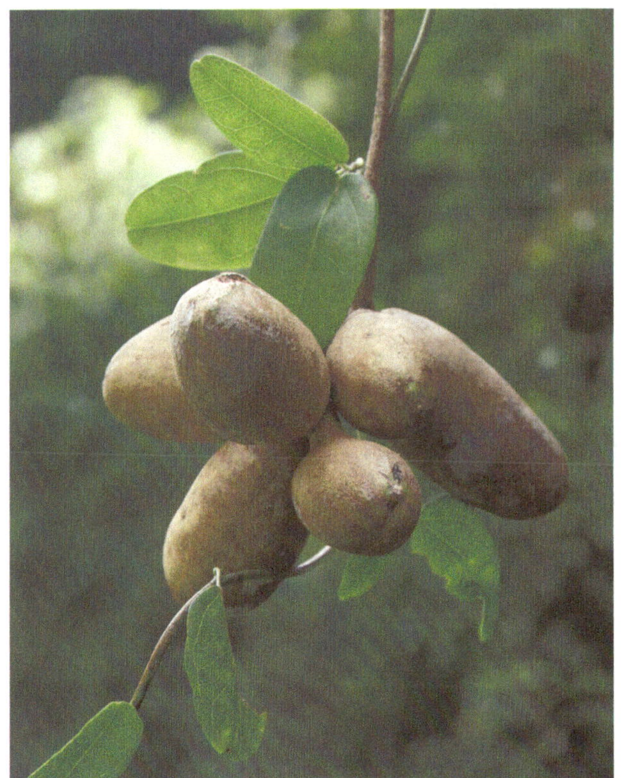

蓇果浆状，椭圆形或长圆筒形。种子矩圆形，暗红色。

【性味功效】苦，寒。利尿通淋，清心除烦，通经下乳。

【古方选录】《杂病源流犀烛·卷三》通乳汤：雄猪蹄四只，通草、川芎各一两，穿山甲十四片（炒黄），甘草一钱。用法：水五升，煎半。分三服，先以温葱汤洗乳房。主治：产后气血不足，经血衰弱，乳汁涩少。

【用法用量】煎服，3~6g。

【使用注意】孕妇慎用。

【现代研究】化学研究显示，木通茎枝含木通苷，水解得到常春藤皂苷元、齐墩果酸、葡萄糖和鼠李糖等。药理研究显示，其有利尿、抗菌等作用。现代临床用于治疗闭经、痛经、小便赤涩淋痛、心烦、咽喉肿痛、产后乳少、风湿病筋骨疼痛和跌打损伤等。

69 瞿 麦

【古籍原文】味辛，无毒。主养肾气，逐膀胱邪逆，止霍乱，长毛发。一名大菊，一名大兰。生太山。立秋采实，阴干。（蘘草、牡丹为之使，恶桑螵蛸）

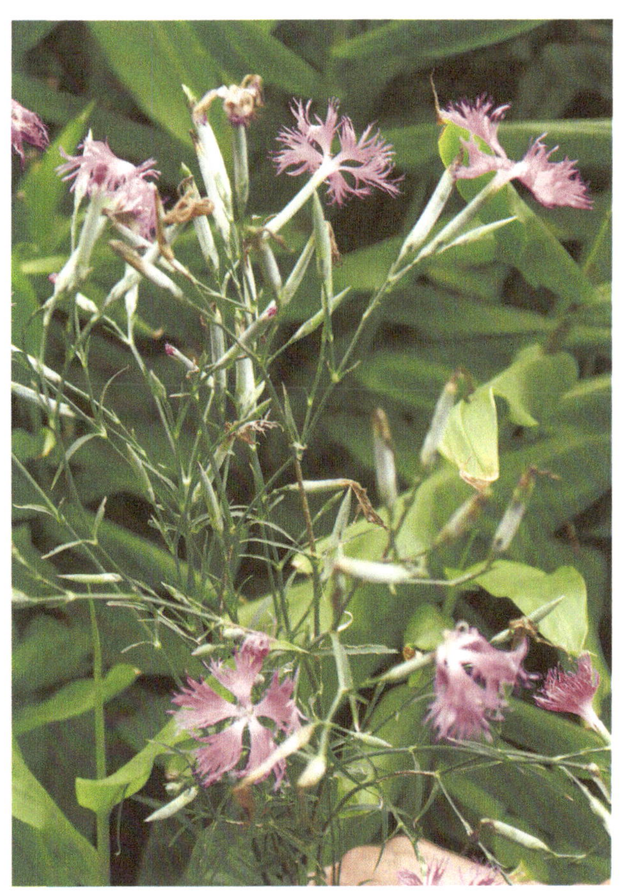

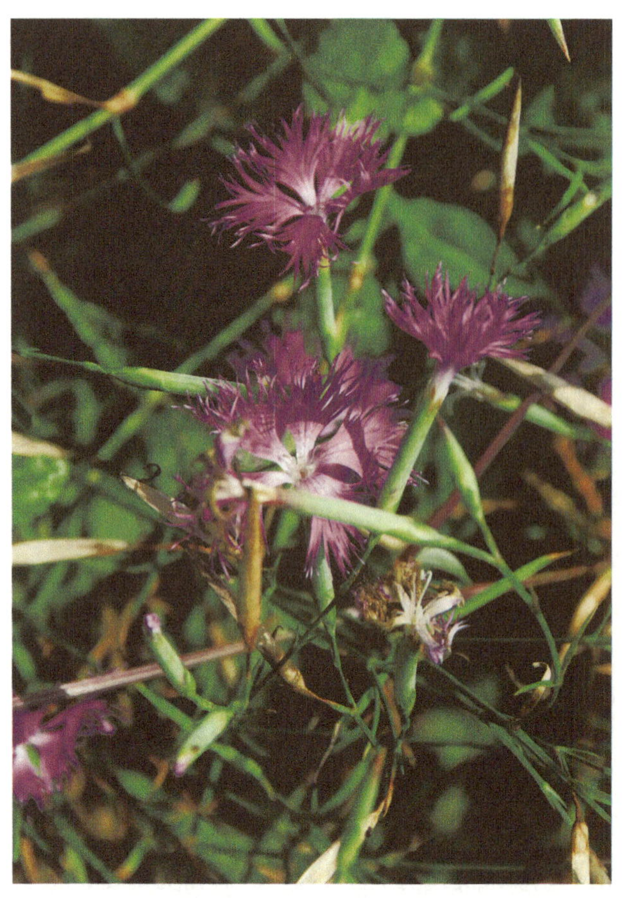

《本经》原文：瞿麦，味苦，寒。主关格诸癃结，小便不通，出刺，决痈肿，明目去翳，破胎堕子，下闭血。一名巨句麦。生川谷。

【来　源】石竹科植物瞿麦*Dianthus superbus* L.的地上部分。

【形态特征】多年生草本，高达1m。茎丛生，直立，无毛，上部二歧分支，节明显。叶对生，线形或线状披针形，先端渐尖，基部呈短鞘状抱茎，全缘，无毛。两性花，单生或数朵集成稀疏歧式分支的圆锥花序，花梗长达4cm；花萼圆筒形，淡紫红色；花瓣5片，淡红色、白色或淡紫红色；雄蕊10枚。蒴果长圆形。种子黑色。

【性味功效】苦，寒。利尿通淋，活血通经。

【古方选录】《外台秘要·卷二》瞿麦汤：瞿麦三两，甘草三两，滑石四两，葵子二合半，石韦三两（去毛令尽）。用法：以水八升，煮取二升半，分三服。主治：伤寒热甚，小便不利。

【用法用量】煎服，9~15g。

【使用注意】孕妇慎用。

【现代研究】化学研究显示，带花全草含花色苷，维生素A样物质，皂苷，糖类，生物碱和钾盐等。药理研究显示，其有利尿，抑制大肠杆菌、伤寒杆菌、铜绿假单胞菌、金黄色葡萄球菌，兴奋肠管，抑制心脏，降低血压和影响肾血容积等作用。现代临床用于治疗泌尿系统感染、妇女外阴糜烂、皮肤湿疮、湿疹和尿路结石等。

70 败酱（败酱草）

【古籍原文】味咸，微寒，无毒。主除痈肿，浮肿，结热，风痹，不足，产后疾痛。一名鹿首，一名马草，一名泽败。生江夏。八月采根，暴干。

《本经》原文：败酱，味苦，平。主暴热火疮赤气，疥瘙疽痔，马鞍热气。一名鹿肠。生川谷。

【来　源】败酱科植物白花败酱*Patrinina villosa (Thunb.)* Juss. 的带根全草。

【形态特征】多年生草本，高50~100cm。根茎横卧或斜生，有特殊臭气如腐败酱味。茎直立，具倒生白色粗毛，上部有分支。叶对生，叶片卵形，先

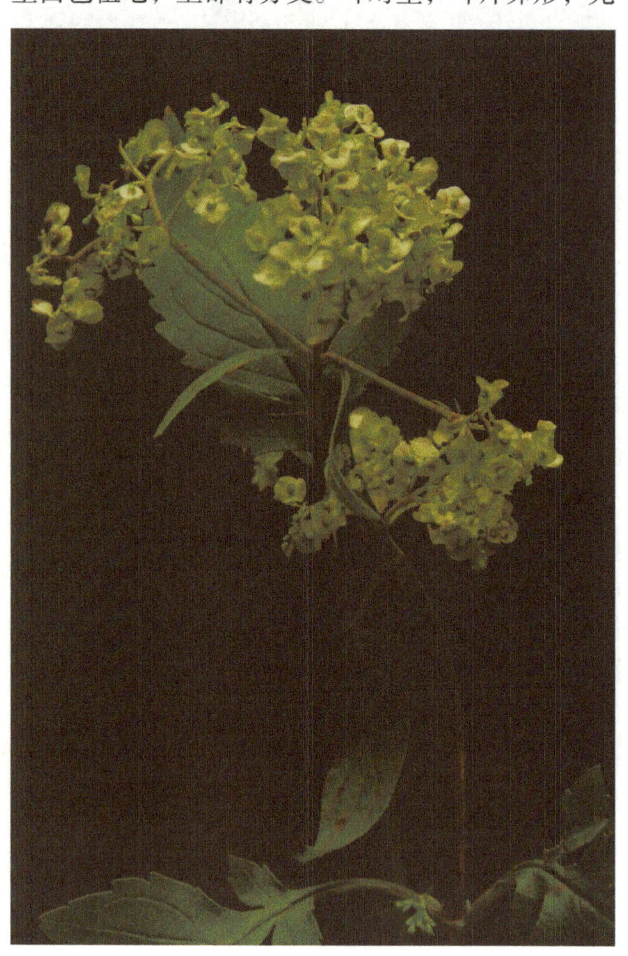

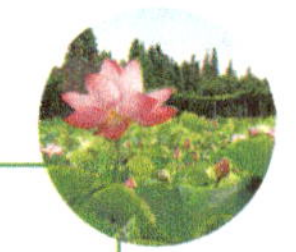

端尖锐，基部窄狭，边缘具粗锯齿或3裂，而基部裂片较小，茎下部有翼柄。聚伞花序多分支，花冠5裂，白色；雄蕊4枚；子房下位。瘦果倒卵形，宿存苞片贴生。

【性味功效】辛、苦，微寒。清热解毒，消痈排脓，祛瘀止通。

【古方选录】《圣济总录·卷一二九》败酱汤：败酱二两，大黄一两（锉，炒），桃仁二两。用法：上为粗末。每服五钱匕，先取皂荚刺一两，锉碎，以水二盏，煎至一盏半，漉出，下药及朴硝一钱，同煎至八分，去滓，空心温服。主治：附骨疽。

【用法用量】煎服，9~15g。外用适量。

【使用注意】阴证痈疽者不宜。孕妇慎用。

【现代研究】化学研究显示，败酱含挥发油，黑芥子苷，莫罗忍冬苷，番木鳖苷，白花败酱苷等。药理研究显示，其有抑制金黄色葡萄球菌、痢疾杆菌、伤寒杆菌和单纯疱疹病毒Ⅰ型的作用，还有抗肝炎病毒，促进肝细胞再生，改善肝功能，抗动脉硬化和强心利尿等作用。现代临床用于治疗流行性感冒、婴幼儿腹泻、肠炎、痢疾、急性化脓性扁桃体炎、肺炎、急性阑尾炎、胆道感染和急性胰腺炎等。

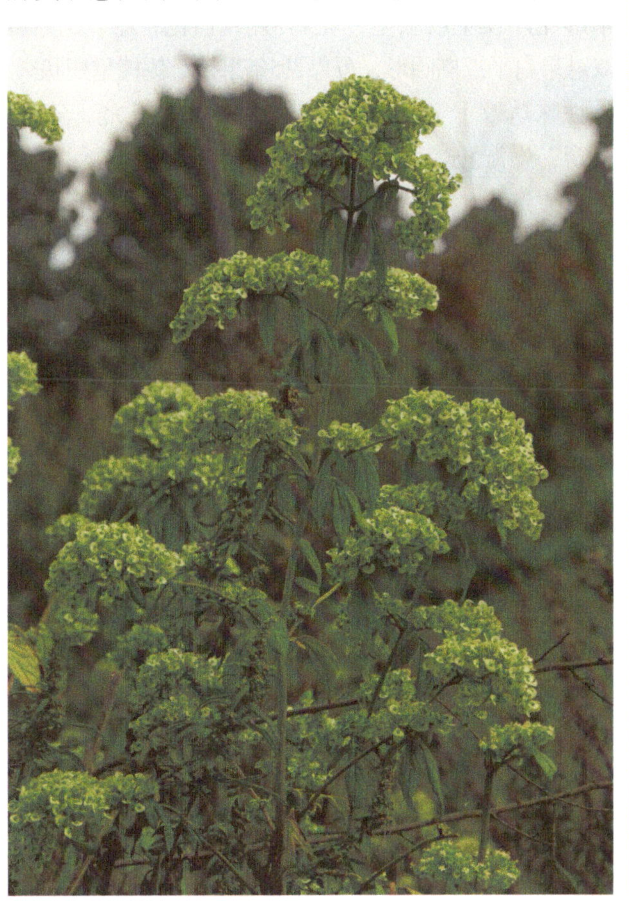

71 秦　皮

【古籍原文】大寒，无毒。主治男子少精，妇人带下，小儿痫，身热，可作洗目汤。久服皮肤光泽，肥大，有子。一名岑皮，一名石檀。生庐江及宛朐。二月、八月采皮，阴干。（大戟为之使，恶吴茱萸）

《本经》原文：秦皮，味苦，微寒。主风寒湿痹，寒气，除热，目中青翳白膜。久服，头不白，轻身。生川谷。

【来　　源】木樨科植物白蜡树*Fraxinus chinensis* Roxb.以及同属近缘植物的枝皮或干皮。

【形态特征】落叶乔木，高10m左右。叶对生，奇数羽状复叶，小叶通常5片，卵形、倒卵状长圆形或披针形，顶端一片最大，先端锐尖至渐尖，边缘具钝锯齿，叶背沿叶脉有褐色柔毛；小叶柄对生处膨大。圆锥花序顶生，花小；花萼筒状；花轴节上常有淡褐色短柔毛。翅果扁平，倒披针形，翅长于果。

【性味功效】苦、涩，寒。清热燥湿，收涩止痢，止带，明目。

【古方选录】《外台秘要·卷二十一》秦皮洗眼

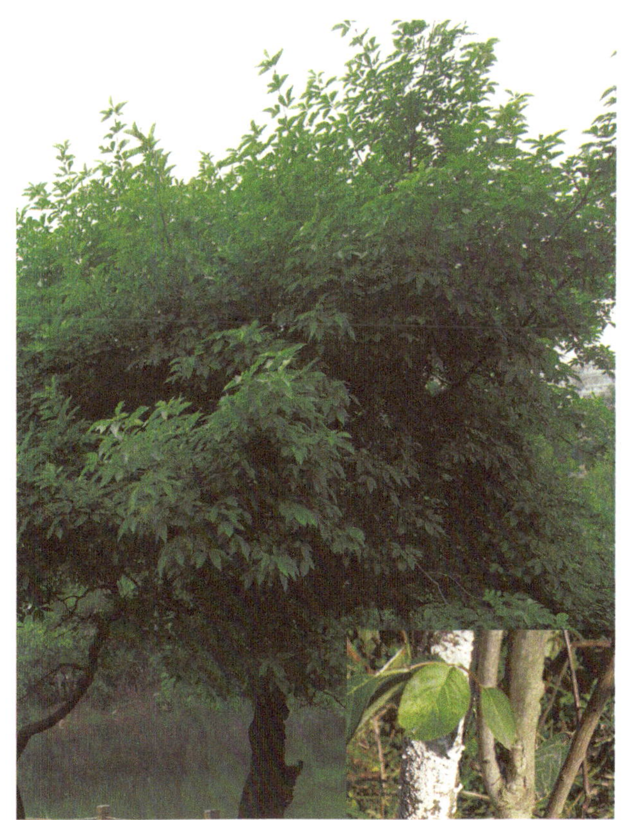

方：秦皮一两，黄连一两，苦竹叶一升。用法：上切。以水五升，煮取五合，洗眼。主治：眼忽肿痛，盲。

【用法用量】煎服，6~12g；或入丸、散。外用适量。

【使用注意】虚寒证忌用。

【现代研究】化学研究显示，树皮含马栗树皮苷、马栗树皮素和鞣质等；种子含油约15.8%。药理研究显示，其有消炎，镇痛，利尿，抗菌和抗血凝等作用。现代临床用于治疗急性细菌性痢疾、肠炎腹泻、慢性气管炎和带下病等。

72 白　芷

【古籍原文】无毒。主治风邪，久渴，吐呕，两胁满，风痛，头眩，目痒。可作膏药面脂，润颜色。一名白茝，一名嚣，一名莞，一名苻蓠，一名泽芬。叶名蒚麻。可作浴汤。生河东下泽。二月、八月采根，暴干。（当归为之使，恶旋复花）

《本经》原文：白芷，味辛，温。主女人漏下赤白，血闭阴肿，寒热，风头侵目泪出，长肌肤润

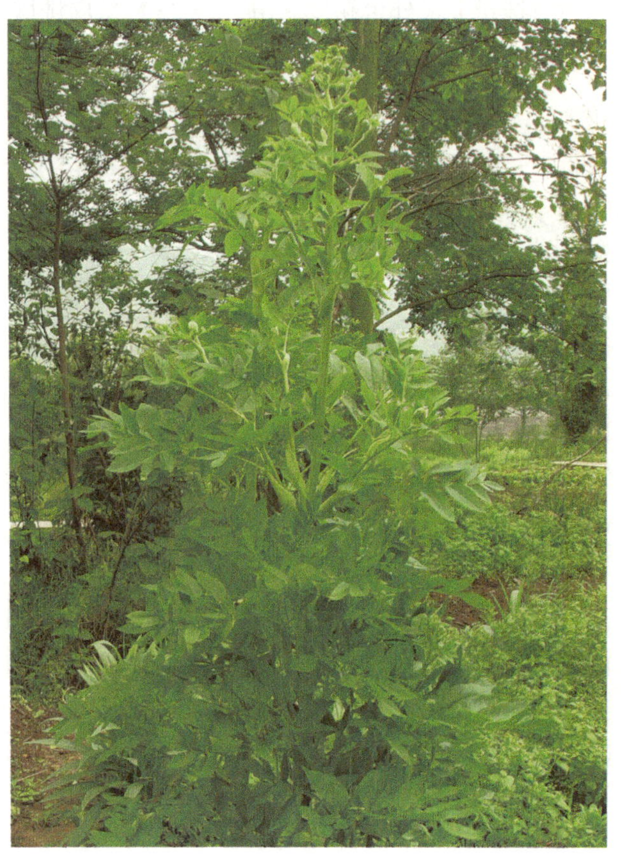

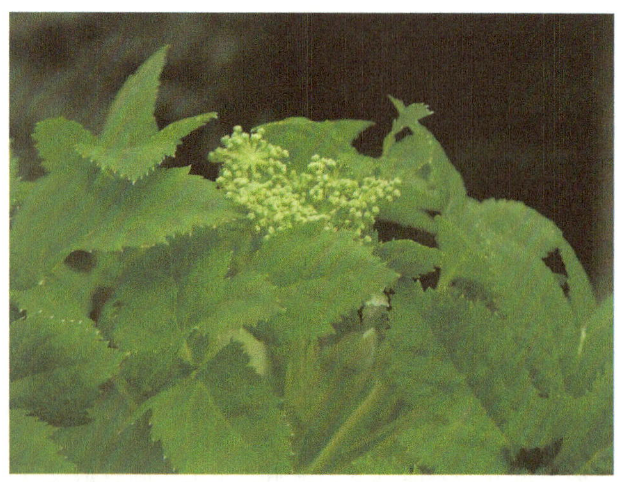

泽，可作面脂。一名芳香。生川谷。

【来　　源】伞形科植物杭白芷*Angelica dahurica* (Fisch. ex Hoffm.) Benth. et Hook f. var. *formosana* (Boiss.) Shan et Yuan 以及同属近缘多种植物的根。

【形态特征】多年生草本，高达2.5m。根粗大，直生，有数条支根。茎粗大，圆柱形，中空，基部光滑无毛，近花序处有短柔毛。茎下部叶大；叶柄长，基部阔大呈鞘状抱茎；叶片二至三回分裂，最终裂片卵形至长卵形，先端锐尖，边缘有尖锐锯齿；茎上部叶较小，叶柄全部扩大呈卵状叶鞘。复伞形花序顶生或腋生，花瓣5片，白色；雄蕊5枚。双悬果扁平近椭圆形，分果具5条果棱，侧棱呈翅状。

【性味功效】辛，温。解表散寒，祛风止痛，宣通鼻窍，燥湿止带，消肿排脓。

【古方选录】《兰室秘藏·卷中》白芷散：郁金一钱，香白芷二钱，石膏二钱，薄荷叶三钱，芒消三钱。用法：上为极细末。口含水，鼻内搐之。主治：头痛。

【用法用量】煎服，3~10g；或入丸、散。外用适量。

【使用注意】阴虚血燥者忌用。

【现代研究】化学研究显示，白芷含香豆精类化合物，有白芷素、白芷醚、氧化前胡素、欧前胡素和珊瑚菜素等。药理研究显示，其有抑制多种致病性细菌和真菌，解热，抗炎，镇痛，解痉，抗肿瘤，降血糖，降血脂，兴奋中枢神经和升高血压等作用。现代临床用于治疗感冒、鼻窦炎、牙痛、头痛、带下、痈疽疮疡和乳腺炎等。

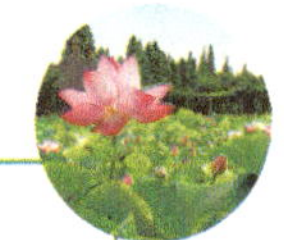

73 杜蘅（马蹄香）

【古籍原文】味辛，温，无毒。主治风寒咳逆，香入衣体。生山谷。三月三日采根，熟洗，暴干。

【来　　源】马兜铃科植物杜衡*Asarum forbesii* Maxim.的全草、根茎或根。

【形态特征】多年生草本。根茎短，下端集生多数肉质根。茎顶端生1~2片叶。叶宽心形至肾状心形，先端钝或圆，基部心形，两面略被毛，边缘及脉上密被细柔毛。单花顶生；花被筒钟状，顶端3裂，裂片宽卵形，暗紫色，脉纹明显；雄蕊12枚。蒴果肉质，具多数黑褐色种子。

【性味功效】辛，温；有小毒。祛风散寒，消痰利水，活血定痛，解毒。

【古方选录】《普济方·卷一六三》黑马蹄香散：马蹄香。用法：焙干研为细末，每服二三钱。如正发时，用淡醋调下，少时吐出痰涎为效。主治：哮呴。

【用法用量】煎服，1.5~6g；研末，0.6~3g；或浸酒。外用适量，研末吹鼻；或捣敷。

【使用注意】体虚多汗、咳嗽咯血及孕妇禁用。大量服用可引起中毒甚至死亡。

【现代研究】化学研究显示，杜衡主要成分为挥发油，油中主含甲基丁香油酚、顺式及反式异甲基丁香酚、龙脑、异龙脑、黄樟醚、榄香素和卡枯醇。药理研究显示，黄樟醚有麻痹作用，可增强小鼠耐缺氧力，镇痛，镇静，抗惊厥，降温，降血脂等作用。现代临床用于治疗肋间神经痛、跌打损伤、颈淋巴结核、口舌生疮、蛇咬伤等。

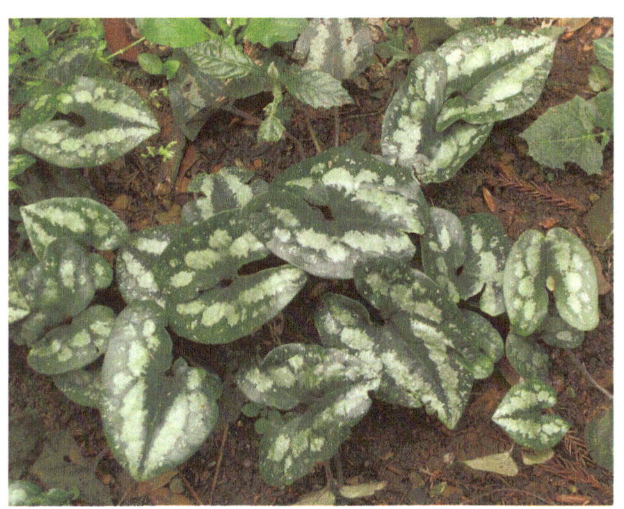

74 杜　若

【古籍原文】无毒。主治眩倒、目荒荒，止痛，除口臭气。久服令人不忘。一名杜莲，一名白连，一名白芩，一名若芝。生武陵及宛朐。二月、八月采根，暴干。（得辛夷、细辛良，恶柴胡、前胡。）

《本经》原文：杜若味辛，微温。主胸胁下逆气，温中风入脑户，头肿痛，多涕泪出。久服，益精明目轻身。一名杜衡。生川泽。

【古方选录】《备急千金要方·卷二十》杜若丸：杜若、藿香、白术、橘皮、干姜、木香、人参、厚朴、瞿麦、桂心、薄荷、女萎、茴香、吴茱萸、鸡舌香各等分。用法：上为末，以蜜为丸，如梧桐子大。每服二十丸，以酒送下。主治：霍乱。

【现代研究】植物品种来源尚有待考证。

75 檗木（黄柏、黄檗）

【古籍原文】无毒。主治惊气在皮间，肌肤热赤起，目热赤痛，口疮。久服通神。根，名檀桓，治心腹百病，安魂魄，不饥渴。久服轻身，延年通神。生汉中及永昌。（恶干漆）

《本经》原文：檗木，味苦，寒。主五脏肠胃中结热，黄疸，肠痔，止泄利，女子漏下赤白，阴伤蚀疮。一名檀桓。生山谷。

【来　　源】芸香科植物黄皮树*Phellodendron chinense* Schneid.或黄檗*Phellodendron amurense* Rupr.的树皮。

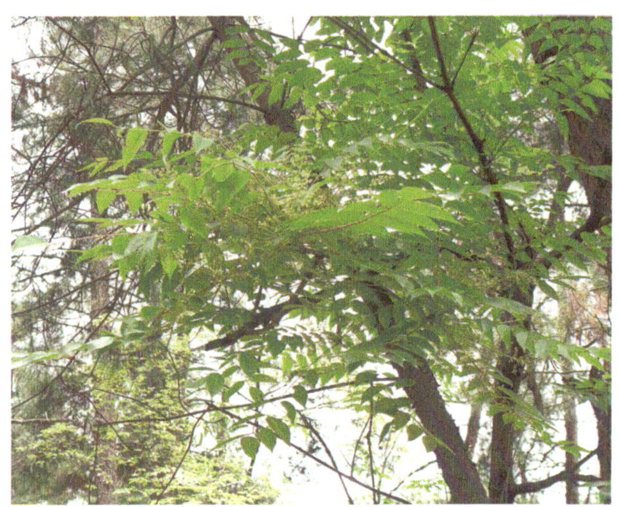

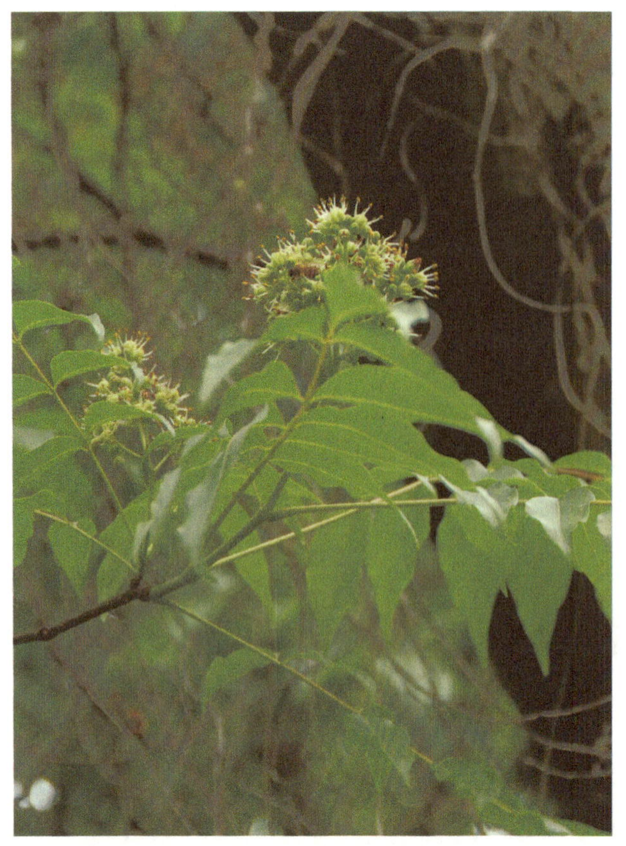

【形态特征】黄皮树　落叶乔木，高10~12m。树皮棕褐色，内层黄色。奇数羽状复叶，对生；小叶厚纸质，矩圆状卵形，先端渐尖，基部宽楔形或圆形，近全缘。花单性，雌雄异株，排成顶生圆锥花序；萼片5片；花瓣5~8片；雄蕊5~6枚；雌花子房上位。果轴及果枝粗大，被短毛。核果球形，成熟后呈黑色。

【性味功效】苦，寒。清热燥湿，泻火除蒸，解毒疗疮。

【古方选录】《全生指迷方·卷三》柏皮汤：黄柏、黄连、黄芩各等分。用法：上为散。每服五钱，水二盏，煎至一盏，去滓温服。主治：黄疸。瘀热在里，或湿热相搏，一身面目悉黄如橘。

【用法用量】煎服，3~12g；或入丸、散。外用适量。

【使用注意】脾胃虚寒者忌用。

【现代研究】化学研究显示，黄皮树含小檗碱，黄柏碱，木兰花碱，掌叶防己碱，内酯和甾醇等。药理研究显示，其有解热，抗炎，抗菌，抗血小板凝集，降血糖和降血压等作用。现代临床用于治疗细菌性痢疾、肠炎腹泻、肝炎、胆囊炎、痔疮便血、带下病、急性结膜炎和皮肤细菌性感染等。

76 木兰（木兰皮）

【古籍原文】无毒。主治中风、伤寒，及痈疽、水肿，去臭气。一名杜兰，皮似桂而香。生零陵及太山。十二月采皮，阴干。

《本经》原文：木兰，味苦，寒。主身大热在皮肤中，去面热赤皰酒皶，恶风癫疾，阴下痒湿，明耳目。一名林兰。生山谷。

【来　　源】木兰科植物辛夷*Magnolia liliflora* Desr.的树皮。

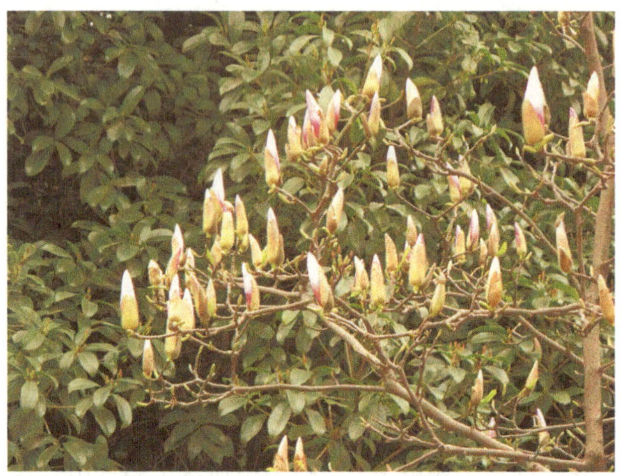

【形态特征】落叶灌木，高3~4m。树干皮灰白色，小枝紫褐色，具纵阔椭圆形皮孔；顶生冬芽被浅灰绿色绢毛。叶互生；叶片椭圆形或倒卵状椭圆形，先端渐尖，基部圆形，全缘，两面无毛。花单一生于小枝顶端，先叶开放；花萼3片；花冠6片；雄蕊多数；心皮多数分离。果实长椭圆形，稍弯曲。

【性味功效】苦，寒。清热燥湿，解毒消肿，祛风止痒。

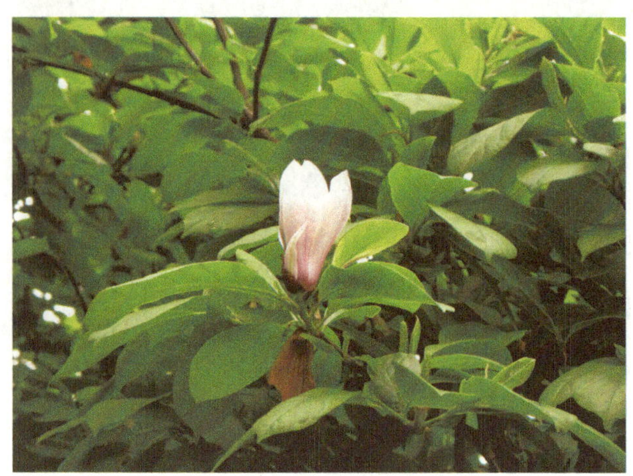

【古方选录】《医心方·卷四》木兰膏：木兰二两，栀子三两。用法：上切细，渍苦酒一宿，明旦猪膏一升煎，去滓，稍稍摩之。主治：渣鼻。

【用法用量】5~10g，煎服；或入丸、散。外用适量，煎水洗。

【使用注意】脾胃虚寒者慎用。

【现代研究】化学研究显示，辛夷树皮含木兰箭毒碱、柳叶木兰碱等季铵盐生物碱。

77 白薇

【古籍原文】味咸，大寒，无毒。主治伤中淋露，下水气，利阴气，益精。一名白幕，一名薇草，一名春草，一名骨美。久服利人。生平原。三月三日采根，阴干。（恶黄耆、干姜、干漆、山茱萸、大枣）

《本经》原文：白薇，味苦，平。主暴中风身热肢满，忽忽不知人，狂惑邪气，寒热酸疼，温疟洗洗，发作有时。生川谷。

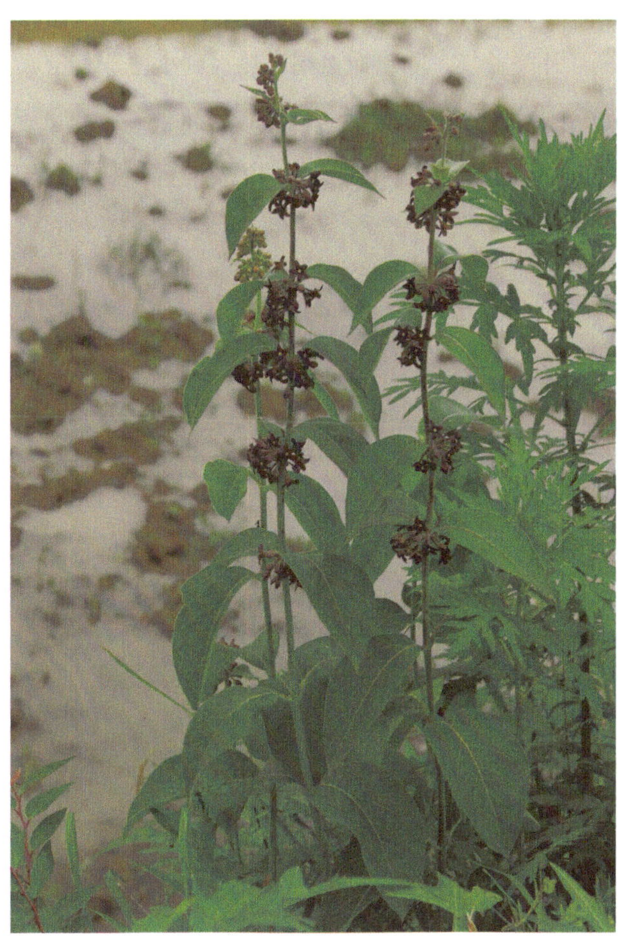

【来　源】萝藦科植物白薇*Cynanchum atratum* Bge. 或蔓生白薇*Cynanchum versicolor* Bge. 的根及根茎。

【形态特征】白薇　多年生草本，高40~70cm。根茎短，簇生多数细长的根。茎直立，茎叶均密被灰白色短柔毛。叶对生，叶片卵状椭圆形或广卵形；先端渐尖，基部圆形或广楔形，全缘。花多数，伞形花序密集生于叶腋；花萼5裂，深绿色；花冠5深裂，黑紫色。蓇葖果1 ~2颗，纺锤形。种子有狭翼。种毛白色。

【性味功效】苦、咸，寒。清热凉血，清虚热，利尿通淋，解毒疗疮。

【古方选录】《太平圣惠方·卷五十八》白薇散：白薇一两，白蔹一两，白芍药一两。用法：上为细散。每服二钱，食前以粥饮调下。主治：小便不禁，挟热遗溺。

【用法用量】煎服，6~12g；或入丸、散。外用适量。

【使用注意】脾胃虚寒者慎用。

【现代研究】化学研究显示，白薇含白薇苷，白前苷，白前苷元A和直立白薇新苷A、B、C、D等。

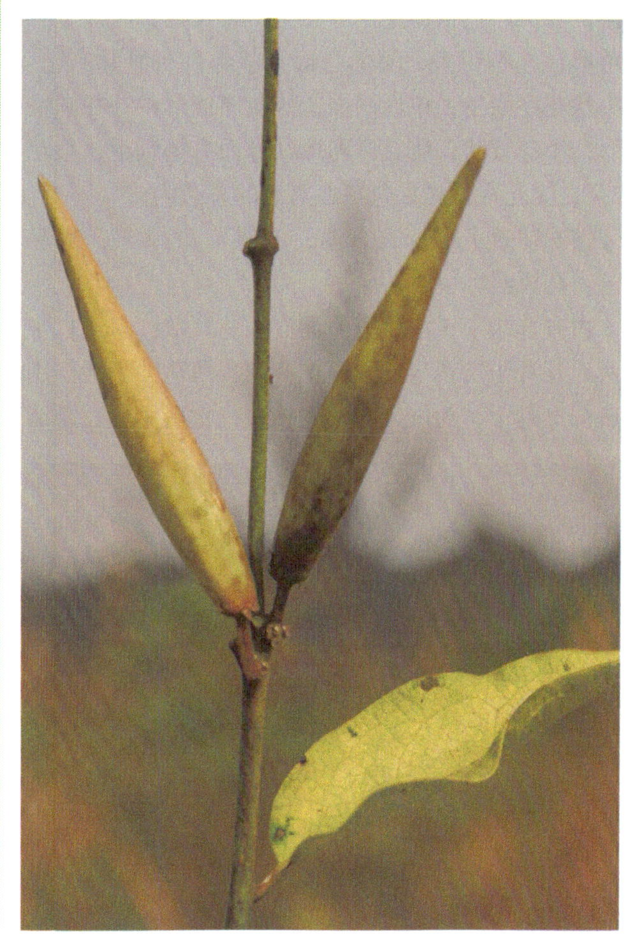

药理研究显示，其有退热，抗炎，增强心肌收缩力，减慢心率，抑制肺炎双球菌，祛痰，平喘和利尿等作用。现代用于治疗血管抑制性晕厥、尿路感染、感冒发热、肺结核低热、咳嗽、风湿性关节炎和红斑性肢痛症等。

78 枲耳实（苍耳子）

【古籍原文】味苦。叶，味苦、辛，微寒，有小毒。主治膝痛，溪毒。一名葹，一名常思。生安陆及六安田野，实熟时采。

《本经》原文：耳实，味甘，温。主风头寒痛，风湿周痹，四肢拘挛痛，恶肉死肌。久服益气，耳目聪明，强志轻身。一名胡枲，一名地葵。生川谷。

【来　源】菊科植物苍耳*Xanthium sibiricum* Patr.的成熟带总苞的果实。

【形态特征】一年生草本，高20~90cm。根纺锤形。茎直立或少有分支，下部圆柱形，上部有纵沟，被灰白色粗糙毛。叶互生，有长柄，叶片宽三角形，先端锐尖，基部心形，基部具明显脉3条。头状花序聚生，单性同株；雄花序球形；花托圆柱形；小花管状；雌花序卵形，外面有倒刺毛，小花2朵，无花冠。瘦果包藏在有刺的总苞内。

【性味功效】辛、苦，温；有毒。散风寒，通鼻窍，祛风湿。

【古方选录】《济生方·卷五》苍耳散：辛夷仁半两，苍耳子二钱半，香白芷一两，薄荷叶半钱。用法：上晒干，为细末。每服二钱，食后用葱、茶清调下。主治：鼻渊，鼻流浊涕不止。

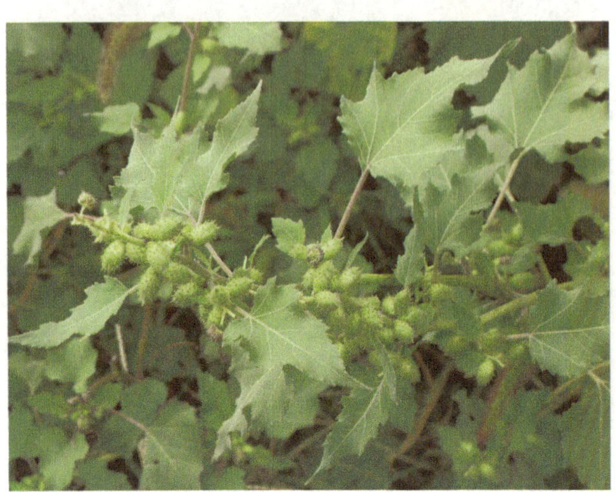

【用法用量】煎服，3~10g；或入丸、散。宜炒后去硬刺用。

【使用注意】血虚头痛不宜服用。过量易致中毒。

【现代研究】化学研究显示，苍耳子含苍耳苷，苍耳醇，异苍耳醇，苍耳酯，脂肪油，蛋白质，氨基酸，生物碱，维生素C及树脂等。药理研究显示，其有镇咳，抑制心脏，减慢心率，降低血糖，抑菌，抗炎和镇痛，抗癌，减少自由基损害等作用。苍耳子过量有一定肝肾毒性。现代临床用于治疗风疹瘙痒、慢性鼻炎、疟疾、流行性腮腺炎、神经性皮炎、腰腿痛、牙痛、扁平疣、慢性气管炎、菌痢和泌尿道感染等。

79 茅根（白茅根）

【古籍原文】无毒。主下五淋，除客热在肠胃，止渴，坚筋，妇人崩中。久服利人。一名地菅，一名地筋，一名兼杜。生楚地田野。六月采根。

《本经》原文：茅根，味甘，寒。主劳伤虚羸，补中益气，除瘀血血闭寒热，利小便。其苗，

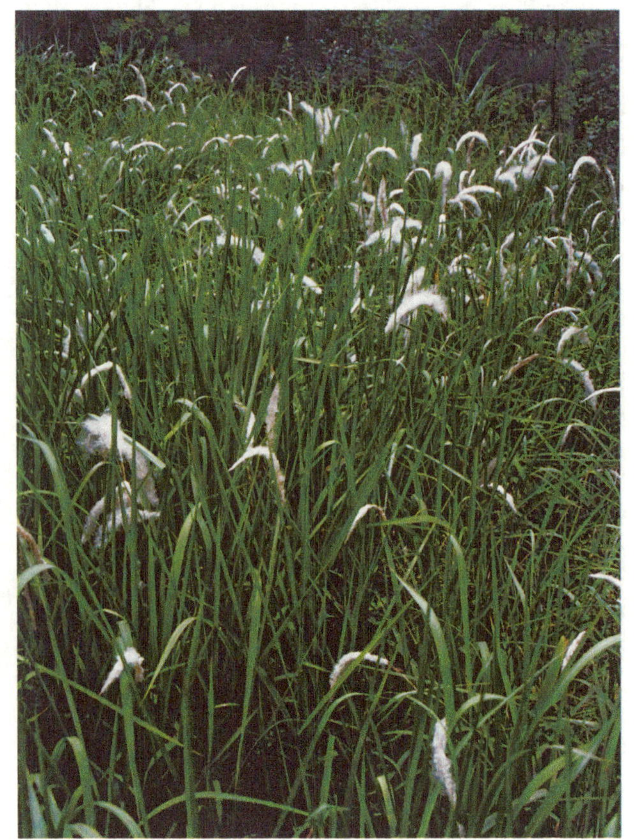

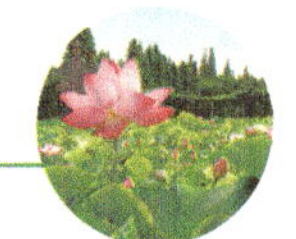

主下水。一名兰根，一名茹根。生山谷。

【来　　源】禾本科植物白茅*Imperata cylindrica* Beauv. var *major* (Nees) C. E. Hubb. 的根茎。

【形态特征】多年生草本，高40~12cm。根茎密生鳞片。秆丛生，具2~3节，节上生柔毛。叶多丛集基部，叶片线形，根生叶较长，茎生叶短。圆锥花序柱状，分支短缩密集；小穗披针形或长圆形，雄蕊2枚，花药黄色；柱头2裂，深紫色。颖果。

【性味功效】甘，寒。凉血止血，清热利尿。

【古方选录】《圣济总录·卷九十八》茅根汤：白茅根五两（细锉）。用法：上为粗末。每服五钱匕，水一盏，煎至七分，去滓温服，不拘时候。主治：热淋，小便赤涩不通。

【用法用量】煎服，9~30g；鲜品加倍。多生用，亦可炒炭用。

【现代研究】化学研究显示，白茅根含多量蔗糖，葡萄糖，少量果糖，木糖，柠檬酸，草酸，苹果酸，淀粉，芦竹素，印白茅素，枸橼酸，白头翁素，维生素，类胡萝卜素和钾盐等。药理研究显示，其有止血，抗炎性渗出，镇痛，解酒毒，利尿，抑制肺炎链球菌、卡他球菌、流感杆菌、金黄色葡萄球菌及福氏、宋氏痢疾杆菌等作用。现代临床用于治疗肾小球肾炎、血尿、肝炎、口腔疾患，以及发热所致的烦渴、呕吐和感冒等。

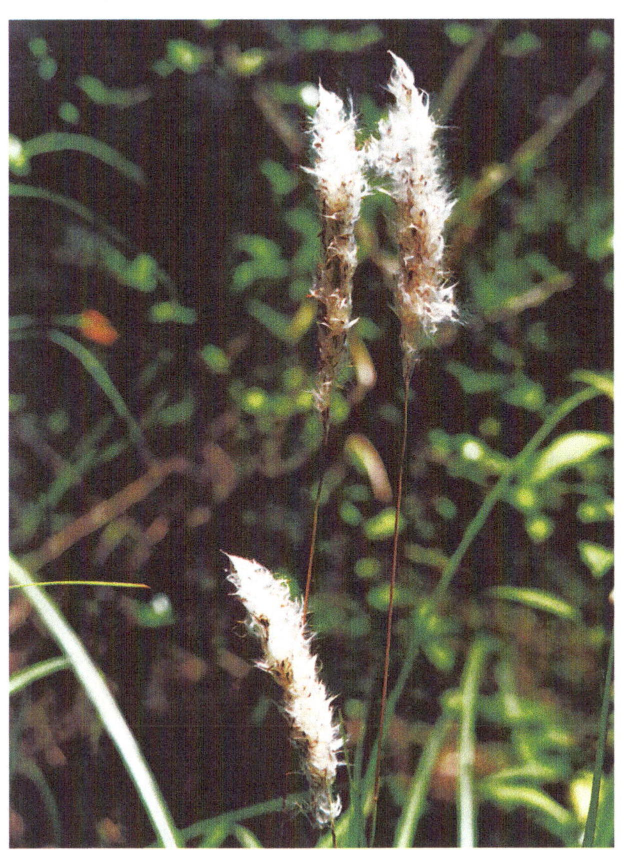

80 百　合

【古籍原文】无毒。主除浮肿，胪胀，痞满，寒热，通身疼痛，及乳难喉痹肿，止涕泪。一名重葙，一名重迈，一名摩罗，一名中逢花，一名强瞿。生荆州。二月、八月采根，暴干。

《本经》原文：百合，味甘，平。主邪气腹张，心痛，利大小便，补中益气。生川谷。

【来　　源】百合科植物细叶百合*Lilium pumilum* DC. 及同属多种植物的肉质鳞叶。

【形态特征】多年生草本，高40~120cm。鳞茎广椭圆形。茎细，圆柱形，绿色。叶3~5列互生，至茎顶少而小，叶片窄线形，无柄；先端锐尖，基部渐狭。花1~4朵，喇叭形，单生于茎顶，或生于叶腋间呈总状花序，花被片6片，多为白色；雄蕊6枚；雌蕊1枚。蒴果椭圆形。

【性味功效】甘，寒。养阴润肺，清心安神。

【古方选录】《金匮要略·卷上》百合鸡子汤：百

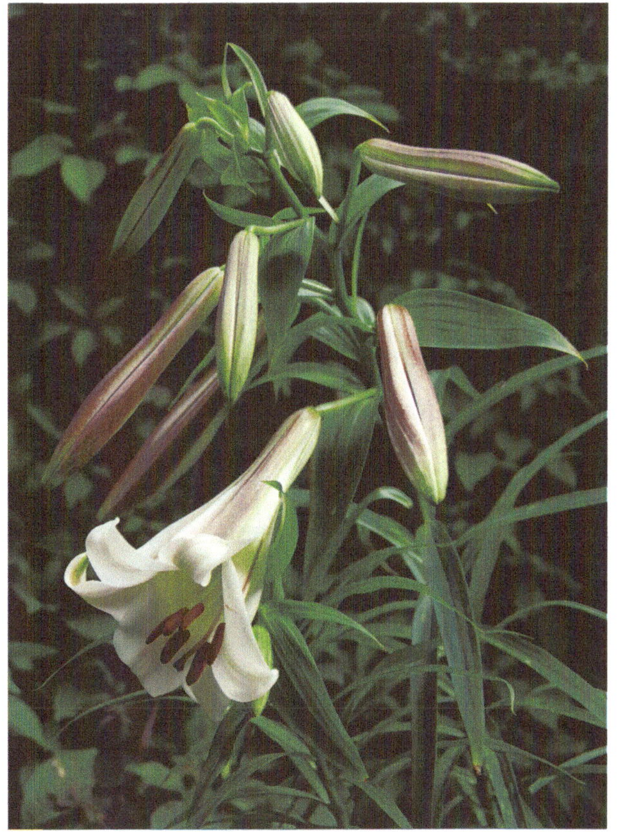

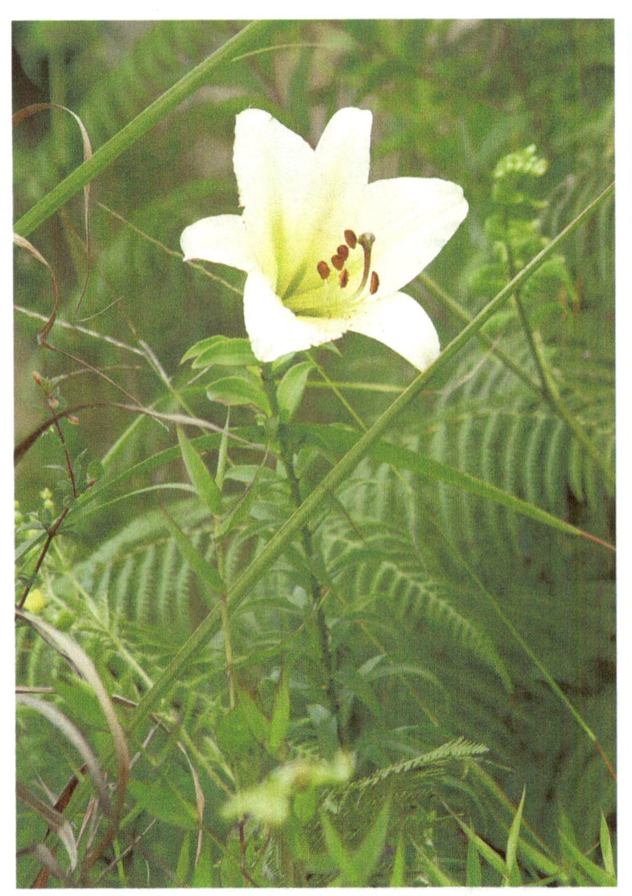

合七枚（擘），鸡子黄一枚。用法：上先以水洗百合，渍一宿，当白沫出，去其水，更以泉水二升，煎取一升，去渣，内鸡子黄，搅匀，煎五分，温服。主治：百合病，误吐之后，虚烦不安者。

【用法用量】煎服，6~12g；或入丸、散。清心宜生用，润肺宜蜜炙。

【使用注意】脾胃虚寒者慎用。

【现代研究】化学研究显示，百合含岷江百合苷，百合皂苷及去酰百合苷等。药理研究显示，其有镇咳，平喘，祛痰，对抗应激性损伤，提高免疫功能和镇静催眠等作用。现代临床用于治疗支气管炎、肺炎，以及肺结核病所致咳嗽、咯血和胸痛等。

81 酸浆（酸浆草、灯笼草）

【古籍原文】寒，无毒。生荆楚及人家田园中。五月采，阴干。

《本经》原文：酸浆，味酸，平。主热烦满，定志，益气，利水道，产难，吞其实立产。一名醋浆。生川泽。

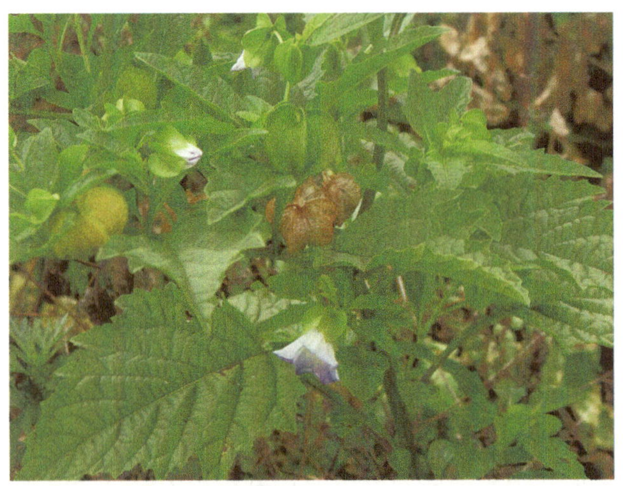

【来　　源】茄科植物酸浆*Physalis alkekengi* L. var. *franchetii* (Mast.) Makino的宿萼或带果实的宿萼。

【形态特征】一年生草本，全株密生短柔毛，高35~80cm。茎多分支。叶互生，卵形至卵状心形，边缘有不等大的锯齿。花单生于叶腋；花萼钟状，5裂；花冠钟状，淡黄色，5浅裂，裂片基部有紫色斑纹；雄蕊5枚，花药黄色；子房2室。浆果球形，绿色。绿色宿萼卵形或阔卵形，结果时增大如灯笼，具5棱，绿色，有细毛。

【性味功效】苦，寒。清热解毒，利咽，化痰，利尿。

【古方选录】《圣济总录·卷九十六》酸浆饮：酸浆草（采嫩者）。用法：洗，研，绞取自然汁。每服半合，酒半盏，和匀，空心服之。未通再服。主治：小便赤涩疼痛。

【用法用量】煎服，10~20g。外用适量。

【使用注意】虚寒者不宜。

【现代研究】化学研究显示，酸浆含α-胡萝卜素，酸浆黄质及叶黄素；果实含微量生物碱，枸橼酸，草酸，维生素C，酸浆红素和隐黄素等。药理研究显示，其有抑制痢疾杆菌、金黄色葡萄球菌、铜绿假单胞菌，使血管收缩及血压上升，催产和抑制肿瘤细胞等作用。现代临床用于治疗急性扁桃体炎、肾炎、百日咳、急性支气管炎和角膜炎等。

82 淫羊藿（仙灵脾）

【古籍原文】无毒。主坚筋骨，消瘰疬，赤痈，下部有疮，洗出虫。丈夫久服，令人无子。生上郡阳

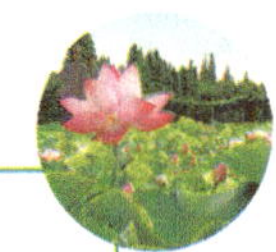

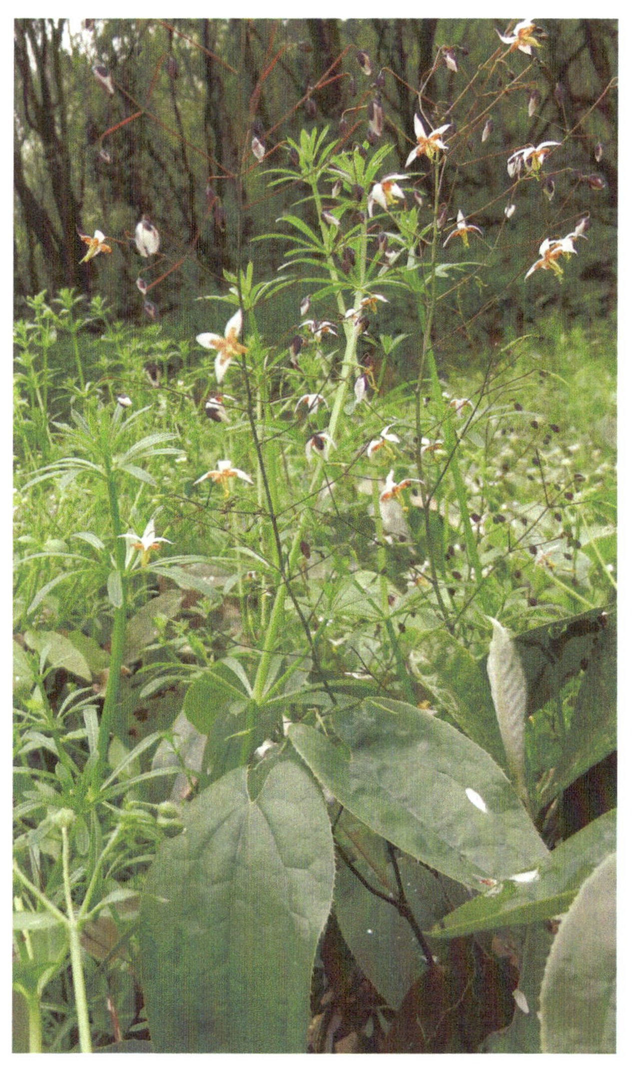

山。（署预为之使）

《本经》原文：淫羊藿，味辛，寒。主阴痿绝伤，茎中痛，利小便，益气力，强志。一名刚前。生山谷。

【来　源】小檗科植物箭叶淫羊藿*Epimedium sagittatum* (Sieb. *et* Zucc.) Maxim. 及同属近缘植物的地上部分。

【形态特征】多年生草本，高20~50cm。根茎粗短，质硬。茎直立，有条棱，无毛。茎生叶2片常生于茎顶；二回三出复叶，小叶9片，宽卵形或近圆形，先端急尖，基部深心形，边缘生细齿；顶生小叶基部裂片圆形。圆锥花序顶生，挺直；花白色，20~50朵；萼片4片；花瓣4片；雄蕊4枚；雌蕊1枚。蓇葖果。种子褐色。

【性味功效】辛、甘，温。补肾阳，强筋骨，祛风湿。

【古方选录】《奇效良方·卷六十二》固牙散：仙灵脾不拘多少。用法：上为粗末，煎汤漱牙齿。主治：牙疼。

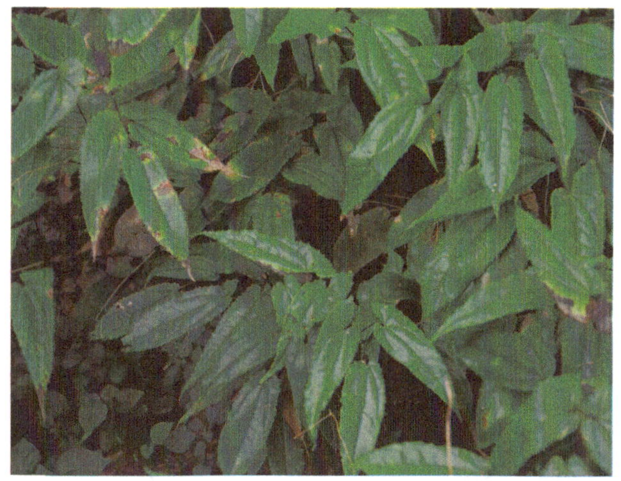

【用法用量】煎服，6~10g；或入丸、散；或酒剂。

【使用注意】阴虚火旺者不宜。

【现代研究】化学研究显示，淫羊藿含淫羊藿黄酮苷，淫羊藿黄酮次苷，皂苷，苦味素，鞣质，挥发油及钾、钙等。药理研究显示，其有降血压，提高性机能，抗菌，抗病毒，抗炎，祛痰，镇咳，镇静，抗惊厥，抗衰老及降血糖等作用。现代临床用于治疗神经衰弱、高血压病、冠心病、阳痿早泄、慢性气管炎、风湿性关节炎、老年骨质疏松症、白细胞减少、病毒性心肌炎和低血压综合征等。

83 蠡实（马蔺子）

【古籍原文】温，无毒。主止心烦满，利大小便，长肌肤肥大。

花叶：治喉痹，多服令人溏泄。一名荔实。生河东。五月采实，阴干。

《本经》原文：蠡实，味甘，平。主皮肤寒热，胃中热气，风寒湿痹，坚筋骨，令人嗜食。久服轻身。花、叶，去白虫。一名剧草，一名三坚，一名豕首。生川谷。

【来　源】鸢尾科植物马蔺*Iris pallasii* Fisch. var. *chinensis* Fisch. 的成熟种子。

【形态特征】多年生草本，高25~30cm。根茎粗壮，根细而坚韧。叶基生，线形，下部带紫色，质较硬，光滑无毛，平行脉两面凸起。花茎近上端有

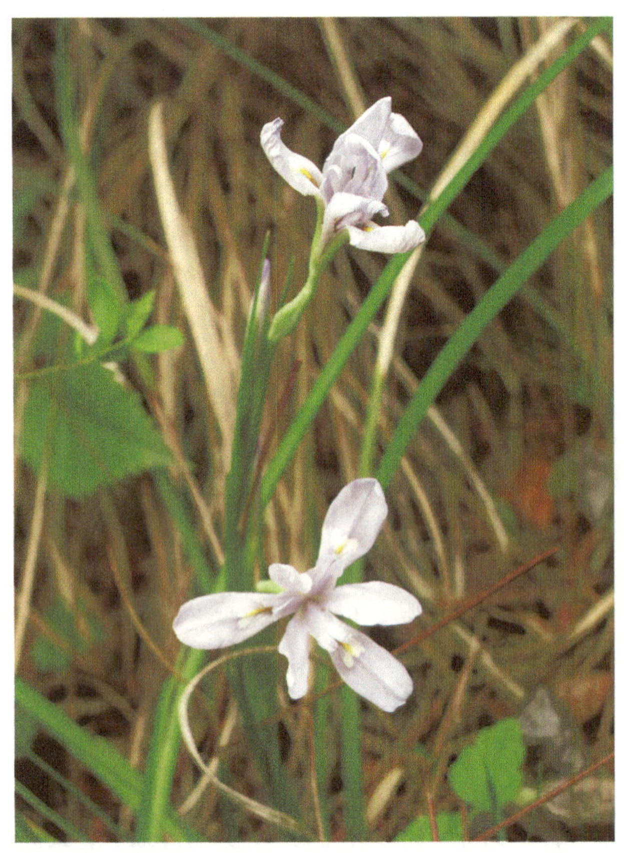

3片叶状苞片；花淡蓝紫色，1~3朵生于花茎顶端；花被6片，二轮；雄蕊3枚，密接于花柱外侧；雌蕊1枚，子房下位。蒴果纺锤形，种子多数。

【性味功效】甘，平。清热，利湿，止血，解毒。

【古方选录】《外台秘要·卷二十五》马蔺散：马蔺子、干姜、黄连各等分。用法：上为散。每服二方寸匕，熟煮汤取一合许调下。主治：冷热水痢百起者。

【用法用量】煎服，10~12g。外用适量。

【使用注意】脾胃虚寒者不宜。孕妇慎用。

【现代研究】化学研究显示，种子含马蔺甲素，淀粉和脂肪油等；果壳部分含有鸢尾苯醌。药理研究显示，其有抗生育作用。现代临床用于治疗月经不调、喉部肿痛、咽喉炎、鼻衄、吐血以及急性胃肠炎水样便等。

84 栀子（山栀子）

【古籍原文】大寒，无毒。主治目热赤痛，胸心大小肠大热，心中烦闷，胃中热气。一名越桃，生南阳。九月采实，暴干。

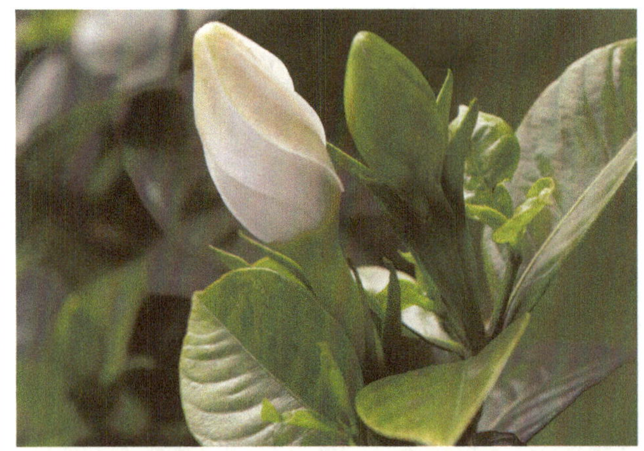

《本经》原文：栀子，味苦，寒。主五内邪气，胃中热气，面赤酒皰渣鼻，白癞赤癞疮疡。一名木丹。生川谷。

【来　　源】茜草科植物栀子*Gardenia jasminoides* Ellis 的成熟果实。

【形态特征】常绿灌木，高0.5~2m。幼枝有细毛。叶对生或三叶轮生，革质，叶片长圆状披针形或卵状披针形，先端渐尖或短渐尖，基部楔形，全缘，有短柄；托叶膜质。花单生于枝端或叶腋，大型，白色，极香；花冠旋卷，高脚杯状；雄蕊6枚，花药线形；子房下位，1室。果倒卵形或长椭圆形，黄色，有翅状纵棱5~8条。

【性味功效】苦，寒。泻火除烦，清热利湿，凉血解毒；外用消肿止痛。

【古方选录】《圣济总录·卷一三〇》山栀子汤：山栀子仁十五枚，大黄二两（锉，微炒），黄芩一两半（去黑心），知母一两（焙），甘草一两（炙，锉）。用法：上为粗末。每服五钱匕，用水一盏半，煎至一盏，去滓，下芒硝一钱匕，空心温服，一日二次。主治：表里俱热，三焦不通，发背疽疮及痈疖，大小便不利。

【用法用量】煎服，6~10g；或入丸、散。外用适量，研末调敷。焦栀子用于止血。

【使用注意】虚寒证及脾虚便溏者忌用。

【现代研究】化学研究显示，栀子含栀子苷，山栀子苷，栀子糖苷，都桷子素-1-龙胆双糖苷，栀子素，栀子酸，芸香苷和挥发油等。药理研究显示，其有利胆，促进胰腺分泌，抑制金黄色葡萄球菌、脑膜炎双球菌、卡他球菌和多种皮肤真菌，解热，镇静，镇痛，降血压，止血，抗炎和加速软组织愈合等作用。现代临床用于治疗急性传染病发热、神

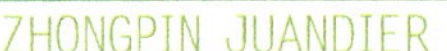
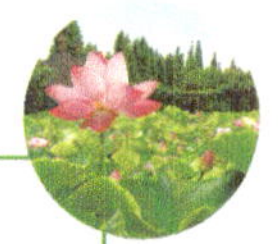

昏，皮肤化脓性感染肿痛、黄疸型肝炎、急性泌尿道感染和跌打损伤肿痛等。

85 槟 榔

【古籍原文】味辛，温，无毒。主消谷，逐水，除淡澼，杀三虫，去伏尸，治寸白。生南海。

【来　　源】棕榈科植物槟榔*Areca catechu* L. 的成熟种子。

【形态特征】乔木，高10~18m；不分支，叶脱落后形成明显的环纹。叶在顶端丛生；羽状复叶，光滑，叶轴三棱形，小叶片披针状线形或线形，基部较狭，先端小叶融合，有不规则分裂。花序着生于最下一叶的基部，有佛焰苞状大苞片，长倒卵形，光滑，花序多分支；花单性，雌雄同株；雄花小，多数，无柄，紧贴分支上部，通常单生，花萼3片，花瓣3片，雄蕊6枚，退化雌蕊3枚，丝状；雌花较大而少，无柄，着生于花序轴或分支基部，花萼3枚。坚果卵圆形或长圆形，花萼和花瓣宿存，熟时红色。

【性味功效】苦、辛，温。杀虫消积，行气，利水，截疟。

【古方选录】《太平圣惠方・卷四十五》槟榔散：槟榔一两，木香半两，茴香子半两（微炒）。用法：上为散。每服三钱，以童子小便一中盏，煎至六分，去滓温服，不拘时候。主治：脚气冲心，烦闷不识人。

【用法用量】煎服，3~10g；驱绦虫、姜片虫，30~60g；或入丸、散。外用适量，煎水洗或研末调敷。

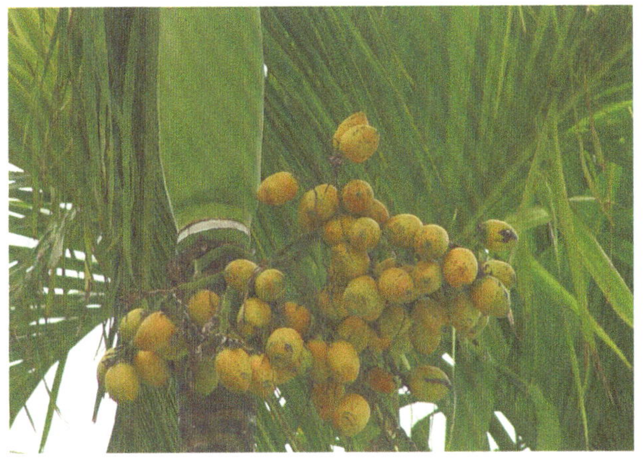

【使用注意】气虚下陷者慎服。

【现代研究】化学研究显示，槟榔主含槟榔碱、槟榔次碱、去甲基槟榔次碱、去甲基槟榔碱、槟榔副碱、高槟榔碱等生物碱，鞣质，脂肪油，槟榔红色素，甘露糖，半乳糖，γ-儿茶素，无色花青素及皂苷等。药理研究显示，其有驱虫，抗真菌，抗病毒，抗癌，降血压，抗抑郁、抗氧化，升高胃肠平滑肌张力，增加肠蠕动，促进消化液分泌，增加食欲，收缩冠状动脉及子宫平滑肌等作用。

86 合欢（合欢皮）

【古籍原文】无毒。生益州。

《本经》原文：合欢，味甘，平。主安五脏，利心志，令人欢乐无忧。久服，轻身明目，得所欲。生山谷。

【来　　源】豆科植物合欢*Albizia julibrissin* Durazz. 的树皮。

【形态特征】落叶乔木，高10m以上。树干灰褐色；小枝无毛，有棱角。二回偶数羽状复叶互生，羽片对生，小叶片镰状长方形，先端短尖，基部楔形，不对称，全缘，有缘毛；下面中脉具短毛；小叶夜间闭合。小花簇生成头状花序，花粉红色；花萼筒状，先端5裂；花冠漏斗状，先端5裂；雄蕊多数，基部连合；子房上位，柱头圆柱状。荚果扁平，黄褐色。种子椭圆形而扁，褐色。

【性味功效】甘，平。解郁安神，活血消肿。

【古方选录】《景岳全书・卷六十四》合欢饮：合欢皮、白蔹各等分。用法：二味同煎服。主治：肺痈久不敛口。

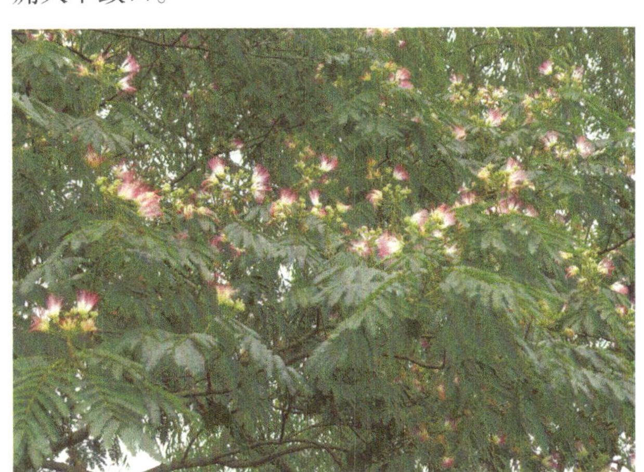

【用法用量】煎服，6~12g；或入丸、散。外用适量，研末调敷。

【使用注意】孕妇慎用。

【现代研究】化学研究显示，合欢皮含木脂体糖苷，剑叶莎酸甲酯，金合欢皂苷元B，α-菠菜甾醇葡萄糖苷和合欢三萜内酯甲等。药理研究显示，其有镇静，显著抗早孕，抗过敏和抗肿瘤等作用。现代临床用于治疗神经官能症，慢性劳损性肌肉及关节疼痛，失眠，抑郁性神经衰弱和化脓性感染等。

87 卫矛（鬼箭羽）

【古籍原文】无毒。主治中恶，腹痛，去白虫，消皮肤风毒肿，令阴中解。生霍山。八月采，阴干。

《本经》原文：卫矛，味苦，寒。主女子崩中下血，腹满汗出，除邪，杀鬼毒蛊注。一名鬼箭。生山谷。

【来　源】卫矛科植物卫矛*Euonymus alatus* (Thunb.) Sieb. 的具翅状物枝条或翅状附属物。

【形态特征】落叶灌木，高2m左右。全体光滑无毛，多分支。小枝有2~4条阔翅。叶对生，柄短；

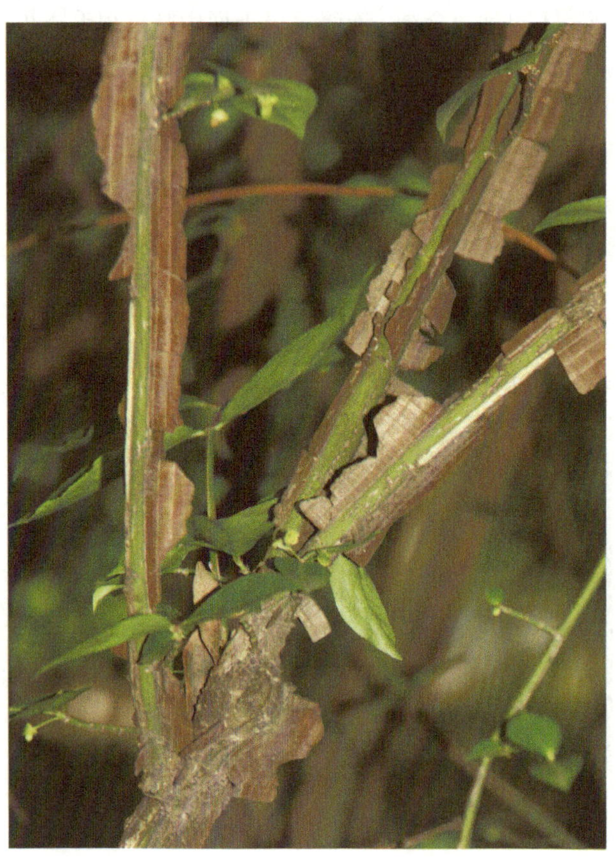

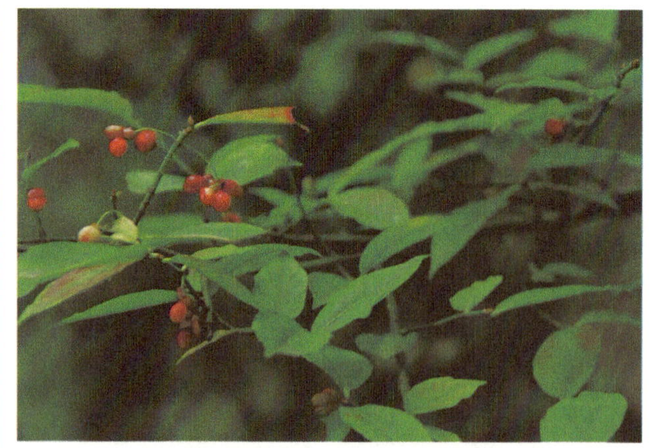

叶片倒卵形至椭圆形或广披针形，稍膜质，先端尖，基部锐形或楔形，边缘具锐锯齿。聚伞花序腋生；花萼片4片，浅裂，边缘有毛状齿；花瓣4片，圆形，黄绿色。蒴果椭圆形，紫绿色，常分裂为4荚。种子褐色，具橘红色假种皮。

【性味功效】苦、辛，寒。活血通经，祛瘀镇痛。

【古方选录】《千金要方·卷二》单行鬼箭汤：鬼箭羽五两。用法：以水六升，煮取四升，一服八合，日三。亦可烧作灰，水服方寸匕，日三。主治：妇人乳无汁。

【用法用量】煎服，15~30g。外用适量。

【使用注意】脾胃虚寒者慎用。

【现代研究】化学研究显示，带刺枝条含去氢双儿茶精，香橙素，鬼箭羽碱，雷公藤碱，卫矛碱，卫矛羰碱，新卫矛羰碱和草酰乙酸钠等。药理研究显示，其有调节血脂，降血糖等作用。现代临床用于治疗伤寒病、产后腹痛、月经不调闭经、跌打伤痛、虫积腹痛、腹部包块、烫火伤和虫蛇咬伤等。

88 紫葳（凌霄花）

【古籍原文】无毒。茎叶，味苦，无毒。治痿蹶，益气。一名陵苕，一名芙华，一名陵时。生西海及山阳。

《本经》原文：紫葳，味酸，微寒。主妇人产乳余疾，崩中，癥瘕血闭，寒热羸瘦，养胎。生川谷。

【来　源】紫葳科植物凌霄*Campsis grandiflora* (Thunb.) Loisel ex K.Schum. 或美洲凌霄*Campsis radicans* (L.) Seem. 的花、叶。

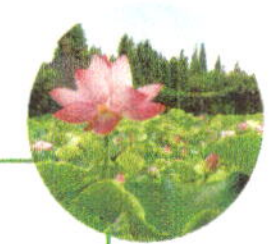

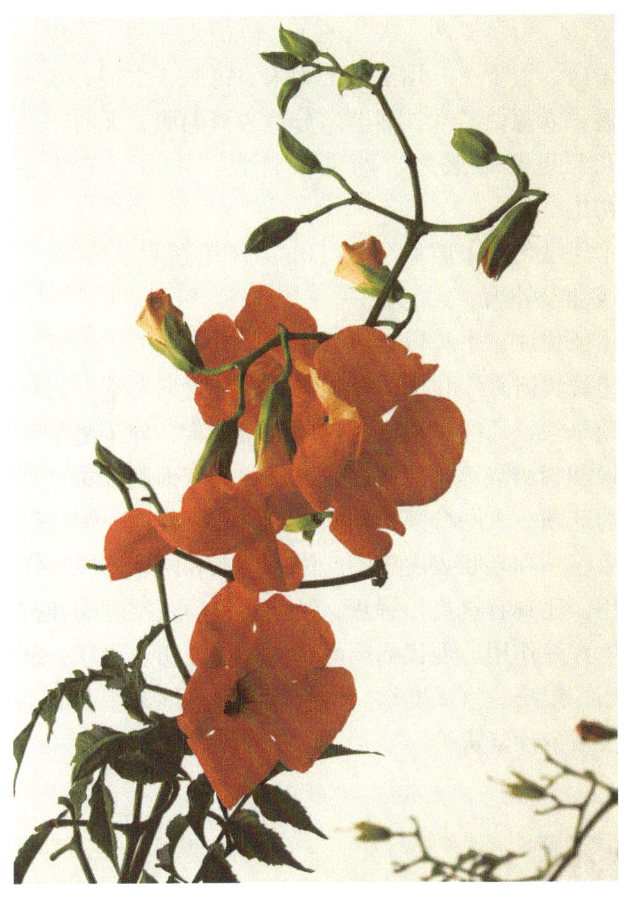

【形态特征】凌霄　落叶木质藤本，具气生根。茎黄褐色，具棱状网裂。奇数羽状复叶，对生；小叶7~9片，顶端小叶较大，卵形至卵状披针形，先端渐尖，基部不对称。花大型，顶生聚伞圆锥花序，花萼钟状；花冠赤黄色，漏斗状钟形，先端5裂；雄蕊4枚；雌蕊1枚；子房上位。蒴果。

【性味功效】辛，微寒。破血通经，凉血，祛风。

【古方选录】《小儿卫生总微论方·卷十九》三奇散：凌霄花、白扁豆、甘草各等分。用法：上为细末。每用一字或半钱，蜜汤调服。主治：小儿风疾瘾疹。

【用法用量】煎服，3~10g；或入丸、散。

【使用注意】孕妇忌用。

【现代研究】化学研究显示，花含芹菜素，β-谷甾醇，叶含紫葳苷，黄钟花苷和凌霄苷等。药理研究显示，其有抑制血栓形成，显著抑制子宫收缩，抗痢疾杆菌、伤寒杆菌等作用。现代临床用于治疗急性病毒性肝炎、肾结石、月经不调、经闭、带下病、跌打损伤、风湿病、细菌性痢疾和皮肤湿疹等。

89 芜　荑

【古籍原文】平，无毒。逐寸白，散腹中温温喘息。生晋山。三月采实，阴干。

《本经》原文：芜荑，味辛。主五内邪气，散皮肤骨节中淫淫温行毒，去三虫，化食。一名无姑，一名蕨蓎。生川谷。

【来　　源】榆科植物大果榆*Ulmus macrocarpa* Hance 的果实。

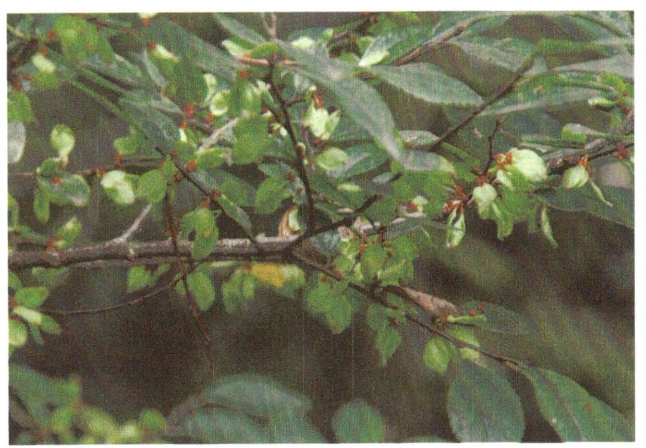

【形态特征】落叶小乔木或灌木。大枝斜向扩展，小枝淡黄褐色或淡红褐色，有粗毛，枝上有发达的木质栓翅。叶互生，密生短柔毛；叶片阔倒卵形，先端突尖，基部狭，两边不对称或呈浅心形，边缘具钝单锯齿或重锯齿；两面粗糙，有粗毛。花5~9朵簇生，先叶开放；花大，两性，花被4~5裂，绿色；雄蕊与花被片同数，花药大，黄玫瑰色；雌蕊1枚，绿色，柱头2裂。翅果大型，全部有毛。种子位于翅果中部。

【性味功效】辛、苦，温。驱虫消积。

【古方选录】《洪氏集验方·卷五》肥儿丸：黄连（炒）、芜荑仁（炒）、神曲（炒）、麦蘖（炒）、芦荟（细研）各等分。用法：上为细末，猪胆汁调，面糊为丸，如绿豆大。每服十五、二十丸，饭饮吞下。主治：小儿黄瘦。

【用法用量】煎服，3~10g；或入丸、散。

【使用注意】脾虚、肺热者忌用。

【现代研究】化学研究显示，果实含多种植物油，维生素，鞣质及糖类等。药理研究显示，其对猪蛔虫、蚯蚓、蚂蟥、疟原虫等有显著杀虫效力，对堇色毛癣菌、奥杜盎氏芽孢癣菌等多种皮肤真菌有抑

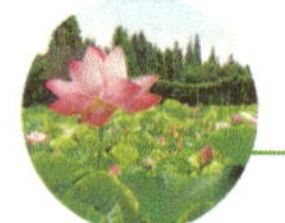

制作用。现代临床用于治疗蛔虫病、蛲虫病、绦虫病、皮肤真菌感染和痔疮等。

90 紫　草

【古籍原文】无毒。主治腹肿胀满痛，以合膏，治小儿疮及面皻。生砀山及楚地。三月采根，阴干。

《本经》原文：紫草，味苦，寒。主心腹邪气，五疸，补中益气，利九窍，通水道。一名紫丹，一名紫芙。生山谷。

【来　源】紫草科植物紫草*Lithospermum erythrorhizon* Sieb. et Zucc. 的根。

【形态特征】多年生草本，高50~90cm 。根粗大，肥厚，圆锥形，略弯曲，常分支，全株密被白色粗硬毛。单叶互生；无柄；叶片长圆状披针形至卵状披针形，全缘，两面均被糙伏毛。聚伞花序总状，顶生或腋生；花小，两性；花萼5深裂近基部；花冠白色，筒状，先端5裂；雄蕊5枚。小坚果卵球形，灰白色或淡黄褐色。种子4颗。

【性味功效】甘、咸，寒。清热凉血，活血解毒，透疹消斑。

【古方选录】《小儿卫生总微论方·卷八》紫草如圣汤：紫草二两（去粗梗），陈橘皮一两（陈皮，去白，焙干）。用法：上为末，每服一大钱，水一盏，入葱白二寸，煎至六分，去渣温服，无时。乳儿与乳母兼服之，断乳令自服。主治：疮疹才初出。

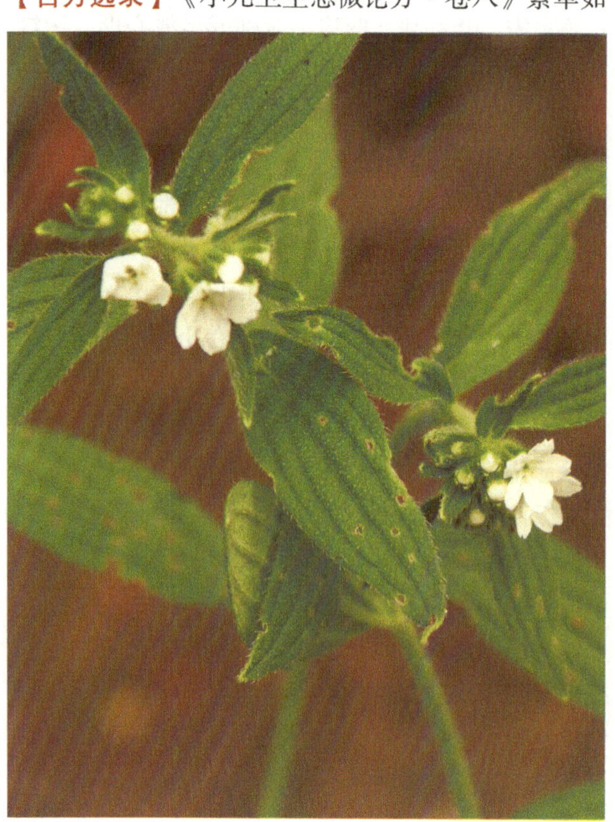

【用法用量】煎服，5~10g。外用适量，熬膏；或油浸外涂。

【使用注意】脾胃虚寒者慎用。

【现代研究】化学研究显示，紫草含紫草素，去氧紫草素，乙酰紫草素，异戊酰紫草素，异丁酰紫草素和脂肪酸等。药理研究显示，其有抑制金黄色葡萄球菌、大肠杆菌、伤寒杆菌、痢疾杆菌、铜绿假单胞菌和絮状表皮癣菌、流感病毒和阿米巴原虫作用；还具有抗炎，解热，镇痛，镇静，抗肿瘤和抗生育等作用。现代临床用于治疗烧烫伤、风疹、麻疹、湿疹、宫颈糜烂、银屑病、过敏性紫癜及血小板减少性紫癜等。

91 紫　菀

【古籍原文】味辛，无毒。主治咳唾脓血，止喘悸，五劳体虚，补不足，小儿惊痫。一名紫茜，一

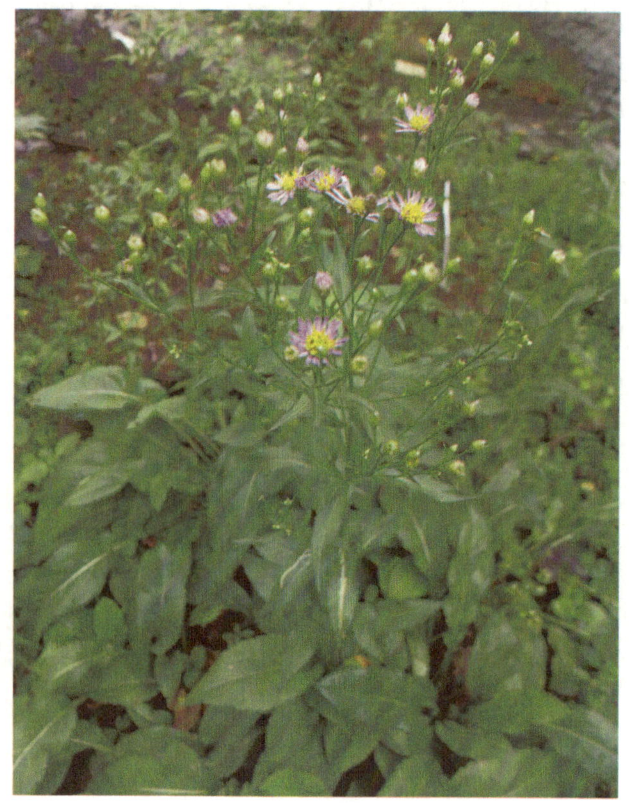

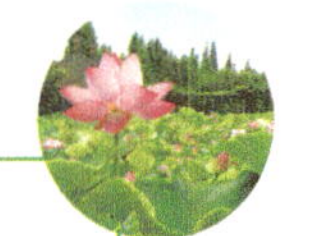

名青苑。生房陵及真定、邯郸。二月、三月采根，阴干。（款冬为之使。恶天雄、瞿麦、雷丸、远志。畏茵陈蒿）

《本经》原文：紫菀，味苦，温。主咳逆上气，胸中寒热结气，去蛊毒，痿蹶，安五脏。生山谷。

【来　　源】菊科植物紫菀*Aster tataricus* L.f. 的根及根茎。

【形态特征】多年生草本，高40~150cm。茎直立，粗壮，有疏糙毛。根茎短，生多数须根。基生叶花期脱落，长圆状或椭圆状匙形；茎生叶互生，无柄；叶片长椭圆形或披针形。头花序多数排列成复伞房状；总苞片3层，外层渐短，紫红色；花序边缘为舌状花，蓝紫色，舌片先端3齿裂，花柱柱头2分叉；中央有多数筒状花，两性，黄色，先端5齿裂；雄蕊5枚；柱头2分叉。瘦果倒卵状长圆形，扁平，紫褐色。

【性味功效】辛、苦，温。润肺下气，消痰止嗽。

【古方选录】《朱氏集验方·卷五》紫菀汤：紫菀一两，百部一两，款冬花一两。用法：上为末。每服二钱，加姜三片，乌梅一个，煎一二沸，食后服。主治：痰嗽喘急。

【用法用量】煎服，5~10g；或入丸、散。

【现代研究】化学研究显示，紫菀含无羁萜，表无羁萜醇，紫菀酮，紫菀苷，紫菀皂苷，茴香脑，脂肪酸，芳香族酸和槲皮素等。药理研究显示，其有显著祛痰，镇咳，抑制痢疾杆菌、伤寒杆菌、副伤寒杆菌、大肠杆菌、变形杆菌、铜绿假单胞菌、常见致病真菌及流感病毒等作用。现代临床用于治疗急、慢性支气管炎，百日咳，肺炎和尿潴留等。

92 白鲜（白鲜皮）

【古籍原文】味咸，无毒。主治四肢不安，时行腹中大热、饮水、欲走、大呼，小儿惊痫，妇人产后余痛。生上谷及宛朐。四月、五月采根，阴干。（恶桑螵蛸、桔梗、茯苓、萆薢）

《本经》原文：白鲜，味苦，寒。主头风黄疸，咳逆淋沥，女子阴中肿痛，湿痹死肌，不可屈伸起止行步。生川谷。

【来　　源】芸香科植物白鲜*Dictamnus dasycarpus* Turcz. 的根皮。

【形态特征】多年生草本，全株有特异刺激味，高50~65cm。根木质化，数条丛生，外皮淡黄白色。茎直立。奇数羽状复叶互生，叶轴有狭翼，小叶9~11片，无柄，卵形至长圆状椭圆形，先端锐尖，边缘具细锯齿，表面密布腺点，叶两面沿脉有柔毛。总状花序，花淡红色而有紫红色线条；萼片5片；花瓣5片；雄蕊10枚；子房5室。蒴果，密布腺毛，成熟5裂。

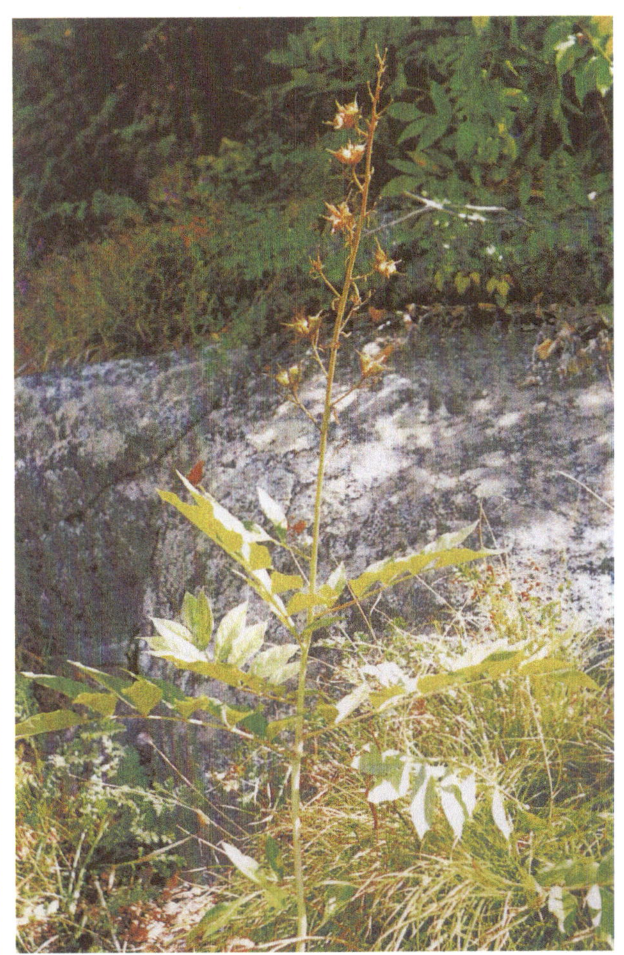

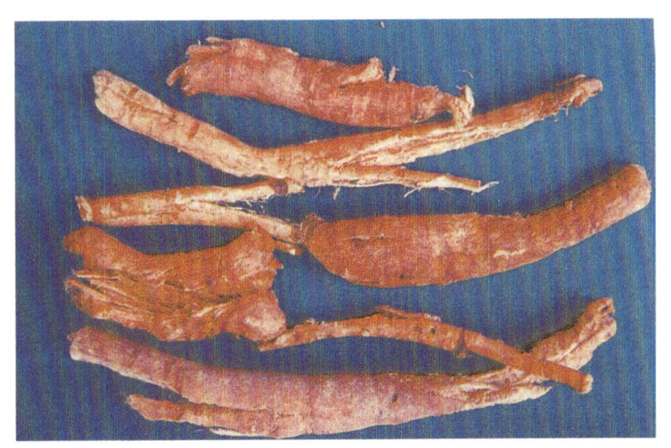

【性味功效】苦，寒。清热燥湿，祛风解毒。

【古方选录】《外台秘要·卷三十四》一物白鲜汤：白鲜皮三两。用法：以水三升，煮取一升，分服。耐酒者可酒、水等分煮之。主治：产后中风，虚人不可服他药者。

【用法用量】煎服，5~10g。外用适量，煎汤洗或研粉敷。

【使用注意】虚寒者忌用。

【现代研究】化学研究显示，白鲜含白鲜碱，白鲜内酯，谷甾醇，黄柏酮酸，葫芦巴碱，胆碱，秦皮酮和白鲜明碱等；根皮含菜油甾醇。药理研究显示，其有抑制堇色毛癣菌、同心性毛癣菌，抗炎，强心和增强子宫平滑肌收缩等作用。现代临床用于治疗湿疹、风疹、急性黄疸型肝炎、淋巴结炎、滴虫性肠炎和阴道炎等。

93 白兔藿

【古籍原文】无毒。主治风疰，诸大毒不可入口者，皆消除之。又去血，可末着痛上，立消。毒入腹者，煮饮之即解。生交州。

《本经》原文：白兔藿，味苦，平。主蛇虺、蜂虿、猘狗、菜肉蛊毒，鬼注。一名白葛。生山谷。

【古代研究】弘景曰“此药解毒，莫之与敌”，然“而人不复用，不闻识者”。该药草后世在中药类专著中不记载，原植物品种来源有待考证。

94 营实（蔷薇）

【古籍原文】微寒，无毒。久服轻身益气。根，止泄利腹痛，五脏客热，除邪逆气，疽癞，诸恶疮，金疮，伤挞，生肉复肌。一名牛勒，一名蔷蘼，一名山棘。生零陵及蜀郡。八月、九月采，阴干。

《本经》原文：营实，味酸，温。主痈疽恶疮，结肉跌筋，败疮热气，阴蚀不瘳，利关节。一名墙薇，一名墙麻，一名牛棘。生川谷。

【来　源】蔷薇科植物多花蔷薇*Rosa multiflora* Thunb. 的果实。

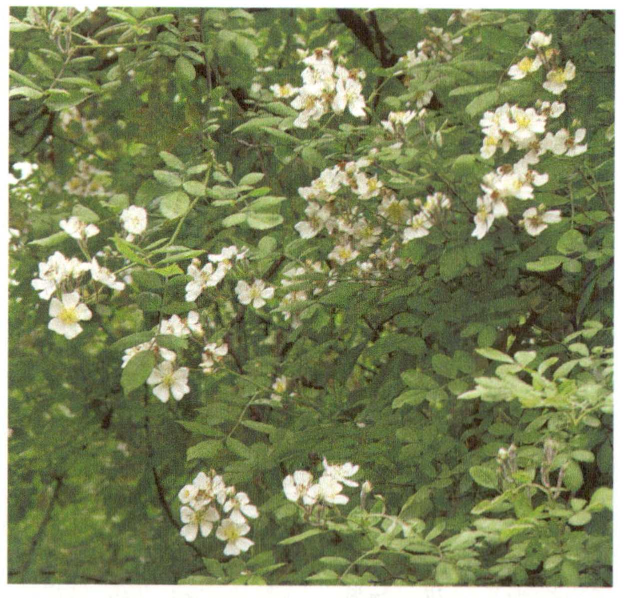

【形态特征】攀援灌木。小枝有短弯曲皮刺。羽状复叶；叶柄长5~10cm；托叶蓖齿状，贴生于叶柄；小叶5~9片，倒卵形、长圆状形或卵形，先端圆或急尖，基部近圆形或楔形，边缘具锯齿，上面无毛，下面有柔毛。花两性，多朵排成圆锥花序；萼裂片6片，披针形；花瓣5片，白色；雄蕊多数。果实近球形，红褐色或紫褐色，有光泽。

【性味功效】酸，凉。利水，活血，清热解毒。

【古方选录】《圣济总录·卷一一一》营实散：营实（以柳木制硙子磨之，马尾筛筛取黄肉，其焦壳不用。每十两可得四两精肉，非柳木硙不能去壳）。用法：上为末，取喷猪肝薄切，裹药中，令相著，缓火炙肝熟，为散。每服二钱匕，临卧陈米饮调下。主治：目生翳膜，久不愈者。

【用法用量】煎服，3~10g；或入丸、散。外用适量，捣烂外敷患处。

【使用注意】脾胃虚寒者不宜。孕妇慎用。

【现代研究】化学研究显示，果实含蔷属香豆精，

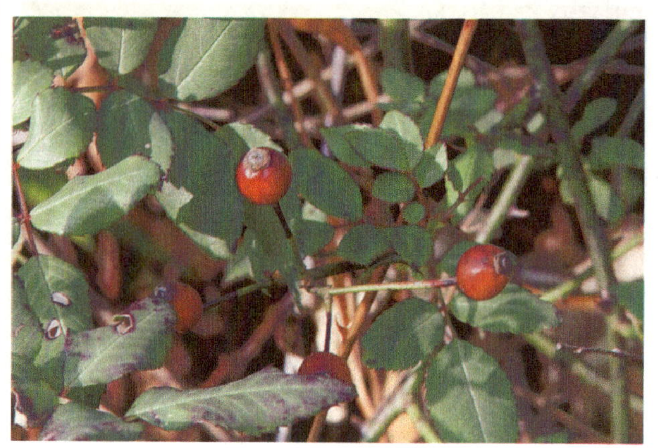

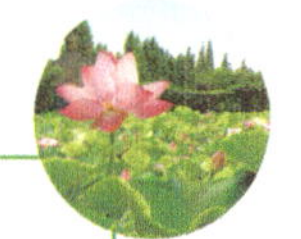

β-谷甾醇，水杨酸，没食子酸和槲皮苷等。药理研究显示，果实有泻下作用。现代临床用于治疗疮疡、风湿性关节炎、月经不调、肠炎腹泻、细菌性痢疾、水肿、口疮和外感暑热等。

95 薇 衔

【古籍原文】微寒，无毒。主暴癥，逐水，治痿蹶。久服轻身，明目。一名承膏，一名承肌，一名无心，一名无颠。生汉中及宛朐、邯郸。七月采茎、叶，阴干。（得秦皮良）

《本经》原文：薇衔，味苦，平。主风湿痹历节痛，惊痫吐舌，悸气贼风，鼠瘘痈肿。一名麋衔。生川泽。

【古代研究】李时珍曰："乃《素问》所用治风病自汗药，而后世不知用之。"该药草后世在中药类专著中不记载，原植物品种有待考证。

96 井中苔及萍

【古籍原文】大寒。主治漆疮，热疮，水肿。井中蓝，杀野葛、巴豆诸毒。

【古方选录】《圣济总录·卷一三二》井苔散：井中苔半两，土马鬃半两。用法：上为散。灯盏中油调涂之。主治：彻耳疮。

【古代研究】植物品种来源有待考证。

97 王 孙

【古籍原文】无毒。主治百病，益气。吴名白功草，楚名王孙，齐名长孙，一名黄孙，一名黄昏，一名海孙，一名蔓延。生海西及汝南城郭垣下。

《本经》原文：王孙，味苦，平。主五脏邪气，寒湿痹，四肢疼酸，膝冷痛。生川谷。

【来　源】百合科植物巴山重楼*Paris bashanensis* Wang et Tang 的根茎。

【形态特征】多年生直立草本，高25~45cm。根茎细长而横生。叶4片轮生，稀为5片；叶片长圆状披针形或卵状椭圆形，先端渐尖，基部楔形，具短柄或无柄。花梗长2~7cm；外轮花被片4片，狭披针形，反折；内轮花被片线形，与外轮同数且近等长；雄蕊通常8枚，花丝短；子房球形，花柱4~5分支。浆果状蒴果不开裂，紫色；种子多数。

【性味功效】苦，平。燥湿散寒，通经止痛。

【古方选录】《太平圣惠方·卷十九》狗脊散：狗脊半两（去毛），附子三分（炮裂，去皮脐），薯

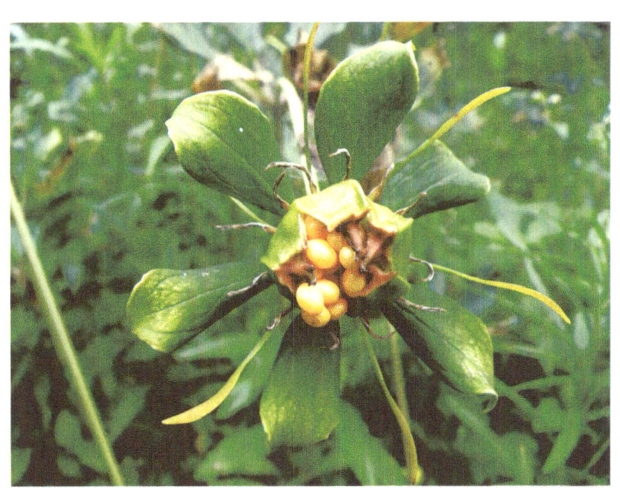

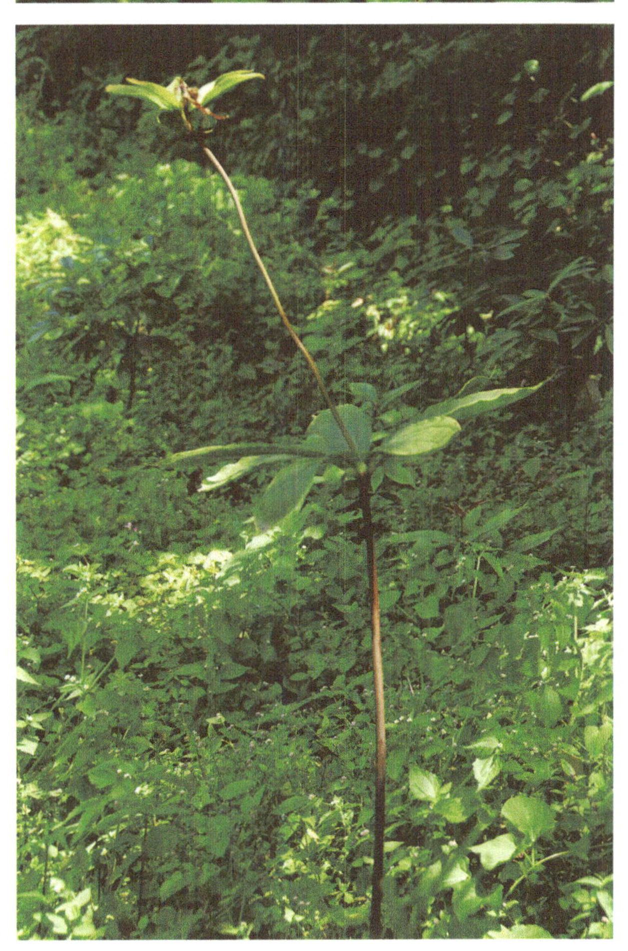

蒴三分，熟干地黄三分，天雄三分（炮裂，去皮脐），王孙三分，桂心三分，山茱萸三分，秦艽三分（去苗），白蔹三分。用法：上为粗散。每服四钱，以水、酒各一中盏，煎至一盏，去滓，分温二服，不拘时候。主治：风湿痹，四肢不仁，肌肉瞤动，举体无力。

【用法用量】煎服，5~12g。

98 爵床（小青草）

【古籍原文】无毒。生汉中及田野。

《本经》原文：爵床，味咸，寒。主腰脊痛不得着床，俯仰艰难，除热。可作浴汤。生川谷。

【来　源】爵床科植物爵床*Rostellularia procumbens* (L.) Nees 的全草。

【形态特征】一年生匍匐草本，高10~60cm。茎柔弱，基部匍匐，茎方形，绿色，被灰白色细柔毛，或具4~6棱，节稍膨大。叶对生；卵形、长椭圆形或广披针形；先端尖，全缘。穗状花序顶生或腋生；花小，萼片5片；花冠淡红色或带紫红色；雄蕊2枚；雌蕊2枚。蒴果线形。

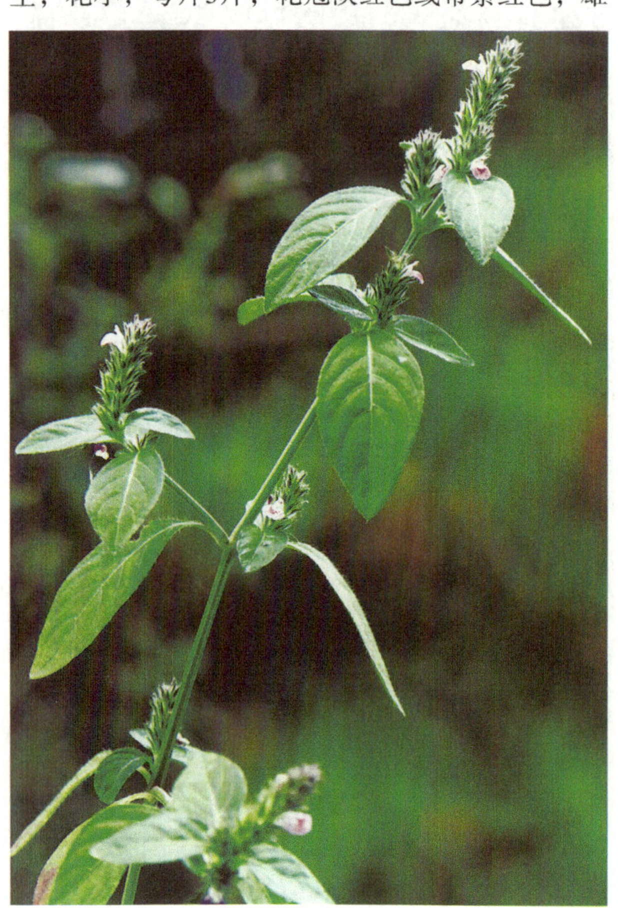

【性味功效】咸，寒。消积除疳，清热散瘀。

【古方选录】《百草镜》：小青草（爵床）五钱。用法：煮豆腐食。主治：黄疸，劳疟发热，翳障初起。

【用法用量】煎服，20~30g。外用适量。

【使用注意】脾胃虚寒者慎用。

【现代研究】化学研究显示，爵床含爵床脂定A和E，山荷叶素，新爵床脂素A、B、C和D等。药理研究显示，其有较强抑制金黄色葡萄球菌、炭疽杆菌和白喉杆菌的作用，还具有预防和治疗心律失常等作用。现代临床用于治疗感冒发热、疟疾、钩端螺旋体病、血痢、便血、急性结膜炎、急性肾盂肾炎、带下病、肝硬化腹水和黄疸型肝炎等。

99 白　前

【古籍原文】味甘，微温，无毒。主治胸胁逆气，咳嗽上气。

【来　源】萝藦科植物柳叶白前*Cynanchum stauntonii*（Decne.）Schltr. ex Levl.或芫花叶白前*Cynanchum glaucescens*（Decne.）Hand. -Mazz. 的根和根茎。

【形态特征】柳叶白前　多年生草本。根茎匍匐。茎直立，单一，下部木质化。单叶对生，具短柄；叶片披针形至线状披针形，先端渐尖，基部渐狭，全缘；下部的叶较短而宽；顶端的叶渐短而狭。聚伞花序腋生，中部以上着生多数小苞片；花萼5深裂，裂片卵状披针形；花冠紫红色，5深裂；雄蕊5枚；雌蕊1枚。蓇葖果角状。种子多数，黄棕色，顶端具白色细茸毛。

【性味功效】辛、苦，微温。降气，消痰，止咳。

【古方选录】《外台秘要·卷十》白前汤：白前二两，紫菀三两，半夏三两（洗），大戟七合（切）。用法：上四味，切。以水一升，渍之一宿，明旦煮取三升，分三次服。主治：久患咳逆上气，体肿，短气胀满，昼夜倚壁不得卧，喉常作水鸡鸣。

【用法用量】煎服，3~10g。

【现代研究】化学研究显示，柳叶白前根茎中含

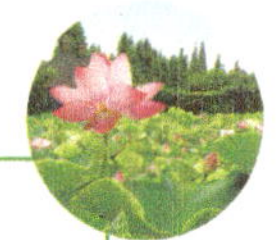

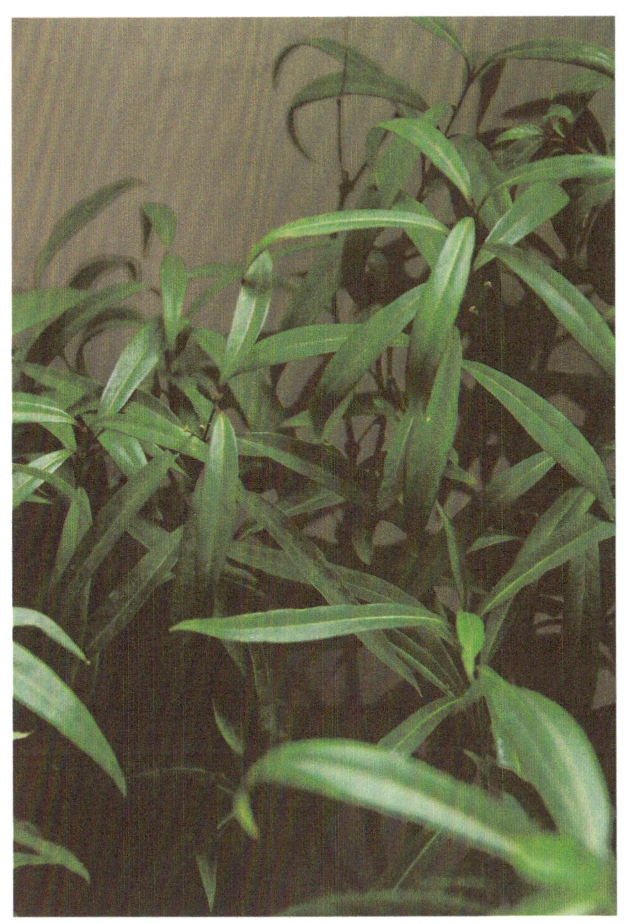

有β-谷甾醇，高级脂肪酸及华北白前醇；芫花叶白前根含三萜皂苷。药理研究显示，其有镇咳，祛痰，平喘及抗炎等作用。现代临床用于治疗急性气管炎、支气管炎、慢性气管炎、感冒咳嗽、百日咳、水肿等。

100 百部根（百部）

【古籍原文】微温，有小毒。主治咳嗽上气。

【来　源】百部科植物直立百部*Stemona sessilifolia*（Miq.）Miq.、蔓生百部*Stemona japonica*（BI.）Miq. 或对叶百部*Stemona tuberosa* Lour. 的块根。

【形态特征】直立百部　多年生草本，高30~60cm。块根簇生，肉质纺锤形。茎直立，不分支，有纵纹。叶常3~4片轮生；卵形、卵状椭圆形至卵状披针形，先端急尖或渐尖，基部楔形，叶脉通常5条，中间3条特别明显；有短柄或几无柄。花腋生，多数生于近茎下部呈鳞片状的苞腋间；花梗细长，直立或斜向上；花被片4片，卵状披针形；雄

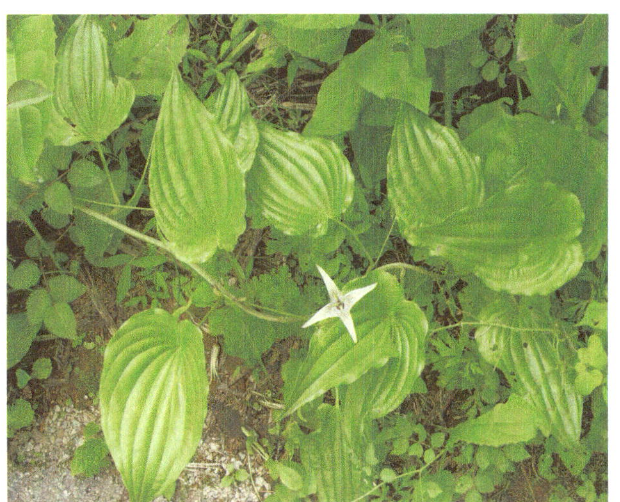

蕊4枚，紫色。蒴果。

【性味功效】甘、苦，微温。温肺下气止咳，杀虫灭虱。

【古方选录】《玉机微义》百部饮：百部根半斤，生姜半斤，细辛三两，甘草三两，贝母一两，白术一两，五味子一两，桂心四两，麻黄六两。用法：以水一斗二升，煮取三升，去滓，分三服。主治：咳嗽日夜不得卧，两眼突出。

【用法用量】煎服，3~9g；或入丸、散。外用适量，煎水洗；或浸酒；或研末调敷。

【现代研究】化学研究显示，块根主要含百部碱、百部定碱、异百部定碱、原百部碱、百部宁碱、华百部碱等生物碱，糖，脂类，蛋白质，灰分，乙酸，甲酸，苹果酸，琥珀酸，草酸等。药理研究显示，其有镇咳作用，对肺炎球菌、乙型溶血型链球菌、脑膜炎球菌、金黄色葡萄球菌、伤寒杆菌、副伤寒杆菌、大肠杆菌等多种致病菌有不同程度的抑制作用，对蚊蝇幼虫、头虱、衣虱以及臭虫等有杀灭作用。现代临床用于治疗慢性支气管炎、百日咳、肺结核、咳嗽等。

101 王　瓜

【古籍原文】无毒。主治诸邪气，热结，鼠瘘，散痈肿、留血，妇人带下不通，下乳汁，止小便数不禁，逐四肢骨节中水，治马骨刺人疮。生鲁地田野，及人家垣墙间。三月采根，阴干。

《本经》原文：王瓜，味苦，寒。主消渴内

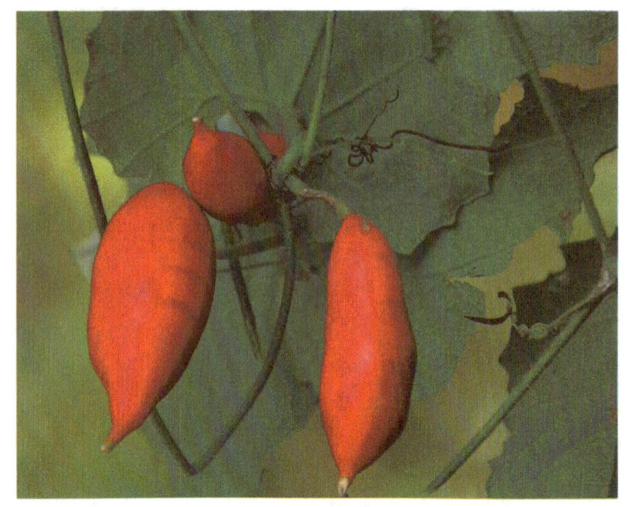

痹，瘀血月闭，寒热酸疼，益气愈聋。一名土瓜。生平泽。

【来　　源】葫芦科植物王瓜*Trichosanthes cucumeroides* (Ser.) Maxim. 的根。

【形态特征】多年生攀援性草本。根肥大，块状。茎细长，有卷须。叶互生，有柄，掌状，边缘齿状，粗涩有茸毛，下部叶有时分裂较深。花腋生，单性，雌雄异株；雄花少数聚成短总状，苞片小披针形，花萼长筒状，上端5裂，萼齿披针形，花冠白色，5裂，裂片边缘细裂呈丝状，雄蕊3枚；雌花单生于叶腋，花萼、花冠和雄花相似。瓠果球形至长椭圆形，熟时带红色。种子多数，茶褐色。

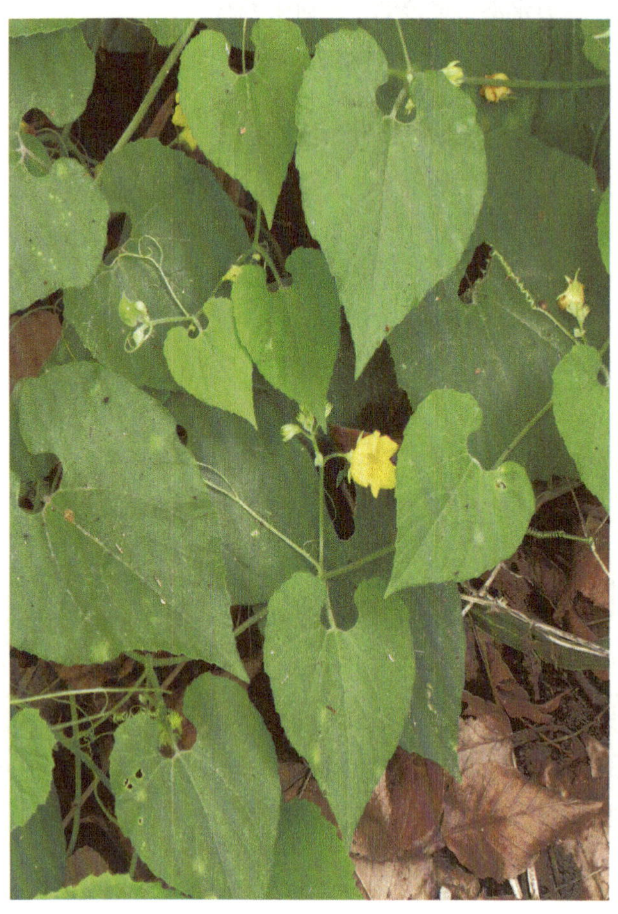

【性味功效】苦，平；有小毒。清热解毒，活血消瘀，利咽。

【古方选录】《圣济总录·卷一六六》王瓜根汤：王瓜根五两（以水五碗，同捣，绞取汁三碗，去滓不用）。用法：上取汁，每服一盏，入酒少许，同煎七分，温服，不拘时候。主治：产后乳汁少或不下。

【用法用量】煎服，15~30g。

【使用注意】孕妇慎用。

【现代研究】化学研究显示，根含多种三萜皂苷，有机酸，香草酸，亚油酸，胆碱和β-天花粉蛋白等。现代临床用于治疗高热口渴、便秘、黄疸型肝炎、小便不利、闭经、乳汁不下和痈疽等。

102 荠苨

【古籍原文】味甘，寒。主解百药毒。

【来　　源】桔梗科植物荠苨*Adenophora trachelioides* Maxim. 的根。

【形态特征】多年生草本。茎高约1m，具白色乳汁。叶互生；叶片卵圆形至长椭圆状卵形，叶端尖，边缘有锐锯齿，基部近截形至心形，有柄；上部叶小型，无柄。圆锥状总状花序；花枝长，花梗短；小苞细小；花下垂；萼5裂；花冠上方扩张成钟形，蓝色、蓝紫色或白色；先端5裂，裂片尖，下垂；雄蕊5枚；雌蕊1枚。蒴果卵状圆锥形，含有多数种子。

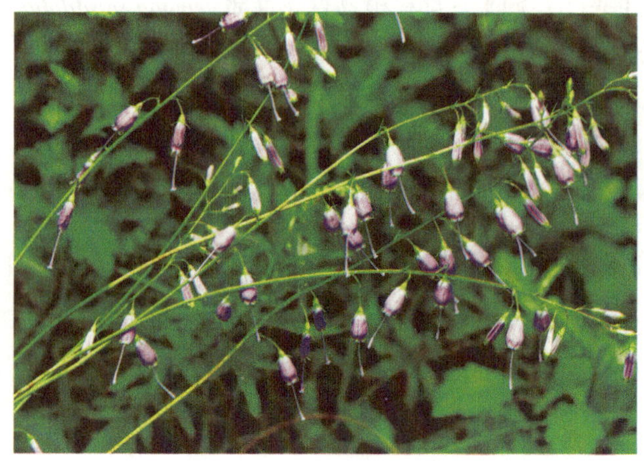

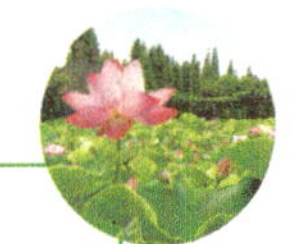

【性味功效】甘，寒。清热解毒，润燥化痰。

【古方选录】《圣济总录·卷一四六》荠苨饮：荠苨二两（锉碎）。用法：以水三盏，煎至一盏半，停冷，细细饮之。主治：一切药毒，乳石发。

【用法用量】煎服，5~15g；或研末；或作丸。外用适量，研末调敷；或捣敷。

【现代研究】化学研究显示，本品含β-谷甾醇和胡萝卜甾醇等。

103 高良姜

【古籍原文】大温。主治暴冷，胃中冷逆，霍乱腹痛。

【来　　源】姜科植物高良姜*Alpinia officinarum* Hance 的根茎。

【形态特征】多年生草本，高30~80cm。根茎圆柱状，横走，棕红色或紫红色，有节，节上生根。茎丛生，直立。叶2列，无柄；叶片狭线状披针形，先端尖，基部渐狭，全缘或具不明显的疏钝齿，两面无毛；叶鞘开放，抱茎，边缘膜质。圆锥形总状花序，顶生，花序轴被茸毛；花两性，具短柄；萼筒状，棕黄色；花冠管漏斗状；唇瓣矩卵形至矩状广卵形，横肉红色，中部具紫红色条纹；侧生退化雄蕊锥状，雄蕊1枚。蒴果不开裂，球形，被短毛，熟时橘红色。种子具假种皮，棕色。

【性味功效】辛，热。温胃止呕，散寒止痛。

【古方选录】《太平惠民和剂局方·卷八》二姜丸：良姜（去芦）、干姜（炮）各等分。用法：上为细末，面糊为丸，如梧桐子大。每服十五至二十丸，食后橘皮汤下。妊娠妇人忌服。主治：心脾疼痛，一切冷物所伤。

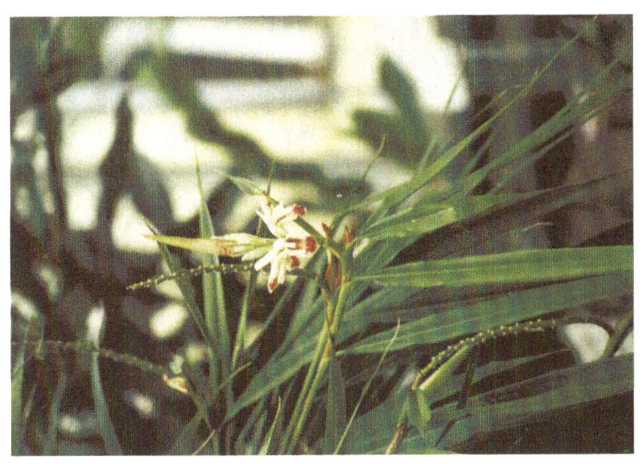

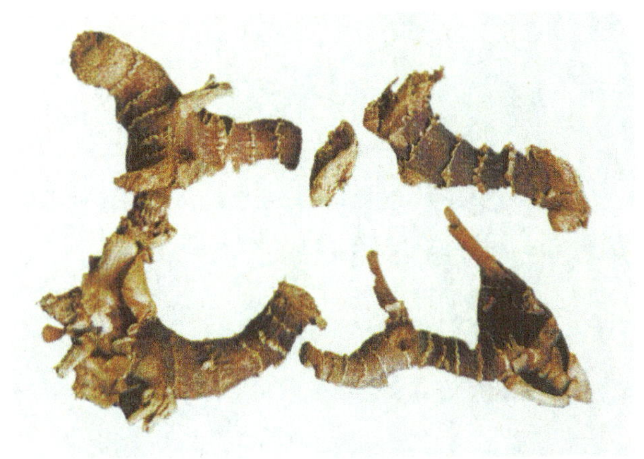

【用法用量】煎服，3~6g；或入丸、散。

【使用注意】热证及阴虚火旺者忌服，孕妇慎用。

【现代研究】化学研究显示，根茎主含挥发油，其中主要成分是1,8-桉叶素、桂皮酸甲酯、丁香油酚、蒎烯、毕澄茄烯等；尚含辛辣成分高良姜酚，以及高良姜素、山柰素、山柰酚、槲皮素、异鼠李素等多种黄酮类化合物。药理研究显示，其有抗溃疡，止泻，镇痛，利胆，抗缺氧，抗菌及抗血小板聚集等作用。现代临床用于治疗急性胃肠炎之腹痛、呕吐、鼻炎等。

104 马先蒿

【古籍原文】味苦，无毒。生南阳。

《本经》原文：马先蒿，味平。主寒热鬼注，中风湿痹，女子带下病，无子。一名马屎蒿。生川泽。

【来　　源】玄参科植物返顾马先蒿*Pedicularis resupinata* L. 的全草和根。

【形态特征】多年草本，高30~70cm。根多数丛生，细长纤维状。茎直立，粗壮中空，方形有棱。叶互生或有时对生，卵形至长圆状披针形，先端渐狭，基部广楔形或圆形，边缘具钝圆齿，叶柄短。花单生于茎枝上部的叶腋；萼前方深裂；花淡紫红色，上唇盔状，下唇大；雄蕊花丝前面1对有毛。蒴果斜长圆形。

【性味功效】苦，平。祛风湿，利尿通淋，攻毒杀虫。

【古方选录】《圣济总录·卷十八》马先蒿散：马

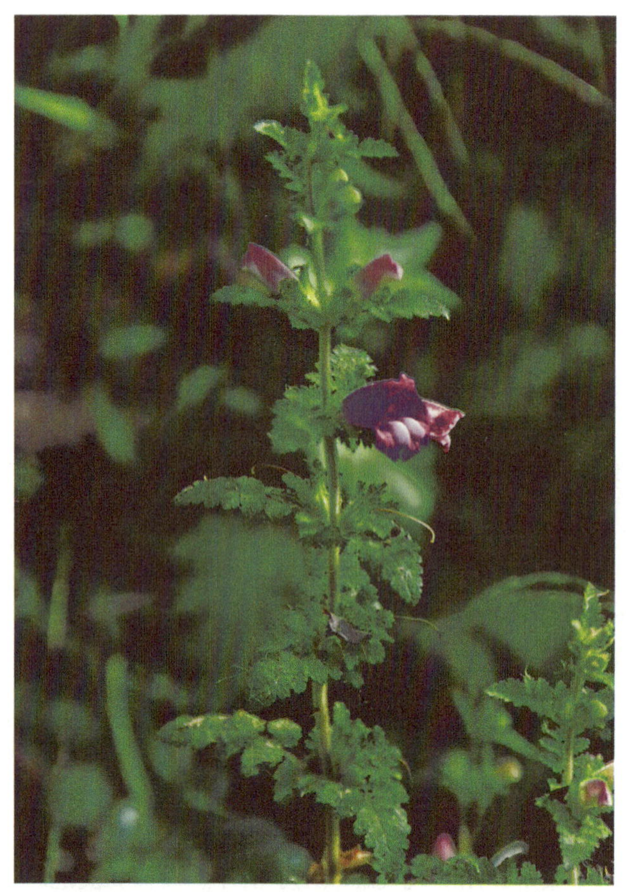

先蒿不计多少（一名马矢蒿，一名烂石草。细切，焙干用）。用法：上为散。每服一钱匕，用荆芥、薄荷汤调下。主治：乌癞。

【用法用量】煎服，10~15g。外用适量。

【现代研究】现代临床用于治疗风湿性关节炎疼痛、疥疮、尿路结石致小便排泄不畅等。

105 蜀羊泉（野茄）

【古籍原文】无毒。主治龋齿，女子阴中内伤，皮间实积。一名羊泉，一名羊饴。生蜀郡。

《本经》原文：蜀羊泉，味苦，微寒。主头秃恶疮热气，疥瘙痂癣虫。生川谷。

【来　源】茄科植物青杞*Solanum septemlobum* Bunge. 的全草或果实。

【形态特征】多年生直立草本，高约50cm。茎具棱角，多分支。叶互生，叶片卵形，为不整齐的羽状分裂，裂片阔线形或披针形，先端渐尖，基部突狭，延为叶柄。二歧聚伞花序顶生；花梗基部具关节；萼小，杯状，5裂；花冠青紫色，先端深5裂；

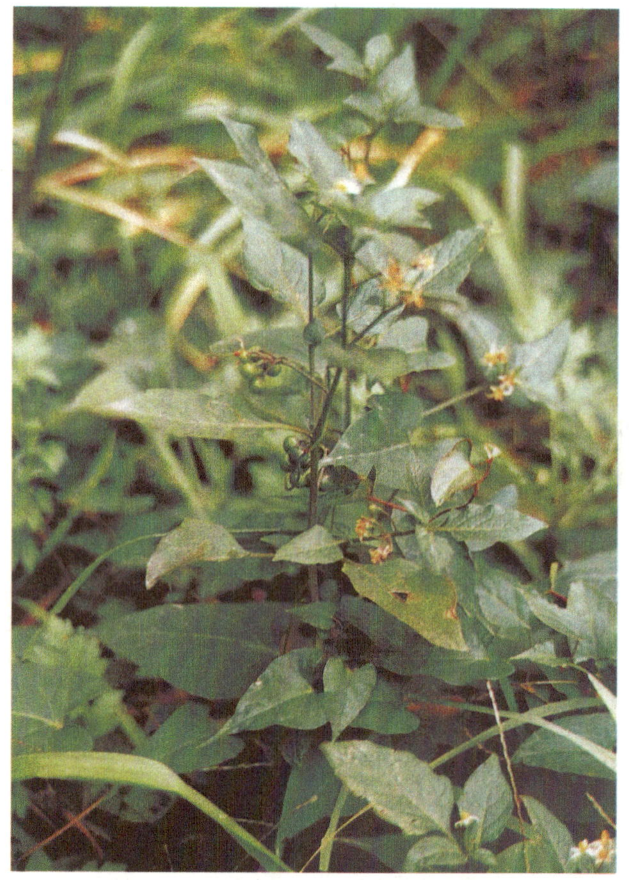

裂片长圆形；雄蕊5枚；子房卵形，2室，柱头头状。浆果近球形，熟时红色。种子扁圆形。

【性味功效】苦，寒；有小毒。清热解毒。

【临床用方】《河南中草药手册》：鲜野茄60g。用法：水煎服，日三次。主治：咽喉肿痛。

【用法用量】煎服，15~30g。外用适量。

【使用注意】体弱者慎用。

【现代研究】现代临床用于治疗急性咽喉炎、感冒咽痛和皮肤感染溃疡等。

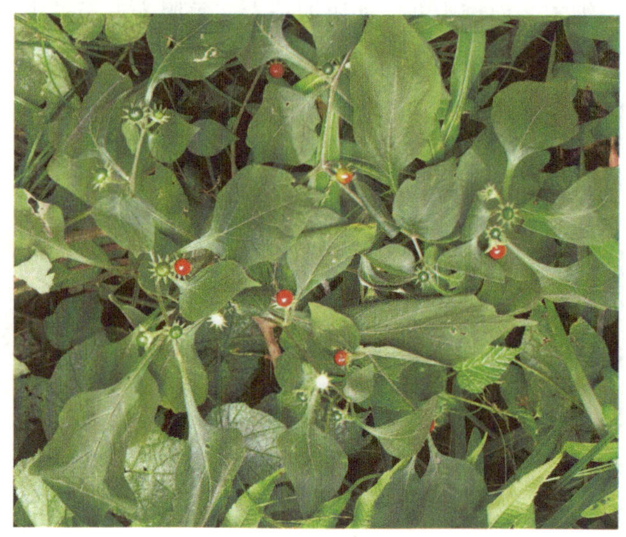

106 积雪草（大马蹄草）

【古籍原文】无毒。生荆州。

《本经》原文：积雪草，味苦，寒。主大热，恶疮痈疽，浸淫赤熛皮肤赤，身热。生川谷。

【来　源】伞形科植物积雪草 *Centella asiatica* (L.) Urb. 的全草。

【形态特征】多年生匍匐草本。茎光滑、细长，无毛或稍被疏毛，节上生根。单叶互生。叶片马蹄形，基部宽心形，边缘有钝齿，两面无毛或背面疏生柔毛。伞形花序单生，伞梗生于叶腋，每一花梗顶端有花3~6朵，常聚生为头状花序。双悬果扁圆形，光滑，主棱间有网状纹相连。

【性味功效】苦、辛，寒。清热利湿，解毒消肿。

【古方选录】《圣济总录·卷一二八》熁散：黄连半两（去须），白蔹半两，鼠粪半两，积雪草半两，大黄半两（炒，锉），甘草半两（炙，锉）。用法：上为散。用浆水调为膏，贴之，干即易。主治：乳痈。

【用法用量】煎服，15~30g。外用适量。

【使用注意】孕妇及月经期慎用。

【现代研究】化学研究显示，积雪草含积雪草酸，积雪草苷，羟基积雪草酸，积雪草糖，肌醇，叶绿素，山柰酚和槲皮素等。药理研究显示，其有镇静，安定，抗菌，松弛回肠的张力及收缩幅度，心率减慢及降低血压等作用。现代临床用于治疗黄疸型肝炎、胆道结石、泌尿道结石和外伤性疼痛等。

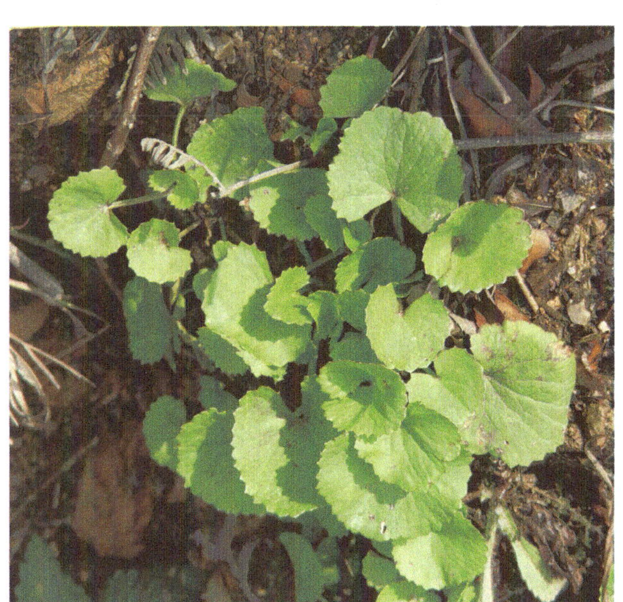

107 恶实（牛蒡子、鼠粘子）

【古籍原文】味辛，平，无毒。主明目，补中，除风伤。根茎，治伤寒、寒热、汗出，中风，面肿，消渴，热中，逐水。久服轻身耐老。生鲁山平泽。又，恶实，一名牛蒡，一名鼠粘草。

【来　源】菊科植物牛蒡 *Arctium lappa* L. 的成熟果实。

【形态特征】二年生草本，上部多分支。基生叶丛生，茎生叶互生；叶大，有长叶柄，表面有纵沟；叶片广卵形或心脏形，边缘稍带波状或呈齿牙状，上面深绿色，光滑，下面密生灰白色短茸毛。头状花序丛生，着生于枝端，排列成伞房状；花梗表面有浅沟，密生细柔毛；总苞球形，由多数覆瓦状排列的苞片组成，苞片披针形或线形，着生多数筒状两性花；花冠先端5浅裂；雄蕊5枚。瘦果长圆形或长圆状倒卵形，灰褐色，具纵棱。

【性味功效】辛、苦，寒。疏散风热，宣肺透疹，解毒利咽。

【古方选录】《痘麻绀珠·卷十六》射干鼠粘子汤：鼠粘子四钱，荆芥一钱，防风五分，甘草一钱，射干一钱。用法：水煎服。主治：痘疹疮毒未尽，身壮热，大便坚实，或口舌生疮，咽喉肿疼。

【用法用量】煎服，6~12g；或入丸、散剂。外用适量，煎水含漱。

【使用注意】气虚便溏者忌用。

【现代研究】化学研究显示，果实含牛蒡苷，脂

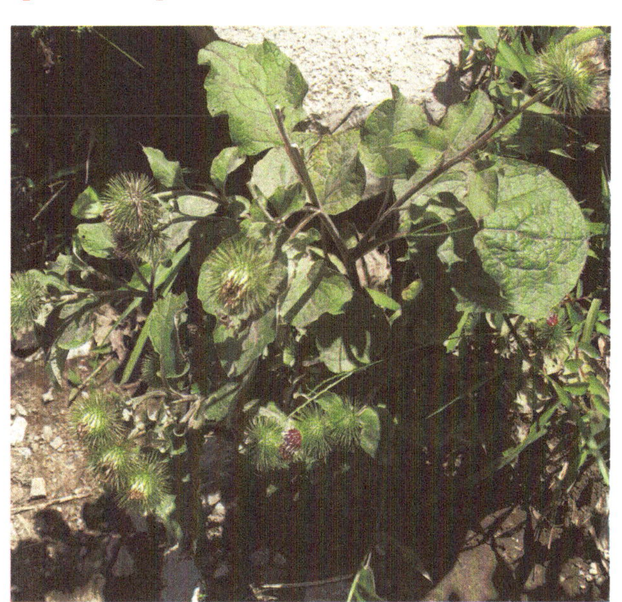

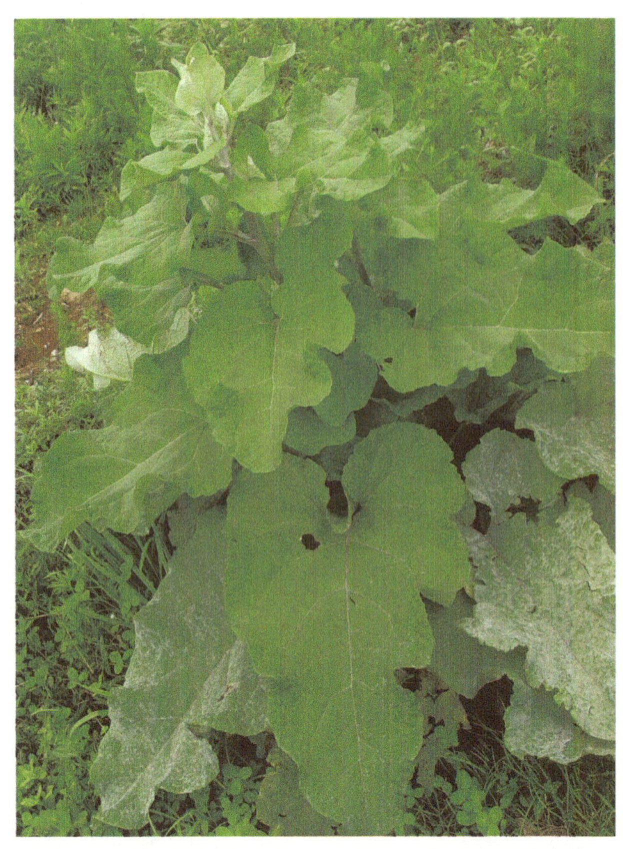

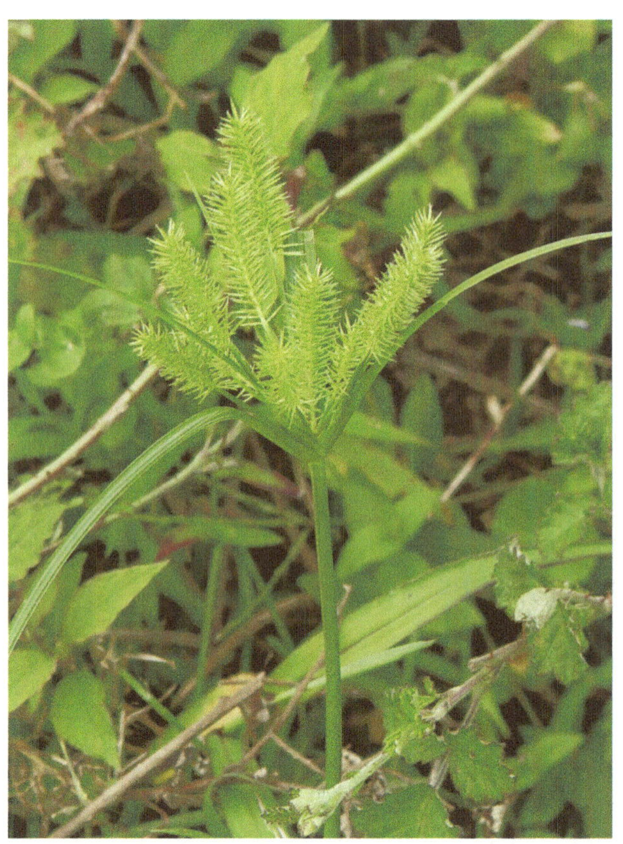

肪油，油中主要成分为棕榈酸、硬脂酸等的甘油酯；另含甾醇、维生素B_1等。药理研究显示，其有抗菌，抗病毒，抗肿瘤，降血糖，降血压，利尿，泻下等作用。现代临床用于治疗感冒发热、急性咽炎、急性扁桃体炎、风疹及湿疹皮肤瘙痒等。

108 莎草根（香附）

【古籍原文】味甘，微寒，无毒。主除胸中热，充皮毛。久服利人，益气，长须眉。一名薃，一名侯莎，其实名缇。生田野，二月、八月采。

【来　　源】莎草科植物莎草*Cyperus rotundus* L.的根茎。

【形态特征】多年生草本。匍匐根茎长，先端具肥大纺锤形的块茎，外皮紫褐色，有棕色毛或黑褐色的毛状物。茎直立，锐三棱形，基部呈块茎状。叶窄线形，短于秆；鞘棕色，常裂成纤维状。叶状苞片2~5片，长侧枝聚伞花序；穗状花序轮廓为陀螺形；小穗3~10条，线形；小穗轴具较宽的、白色透明的翅；鳞片覆瓦状排列，膜质，卵形或长圆状卵形，中间绿色，两侧紫红色或红棕色，具脉5~7条；雄蕊3枚。小坚果长圆状倒卵形。

【性味功效】辛、微苦、微甘，平。疏肝解郁，理气宽中，调经止痛。

【古方选录】《丹溪心法·卷三》越鞠丸：苍术、香附、抚芎(川芎)、神曲、栀子各等分。用法：上为末，水丸如绿豆大。每服一百丸。主治：诸郁。

【用法用量】煎服，6~10g；或入丸、散。外用适量，研末撒、调敷，或作饼热熨。

【使用注意】凡气虚无滞、阴虚、血热者慎用。

【现代研究】化学研究显示，莎草根含挥发油，油中含β-蒎烯、柠檬烯、α-香附酮、香附子烯、β-香附酮等。药理研究显示，挥发油有轻度雌激素样活性，对离体子宫有抑制作用，使其收缩力减弱、肌张力降低；尚有保肝，利胆，镇痛，解热，抗炎，抗菌等作用。现代临床用于治疗月经不调、痛经、抑郁症、产后腹痛、食后腹胀等。

109 大小蓟根（大蓟、小蓟）

【古籍原文】味甘，温。主养精，保血。大蓟，主治女子赤白沃，安胎，止吐血、衄鼻，令人肥健。五月采。

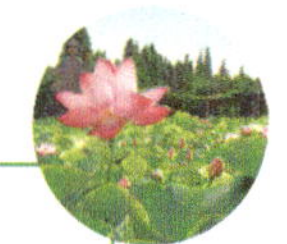

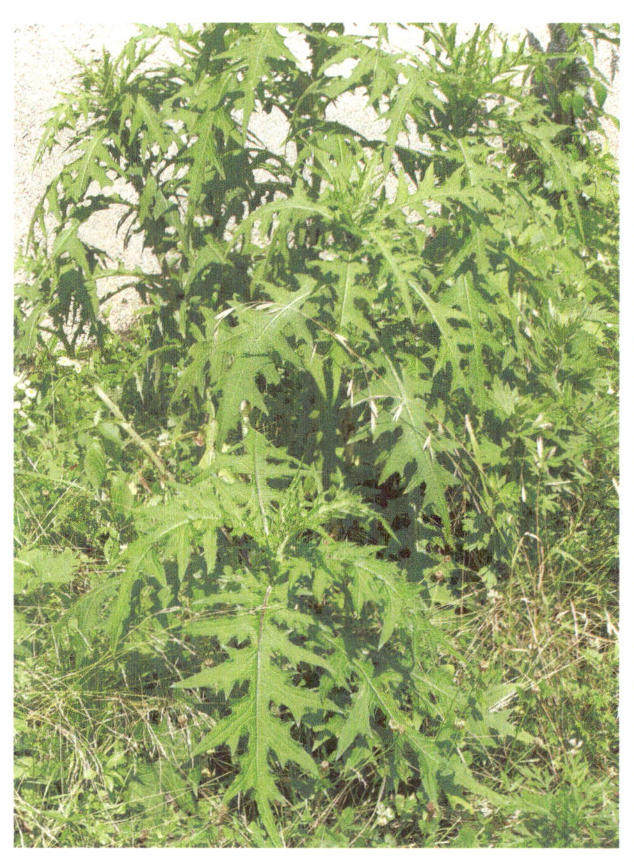

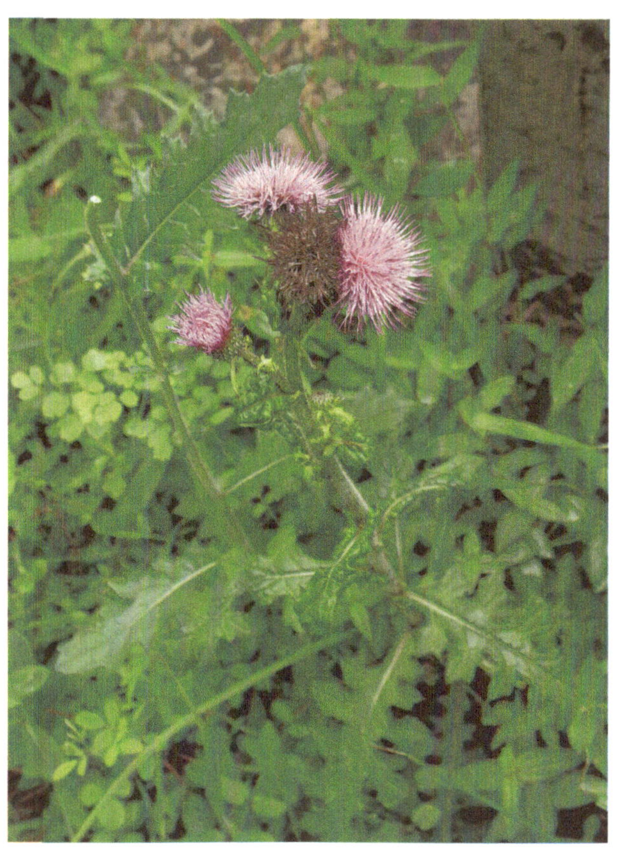

大　蓟

【来　　源】菊科植物蓟*Cirsium japonicum* Fisch. ex DC. 的地上部分。

【形态特征】多年生宿根草本。茎直立，有纵条纹，密被白软毛。叶互生；基生叶倒卵状长椭圆形，羽状分裂，先端尖，边缘具不等长浅裂和斜刺，基部渐狭，形成两侧有翼的扁叶柄，被毛；茎生叶向上逐渐变小，形状与根生叶相似，基部抱茎，下表面密被白绵毛。头状花序，单生于枝端；柄短；着生披针状叶1~2片；总苞球形，苞片6~7列，披针形，锐头，有刺，全缘；管状花，紫红色，两性；雄蕊5枚；雌蕊1枚。瘦果扁椭圆形。

【性味功效】甘、苦，凉。凉血止血，祛瘀解毒消痈。

【古方选录】《圣济总录·卷一二七》大蓟根散：大蓟根一斤。用法：上为散。每服三钱匕，食后温酒调下，一日二次。主治：热结瘰疬。

【用法用量】煎服，9~15g，新鲜者30~60g；或捣汁；或研末。外用适量，捣敷或捣汁涂。

【使用注意】虚寒性出血、脾胃虚寒者慎用。

【现代研究】化学研究显示，全草含生物碱，挥发油。药理研究显示，其有止血、降血压作用，对人型结核杆菌有抑制作用，对单纯疱疹病毒有明显抑制作用。现代临床用于治疗外伤出血、疮痈肿痛、痢疾脓血便等。

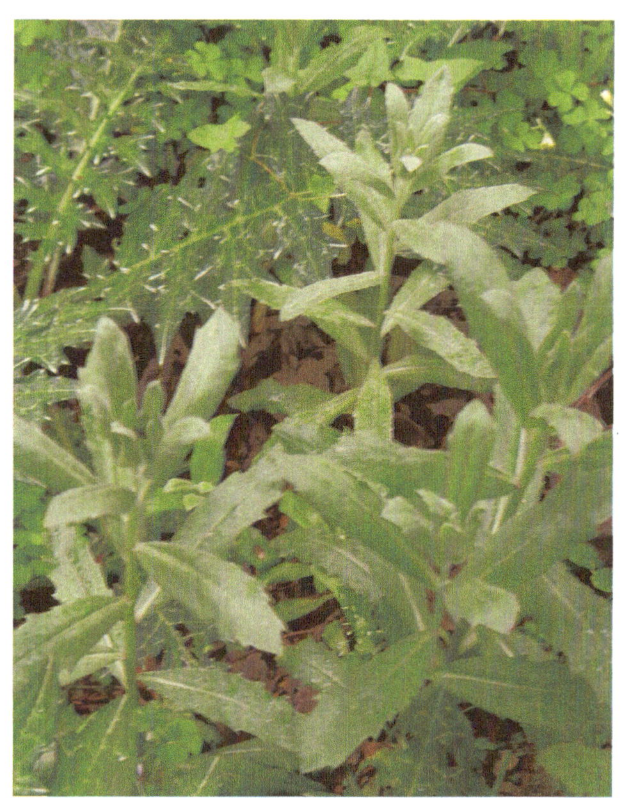

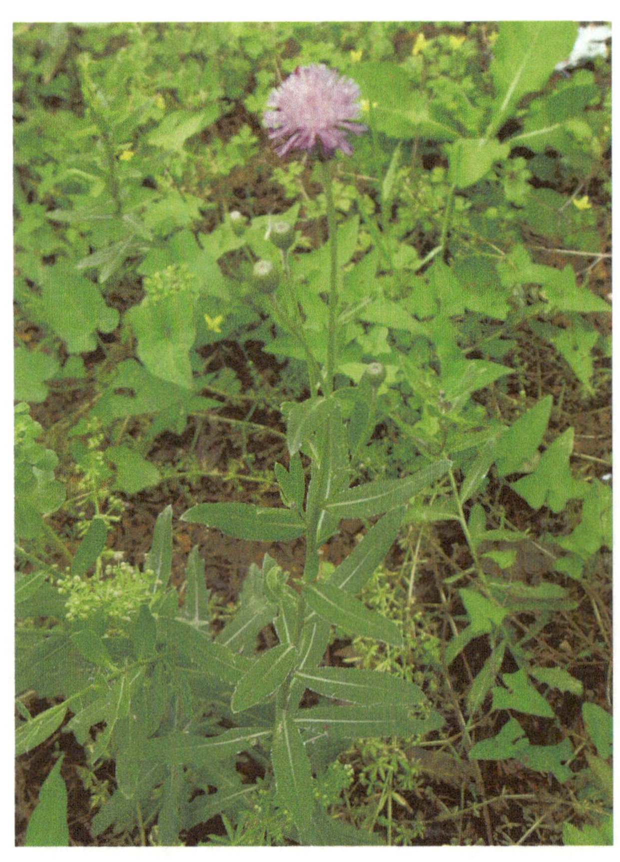

小　蓟

【来　　源】菊科植物刺儿菜*Cirsium setosum*（Willd.）MB. 的地上部分。

【形态特征】多年生草本，具长匍匐根。茎直立。基生叶花期枯萎；茎生叶互生，长椭圆形或长圆状披针形，两面均被蛛丝状绵毛，全缘或有波状疏锯齿，齿端钝而有刺，边缘具黄褐色伏生倒刺状牙齿，先端尖或钝，基部狭窄或钝圆，无柄。雌雄异株，头状花序单生于茎顶；总苞钟状，苞片5裂，疏被绵毛；花冠紫红色；雄花冠细管状，5裂，雄蕊5枚，雌蕊不育；雌花花冠细管状。瘦果长椭圆形，冠毛羽毛状，淡褐色。

【性味功效】甘、苦，凉。凉血止血，散瘀解毒消痈。

【古方选录】《玉机微义》小蓟饮子：生地黄（洗）四两，小蓟半两，滑石半两，木通半两，蒲黄（炒）半两，藕节半两，淡竹叶半两，当归（酒浸）半两，山栀子半两，炙甘草半两。用法：㕮咀，每服四钱，水一盏半，煎至八分，去滓温服，空心食前。主治：下焦热结，尿血成淋。

【用法用量】煎服，5~12g，新鲜者30~60g；或捣汁；或研末。外用适量，捣敷；或捣汁涂。

【使用注意】虚寒性出血、脾胃虚寒者慎用。

【现代研究】化学研究显示，刺儿菜含生物碱，皂苷，三萜类化合物等。药理研究显示，其有止血，抗菌，升高血压等作用。现代临床用于治疗传染性肝炎、细菌性痢疾、血痢、产后子宫收缩不全等。

110 垣　衣

【古籍原文】味酸，无毒。主治黄疸，心烦，咳逆，血气，暴热在肠胃，金疮内塞。久服补中益气，长肌，好颜色。一名昔邪，一名乌韭，一名垣嬴，一名天韭，一名鼠韭。生古垣墙阴或屋上。三月三日采，阴干。

又，垣衣，主暴风口噤，金疮、酒渍服之效。

【来　　源】真藓科植物真藓*Bryum argenteum* Hedw. 的全体。

【形态特征】植物体密集丛生，银白色、灰绿色。茎高约1cm，单一或基部分支。叶紧密覆瓦状排列，阔卵形，具细长的毛状尖；叶边全缘，常内曲；中肋粗，突出叶尖。蒴柄红色，直立。孢蒴近于长梨形，下垂。褐红色。蒴齿2层。孢子球形，有疣。

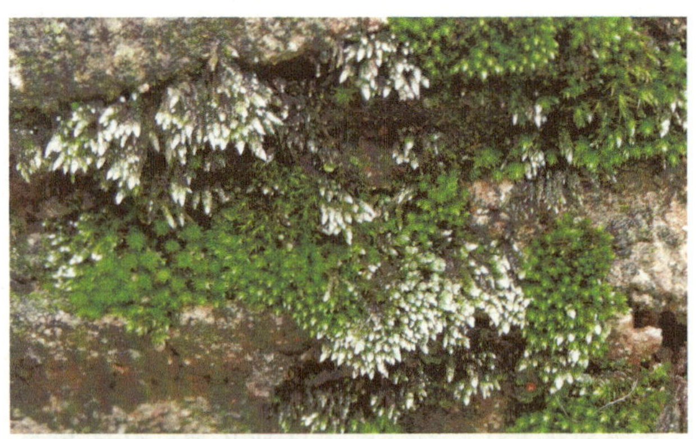

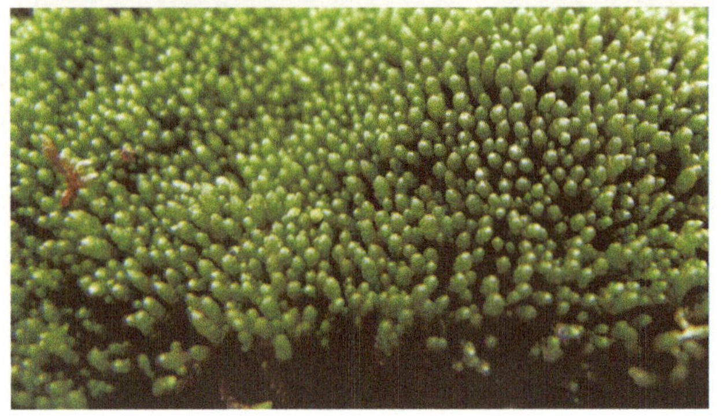

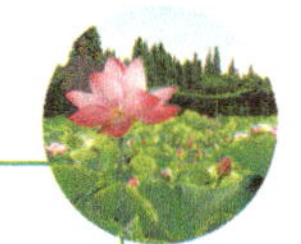

【性味功效】甘、微涩，凉。清热解毒，止血。

【古方选录】《太平圣惠方・卷四十一》垣衣散：垣衣五合（晒干，捣罗为末），铁精一合，合欢木灰二两，水萍末一合。用法：上药相和，为极细末。旋以生油调如膏。涂于不生处，日夜再涂，即生。主治：眉发髭不生。

【用法用量】煎服，10~15g。外用适量，研末调敷；或捣碎后用纱布包好塞鼻孔。

【现代研究】化学研究显示，垣衣含芹菜素，木樨草素，芹菜素7-O-β-D-吡喃葡萄糖苷，木樨草素7-O-β-D-吡喃葡萄糖苷，异高山黄芩素 7-O-β-D-吡喃葡萄糖苷，8-羟基木樨草素 7-O-β-D-吡喃葡萄糖苷。现代临床用于治疗细菌性痢疾、鼻窦炎、黄疸、烫火伤和疮痈等。

111 艾　叶

【古籍原文】味苦，微温，无毒。主灸百病，可作煎，止下痢，吐血，下部䘌疮，妇人漏血，利阴气，生肌肉，辟风寒，使人有子。一名冰台，一名医草。生田野。三月三日采，暴干。作煎，勿令见风。

又，艾，生寒熟热。主下血，衄血、脓血痢，水煮及丸散任用。

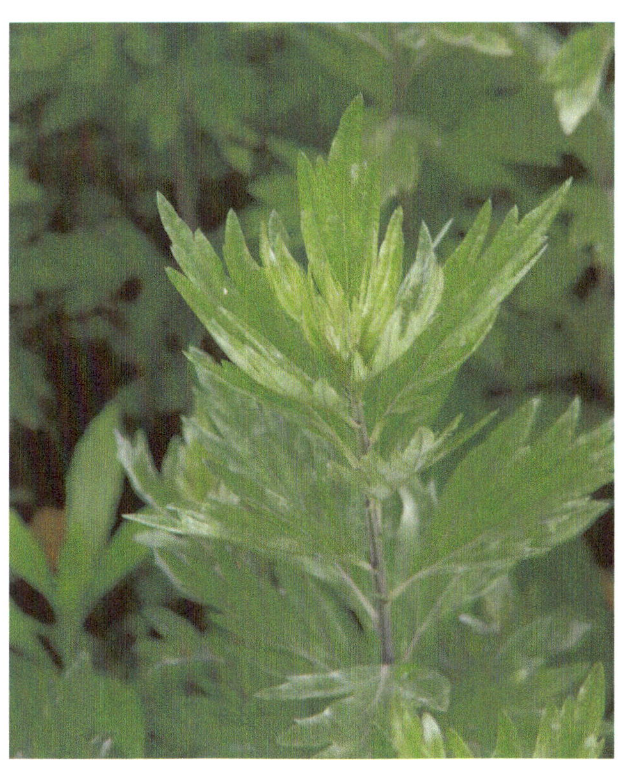

【来　　源】菊科植物艾*Artemisia argyi* Lévl. et Vant. 的叶。

【形态特征】多年生草本。茎直立，圆形，质硬，基部木质化，被灰白色软毛。单叶，互生；下部叶在开花时即枯萎；中部叶具短柄，叶片卵状椭圆形，羽状深裂，裂片椭圆状披针形，边缘具粗锯齿，上面暗绿色，密布腺点，下面灰绿色，密被灰白色茸毛；近茎顶端的叶无柄，叶片有时全缘完全不分裂，披针形或线状披针形。头状花序，排列成集合状；总苞苞片4~5层；花托扁平，半球形，上生雌花及两性花10余朵；雌花不甚发育，无明显的花冠；两性花与雌花等长，花冠筒状，红色，顶端5裂；雄蕊5枚。瘦果长圆形。

【性味功效】辛、苦，温；有小毒。温经止血，散寒止痛；外用祛湿止痒。

【古方选录】《圣济总录・卷七十七》香艾丸：艾叶（炒）、陈橘皮(陈皮，汤浸去白，焙）各等分。用法：上二味捣罗为末，酒煮烂饭和丸，如梧桐子大。每服二十丸，空心。主治：气痢腹痛，睡卧不安。

【用法用量】煎服，3~9g；入丸、散；或捣汁。外用适量，捣绒作炷；或制成艾条熏灸；或捣敷；或煎水熏洗；或炒热温熨。

【使用注意】阴虚血热者及宿有失血病者慎用。

【现代研究】化学研究显示，全草含挥发油，油中含苧烯、香叶烯、乙酸龙脑酯、β-蒎烯、龙脑、桧烯等；尚含β-谷甾醇，豆甾醇，α-香树酯，β-香树酯，无羁萜，柑橘素，槲皮素等。药理研究显示，其有止血，抗过敏，抗炎，抗细菌，抗真菌，平喘，利胆等作用。现代临床用于治疗肝炎、肝硬化、慢性气管炎等。

112 牡　蒿

【古籍原文】味苦，温，无毒。主充肌肤，益气，令人暴肥，血脉满盛，不可久服。生田野，五月、八月采。

【来　　源】菊科植物牡蒿*Artemisia japonica* Thunb. 的全草。

【形态特征】多年生草本，茎直立。叶互生；茎中

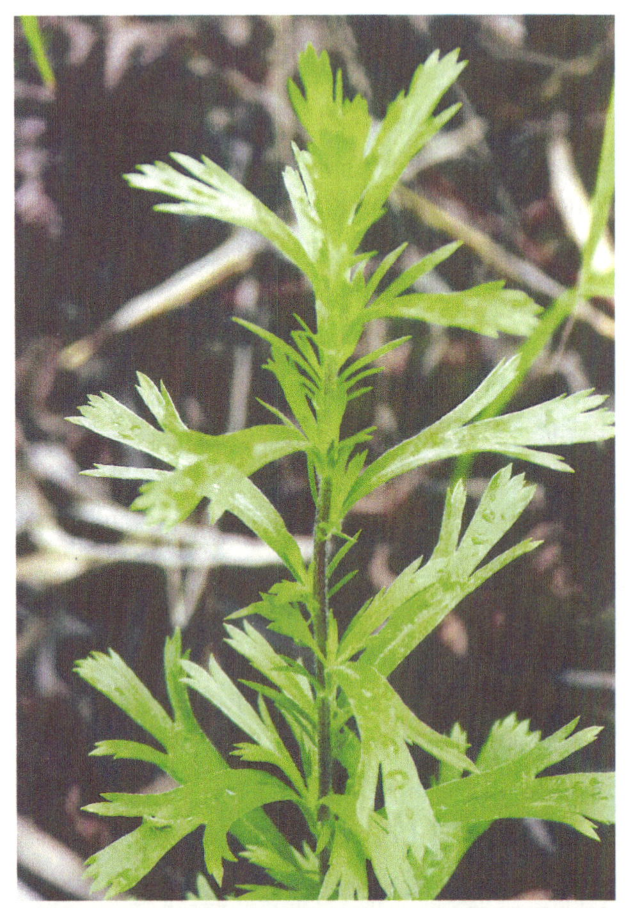

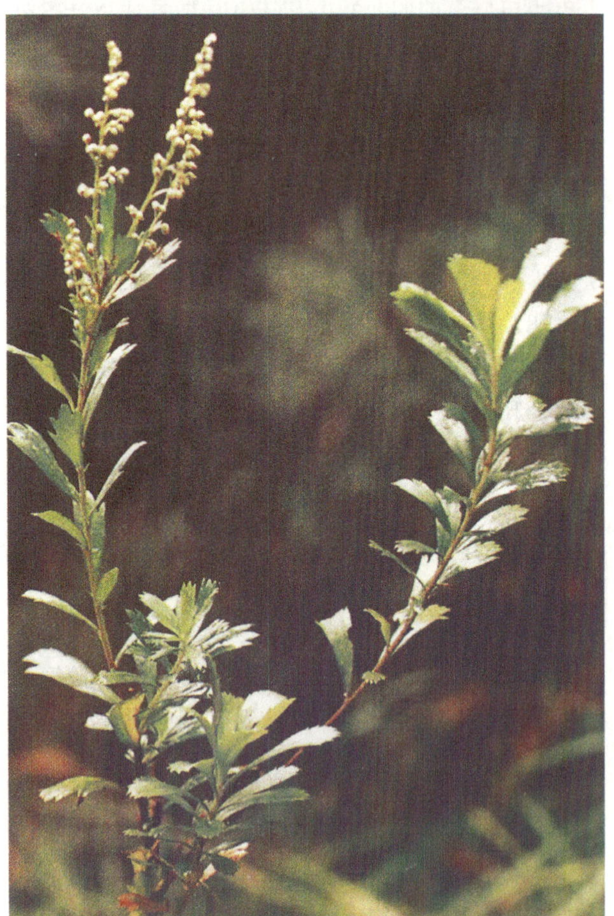

部以下的叶，基部楔形，先端羽状3裂，中间裂片较宽，羽状3裂；叶两面绿色，无毛。头状花序，排列成圆锥花序状，每一头状花序球形；总苞球形；花托球形，上生两性花及雌花，花冠均为管状；雌花位于花托之外围，花冠中央仅有雌蕊1枚；中央为两性花，花冠先端5裂；雄蕊5枚；雌蕊1枚。瘦果小，椭圆形，无毛。

【性味功效】苦、微甘，寒。清热，凉血，解毒。

【临床用方】《浙江民间常用草药》：牡蒿鲜全草一至二两。用法：切碎，水煎服。主治：喉蛾。

【用法用量】煎服，10~15g；鲜品加倍。外用适量，煎水洗；或鲜品捣烂敷。

【使用注意】体弱虚寒者及孕妇慎用。

【现代研究】化学研究显示，全草含挥发油，油中含古巴烯、乙酸金合欢酯、三环岩兰烯、α-丁香烯、β-丁香烯、α-蒎烯、β-蒎烯、莰烯、苧烯、桉油精、蒿酮、蒿醇等。药理研究显示，其提取物体外有抗红色毛癣菌的作用，煎剂对钩端螺旋体有抑制作用。现代临床用于治疗感冒发热、急性肠炎、腹泻和咽喉炎肿痛等。

113 假苏（荆芥）

【古籍原文】无毒。一名姜芥。生汉中。

《本经》原文：假苏，味辛，温。主寒热鼠瘘，瘰疬生疮，破结聚气，下瘀血，除湿痹。一名鼠蓂。生川泽。

【来　　源】唇形科植物荆芥*Schizonepeta tenuifolia* Briq. 的地上部分。

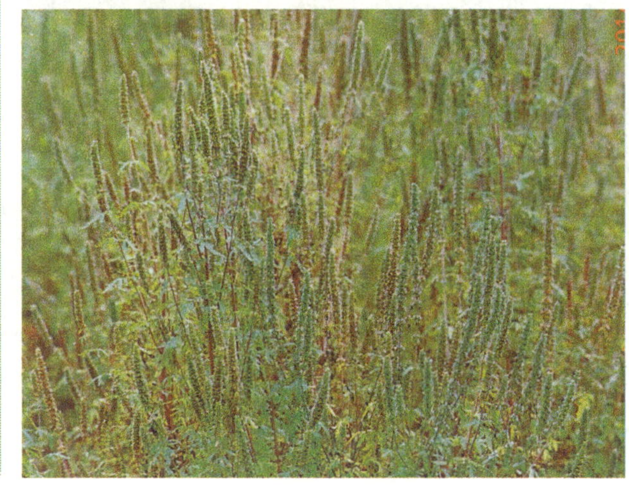

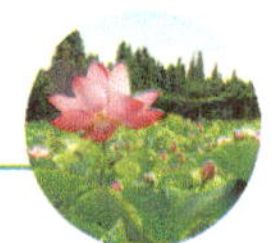

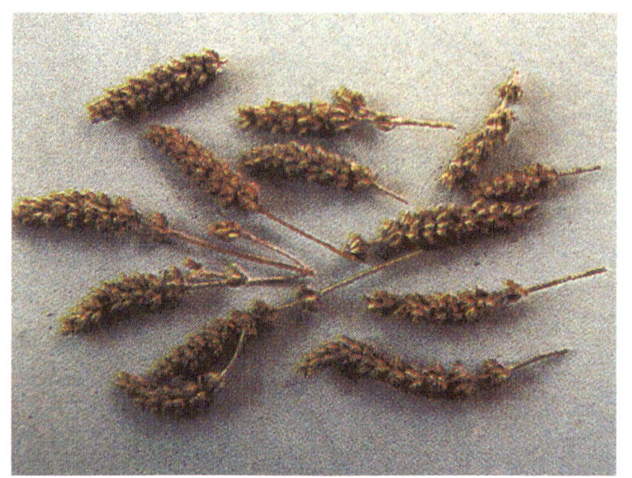

【形态特征】一年生草本。全株有香气，被短柔毛。茎直立，四棱形，上部多分支。叶对生，掌状3裂，偶有多裂，裂片线形至线状披针形，两面有短柔毛，下面有腺点。轮伞花序密生于枝端呈假穗状；花萼狭钟形，花冠唇形，雄蕊4枚，二强；子房4裂。小坚果4颗，三棱状长圆形，棕色。

【性味功效】辛，微温。解表散风，透疹，消疮。

【古方选录】《医方类聚·卷一八三》荆芥汤：荆芥、好茶各适量。用法：上为散。水煎，洗痔。主治：痔疮。

【用法用量】煎服，5~10g。止血炒炭用。

【使用注意】阴虚血亏、热病动风者不宜。

【现代研究】化学研究显示，荆介含挥发油1%~2%，穗含挥发油4.11%；挥发油中有右旋薄荷酮、消旋薄荷酮、左旋胡薄荷酮、少量右旋柠檬烯等，还含有荆芥苷及黄酮类成分等。药理研究显示，其有微弱解热，解痉，镇静，抗炎，祛痰，平喘和抗过敏等作用；荆芥炭有明显止血作用。现代临床用于治疗感冒、麻疹不透、皮肤瘙痒和丘疹样荨麻疹等。

114 水萍（浮萍）

【古籍原文】味酸，无毒。主下气。以沐浴，生毛发。一名水白，一名水苏。生雷泽。三月采，暴干。

《本经》原文：水萍，味辛，寒。主暴热身痒，下水气，胜酒，长须发，止消渴。久服轻身。一名水华。生池泽。

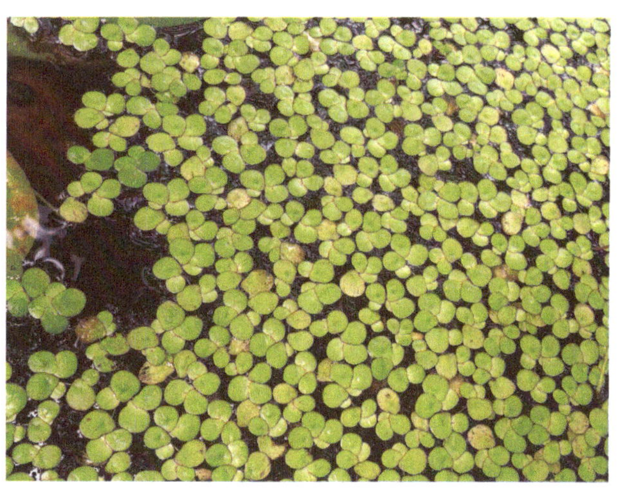

【来　　源】浮萍科植物紫萍*Spirodela polyrrhiza*（L.）Schleid. 的全草。

【形态特征】多年生细小草本，漂浮水面。根5~11条束生，细长，纤维状。叶状体扁平，单生或2~5枚簇生，阔倒卵形，先端钝圆，上面深绿色，下面呈紫色。花序生于叶状体边缘的缺刻内；花单性，雌雄同株；佛焰苞袋状，二唇形，有2朵雄花和1朵雌花；雄花雄蕊2枚，花药2室，花丝纤细；雌花雌蕊1枚，子房无柄，1室。果实圆形，边缘有翅。

【性味功效】辛，寒。发汗解表，透疹止痒，利水消肿，清热解毒。

【古方选录】《千金方·卷二十一》浮萍丸：干浮萍、栝楼根等分。用法：上二味为末，以人乳汁和丸如梧子。空腹饮服二十丸，日三。主治：消渴。

【用法用量】煎服，3~10g。外用适量，煎汤浸洗；研末撒或调敷。

【使用注意】表虚自汗者忌用。

【现代研究】化学研究显示，紫萍含荭草素，牡荆

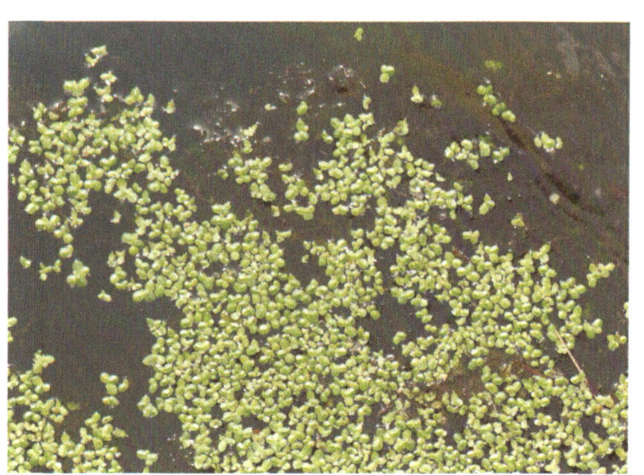

素，多量维生素B_1、B_2、C，β-胡萝卜素，木樨草素-7-β-葡萄糖苷，叶黄素，环氧叶黄素，脂类和蛋白质等。药理研究显示，其有强心，升高血压，解热，抗菌和吸收氟等作用。现代临床用于治疗皮肤瘙痒、水肿、风疹、疮癣、丹毒和烫伤等。

115 海　藻

【古籍原文】味咸，无毒。主治皮间积聚暴颓，留气热结，利小便。一名藫。生东海，七月七日采，暴干。（反甘草）

《本经》原文：海藻，味苦，寒。主瘿瘤气，颈下核，破散结气，痈肿癥瘕坚气，腹中上下鸣，下十二水肿。一名落首。生池泽。

【来　　源】马尾藻科植物海蒿子*Sargassum pallidum* (Turn.) C. Ag. 或羊栖菜*Sargassum fusiforme* (Harv.) Setch. 的藻体。

【形态特征】海蒿子　多年生褐藻，暗褐色，高30~100cm。固着器扁平盘状或短圆锥形；主轴圆柱形，幼时短，逐年增长，两侧有呈钝角或直角的羽状分支及腋生小枝；叶状突起的形状、大小差异很大，披针形、倒披针形和线形都有。气囊生于最终分支上，有柄，成熟时球形或近于球形，表面有稀疏的毛窠斑点。生殖托单生或总状排列于生殖小枝上。

【性味功效】咸，寒。消痰软坚散结，利水消肿。

【古方选录】《普济方·卷二五〇》海藻丸：海藻四两，三棱六两，茴香九两，牵牛一两二钱（炒）。用法：上为细末，水糊为丸，如梧桐子大。主治：肾气。

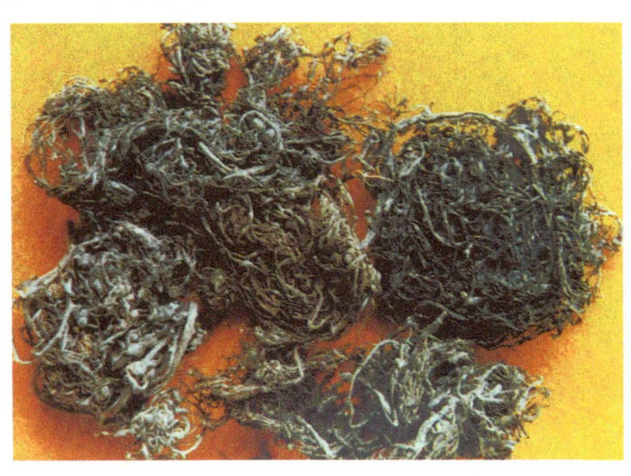

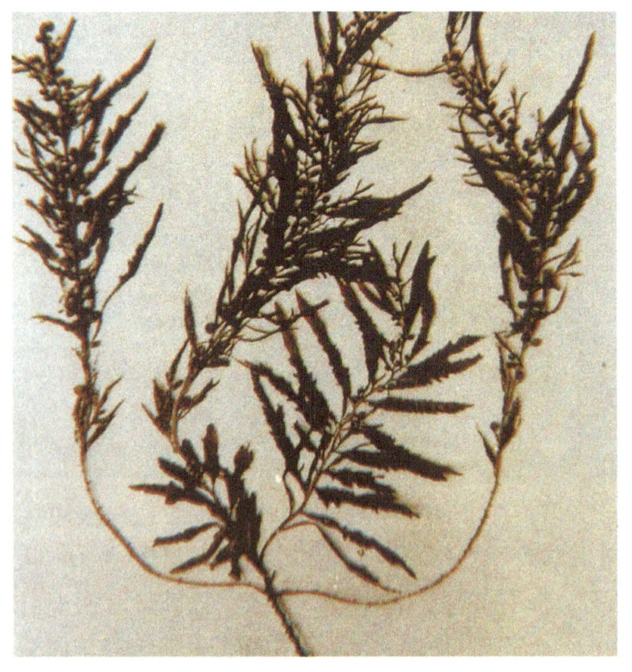

【用法用量】煎服，6~12g；或入丸、散。

【使用注意】不宜与甘草同用。

【现代研究】化学研究显示，海蒿子含褐藻酸，甘露醇，碘、钾，粗蛋白，灰分，马尾藻多糖和磷脂类化合物等。药理研究显示，其对甲状腺功能亢进、基础代谢率增高有暂时抑制作用；还有降血压，抗凝血，减轻动脉硬化，提高小鼠常压耐缺氧能力等作用。现代临床用于治疗单纯性肥胖、颈淋巴结结核、甲状腺良性肿瘤和缺碘性甲状腺肿大等。

116 昆　布

【古籍原文】味咸，寒，无毒。主治十二种水肿，瘿瘤聚结气，瘘疮。生东海。

【来　　源】翅藻科植物昆布*Ecklonia kurome* Okam. 或海带科植物海带*Laminaria japonica* Aresch. 的叶状体。

【形态特征】昆布　多年生大型褐藻。根状固着器由树枝状的叉状假根组成，数轮重叠成圆锥状，直径5~15cm。柄部圆柱状或略扁圆形，中实。叶状体扁平，革质，微皱缩，暗褐色，1~2羽状深裂，两侧裂片长舌状，基部楔形，孢子囊群在叶状体表面形成。

【性味功效】咸，寒。消痰软坚散结，利水消肿。

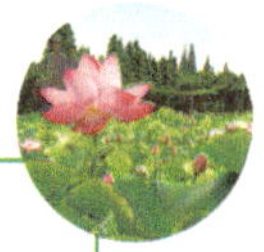

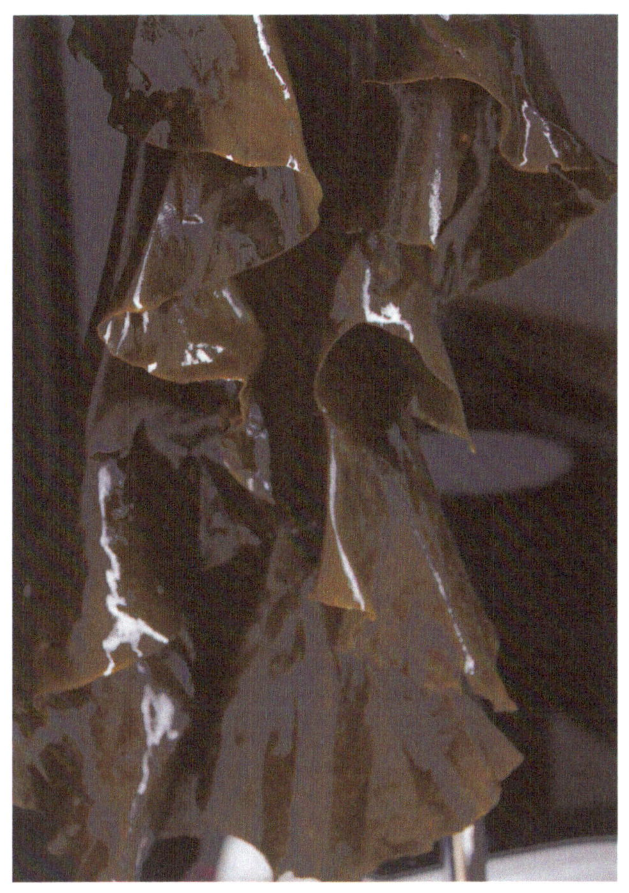

【临床用方】《圣济总录·卷一二五》五瘿昆布方：昆布二两（洗去咸，焙）。用法：上切，如指面大，醋渍，含咽汁尽为度。主治：五瘿。

【用法用量】煎服，6~12g。

【使用注意】胃弱者不宜使用。

【现代研究】化学研究显示，昆布含褐藻酸及其钠盐，海带淀粉，甘露醇，维生素，卤化物，硫酸盐，磷酸盐，碘和其他微量无机元素等。药理研究显示，其有明显降血清胆固醇，降血糖，抗凝血，抗放射，抗肿瘤和轻度通便等作用。现代临床用于治疗单纯性肥胖、颈淋巴结结核、甲状腺良性肿瘤和缺碘性甲状腺肿、高血压病、气管炎及肺结核等。

117 荭 草

【古籍原文】味咸，微寒，无毒。主治消渴，去热，明目，益气。一名鸿藹。如马蓼而大，生水傍，五月采实。

【来　　源】蓼科植物红蓼*Polygonum orientale* L.的果实或全草。

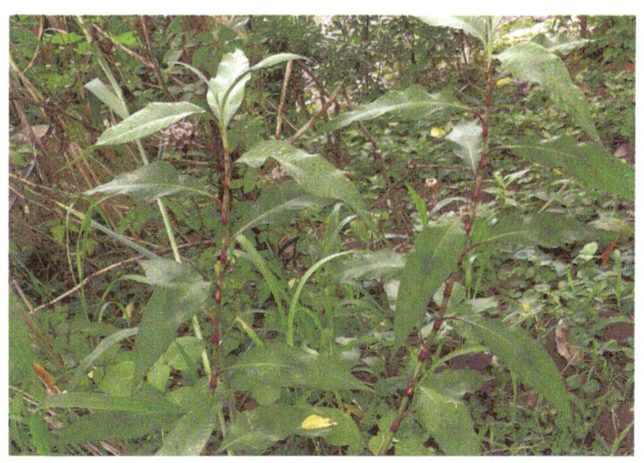

【形态特征】一年生草木。茎直立，中空，有节，多分支，遍体密被粗长毛。叶大，互生，叶柄长；托鞘膜质，被毛，顶端常扩大而成一广展或外反的小片。圆锥花序顶生，稍下垂，被柔毛；苞片鞘状，外面有长毛，内面无毛，广卵形；花白色或粉红色，花被5裂，椭圆形，无毛；雄蕊7~8枚。瘦果扁平，略呈圆形，褐黑色，有光泽，包于宿存的花被内。

【性味功效】咸，凉。活血消积，健脾利湿，清热解毒，明目。

【古方选录】《经验广集》水荭花膏：荭草（花、叶、茎、根同用）。用法：取一二担水，满锅煮透，去渣，存汁，慢火熬成膏，纸绢任摊，狗皮更好。主治：贴痞。

【用法用量】煎服，3~10g；或浸酒；或研末。外用适量，研末撒；或捣烂外敷。

【现代研究】化学研究显示，叶含黄酮类荭草素，荭草苷和β-谷甾醇等；果实含槲皮素和花旗松素等。药理研究显示，叶有增加心肌营养性血流量、抗急性心肌缺血作用，能提高机体耐缺氧能力；叶及果实有抗菌作用；果实有抗癌、利尿等作用。现代临床叶用于治疗急性风湿热关节肿痛、皮肤瘙痒、跌打损伤肿痛等，果实用于治疗慢性肝炎、肝硬化腹水等。

118 陟 厘

【古籍原文】味甘，大温，无毒。主治心腹大寒，温中消谷，强胃气，止泄痢。生江南池泽。

【来　　源】双星藻科植物光洁水绵*Spirogyra nitida*

(Dillw.) Link、扭曲水绵*Spirogyra intorta* Jao 和异形水绵*Spirogyra varians* (Hassall) Kutz. 等的藻体。

【形态特征】光洁水绵　营养细胞阔70~84 μm，长93~300 μm。横壁平直；色素体3~5条，呈1~5圈螺旋；接合管由雌雄两配子囊形成，呈梯形接合。接合孢子囊圆柱形。接合孢子椭圆形，两端尖，长105~189 μm，宽55~90 μm，黄色。

【性味功效】甘，平。清热解毒，利湿。

【古方选录】《太平圣惠方·卷五十九》陟厘丸：陟厘三两，吴矾三两，绿矾二两，白矾一两半，黄丹一两半，石灰三两，赤石脂一两半，白石脂一两半，定粉一两半。用法：上为末，入瓶子内烧，一复时取出，研令细，以面糊为丸，如梧桐子大。每服二十丸，空心粥饮送下，晚食前再服之。主治：肠滑，下肠垢。

【用法用量】煎服，3~10g。外用适量，鲜品洗净，捣敷。

【现代研究】化学研究显示，异形水绵含五没食子酰葡萄糖。药理研究显示，其对金黄色葡萄球菌、大肠杆菌、产气杆菌、枯草分支杆菌、黄色微球菌、普通变形菌、铜绿假单胞菌等有抑制作用。

119 干　姜

【古籍原文】大热，无毒。主治寒冷腹痛，中恶，霍乱，胀满，风邪诸毒，皮肤间结气，止唾血。生姜，味辛，微温。主治伤寒头痛、鼻塞，咳逆上气，止呕吐。生犍为及荆州、扬州。九月采。（秦椒为之使。杀半夏、莨菪毒。恶黄芩、天鼠矢）

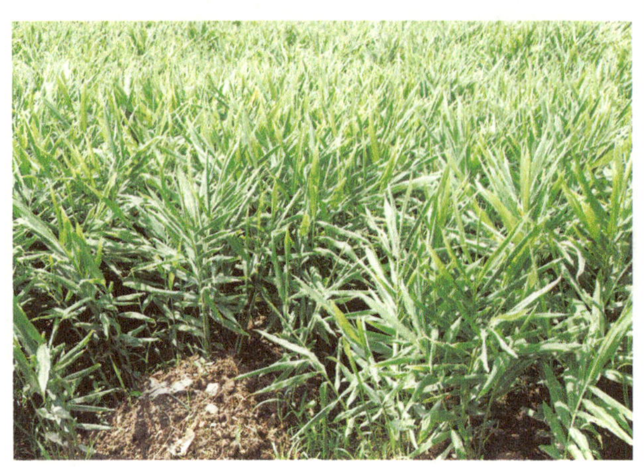

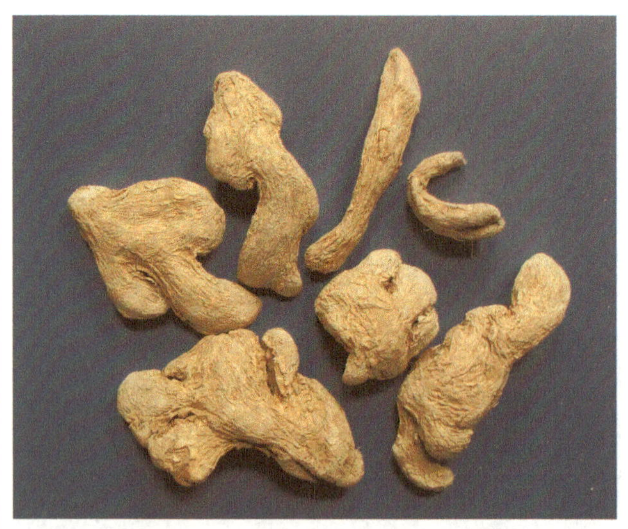

又，生姜，微温，辛，归五脏。去淡，下气，止呕吐，除风邪寒热。久服小志少智，伤心气。

《本经》原文：干姜，味辛，温。主胸满咳逆上气，温中，止血，出汗，逐风湿痹，肠澼下利。生者尤良。久服去臭气，通神明。生川谷。

【来　　源】姜科植物姜*Zingiber officinale* Rosc. 的根茎。

【形态特征】多年生草本，高40~100cm。根肉质，扁圆横走，分支。叶互生，2列，无柄，叶鞘抱茎，叶片披针形，光滑无毛，叶舌膜质。花茎自根茎抽出，穗状花序椭圆形；苞片卵形，淡绿色；花冠黄绿色，裂片3片；雄蕊1枚；子房3室，花柱1枚。蒴果。种子多数，黑色。

【性味功效】辛，热。温中散寒，回阳通脉，温肺化饮。

【古方选录】《千金方·卷十六》治中散：干姜二两，吴茱萸二两。用法：上为末，每服方寸匕，以酒送下，一日二次。主治：胃冷，食后吐酸水。

【用法用量】煎服，3~10g；或入丸、散。

【使用注意】阴虚内热、血热妄行者忌用。

【现代研究】化学研究显示，干姜含挥发油，姜辣素，姜烯酮，姜酮和多种氨基酸，6-姜辣磺酸，姜糖脂，淀粉和树脂等。药理研究显示，其有兴奋心脏和血管运动中枢，抗缺氧，明显抑制胃液分泌，抗炎，灭螺和抗血吸虫，抑制前列腺素S合成，增进血液循环，使血压上升，促进发汗和抗血小板聚集等作用。现代临床用于治疗慢性胃炎胃痛、消化不良腹泻、慢性支气管炎咳喘和低血压等。

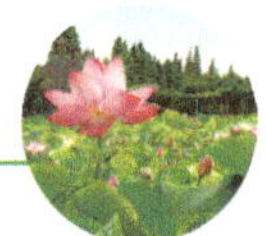

120 薰草（罗勒、蕙草）

【古籍原文】味甘，平，无毒。主治明目，止泪，治泄精，去臭恶气，伤寒头痛，上气，腰痛。一名蕙草。生下湿地。三月采，阴干，脱节者良。

【来　　源】唇形科植物罗勒*Ocimum basilicum* L.的全草。

【形态特征】一年生直立草本，全体芳香。茎四方形，上部多分支，表面通常紫绿色，被柔毛。叶对生；卵形或卵状披针形，先端急尖或渐尖，基部楔形，边缘有疏锯齿或全缘，下面有腺点。轮伞花序顶生，呈间断的总状排列，每轮生花6朵或更多；花轴长而被有密柔毛；苞片卵形而小，边缘具毛；花萼管状；花冠二唇形，白色或淡红色；雄蕊4枚。小坚果，卵形至矩圆形，暗褐色。

【性味功效】辛、甘，温。疏风解表，化湿和中，行气活血，解毒消肿。

【古方选录】《外台秘要·卷二》蕙草汤：蕙草三两，黄连四两，当归二两。用法：上以水六升，煮得二升，适寒温。饮五合，日三次。主治：伤寒，发热下痢。

【用法用量】煎服，5~15g，大剂量可用至30g；或捣汁；或入丸、散。外用适量，捣敷；或烧存性

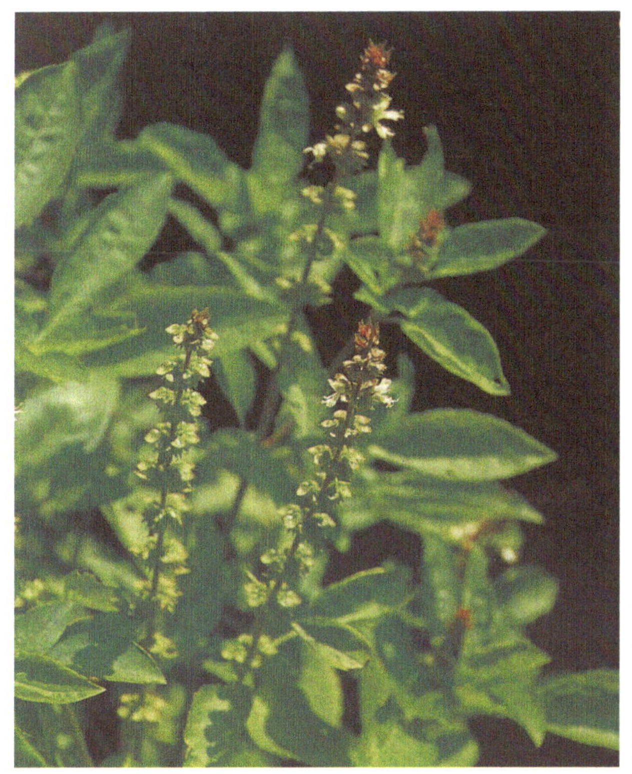

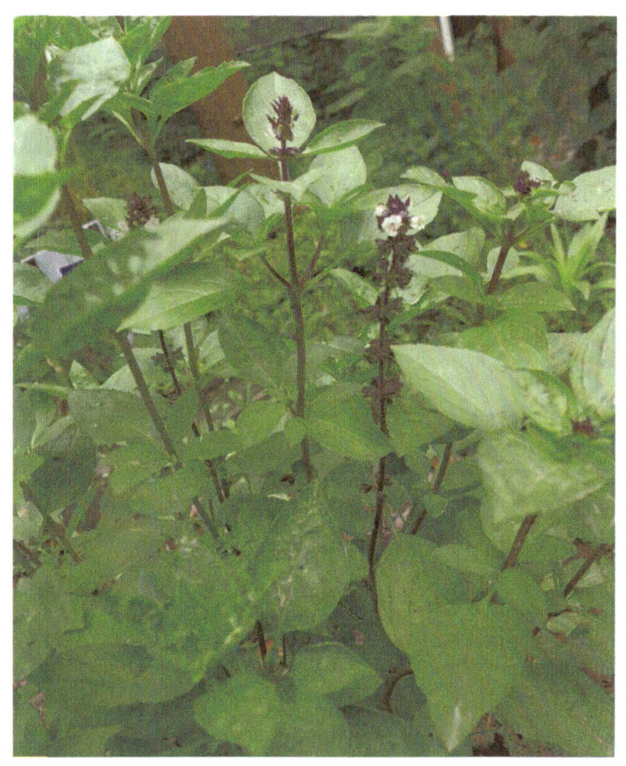

研末调敷；或煎汤洗；或含漱；

【使用注意】气虚血燥者慎服。

【现代研究】化学研究显示，罗勒含挥发油，主要成分为罗勒烯、α-蒎烯、芳樟醇、牻牛儿醇、柠檬烯、丁香油酚、丁香油酚甲醚、茴香醚、桂皮酸甲酯、糠醛等；另含熊果酸，齐墩果酸，β-谷甾醇，车前糖等。药理研究显示，其有抗菌，抗蛇毒，抗胃溃疡等作用。现代临床用于治疗风寒感冒、胃痛腹胀、月经不调、痛经、牙痛、关节扭伤肿痛和湿疹等。

121 船　虹

【古籍原文】味酸，无毒。主下气，止烦满。可作浴汤，药色黄。生蜀郡，立秋取。

【现代研究】《中华本草》《中药大辞典》均无记载，品种来源有待考证。

122 婴桃（山樱桃）

【古籍原文】味辛，平，无毒。主止泄肠澼，除热，调中，益脾气，令人好色美志。一名牛桃，一

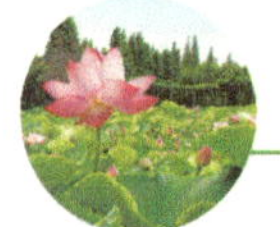

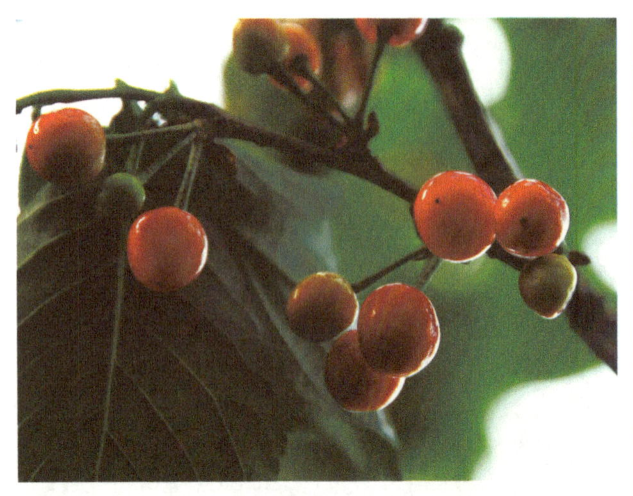

名英豆。实大如麦，多毛。四月采，阴干。

【来　　源】蔷薇科植物山樱桃*Prunus tomentosa*（Thunb.）Wall. 的成熟果实。

【形态特征】落叶灌木。分支开展，幼枝密生黄色茸毛。单叶互生，或于短枝上簇生；叶片倒卵形或椭圆形，先端渐尖，基部阔楔形，边缘具粗锯齿，上面深绿色，有短柔毛，下面有较密的近黄色的茸毛；叶柄有密毛；托叶线形。花单生或2朵并生；萼片5片；花瓣5片，白色或粉红色；雄蕊多数；雌蕊1枚。核果近球形，熟时红色。

【性味功效】辛、甘，平。益气，健脾，固精。

【临床用方】《宁夏中草药手册》：鲜野樱桃。用法：捣汁，每服一酒杯，每日二次。主治：咽喉肿痛，声哑。

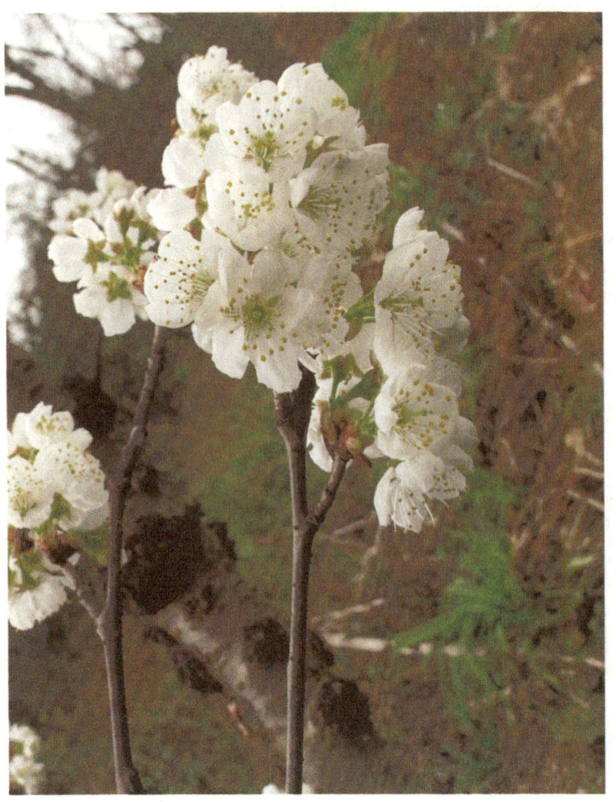

【用法用量】煎服，100~300g；或捣汁饮服。

【现代研究】化学研究显示，山樱桃叶含槲皮苷，木材含右旋儿茶精、毛樱桃苷，苦杏仁苷等。现代鲜果主要供食用。

123 五色符（附龙脑香）

【古籍原文】味苦，微温。主治咳逆，五脏邪气，调中，益气，明目，杀虱。青符、白符、赤符、黑符、黄符，各随色补其脏。白符一名女木。生巴郡山谷。

〔附〕龙脑香及膏香（梅片、冰片）

【古籍原文】味辛、苦，微寒；一云温，平，无毒。主治心腹邪气，风湿积聚，耳聋，明目，去目赤肤翳。出婆律国，形似白松脂，作杉木气，明净者善；久经风日，或如雀屎者不佳。云合粳米炭、相思子贮之，则不耗。膏，主耳聋。

又，龙脑治妇人难产，取龙脑研末少许，以新汲水调服，立差。

【来　　源】龙脑香科植物龙脑香*Dryobalanops aromatica* Gaertn. f. 的树脂。

【形态特征】常绿乔木，高达5m，光滑无毛。树皮有凹入的裂缝，外有坚硬的龙脑结晶。叶互生，革质；叶片卵圆形，先端尖，基部钝圆形或阔楔形，全缘，两面无毛，有光泽。圆锥状花序，着生于枝上部的叶腋间，花两性，整齐；花托肉质，微凹；花萼5片；花瓣5片，白色；雄蕊多数，离生；雌蕊1枚。干果卵圆形，果皮革质，不裂，花托呈壳斗状，边缘宿存花萼。种子1~2颗，具胚乳。

【性味功效】辛、苦，微寒。开窍醒神，清热止痛。

【古方选录】《外科正宗·卷二》冰硼散：冰片五分，朱砂六分，玄明粉、硼砂各五钱。用法：共研极细末，吹搽患上，甚者日搽五六次。主治：咽喉口齿新久肿痛，及久嗽痰火咽哑作痛。

【用法用量】入丸、散，0.15~0.30g，不入煎剂。外用适量，研末撒；或调敷。

【使用注意】气血虚者忌用，孕妇慎服。

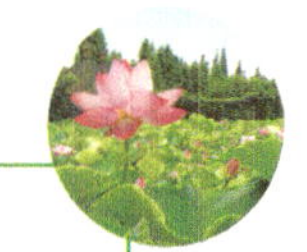

【现代研究】化学研究显示，龙脑香主含右旋龙脑。药理研究显示，其有显著镇痛，镇静，抗炎，抗菌等作用。现代临床用于治疗牙龈肿痛、咽喉炎、皮肤痈疮等。

124 石剧

【古籍原文】味甘，无毒。主渴消中。

【现代研究】《中华本草》《中药大辞典》均无记载，品种来源有待考证。

125 路石

【古籍原文】味甘，酸，无毒。主治心腹，止汗生肌，酒痂，益气，耐寒，实骨髓。一名陵石。生草石上，天雨独干，日出独濡，花黄，茎赤黑。三岁一实，实赤如麻子。五月、十月采茎叶，阴干。

【现代研究】《中华本草》《中药大辞典》均无记载，品种来源有待考证。

126 旷石

【古籍原文】味甘，平，无毒。主益气，养神，除热，止渴。生江南，如石草。

【现代研究】《中华本草》《中药大辞典》均无记载，品种来源有待考证。

127 败石

【古籍原文】味苦，无毒。主治渴、痹。

【现代研究】《中华本草》《中药大辞典》均无记载，品种来源有待考证。

128 越砥

【古籍原文】味甘，无毒。主治目盲，止痛，除热瘙。

【现代研究】《中华本草》《中药大辞典》均无记载，品种来源有待考证。

129 夏台

【古籍原文】味甘。主百疾，济绝气。

【现代研究】《中华本草》《中药大辞典》均无记载，品种来源有待考证。

130 鬼目（排风子）

【古籍原文】味酸，平，无毒。主明目。一名来甘。实赤如五味，十月采。

【来　　源】茄科植物白英*Solanum lyratum* Thunb.的成熟果实。

【形态特征】多年生蔓生草本。茎基部木质化，上部草质，具细毛。叶互生；上部叶多作戟状3裂或羽状多裂；下部叶长方形或卵状长方形，基部心

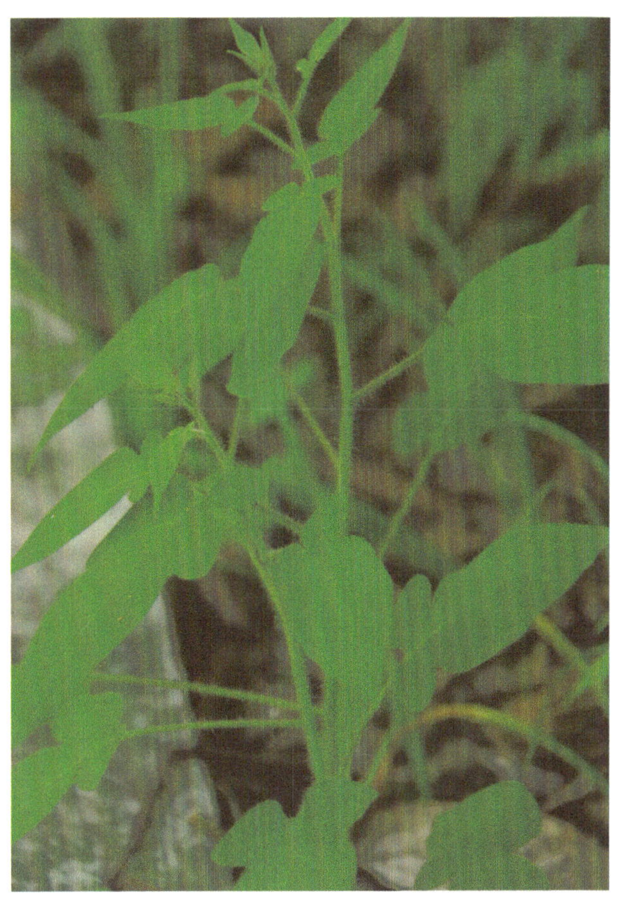

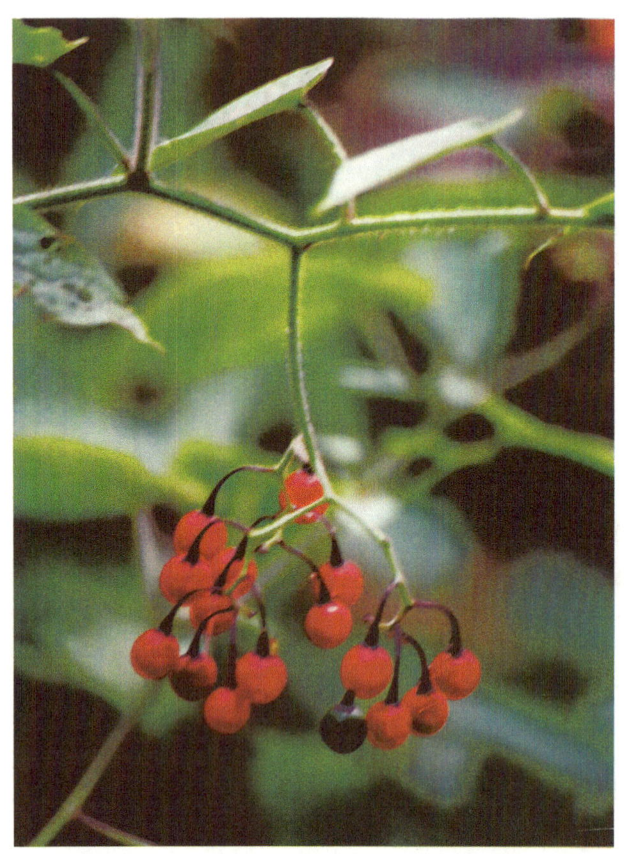

形，先端尖，全缘，上面鲜绿色，下面较淡，两面均有细毛。聚伞花序顶生或侧生；枝梗、花柄及花均密被长柔毛，花柄细长；花萼漏斗形，萼片5片；花冠蓝紫色或白色；雄蕊5枚；雌蕊1枚。浆果卵形或球形，初绿色，熟时红色。种子白色，扁圆。

【性味功效】酸，平。明目，止痛。

【古方选录】《圣济总录·卷一〇四》菊花散：菊花一两（焙），排风子一两（焙），甘草一两（炮）。用法：上为散。每服三钱匕，夜卧时温水调下。主治：热毒风上攻，目赤头眩，眼花面肿。

【用法用量】煎服，6g；或研末服。外用适量，研末涂。

131 马　唐

【古籍原文】味甘，寒。主调中，明耳目。一名羊麻，一名羊粟。生下湿地，茎有节，节生根，五月采。

【来　　源】禾本科植物马唐*Digitaria sanguinalis*（L.）Scop. 的全草。

【形态特征】一年生草本。秆广展、分支，下部节上生根。叶片线状披针形，先端渐尖或短尖；基部近浑圆，两面疏生软毛或秃净；叶鞘疏松裹茎，疏生有疣基的软毛或无毛。总状花序3~10枚，上部者互生或呈指状排列于茎顶，基部者近于轮生，中肋白色，约占其宽的1/3；小穗披针形，通常孪生，一具长柄，一柄极短；第1颖微小，钝三角形；第2颖长为小穗的1/2或3/4，边缘具纤毛；第1外稃与小穗等长，具明显的5~7条脉，中部3条脉明显。谷粒几等长于小穗，色淡。

【性味功效】甘，寒。明目，调中，润肺。

【用法用量】煎服，9~15g。

132 羊乳（山海螺）

【古籍原文】味甘，温，无毒。主治头眩痛，益气，长肌肉。一名地黄。三月采，立夏后母死。

【来　　源】桔梗科植物羊乳*Codonopsis lanceolata*（Sieb. *et* Zucc.）Tratv. 的根。

【形态特征】多年生缠绕草本。全株无毛，富含白色乳汁，具特殊腥臭气味。根粗壮，倒卵状纺锤形。叶在茎上互生，细小；在枝上的通常2~4片簇生，或对生状，或近于轮生状，长圆状披针形、披针形至椭圆形，先端尖，基部楔形，全缘，两面无毛，下面呈灰白色；有短柄。花单生或成对生于枝顶；萼筒5裂；花冠外面乳白色，内面深紫色；雄蕊5枚。蒴果圆锥形，有宿萼。种子有膜质翅。

【性味功效】甘、辛，平。益气养阴，解毒消肿，排脓，祛痰，通乳。

【临床用方】《湖南植物志》：山海螺60g，桔梗、木贼草各9g。用法：水煎服。主治：咳嗽吐痰。

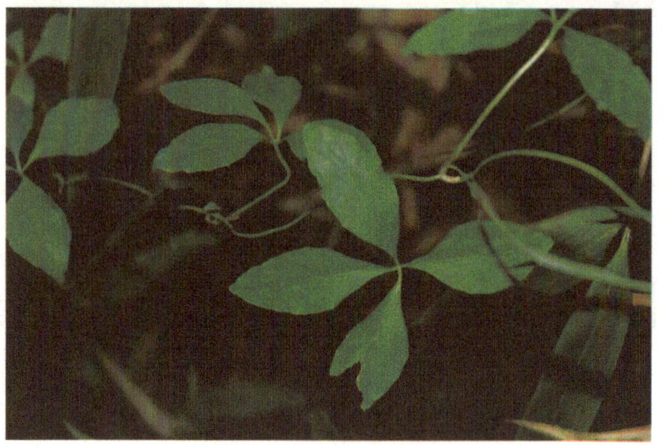

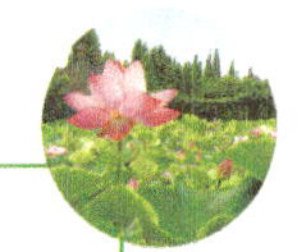

【用法用量】煎服，15~60g；鲜品45~120g。外用，鲜品适量，捣敷。

【现代研究】化学研究显示，根含淀粉，葡萄糖，三萜皂苷，挥发油。药理研究显示，其有镇静，抗惊厥，镇痛，抗疲劳，抗肿瘤，抗氧化，抗菌，降血压，升高血糖及平喘等作用。现代临床用于治疗肺脓疡、咳嗽有痰、病后虚弱、产后乳汁不通等。

133 犀 洛

【古籍原文】味甘，无毒。主治癃。一名星洛，一名泥洛。

【现代研究】《中华本草》《中药大辞典》均无记载，品种来源有待考证。

134 雀 翘

【古籍原文】味咸。主益气，明目。一名去母，一名更生。生蓝中，叶细黄，茎赤有刺。四月实，实兑黄中黑。五月采，阴干。

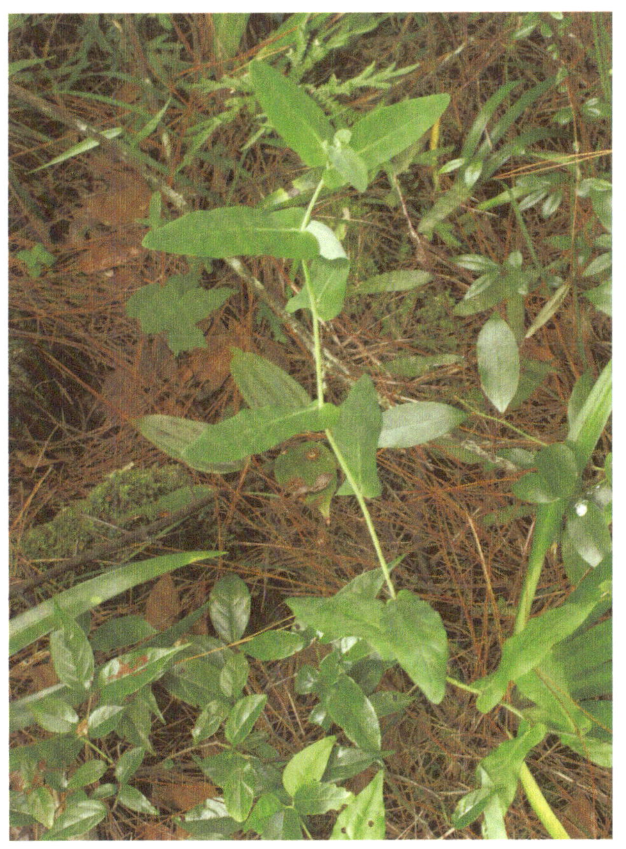

【来　　源】蓼科植物箭叶蓼*Polygonum sagittatum* L.的全草。

【形态特征】一年生草本。茎细长，蔓延或半直立，四棱形，无毛，沿棱上具倒生钩刺。叶互生；长卵状披针形，基部深凹缺，具卵状三角形的叶耳，无毛，仅沿下面中脉具钩刺，质稍薄，叶柄上具3~4排或1~2排钩刺；托鞘膜质，无毛。头状花序顶生，通常成对，花密集，花梗平滑无毛；苞片长卵形，锐尖；花被5裂，白色或粉红色；雄蕊8枚。瘦果三棱形，黑色，为宿存的花被所包裹。

【性味功效】辛、苦，平。清热解毒，祛风除湿。

【临床用方】《河北中草药》：箭叶蓼120g。用法：水煎，洗患处。主治：风湿性关节炎。

【用法用量】煎服，6~15g；鲜品15~30g；或捣汁饮。外用适量，水煎熏洗；或鲜品捣敷。

135 鸡 涅

【古籍原文】味甘，平，无毒。主明目，目中寒风，诸不足，水腹，邪气，补中，止泄利，女子白沃。一名阴洛。生鸡山，采无时。

【现代研究】《中华本草》《中药大辞典》均无记载，品种来源有待考证。

136 相 乌

【古籍原文】味苦。主治阴痿。一名乌葵，如兰香，赤茎。生山阳，五月十五日采，阴干。

【现代研究】《中华本草》《中药大辞典》均无记载，品种来源有待考证。

137 神护草

【古籍原文】可使独守，叱咄人，寇盗不敢入门。生常山北共，八月采。

【现代研究】《中华本草》《中药大辞典》均无记载，品种来源有待考证。

138 黄护草

【古籍原文】无毒。主治痹，益气，令人嗜食。生陇西。

【现代研究】《中华本草》《中药大辞典》均无记载，品种来源有待考证。

139 天雄草

【古籍原文】味甘，温，无毒。主益气，阴痿。生山泽中，状如兰，实如大豆，赤色。

【现代研究】《中华本草》《中药大辞典》均无记载，品种来源有待考证。

140 益决草

【古籍原文】味辛，温，无毒。主治咳逆肺伤。生山阴，根如细辛。

【现代研究】《中华本草》《中药大辞典》均无记载，品种来源有待考证。

141 异　草

【古籍原文】味甘，无毒，主治痿痹，寒热，去黑子。生蔼木上，叶如葵，茎傍有角，汁白。

【现代研究】《中华本草》《中药大辞典》均无记载，品种来源有待考证。

142 勒草（葎草）

【古籍原文】味甘，无毒。主治瘀血，止精，溢盛气。一名黑草。生山谷，如栝蒌。

【来　　源】桑科植物葎草*Humulus scandens*（Lour.）Merr. 的全草。

【形态特征】一年生或多年生蔓性草本，长达数米，有倒钩刺。叶对生，掌状5深裂，边缘有锯

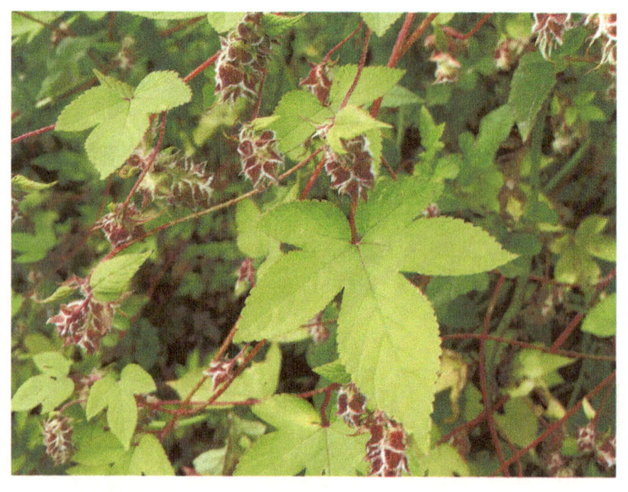

齿，上面生刚毛，下面有腺点，脉上有刚毛。花单性，雌雄异株；花序腋生；雄花呈圆锥状花序，有多数淡黄绿色小花；萼片5片，披针形；雄蕊5枚；雌花10余朵集成短穗，腋生，每2朵雌花有 1片卵状披针形、有白毛刺和黄色腺点的苞片，无花被，花柱2枚。果穗绿色，近球形。瘦果淡黄色，卵圆形，质坚硬。

【性味功效】甘、苦，寒。清热解毒，利尿通淋。

【古方选录】《圣济总录・卷九十八》葎草饮：葎草一升（取叶，洗切，捣自然汁）。用法：上用醋一合和匀。每服半盏，连服三服，不计时候。主治：膏淋。产妇大喜，汗出，污衣赤色，及膏淋尿血。亦治淋沥尿血。

【用法用量】煎服，10~15g，鲜品30~60g；或捣汁。外用适量，捣敷；或煎水熏洗。

【现代研究】化学研究显示，全草含木樨草素，葡萄糖苷，胆碱及天门冬酰胺，挥发油，鞣质及树脂。药理研究显示，其对革兰阳性菌有明显的抑制作用。现代临床用于治疗肺结核、呼吸道炎症、慢性气管炎、急性肾炎、细菌性痢疾、慢性腹泻、小儿腹泻等。

143 英草华

【古籍原文】味辛，平，无毒。主治痹气，强阴，治面痨疽，解烦，坚筋骨，治风头。可作沐药。生蔓木上。一名鹿英。九月采，阴干。

【现代研究】《中华本草》《中药大辞典》均无记载，品种来源有待考证。

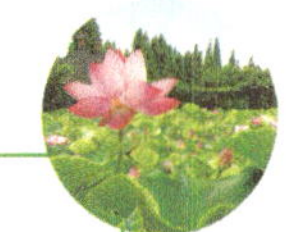

144 吴葵华（蜀葵花）

【古籍原文】味咸，无毒。主理心气不足。

【来　　源】锦葵科植物蜀葵*Althaea rosea* (L.) Cav.的花。

【形态特征】二年生草本，高达2.5m。茎直立，具星状簇毛。叶互生，圆形至卵圆形，先端钝圆，基部心形，通常具3~7浅裂，边缘具不整齐的钝齿，两面均有星状毛。花单生于叶腋，小苞片7~8片，基部连合，较萼为短；花萼圆杯状，5裂；花紫红色、淡红色或白色，花瓣5片，雄蕊多数。果实扁球形。种子斜肾脏形。

【性味功效】甘、咸，凉。活血止血，解毒散结，通利二便。

【古方选录】《圣济总录·卷一四八》止痛出毒散：石榴花、艾叶心、蜀葵花等分。用法：上为末。水和涂之。主治：蝎螫。

【用法用量】煎服，3~9g；或研末，1~3g。外用适量，研末调敷；或鲜品捣敷。

【现代研究】化学研究显示，蜀葵含蜀葵苷。药理研究显示，其有镇痛及抗炎作用。现代临床用于治疗月经不调、大小便不畅，尿路结石等。

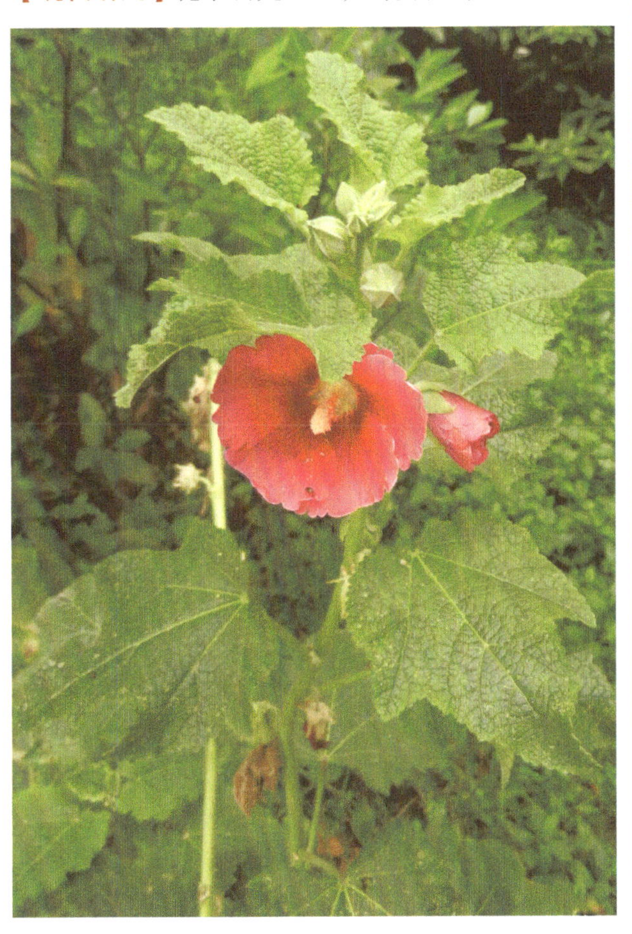

〔附〕北荇华

【古籍原文】味苦，无毒。主治气脉溢。一云芹华。

【现代研究】《中华本草》《中药大辞典》均无记载，品种来源有待考证。

145 𦶜　华

【古籍原文】味甘，无毒。主治上气，解烦，坚筋骨。

【现代研究】《中华本草》《中药大辞典》均无记载，品种来源有待考证。

146 节　华

【古籍原文】味苦，无毒。主治伤中，痿痹，溢肿。皮，主治脾中客热气。一名山节，一名达节，一名通柒。十月采，暴干。

【现代研究】《中华本草》《中药大辞典》均无记载，品种来源有待考证。

147 新雉木

【古籍原文】味苦，香，温，无毒。主治风头，眩痛，可作沐药。七月采，阴干，实如桃。

【现代研究】《中华本草》《中药大辞典》均无记载，品种来源有待考证。

148 合新木

【古籍原文】味辛，平，无毒。解心烦，止疮痛。生辽东。

【现代研究】《中华本草》《中药大辞典》均无记载，品种来源有待考证。

149 徘蒲木

【古籍原文】味甘，平，无毒。主少气，止烦。生山陵。叶如柰，实赤，三核。

【现代研究】《中华本草》《中药大辞典》均无记载，品种来源有待考证。

150 遂阳木

【古籍原文】味甘，无毒。主益气。生山中。如白杨叶，三月实，十月熟赤，可食。

【现代研究】《中华本草》《中药大辞典》均无记载，品种来源有待考证。

151 荻　皮

【古籍原文】味苦。止消渴，去白虫，益气。生江南。如松叶，有别刺，实赤黄。十月采。

【现代研究】《中华本草》《中药大辞典》均无记载，品种来源有待考证。

152 蕙　实

【古籍原文】味辛。主明目，补中。根茎中汤，治伤寒，寒热，出汗，中风，面肿，消渴，热中，逐水。生鲁山平泽。

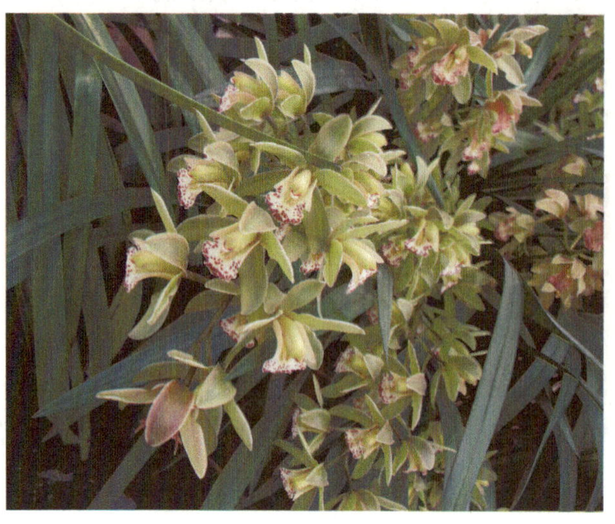

【来　　源】兰科植物蕙兰*Cymbidium faberi* Rolfe 的成熟果实。

【形态特征】陆生植物。叶7~9片丛生，直立性强，中下部常对褶，先端渐尖，基部关节不明显，边缘有细锯齿；具明显透明的脉。花葶直立，绿白色或紫褐色；总状花序具6~12朵花；花葶片常比子房连花梗短；花浅黄绿色；萼片近相等；花瓣略小于萼片；唇瓣不明显3裂，短于萼片，侧裂片直立，有紫色斑点，中间裂片椭圆形，上面具透明乳突状毛，边缘具缘毛，有白色带紫红色斑点。

【性味功效】辛，平。明目，补中。

【用法用量】煎服，3~9g。

153 白　并

【古籍原文】味苦，无毒。主治肺咳上气，行五脏，令百病不起。一名王萧，一名箭悍。叶如小竹，根黄白皮。生山陵。三月、四月采根，暴干。

【现代研究】《本草纲目》将白并附于百部条后，从药名、功效、形态、采收加工等方面考证，有学者认为白并即百部的异名。

154 赤　涅

【古籍原文】味甘，无毒。主治疰，崩中，止血，益气。生蜀郡山石阴地湿处。采无时。

【性味功效】甘。补脾益气，益气止血。

【用法用量】煎服，6~9g。

【现代研究】《中国药学大辞典》未有收载，品种来源有待考证。

155 黄　秫

【古籍原文】味苦，无毒。主止心烦，汗出。生如桐，根黄。

【古方选录】《本草纲目·卷三十》梨甘饮：梨木皮一两，大甘草一两，黄秫谷一合（为末），锅底煤一钱。用法：上为细末。每服三钱，白汤调下，

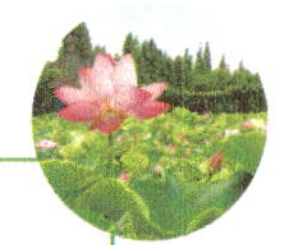

日二服。主治：伤寒，温疫。

【现代研究】《福州府志》中有记载，糯米有10种，黄秫为其中之一，其品种来源尚有待考证。

156 黄白支

【古籍原文】生山陵。三月、四月采根，暴干。

【现代研究】《中华本草》《中药大辞典》均无记载，品种来源有待考证。

157 紫 蓝

【古籍原文】味咸，平，无毒。主食肉得毒，能消除之。

【现代研究】《中华本草》《中药大辞典》均无记载，品种来源有待考证。

158 累 根

【古籍原文】主缓筋，令不痛。

【现代研究】《中华本草》《中药大辞典》均无记载，品种来源有待考证。

159 良 达

【古籍原文】主治齿痛，止渴，轻身。生山阴，茎蔓延，大如葵，子滑小。

【性味功效】辛、甘，凉。生津止渴，清热止痛。

【用法用量】煎服，6~9g。

【现代研究】《中华本草》《中药大辞典》均无记载，品种来源有待考证。

160 委 蛇

【古籍原文】味甘，平，无毒。主治消渴，少气，令人耐寒。生人家园中，大枝长须，多叶两两相值，子如芥子。

【现代研究】《中华本草》《中药大辞典》均无记载，品种来源有待考证。

161 麻 伯

【古籍原文】味酸，无毒。主益气，出汗。一名君莒，一名衍草，一名道止，一名自死。生平陵，如兰，叶黑浓，白裹茎，实赤黑。九月采根。

【现代研究】《中华本草》《中药大辞典》均无记载，品种来源有待考证。

162 类 鼻

【古籍原文】味酸，温，无毒。主治痿痹。一名类重。生田中高地，叶如天名精、美根。五月采。

【现代研究】《中华本草》《中药大辞典》均无记载，品种来源有待考证。

163 逐 折

【古籍原文】杀鼠，益气，明目。一名百合。厚实，生木间，茎黄，七月实黑如大豆。

【来　　源】木兰科植物厚朴*Magnolia officinalis* Rehd. *et* Wils. 或凹叶厚朴*Magnolia officinalis* Rehd. *et* Wils. *var. biloba* Rehd. *et* Wils. 的果实。

【形态特征】厚朴　落叶乔木，高5~15m。树皮紫

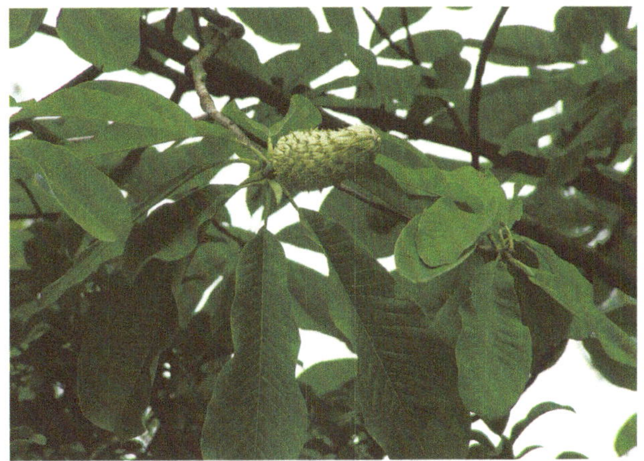

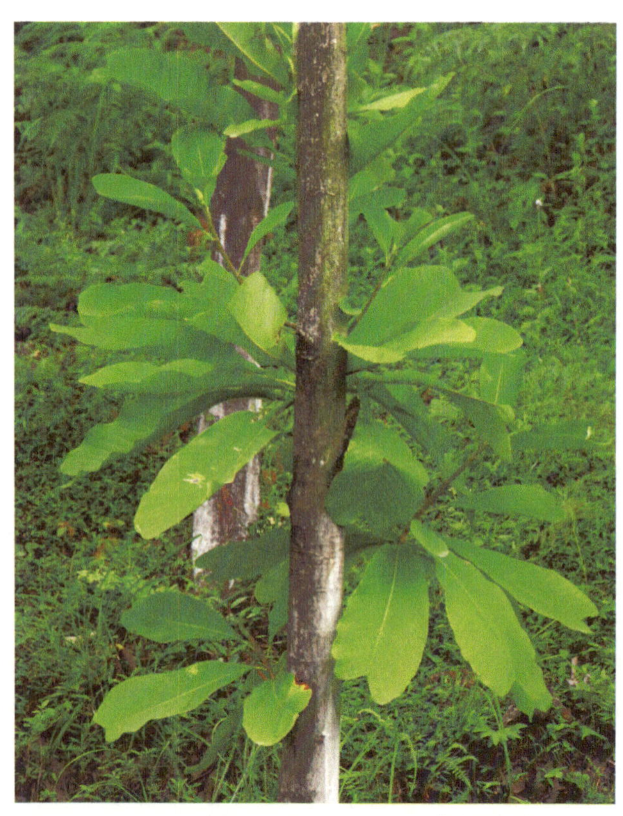

褐色。冬芽粗大，圆锥状，芽鳞密被淡黄褐色茸毛。叶互生，近革质，椭圆状倒卵形，先端圆而有短急尖头，稀钝，基部渐狭成楔形，有时圆形，全缘，上面淡黄绿色，无毛。花单生，杯状，白色，芳香；花梗粗短，密生丝状白毛；萼片长圆状倒卵形，淡绿白色，常带紫红色；雄蕊多数；雌蕊多数。聚合果长椭圆状卵形，成熟时木质，顶端有喙。种子三角状倒卵形，外种皮红色。

【性味功效】甘，温。温中健胃，理气消食。

【用法用量】煎服，2~5g。

164 弃　苦

【古籍原文】主治咳逆上气，益肺气，安五脏。一名蜮薰，一名玉荆。三月采，阴干。

【现代研究】《中华本草》《中药大辞典》均无记载，品种来源有待考证。

165 索　干

【古籍原文】味苦，无毒。主易耳。一名马耳。

【现代研究】《中华本草》《中药大辞典》均无记载，品种来源有待考证。

166 疥　柘

【古籍原文】味辛，温，无毒。主轻身，治痹。五月采，阴干，生上党。

【现代研究】《中华本草》《中药大辞典》均无记载，品种来源有待考证。

167 常更之生

【古籍原文】味苦，平，无毒。主明目。实有刺，大如稻米。

【现代研究】《中华本草》《中药大辞典》均无记载，品种来源有待考证。

168 城里赤柱

【古籍原文】味辛，平。治妇人漏血，白沃，阴蚀，湿痹，邪气，补中，益气。生晋平阳。

【现代研究】《中华本草》《中药大辞典》均无记载，品种来源有待考证。

169 凫葵（附白菀）

【古籍原文】味甘，冷，无毒。主消渴，去热淋，利小便。生水中，即莕菜也。一名接余。五月采。

【来　　源】龙胆科植物莕菜*Nymphoides peltatum* (Gmel.) O. Kuntze的全草。

【形态特征】多年生浮水草本。茎细长，节上生根。叶近于对生，卵状圆形，基部深心形，上面光绿色，下面带紫色；叶柄基部扩大抱茎。花黄色，聚生于叶腋，呈伞形花序，有柄；萼片5片，披针形；花瓣5片；雄蕊5枚；子房1室，花柱短，柱头2~3裂。蒴果椭圆形，先端尖锐。种子褐色，多数，具细齿状的边缘。

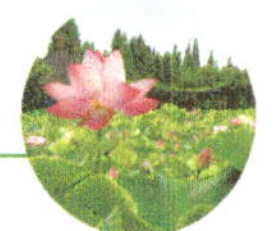

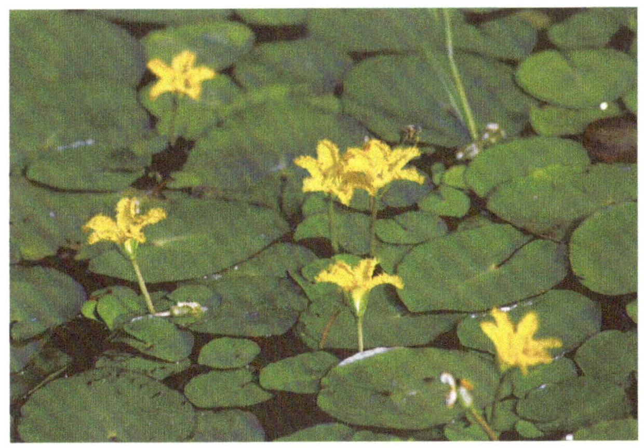

【性味功效】辛、甘，寒。发汗透疹，利尿通淋，清热解毒。

【古方选录】《食医心鉴》凫葵粥：凫葵二斤，米半升。用法：上于豉汁中煮作粥。空心食之。主治：热淋。

【用法用量】煎服，10~15g；或捣汁。外用适量，捣敷。

【现代研究】化学研究显示，莕叶含芸香苷，槲皮素-3-巢菜糖苷，熊果酸，β-谷甾醇，β-香树脂醇，槲皮素，白桦脂酸，齐墩果酸等。现代临床用于治疗感冒发热、荨麻疹、小便不利、水肿、疮痈等。

〔附〕白菀

【古籍原文】一名织女菀，一名苑。生汉中川谷，或山阳。正月、二月采，阴干。

【来　　源】菊科植物女菀*Tur czaninowia fastigiata*（Fisch.）DC. 的全草或根。

【形态特征】多年生草本，高30~100cm。茎直立，下半部光滑，上半部有细柔毛。叶互生，基部叶线状披针形或披针形，先端渐锐，基部窄狭，有短柄，边缘粗糙，疏生细锯齿，花后凋落；茎上叶无柄，线状披针形至线形，上面光滑，绿色，下面有细软毛，边缘粗糙。头状花序密集成伞房状，小型；总苞筒状，苞片披针形，有细毛，数列；周围舌状花白色；中心管状花黄色。瘦果长圆形，稍扁，全体有毛；冠毛灰白色或带红色。

【性味功效】辛，温。温肺化痰，健脾利湿。

【古方选录】《医说·卷九》女真散：黄丹、女菀等分。用法：上为末。每服二钱以酒下，每日二次。主治：愁郁不忿，面色变黑。

【用法用量】煎服，9~15g。

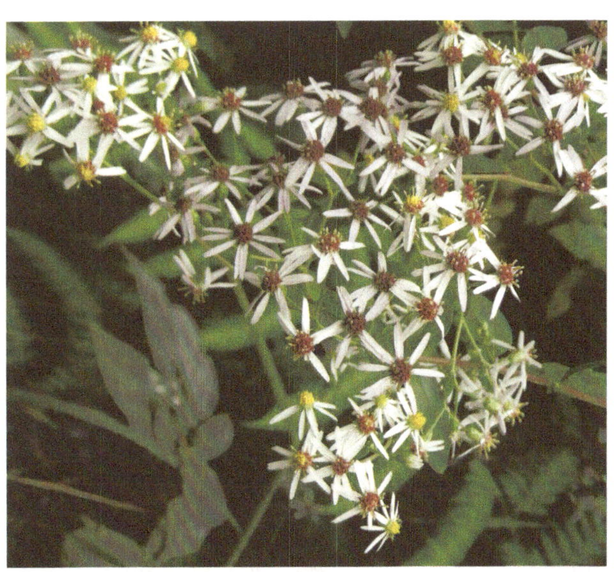

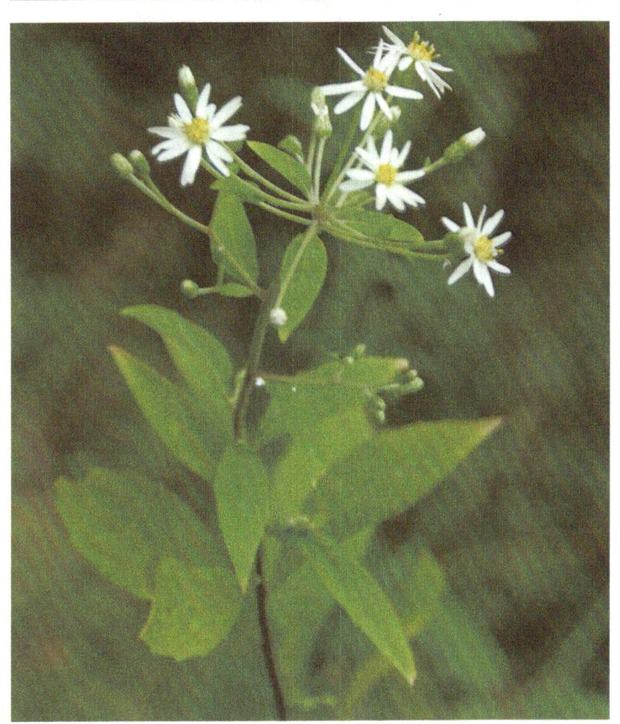

【现代研究】化学研究显示，全草含槲皮素，根含挥发油。现代临床用于治疗咳嗽气喘、细菌性痢疾、腹泻等。

170 零羊角（羚羊角）

【古籍原文】味苦，微寒，无毒。主治伤寒，时气寒热，热在肌肤，温风注毒伏在骨间，除郁，惊梦，狂越，僻谬，及食噎不通。久服强筋骨，轻身，起阴，益气，利丈夫。生石城山及华阴山。采无时。

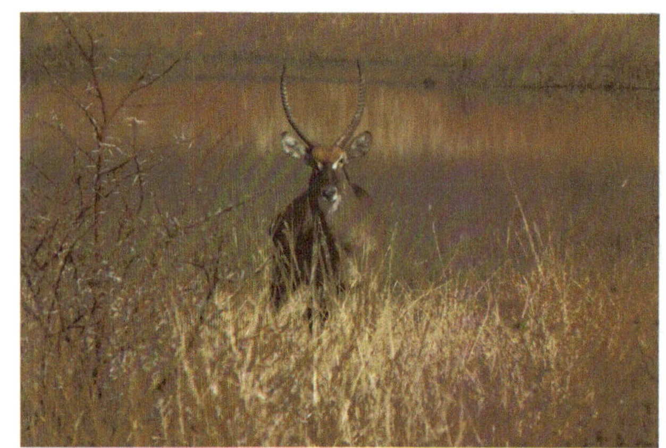

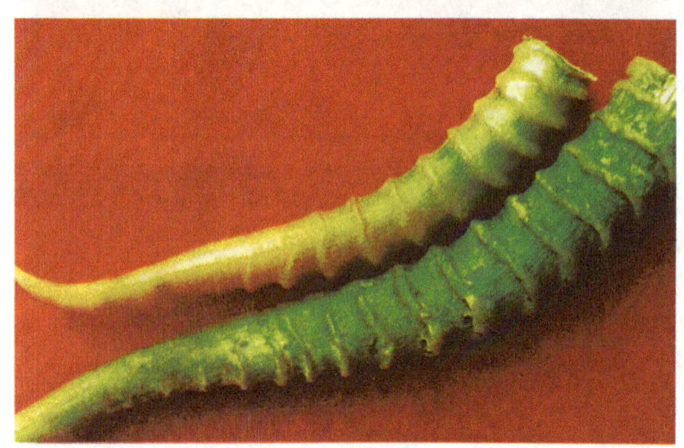

《本经》原文：零羊角，味咸寒。主明目，益气，起阴，去恶血注下，辟蛊毒恶鬼不祥，安心气，常不魇寐。生川谷。

【来　源】牛科动物赛加羚羊*Saiga tatarica* Linnaeus 的角。

【形态特征】体形中等。头形较特别，耳郭短小，眼眶突出。鼻端大，鼻中间具槽，鼻孔呈明显的筒状，整个鼻子呈肿胀鼓起。雄羊具角1对，不分叉，角自基部长出后几乎竖直向上，至生长到整个角的1/3高度时，二角略向外斜，接着又往上，往里靠近再又微微向外，最后二角相向略往内弯。角尖端平滑，而下半段具环棱。角呈半透明状，黄蜡色。整个体色呈灰黄色，但体侧较灰白。冬季时毛色显得更淡。

【性味功效】咸，寒。平肝息风，清肝明目，散血解毒。

【古方选录】《普济方·卷三五三》羚羊角汤：羚羊角六分，鳖甲六分（炙），知母二两，甘草二两（炙），香豉五合，牡蛎一两。用法：上以水五升，煮取一升八合，去滓，分五次服。连用有殊效。主治：产后时行，兼邪气似疟者。

【用法用量】煎服，1~3g，另煎2小时以上；或磨汁或研粉，内服每次0.3~0.6g。

【使用注意】脾胃虚寒者不宜。

【现代研究】化学研究显示，羚羊角含磷酸钙，角蛋白及不溶性无机盐等。药理研究显示，其有抑制中枢，解热，镇痛等作用。现代临床用于治疗急性传染病发热致神昏痉厥、谵语发狂，以及癫痫搐搦，急性角膜炎眼目红肿、高血压病眩晕和神经衰弱失眠等。

171 羖羊角（山羊角）

【古籍原文】味苦，微寒，无毒。主治百节中结气，风头痛及蛊毒、吐血，妇人产后余痛。烧之杀鬼魅，辟虎狼。生河西。取无时，勿使中湿，湿即有毒。（菟丝为之使）

羊髓：味甘，温，无毒。主治男女伤中，阴气不足，利血脉，益经气，以酒服之。

青羊胆：治青盲，明目。

羊肺：补肺，治咳嗽。

羊心：止忧恚膈气。

羊肾：补肾气，益精髓。

羊齿：治小儿羊痫，寒热。三月三日取之。

羊肉：味甘，大热，无毒。主缓中，字乳余疾，及头脑大风汗出，虚劳寒冷，补中益气，安心止惊。

羊骨：热，治虚劳，寒中，羸瘦。

羊屎：燔之，治小儿泄痢，肠鸣惊痫。

《本经》原文：羖羊角，味咸，温。主青盲明目，杀疥虫，止寒泄，辟恶鬼虎野狼，止惊悸。久

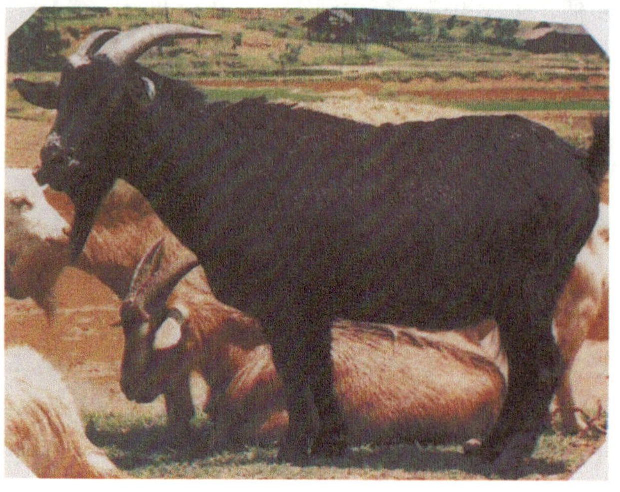

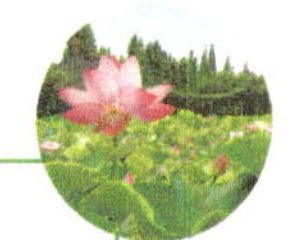

服，安心益气轻身。生川谷。

【来　　源】牛科动物青羊*Capra hircus* Linnaeus的角。

【形态特征】体长0.9~1.1m，尾长13~17cm，重约30kg。四肢短，蹄狭窄。眶下腺甚为退化，有足腺，无鼠蹊腺。雌雄皆有角，角短而直，斜向后上方伸出，二角基部很靠近，尖端略向下弯。余部角有环棱。一般身体色为灰棕色，有个体差异，或呈深灰色，或呈棕褐色。喉部后方有一白斑。四肢、腹部、尾几同身色。

【性味功效】咸，寒。息风止痉，平肝潜阳，清肝明目。

【古方选录】《圣济总录·卷一〇七》羖羊角汤：羖羊角一两半（镑），萎蕤一两半，木通一两半（锉），甘菊花一两，泽泻一两，大黄一两（锉，炒）。用法：上为粗末。每服五钱匕，水一盏半，煎至七分，去滓，下芒硝一钱匕，空心、临卧温服。主治：肝肺实热，目生白翳。

【用法用量】煎服，30~50g；或磨粉或烧焦研末，3~6g。外用，0.6~0.9g，研末吹耳中。

【使用注意】脾胃虚寒者不宜。

【现代研究】化学研究显示，青羊角含磷酸钙，角蛋白及不溶性无机盐等。药理研究显示，其有解热，镇痛，镇静，抗惊厥和抗病毒等作用。现代临床用于治疗小儿急惊风、癫痫搐搦、急性角膜炎眼目红肿和神经衰弱失眠等。

172 犀　角

【古籍原文】味咸，酸，微寒，无毒。主治伤寒，瘟疫，头痛，寒热，诸毒气。久服骏健。生永昌及益州。（松脂为之使，恶雚菌、雷丸）

《本经》原文：犀角，味苦，寒。主百毒虫注，邪鬼瘴气，杀钩吻、鸩羽、蛇毒，除邪，不迷惑魇寐。久服轻身。生山谷。

【来　　源】犀科动物印度犀*Rhinoceros unicornis* L.的角。

【形态特征】体格粗壮庞大，身长3.2~3.5m，肩高达1.8m。头大，颈短，耳长，眼小，鼻孔大。皮肤坚厚，除耳与尾外，完全无毛。在肩胛、颈下及四

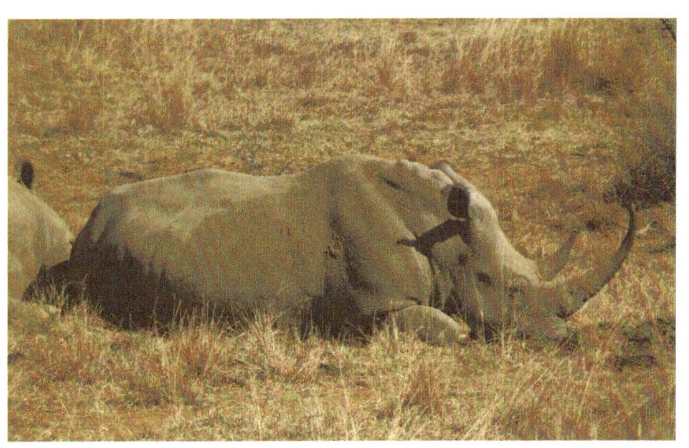

肢关节处有宽大的褶缝，皮肤表面有很多疣状突起，皮呈黑灰色，略带紫色。雌雄兽鼻端都有一角，黑色，圆锥状，粗而不长，普通长30~40cm。四肢粗壮，均3趾。

【性味功效】苦、酸、咸，寒。清热凉血，解毒定惊。

【古方选录】《脉因证治·卷四》犀角地黄汤：犀角一两，生地八两，白芍三两，丹皮二两，大黄二两。用法：水煎服。主治：瘀血狂妄。因汗不彻，吐衄不尽，瘀血在内，面黄唇白，便黑脚弱，气喘，甚则狂闷。

【用法用量】镑片或锉末，煎服，0.3~1.0g。

【使用注意】寒证者禁用。

【现代研究】化学研究显示，主要成分为角蛋白，角蛋白组成中胱氨酸占8.7%，另有组氨酸、赖氨酸和精氨酸等；还含其他蛋白质，肽类及游离氨基酸，胍衍生物和甾醇类等。药理研究显示，其有强心作用。现代临床禁用。

173 牛角䚡

【古籍原文】燔之，味苦，无毒。水牛角，治时气寒热头痛。髓，味甘，温，无毒。主安五脏，平三焦，温骨髓，补中，续绝伤，益气，止泄利，消渴，以酒服之。胆，味苦，大寒，除心腹热渴，利，口焦燥，益目精。心，治虚忘。肝，主明目。肾，主补肾气，益精。齿，治小儿牛痫。肉，味甘，平，无毒，治消渴，止啘泄安中益气，养脾胃，自死者不良。屎，寒，治水肿，恶气，用涂门户着壁者。燔之，治鼠瘘，恶疮。黄犍牛、乌牯牛溺，治水肿，腹胀，脚满，利小便。

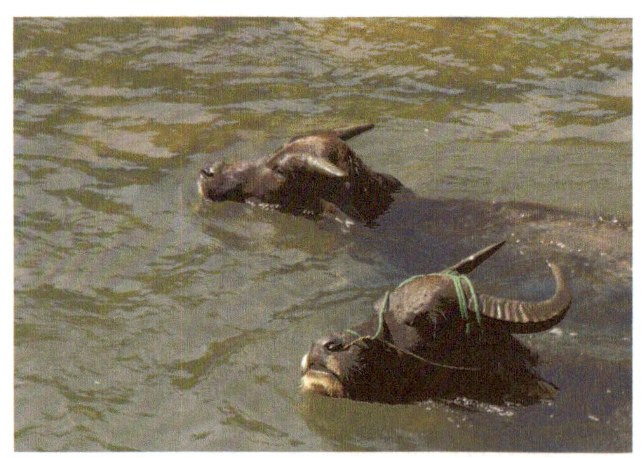

又，牛鼻中木卷，治小儿痫。草卷烧灰，主治小儿鼻下疮。

《本经》原文：牛角鰓，下闭血瘀血疼痛，女人带下血。髓，补中，填骨髓。久服增年。胆，可丸药。

【来　源】牛科动物水牛*Bubalis bubalis* Linnaeus的骨质角髓。

【形态特征】体长2.5m以上，体色大多灰黑。角长大而扁。颈短，腰腹隆凸，四肢较短，蹄较大。皮厚无汗腺，毛粗而短。角形状弯曲呈弧形，根部方形或略呈三角形，中空，一侧表面有多数平行的凹纹，角端尖锐。色黑褐，质坚硬。

【性味功效】苦，寒。清热解毒，凉血，定惊。

【古方选录】《圣济总录·卷一四三》必效散：黄牛角鰓四寸（细锉），鲮鲤甲二两（细锉），铅丹一两（研），乳香一分（研）。用法：上为末，拌匀。每用三至五钱匕，如烧香法，安盆器内，用板盖上，开窍坐，就疮熏之，烟尽即止。主治：痔瘘久不愈者。

【用法用量】水煎或熬膏，30~50g。

【使用注意】脾胃虚寒者不宜。

【现代研究】现代临床使用水牛角治疗流行性乙型脑炎（简称乙脑）、原发性血小板减少性紫癜、精神分裂症和高脂血症等。

174 白马茎（白马阴茎）

【古籍原文】味甘，无毒。主治小儿惊痫。阴干百日。

【来　源】马科动物马*Equus caballus orientalis*

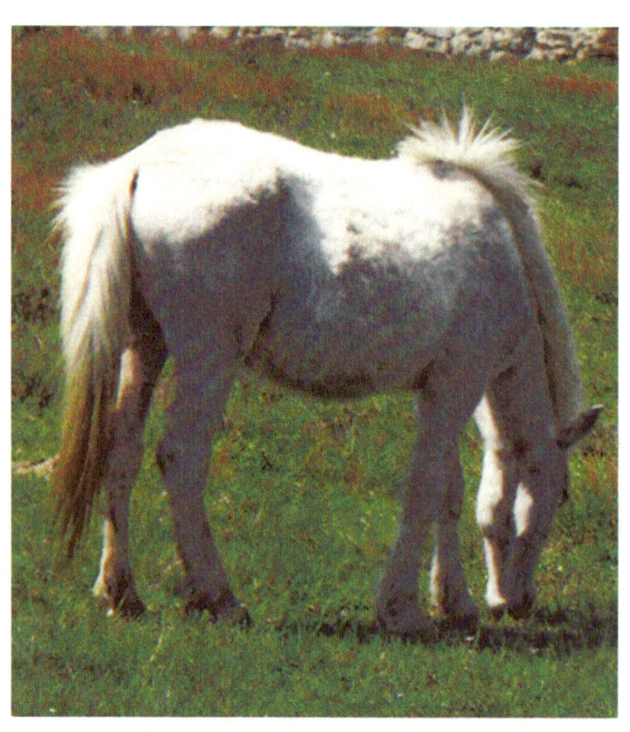

Noack的雄性外生殖器。

【形态特征】体格高大，骨骼肌发达，四肢强劲有力。体长1.5~2.5m，高1~1.5m。毛色随种类而不同。头、面狭长，耳小，直立能动。前额阔，上披长毛如发。颈部长，有鬃毛，自头后沿颈背向下披垂。躯干部长，胸部比腹部宽大、四肢细长，下部有距毛，前肢腕骨上方和后肢跗骨下方有一部分无毛而有坚固的灰白色胼胝体，俗称夜眼。足趾仅第3趾发达，成末端卵圆形的实性蹄；第2趾、第4趾均退化。尾自基部末端，具总状长毛，形如尘拂。

【性味功效】甘、咸，温。补肾阳，益精气。

【古方选录】《圣济总录·卷一八五》苁蓉丸：肉苁蓉二两（酒浸，切，焙），天雄一两（炮裂，去皮脐），白马茎二两（酥炙），蚕蛾一两（微炒），雀卵四十九枚，菟丝子一两（酒浸三日，焙干）。用法：上五味为末，以雀卵并炼蜜为丸，如梧桐子大。每服十丸，空心温酒或米饮送下。主治：痿弱。

【用法用量】入丸剂，6~9g。

【使用注意】凡阴虚火盛者禁用。

175 悬蹄（马悬蹄）

【古籍原文】止衄血，内漏，龋齿。生云中。

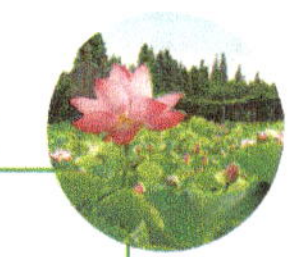

【来　　源】马科动物马*Equus caballus orientalis* Noack足部倒悬不着地的小蹄。

【形态特征】参见“白马茎”条。

【性味功效】甘，平。定惊止痉，止血，止痛。

【古方选录】《千金要方》：切白马悬蹄如米许。用法：以绵裹著痛处孔中，不过三度。主治：龋齿及虫痛。

【用法用量】烧灰研末，1~2g。外用适量，塞牙。

176 白马蹄

【古籍原文】治妇人漏下，白崩。

【来　　源】马科动物马*Equus caballus orientalis* Noack的蹄甲。

【形态特征】参见“白马茎”条。

【性味功效】甘，平。活血，止血，解毒杀虫。

【古方选录】《备急千金要方·卷四》白马蹄汤：白马蹄、禹余粮各四两，龙骨三两，乌贼骨、白僵蚕、赤石脂各二两。用法：上六味为末，蜜丸如梧子大，酒服十丸，不知加至三十丸。主治：白漏不绝。

【用法用量】烧灰研末，每次1~2g；或入丸、散。外用适量，烧灰研末调敷。

177 赤马蹄

【古籍原文】治赤崩并温。

【古方选录】《太平圣惠方·卷六十九》赤马蹄散：赤马蹄屑三分（炒令黄焦），白僵蚕三分（微炒），羚羊角屑三分，麝香一钱（细研）。用法：上为细散，入麝香，同研令匀。每服一钱，以温酒调下，不拘时候。主治：妇人血风，心神烦闷。

【现代研究】赤马蹄的来源、性味功效及应用与白马蹄相似。

178 齿（马齿）

【古籍原文】治小儿马痫。

【来　　源】马科动物马*Equus caballus orientalis* Noack 的牙齿。

【形态特征】参见“白马茎”条。

【性味功效】甘，平。镇惊息风，解毒止痛。

【古方选录】《肘后方》：白马齿烧灰。用法：先以针刺破乃封之，用湿面围肿处，醋洗去之，根出。主治：疔肿未破。

【用法用量】煅存性研末，1~3g；或以水磨汁。外用适量，烧灰研末调敷。

179 鬐头膏（马鬐膏、白马脂）

【古籍原文】主生发。鬐毛，主女子崩中赤白。

【来　　源】马科动物马*Equus caballus orientalis* Noack 项上的皮下脂肪。

【形态特征】参见“白马茎”条。

【性味功效】甘，平；有小毒。生发，润肤，祛风通络。

【古方选录】《食疗本草》：白马脂五两。用法：封疮上，稍稍封之，白秃者即发生。主治：白秃疮。

【用法用量】泡酒服。

180 心（马心）

【古籍原文】治喜忘。肺，治寒热，小儿茎痿。肉，味辛、苦，冷，主除热下气，长筋，强腰脊，壮健，强意利志，轻身不饥。脯，治寒热痿痹。屎，名马通，微温，治妇人崩中，止渴，及吐下血，鼻衄，金创，止血。头骨，治喜眠，令人不睡。溺，味辛，微寒，治消渴，破癥坚积聚，男子伏梁积疝，妇人瘕疾。铜器承饮之。

又，马毛，主小儿惊痫。

《本经》原文：白马茎，味咸，平，主伤中脉绝，阴不起，强志，益气，长肌肉肥健，生子。眼，主惊痫腹满疟疾，当杀用之。悬蹄，主惊邪瘈疭乳难，辟恶气鬼毒，蛊注不祥。生平泽。

【来　　源】马科动物马*Equus caballus orientalis* Noack的心脏。

【形态特征】参见“白马茎”条。

【性味功效】甘，平。养心安神。

【古方选录】《肘后方》：牛、马、猪、鸡心，干之为末。用法：酒服方寸匕，日三。主治：心昏多忘。

【用法用量】煮食，适量；或研末。

181 牡狗阴茎

【古籍原文】无毒。六月上伏取，阴干百日。胆，主痂疡，恶疮。心，治忧恚气，除邪。脑，主头风痹痛，疗下部匿疮，鼻中息肉。齿，治癫痫，寒热，卒风痱，伏日取之。头骨，主金创，止血。四脚蹄，煮饮之，下乳汁。白狗血，味咸，无毒，治癫疾发作。肉，味咸、酸，温，主安五脏，补绝伤，轻身益气。屎中骨，治寒热，小儿惊痫。

又，狗骨灰，主下痢，生肌，敷马疮。乌狗血，主产难横生，血上荡心者。

《本经》原文：牡狗阴茎，味咸，平。主伤中，阴痿不起，令强热大，生子，除女子带下十二疾。一名狗精。胆，主明目。

【来　　源】犬科动物狗*Canis familiaris* L. 雄性的外生殖器。

【形态特征】小型家畜，体型大小和毛色随品种而异，通常颜面部向前突出成口吻，吻长而尖。口有深裂，齿常外露；舌长而薄，表面平滑。耳短，直立或稍下垂，能自由转动。四肢矫健，前肢5趾，后肢4趾，具爪，爪不能伸缩。趾行性。雌体有乳头4~5对，1对在胸部，其余分列于腹壁两侧。尾大多向上卷曲，有丛毛或只具短毛。视觉、听觉、嗅觉均极灵敏。

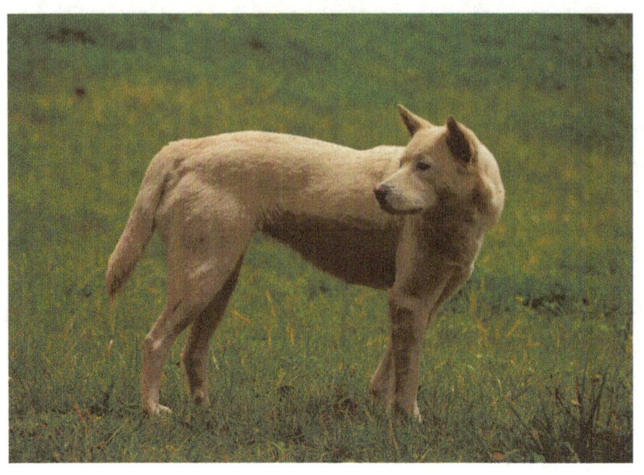

【性味功效】咸，温。补命门，暖冲任。

【古方选录】《太平圣惠方》：牡狗阴茎、猪脊髓、当归各适量。用法：同煎，少加盐，长饮之。主治：阳痿。

【用法用量】煎服，5~10g。

【使用注意】《本草经疏》：阳事易举者忌之，内热多火者勿服。

【现代研究】化学研究显示，其含雄性激素，蛋白质和脂肪等。

182 鹿　茸

【古籍原文】味酸，微温，无毒。主治虚劳洒洒如疟，羸瘦，四肢酸疼，腰脊痛，小便利，泄精，溺血，破留血在腹，散石淋痈肿，骨中热疽，养骨，安胎下气，杀鬼精物，不可近阴令痿。久服耐老。四月、五月解角时取，阴干，使时燥。（马勃为之使）

角：味咸，无毒。除少腹血痛，腰痛折伤恶血，益气。七月取。（杜仲为之使）

髓：味甘，温，治丈夫女子伤中脉绝，筋急，咳逆。以酒服之。肾，平，主治肾气。肉，温，补中，强五脏，益气力。生者治口僻，割薄之。

《本经》原文：鹿茸，味甘，温。主漏下恶血，寒热惊痫，益气强志，生齿不老。角，主恶疮痈肿，逐邪恶气，留血在阴中。

【来　　源】鹿科动物梅花鹿*Cervus nippon* Temminck或马鹿*Cervus elaphus* Linnaeus 等的雄鹿未骨化密生茸毛的幼角。

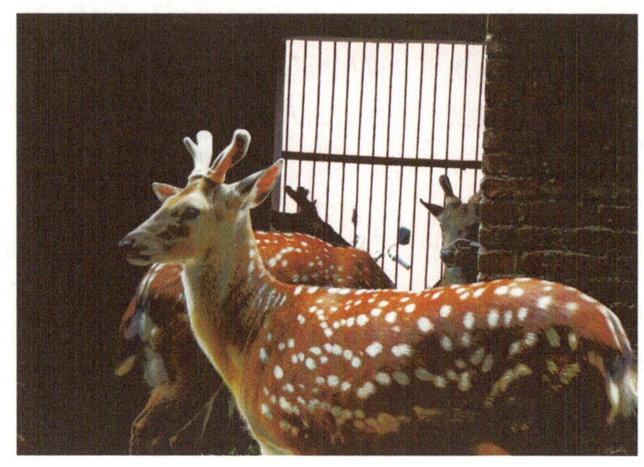

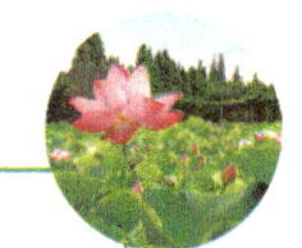

【形态特征】梅花鹿　中型兽，长约1.5m。眶下腺明显，耳大直立，颈及四肢细长，尾短。雄鹿第二年开始生角，不分叉，密被黄色或白色细茸毛，以后每年早春脱换新角，增生1叉，至生4叉。雌鹿无角。冬毛厚密，呈棕灰色或棕黄色，四季均有白色斑点。夏毛薄，全身红棕色。耳内及腹面毛白色。

【性味功效】甘、咸，温。壮肾阳，益精血，强筋骨，调冲任，托疮毒。

【古方选录】《温病条辨·卷三》鹿附汤：鹿茸五钱，附子三钱，草果一钱，菟丝子三钱，茯苓五钱。用法：上用水五杯，煮取二杯，一日二次，滓再煮一杯服。主治：寒湿，湿久不治，伏足少阴，舌白身痛，足跗浮肿。

【用法用量】切片或研末用，1~3g，分3次冲服；或入丸、散；或浸酒。

【使用注意】小量开始，不可骤用大量。外感热病、气血热盛、阴虚阳亢者均忌用。

【现代研究】化学研究显示，鹿茸含鹿茸精，雄性激素及少量女性卵泡激素，胶质，蛋白质，磷酸钙和碳酸钙等。药理研究显示，其有促进生长，提高机体工作能力，减轻疲劳，改善睡眠和食欲，改善蛋白质代谢和能量代谢，增加肾脏利尿机能，降血压及性激素样作用等。现代临床用于治疗劳累、年老或久病致精神倦乏，以及眩晕、腰膝酸痛、阳痿、滑精、子宫虚冷、崩漏和带下等。

183 麢骨（獐骨）

【古籍原文】微温。主治虚损，泄精。肉，温补益五脏。髓，益气力，悦泽人面。

【来　　源】鹿科动物獐*Hydropotes inermis* Swinhoe 的骨骼。

【形态特征】体长约 1m，体重约15kg，四肢粗壮发达，尾甚短。雌雄兽均无角，耳直立，基部有2条软骨质的脊突，顶端较尖。鼻端裸露。眶下腺小。雄兽上犬齿发达，向下延伸成獠牙，突出口外。体毛粗而长，体侧及腰部的冬毛长达40mm，呈波状弯曲。体背和体侧毛棕黄色，口唇与鼻端鼠灰色，额、后头、脸旁淡黄褐色，喉上部白色，下

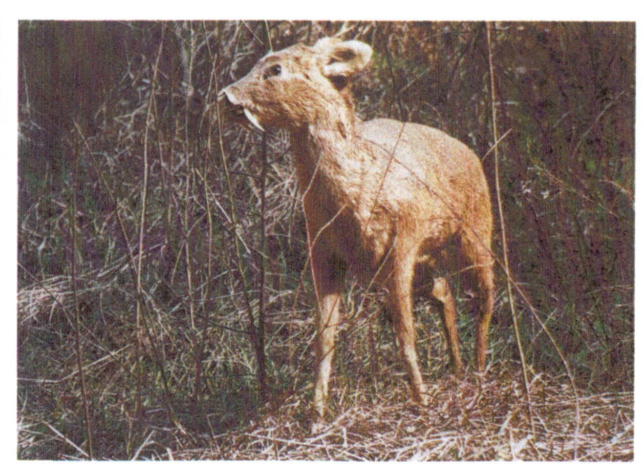

部灰黄色。腹部中央和鼠蹊部淡黄色，四肢棕黄色。幼兽身上有纵列的白色斑点。

【性味功效】甘，微温。补虚益精。

【古方选录】《千金方·卷三》獐骨汤：獐骨一具，远志三两，黄芪三两，芍药三两，干姜三两，防风三两，茯苓三两（一作茯神），厚朴三两，当归三两，橘皮三两，甘草二两，独活二两，芎䓖二两，桂心四两，生姜四两。用法：上㕮咀。以水三斗，煮獐骨，取二斗，去骨，纳药煎，取五升，去滓，分五服。主治：产后虚乏，五劳七伤，虚损不足，脏腑冷热不调。

【用法用量】煎服，15~60g；或浸酒。

【现代研究】化学研究显示，骨含胶原，唾液酸糖蛋白，硫酸软骨素，肽类，脂类，氨基酸，钙，磷，镁等。

184 虎　骨

【古籍原文】主除邪恶气，杀鬼疰毒，止惊悸，治恶疮，鼠瘘，头骨尤良。膏，治狗啮疮。爪，辟恶魅。肉，治恶心欲呕，益气力。

又，屎，治恶疮。其眼睛，治癫。其屎中骨灰，治火疮。牙，治丈夫阴头疮及疽瘘。鼻，治癫疾，小儿痫也。

【来　　源】猫科动物虎*Panthera tigris* Linnaeus 的骨骼。

【形态特征】体型似猫而大，身长1.6~2.9m，尾长1m，体重180~320kg，雌者较小。头圆而宽，颈部较短。眼圆。耳短小。口旁列生长须，犬齿粗大而

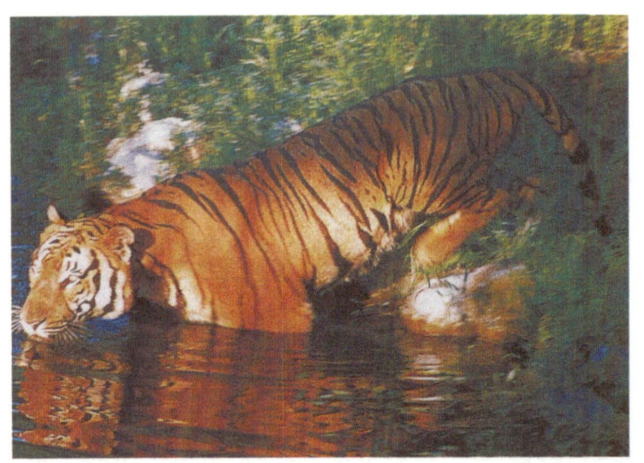

锐利。四肢粗大有力。身躯雄伟，毛色鲜丽，有许多黑横纹，横纹每2条靠拢在一起，体后的黑纹多而密。腹毛白色，亦有黑色条纹。头部黑纹较密，眼上方有一白色区。鼻部棕色无斑纹。耳背黑色，中间有一圆形白斑。颏部白色。四肢外侧棕黄色，内侧白色，都有黑色斑纹。尾基部棕黄色，中部黑白相间，形成环状，尾端黑色。

【性味功效】辛、甘、咸，温。追风定痛，健骨，镇惊。

【古方选录】《圣济总录·卷十》虎骨散：虎胫骨二两（酥炙），羌活一两（去芦头），附子一两（炮裂，去皮脐），地龙一两（炒）。用法：上为散，每服二钱匕，温酒调下，不拘时候。主治：白虎风，走注疼痛不定。

【使用注意】血虚火盛者慎服。

【现代研究】化学研究显示，虎骨主含磷酸钙、蛋白质。药理研究显示，其有抗炎，镇痛，镇静的作用。虎为国家一级保护动物，现禁止入药。

185 豹　肉

【古籍原文】味酸，平，无毒。主安五脏，补绝伤，轻身益气，久服，利人。

【来　　源】猫科动物金钱豹*Panthera pardux* L.的肉。

【形态特征】形体似虎而较小，体长1~1.5m，尾长75~85cm，体重50kg左右，雌者较小。头圆，耳短。四肢粗壮。全身皮毛鲜艳，背部、头部、四肢外侧及尾背均呈橙黄色，通体均布满不规则的黑色斑点和黑色环，在背部及体侧有较大的圆形或椭

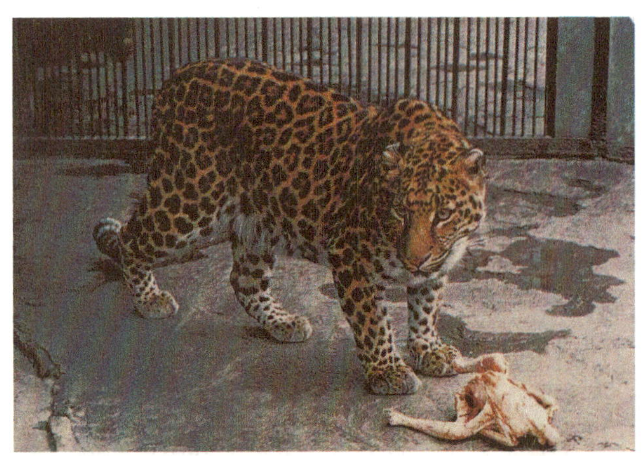

圆形的黑色环。胸腹部及四肢内侧及尾端腹面都为白色。尾尖端黑色。

【性味功效】甘、酸，温。补五脏，益气血，强筋骨。

【用法用量】内服适量，煮食。

186 狸　骨

【古籍原文】味甘，温，无毒。主治风疰、尸疰、鬼疰，毒气在皮中淫跃如针刺者，心腹痛走无常处，及鼠瘘恶疮。头骨尤良，肉亦治诸疰。阴茎，治月水不通，男子阴颓。烧之，以东流水服之。

【来　　源】猫科动物豹猫*Felis bengalensis* Kerr 的骨骼。

【形态特征】外形似家猫。身长50~65cm，尾长约等于体长之半，体重2~3kg。毛色身体背面淡黄色，有各条棕黑色纵纹，从头顶到肩部；其中的2条则断续地向后延伸到尾基部。肩部和体侧有数行大而不规则的黑斑，腰、臀及四肢下部亦有较小的黑斑。头部眼内侧有纵长白斑，颊部两侧有2条黑

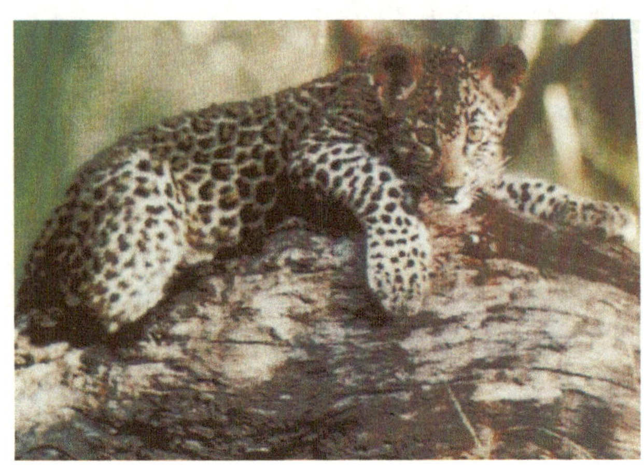

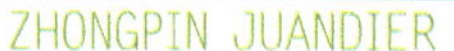
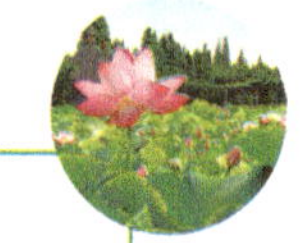

纹。颏下、胸、腹部及四肢内侧乳白色，均具棕黑色的斑点。尾上面似背色，并有棕黑色斑和半环。

【性味功效】辛、甘，温。祛风止痛，消肿散结，镇惊安神，解毒杀虫。

【古方选录】《圣济总录·卷一二七》狸骨散：狸骨一两一分（酒炙），踯躅半两（炒），龙骨半两，王不留行半两，当归半两（切焙），土瓜根半两，鼠姑半两。用法：上为末，每服二钱匕，食后温酒调下，日晚再服。主治：鼠瘘，瘰疬，寒热。

【用法用量】研末冲服，15~30g；或入丸、散；或酒浸。外用适量，烧灰敷。

【使用注意】孕妇禁用。

187 兔头骨

【古籍原文】平，无毒。主治头眩痛癫疾。骨，治热中消渴。脑治冻疮。肝治目暗。肉味辛，平，无毒，主补中益气。

【来　　源】兔科动物蒙古兔*Lepus tolai* Pallas或家兔*Oryctolagus cuniculus domesticus*（Gmelin）等的头骨。

【形态特征】蒙古兔　体形中等，长约45cm，尾长约9cm。体重一般在2kg以上。耳甚长，有窄的黑尖，向前折超过鼻端。尾连端毛略等于后足长。全身背部为沙黄色，杂有黑色。头部颜色较深，在鼻部两侧面颊部，各有一圆形浅色毛圈，眼周围有白色窄环。耳内侧有稀疏的白毛。腹毛纯白色。臀部沙灰色。颈下及四肢外侧均为浅棕黄色。尾背面中间为黑褐色，两边白色，尾腹面为纯白色。冬毛长而蓬松，有细长的白色针毛，伸出毛被外方。夏毛色略深，为淡棕色。

【性味功效】甘、酸，平。平肝清热，解毒疗疮。

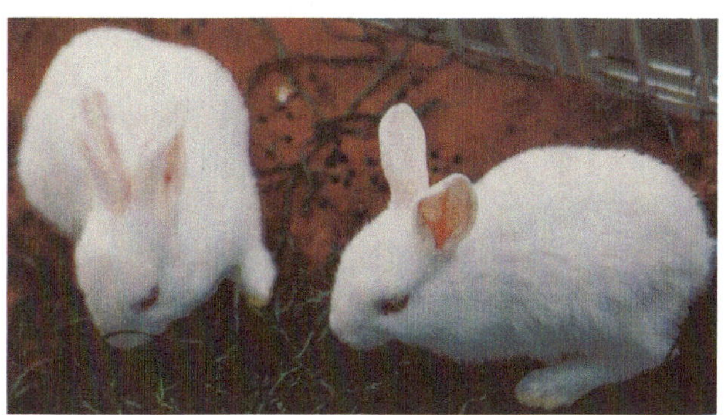

【古方选录】《食医心境》：兔头骨一具。用法：以水煮取汁，饮汁。主治：消渴，饮水不知足。

【用法用量】煎服，3~6g；或烧灰入丸、散。外用适量，烧灰研末敷。

【使用注意】孕妇禁用。

188 雉肉（野鸡肉）

【古籍原文】味酸，微寒，无毒。主补中，益气力，止泄利，除蚁瘘。

【来　　源】雉科动物环颈雉*Phasianus colchicus* Linnaeus的肉。

【形态特征】长约90cm。雌雄异色；雄者羽色华丽。头顶黄铜色，两侧有微白眉纹。虹膜栗红色，眼周裸出。嘴白，基部转黑。颏、喉和后颈均黑色，有金属反光。颈下肩有一显著白圈，背部前方主要为金黄色，向后转为栗红色，再后则为橄榄绿色，均杂有黑、白色斑纹。腰侧纯蓝灰色，向后转为栗色。尾羽很长，中央贯以多数黑色横斑，至两侧横斑转为深紫栗色；翼上覆羽大多黄褐色而杂以栗色，向外转为银灰色；胸部呈带紫的铜红色，羽端具锚状黑斑；腹乌褐色。脚短而健，呈红灰褐色，具距；爪短而钝，黑色。雌鸟体型较小，尾亦较短。体羽大多呈砂褐色，背面满杂以栗色和黑色的斑点。尾上黑斑缀以栗色。无距。

【性味功效】甘、酸，温。补中益气，生津止渴。

【古方选录】《饮膳正要·卷二》野鸡羹：野鸡一只（挦净）。用法：入五味如常法，作一羹。食之。主治：消渴，口干，小便频数。

【用法用量】适量，煮食或煨汤饮；或烧存性研末，每次3~6g。

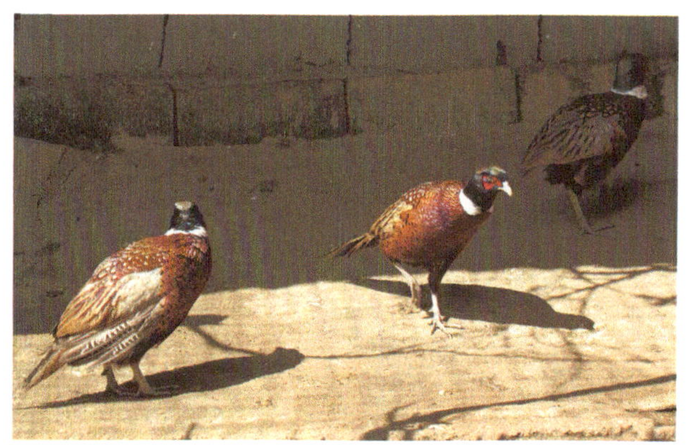

【使用注意】有痼疾者慎用。

【现代研究】化学研究显示，每100g雉肉含水分70g，蛋白质24.4g，脂肪4.8g，灰分1.1g；其中，钙14mg，磷263mg，铁0.4mg。

189 鹰矢白（鹰屎白、鹰条白）

【古籍原文】主治伤挞灭瘢。

【来　　源】鹰科动物苍鹰*Accipiter gentilis*（Linnaeus）粪便上的白色部分。

【形态特征】大型鸟类，体长约50cm。嘴黑，基部带暗蓝色，蜡膜黄绿色，虹膜金黄色。前额至后颈为暗石板灰色。羽基白色；眼上方有白色眉纹，羽轴黑色；耳羽黑色；肩、背、腰及尾上覆羽均石板灰色，肩羽和尾上覆羽有白色横斑；飞羽暗灰褐色，并有黑褐色的横斑，内杂有灰白色的块斑。下体灰白。喉有黑褐色细纹，胸、腹、两肋与覆腿羽均杂以黑色横斑，脚绿黄色，爪锐利，黑色。

【性味功效】苦、咸，微寒；有小毒。祛风消瘢，消积导滞。

【古方选录】《圣济总录·卷一〇一》辛夷膏：辛夷一两，鹰屎白半两，杜若半两，细辛半两（去苗叶），白附子三分。用法：上除鹰屎外，锉，以酒两盏浸一宿，别入羊髓五两，银石锅中以文火煎得所，去滓，将鹰屎白研如粉，纳膏中搅匀，再以微火暖入盒中。每日三次，涂疮瘢上。主治：面上瘢痕。

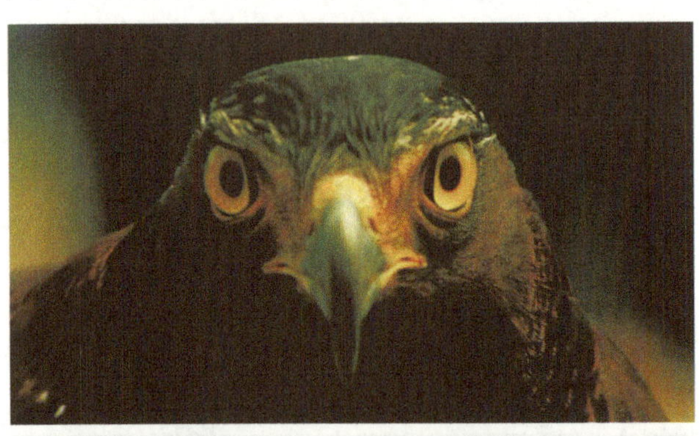

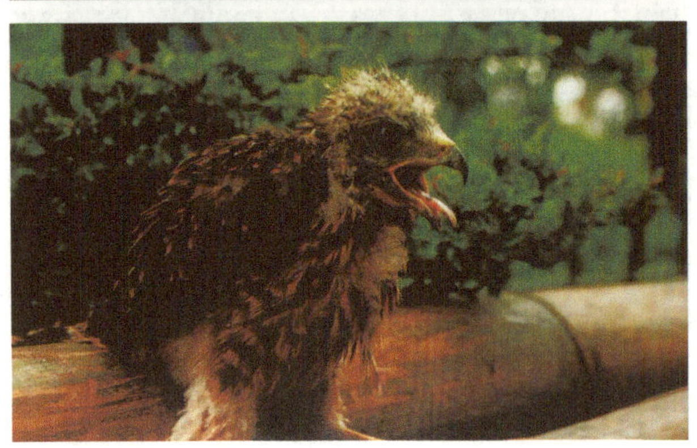

【现代研究】现临床已少用，多用鸽屎白或鸡屎白替代。

190 雀　卵

【古籍原文】味酸，温，无毒。主下气，男子阴痿不起，强之令热，多精有子。脑，治耳聋。头血，治雀盲。雄雀矢，治目痛，决痈疖，女子带下，溺不利，除疝瘕。五月取之良。

又，雀矢和男首子乳，如薄泥，点目中弩肉赤脉贯瞳子上者，即消。

【来　　源】文鸟科动物麻雀*Passer montanus*（Linnaeus）的卵。

【形态特征】体长约12cm。嘴粗短，圆锥状，黑色。虹膜暗红褐色。额、后颈纯栗褐色。眼下缘、眼线、颏和喉的中部均黑色；颊、耳羽和颈侧白色，耳羽后部具有黑色斑块。上体砂褐色。两翅的小覆羽纯栗色，中和大覆羽黑褐色而具白端，大覆羽更具棕褐色外缘；内侧次级飞羽的缘纹较宽，棕色也较浓。尾暗褐色，羽缘较淡。胸和腹淡灰色近白色，沾有褐彩，两胁转为淡黄色，尾下覆羽较胁羽更淡。脚和趾均为黄褐色。

【性味功效】甘、咸，温。补肾阳，益精血，调冲任。

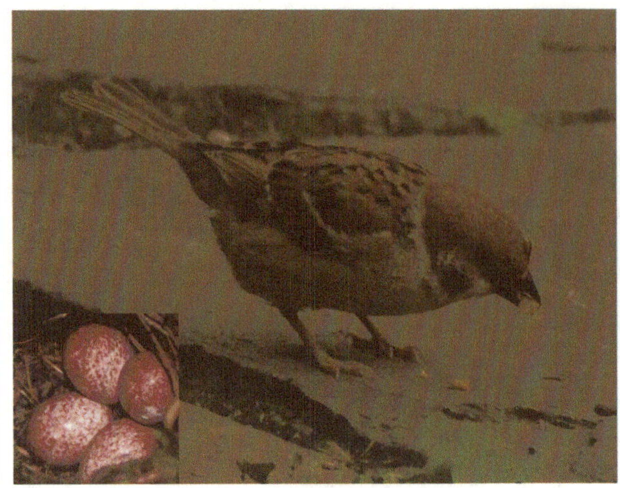

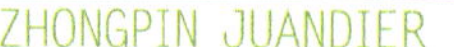

【古方选录】《本草述》雀卵丸：菟丝子末一斤。用法：于春二三月取麻禾雀卵五百个，去黄用白，和丸梧子大。每八十丸，空心盐汤或酒下。腰痛加杜仲四分之一；下元冷加附子六分之一。主治：男子阴痿。

【用法用量】适量煮食；或入丸剂。

【使用注意】阴虚火盛者忌服。

191 鹳骨

【古籍原文】味甘，无毒。主治鬼蛊，诸疰毒，五尸，心腹疾。

【来　　源】鹳科动物白鹳*Ciconia ciconia*（Linnaeus）的骨骼。

【形态特征】大型鸟类。嘴型粗健，长直而略侧扁，角黑色，先端渐形尖细，色亦较淡。虹膜淡粉红色而外圈黑色；眼周及颏囊的裸出部朱红色。全体大多白色；肩羽、翼上覆羽、初级和次级飞羽均呈光辉黑色，大部分外翈呈银灰色。脚长，暗红色，胫下部裸出；趾长居中，向前三趾的基部有蹼相连，后趾位置不较他趾为高，爪短钝。

【性味功效】甘，寒。清热解毒，止痛。

【古方选录】《外台秘要·卷十三》鹳骨丸：鹳骨一两（涂酥、炙微黄），桂心三分，雄黄一两（细研、水飞过），麝香半两（细研），朱砂一分（细研），川大黄三分（锉碎、微炒），蜈蚣一条（微炙）。用法：上为末，蜜和为丸，如小豆大。每服二丸，每日三次，清饮送下。主治：尸疰恶气百病。邪气流注闷绝，时复发作，寒热淋沥，或腹痛胀满。

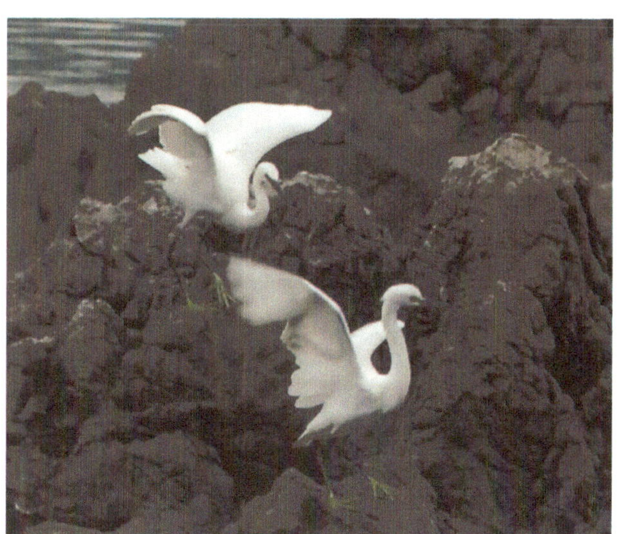

【用法用量】煎服，6~15g；或炙黄或烧炭存性，研末，每次6~10g。

【现代研究】为国家一级保护动物，严禁捕杀。

192 雄鹊肉（鹊）

【古籍原文】味甘，寒，无毒。主治石淋，消结热。可烧作灰，以石投中散解者，是雄也。

【来　　源】鸦科动物喜鹊*Pica pica*（Linnaeus）的肉。

【形态特征】体长约45cm。嘴尖、黑色。虹膜黑褐色。头、颈、背部中央、尾上覆羽等均呈黑色，后头及后颈稍映紫辉，背部稍沾蓝绿色；腰部有一块灰白斑；肩羽洁白。初级飞羽外甲羽及羽端黑色而显蓝绿色光辉，内甲羽除先端外，均

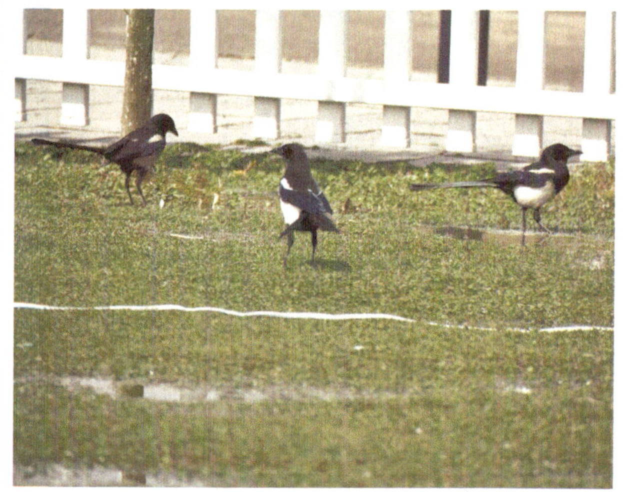

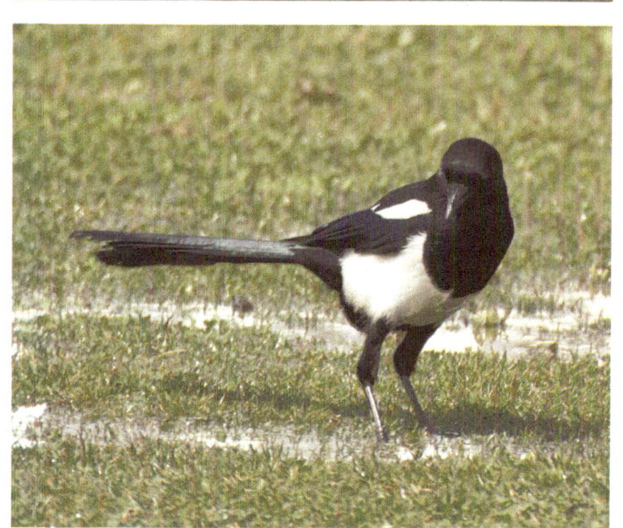

洁白；次级和三级飞羽均呈黑色， 外甲羽的边缘具有深蓝色及蓝绿色的亮辉。尾长，尾羽黑色而有深绿色反光，末段有红紫色和深蓝绿色的宽带。额、喉、胸、下腹中央、肛周、覆腿羽等均呈黑色，喉部羽干灰白色。下体余部洁白。脚及爪均呈黑色。

【性味功效】甘，寒。清热，补虚，消结，通淋，止渴。

【临床用方】《中国动物药》：喜鹊1只。用法：烧存性研末，金钱草50g水煎，以煎液送服喜鹊肉5g，日服2次。主治：石淋。

【用法用量】煮食，50~100g。外用适量，捣敷。

【现代研究】现代临床用于治疗肺结核、石淋、骨折等。

193 伏翼（蝙蝠、夜燕、天鼠）

【古籍原文】无毒。主痒痛，治淋，利水道。生太山及人家屋间。立夏后采阴干。（苋实、云实为之使）

《本经》原文：伏翼，味咸，平。主目瞑明目，夜视有精光。久服，令人熹乐，媚好无忧。一名蝙蝠。生川谷。

【来　　源】蝙蝠科动物蝙蝠*Vespertilio superans* Thomas及其他多种同属动物的全体。

【形态特征】体较小，长4.5~8cm。眼小，鼻部无鼻叶或其他衍生物。耳短而宽。由指骨末端向上至上膊骨，向后至躯体两侧后肢及尾间有一层薄的翼膜，其上无毛。尾发达。全身毛呈黑褐色。

【性味功效】咸，平。止咳平喘，平肝明目，利水通淋，解毒，截疟。

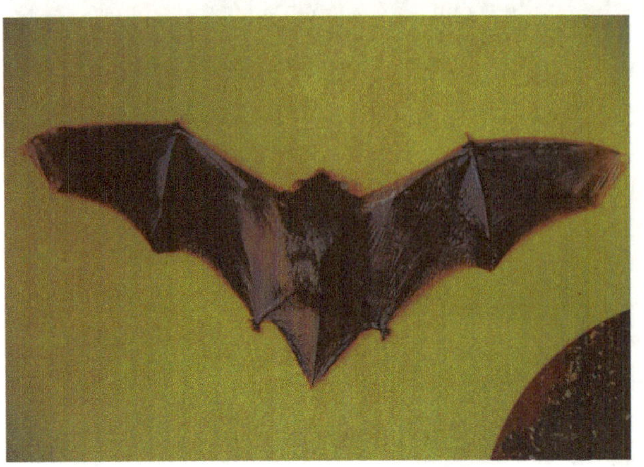

【古方选录】《太平圣惠方·卷八十五》返魂丹：蝙蝠一只（去翼脂肚，炙令焦黄），人中白一分（细研），干蝎一分（微炒），麝香一钱（细研）。用法：上为细散，入人中白等同研令匀，炼蜜为丸，如绿豆大。每服三丸，以乳汁研下。主治：小儿慢惊风及天钓夜啼。

【用法用量】入丸、散，1~3g。外用适量，研末撒；或调敷。

【现代研究】蝙蝠所居之处多有污秽，难免沾染有毒之物，甚则蚤、虱之类携带病菌，故有“有毒杀人”之说。现今临床基本不用。

194 蝟皮（刺猬皮）

【古籍原文】无毒。主治腹痛，疝积，亦烧为灰，酒服之。生楚山田野。取无时，勿使中湿。（得酒良，畏桔梗、麦门冬）

《本经》原文：猬皮，味苦，平。主五痔阴蚀、下血赤白、五色血汁不止，阴肿，痛引腰背，酒煮杀之。生川谷。

【来　　源】刺猬科动物刺猬*Erinaceus europaeus* Linnaeus 及短刺猬*Hemiechinus dauricus* Sundevall. 的皮及肉。

【形态特征】刺猬　体形较大，体长约22cm。头宽，吻尖，耳短，不超过周围之棘长。足及爪较长。身体背面被粗而硬的棘刺。棘的颜色有两种，一种为纯白色，尖端略染棕色；另一种基部为白色或土黄色，上为棕色。整体背呈土棕色，脸部、体侧、腹部及四肢的毛呈灰白色或浅灰黄色。

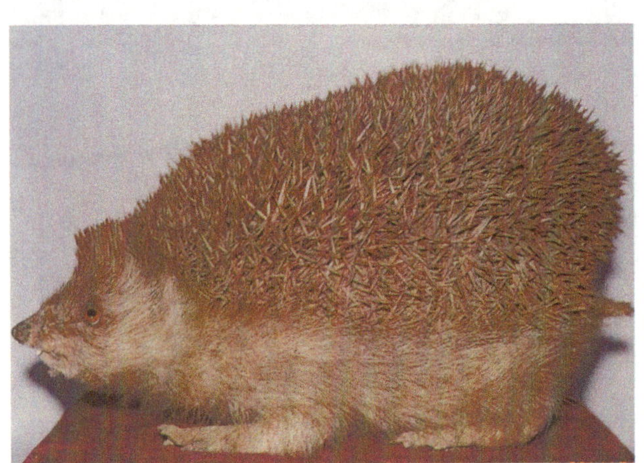

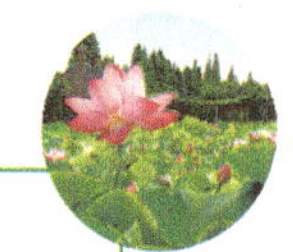

【性味功效】苦、涩，平。化瘀止痛，收敛止血，涩精缩尿。

【古方选录】《太平圣惠方·卷二十七》猬皮散：猬皮一两（烧灰），硫黄一分。用法：上为细末。每服一钱，空心以温酒调下。主治：虚劳吐血。

【用法用量】煎服，3~10g；研末，1.5~3g；或入丸、散。外用适量，研末调敷。

【使用注意】孕妇慎用。

【现代研究】化学研究显示，刺猬皮上层刺主要含角蛋白，下层真皮层主要含胶原、弹性硬蛋白和脂肪等。现代临床主要用于治疗胃脘疼痛、反胃吐食、便血、痢疾、脱肛、遗精、遗尿等。

195 石龙子（四脚蛇、蜥蜴）

【古籍原文】有小毒。一名山龙子，一名守宫，一名石蜴。生平阳及荆山山石间。五月取，着石上令干。（恶硫黄、斑蝥、芫荑）

《本经》原文：石龙子，味咸，寒。主五癃邪结气，破石淋，下血，利小便水道。一名蜥蜴。生川谷。

【来　　源】石龙子科动物石龙子*Eumeces chinensis* (Gray) 除去内脏的全体。

【形态特征】头体长103~125mm，尾长144~189mm。眶上鳞第2枚显著大于第1枚；额顶鳞发达，有上鼻鳞，无后鼻鳞，第2列下颞鳞楔形，后颏鳞前后2枚。耳孔前缘有2~3个瓣突，鼓膜深陷。体较粗壮，环体中段鳞22~24行；肛前具1对大鳞；尾下正

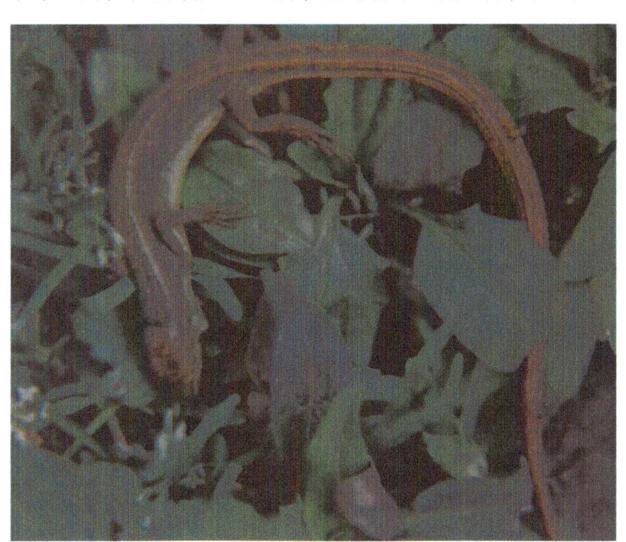

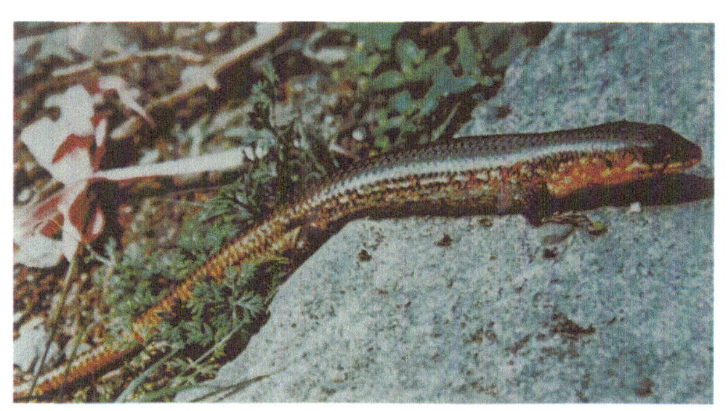

中行鳞扩大。指、趾侧扁掌足冰粒鳞大小不一。背面灰橄榄色；头部棕色；颈侧及体侧红棕色，雄性更为显著，体侧有分散的黑斑点；腹面白色。雄性颞部显著隆肿。

【性味功效】咸，寒；有小毒。破结散瘀，利水通淋，解毒。

【古方选录】《太平圣惠方·卷六十六》蜥蜴丸：蜥蜴一条（微炙），芫菁十枚（以糯米拌炒，米黄为度，去头足翅），麝香一分（细研），犀角屑三分，斑猫十枚（以糯米拌炒，米黄为度，去翅足头），大豆黄卷三分，甘草三分（炙微赤，锉），地胆十枚（以糯米拌炒，米黄为度，去翅足头）。用法：上为末，入麝香研匀，用软饭和丸，如绿豆大。每日三丸，空心以粥饮送下。一月自效。主治：瘰疬久不愈，出脓水肿痛，日夜不止。

【用法用量】烧存性研末，1.5~3g；或入丸、散。外用适量，熬膏涂；或研末调敷。

【使用注意】孕妇禁用。

【现代研究】药理研究显示，石龙子有抗癌作用，其醇提取物能抑制人肝癌细胞的呼吸；动物试验显示，可延长移植肿瘤动物的寿命。

196 露蜂房（蜂房）

【古籍原文】味咸，有毒。主治蜂毒，毒肿。一名百穿，一名蜂果。生垟牱。七月七日采，阴干。（恶干姜、丹参、黄芩、芍药、牡蛎）

又,合乱发、蛇皮三味合烧灰，酒服方寸匕，日二，治诸恶疽、附骨痈，根在脏腑，历节肿出，疔肿恶脉诸毒皆瘥。

《本经》原文：露蜂房，味苦，平。主惊痫瘈疭，寒热邪气，癫疾，鬼精蛊毒，肠痔。火熬之

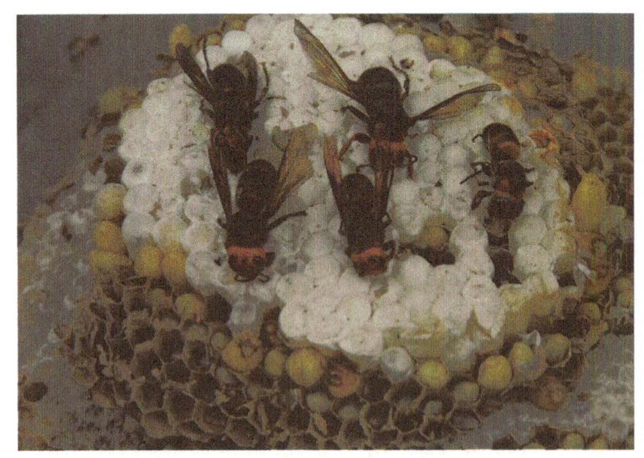

良。一名蜂肠。生山谷。

【来　　源】胡蜂科昆虫果马蜂*Polistes olivaceous* (DeGeer)、日本长脚胡蜂*Polistes japonicus* Saussure或异腹胡蜂 *Parapolybia varia* Fabricius 的巢。

【形态特征】果马蜂　雌蜂体长约17mm，体较光滑。身体各部黄色或暗黄色。额黄色，前单眼周围黑色，后单眼处有一弧形黑斑。唇基端部中央有角状突起。上颌黄色，3齿黑色。前胸背板前缘领状突起，两侧各有一棕色带。中胸背板中间纵线黑色，两侧各有2条黄纵带。小盾片、后小盾片、中胸侧板、后胸侧板各骨片相接处黑色。胸腹节中央沟处黑色，两侧各有一棕色带。爪光滑无齿。腹部各节背、腹板均呈暗黄色，近中部处各有一凹形棕色横纹，第一节腹板和第六节腹板无棕色纹。

【性味功效】甘，平。攻毒杀虫，祛风止痛。

【古方选录】《圣济总录·卷一二〇》蜂房汤：猪牙皂荚（炙，去皮子）、露蜂房（炒）、蜀椒（去目并合口，炒）、细辛（去苗叶）各等分。用法：上为散。每服一钱匕，水一盏，煎沸，热含冷吐，不拘时候。主治：风蛀牙齿疼痛。

【用法用量】煎服，3~5g。外用适量，研末油调敷患处；或煎水漱；或洗患处。

【使用注意】脾胃虚弱者慎用。

【现代研究】化学研究显示，露蜂房含蜂房油，蜂蜡，树脂，多种糖类，维生素，钙、铁和蛋白质等。药理研究显示，其有抗炎，镇痛，降温，促凝血，降血压，抑制人体肝癌细胞，利尿，抑制葡萄球菌、痢疾杆菌和伤寒杆菌等作用。蜂房有小毒。现代临床用于治疗急性乳腺炎、鼻炎、皮肤顽癣、皮肤化脓性感染、龋齿痛、头癣、鹅掌风和过敏性皮炎、牙痛等。

197 樗鸡（红娘子）

【古籍原文】有小毒。主治腰痛，下气，强阴多精，不可近目。生河内樗树上。七月采，暴干。

《本经》原文：樗鸡，味苦，平。主心腹邪气，阴痿，益精强志，生子，好色，补中轻身。生川谷。

【来　　源】蜡蝉科动物樗鸡*Lycorma delicatula* White 的成虫。

【形态特征】体长14~22mm，宽6~8mm。头狭小，复眼黑褐色。额延长如象鼻。前胸背板浅褐色；腹部大，黑褐色，腹部背面黑色，间被白色粉霜。前翅基半部淡褐色稍带绿色，有黑斑20余，端半部黑色，翅脉白色；后翅基部呈红色，有黑斑7~8个，翅端黑色。红色与黑色交界处有白带，体翅常有粉状白蜡。尾端逐渐狭小。

【性味功效】苦、辛，平；有毒。活血通经，攻毒散结。

【古方选录】《圣济总录·卷一三四》樗鸡膏：樗鸡十二枚，蜜蜂十二枚，芫青八枚（去翅足，炒），蜈蚣二条（长五寸者，无以野葛代之），斑蝥六十枚（去翅足），藜芦一两（去芦头），蔄茹一两，铅丹一两，附子二两（炮裂，去皮脐），巴豆六十粒（去皮），猪脂二斤。用法：取涂摩疮上，日三至五次，以愈为度。主治：瘑疮。

【用法用量】入丸、散，0.1~0.2g。外用适量，研末敷贴或调涂。

【使用注意】孕妇忌用，体弱、无瘀者慎用。

【现代研究】药理研究显示，樗鸡有毒，现今临床以外用为主，内服慎用。

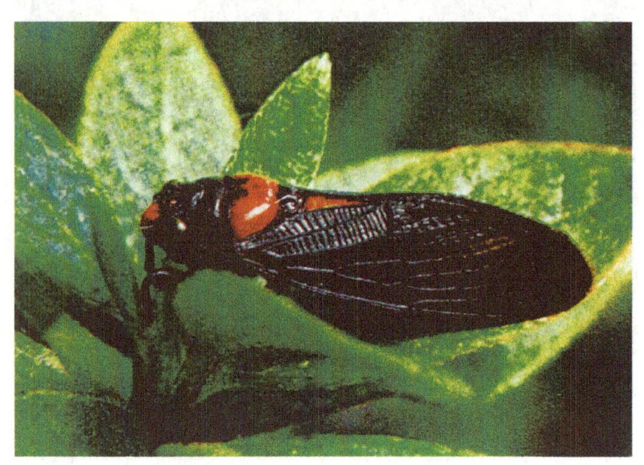

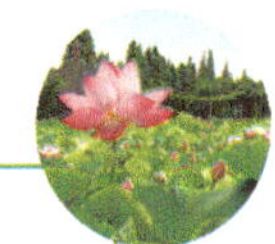

198 蚱蝉（秋蝉、知了）

【古籍原文】味甘，无毒。主治惊悸，妇人乳难，胞衣不出，又堕胎。五月采，蒸干之，勿令蠹。

又，壳名枯蝉，一名伏蛸，主小儿痫，女人生子不出，灰服之，主久痢。

《本经》原文：蚱蝉，味咸，寒。主小儿惊痫夜啼，癫病寒热。生杨柳上。

【来　　源】蝉科昆虫黑蚱*Cryototympana pustulata* Fabricius 的全体。

【形态特征】体大色黑而有光泽；雄虫长4.4~4.8cm，翅展约12.5cm，雌虫稍短。复眼1对，大型，两复眼间有单眼3只，触角1对。口器发达，刺吸式，唇基梳状，上唇宽短，下唇延长成管状，长达第3对足的基部。胸部发达，后胸腹板上有一显著的锥状突起，向后延伸。足3对。翅2对，膜质，黑褐色，半透明，基部染有黄绿色，翅静止时覆在背部如屋脊状。雄蝉腹部第1节间有特殊的发音器官，雌蝉同一部位有听器。

【性味功效】咸、甘，寒。清热，息风，镇惊。

【古方选录】《太平圣惠方·卷八十三》蚱蝉散：蚱蝉半两（去翅足，微炒），茯神半两，龙齿三分（细研），麦门冬半两（去心，焙），人参三分（去芦头），钩藤三分，牛黄二钱（细研），蛇蜕皮五寸（烧灰），杏仁二分（汤浸，去皮尖双仁，麸炒微黄）。用法：上为细散，入研了药，都研令匀。每服半钱，以新汲水调下。主治：小儿风热惊悸。

【用法用量】煎服，1~3个；或入丸、散。外用适量。

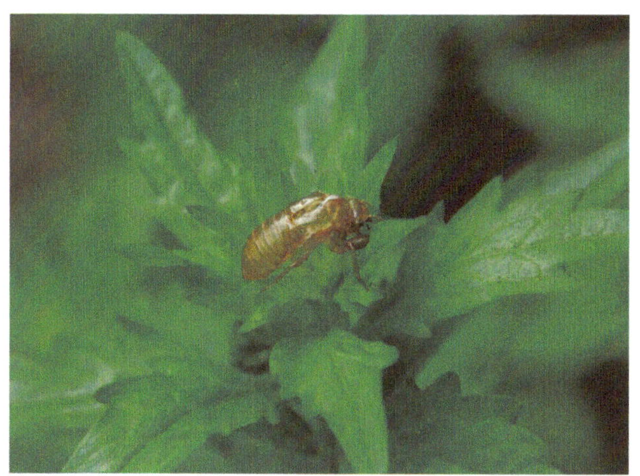

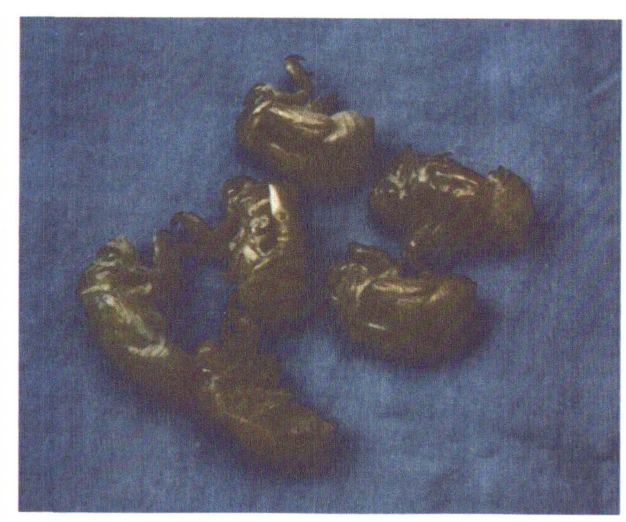

【现代研究】现代临床用于治疗偏头痛、癫痫、小儿发热、惊风抽搐等。

199 白僵蚕（僵蚕、天虫）

【古籍原文】味辛，平，无毒。主治女子崩中赤白，产后余痛，灭诸疮瘢痕。生颖川。四月取自死者，勿令中湿，湿有毒，不可用。

又，末之，封丁肿，根当自出，极效。

《本经》原文：白僵蚕，味咸。主小儿惊痫夜啼，去三虫，灭黑皯，令人面色好，男子阴疡病。生平泽。

【来　　源】蚕蛾科昆虫家蚕*Bombyx mori* L. 的幼虫感染白僵菌*Beauveria bassiana* (Bals.) Vuillant 而死亡的全体。

【形态特征】雌、雄蛾全身均密被白色鳞片。体长1.6~2.3cm。翅展3.9~4.3cm。体翅黄白色至灰白色。前翅外缘顶角后方向内凹切，各横线色稍暗，

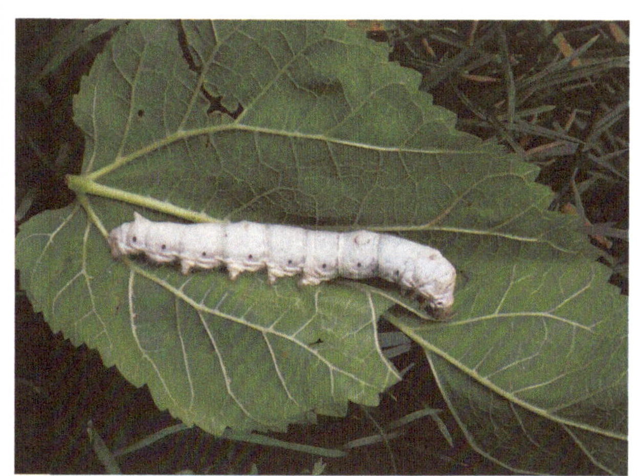

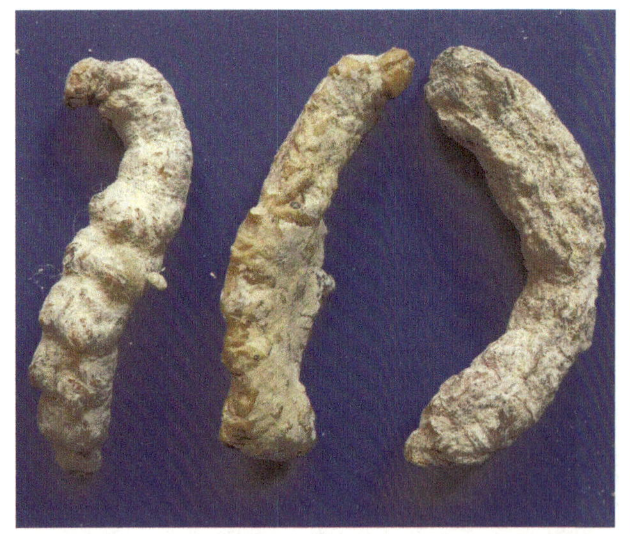

不甚明显，端线与翅脉灰褐色，后翅较前翅色淡，边缘有鳞毛稍长。雌蛾腹部肥硕，末端钝圆；雄蛾腹部狭窄，末端稍尖。幼虫即家蚕，体色灰白色至白色，胸部第2、第3节稍见膨大，有皱纹。腹部第8节背面有一尾角。

【性味功效】咸、辛，平。息风止痉，祛风止痛，化痰散结。

【古方选录】《普济方·卷六十九》僵蚕散：僵蚕、藁本、白芷各等分。用法：上为细末。每以少许揩牙疼处，用盐水灌漱，立马见效。主治：风壅牙疼。

【用法用量】煎服，5~10g；研末冲服，每次1~1.5g。外用适量。

【使用注意】风寒外感者不宜。

【现代研究】化学研究显示，全体含蛋白质，脂肪，多种氨基酸，草酸铵，多种无机元素（如镁、钙、锌），变态活性刺激素，促蜕皮甾酮和一种白僵菌黄色素等。药理研究显示，其有抗癌活性的作用，还有抗惊厥，催眠，镇静，抗凝血和降血糖等作用。现代临床用于治疗感冒发热、小儿高热惊厥、流行性腮腺炎、急性咽喉炎、扁桃体炎、高血压、糖尿病和高脂血症等。

200 桑螵蛸

【古籍原文】味甘，无毒。主治男子虚损，五脏气微，梦寐失精，遗溺。久服益气，养神。螳螂子也。二月、三月采，当火炙，不尔令人泄。（得龙骨治泄精，畏旋覆花）

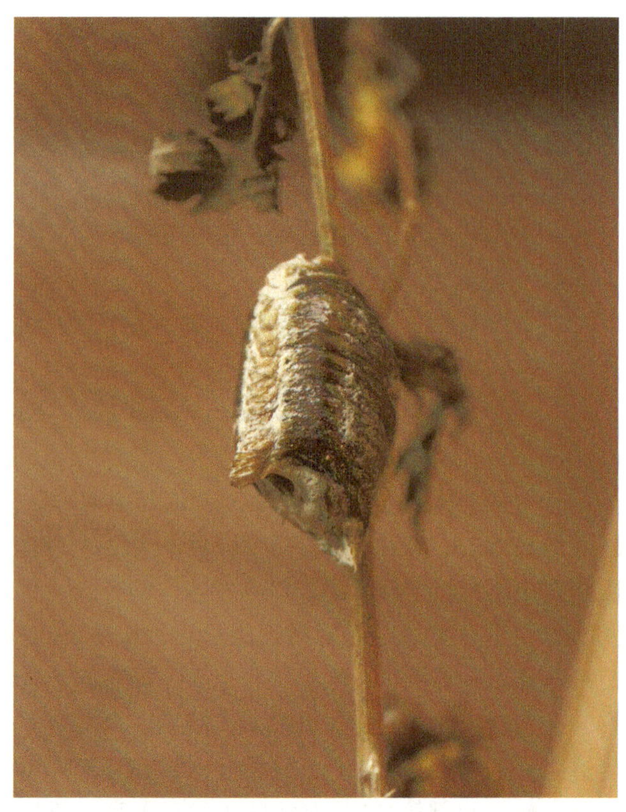

《本经》原文：桑螵蛸，味咸，平。主伤中，疝瘕，阴痿，益精生子，女子血闭腰痛，通五淋，利小便水道。一名蚀肬。生桑枝上，采蒸之。

【来　源】螳螂科昆虫大刀螂*Tenodera sinensis* Saussure、小刀螂*Statilia maculata* (Thunberg) 或巨斧螳螂*Hierodula patellifera* (Serville) 的卵鞘。

【形态特征】大刀螂　体形较大，呈黄褐色或绿色，长约7cm。头三角形。前胸背板、肩部较发达，后部至前肢基部稍宽。前胸细长，侧缘有细齿排列。中纵沟两旁有细小的疣状突起。前翅革质，前缘带绿色，末端有较明显的褐色翅脉；后翅比前翅稍长，有深浅不等的黑褐色斑点散布其间。雌性腹部特别膨大。足3对，细长。前胸足粗大，镰刀状。中足和后足细长。

【性味功效】甘、咸，平。固精缩尿，补肾助阳。

【古方选录】《三因极一病证方论·卷十三》锁阳丹：桑螵蛸三两（焙干），龙骨二两，白茯苓一两。用法：上为末，米糊和丸，如梧桐子大。每服五十丸，煎茯苓、盐汤送下。食前服。主治：精泄不禁。

【用法用量】煎服，5~10g。

【使用注意】阴虚火旺或膀胱有热致小便频数者忌用。

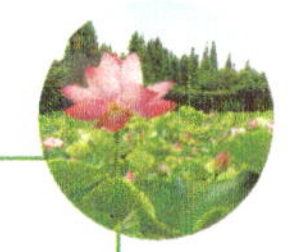

【现代研究】化学研究显示，桑螵蛸含蛋白质，脂肪，磷脂，铁，钙，胡萝卜类色素，柠檬酸钙结晶，糖蛋白，脂蛋白和天门冬氨酸，苏氨酸，丝氨酸，胱氨酸，缬氨酸等。药理研究显示，其有轻微抗利尿作用。现代临床用于治疗遗精、遗尿、阳痿、早泄、老人尿频、小儿遗尿、产后或人工流产后小便频数等。

201 蟅虫（土鳖虫、土元、地鳖、䗪虫）

【古籍原文】有毒。一名土鳖。生河东及沙中，人家墙壁下土中湿处。十月取暴干。（畏皂荚、菖蒲）

《本经》原文：䗪虫，味咸，寒。主心腹寒热，血积癥瘕，破坚，下血闭，生子大良。一名地鳖。生川泽。

【来　　源】鳖蠊科昆虫地鳖*Eupolyphaga sinensis* Walker或冀地鳖*Steleophaga plancyi* (Boleny)的雌虫体。

【形态特征】地鳖　雌雄异形，雄虫有翅，雌虫无翅。雌虫长约3cm，体上下扁平，黑色而带光泽。头小，向腹面弯曲。口器咀嚼式，大颚坚硬。复眼发达，肾形；单眼2个。触角丝状，长而多节。前胸扩大如盾状，前狭后阔，盖于头上。腹背板9节，呈覆瓦状排列。

【性味功效】咸，寒；有小毒。破血逐瘀，续筋接骨。

【古方选录】《圣济总录·卷一二七》地鳖散：干地鳖少许（末），麝香少许（研）。用法：上研匀。干掺或贴，随干湿治之。主治：瘘疮肿。

【用法用量】煎服，3~10g；入丸、散，1~3g。醋炙破血逐瘀力强。

【使用注意】孕妇及月经过多者忌用。

【现代研究】化学研究显示，地鳖含17种氨基酸，脂肪酸，多种微量元素，β-谷甾醇，二十八烷醇，尿嘧啶，尿囊素和直链脂肪族化合物等。药理研究显示，其有抗血栓，降低总胆固醇，保肝及抗缺氧等作用。现代临床用于治疗宫外孕、慢性肝炎肝肿大、早期肝硬化、骨结核、高血压、急性腰扭伤、坐骨神经痛和乳腺囊性增生症等。

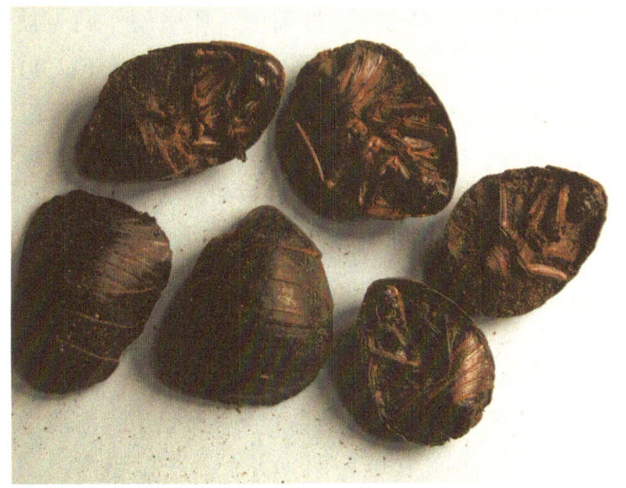

202 蛴　螬

【古籍原文】微寒，有毒。主治吐血在胸腹不去，及破骨踒折，血结，金疮内塞，产后中寒，下乳汁。一名蜰肥齐，一名勃齐。生河内及人家积粪草中。取无时，反行者良。（蜚虻为之使，恶附子）

《本经》原文：蛴螬，味咸，微温。主恶血血瘀，御览作血痹痹气破折，血在胁下坚满痛，月闭，目中淫肤、青翳、白膜。一名蟦蛴。生平泽。

【来　　源】金龟甲科昆虫朝鲜金龟甲*Holotrichia diomphalia* Bates及其近缘动物的幼虫。

【形态特征】体呈长椭圆形，长16~21mm，宽8~11mm。黑褐色，有光泽，被有黄褐色细毛。触角黄褐色，10节，呈膝状弯曲。前胸背板有刻点；翅鞘上有数条隆起的暗纹。足3对。蛴螬幼虫长约35mm，乳白色，体常弯曲，密生黄白色细毛，胸

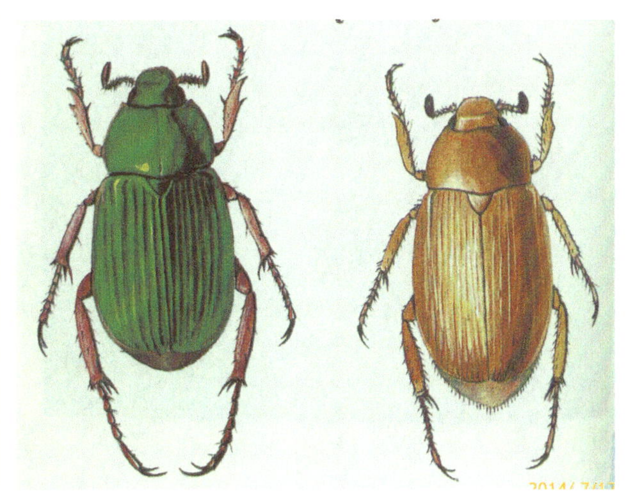

部3节，各有发达的胸足1对，足上密生棕褐色细毛。

【性味功效】咸，微温；有毒。破瘀，散结，止痛，解毒。

【古方选录】《圣济总录·卷七》妙圣丸：蛴螬三十个，麻黄二两（去根节），乌头半两（炮裂，去皮脐），木鳖子半两（去壳）。用法：上为末，用酒二升，刺破蛴螬取汁，不用皮，熬成膏，和药末，丸如小弹子大。每服一丸，温酒化下，不拘时候。主治：卒中瘫缓，手足挛急，浑身疼痛。

【用法用量】入丸、散，2~5g。外用适量，研末调敷；或捣敷。

【使用注意】体弱者及孕妇忌用。

【现代研究】化学研究显示，蛴螬含蛋白质，脂肪，多种微量元素。药理研究显示，其水浸液能兴奋离体兔子宫，抑制离体兔肠管，收缩蟾蜍内脏血管等作用；大剂量有利尿作用；在急性兔试验中显示对血压无影响。

203 蛞蝓（蜒蚰、土蜗）

【古籍原文】无毒。一名土蜗，一名附蜗。生太山及阴地沙石垣下。八月取。

《本经》原文：活蝓，味咸，寒。主贼风㖞僻，轶筋及脱肛，惊痫挛缩。一名陵蠡。生池泽。

【来　源】蛞蝓科昆虫黄蛞蝓*Limax fravus* (Linnaeus)、野蛞蝓*Agriolimax agrestis* (Linnaeus)的全体。

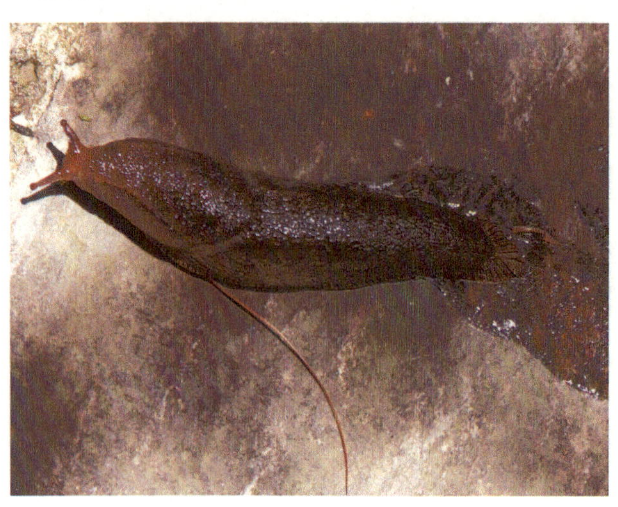

【形态特征】黄蛞蝓　无外壳，体柔软，呈不规则圆柱形，体前端宽大，后端狭小，尾部有短的尾嵴。头部具有2对浅蓝色触角，大触角顶端具眼点。身体背部前端1/3处，有一椭圆形外套膜，其前半部呈游离状态。背部具有同心圆的皱褶。体呈黄褐色或深橙色，具有分散的淡黄色斑点。贝壳退化为内壳，包在外套膜内，为一薄而透明的椭圆形石灰质板。背部具有明显的生长纹。

【性味功效】咸，寒。祛风定惊，清热解毒，消肿止痛。

【古方选录】《良方集腋·卷下》消疔散：雄黄一钱（研末），乌梅肉三个（打烂），蜒蚰二条。用法：上药共捣烂，涂疔上。根即拔出。主治：疔疮。

【用法用量】焙干研末或研烂为丸，2~3条。外用研末或捣敷，5~10条。

【使用注意】脾胃虚寒者及病非属实热者慎用。

【现代研究】化学研究显示，全体含一种特殊的凝集素，唾液酸。药理研究显示，其有抗癌作用。现代临床用于治疗支气管哮喘、扁桃体炎、烫伤等。

204 海蛤（海蛤壳、蛤壳）

【古籍原文】味咸，无毒。主治阴痿。生东海。（蜀漆为之使，畏狗胆、甘遂、芫花）

《本经》原文：海蛤，味苦，平。主咳逆上气，喘息烦满，胸痛寒热。一名魁蛤。

【来　源】帘蛤科动物青蛤*Cyclina sinensis* Gmelin的贝壳。

【形态特征】贝壳2片，近圆形，质坚硬。两壳顶紧靠，壳顶突出，位于背侧中央。韧带黄褐色。贝壳表面凸出，生长线明显，细致。壳面淡黄色或红褐色。壳内面白色，边缘具整齐小齿，小齿近背缘愈大。铰合部狭长而平，外套痕明显，外套窦深。前闭壳肌痕细长，呈半月形；后闭壳肌痕大，呈椭圆形。

【性味功效】苦、咸，寒。清热化痰，软坚散结，制酸止痛；外用收湿敛疮。

【古方选录】《活人书·卷十九》海蛤散：海蛤一两，滑石一两，甘草一两（炙），芒硝半两。用

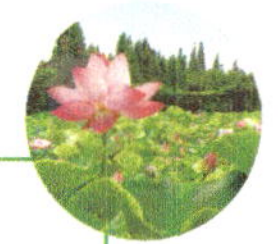

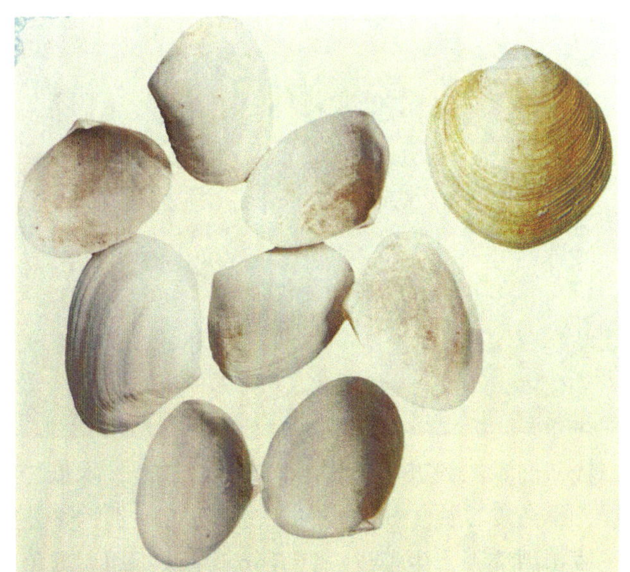

法：上为散，每服二钱，鸡子清调下。主治：妇人伤寒血结胸膈，揉而痛不可抚近者。

【用法用量】煎服，6~15g，先煎，蛤粉宜包煎。外用适量，研细末撒；或油调后敷患处。

【使用注意】脾虚及寒痰、湿痰者不宜使用。

【现代研究】化学研究显示，青蛤含碳酸钙和壳角质等。现代临床用于治疗咳喘、淋巴结结核、甲状腺肿大、水肿、淋病、痔疮、崩漏和带下等。

205 文　蛤

【古籍原文】味咸，平，无毒。主治咳逆胸痹，腰痛胁急，鼠瘘，大孔出血，崩中漏下。生东海，表有文，取无时。

《本经》原文：文蛤，主恶疮蚀，五痔。

【来　　源】帘蛤科动物文蛤*Meretrix meretrix* Linnaeus 的贝壳。

【形态特征】贝壳2片，坚厚，背缘略呈三角形，腹缘略呈圆形。壳顶突出略呈三角形，先端尖，微向腹面弯曲。韧带黑褐色，贝壳表面膨胀，光滑，壳皮黄褐色或黄灰色。贝壳内面白色，前后缘略带紫色。铰合部宽。右壳主齿3枚及前侧齿2枚。外套痕明显，外套窦短。前闭壳肌痕小，略呈半圆形；后闭壳肌痕大，呈卵圆形。

【性味功效】苦、咸，寒。清热化痰，软坚散结，制酸止痛；外用收湿敛疮。

【古方选录】《外科大成·卷一》文蛤散：文蛤三

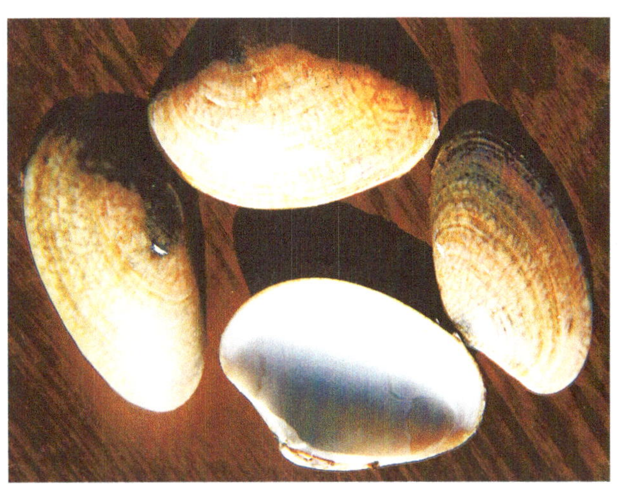

两（打碎，去虫），葱白十余根。用法：水煎，淋洗。主治：肿疡焮痛，不问已溃未溃。

【用法用量】煎服，6~15g；或入丸、散。外用适量，研细末撒；或油调后敷患处。

【使用注意】气虚有寒者不宜使用。

【现代研究】化学研究显示，文蛤含碳酸钙，甲壳质等。现代临床使用与海蛤同。《中华人民共和国药典》（2015年版）将海蛤、文蛤合并，称为蛤壳。

206 鲤鱼胆

【古籍原文】无毒。肉，味甘，治咳逆上气，黄疸，止渴。生者，治水肿脚满，下气。骨，治女子带下赤白。齿，治石淋。生九江，取无时。

《本经》原文：鲤鱼胆，味苦，寒。主目热赤痛，青盲，明目。久服，强悍益志气。生池泽。

【来　　源】鲤科动物鲤鱼*Cyprinus carpio* L. 的胆囊。

【形态特征】动物体呈纺锤形而侧扁，背部在背鳍前稍隆起。成鱼大者长达90cm。口端位，呈马蹄形；吻钝，唇厚。上颚两旁有短触须1对，口的后角有长触须1对。下咽齿3行，内侧齿呈臼齿状。腮孔阔，腮耙15~22枚。鳞大，圆形，紧着于皮肤，呈覆瓦状排列。背鳍及臀鳍均有一强大的硬刺。体背部纯黑色，侧线的下方近金黄色，腹部淡白色。

【性味功效】苦，寒；有毒。清热明目，散翳消肿，利咽。

【古方选录】《圣济总录·卷一〇五》鱼胆敷眼

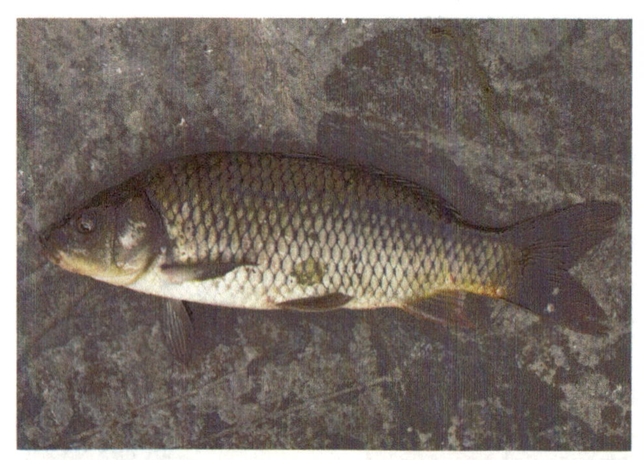

膏：鲤鱼胆五枚，黄连半两（去须，捣为末）。用法：上二味，取胆汁调黄连末，瓷合盛，于饭上蒸一次，取出，如干，即入少许蜜，调似膏。日五、七度，涂敷目眦。主治：眼飞血赤脉及痛。

【用法用量】入丸、散，1.0~2.5g。外用适量，取汁点、涂。

【使用注意】本品有毒，肝肾功能不全者禁用。

【现代研究】化学研究显示，鲤鱼胆含胆汁酸，胆色素，脂类，鲤甾醇和别鹅去氧胆酸等。现代临床用于治疗慢性中耳炎、喉痛等。

207 蠡鱼（鳢鱼、乌鳢）

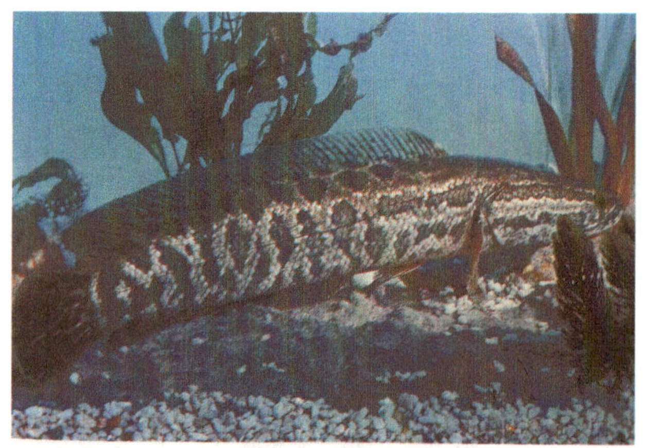

【古籍原文】无毒。主治五痔，有疮者不可食，令人瘢白。生九江，取无时。

又，蠡鱼肠及肝，主久败疮中虫。

《本经》原文：蠡鱼，味甘，寒。主湿痹，面目浮肿，下大水。一名鲖鱼。生池泽。

【来　　源】鳢科动物乌鳢*Ophicephalus argus* Cantor的肉。

【形态特征】体圆呈棒状。体长为头长的3.2~3.7倍；为体高的4.5~4.8倍。头略扁平，其背部有许多小感觉孔。吻长圆形。口裂大。两颌、犁骨及腭骨均有细齿，有时还间杂大型牙齿。鳃裂大，鳃耙10~13枚。背鳍47~52枚，臀鳍31~33枚，侧线鳞60~61枚。尾鳍圆形。体上部灰黑色，下部灰黄色或灰白色。体侧有“八”字形排列的黑色条纹。头侧有2条纵行黑条纹。

【性味功效】甘，凉。补脾益胃，利水消肿。

【古方选录】《广笔记·卷二》乌蠡鱼汤：白茯苓二钱，白术二钱五分（炒），广橘红二钱，木瓜二钱，桑白皮二钱（如法蜜炙），紫苏叶一钱，秦艽三钱（酒洗），生姜皮一钱五分。用法：用大蠡鱼一枚，河水五碗，煎至三大碗，去鱼骨，滤清，始入前药，煎至一碗，服之。以愈为度。主治：妊娠腹胀满。

【用法用量】煮、蒸或烤熟食之，50~250g；研末，每次10~15g。外用适量，捣敷。

【使用注意】过敏者忌用。

【现代研究】化学研究显示，食用部分含水分78g，蛋白质19.8g，脂肪1.4g，灰分1.2g，钙57mg，磷163mg，铁0.5mg，硫胺素0.03mg，维生素B_2 0.25mg和尼克酸2.8mg等。现代临床用于治疗水肿、小便不利、关节炎、淋巴结核、耳痛、产后体虚、产妇乳汁少等。

208 龟甲（龟板）

【古籍原文】味甘，有毒。主治头疮难燥，女子阴疮及惊恚气，心腹痛不可久立，骨中寒热，伤寒劳复，或肌体寒热欲死，以作汤良。久服益气资智，亦使人能食。生南海及湖水中，采无时，勿令中湿，中湿即有毒。（恶沙参、蜚蠊）

《本经》原文：龟甲，味咸，平。主漏下赤白，破癥瘕痎疟，五痔阴蚀，湿痹四肢重弱，小儿囟不合。久服，轻身不饥。一名神屋。生池泽。

【来　　源】龟科动物乌龟*Chinemys reevesii* (Gray)的背甲及腹甲。

【形态特征】动物体呈扁圆形，腹背均有坚硬的甲。头形较粗略方，头顶前半部平滑，略呈三角

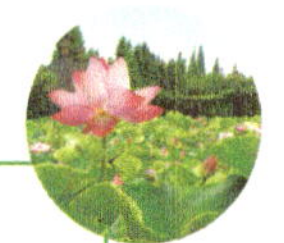

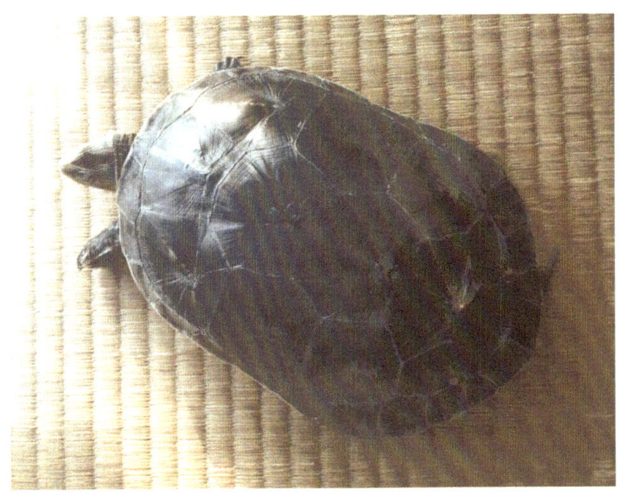

形；鼓膜圆形明显。吻端尖圆，颌无齿而呈角喙。背腹两甲等长。甲由骨板组成，骨板外被鳞甲。四肢扁平，指、趾间具蹼。尾短而细，头、四肢及尾均能缩入壳内。

【性味功效】咸、甘，微寒。滋阴潜阳，益肾强骨，养血补心，固精止崩。

【古方选录】《圣济总录·卷四十三》龟甲散：龟甲半两（炙），木通半两（锉），远志半两（去心），菖蒲半两。用法：上为细散。每服方寸匕，渐加至二钱匕，空腹酒调下。主治：善忘。

【用法用量】煎服，9~24g，打碎先煎。

【使用注意】脾胃虚寒者慎用。

【现代研究】化学研究显示，龟甲含骨胶原，角蛋白，氧化钙，氧化镁，脂类，蛋白质，甾类化合物，多种氨基酸及钙、磷、镁等。药理研究显示，其能显著降低甲状腺功能，降低血清中红细胞膜Na^+、K^+-ATP酶活性，降低血浆黏度，提高细胞免疫和体液免疫，兴奋子宫和延缓衰老等作用。现代临床用于治疗甲状腺功能亢进、结核病、糖尿病、小儿骨发育不良、佝偻病、高血压病、慢性肾炎和神经衰弱等。

209 鳖　甲

【古籍原文】无毒。主治温疟，血瘕，腰痛，小儿胁下坚。肉，味甘，治伤中，益气，补不足。生丹阳，取无时。（恶矾石）

《本经》原文：鳖甲，味咸，平。主心腹癥瘕，坚积寒热，去痞息肉，阴蚀痔恶肉。生池泽。

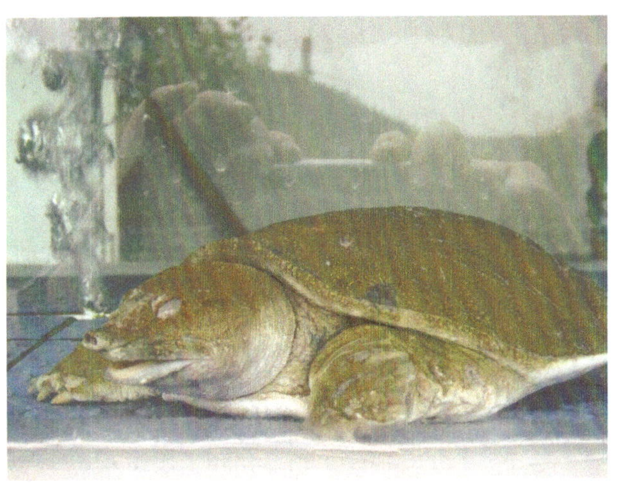

【来　　源】鳖科动物鳖*Trionyx sinensis* Wiegmann 的背甲。

【形态特征】体呈椭圆形，背面中央凸起，边缘凹入。腹背均有甲。头尖，颈粗长，吻突出，吻端有1对鼻孔。眼小。头颈可完全缩入甲内。背面橄榄绿色或黑棕色，边缘柔软。腹面黄白色，有淡绿色斑。前肢5趾，内侧3趾有爪，后趾亦同，指趾间具蹼。完整的鳖甲呈卵圆形或椭圆形；两侧各有8条明显横向的锯齿状衔接缝。质坚硬。

【性味功效】咸，微寒。滋阴潜阳，退热除蒸，软坚散结。

【古方选录】《圣济总录·卷九十一》鳖甲丸：鳖甲三两（去裙襕，醋炙），枳壳三两（去瓤，麸炒），大黄一两（锉，炒），白芍药一两半。用法：上为末，米醋煮面糊为丸，如梧桐子大。每服十至十五丸，温酒送下，日二次。主治：虚劳羸瘦，癖块不消。

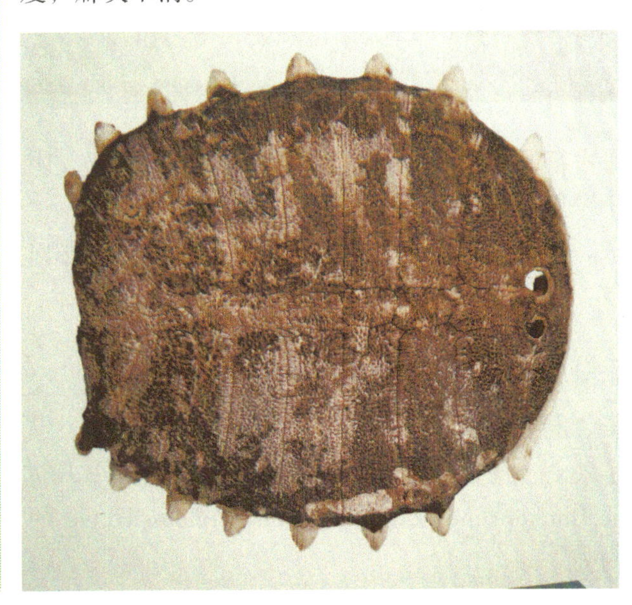

【用法用量】煎服，9~24g，打碎先煎；或入丸、散。外用适量。

【使用注意】脾胃虚寒者不宜。

【现代研究】化学研究显示，鳖甲含骨胶原，角蛋白，碳酸钙，磷酸钙，中华鳖多糖，碘质，维生素D和多种微量无机元素，肽类，氨基酸等。药理研究显示，其能提高耐缺氧和抗冷冻能力，有抗疲劳，抗衰老，增强机体免疫力等作用。现代临床用于治疗肝脾肿大、慢性肝炎转氨酶升高、晚期血吸虫病肝硬化、肾病综合征低蛋白、外科疮疡、痈疽、痔疮，肺结核、红斑性狼疮和部分肿瘤性疾病等。

210 鮀鱼甲（鼍甲）

【古籍原文】有毒。主治五邪涕泣时惊，腰中重痛，小儿气癃，溃。肉，治少气吸吸，足不立地。生南海，取无时。（蜀漆为之使，畏狗胆、芫花、甘遂）

《本经》原文：鮀鱼甲，味辛，微温。主心腹癥瘕，伏坚积聚，寒热，女子崩中下血五色，小腹阴中相引痛，疮疥死肌。生池泽。

【来　　源】鼍科动物扬子鳄*Alligator sinensis* Fauve的鳞甲。

【现代研究】扬子鳄为国家一级保护动物，现已不用。

211 乌贼鱼骨（海螵蛸、乌贼骨）

【古籍原文】无毒。主治惊气入腹，腹痛环脐，阴中寒肿，令人有子，又止疮多脓汁不燥。肉，味酸，平，主益气强志。生东海，取无时。（恶白敛、白及、附子）

《本经》原文：乌贼鱼骨，味咸，微温。主女子漏下赤白，经汁血闭，阴蚀肿痛，寒热癥瘕，无子。生池泽。

【来　　源】乌贼科动物无针乌贼*Sepiella maindroni* de Rochebrune 或金乌贼*Sepia esculenta* Hoyle 的内壳。

【形态特征】无针乌贼　体中等大，胴部椭圆形，长为宽的2倍。胴后端腹面有一腺孔，常流出红色腥臭浓汁。鳍前端略窄，渐向后端宽。内壳长椭圆形，长略为宽的3倍。末端无骨针，肛门附近有墨囊。

【性味功效】咸、涩，温。收敛止血，涩精止带，制酸止痛，收湿敛疮。

【古方选录】《太平圣惠方·卷五十九》乌贼鱼骨丸：乌贼鱼骨三两（微炙，细研），樗根皮二两（炙黄），乱发灰一两，雀儿粪一两（炒黑），代赭二两，龙骨二两，白石脂二两。用法：上为末，用醋煮面糊为丸，如梧桐子大。每服二十丸，以粥饮送下，不拘时候。主治：久痢赤白，日夜无数，腹痛不可忍。

【用法用量】煎服，5~10g；或入丸、散，每次1.5~3.0g。外用适量，研末外敷患处。

【使用注意】阴虚有热者不宜，久服易致便秘。

【现代研究】化学研究显示，乌贼骨含碳酸钙85%以上，壳角质6%~7%，黏液质，少量磷酸钙，氯化钠，镁、钾、锌、铜、铁、锰、铝及蛋氨酸、天门冬氨酸、谷氨酸等。药理研究显示，其有

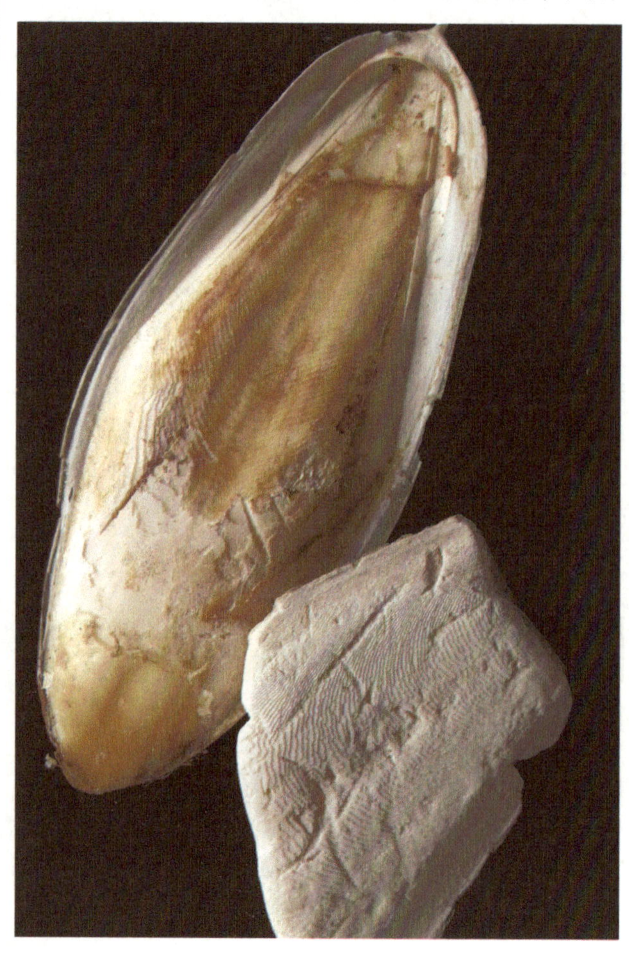

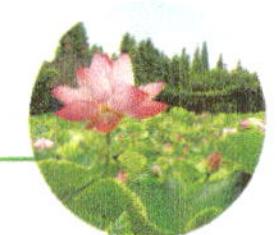

促进骨折愈合，促进纤维细胞和成骨细胞增生与骨化，抗肿瘤，抗溃疡和抗辐射等作用。现代临床用于治疗胃及十二指肠溃疡、胃痛吐酸、胃出血、慢性支气管炎、哮喘、阴囊湿痒、外伤出血和下肢溃疡等。

212 蟹

【古籍原文】有毒。解结散血，愈漆疮，养筋益气。爪，主破胞，堕胎。生伊洛诸水中，取无时。（杀莨菪毒）

《本经》原文：蟹，味咸，寒。主胸中邪气，热结痛，㖞面肿，败漆，烧之致鼠。生池泽。

【来　源】方蟹科动物中华绒螯蟹*Eriocheir sinensis* H. Milne-Edwards 等多种淡水蟹的肉和内脏。

【形态特征】头胸甲呈圆方形，后半宽于前半。背面隆起，额及肝区凹陷。额宽，分4齿，眼1对，能活动。雄体螯足粗壮，较雌性为大，掌与指节基部内外密生茸毛，腕节内末端具1锐齿。雌体腹部近圆形，雄体略呈三角形，末端狭尖。背面青褐绿色，腹部色淡或呈灰白色。

【性味功效】咸，寒。清热散瘀，消肿解毒。

【古方选录】《泉州本草·卷五》合骨散：螃蟹。用法：焙干研末，每次三至四钱，酒送服。主治：跌打骨折筋断。

【用法用量】煎服，15~30g。外用适量。

【使用注意】脾胃寒者慎用。

【现代研究】化学研究显示，可食部分含水分，蛋白质，脂肪，碳水化合物，维生素A、B_1、B_2和烟酸，钙，磷、铁等，胆甾醇，虾黄素和三磷酸腺苷酶等。现代临床用于治疗漆疮、老年体弱耳聋、冻疮溃烂不愈、慢性化脓性疾病、跌伤疼痛、骨折、闪腰和体质虚弱等。

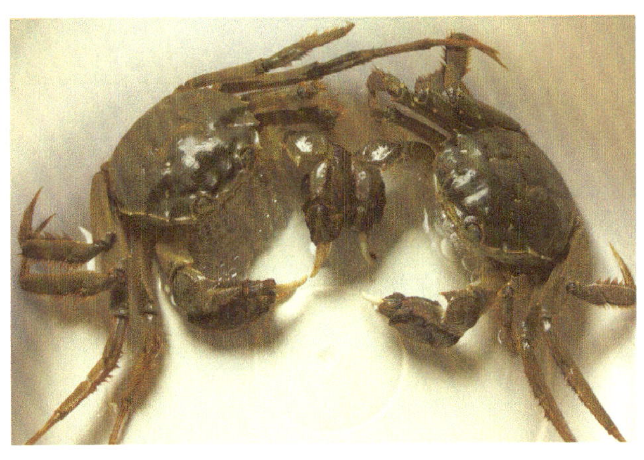

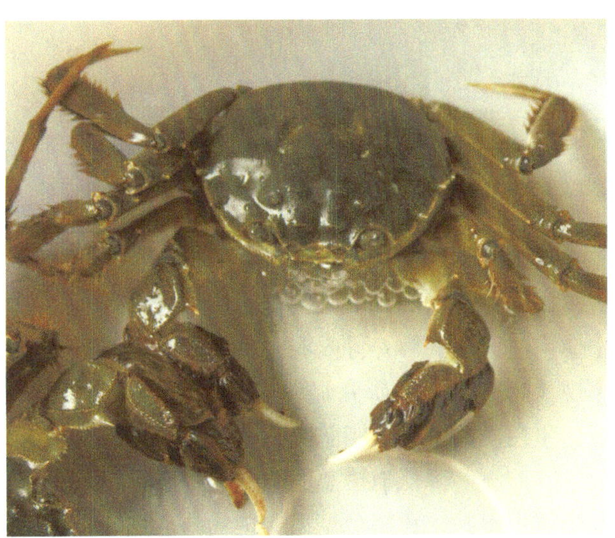

213 鳗鲡鱼

【古籍原文】味甘，有毒。主治五痔，疮瘘，杀诸虫。

【来　源】鳗鲡科动物鳗鲡*Anguilla japonica* Temminck et Schlegel 的全体。

【形态特征】体细长，长约40cm，全部呈圆筒形，质部稍侧扁。头长而尖。吻部尖而平扁。眼小，位于头的前部。眼间隔宽，约等于吻长。鼻孔每侧2个，后鼻孔接近眼的前方，前鼻孔呈小管状，位于吻端的两侧。口大而阔，口角达于眼的后缘。下颌较上颌略长，唇厚，上下颌及犁骨均具细齿。鳃孔小，位于胸鳍基部的前方。侧线完全，鳞细小而长，隐藏于表皮内。体表多黏液体。背鳍长而低。臀鳍长而低，起点紧接于肛门的后方。胸鳍近圆形，无腹鳍，尾鳍短，和背鳍及臀鳍相连。体背部灰黑色，侧上缘微绿色，腹部白色。

【性味功效】甘，平。健脾补虚，益肾固冲，祛风除湿，解毒杀虫。

【古方选录】《普济方·卷三十二》五味汤：鳗鲡鱼、五味子（研末）。用法：煮，空腹食之。主治：肾腰间湿痹，脚气。

【用法用量】煮食，100~250g；或烧灰研末。外用

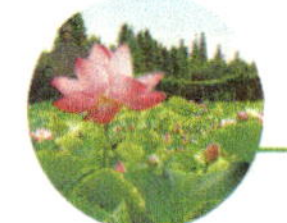

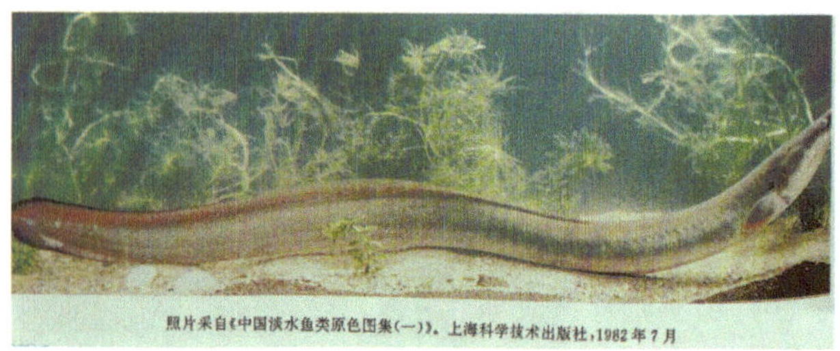

照片采自《中国淡水鱼类原色图集(一)》。上海科学技术出版社，1982年7月

适量，烧存性；或研末调敷。

【使用注意】病后脾肾虚弱、痰多泄泻者慎服。

【现代研究】化学研究显示，鳗鲡鱼含多种维生素，蛋白质，多糖，脂肪，钙，磷等。药理研究显示，其能显著降低血清总胆固醇、三酰甘油和低密度脂蛋白水平，提高免疫力。现代临床用于治疗体质虚弱、肺结核咳嗽、发热、风湿骨痛，赤白带下等。

214 原蚕蛾

【古籍原文】雄者，有小毒。主益精气，强阴道，交接不倦，亦止精。屎，温，无毒。主治肠鸣，热中，消渴，风痹，瘾疹。

【来　　源】蚕蛾科昆虫家蚕*Bombyx mori* L. 的雄性全虫。

【形态特征】全身均密被白色鳞片。头部较小。复眼1对，黑色，呈半圆形。口器退化，下唇须细小。触角1对，羽毛状，基部粗，末端渐细；雄蛾触角黑色，较短。羊胸节和中胸节吻合，翅2对，均被有白色鳞片；前翅位于中胸部，呈三角形，较大，有3条淡暗色的横纹；后翅生于后胸，较小，略呈圆形，有2条较深色的平行线。足3对。跗节5节，具1对黑褐色的爪，有绵状毛。雄蛾腹部狭窄，末端稍尖。圆筒形，灰白色，有暗色斑纹，全体疏生黄褐色短毛，除头部外，由13个环节组成。头小而坚硬，有单眼、触角、唇、颚及吐丝管。前3节为胸部，后10节为腹部；前胸节甚小，两侧有椭圆形的气门，中后胸节膨大，外表有皱襞；胸足3对，腹足4对，尾足1对。第8腹节背面中央有尾角1枚。

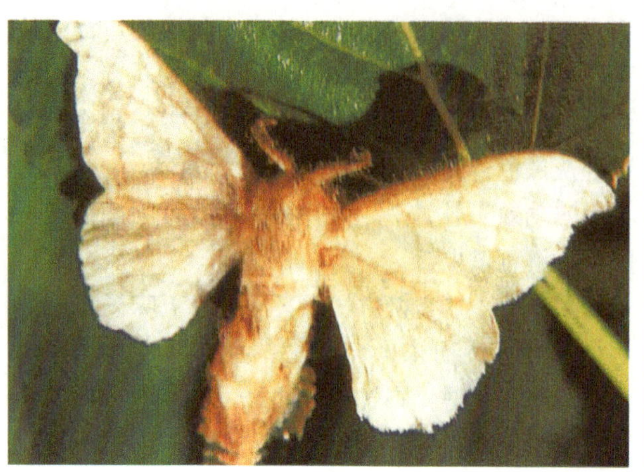

【性味功效】咸，温。补肝益肾，壮阳涩精，止血，解毒消肿。

【古方选录】《杨氏家藏方·卷第十四》天蛾散：晚蚕蛾（不拘多少，生用）。用法：上为细末。用药掺匀，绢帛裹之。随手疮合，血止。主治：一切金疮。

【用法用量】研末，1.5~5g；或入丸、散。外用适量，研末撒；或捣烂敷。

【使用注意】阴虚火旺者禁服。

【现代研究】化学研究显示，家蚕蛾含蛋白质及游离氨基酸，氨基酸有20种之多，但无α-氨基异丁酸、脯氨酸及胱氨酸，只有雌蛾有鸟氨酸；又含脂肪油。药理研究显示，其能激活人体补体旁路途经，促进免疫功能作用。现代临床用于治疗肾虚阳痿、小便频数、腰膝酸软、性功能减退等。

215 雄黄虫

【古籍原文】主明目，辟兵不祥，益气力。状如蠮螉。

【现代研究】《中华本草》《中药大辞典》均无记载，品种来源有待考证。

216 天社虫

【古籍原文】味甘，无毒。主治绝孕，益气。状如蜂，大腰，食草木叶。三月采。

【现代研究】《中华本草》《中药大辞典》均无记载，品种来源有待考证。

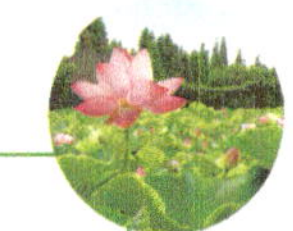

217 蜗离（螺蛳）

【古籍原文】味甘，无毒。主烛馆，明目。生江夏。

【来　　源】田螺科动物方形环棱螺*Bellamya quadrata*（Benson）或其他同属动物的全体。

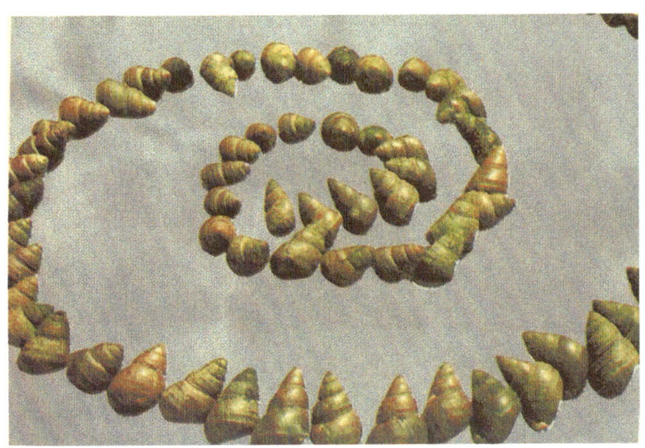

【形态特征】螺壳圆锥形，坚厚，壳顶尖，螺层7层，缝合线深，体螺层略大；壳面黄褐色或深褐色，有明显的生长纹及较粗的螺棱。壳口卵圆形，边缘完整。厣角质，黄褐色，卵圆形，平滑，上有同心环状排列的生长纹。体柔软，头部圆柱形，前端有突出的口吻；口基部有触角1对，每一触角基部的外侧，备有隆起的眼1个。足位于头部下方，形大，两面宽阔。

【性味功效】甘，寒。清热，利水，明目。

【古方选录】《婴童类萃》掩脐膏：螺蛳一个，捣葱白五个，麝香一分，盐少许，共捣成饼。用法：罨脐上，须臾即通。毛毛酸草捣汁服，加酒少许。单灯心汤空心服。主治：膀胱郁热，小便不通。

【用法用量】煮食、煎汤或捣汁饮。外用适量，捣敷。

【使用注意】不宜多食；脾胃虚寒者慎用。

218 梗　鸡

【古籍原文】味甘，无毒。治痹。

【现代研究】《中华本草》《中药大辞典》均无记载，品种来源有待考证。

219 梅实（乌梅）

【古籍原文】无毒。止下痢，好唾，口干。生汉中，五月采，火干。

又，梅根，疗风痹，出土者杀人。梅实，利筋脉，去痹。

《本经》原文：梅实，味酸，平。主下气，除热烦满，安心，肢体痛，偏枯不仁，死肌，去青黑志恶疾。生川谷。

【来　　源】蔷薇科植物梅*Prunus mume* (Sieb.) Sieb. et Zucc. 的近成熟果实。

【形态特征】落叶乔木，高可达10m。树皮淡灰色或淡绿色，多分支。单叶互生；叶片卵形至长圆状卵形，边缘具细锐锯齿。花单生或簇生，白色或粉红色，芳香，先叶开放；苞片鳞片状，褐色；萼筒钟状，裂片5片；雄蕊多数；雌蕊1枚，子房密被毛。核果球形，一侧有浅槽，熟时黄色，核硬。

【性味功效】酸、涩，平。涩肠止泻，敛肺止咳，安蛔，生津。

【古方选录】《医心方·卷十一》乌梅丸：乌梅三百枚（去核，熬令可捣），附子四两（炮），黄连十二两，干姜四两。用法：上为末，炼蜜为丸，如梧桐子大。每服十丸，饮送下，一日二次。主治：久新寒冷下利，腹内不安，食辄注下者。

【用法用量】煎服，3~10g，大剂量可致30g；或入丸、散。外用适量，捣烂；或炒炭研末外敷。

【使用注意】外有表邪或内有实热积滞者不宜使用。

【现代研究】化学研究显示，梅实含枸橼酸，苹果酸，熊果酸，齐墩果酸，甾醇，氨基酸，糖，挥发

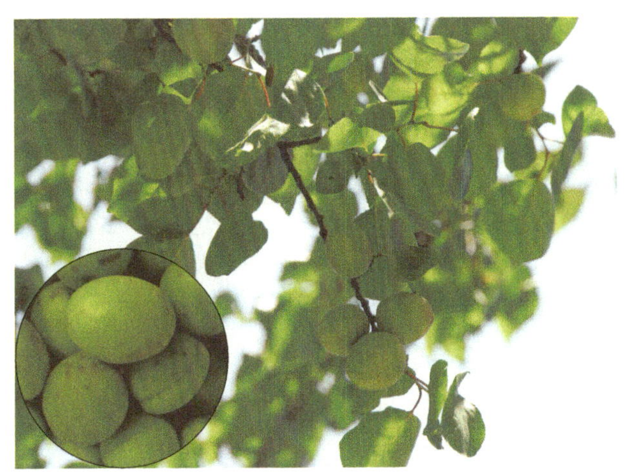

油，黄酮，生物碱和多种微量元素等。药理研究显示，其有明显镇咳，双向调节胆囊肌条张力，抗肿瘤，抗过敏，抗氧化，保肝和抑制致病性细菌、皮肤真菌等作用。现代临床用于治疗急性肠炎、细菌性痢疾、蛔虫腹痛及崩漏、便血、尿血等出血症等。

220 榧实（榧子）

【古籍原文】味甘，无毒。主治五痔，去三虫，蛊毒，鬼注。生永昌。

【来　　源】红豆杉科植物榧*Torreya grandis* Fort. 的成熟种子。

【形态特征】常绿乔木，高达25m。树皮灰褐色，枝开张，小枝无毛。叶呈假二列状排列，线状披针形，愈向上部愈狭，先端突刺尖，基部几成圆形，全缘，质坚硬，上面暗黄绿色，有光泽，下面淡绿色，中肋显眼。花单性，通常雌雄异株；雄花序椭圆形至矩圆形，具总花梗，雄蕊排成4~8轮，花药4室；雌花 1花发育。种子核果状、矩状椭圆形或倒卵状长圆形，先端有小短尖，红褐色，有不规则的纵沟。

【性味功效】甘，平。杀虫消积，润肺止咳，润燥通便。

【古方选录】《普济方·卷十五》榧实散：榧子、槟榔、芜荑各等分。用法：上为散，温酒服二钱。主治：寸白虫。

【用法用量】煎服，9~15g；或入丸、散。

【使用注意】脾胃泄泻及大便溏薄者慎用。

【现代研究】化学研究显示，种子含脂肪油，其中有棕榈酸、硬脂酸、油酸等；又含草酸，葡萄糖，多糖，挥发油，鞣质等。药理研究显示，种子油有驱钩虫的作用，对子宫有收缩作用。现代临床用于治疗钩虫病、丝虫病。

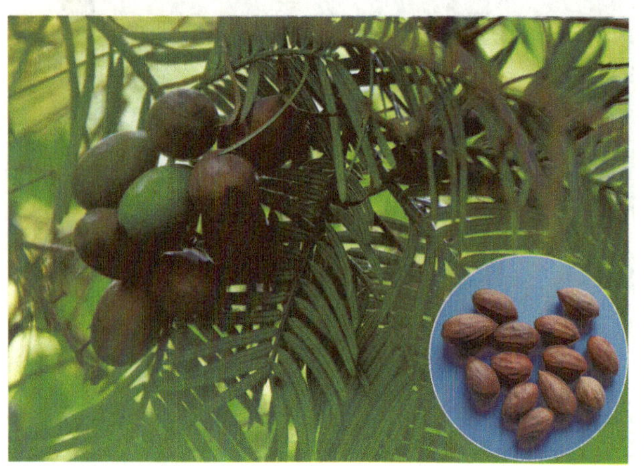

221 柿（柿子）

【古籍原文】味甘，寒，无毒。主通鼻耳气，肠澼不足。

又，火柿，主杀毒，疗金疮，火疮，生肉，止痛。软熟柿，解酒热毒，止口干，压胃间热。

【来　　源】柿科植物柿*Diospyros kaki* Thunb. 的果实。

【形态特征】落叶乔木，高达14m。树皮鳞片状开裂，灰黑色；枝深棕色，具棕色皮孔，微有毛，嫩枝有柔毛。叶互生；叶柄有柔毛；叶片椭圆形至倒卵形，先端渐尖，基部阔楔形，全缘，革质，上面深绿色，主脉疏生柔毛，下面淡绿色，有短柔毛，沿叶脉密生淡褐色茸毛。花杂性，雄花呈聚伞花序，雌花单生叶腋；花黄白色；花冠钟形，4裂。浆果卵圆球形，橙黄色或鲜黄色，基部有宿存萼片。

【性味功效】甘、涩，凉。清热润肺，涩肠止泻，解毒疗疮，收涩止血。

【古方选录】《太平圣惠方·卷七十六》柿豉粥：以干柿三枚细切，粳米三合，豉少许。用法：煮粥，空心食之。主治：治耳聋鼻塞。

【用法用量】适量，作食品；或煎汤；或烧炭研末；或未成熟时，捣汁冲服。

【使用注意】脾胃虚寒、痰湿内盛、外感咳嗽、脾

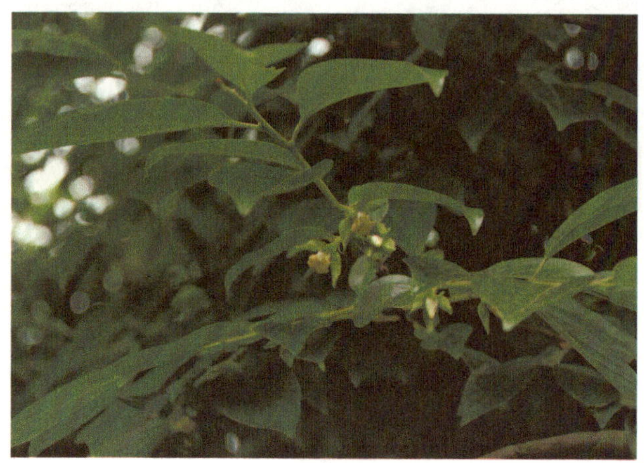

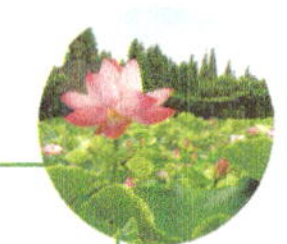

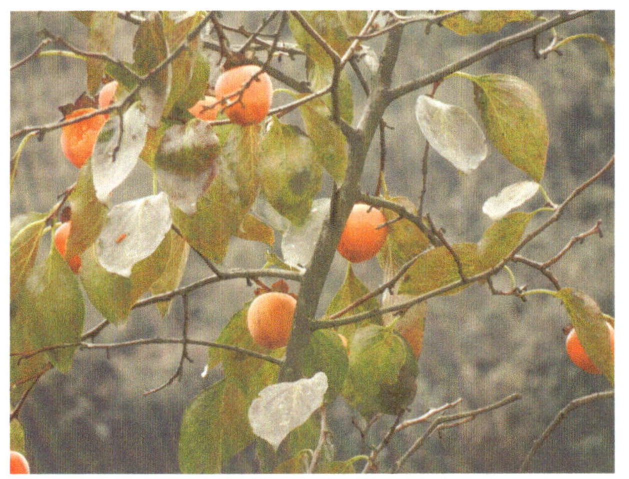

虚泄泻、疟疾等均不宜食鲜柿。

【现代研究】化学研究显示，果实含蔗糖、葡萄糖、果糖；未熟果实含鞣质，其组成主要是花白苷，又含瓜氨酸；新鲜柿子含碘。药理研究显示，口服柿子可促进血液中乙醇的氧化；新鲜柿含碘量高，可制成某种制剂(去除蛋白质及胶性物质)，用于甲状腺疾患。现代临床用于治疗慢性气管炎、地方性甲状腺肿等。

222 木瓜实（木瓜）

【古籍原文】味酸，温，无毒。主治湿痹邪气，霍乱，大吐下，转筋不止。其枝亦可煮用。

【来　　源】蔷薇科植物贴梗海棠*Chaenomeles speciosa* (Sweet) Nakai 的近成熟果实。

【形态特征】灌木，高2~3m。枝棕褐色，有刺，皮孔明显。托叶近半圆形，变化较大，往往脱落；

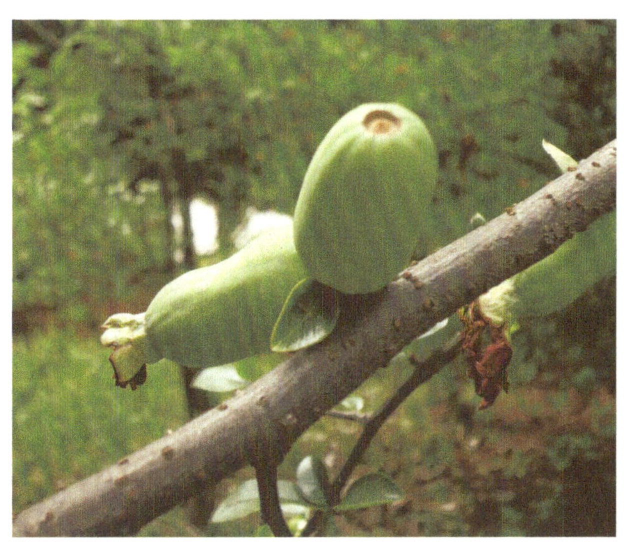

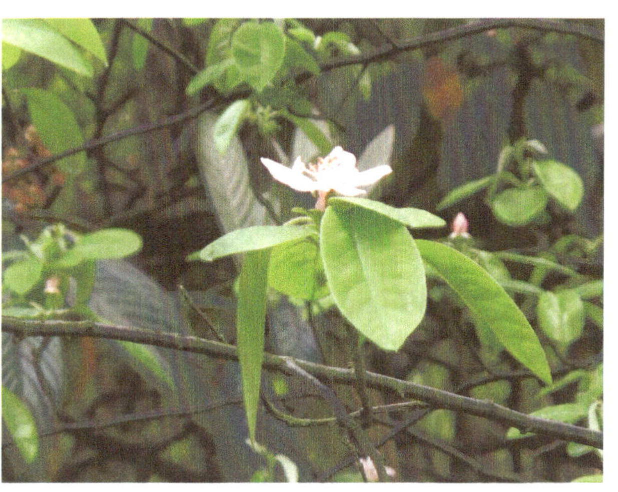

叶片卵形至椭圆状披针形，先端尖或钝圆形，基部宽楔形至近圆形，边缘有腺状锐锯齿，有时有不整齐的重锯齿，上面绿色，下面淡绿色。两面均无毛。花数朵簇生，绯红色，也有白色或粉红色，花梗极短；萼片5片，紫红色；花瓣5片；雄蕊多数；雌蕊1枚。梨果卵形或球形，黄色或黄绿色，芳香。

【性味功效】酸，温。舒筋活络，和胃化湿。

【古方选录】《普济方·卷二〇三》木瓜散：木瓜一两（干者），桂心一两，草豆蔻半两（去皮）。用法：上为散。每服三钱，以水一中盏，煎至六分，去滓温服，不拘时候。主治：霍乱，吐利转筋，心膈烦闷。

【用法用量】煎服，6~9g；或入丸、散。外用适量，煎水熏洗。

【使用注意】胃酸过多者不宜多食。

【现代研究】化学研究显示，果实含皂苷，苹果酸，酒石酸，枸橼酸，维生素C，黄酮类及鞣质；种子含氢氰酸。药理研究显示，其有保肝，抗炎，抗风湿，抗利尿，镇痛，抗菌，抗癌，调节植物神经功能，增强机体免疫功能等作用。现代临床用于治疗风湿性关节炎、类风湿性关节炎、胃肠炎所致呕吐腹泻等。

223 甘　蔗

【古籍原文】味甘，平，无毒。主下气，和中补脾气，利大肠。

【来　　源】禾本科植物甘蔗*Saccharum sinensis*

Roxb. 的茎秆。

【形态特征】多年生草本。秆直立，粗壮，坚实，绿色、淡黄色或淡紫色，表面常被白粉。叶片阔而长，两面粗糙，边缘粗糙或具小锐齿，中脉粗厚，白色，鞘口有毛。圆锥花序大，白色，生于秆顶，花序柄无毛；分支纤细，节间无毛；小穗长3~4mm，小穗柄无毛；基盘微小，被白色丝状长毛；第1颖无毛，近纸质；第2颖与第1颖约等长；不孕小花中性；结实小花的外稃甚狭或缺；内稃小，披针形。春季抽穗。

【性味功效】甘，寒。清热生津，润燥和中，解毒。

【古方选录】《梅师集验方·卷七》甘蔗汤：甘蔗汁七升，生姜汁一升。用法：二味相和，分为三服。主治：胃反，朝食暮吐，暮食朝吐，旋旋吐者。

【用法用量】煎服，30~90g；或榨汁饮。外用适量，捣敷。

【使用注意】脾胃虚寒者慎用。

【现代研究】化学研究显示，甘蔗含天门氨酸、谷氨酸、丝氨酸、丙氨酸等多种氨基酸，甲基延胡索酸、延胡索酸、琥珀酸、乌头酸、苹果酸、柠檬酸和草酸等多种有机酸，尚含维生素、多糖等。药理研究显示，多糖有抗癌作用。现多作鲜果或榨糖食用。

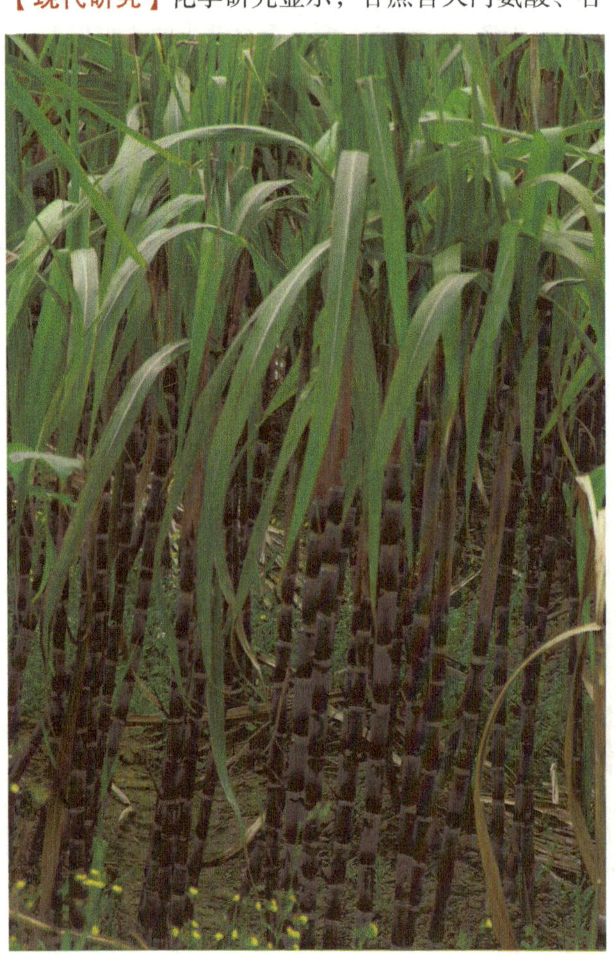

224 芋（芋头）

【古籍原文】味辛，平，有毒。主宽肠胃，充肌肤，滑中。一名土芝。

【来　　源】天南星科植物芋*Colocasia esculenta*（L.）Schott 的块茎。

【形态特征】多年生草本。地下有卵形至长椭圆形的块茎，褐色，具纤毛。叶基生，常4~5片簇生；叶柄肉质，长而肥厚，绿色或淡绿紫色，基部呈鞘状；叶阔大，质厚，卵状广椭圆形，全缘，带波状，先端短而锐尖，基部耳形，耳片钝头，叶面绿色，平滑。花茎1~4枚，自叶鞘基部抽出，各生一肉穗花序，顺次开放。佛焰苞淡黄色。肉穗花序在苞内呈椭圆形，短于佛焰苞；上部生多数黄色雄花，占花穗的一半，下部生绿色雌花，约占花穗的1/4，中性花位于中部，亦占花穗的1/4。

【性味功效】甘、辛，平；有毒。健脾补虚，散结解毒，涩肠止泻。

【古方选录】《独行方·卷三》芋头酒：生芋一斤。用法：压破、酒渍二七日，空腹一杯。主治：癖气。

【用法用量】煎服，60~120g；或入丸、散。外用适量，捣敷；或醋磨涂；或煎水洗。

【现代研究】化学研究显示，块茎含蛋白质，淀

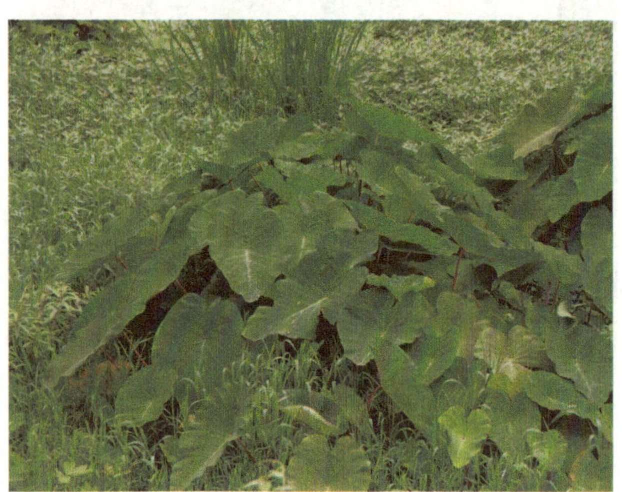

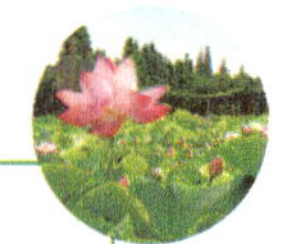

粉，灰分，脂类，钙，磷，铁，维生素B_1，维生素B_2，维生素C，维生素A，多糖等。

225 乌芋（慈姑）

【古籍原文】味苦、甘，微寒，无毒。主治消渴，痹热，热中，益气。一名藉姑，一名水萍。二月生叶，叶如芋。三月三日采根，暴干。

【来　　源】泽泻科植物慈姑*Sagittaria trifolia* L. *var. sinensis* (Sims) Makino 的球茎。

【形态特征】多年生直立水生草本，有纤匐枝，枝端膨大而成球茎。叶变化极大，沉水的狭带形，浮水的常为卵形或近戟形，突出水面的戟形，阔或狭，先端钝或短尖，基部裂片多少向两侧开展；叶柄三棱形。总状花序或圆锥花序有花3~5轮，每轮有花3~5朵，下轮为雌花，上轮为雄花而有较细长的柄；苞片短，短尖或钝；萼片3片，卵形，钝；花瓣3片，白色；雄蕊多数。瘦果斜倒卵形，先端短锐尖。种子褐色，具小突起。

【性味功效】甘、微苦、微辛，微寒。活血凉血，止咳通淋，散结解毒。

【古方选录】《疡科纲要·卷下》二龙丹：龙衣二条（大者，纸吹火烧灰），龙骨五钱，鹅管石四钱，海螵蛸四钱（煅），炉甘石四钱（制、飞），乌芋粉一两，冰片三钱。用法：上药各为极细末，和匀。鸡子黄熬油调涂。主治：下疳。

【用法用量】煎服，15~30g；或绞汁。外用适量，捣敷；或磨汁沉淀后点眼。

【使用注意】孕妇慎用。

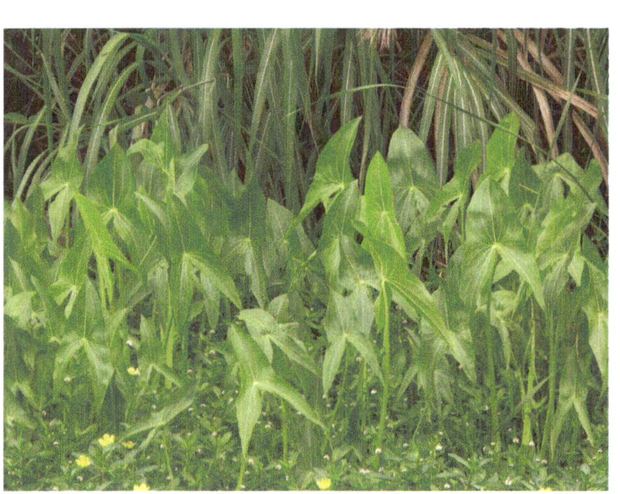

【现代研究】化学研究显示，球茎含蛋白质，脂肪，碳水化合物，粗纤维，钙，磷，铁等。药理研究显示，其对胰蛋白酶、胰凝乳蛋白酶及舒缓激肽释放酶有抑制作用，对精子体外受精有明显的抑制作用。现代临床用于治疗咳血、脱肛、乳腺结核、睾丸炎、毒蛇咬伤等。

226 蓼　实

【古籍原文】无毒。叶归舌，除大小肠邪气，利中，益志。生雷泽。

《本经》原文：蓼实，味辛，温。主明目，温中，耐风寒，下水气，面目浮肿，痈疡。马蓼，去肠中蛭虫，轻身。生川泽。

【来　　源】蓼科植物水蓼*Polygonum hydropiper* L. 的果实。

【形态特征】一年生草本，高20~80cm，有辣味，茎直立，有的下部倾斜或伏地，多分支，无毛，红褐色，节部膨大，基部节上常生须根。叶互生，叶片披针形或椭圆状披针形，两面有黑棕色腺点；托叶鞘筒状，膜质。花序穗状，腋生或顶生，花疏

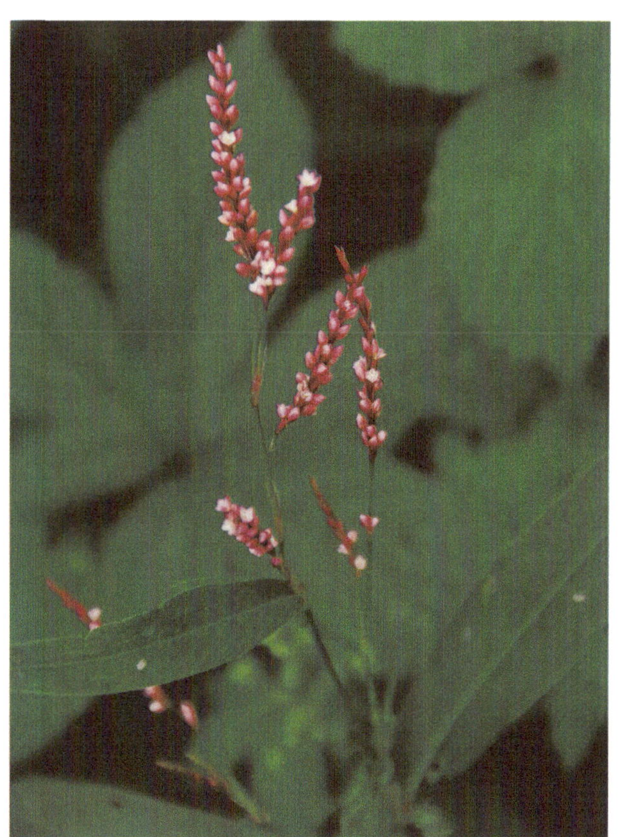

生，白色或淡红色，5深裂，雄蕊6枚。瘦果卵形，有3棱。

【性味功效】辛，温。祛利湿，散瘀血，消肿毒，杀虫止痒。

【古方选录】《太平圣惠方·卷四十六》蓼实散：蓼实。用法：捣末，和白蜜、鸡子白涂上。主治：小儿头疮。

【用法用量】煎服，15~30g。外用适量。

【使用注意】月经过多者或孕妇慎用。

【现代研究】化学研究显示，全草含蓼黄素，蓼黄素-7-甲醚，芦丁，金丝桃苷，槲皮黄苷，蓼醛，异蓼醛，挥发油，β-谷甾醇-葡萄糖苷，维生素K，蒽醌及衍生物等。药理研究显示，全草有明显抗炎，收缩子宫，抗着床，加速血液凝固，降血压，抑制金黄色葡萄球菌、福氏痢疾杆菌、伤寒杆菌等作用。现代临床用于治疗阿米巴痢疾、脚癣、湿疹、过敏性皮炎、风湿病关节肿痛、月经不调和急性胃肠炎等。

227 葱实（葱子）

【古籍原文】无毒。葱白，平。主治寒伤，骨肉痛，喉痹不通，安胎，归目，除肝邪气，安中，利五脏，益目精，杀百药毒。葱根，主治伤寒头痛。葱汁，平，温。主溺血，解藜芦毒。

《本经》原文：葱实，味辛，温。主明目，补中不足。其茎，可作汤，主伤寒寒热，出汗，中风面目肿。

【来　　源】百合科植物葱*Allium fistulosum* L. 的

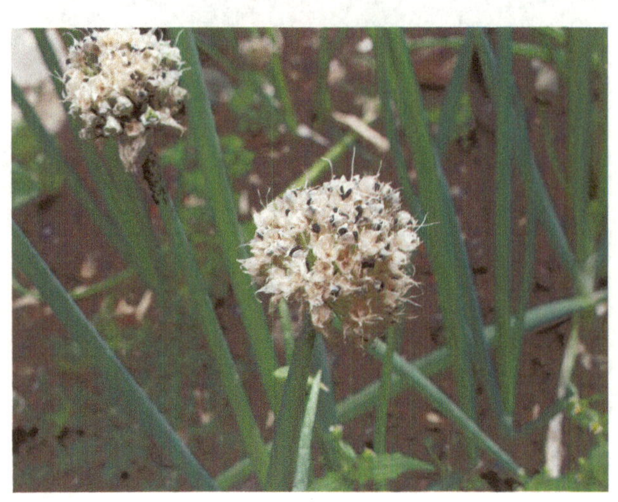

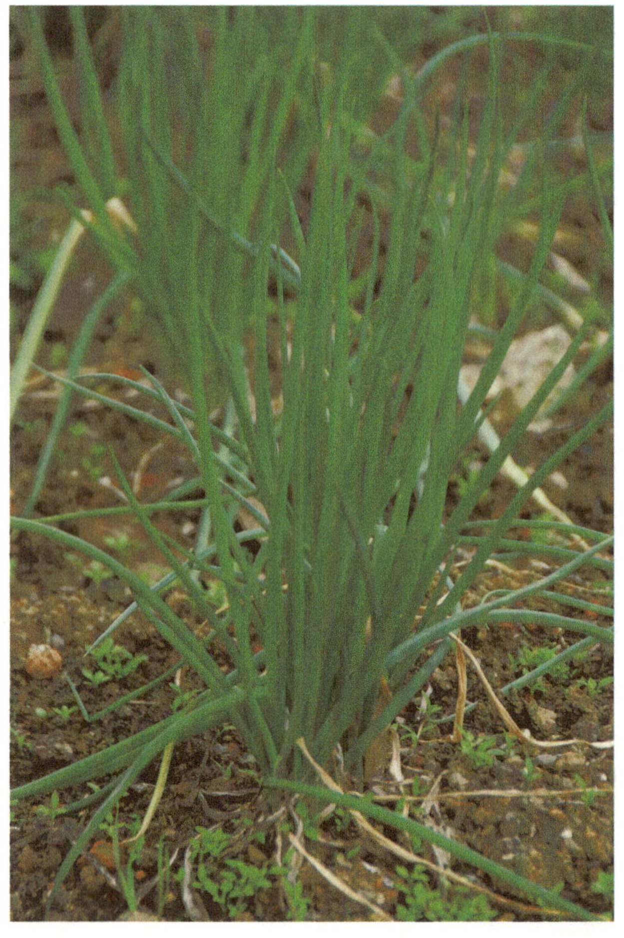

种子。

【形态特征】多年生草本，高可达50cm。通常簇生，全体具辛臭，折断后有辛味之黏液。须根丛生，白色。鳞茎圆柱形，先端稍肥大，鳞叶成层叶基生，圆柱形，中空，先端急尖，绿色，具纵纹，叶鞘浅绿色。花茎自叶丛抽出单一，中空，绿色；伞状花序圆球状，总苞膜质；花被片6片，白色；雄蕊6枚。蒴果菱形。种子黑色。

【性味功效】辛，温。温肾，明目，解毒。

【古方选录】《食医心镜·卷五》葱子丸：葱实。用法：和蜜丸如梧子大。食后，饮汁服一二十丸，日二三服。主治：眼暗，补不足。

【用法用量】煎服，5~12g；或入丸、散，煮粥。外用适量，熬膏敷贴，或煎水洗。

228 薤（薤白）

【古籍原文】味苦，无毒。归骨，菜芝也。除寒热，去水气，温中，散结，利病患，诸疮中风寒水

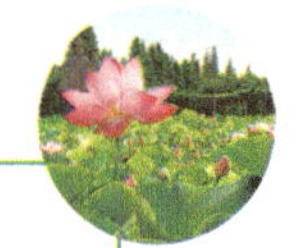

肿以涂之。生鲁山。

《本经》原文：薤，味辛，温。主金疮疮败，轻身不饥耐老。生平泽。

【来　　源】百合科植物小根蒜 *Allium macrostemon* Bunge 的鳞茎。

【形态特征】多年生草本。鳞茎广卵形，被白色膜被。叶根生，线形，3~4片，质柔软而有微棱。花茎于叶间抽出，长30~60cm，茎顶有多数紫黑色小珠芽；伞形花序顶生；花小，白色，有紫色背线。蒴果。

【性味功效】辛、苦，温。通阳散结，行气导滞。

【古方选录】《圣济总录·卷一八九》薤白饼：薤白一握（细切），鸡子黄三枚，蜜蜡一分。用法：上合和，入面少许，作煎饼。空心食之。主治：水痢及赤白痢。

【用法用量】煎服，5~10g。

【使用注意】阴虚内热者慎用。

【现代研究】化学研究显示，薤白含挥发油，大蒜氨酸，甲基大蒜氨酸，大蒜糖，薤白苷甲和薤白苷丁等。药理研究显示，其有抗动脉粥样硬化，抑制血小板聚集和释放反应，促进纤维蛋白溶解，利尿，降血压，抗癌和抑制痢疾杆菌、金黄色葡萄球菌等作用。现代临床用于治疗胃痛、痢疾、食后腹胀、滴虫性阴道炎等。

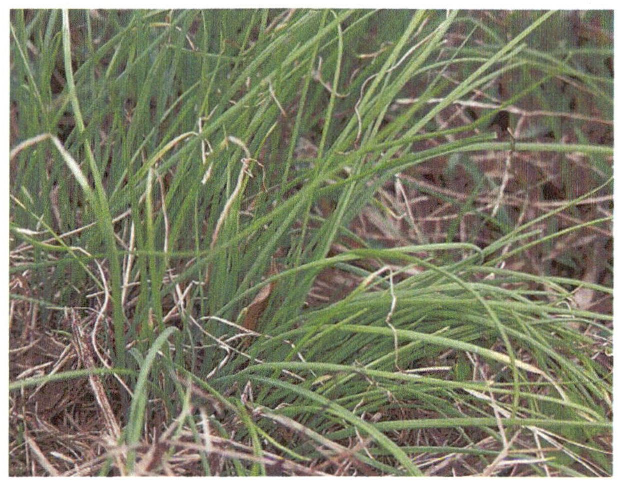

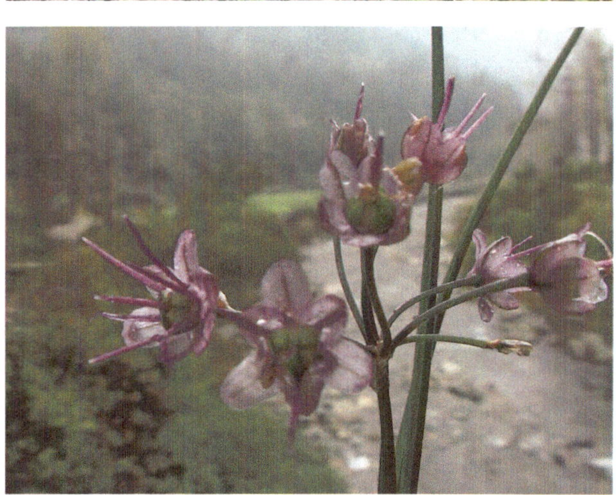

229 韭（韭菜）

【古籍原文】味辛，酸，温，无毒。归心，安五脏，除胃中热，利病人，可久食。子，主治梦泄精，溺白。根，主养发。

【来　　源】百合科植物韭菜 *Allium tuberosum* Rottl. ex Spreng. 的叶。

【形态特征】多年生草本，高20~45cm，具特殊强烈臭味。根茎横卧，生多数须根，上有1~3枚丛生的鳞茎，呈卵状圆柱形。叶基生，长线形，扁平，先端锐尖，边缘粗糙，全缘，光滑无毛，深绿色。花茎自叶丛抽出，三棱形；伞形花序，顶生；总

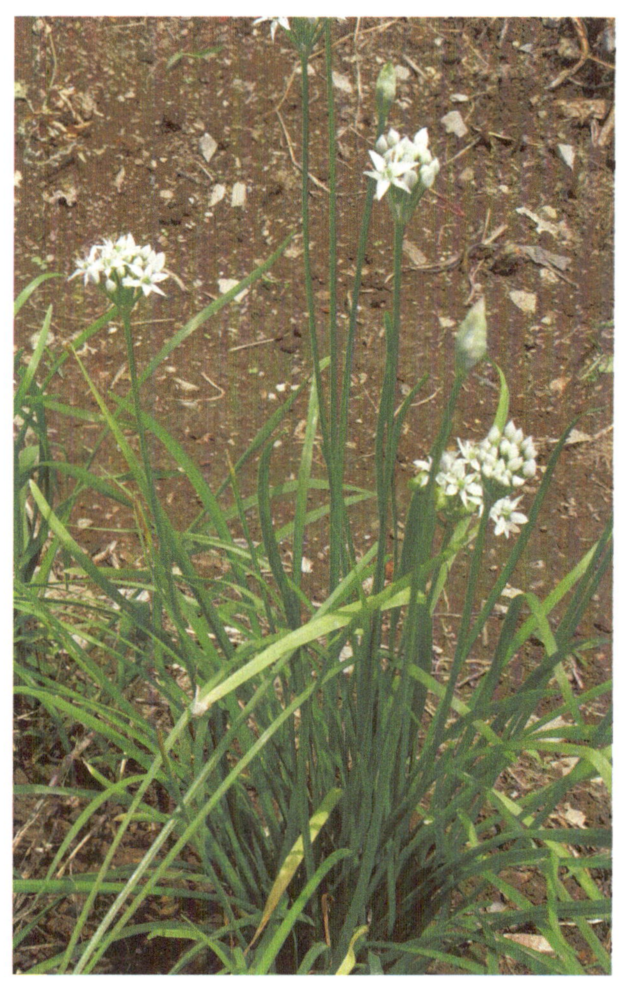

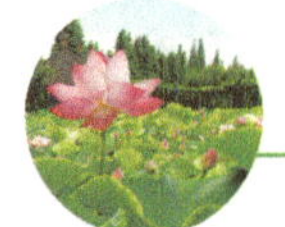

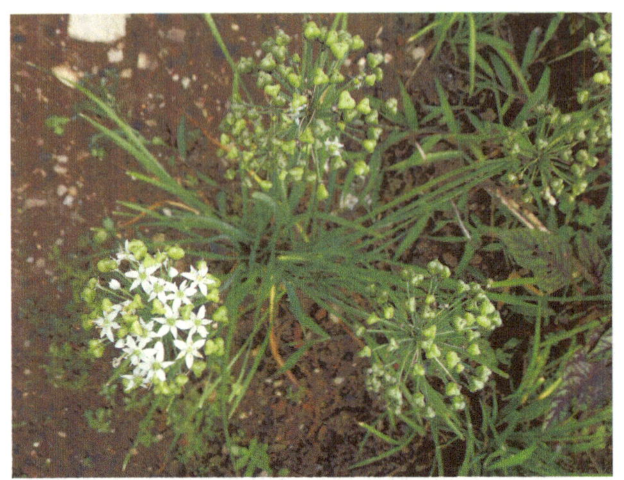

苞片膜质，白色，基部合生，先端锐尖；花被片6片，白色；雄蕊6枚；雌蕊1枚。蒴果倒心状三棱形，绿色。种子黑色，扁平，略呈半卵圆形，边缘具棱。

【性味功效】辛，温。补虚，温中，行气，散瘀，解毒。

【古方选录】《仙拈集·卷二》韭菜汁：韭菜（连根，洗净）。用法：上捣烂，入童便在内，用布绞去滓，重汤煮热，澄清者饮之。立止。主治：诸血。

【用法用量】捣汁内服，60~120g；或炒熟作菜食。外用适量，捣敷；炒热熨；或煎水熏洗。

【使用注意】阴虚内热及疮疡、目疾患者慎食。

【现代研究】化学研究显示，叶含硫化物，苷类，苦味质。药理研究显示，其有抗突变，抗滴虫作用。现代以蔬菜食用为主。

230 白蘘荷（蘘荷）

【古籍原文】微温。主治中蛊及疟。

【来　　源】姜科植物蘘荷*Zingiber mioga* (Thunb.) Rosc. 的根茎。

【形态特征】多年生草本。根茎肥厚，圆柱形，淡黄色；根粗壮，多数。叶2列互生，狭椭圆形至椭圆状披针形，先端尖，基部渐狭或短柄状，上面无毛，下面疏生细长毛或近无毛，中脉粗壮，侧脉羽状；具叶鞘，抱茎。穗状花序自根茎生出，有柄，鳞片覆瓦状排列，卵状椭圆形，外部苞片椭圆形，内部披针形，膜质；花大，淡黄色或白色；花萼管

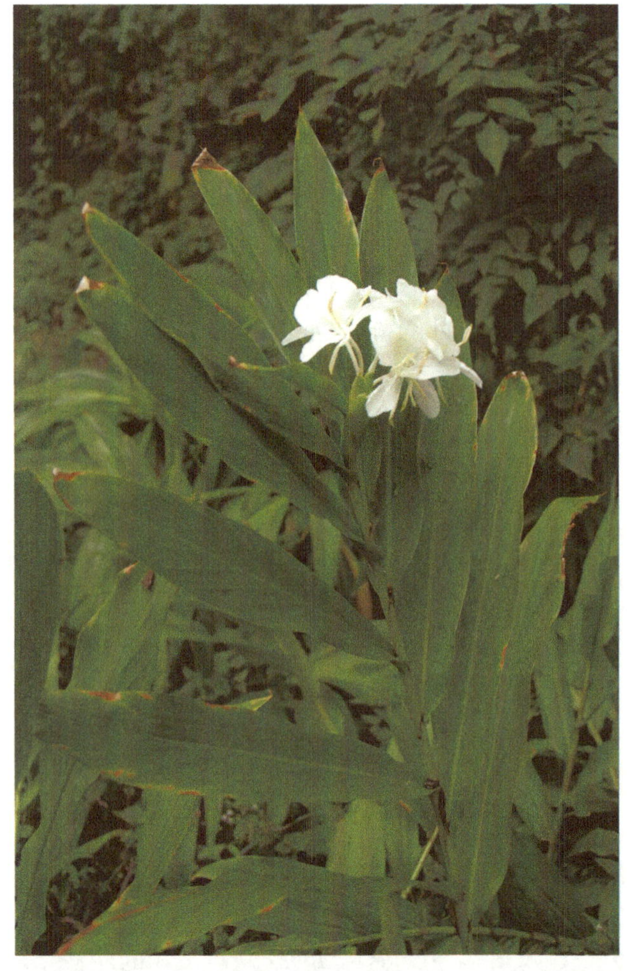

状；花冠管状；雄蕊1枚；退化雄蕊2枚。蒴果倒卵形，成熟时开裂，果皮内面鲜红色。种子黑色或暗褐色，被有白色或灰褐色假种皮。

【性味功效】辛，温。活血调经，化痰止咳，解毒消肿。

【古方选录】《太平圣惠方·卷五十六》蘘荷根汤：败鼓皮三寸（炙微焦），苦参一两（锉），蘘荷根一两。用法：上为粗散，分为四服。每服以水一大盏，煎至三分，去滓温服。不拘时候，每日二次。主治：中蛊毒吐血。

【用法用量】煎服，6~15g；或研末；或鲜者捣汁。外用适量，捣汁含漱、点眼；或捣敷。

【现代研究】化学研究显示，根茎含α-蒎烯，β-蒎烯，β-水芹烯等。

231 菾菜（莙荙菜、红牛皮菜）

【古籍原文】味甘、苦，大寒。主治时行壮热，解

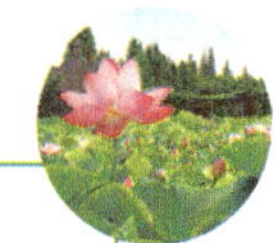

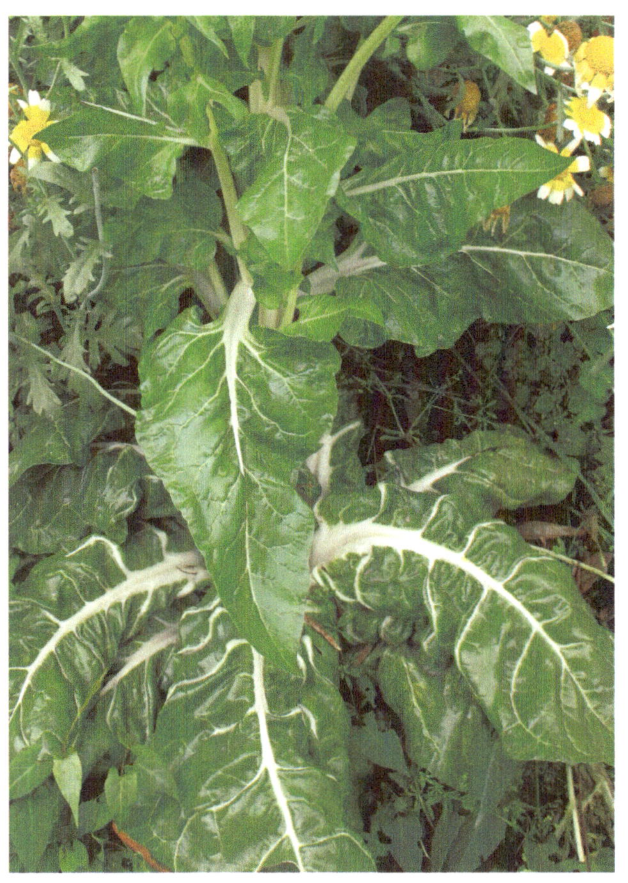

风热毒。

【来　　源】藜科植物厚皮菜*Beta vulgari* L. var *cicla* L. 及莙荙菜*Beta vulgari* L. var *cruenta* Alef. 的茎、叶。

【形态特征】厚皮菜　一年或二年生草本，光滑无毛。茎高30~100cm，至开花时始抽出。叶互生，有长柄；基生叶卵形或矩圆状卵形，先端钝，基部楔形或心形，边缘波浪形；茎生叶菱形、卵形、倒卵形或矩圆形，较小，最顶端叶变为线形苞片；叶片肉质光滑，淡绿色或浓绿色，亦有紫红色者。花小，两性，绿色，无柄，单生或2~3朵聚生，圆锥花序；苞片狭，短尖；花被片5片；雄蕊5枚。果常聚生，由2朵或多花的基部合生而成，且形成一极不规则的干燥体。种子横生，圆形或肾形，种皮红褐色，光亮。

【性味功效】甘、苦，寒。清热解毒，行瘀止血。

【临床用方】《四川中药志》：红牛皮菜30g，红苋菜30g，小血藤9g。用法：水煎服。外用蓝布裙适量，冰片少许，研末敷患处。主治：痔疮。

【用法用量】煎服，15~30g，鲜品60~120g；或捣汁。外用适量，捣敷。

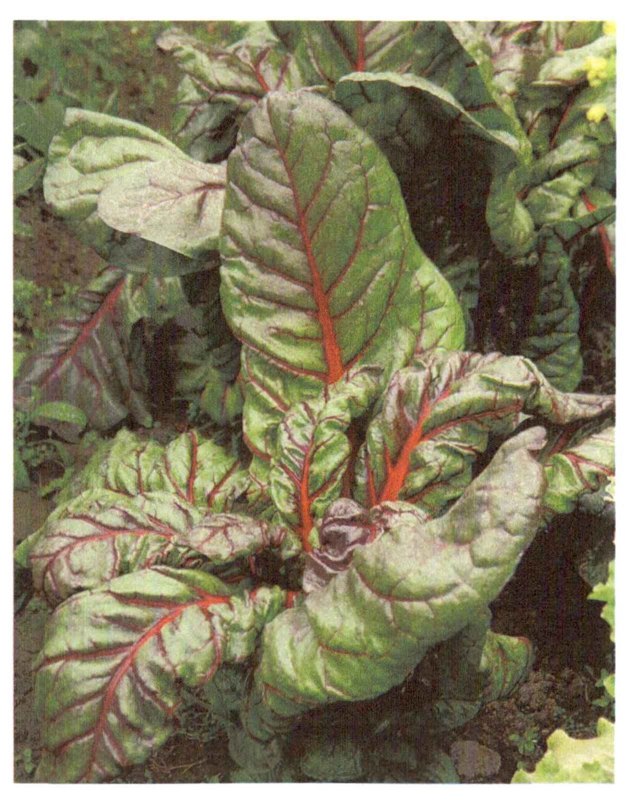

【使用注意】脾虚泄泻者忌服。

232 苏（紫苏叶）

【古籍原文】味辛，温。主下气，除寒中，其子尤良。

【来　　源】唇形科植物紫苏*Perilla frutescens*（L.）Britt. 的叶。

【形态特征】一年生草本，具特异芳香。茎直立，高30~100cm，紫色或绿紫色，圆角四棱形，上部多分支，具有紫色关节的长柔毛。叶对生；叶柄有紫色或白色节毛；叶片皱，卵形或卵圆形，先端突

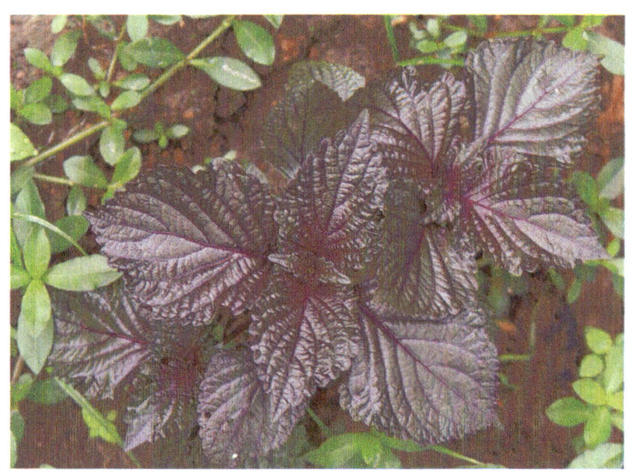

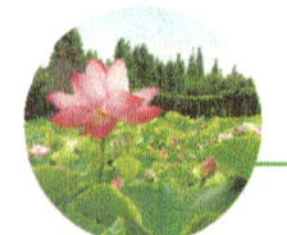

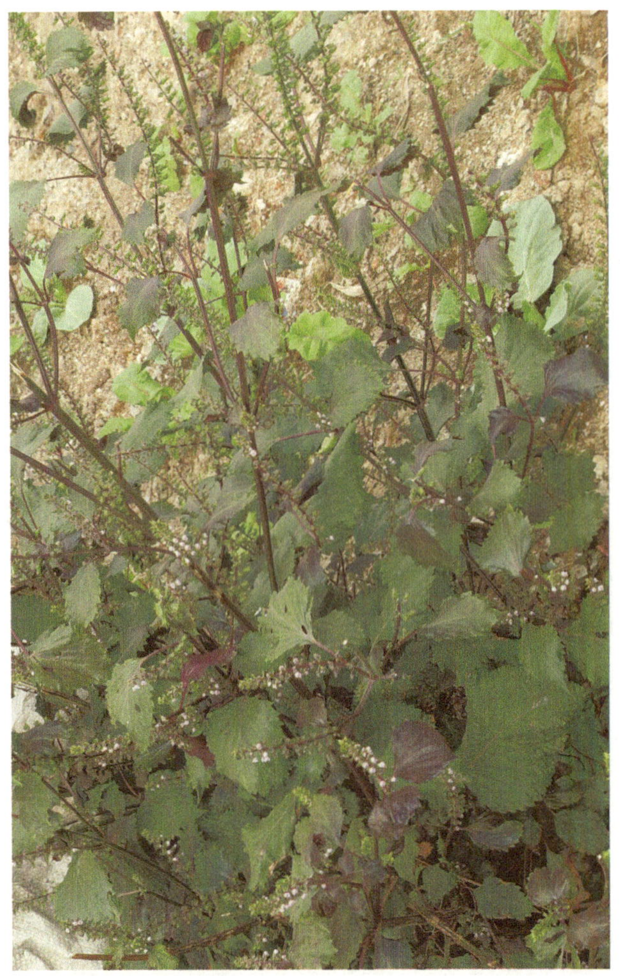

尖成长尖，基部圆形或广楔形，边缘有锯齿，两面紫色，或上面绿色，下面紫色；两面疏生柔毛，下面有细油点。总状花序稍偏侧，顶生及腋生；苞卵形，全缘；花萼钟形；花冠管状，紫色；雄蕊4枚。小坚果褐色，卵形，含1颗种子。

【性味功效】辛，温。解表散寒，行气和胃。

【古方选录】《太平圣惠方·卷四十二》紫苏汤：紫苏茎叶二两，青橘皮半两（汤浸，去白瓤，焙）。用法：上锉细。以水二大盏，加大枣七枚，煎至一大盏，去滓，分温三服，不拘时候。主治：卒短气。

【用法用量】煎服，5~10g，不宜久煎。外用适量，捣敷；或煎水洗。

【现代研究】化学研究显示，全草含挥发油，其中主要为紫苏醛，左旋柠檬烯及少量α-蒎烯等。药理研究显示，其有解热，镇静，促进消化液分泌，促进胃肠蠕动，止咳，祛痰，平喘，止血，升血糖，抑菌等作用。现代临床用于治疗感冒咳嗽、慢性气管炎、妊娠呕吐、宫颈出血等。

233 水苏（鸡苏、香苏）

【古籍原文】无毒。主治吐血、衄血、血崩。一名鸡苏，一名劳祖，一名芥苴，一名瓜苴，一名道华。生九真，七月采。

《本经》原文：水苏，味辛，微温。主下气杀谷，除饮食，辟口臭，去毒，辟恶气。久服通神明，轻身耐老。生池泽。

【来　源】唇形科植物水苏*Stachys baicalensis* Fisch. ex Bunge 的全草。

【形态特征】多年生草本，高约30cm。茎直立，方形，通常不分支，4棱粗糙。叶对生；有短柄，叶片长椭圆状披针形，先端钝尖，基部心脏形；边缘有锯齿，上面皱缩，脉具刺毛。花数层轮生集成轮伞花序，顶端密集呈头状；花冠淡紫红色，上唇圆形，下唇向下平展；雄蕊4枚；花柱着生于子房底。小坚果倒卵形，黑色，光滑。

【性味功效】辛，微温。疏风理气，止血。

【古方选录】《圣济总录·卷五十四》水苏丸：水苏叶五两，皂荚三两（炙，去皮子），芫花二两（醋炒焦）。用法：上为末，炼蜜为丸，如梧桐子

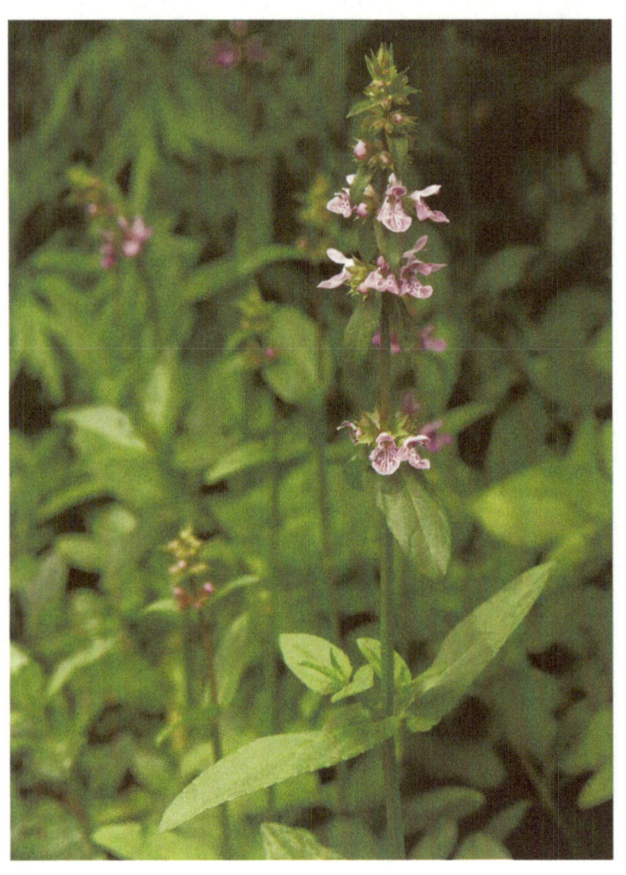

大。每服二十丸，食后温荆芥汤送下，以知为度。主治：热结上焦，风气上行，痰厥头痛。

【用法用量】煎服，12~15g。外用鲜品适量。

【现代研究】化学研究显示，水苏含黄酮苷等。药理研究显示，其能促进胆汁分泌，在妊娠期、分娩后有使子宫收缩加强和张力上升的作用。现代临床用于治疗口臭、咽痛、痢疾、产后中风、吐血、衄血、崩漏、血尿和跌打损伤等。

234 香　薷

【古籍原文】味辛，微温。主治霍乱、腹痛、吐下、散水肿。

【来　　源】唇形科植物石香薷*Mosla chinensis* Maxim. 的地上部分。

【形态特征】一年生草本。茎直立，方形。叶对生，线形至线状披针形，先端突尖，基部楔形。花轮生，每轮着生2朵，由数轮聚成头状或总状，顶生；花萼筒状，5裂；花冠淡紫色；雄蕊2枚。小坚果扁圆球形。

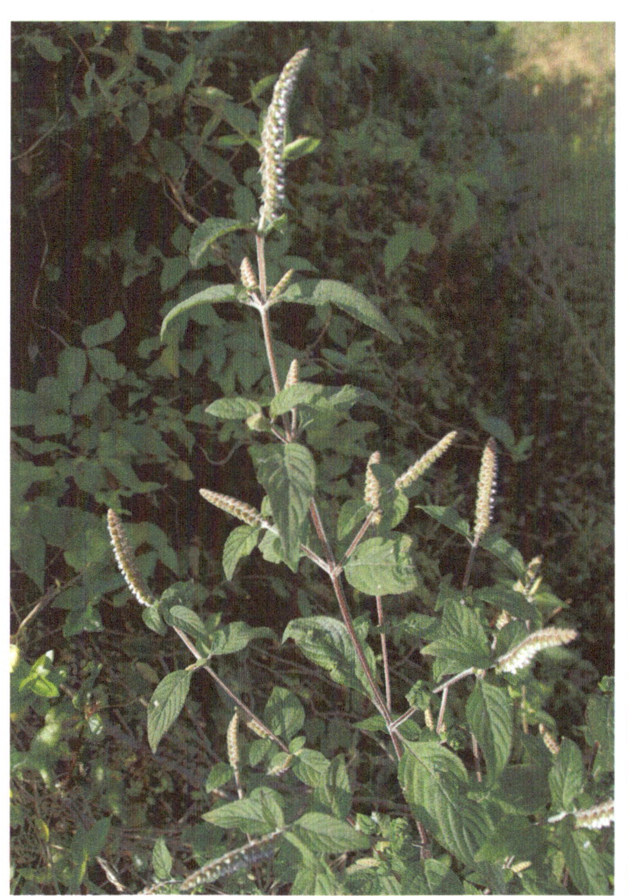

【性味功效】辛，微温。发汗解表，化湿和中，利水消肿。

【古方选录】《圣济总录·卷三十四》香薷散：香薷二两。用法：上为散。每服二钱匕，水一盏，煎取七分，不去滓，温服，不拘时候。主治：中暑烦躁。

【用法用量】煎服，3~10g，不宜久煎。

【使用注意】汗多表虚者忌用。利水退肿需浓煎。

【现代研究】化学研究显示，香薷含挥发油，丹皮酚，β-金合欢烯，蛇麻烯，β-紫罗兰酮，α-萜品醇，丁香油酚等。药理研究显示，其有发汗，解热，镇痛，镇静，促进胃肠蠕动，利尿，抗菌，抗流感病毒，健胃，解暑，增强机体免疫功能等作用。现代临床用于治疗急性胃肠炎、痢疾、霉菌性阴道炎和预防感冒等。

235 大豆黄卷

【古籍原文】无毒。主治五脏胃气结积，益气，止毒，去黑皯，润泽皮毛。

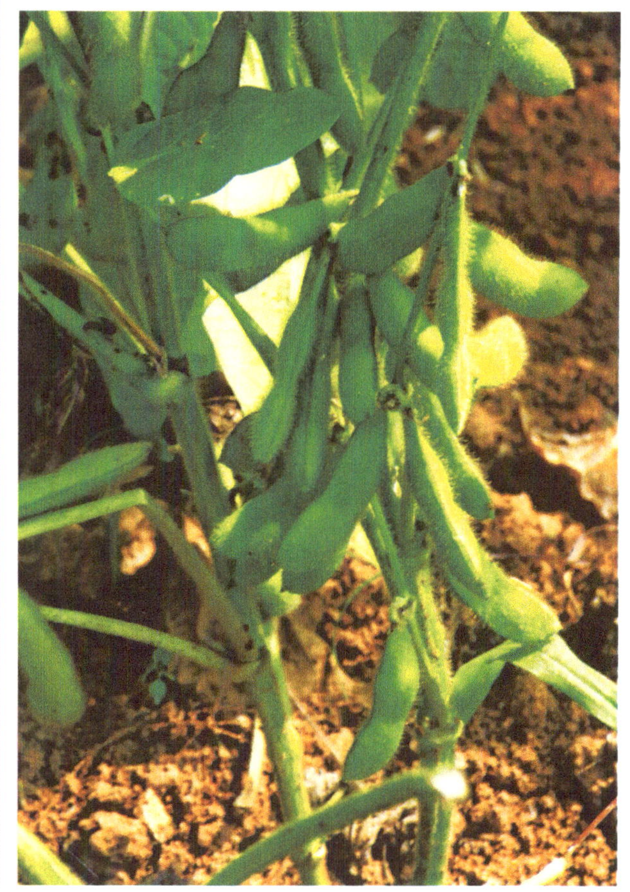

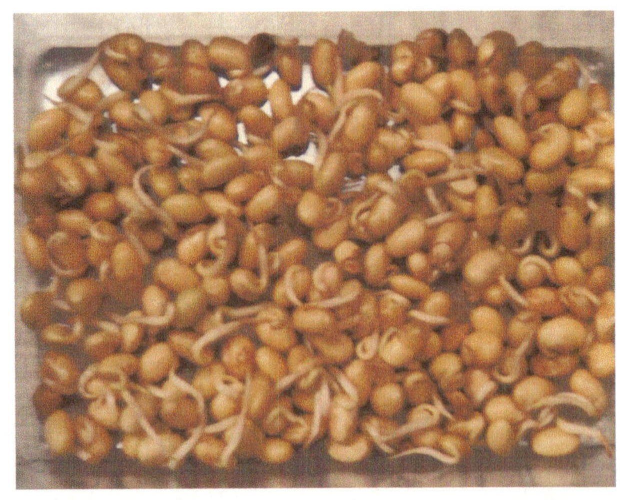

生大豆：味甘，平，逐水胀，除胃中热痹，伤中，淋露，下瘀血，散五脏结积、内寒，杀乌头毒。久服令人身重。熬屑，味甘，主治胃中热，去肿，除痹，消谷，止腹胀。生太山，九月采。（恶五参、龙胆，得前胡、乌喙、杏仁、牡蛎良）

《本经》原文：大豆黄卷，味甘，平。主经痹，筋挛膝痛。生大豆，涂痈肿，煮汁饮，杀鬼毒，止痛。

【来　源】豆科植物大豆*Glycine max* (L.) Merr. 经发芽得到的种芽。

【形态特征】一年生草本，高50~80cm。茎直立或上部蔓生，密生黄色长梗毛。三出复叶；小叶3片，卵形、广卵形或狭卵形，先端渐尖，基部圆形、阔楔形；全缘。总状花序腋生，具花2~10朵，白色或紫色；萼片绿色，花冠蝶形，旗瓣倒卵形，翼瓣蓖形，有细爪，龙骨瓣略呈长方形；雄蕊10枚；子房线状椭圆形。荚果长方状披针形，褐色，密被黄色长硬毛。种子卵圆形或近于球形，种皮黄色。

【性味功效】甘，平。健脾宽中，润燥消水。

【古方选录】《医级·卷八》三豆饮：赤小豆、绿豆、大豆黄卷等分。用法：水煎服，或为末作散，日服。主治：水肿胀满，脉数而虚细，小便不利，不堪行水者。

【用法用量】煎服，30~50g。

【现代研究】化学研究显示，大豆种芽含大豆黄酮苷，染料木苷，大豆皂醇，胆碱，叶酸和泛酸等。现代临床用于治疗多发性神经炎，也为食用佳品。

236 赤小豆

【古籍原文】味甘，酸，平，温，无毒。主治寒热、热中、消渴，止泄，利小便，吐逆，卒澼，下胀满。

又，叶名藿，主治小便数，去烦热。

《本经》原文：赤小豆，主下水，排痈肿脓血。生平泽。

【来　源】豆科植物赤小豆*Phaseolus calcalatus* Roxb. 的成熟种子。

【形态特征】一年生半攀援草本。茎长达1.8m，密生倒毛。三出复叶，托叶披针形，小叶披针形或卵状披针形，先端渐尖，基部阔三角形或近圆形，全缘或3浅裂，两面无毛。总状花序腋生，小花多；花萼短钟状，5齿；花冠蝶形，黄色；旗瓣肾形，龙骨瓣狭长；雄蕊10枚，花柱线形。荚果扁圆线形。种子6~10颗。

【性味功效】甘，平。利水消肿，解毒，排脓，利湿退黄。

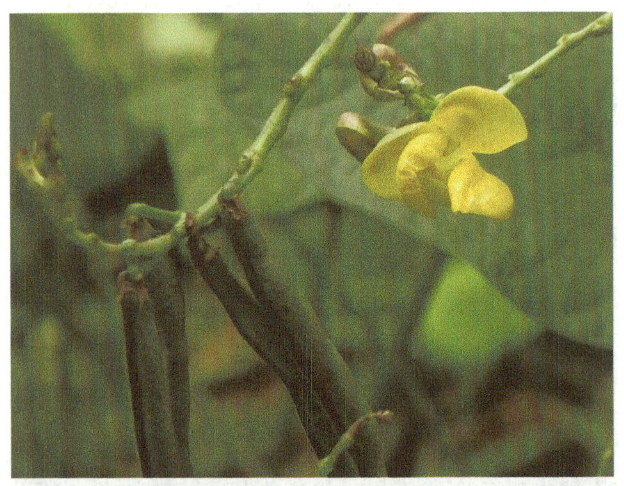

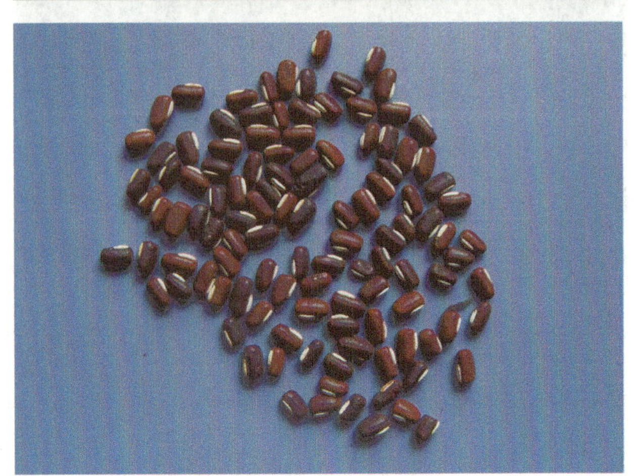

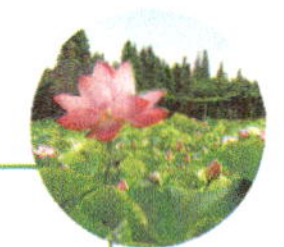

【古方选录】《千金方・卷二》赤小豆散：赤小豆三至七枚（烧）。用法：上为末。以冷水和，顿服之。主治：产后烦闷，不能食，虚满。

【用法用量】煎服，10~30g；或入丸、散。

【现代研究】化学研究显示，赤小豆含糖类，三萜皂苷，蛋白质，脂肪，粗纤维，核黄素，烟酸，鞣质，D-儿茶精，D-表儿茶精，钙，铁和磷等。药理研究显示，赤豆胰蛋白酶制剂能抑制人体精子顶体酶的活性，有避孕作用。现代临床用于治疗肾炎水肿、肝硬化腹水、营养不良性水肿、慢性血小板减少性紫癜及流行性腮腺炎等。

237 豉（淡豆豉）

【古籍原文】味苦，寒，无毒。主治伤寒、头痛、寒热、瘴气、恶毒、烦躁、满闷、虚劳、喘吸、两脚疼冷，又杀六畜胎子诸毒。

【来　　源】豆科植物大豆*Glycine max*（L.）Merr.的成熟种子的发酵加工品。

【形态特征】参见“大豆黄卷”条。

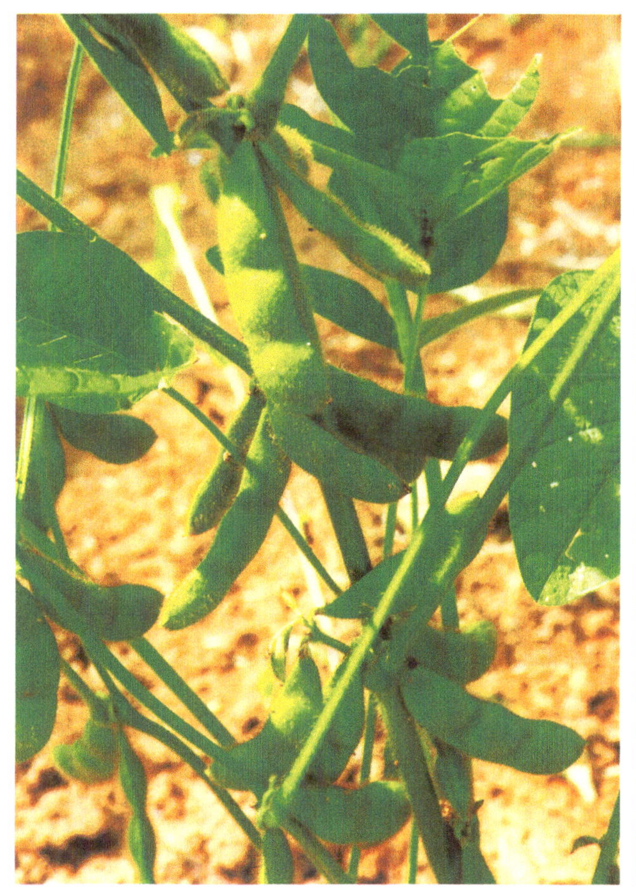

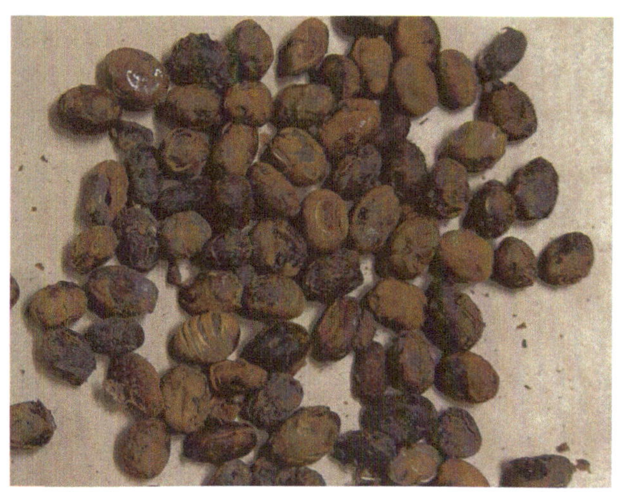

【性味功效】苦、辛，凉。解表，除烦，宣发郁热。

【古方选录】《外台秘要・卷二》豉薤汤：豉一升，薤白一把（寸切）。用法：以水三升，煮取二升。及热顿服之。主治：伤寒暴下，及滞利腹痛。

【用法用量】煎服，6~12g；或入丸剂。外用适量，捣敷；或炒焦研末调敷。

【现代研究】化学研究显示，大豆含蛋白质，脂肪，碳水化合物，维生素B_1，维生素B_2，酸，钙，铁，磷盐，氨基酸以及酶。药理研究显示，其有微弱的发汗作用，健脾，促消化等作用。现代临床用于治疗感冒、发热、咳嗽，消化不良，也可食用。

238 大　麦

【古籍原文】味咸，温、微寒，无毒。主治消渴，除热，益气，调中。又云令人多热，为五谷长。（食蜜为之使）

【来　　源】禾本科植物大麦*Hordeum vulgare* L.的颖果。

【形态特征】一年生草本。秆直立，光滑无毛。叶鞘无毛，有时基生叶的叶鞘疏生柔毛，叶鞘先端两侧具弯曲钩状的叶耳；叶舌小，膜质；叶片扁平，长披针形，上面粗糙，下面较平滑。穗状花序，分为若干节，每节着生3枚完全发育的小穗，通常无柄，每小穗有花1朵，内外颖均为线形或线状披针形，微被短柔毛，先端延长成短芒；外稃长圆状披针形，光滑，具5条纵脉，中脉延长成长芒，极粗糙，外稃与内稃等长；雄蕊3枚；子房1枚，花柱分

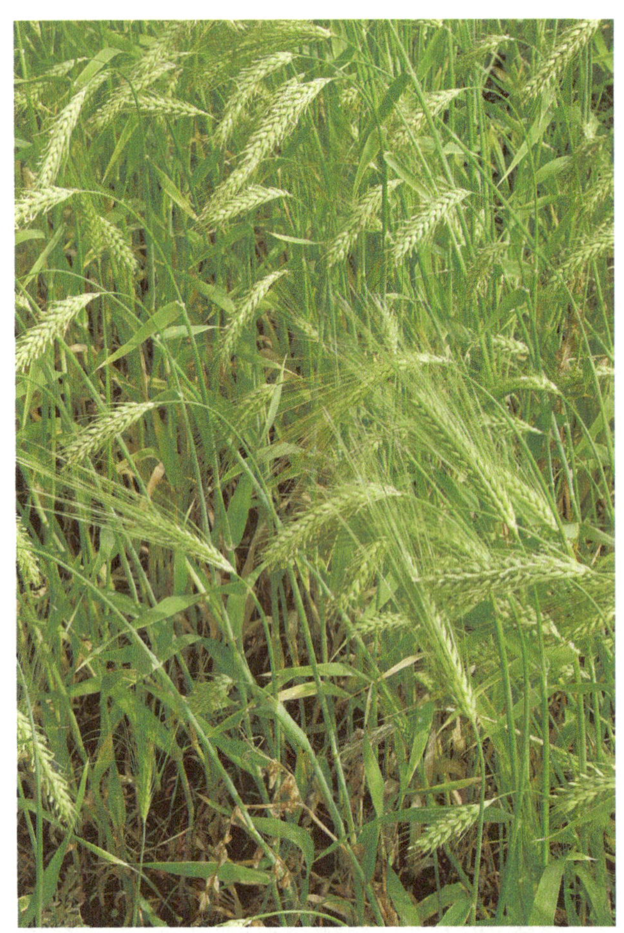

为2枚。颖果与内外稃愈合，罕有分离者，颖果背有沟。

【性味功效】甘，凉。健脾和胃，宽肠，利水。

【古方选录】《肘后方·卷五》大麦散：大麦三两，以水二大盏。用法：煎取一盏三分，去滓，入生姜汁半合，蜜半合，相和。食前分为三服服之。主治：卒小便淋涩痛。

【用法用量】煎服，30~60g；或研末。外用适量，炒研调敷；或煎水洗。

【现代研究】化学研究显示，大麦含尿囊素。药理研究显示，以0.4%~4%溶液局部应用，能促进化脓性创伤及顽固性溃疡愈合。现今为粮食品种，以食用为主。

239 穬　麦

【古籍原文】味甘，微寒，无毒。主轻身，除热，久服令人多力健行。以作蘖，温。消食和中。

【来　　源】禾本科植物裸麦*Hordeum vulgare* var. *nudum* Hook. f. 的发芽颖果。

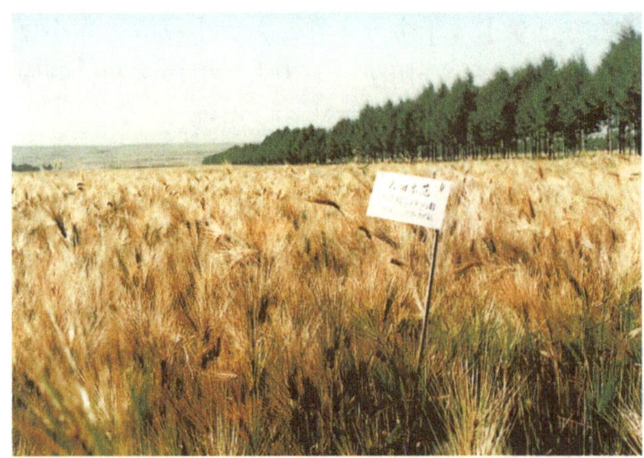

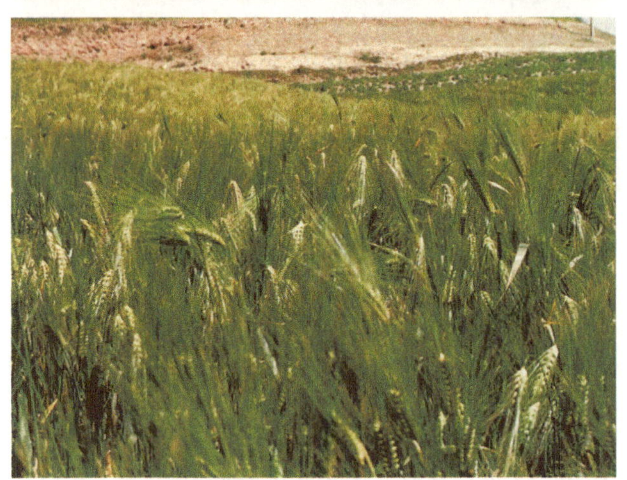

【形态特征】一年生草本。秆直立，光滑，具4~5节。叶鞘光滑，大部短于节间，或最基部者长于节间，先端两侧具有叶耳；叶舌膜质；叶片微粗糙，穗状花序直立，呈四棱形，成熟后黄棕色或带紫色；小穗长约1cm；颖基部线形，稀被短柔毛，先端狭窄呈芒状，芒细弱；外稃光滑，仅顶部具短硬毛，先端延伸成芒；芒粗糙，强壮，基部扁。成熟后的颖果肥大易脱落。

【性味功效】咸，温。消食，和中。

【用法用量】煎服，9~15g；或入丸、散。

【使用注意】孕妇慎服。

240 小　麦

【古籍原文】味甘，微寒，无毒。主除热，止燥渴、咽干，利小便，养肝气，止漏血唾血。以作曲，温。消谷，止痢。以作面，温，不能消热，止烦。

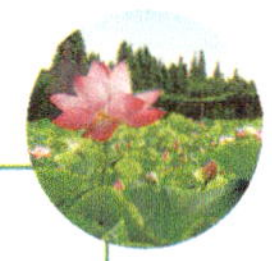

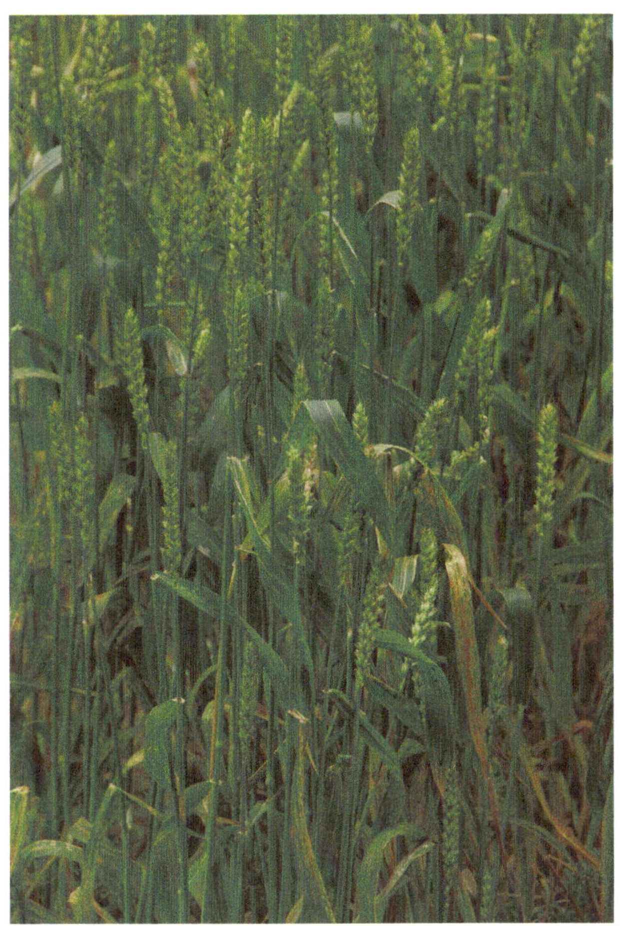

【来　　源】禾本科植物小麦*Triticum aestivum* L.的种子或其面粉。

【形态特征】一年或二年生草本。秆直立，通常具6~9节。叶鞘光滑，常较节间为短；叶舌膜质，短小；叶片扁平，长披针形，先端渐尖，基部方圆形。穗状花序直立；小穗两侧扁平，在穗轴上平行排列或近于平行，每小穗具3~9朵花，仅下部的花结实。颖短，革质，第1颖较第2颖为宽，两者背面均具有锐利的脊，有时延伸成芒，外稃膜质，微裂成3齿状，中央的齿常延伸成芒，内稃与外稃等长或略短，脊上具鳞毛状的窄翼，翼缘被细毛；雄蕊3枚，花药"丁"字着生，花丝细长，子房卵形。颖果矩圆形或近卵形，浅褐色。

【性味功效】甘，凉。养心，益肾，除热，止渴。

【古方选录】《金匮要略·妇人杂病脉证并治》甘草小麦大枣汤：甘草三两，小麦一升，大枣十枚。用法：以水六升，煮取三升，分三次温服。主治：脏躁。

【用法用量】煎服，50~100g；或煮粥。小麦面冷水调服或炒黄温水调服。外用适量，小麦炒黑研末调敷。小麦面干撒或炒黄调敷。

【现代研究】化学研究显示，种子含淀粉，蛋白质，糖类，糊精，脂肪，粗纤维，脂肪主要为油酸、亚油酸、棕榈酸、硬脂酸的甘油酯；尚含少量谷甾醇，卵磷脂，尿囊素，精氨酸，淀粉酶，麦芽糖酶，蛋白酶及微量维生素B等；麦胚含植物凝集素。药理研究显示，其有镇痛，抗病毒作用。

241 青粱米

【古籍原文】味甘，微寒，无毒。主治胃痹，热中，消渴，止泄痢，利小便，益气，补中，轻身，长年。

【来　　源】禾本科植物粱*Setaria italica*（L.）Beauv. 品种之一的种仁。

【形态特征】一年生草本。秆直立，粗壮。叶片披针形或线状披针形，先端尖长，基部近圆形，下面较秃净，上面粗糙；叶鞘无毛，鞘口处有柔毛；叶舌具纤毛。顶生圆锥花序穗状，通常下垂，穗轴密被细毛；小穗椭圆形，基部有刚毛 1~3条，刚毛通常褐色或浅紫色；第一颖卵形，长约为小穗的1/3，3脉；第二颖椭圆形，与不孕小花的外稃等长，5~7脉；不孕小花的外稃椭圆形，结实小花的外稃平凸状椭圆形，3脉，表面有皱纹，边缘内卷，包着内稃。谷粒与第一外稃等长，卵状或圆球状，具细点状皱纹，成熟后与其他小穗部分脱离。

【性味功效】甘，微寒。补中益气，清热利尿，涩精止泻。

【古方选录】《圣经总录·卷十》粱米粥：青粱米半升，淘净，以水三升。用法：煮稀粥饮之，以瘥为度。主治：消渴。

【用法用量】煎服，30~90g；或煮粥。

242 黄粱米（黄米粉）

【古籍原文】味甘，平，无毒。主益气，和中，止泄。

【来　　源】禾本科植物粱*Setaria italica*（L.）Beauv. 品种之一的种仁。

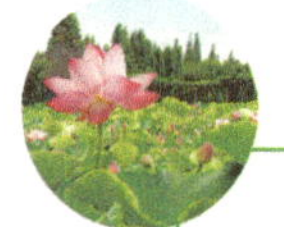

【形态特征】参见“青粱米”条。
【性味功效】甘，平。和中，益气，利湿。
【古方选录】《圣济总录·卷一八〇》白矾涂方：白矾（生末）、黄米粉各一两。用法：上每以一钱，清水半合，调如泥，涂脑上，日三次。主治：小儿脑热鼻干。
【用法用量】煎服，30~90g；或煮粥。外用适量，研末调敷。

243 白粱米

【古籍原文】味甘，微寒，无毒。主除热，益气。
【来　　源】禾本科植物粱*Setaria italica*（L.）Beauv. 品种之一的种仁。
【形态特征】参见“青粱米”条。
【性味功效】甘，微寒。和中益气，除烦止渴。
【古方选录】《太平圣惠方·卷二十一》粱米粥：白粱米三合，荆芥一握，薄荷叶一握，豉三合。用法：以水三大盏，煮荆芥、薄荷、豉，取汁二盏，澄滤过，入米煮作粥，空腹食之。主治：中风，心脾热，言语蹇涩，精神昏愦，手脚不遂，口㖞面戾。
【用法用量】煎服，30~90g；或煮粥。

244 粟　米

【古籍原文】味咸，微寒，无毒。主养肾气，去胃脾中热，益气。陈者，味苦，主治胃热、消渴，利小便。
【来　　源】禾本科植物粱*Setaria italica*（L.）Beauv. 的种仁。
【形态特征】参见“青粱米”条。
【性味功效】甘、咸，凉。和中，益肾，除热，解毒。
【古方选录】《食医心镜·卷三》粟米饮：粟米半升。用法：杵如粉，水和丸如梧子，煮令熟，点少盐，空心和汁吞下。主治：治脾胃气弱，食不消化，呕逆反胃，汤饮不下。
【用法用量】煎服，15~30g；或煮粥。外用适量，研末撒；或熬汁涂。
【现代研究】化学研究显示，粟米含脂肪，总氮，蛋白氮，灰分，淀粉，还原糖。

245 丹黍米（粟米）

【古籍原文】味苦，微温，无毒。主治咳逆、霍乱，止泄，除热，止烦渴。
【来　　源】禾本科植物黍*Panicum miliaceum* L. 的种子。
【形态特征】一年生草本。秆粗壮，直立，单生或少数丛生，有节，节上密生髭毛。叶鞘松弛，被疣毛；叶舌具纤毛；叶片线状披针形，具柔毛或无毛，边缘常粗糙。圆锥花序，开展或较紧密，成熟则下垂，分支具角棱，边缘具粗糙刺毛，下部裸露，上部密生小枝与小穗；小穗卵状椭圆形；颖纸质，无毛，第一颖长为小穗的1/2~2/3；先端尖，具5~7脉，第二颖与小穗等长，大多为11脉；第一

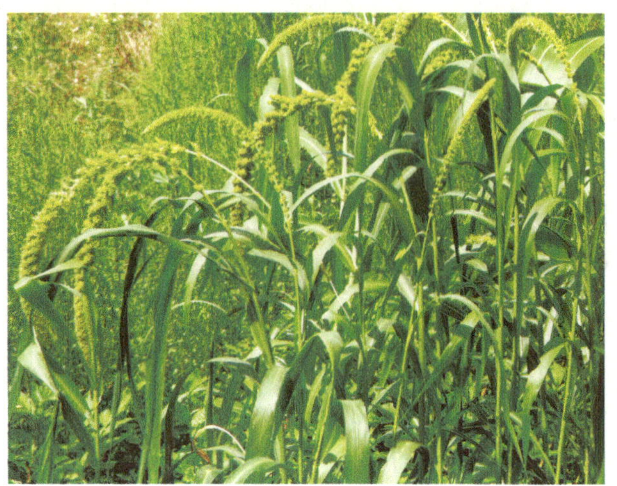

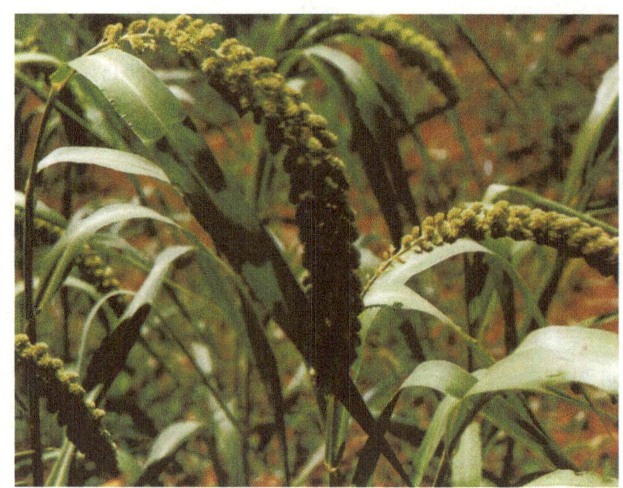

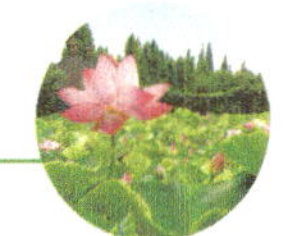

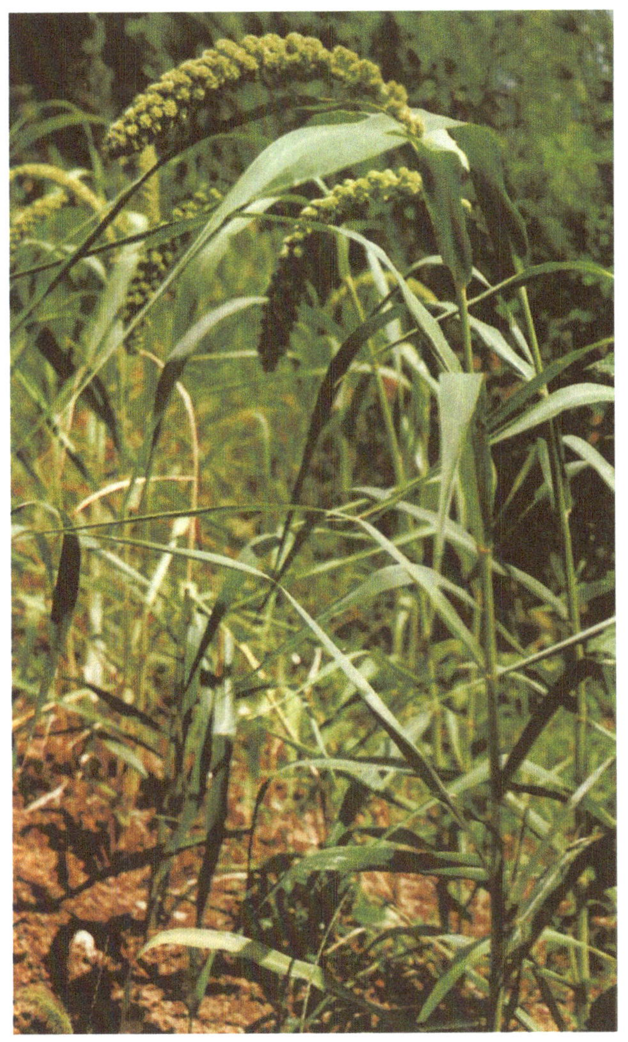

外稃形似第二颖。谷粒圆形或椭圆形，平滑而有光泽，乳白色、淡黄色或红色。种子白色、黄色或褐色，性黏或不黏。

【性味功效】甘，微温。益气补中，除烦止渴，解毒。

【古方选录】《食医心镜・卷三》粟米饮：粟米半升。用法：杵如粉，水和丸如梧子，煮令熟，点少盐，空心和汁吞下。主治：治脾胃气弱，食不消化，呕逆反胃，汤饮不下。

【用法用量】煎服，30~90g；或煮粥；或淘取泔汁。外用适量，研末调敷。

【使用注意】不宜多食。

【现代研究】化学研究显示，丹黍米含灰分，粗纤维，粗蛋白，淀粉，油脂等。药理研究显示，其对胰淀粉酶有抑制作用。

246 蘖米（谷芽）

【古籍原文】味苦，无毒。主治寒中，下气除热。

【来　　源】禾本科植物粱*Setaria italica*（L.）Beauv. 的发芽颖果。

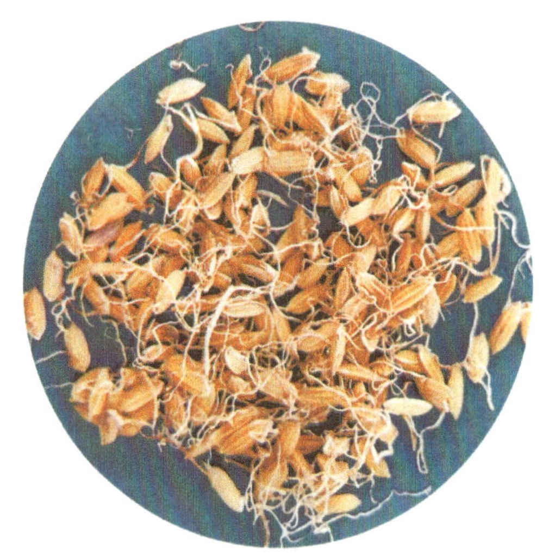

【形态特征】参见“青粱米”条。

【性味功效】苦，微温。健脾，消食。

【临床用方】《山东中草药手册》：炒谷芽12g，炒莱菔子9g，陈皮9g。用法：水煎服。主治：胸闷腹胀。

【用法用量】煎服，10~15g；或研末入丸、散。

【现代研究】化学研究显示，其含蛋白质，碳水化合物，氢氰酸。

247 秫　米

【古籍原文】味甘，微寒。止寒热，利大肠，治漆疮。

【来　　源】禾本科植物粱*Setaria italica*(L.)Beauv. 或粟*Setaria italica*(L.)Beauv. *var. germanica*（Mill.）Schred. 的种子之黏者。

【形态特征】参见“青粱米”条。

【性味功效】甘，微寒。祛风除湿，和胃安神，解毒敛疮。

【古方选录】《肘后方・卷四》秫米散：秫米。用法：秫米熬令黄黑，杵末敷之。主治：浸淫恶疮，有汁，多发于心。

【用法用量】煎服，9~15g，包煎；或煮粥；或酿酒。外用适量，研末撒；或捣敷。

【使用注意】小儿不宜多食。

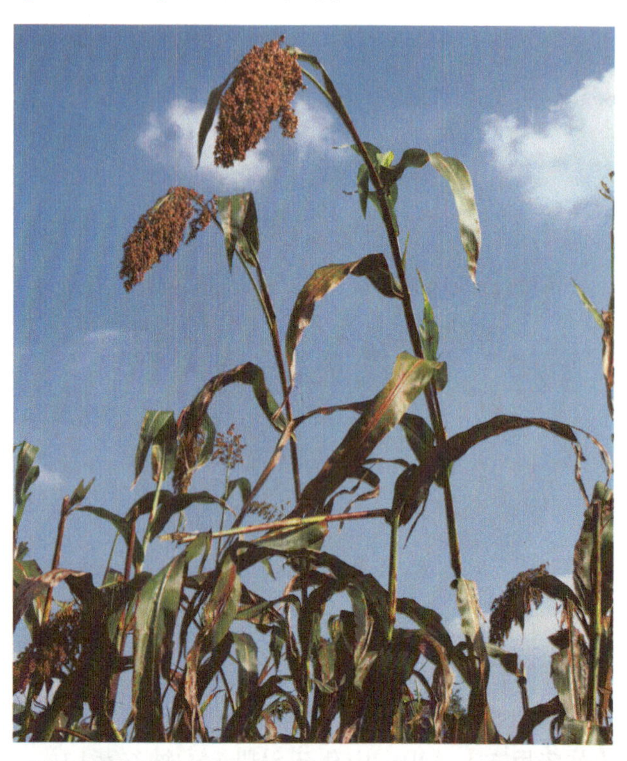

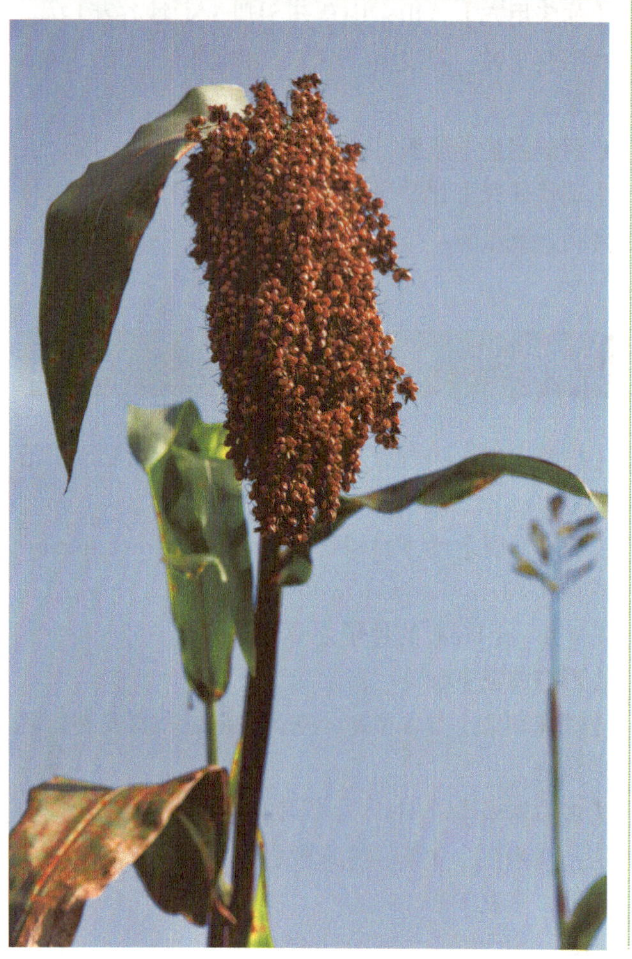

248 陈廪米（陈仓米）

【古籍原文】味咸，酸，温，无毒。主下气，除烦渴，调胃，止泄。

【来　　源】禾本科植物稻*Oryza sativa* L. 经加工储存年久的粳米。

【形态特征】一年生草本。秆直立，丛生；中空，有节。叶具叶鞘，叶鞘无毛，与节间等长或下部者较长；叶舌膜质而较硬，披针形，基部两侧下延与叶鞘边缘相结合，幼叶具明显的叶耳；叶片线形，扁平，粗糙，叶脉明显。圆锥花序疏松，成熟时下弯垂，分支具角棱，常粗糙；小穗长圆形；每小穗仅具1朵花，不育花外稃锥刺状，无毛；可育花外稃硬纸质，具5脉；内稃3脉，被细毛；鳞被2枚，卵圆形；雄蕊6枚；子房长圆形，光滑，花柱2枚。颖果矩圆形，平滑，淡黄色、白色。种子具明显的线状种脐。

【性味功效】甘、淡，平。调中和胃，渗湿止泻，除烦。

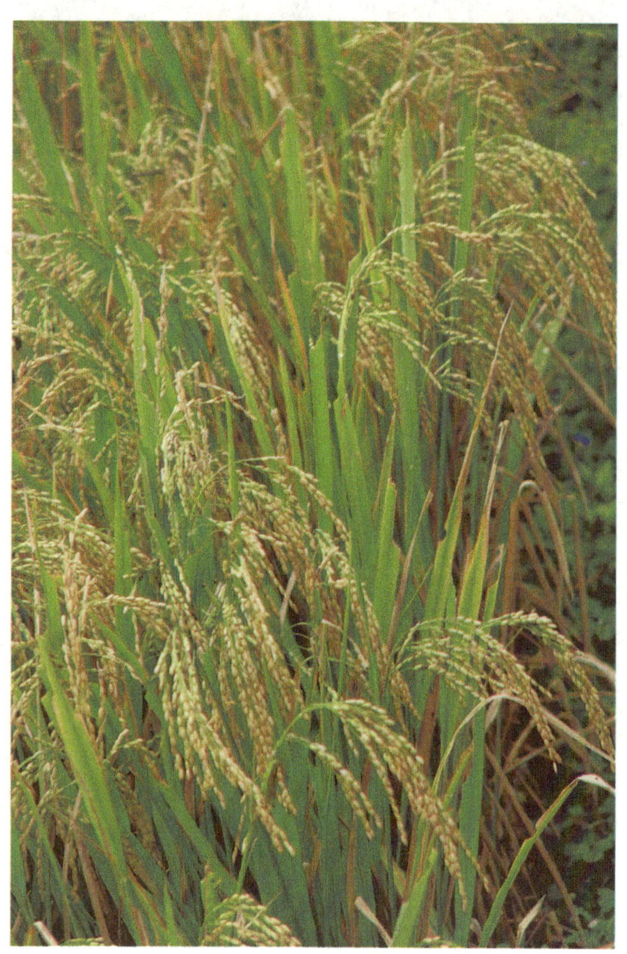

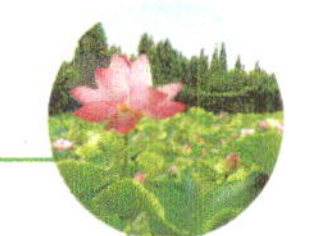

【古方选录】《圣济总录·卷七十八》陈米汤：陈仓米（水淘净）二合。用法：水二盏，煎至一盏，去滓，空心温服，晚食前再煎服。主治：吐痢后大渴，饮水不止。

【用法用量】煎服，适量；或入丸、散。

249 酒

【古籍原文】味苦、甘辛、大热，有毒。主行药势，杀邪恶气。

【来　　源】用米、大麦、高粱、玉米、葡萄等和曲酿成的一种饮料。

【性味功效】甘、苦、辛，温；有毒。通血脉，行药势。

【古方选录】《备急千金要方·卷六》浸酒方：酒三升，碎牡荆子二升。用法：浸七日，去滓，任性服尽。主治：耳聋。

【用法用量】适量，温饮；或和药同煎；或浸药。外用适量，淋洗、漱口；或涂搽。

【使用注意】阴虚、失血及湿热甚者忌服。

【现代研究】因原料、酿造、加工、贮藏等条件之不同，酒的名色极多，其成分亦差异甚大。化学研究显示，酒主含乙醇，尚含高级醇类、脂肪酸类、酸类等；又含少量挥发酸和不挥发酸。药理研究显示，中等量乙醇可扩张皮肤血管，常致皮肤发红而有温暖感，低度酒可增加胃液及胃酸的分泌，外用有杀菌作用。现代酒有白酒、黄酒、红酒（果酒）之分，除饮用外，亦可作为药品加工用辅料。

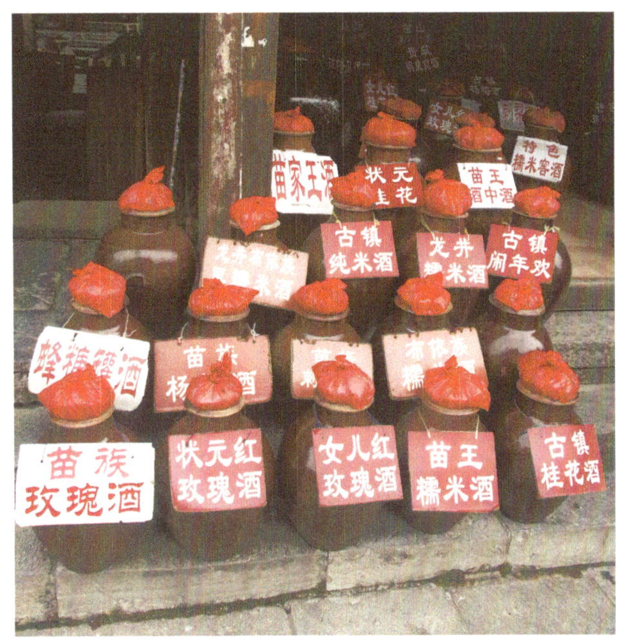

《名医别录》·下品·卷第三

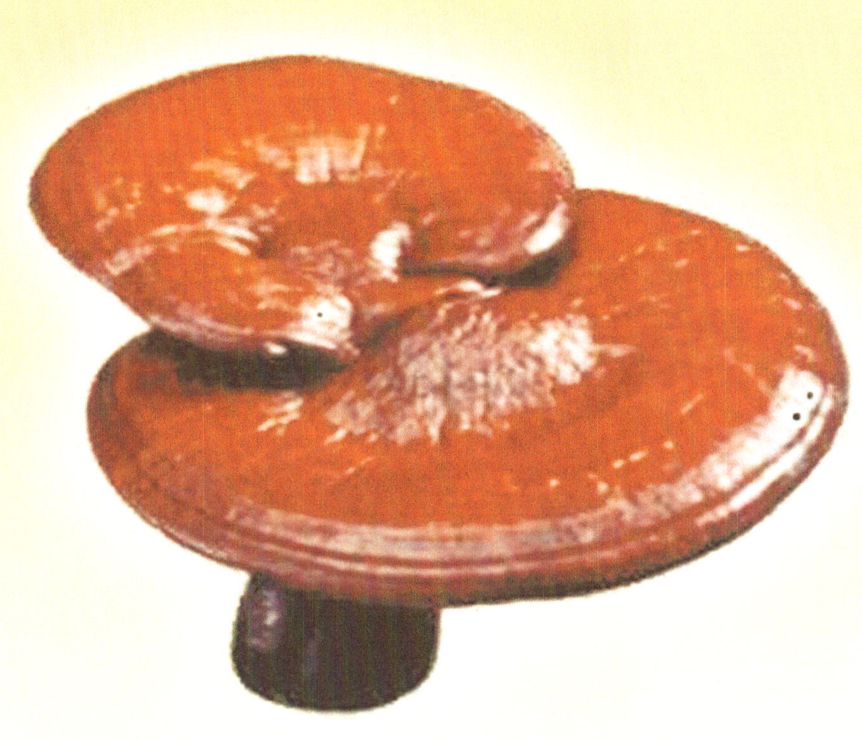

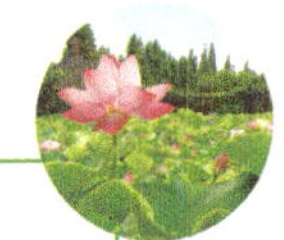

1 青琅玕（石珠）

【古籍原文】无毒。主治白秃，侵淫在皮肤中。煮炼服之，起阴气，可化为丹。一名青珠。生蜀郡，采无时。（杀锡毒，得水银良，畏乌鸡骨）

《本经》原文：青琅玕，味辛，平。主身痒，火疮痈伤，疥瘙死肌。一名石珠。生平泽。

【来　　源】鹿角珊瑚科动物佳丽鹿角珊瑚*Acropora pulchra* (Brook) 群体的骨骼及其肉（软体部分）。

【形态特征】珊瑚骨骼树枝状，分支短粗，分支顶

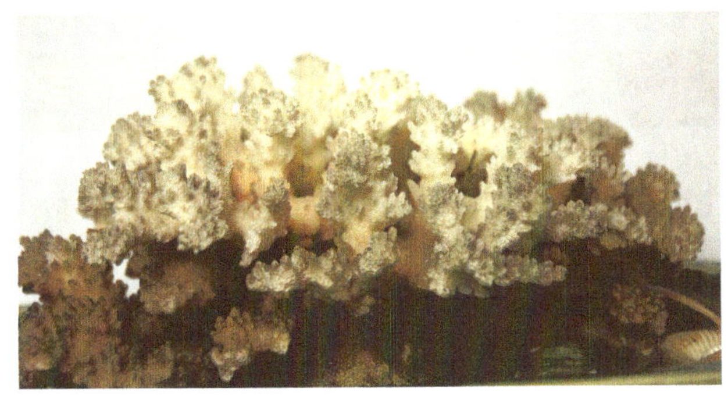

端渐尖，为其显著特征。轴珊瑚体圆柱形，直径2.5~3.0mm，杯孔1.5~2.0mm，突出2~3mm，第1轮隔片6个发育良好，第2轮发育不全，壁沟槽状。辐射珊瑚体半管唇状，壁沟槽刺状或刺网状。生活时为咖啡色，有时为青绿色；基部为咖啡色。

【性味功效】辛，平。祛风止痒，解毒，活血。

【临床用方】《神农本草经贯通》：炉甘石、寒水石、石珠、白蔹各适量。用法：共研极细末，醋调，外敷患处。主治：痈疮。

【用法用量】研末，0.3~0.6g；或煎汤，15~30g。外用适量，研末调敷。

【现代研究】化学研究显示，青琅玕含碳酸钙，正十六碳醇，（24S）-24-甲基甾醇，胸腺嘧啶脱氧核苷，尿嘧啶脱氧核苷，胸腺嘧啶和尿嘧啶等。药理研究显示，其有降血压，明显拮抗心律失常等作用。现代临床用于治疗皮肤痈疮。

2 肤　青

【古籍原文】味咸，无毒。不可久服，令人瘦。一名推青，一名推石。生益州。

《本经》原文：肤青，味辛，平。主蛊毒及蛇菜肉诸毒，恶疮。生川谷。

【古代研究】陶弘景曰：俗方和仙经并无用此者，亦相当不复识。后世不用。

3 礜　石

【古籍原文】味甘，生温、熟热，有毒。主明目，下气，除膈中热，止消渴，益肝气，破积聚、痼冷腹痛，去鼻中息肉。久服令人筋挛。火炼百日，服一刀圭，不炼服，则杀人及百兽。一名白礜石，一名大白石，一名泽乳，一名食盐。生汉中山谷及少室，采无时。（得火良，棘针为之使，恶毒公、鹜矢、虎掌、细辛，畏水也）

《本经》原文：礜石，味辛，大热。主寒热鼠瘘，蚀疮死肌风痹，腹中坚癖邪气，除热。一名青分石，一名立制石。一名固羊石。生山谷。

【来　　源】复硫化物类毒砂族矿物毒砂Arsenopyrite的矿石。

【形态特征】晶体结构属单斜或三斜晶系。晶形多呈柱状，有时为短柱、板柱、双锥状或致密粒块、致密块状等集合体。新鲜面呈锡白色至钢灰色。条痕黑色。金属光泽，不透明，晶体解理中等或不完全，块状集合体见不到解理，断口不平坦。硬度5.5~6.0，相对密度5.9~6.3。性脆，致密块体用铁锤猛击时有火星，可发出蒜臭气。

【性味功效】辛，热；有大毒。消冷积，祛寒湿，蚀恶肉，杀虫。

【古方选录】《千金方·卷十六》露宿丸：附子四

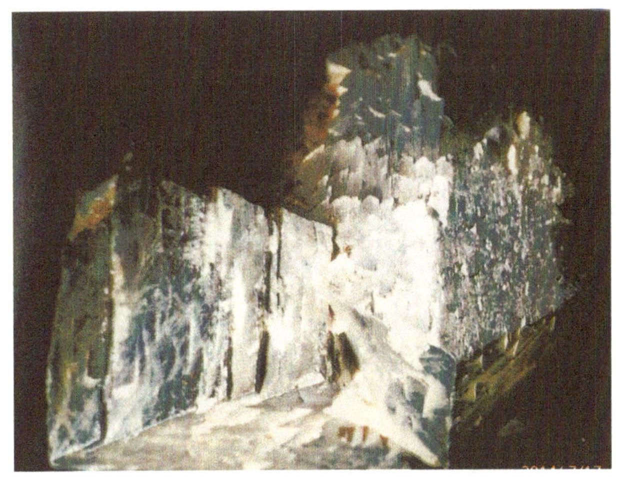

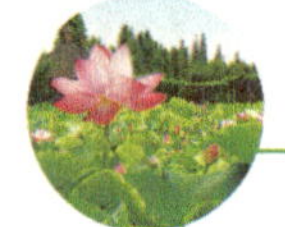

两，乌头四两，桂心四两，礜石四两。用法：上为末，蜜丸如胡豆大。每服三丸，以酒送下，日三次。加至十丸。主治：遇冷气心下结紧，呕逆，寒食不消；并伤寒晨夜触寒冷恶气。

【用法用量】研末，0.3~0.9g；或入丸、散。外用适量。

【使用注意】本品剧毒，内服、外用均应严格掌握剂量，防止中毒。

【现代研究】化学研究显示，礜石主要含砷硫化铁（FeAsS），其中含砷46.0%，硫19.7%，铁34.3%。杂质较少，含少量钴、锑、铜等。现代临床少用。

4 方解石

【古籍原文】味苦、辛，大寒，无毒。主治胸中留热、结气，黄疸，通血脉，去蛊毒。一名黄石。生方山，采无时。（恶巴豆）

【来　　源】碳酸盐类方解石族矿物方解石Calcite的矿石。

【形态特征】三方晶系。晶体为菱面体，也有呈柱状及板状者。集合体常呈钟乳状或致密粒状集合体产出。多为无色或乳白色，如含有混入物，则染成灰、黄、玫瑰、红、褐等各种色彩。具玻璃样光泽，透明至不透明，有完全的解理，可沿3个不同的方向劈开。断面贝壳状。硬度3，性脆。比重2.6~2.8。

【性味功效】苦、辛，寒。清热泻火，解毒。

【古方选录】《治疹全书·卷下》双解凉膈散：麻黄、杏仁、枳壳、薄荷、连翘、黄连、山栀、大黄、方解石。用法：研为末。主治：疹后喘急，胸膈烦热，渴欲饮水，大便闭结，齿槁唇焦，舌苔黄黑。

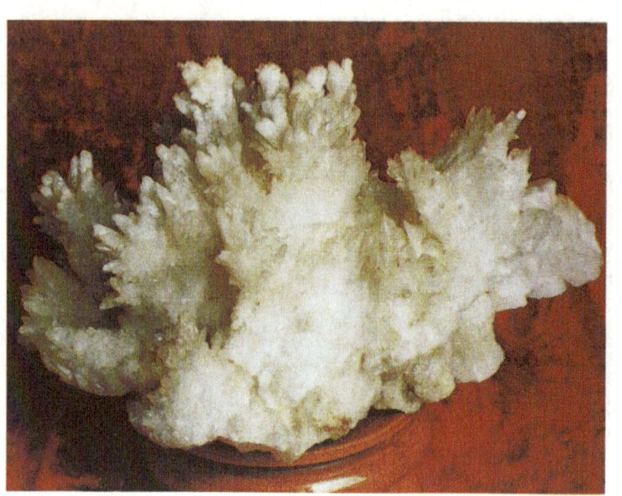

【用法用量】煎服，10~30g；或入散剂。

【使用注意】非实热者慎用。《本草经集注》：恶巴豆。

【现代研究】化学研究显示，方解石含碳酸钙，主要为氧化钙和二氧化碳；尚有少量的镁、铁、锰及微量的锌、锶、铅等。

5 苍　石

【古籍原文】味甘，平，有毒。主治寒热，下气，瘘蚀，杀飞禽鼠。生西城。采无时。

【古代研究】《本草纲目》认为其疗效与特生礜石相同，为《名医别录》重复收录。

6 土阴孽

【古籍原文】味咸，无毒。主治妇人阴蚀，大热，干痂。生高山崖上之阴，色白如脂，采无时。

【现代研究】《中华本草》《中药大辞典》均无记载，品种来源有待考证。

7 代赭（赭石、代赭石）

【古籍原文】味甘，无毒。主带下百病，产难，胞衣不出，堕胎，养血气，除五脏血脉中热，血痹血瘀，大人小儿惊气入腹，及阴痿不起。一名血师。生齐国，赤红青色，如鸡冠有泽，染爪甲不渝者良，采无时。（畏天雄）

《本经》原文：代赭，味苦，寒。主鬼注贼风蛊毒，杀精物恶鬼腹中毒邪气，女子赤沃漏下。一名须丸。生山谷。

【来　　源】氧化物类矿物刚玉族赤铁矿Haematitum的矿石。

【形态特征】药材呈不规则的厚块状或板状。暗棕

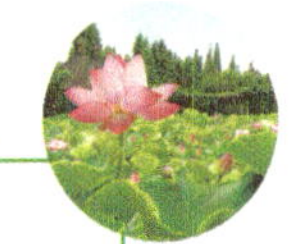

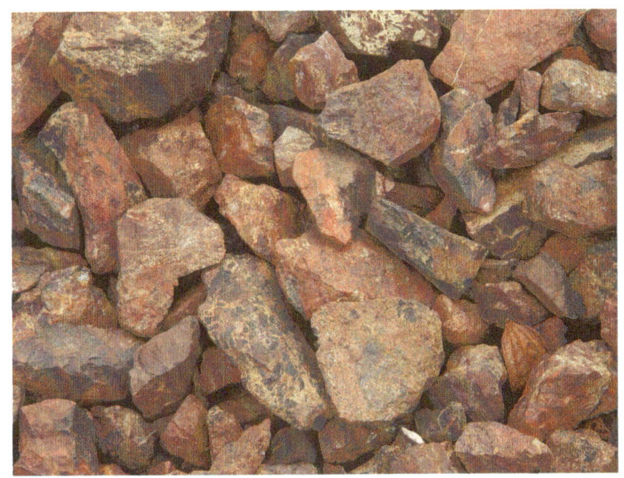

红色或灰黑色，条痕樱红色或红棕色，有金属光泽。一面多有圆形的突起，习称“钉头”；另一面与突起相对应处有同样大小的凹窝。体重，质硬，砸碎后断面显层叠状。

【性味功效】苦，寒。平肝潜阳，重镇降逆，凉血止血。

【古方选录】《证治汇补·卷五》旋覆代赭汤：旋覆花三钱，代赭石一钱（研）。用法：用旋覆花煎，调赭石末服。主治：呕吐不已，真气逆而不降。

【用法用量】煎服，9~30g，宜打碎先煎；入丸、散，每次1~3g。降逆、平肝宜生用，止血宜煅用。

【使用注意】孕妇慎用。因含微量砷，不宜长期服用。

【现代研究】化学研究显示，代赭石主含三氧化二铁(Fe_2O_3)，还含镉、钴、铬、铜、锰、镁等多种微量元素以及对人体有害的铅、砷、钛。药理研究显示，其能兴奋肠管、促使肠蠕动亢进，铁质能促进红细胞及血红蛋白的新生，有中枢神经系统镇静等作用。现代临床用于治疗内耳眩晕症、青年早衰脱发、精神分裂症、癫痫、癔病、牙痛、胃下垂、胃扩张、胆汁返流性胃炎、肠梗阻、肺结核、支气管扩张咯血、百日咳和扁平疣等。

8 卤咸（卤碱）

【古籍原文】味咸，无毒。去五藏肠胃留热，结气，心下坚，食已呕逆，喘满，明目，目痛，生河东盐池。

《本经》原文：卤咸，味苦，寒。主大热、消渴、狂烦，除邪及下蛊毒，柔肌肤。

【来　　源】卤块（固体卤水）经加工煎熬制成的白色结晶体。

【形态特征】为团块状。可见到分层现象，一般分为3层：上层较薄，表面皱缩不平；灰褐色或灰色；中层较厚，呈垂直柱状或蜂窝状，白色或灰白色，具弱玻璃光泽；底层较中层薄，呈致密土状物，主要为灰白色，光泽暗淡。用手敲之有空声，触之有疏松感。有潮解性。

【性味功效】苦、咸，寒。清热泻火，化痰，软坚，明目。

【古方选录】《圣惠方》卤咸汤：卤碱一升，青梅二十七个，古钱二十一文。用法：新瓶盛，密封，汤中煮一炊时，三日后取点，日三五度。主治：风热赤眼，虚肿涩痛。

【用法用量】开水溶化后冷服，成人每次1~2g，每日2~3次；6~10岁，每次0.3~0.5g；10~15岁，每次0.5~1g；15岁以上同成人量。外用适量，制成膏剂涂搽；或溶液点眼；或溶液洗涤。

【使用注意】使用时宜从小量开始，不宜超过最大剂量。常用量无不良反应，但部分病人可见口干、恶心、腹泻、皮疹等，可酌情减量或停药。服用时必须用开水溶化，放冷后服用，以免药粉沾于口腔黏膜而造成腐蚀。

【现代研究】化学研究显示，卤碱主要为氯化镁，其次还含有钠、钾、钙、硫酸根、二氯化硅、氟、锶、铁、硼等，以及微量的锂、铝、锰、锌、铜、碘等。现代临床用于防治克山病，治疗氟骨症、风湿性心脏病、慢性气管炎、小儿喘息性支气管炎、血液病、宫颈糜烂、慢性鼻炎和冠心病等。

9 戎盐（大青盐）

【古籍原文】味咸，寒，无毒。主心腹痛，溺血，吐血，齿舌血出。一名胡盐。生胡盐山，及西羌北地，及酒泉福禄城东南角。北海青，南海赤。十月采。

《本经》原文：戎盐，主明目目痛，益气，坚肌骨，去毒蛊。大盐，令人吐。生池泽。

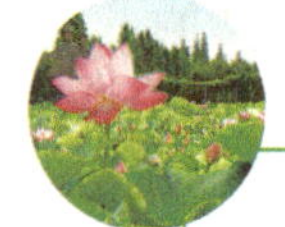

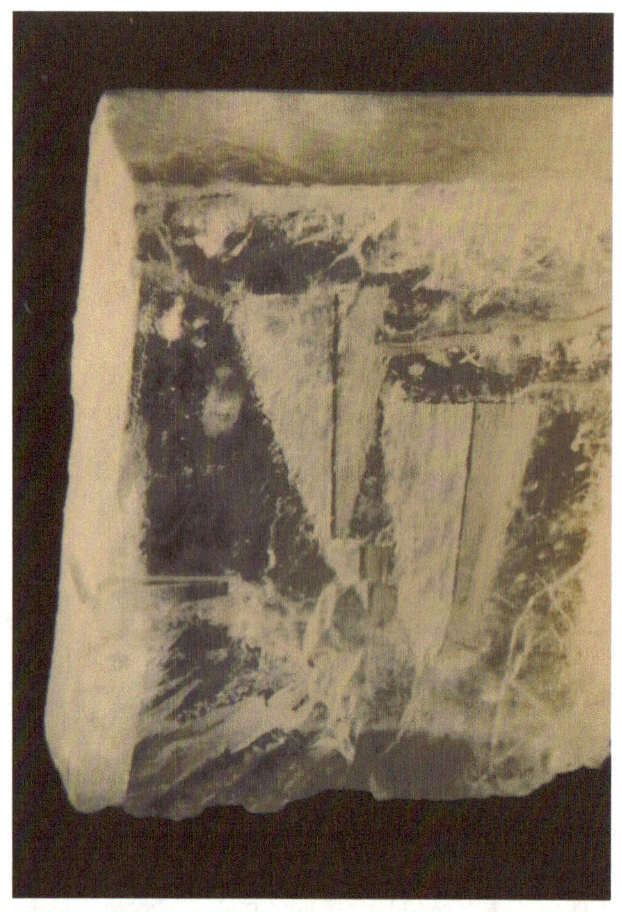

【来　　源】氯化物类矿物石盐族石盐Lalite的结晶体。

【形态特征】矿石为正方形或不规则多棱形，直径1~2cm。青白色至暗白色，半透明，多数颗粒均有小形孔洞一至数个，孔洞为圆形或不规则形。质硬，可砸碎，断面洁净而光亮。硬度2.0~2.5，相对密度2.1~2.2。以纯净、色青者为佳。

【性味功效】咸，寒。清热，凉血，明目，润燥。

【古方选录】《圣济总录·卷一八二》雌黄涂方：雌黄一两（研），戎盐一两（研）。用法：上以鸡子白调，涂丹上，日三至五次，以愈为度。主治：小儿野火丹。发遍身，斑如梅李状。

【用法用量】煎服，0.9~1.5g；或入丸、散。外用适量，研末揩牙；或水化含漱、洗目。

【使用注意】水肿者忌用。

【现代研究】化学研究显示，戎盐主要含氯化钠（NaCl），还含少量氯化镁（$MgCl_2$）、氯化钾（KCl）、氯化钙（$CaCl_2$）、硫酸镁（$MgSO_4$）、硫酸钙（$CaSO_4$）和铁（Fe）等。

10 大盐（食盐）

【古籍原文】味甘、咸，寒，无毒。主肠胃结热，喘逆，吐胸中病。生邯郸及河东。（漏芦为之使）

【来　　源】海水或盐井、盐池、盐泉中的盐水经煎、晒而成的结晶体。

【形态特征】立方体形、长方形或不规则多棱形晶体。纯净者，无色透明；通常呈白色或灰白色，半透明。具玻璃样光泽。体较重，质硬，易砸碎。气微，味咸。

【性味功效】咸，寒。涌吐，清火，凉血，解毒，软坚，杀虫，止痒。

【古方选录】《儒门事亲》：盐（成块者）二两。用法：火烧令通赤，放冷研细，以河水一大碗，同煎至三五沸，放温，分三次啜之，以钗探喉中。主治：喜笑不休。

【用法用量】沸汤溶化服，0.9~3g；催吐用9~18g，宜炒黄。外用适量，炒热熨敷；或水化点眼、漱口、洗疮。

【使用注意】咳嗽、口渴者慎用，水肿者忌用。

【现代研究】化学研究显示，食盐主要为氯化钠。因来源及制法的不同，所含杂质也有所差异，常含有氯化镁（$MgCl_2$），硫酸镁（$MgSO_4$），硫酸钠（Na_2SO_4），硫酸钙（$CaSO_4$）及不溶物质等。现代临床用于治疗尿潴留、嗜盐菌性食物中毒。

11 特生礜石

【古籍原文】味甘，温，有毒。主明目，利耳，腹

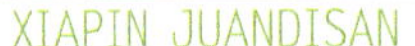
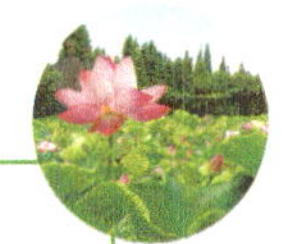

内绝寒，破坚结及鼠瘘，杀百虫恶兽。久服延年。一名仓礜石，一名礜石，一名鼠毒。生西域。采无时。（火炼之良，畏水）

【古代文献】寇宗奭《本草衍义》云："特生礜石与礜石，二条止是一物，但以特生、不特生为异耳，所谓特生者，不附着他石为特耳。"性能、功效与礜石同。

12 白　垩

【古籍原文】味辛，无毒。止泄痢，不可久服，伤五藏，令人羸瘦。一名白善。生邯郸，采无时。

《本经》原文：白垩，味苦，温。主女子寒热癥瘕，月闭积聚，阴肿痛，漏下无子。生山谷。

【来　　源】沉积岩类岩石白垩Chalk的块状物或粉末。

【形态特征】矿石由方解石质点和有孔虫、软体动物和球菌类的方解石质碎屑组成，为白色、淡绿色、淡黄色之无晶形粉末或土状结块。质软而轻，手触之有粗感，舔之不黏舌。

【性味功效】苦，温。温中暖肾，涩肠，止血，敛疮。

【古方选录】《圣济总录·卷七十四》白垩丸：白垩一两（火炼过），干姜一两（炮），楮叶二两（生，研细）。用法：上三味捣研为末，面糊和丸，如绿豆大。空心米饮调下二十丸。主治：水泻米谷不化，昼夜不止。

【用法用量】入丸、散，5~10g。外用适量，研末撒；或调敷。

【使用注意】脾胃虚弱者不宜，不可久服。

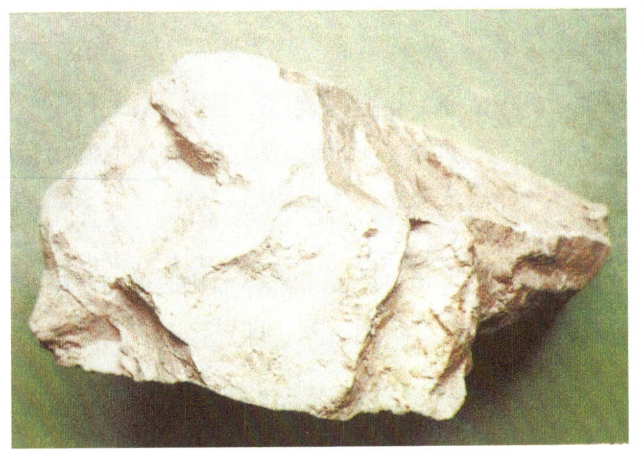

【现代研究】化学研究显示，白垩含碳酸钙（$CaCO_3$），还含有少量的硅酸铝、硅酸镁、磷酸钙、氧化铁等。现代临床用于治疗反胃、男子遗精、女子月经不调和便血等。

13 粉锡（锡镜鼻、胡粉）

【古籍原文】无毒。去鳖瘕，治恶疮，堕胎，止小便利。

《本经》原文：粉锡，味辛，寒。主伏尸毒螫，杀三虫。一名解锡。

【来　　源】金属铅Lead hydroxycarbonate经炮制加工而得的白色粉末或团块。

【形态特征】药材为白色粉末，或凝聚成不规则的块状，手捻之即成粉，有细而滑腻感，质重。以色白细腻、无杂质者为佳。

【性味功效】甘、辛，寒；有毒。消积，杀虫，解毒，燥湿，收敛，生肌。

【古方选录】《太平圣惠方·卷六十五》胡粉散：胡粉、黄连（去须）、蛇床子、白蔹各半两。用法：捣罗为末，面脂调涂，湿即干贴之。主治：治干癣痒不止。

【用法用量】入丸、散，每次0.9~1.5g。外用适量，研末干撒；或油调敷；或熬膏贴。

【使用注意】脾胃虚寒者及孕妇忌用。内服过量可引起胃肠炎，甚至急性中毒。外用过久可引起腹泻、便秘或贫血等慢性中毒。

【现代研究】化学研究显示主要含碱式碳酸铅［$Pb(CO_3)_2 \cdot Pb(OH)_2$］，因原料铅常含杂质，故制成的铅粉中杂有铁、铜、银、砷、锑、锡等

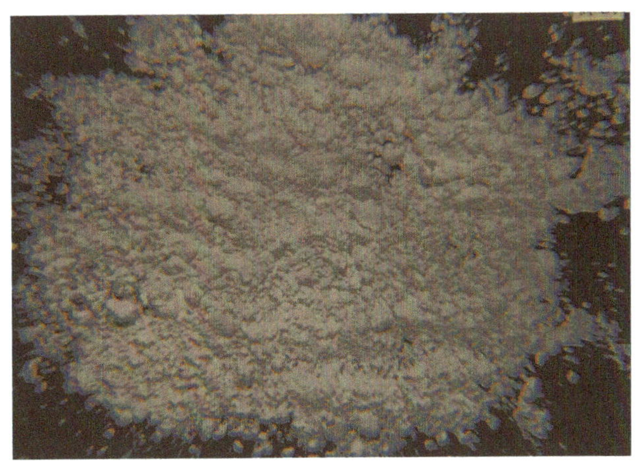

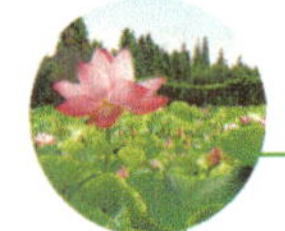

杂质。药理研究显示，其因有蛋白质沉淀作用而起收敛、制泌效果。现代临床用于治疗肠道寄生虫病、痢疾、疟疾和疥疮等。

锡铜镜鼻：主治伏尸，邪气。生桂阳。

《本经》原文：锡铜镜鼻，主女子血闭癥瘕，伏肠绝孕。生山谷。

【来　源】由氧化物类金红石族矿物锡石Cassiterite中炼出的锡。

【形态特征】晶体结构属四方晶系。晶体常呈粒柱状，偶见四方柱及四方双锥面，或为板状，且有膝状双晶出现。颜色从褐色到褐黑色不等，偶有红、灰、白色，裂隙处颜色较浅。条痕为淡黄色、褐黄色或黄灰色。新鲜断面呈金刚光泽，晶面则为油脂状，沥青状光泽。不透明。解理不完全。断口不平坦或呈次贝壳状。硬度6~7。相对密度6.8~7.1。

【性味功效】甘，寒；有毒。清热解毒，祛腐生肌。

【古方选录】《千金方·卷五》铜鉴鼻饮：铜镜鼻。用法：上烧令红，着少许酒中，大儿饮之；小儿不能饮者，含与之。主治：小儿卒客忤。

【用法用量】外用少许，研末调敷。

【使用注意】本品有毒，不宜内服，同时避免用酒浸泡。

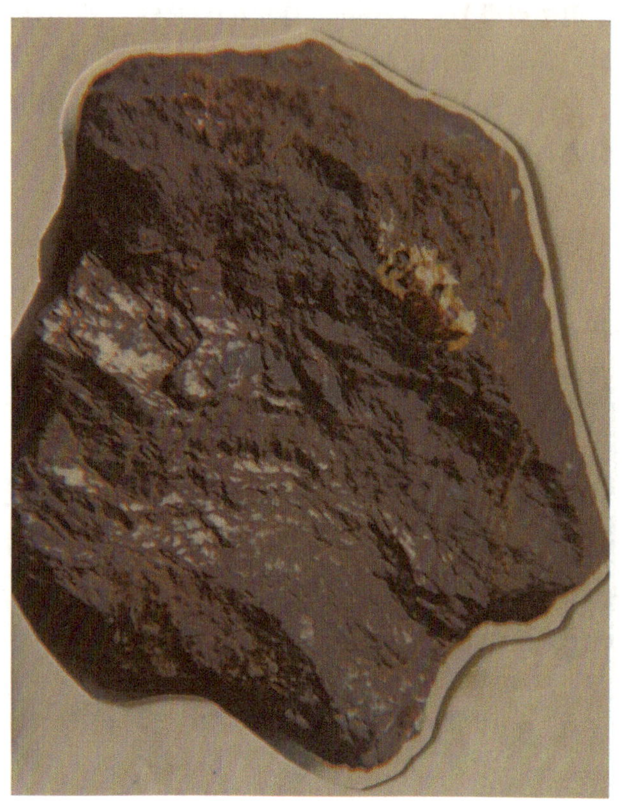

【现代研究】化学研究显示，其主要含锡，并含微量的铅、锌、铜、钨、镁、硅、铝、钙等。

14 铜弩牙

【古籍原文】主治妇人产难，血闭，月水不通，阴阳隔塞。

【现代研究】《中华本草》《中药大辞典》均无记载，品种来源有待考证。

15 金　牙

【古籍原文】味咸，无毒。主治鬼疰、毒蛊、诸疰。生蜀郡，如金色者良。

【古方选录】《圣济总录·卷五十八》金牙石汤：金牙石一两半（捣碎，研），厚朴一两半（去粗皮，涂生姜汁炙熟），石菖蒲一两半，贝母一两（煨，去心），乌梅三分（去核，微炒），葶苈子三分（炒，别捣如膏），桂半两（去粗皮），高良姜半两，菟丝子半两（酒浸二宿，晒干，微炒，别捣）。用法：上九味，先捣八味为粗末，次入金牙石再研匀。每服三钱匕，水一盏，加大枣二枚（去核）煎七分，去滓，早晚食前温服。主治：消渴，小便浓浊如面汁，此为肾冷。

【现代研究】《中华本草》《中药大辞典》均无记载，品种来源有待考证。

16 石　灰

【古籍原文】主治髓骨疽。一名希灰。生中山。

又，疗金疮，止血大效。

《本经》原文：石灰，味辛，温。主疽疡疥瘙，热气，恶疮癞疾，死肌堕眉，杀痔虫，去黑子息肉。一名恶灰。生山谷。

【来　源】石灰岩Limestone经加热煅烧而成的生石灰，及其水化产物熟石灰，即羟钙石，或两者的混合物。

【形态特征】石灰岩主要由方解石所组成，为致密

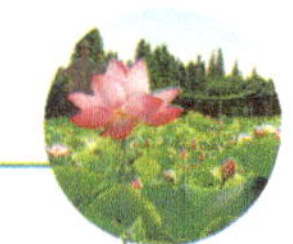

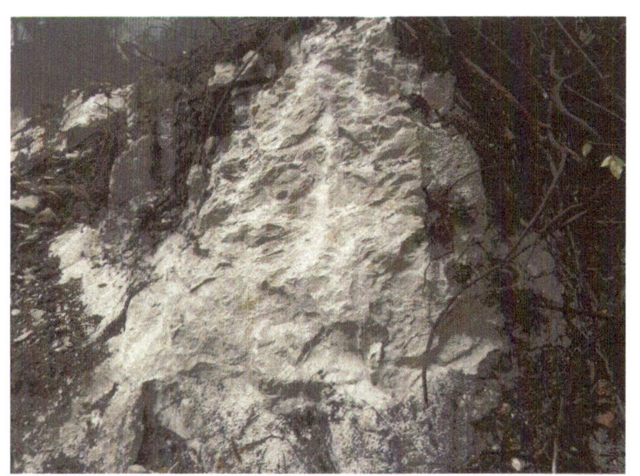

块状体。光泽暗淡，呈土状或石头光泽。颜色变化甚大，视其所含杂质的种类及多少而定。生石灰为不规则的块状物，白色或灰白色，不透明，质硬，粉末白色，易溶于酸，微溶于水。暴露在空气中吸收水分后，则逐渐风化而成熟石灰。熟石灰又名消石灰，为白色或灰白色粉末，偶见块状物。

【性味功效】辛、苦、涩，温；有毒。解毒蚀腐，敛疮止血，杀虫止痒。

【古方选录】《千金方·卷二十四》石灰散：石灰三分，马齿苋二分。用法：上二味捣，以鸡子白和敷之。主治：疔肿。

【用法用量】内服，1~3g；或入丸、散，或加水溶解取澄清液服。外用适量，研末撒、调敷；或以水溶化后澄清涂搽。作腐蚀剂，用生石灰；敛疮止血，用熟石灰。

【使用注意】本品辛温有毒，内服不入汤剂。疮口红肿禁用；孕妇慎用；外用腐蚀，只局限于病变部位，不得波及周围健康皮肤。

【现代研究】化学研究显示，石灰岩主要是由碳酸钙组成，常夹杂有硅酸、铁、铝、镁等。生石灰为氧化钙，熟石灰为氢氧化钙。现代临床用于治疗下肢溃疡、烧烫伤和头癣等。

17 冬灰（草木灰）

【古籍原文】生方谷。

《本经》原文：冬灰，味辛，微温。主黑子，去疣、息肉、疽蚀、疥瘙。一名藜灰。生川泽。

【来　　源】冬月灶中柴草烧成的灰。

【性味功效】辛，温。利水，去疣痣，蚀恶肉。

【临床用方】《神农本草经贯通》：冬灰、艾叶各适量。用法：以水淋之，以五色帛纳汁中合煎，外敷于疣及息肉上。主治：疣及息肉。

【用法用量】草木灰浸出液，每次30~40ml。外用

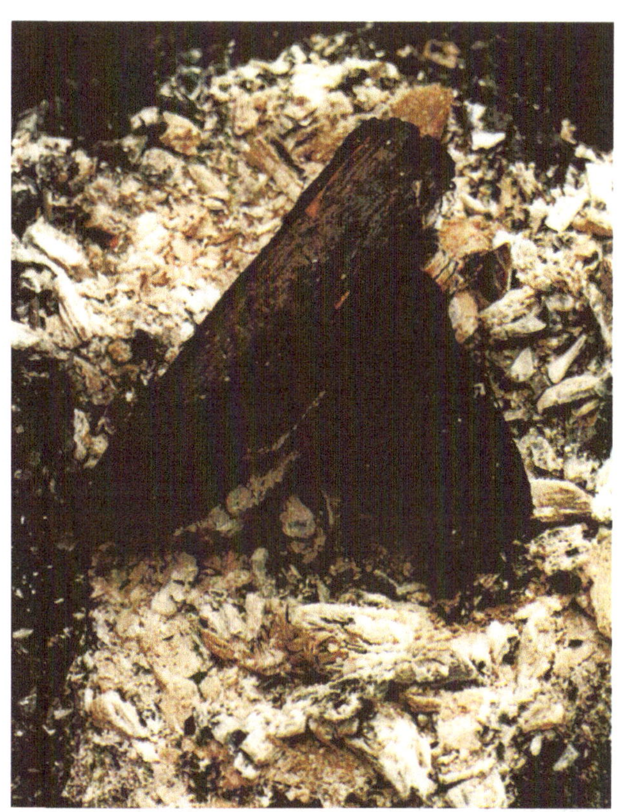

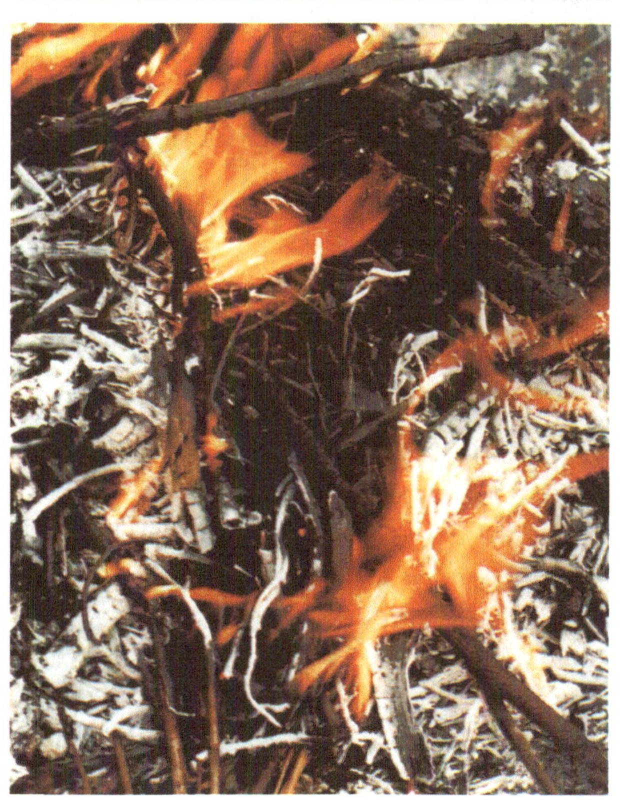

适量敷患处。

【现代研究】化学研究显示，草木灰含氧化钾，二氧化硅和氧化钙等。现代临床用于治疗大骨节病、克山病等。

18 锻灶灰

【古籍原文】主治癥瘕坚积，去邪恶气。

【现代研究】《中华本草》《中药大辞典》均无记载，品种来源有待考证。

19 伏龙肝（灶心土）

【古籍原文】味辛，微温。主治妇人崩中，吐下血，止咳逆，止血，消痈肿毒气。

【来　　源】久经柴草熏烧的灶底中心的焦黄土块。

【形态特征】不规则块状。橙黄色或红黄色。表面有刀削痕。体轻，质较硬，用指甲可刻画成痕，断面细软，色稍深，呈颗粒状，并有蜂窝状小孔。

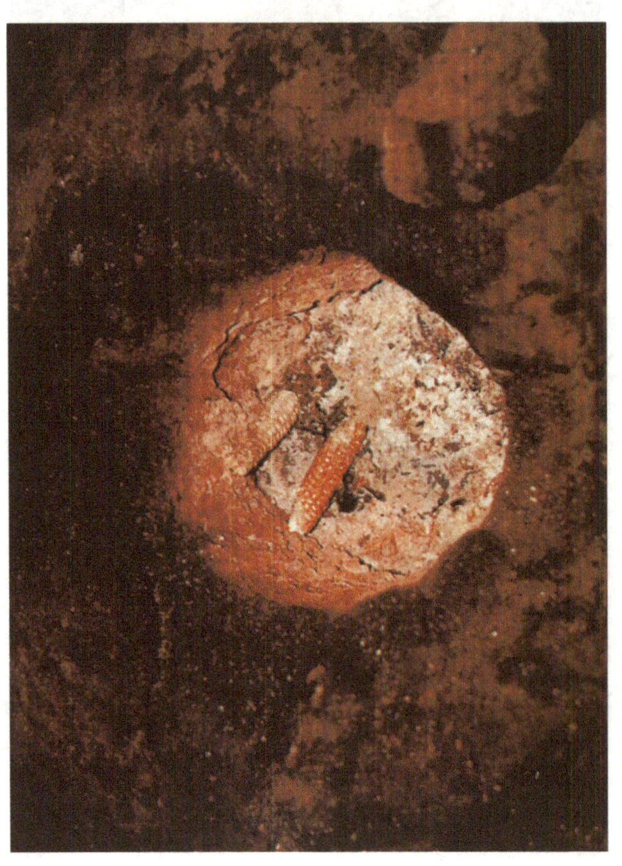

【性味功效】辛，温。温中止血，和胃止呕，涩肠止泻。

【古方选录】《普济方·卷三三一》伏龙肝散：多年垩壁土、地炉中土、伏龙肝。用法：上等分，每服一块如拳大，水二碗，煎一碗，澄清服，白粥补之。主治：吐血，泻血，心腹痛。

【用法用量】煎服，15~30g，布包先煎；或入散剂；或煎汤代水。外用适量，研末调敷。

【使用注意】出血、呕吐、泄泻属热证者忌服。

【现代研究】化学研究显示，灶心土主要由硅酸、氧化铝及氧化铁所组成；尚含氧化钠、氧化钾、氧化镁、氧化钙、磷酸钙等。因各地泥灶所用黄土和烧结情况不同，故本品成分不尽相同。药理研究显示，其有镇静，麻醉，止呕，止血等作用。现代临床用于治疗呕吐、出血、泄泻等。

20 东壁土

【古籍原文】主治下部匿有疮，脱肛。

【古方选录】《集玄方·卷四》东壁土汤：五十年陈壁土、枯矾各二钱。用法：为末，蜜丸，艾汤服。主治：急心痛。

【现代研究】《中华本草》《中药大辞典》均无记载，品种来源有待考证。

21 紫石华

【古籍原文】味甘，平，无毒。主治渴，去小肠热。一名茈石华。生中牛山阴，采无时。

【现代研究】《中华本草》《中药大辞典》均无记载，品种来源有待考证。

22 白石华

【古籍原文】味辛，无毒。主治瘅消渴，膀胱热。生液北乡北邑山，采无时。

【现代研究】《中华本草》《中药大辞典》均无记载，品种来源有待考证。

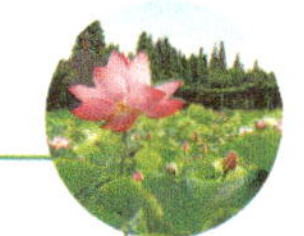

23 黑石华

【古籍原文】味甘，无毒。主阴痿，消渴，去热，治月水不利。生弗其劳山阴石间，采无时。

【现代研究】《中华本草》《中药大辞典》均无记载，品种来源有待考证。

24 黄石华

【古籍原文】味甘，无毒。主治阴痿，消渴，膈中热，去百毒。生液北山，黄色，采无时。

【现代研究】《中华本草》《中药大辞典》均无记载，来源有待考证。

25 封　石

【古籍原文】味甘，无毒。主治消渴，热中，女子疽蚀。生常山及少室，采无时。

【现代研究】《中华本草》《中药大辞典》均无记载，品种来源有待考证。

26 紫加石

【古籍原文】味酸。主痹血气。一名赤英，一名石血。赤无理。生邯郸山，如爵茈。二月采。

【现代研究】《中华本草》《中药大辞典》均无记载，品种来源有待考证。

27 大　黄

【古籍原文】将军，大寒，无毒。平胃下气，除痰实，肠间结热，心腹胀满，女子寒血闭胀，小腹痛，诸老血留结。一名黄良。生河西及陇西。二月、八月采根，火乾。（黄芩为之使，无所畏）

《本经》原文：大黄，味苦，寒。主下瘀血血闭，寒热，破癥瘕积聚，留饮宿食，荡涤肠胃，推陈致新，通利水谷，调中化食，安和五脏。生山谷。

【来　　源】蓼科植物掌叶大黄 *Rheum palmatum* L.、唐古特大黄 *Rheum tanguticum* Maxim.ex Balf. 或药用大黄 *Rheum officinale* Baill. 的根及根茎。

【形态特征】掌叶大黄　多年生高大草本植物，根粗壮。茎直立，高约2m，中空。根生叶大，有肉质粗壮的长柄，约与叶片等长；叶片宽心形或近圆形，3~7掌状深裂，裂片全缘或有齿，或浅裂，基部略呈心形，上面无毛或稀具小乳突，下面被白毛，多分布于叶脉及叶缘；茎生叶较小，互生；叶鞘大，淡褐色，膜质。圆锥花序大型，分支弯曲。瘦果三角形，有翅，顶端微凹，基部略呈心形，棕色。

【性味功效】苦，寒。泻下攻积，清热泻火，凉血解毒，逐瘀通经，利湿退黄。

【古方选录】《普济方·卷三十九》大黄散：大黄五钱（炮），甘草五钱，滑石五钱，绿豆一合。用法：上为细末。每服二钱，新汲水调，去滓服之。主治：大小便不通。

【用法用量】煎服，3~15g。生大黄泻下力较强，欲攻下者宜生用，入汤剂应后下，或用开水泡服；酒大黄善清上焦血分热毒，多用于头昏目赤、咽喉

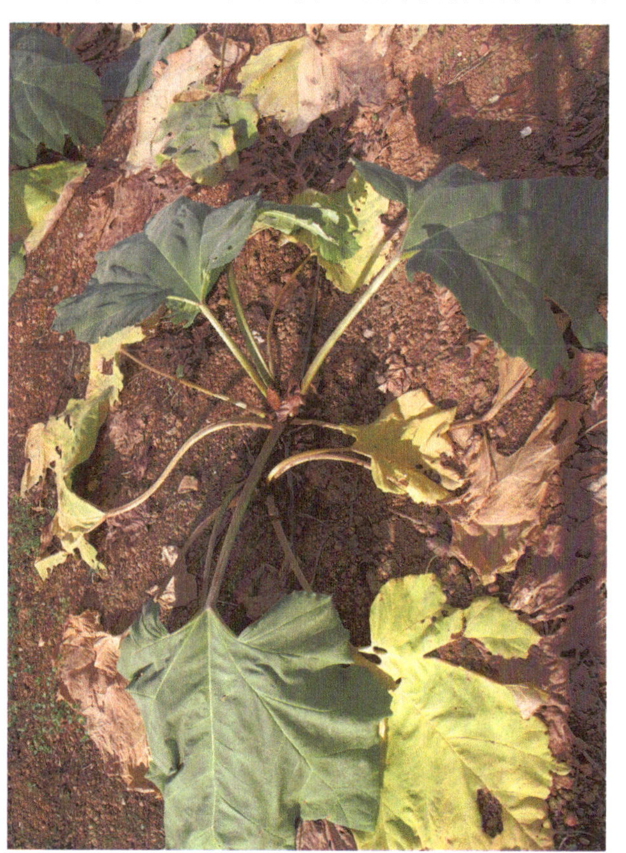

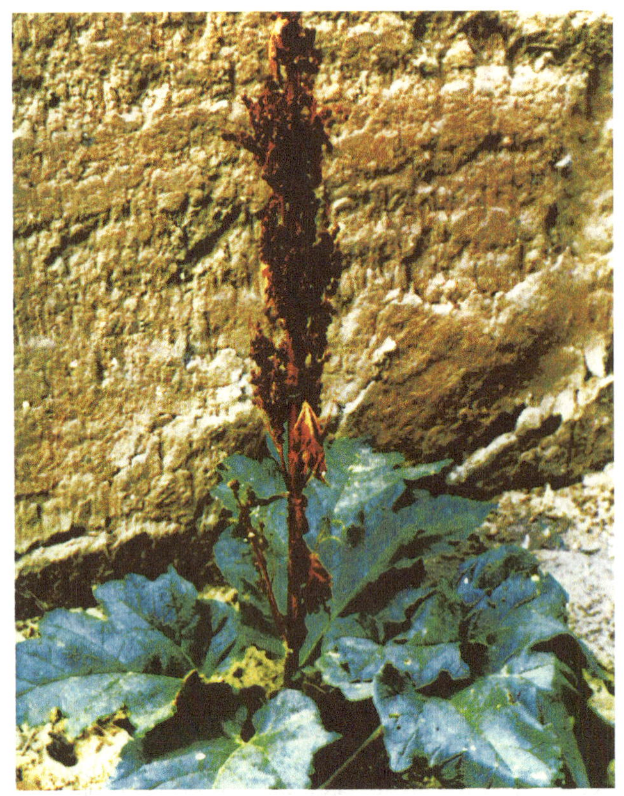

及牙龈肿痛等。熟大黄泻下力缓，泻火解毒，用于火毒疮疡。外用适量，研末敷于患处。

【使用注意】脾胃虚弱者慎用；孕妇、月经期、哺乳期应慎用。

【现代研究】化学研究显示，大黄主要含蒽醌苷，双蒽醌苷，大黄酸，大黄酚，大黄素，芦荟大黄素，大黄素甲醚，鞣质类物质，有机酸和雌激素样物质等。药理研究显示，其有增加肠蠕动，促进排便，抗感染，抑制多种革兰阳性菌和革兰阴性菌，抑制流感病毒，健胃，止血，保肝，利胆，降血压和降低血清胆固醇等作用。现代临床用于治疗便秘、急性阑尾炎、牙痛、急性黄疸性肝炎和胆绞痛等。

28 蜀椒（花椒）

【古籍原文】大热，有毒。主除五脏六腑寒冷，伤寒，温疟，大风，汗不出，心腹留饮、宿食，止肠澼、下利，泄精，女子字乳余疾，散风邪，瘕结，水肿，黄疸，鬼疰，蛊毒，杀虫、鱼毒。久服开腠理，通血脉，坚齿发，调关节，耐寒暑。可作膏药。多食令人乏气。口闭者，杀人。一名巴椒，一名蓎藙。生武都及巴郡。八月采实，阴干。（杏仁为之使，畏橐吾）

《本经》原文：蜀椒，味辛，温。主邪气咳逆，温中，逐骨节皮肤死肌，寒湿痹痛，下气。久服之，头不白，轻身增年。生川谷。

【来　　源】芸香科植物青椒*Zanthoxylum schinifolium* Sieb. et Zucc. 或花椒*Zanthoxylum bungeanum* Maxim. 的成熟果皮。

【形态特征】青椒　落叶灌木，高1~3m，枝有短小皮刺。羽状复叶互生，小叶11~21片，椭圆状披针形，边缘有细锯齿，背面疏生油点。伞房状圆锥花序顶生；花单性；花被片5基数；雄蕊5枚，退化心皮细小；雌花中雄蕊退化为鳞片状，心皮1~3枚。蓇葖果绿色或褐色，腺点色深呈点状下陷。种子黑色，有光泽。

【性味功效】辛，温。温中止痛，杀虫止痒。

【古方选录】《圣济总录·卷一一八》椒桂散：蜀椒一两（去目及闭口者，炒去汗），桂一两（去粗皮）。用法：上为散。每用五钱，以水一盏，煎五至七沸，和滓热漱渫。主治：口臭。

【用法用量】煎服，3~6g。外用适量，煎汤熏洗；或研末调敷。

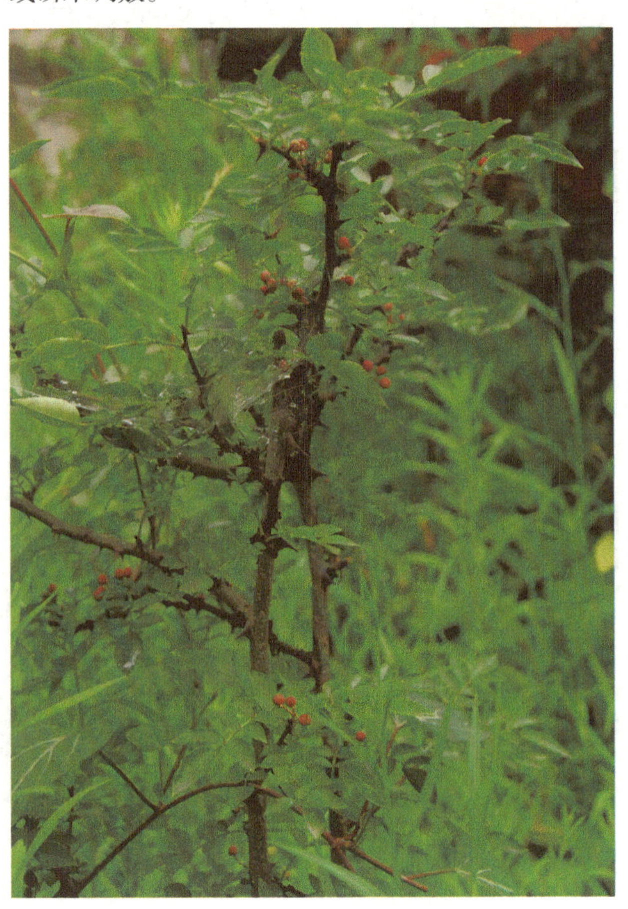

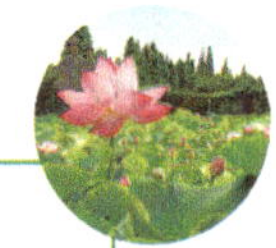

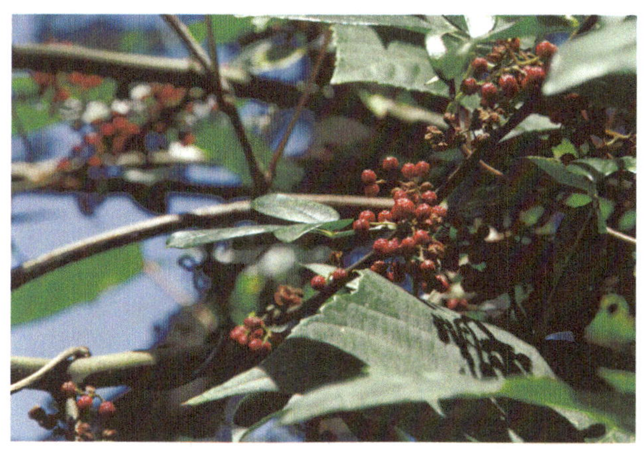

【使用注意】热证及阴虚火旺者忌用。孕妇慎用。

【现代研究】化学研究显示，果皮含挥发油，α-蒎烯，β-蒎烯，香桧烯，紫苏烯，芳樟醇，爱草脑，香草木宁碱，茵芋碱和单叶芸香品碱等。药理研究显示，其有抗溃疡，保肝，止泻，兴奋和抑制肠平滑肌，镇痛，抗炎，抑制多种细菌、皮肤癣菌，杀疥、螨和抗血栓形成等作用。现代临床用于治疗蛔虫性肠梗阻、急性胃痛、脂溢性皮炎和疥疮等。

29 蔓椒（入地金牛、猪椒）

【古籍原文】无毒。一名猪椒，一名彘椒，一名狗椒。生云中山及丘冢间。采茎、根煮酿酒。

《本经》原文：蔓椒，味苦，温。主风寒湿痹，历节疼，除四肢厥气，膝痛。一名豕椒。生川谷。

【来　源】芸香科植物两面针*Zanthoxylum nitidum* (Roxb.) DC. 的根或枝叶。

【形态特征】常绿木质藤本，幼枝、叶轴背面和小叶两面中脉上都有钩状皮刺。根黄色，味辛辣。羽状复叶互生，革质，卵形至卵状长圆形，有油点，边缘微具波状疏锯齿。伞房状圆锥花序腋生，花小，单性；萼片4片；花瓣4片；雄花雄蕊4枚，退化心皮先端4叉裂；雌花退化雄蕊短小，心皮4枚，柱头头状。蓇葖果紫红色。种子近球形，黑色光亮。

【性味功效】苦、辛，温；有小毒。祛风除湿，行气止痛，散瘀消肿。

【古方选录】《千金方·卷十三》猪椒根汤：猪椒

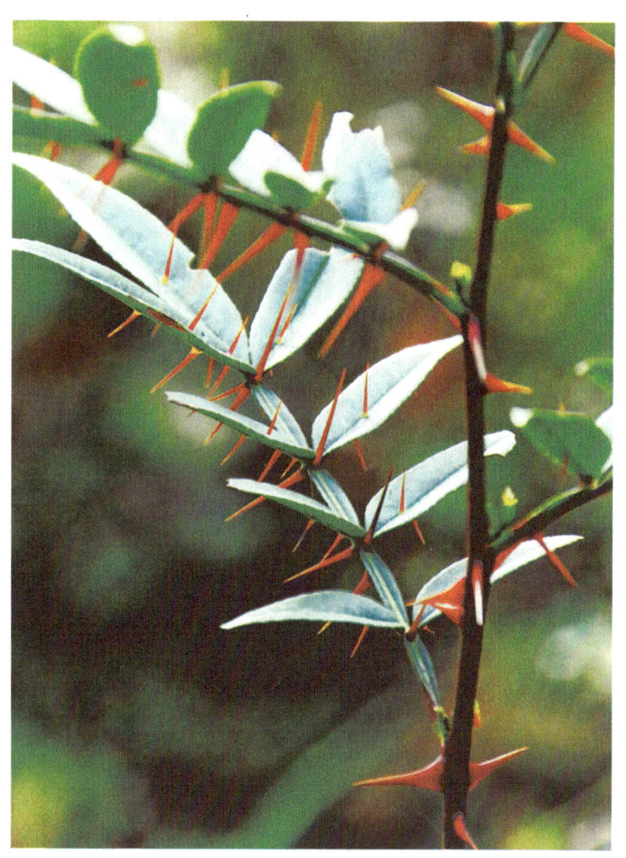

根三两，麻黄根二两，防风二两，细辛一两，茵芋一两。用法：上㕮咀。以水三斗，煮取一斗，去滓。温以沐头。主治：头风。

【用法用量】煎服，9~15g；研末，1.5g；亦可浸酒；或熬膏。外用适量，煎水洗、捣敷；或研末调敷。

【使用注意】内服过量，可出现头晕、呕吐或腹泻的毒性反应，当立即停药。不宜与酸性食物同服。

【现代研究】化学研究显示，两面针含光叶花椒碱，光叶花椒酮碱，二氢光叶花椒碱，氧化白屈菜红碱，茵芋碱和香叶木苷等。药理研究显示，其有镇静，强心，降血压，抑菌，抗肿瘤和解除平滑肌痉挛等作用。现代临床用于治疗风湿关节痛，胃及十二指肠溃疡，疝痛和龋齿等。

30 莽　草

【古籍原文】味苦，有毒。主治喉痹不通，乳难，头风痒，可用沐，勿近目。一名葞，一名春草。生上谷及宛朐。五月采叶，阴干。

《本经》原文：莽草，味辛，温。主风头痈

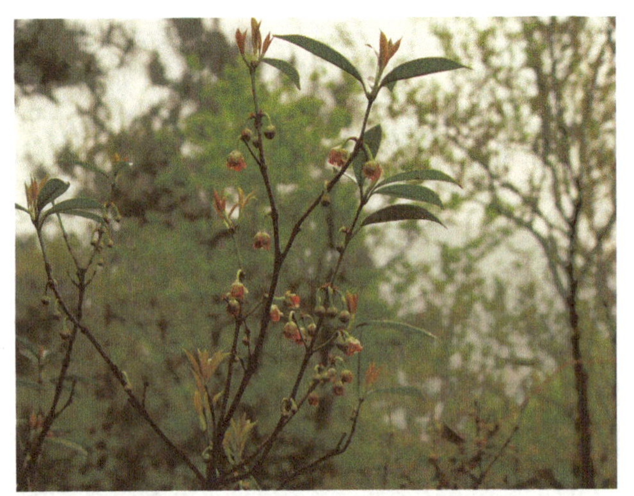

肿，乳痈疝瘕，除结气疥瘙，杀虫鱼。生山谷。

【来　　源】木兰科植物狭叶茴香*Illicium lanceotatum* A. C. Smith 的叶。

【形态特征】常绿灌木或小乔木，高3~10m。树皮灰褐色。单叶互生或聚生于小枝上部；叶革质，披针形、倒披针形或椭圆形，先端尖，基部窄楔形，全缘，边缘稍反卷，上面绿色，下面淡绿色。花腋生或近顶生；花被片10~15片，数轮；雄蕊6~11枚。蓇葖果木质，顶端有长而弯曲的尖头。种子淡褐色，有光泽。

【性味功效】辛，温；有毒。祛风止痛，消肿散结，杀虫止痒。

【古方选录】《太平圣惠方·卷三十四》莽草散：莽草半两，山椒皮一握。用法：上为粗散。每用三钱，以酒、水各半盏，煎五至七沸，去滓，热含冷吐。主治：牙齿虫蚀，有蛀孔。

【用法用量】外用适量，研末调敷、煎水洗或含漱。

【使用注意】不可内服，不可入目。

【现代研究】药理研究显示，其枝、叶、根、果均有毒，其毒害作用是直接刺激消化道黏膜，经吸收后麻痹运动神经末梢，严重损伤大脑。现代临床用于治疗痈肿、皮肤麻痹、乳痈、癣疥和牙痛等。

31 鼠李（鼠李皮）

【古籍原文】皮味苦，微寒，无毒。主除身皮热毒。一名牛李，一名鼠梓，一名椑。生田野，采无时。

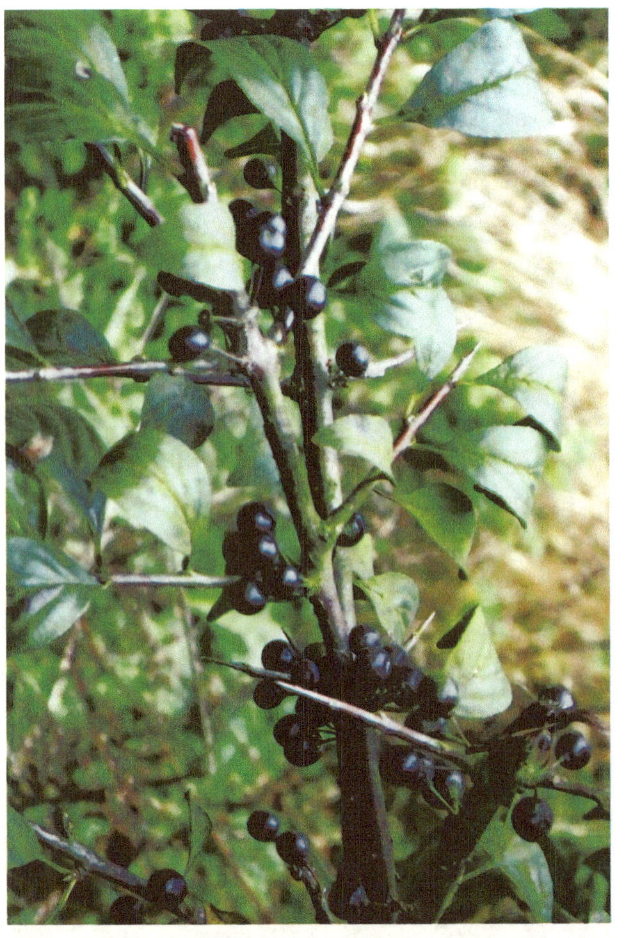

《本经》原文：鼠李，主寒热瘰疬疮。

【来　　源】鼠李科植物冻绿*Rhamnus utilis* Decne. 的树皮或根皮。

【形态特征】落叶灌木或小乔木，高达4m。幼枝无毛，小枝褐色或紫红色，枝端常有针刺。叶对生；叶柄具沟；叶片纸质，椭圆形或倒卵状椭圆形，先端尖，基部楔形，边缘具细锯齿。花单性，雌雄异株；花萼4裂；花瓣4片，黄绿色；雄花雄蕊4枚；雌花子房球形，退化雄蕊4枚。核果近球形，成熟时黑色。种子近球形，背面具纵沟。

【性味功效】苦，寒。清热解毒，凉血，杀虫。

【临床用方】《天目山药用植物志》：冻绿根皮或树皮适量。用法：加苦参捣烂，拌酒糟做成炊饼，烘热敷患处。主治：跌打损伤。

【用法用量】煎服，10~30g；或研末熬膏。外用适量，捣敷；或煎水含漱。

【现代研究】现代临床用于治疗疥疮、湿疹、跌打损伤等。

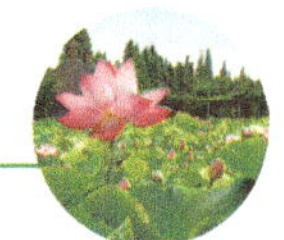

32 枇杷叶

【古籍原文】味苦，平，无毒。主治卒啘不止，下气。

【来　　源】蔷薇科植物枇杷*Eriobotrya japonica*（Thunb.）Lindl. 的叶。

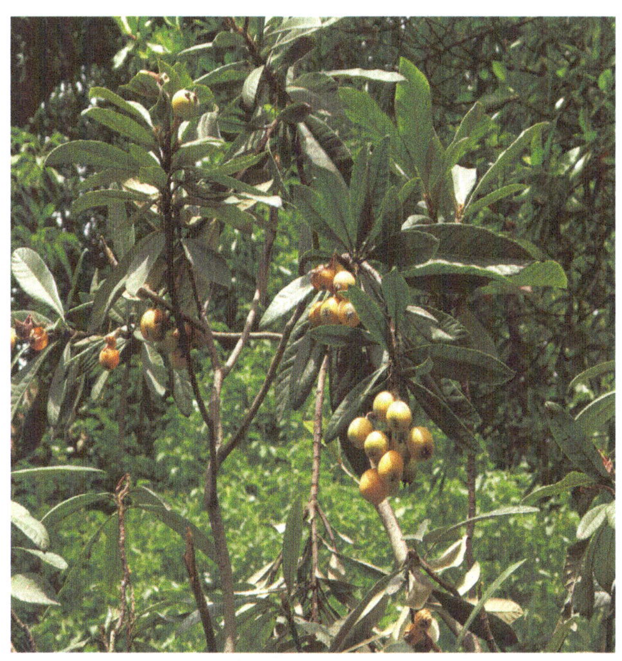

【形态特征】长绿小乔木，小枝粗壮，被锈色茸毛。叶互生，革质，具短柄或近无柄；叶片长椭圆形至倒卵状披针形。圆锥花序顶生，分支粗壮，具淡黄色茸毛；花芳香，萼片5片；花瓣5片，白色；雄蕊20枚。梨果卵形、扁圆形或长圆形，黄色或橙色，肉甜。种子圆形或扁圆形，棕褐色，有光泽，一至数粒。

【性味功效】苦，微寒。清肺止咳，降逆止呕。

【古方选录】《卫生总微·卷十》枇杷叶汁：枇杷叶（拭去毛，净）。用法：煮汁。饮之。主治：干呕烦热，亦治咳嗽。

【用法用量】煎服，6~10g。

【现代研究】化学研究显示，枇杷叶含挥发油，油中主要成分为橙花叔醇及金合欢醇；又含苦杏仁苷，多种有机酸，鞣质，维生素B及维生素C等。药理研究显示，其有镇咳，平喘，祛痰，抑菌，利胆，抗炎，抗肿瘤和降血糖等作用。现代临床用于治疗上呼吸道感染、急性支气管炎、百日咳及新久咳嗽等。

33 巴　豆

【古籍原文】生温熟寒，有大毒。主治女子月闭，烂胎，金创脓血，不利丈夫阴，杀斑猫毒。可练饵之，益血脉，令人色好，变化与鬼神通。生巴郡。八月采实，阴干，用之去心皮。（芫花为之使，恶蘘草，畏大黄、黄连、藜芦）

《本经》原文：巴豆，味辛，温。主伤寒温疟寒热，破癥瘕结聚坚积，留饮痰癖，大腹水胀，荡练五脏六腑，开通闭塞，利水谷道，去恶肉，除鬼毒蛊注邪物，杀虫鱼。一名巴叔。生川谷。

【来　　源】大戟科植物巴豆*Croton tiglium* L. 的成熟果实。

【形态特征】常绿乔木，高6~10m。幼枝绿色，二年生枝灰绿色。叶互生，叶片卵圆形或长圆状卵形，先端渐尖，基部圆形或阔楔形，边缘有稀疏锯齿，两面均有稀疏星状毛；主脉三出；托叶早落。花单性，雌雄异株；总状花序顶生，上部生雄花，下部生雌花；雄花绿色，花萼5裂；花瓣5片；雄蕊15~20枚；雌花花萼5裂，无花瓣；子房圆形，3室。蒴果长圆形至卵圆形。

【性味功效】辛，热；有大毒。峻下冷积，逐水退肿，祛痰利咽，外用蚀疮。

【古方选录】《千金方·卷十五》巴豆丸：巴豆仁一升。用法：清酒五升，煮三日三夕，碎，大熟，合酒微火煎令为丸，如胡豆大。欲取吐下者，每服二丸。主治：寒癖宿食，久饮饱不消，大秘不通。

【用法用量】入丸、散，每次0.1~0.3g。大多制成巴豆霜用，以减少毒性。外用适量。

【使用注意】孕妇及体弱者忌用。不宜与牵牛同用。

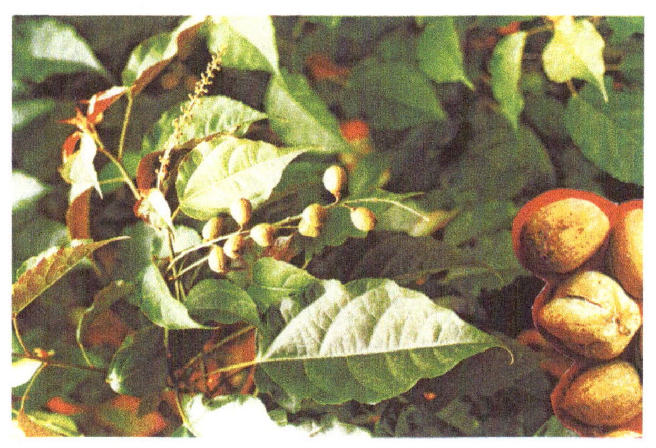

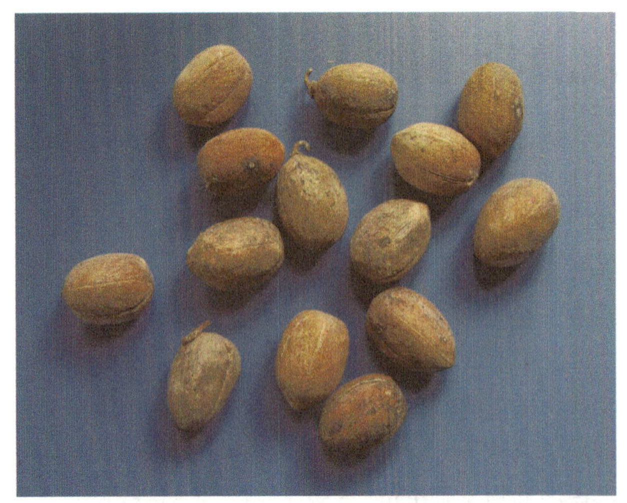

【现代研究】化学研究显示，巴豆含巴豆油酸，巴豆酸，棕榈酸，月桂酸，巴豆醇，巴豆毒素，巴豆苷及巴豆异鸟嘌呤等。药理研究显示，其有泻下，促进平滑肌运动，抗肿瘤，抗菌和抗炎等作用。现代临床用于治疗胆绞痛、胆道蛔虫症、骨结核、胃癌和疟疾等。

34 甘 遂

【古籍原文】味甘，大寒，有毒。主下五水，散膀胱留热，皮中痞，热气肿满。一名甘藁，一名陵藁，一名陵泽，一名重泽。生中山。二月采根，阴干。（瓜蒂为之使，恶远志，反甘草）

《本经》原文：甘遂，味苦，寒。主大腹疝瘕，腹满，面目浮肿，留饮宿食，破癥坚积聚，利水谷道。一名主田。生川谷。

【来　　源】大戟科植物甘遂*Euphorbia kansui* T. N. Liou ex T. P. Wang 的块根。

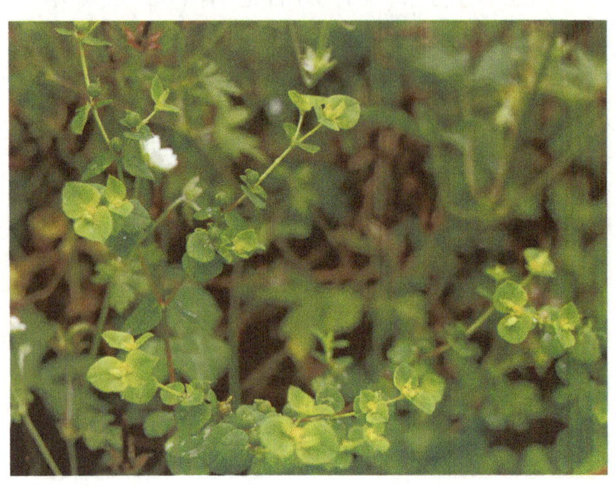

【形态特征】多年生肉质草本，高25~40cm。全株含乳汁。茎直立，淡紫红色。单叶互生，叶片狭披针形或线状披针形，先端钝，基部阔楔形，全缘。杯状聚伞花序，通常5~9枝簇生于茎顶；花单性，无花被；雄花多数和雌花1枝生于同一总苞中；雄蕊1枚；雌蕊1枚，子房三角卵形，3室。蒴果圆形。种子卵形，棕色。

【性味功效】苦，寒；有毒。泻水逐饮，消肿散结。

【古方选录】《太平圣惠方·卷五十四》甘遂丸：甘遂半两（煨令微黄），蒜瓣半两（煨熟，研），黑豆半两（炒热）。用法：上药除蒜外，捣罗为末，用蒜并枣肉和丸，如梧桐子大。每服以木通汤下十丸，日二服。主治：卒身面浮肿，上气喘息。

【用法用量】入丸、散，每次0.5~1.5g。外用适量，生用。内服宜醋制，以减少毒性。

【使用注意】虚弱者及孕妇忌用。不宜与甘草同用。

【现代研究】化学研究显示，甘遂含四环三萜类化合物，α-大戟醇和γ-大戟醇，甘遂醇，大戟二烯醇，棕榈酸，柠檬酸，鞣质和树脂等。药理研究显示，其有刺激肠管，促进肠蠕动，加速肠内容物的推动，泻下，利尿，终止妊娠和免疫抑制等作用。现代临床用于治疗结核性胸膜炎、胸腔积液、腹水、单纯性肠梗阻和中期引产等。

35 葶苈（葶苈子）

【古籍原文】大寒，无毒。下膀胱水，腹留热气，皮间邪水上出，面目肿，身暴中风热痱痒，利小腹。久服令人虚。一名丁历，一名革蒿。生藁城及田野。立夏后采实，阴干。（得酒良，榆皮为之使，恶僵蚕、石龙芮）

《本经》原文：葶苈，味辛、苦，寒。主癥瘕积聚结气，饮食寒热，破坚逐邪，通利水道。一名大室，一名大适。生平泽。

【来　　源】十字花科植物播娘蒿 *Descurainia sophia* (L.) Webb. ex Prantl. 或独行菜 *Lepidium apetalum* Willd. 的成熟种子。

【形态特征】播娘蒿　一年或两年生草本植物，高

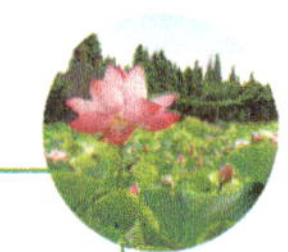

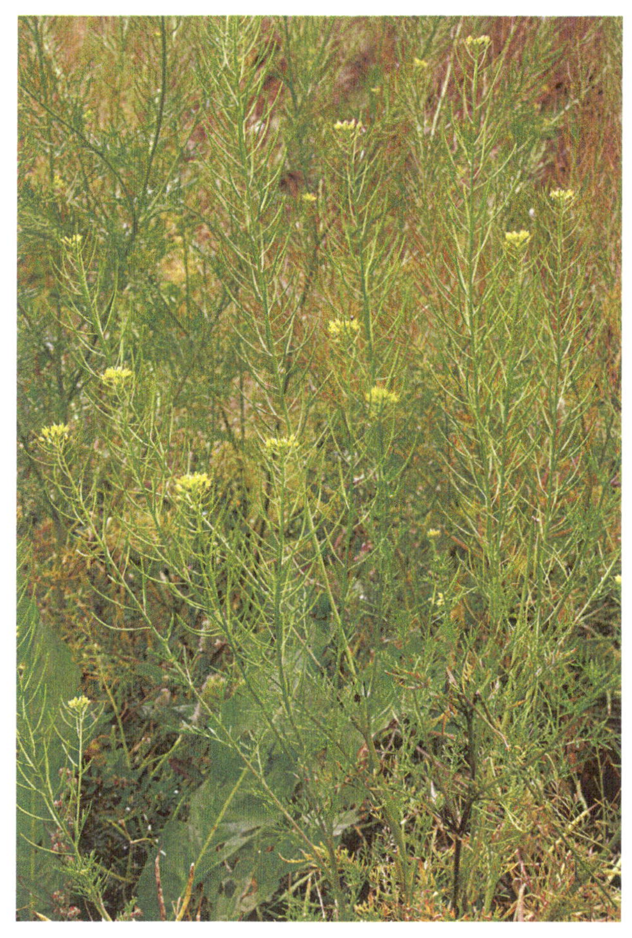

30~70cm。茎上部多分支，较柔细，叶互生，二至三回羽状分裂，最终裂片狭线形，先端渐尖；茎下部叶有柄，向上渐短或近于无柄。总状花序顶生，果序时特别伸长；花小，萼4枚，"十"字形排列，线形，先端渐尖；花瓣4片，黄色，匙形，较花萼稍长；雄蕊6枚。长角果，线形。种子小，卵状扁平，褐色。

【性味功效】辛、苦，大寒。泻肺平喘，利水消肿。

【古方选录】《类证活人书·卷十六》葶苈苦酒汤：苦酒一升半（即米醋），生艾汁半升（无生艾，煮熟艾汁，或用艾根捣取汁用），葶苈一合（熬，杵膏）。用法：上三味同煎，取七合，作三服。主治：伤寒七八日内，热不解。

【用法用量】煎服，3~10g，包煎。

【现代研究】化学研究显示，播娘蒿种子含毒毛旋花子苷，葶苈子苷，伊夫双苷，异硫氰酸苄酯，异硫氰酸烯丙酯，异硫氰酸丁烯酯，亚麻酸，亚油酸，油酸，芥酸，棕榈酸和硬脂酸等。药理研究显示，其有强心，增强心肌收缩力，减慢心率，降低

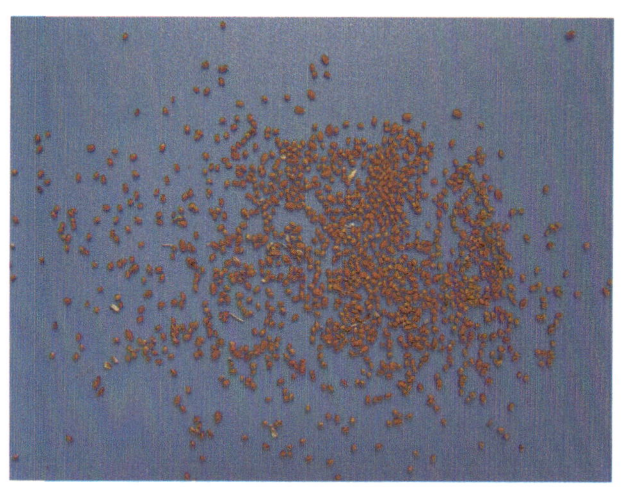

静脉压，利尿和抗真菌等作用。现代临床用于治疗渗出性胸膜炎、充血性心力衰竭水肿和百日咳等。

36 大戟（京大戟）

【古籍原文】味甘，大寒，有小毒。主治颈腋痈肿，头痛，发汗，利大小肠。生常山。十二月采根，阴干。（反甘草）

《本经》原文：大戟，味苦，寒。主蛊毒，十二水，肿满急痛积聚，中风皮肤疼痛，吐逆。一名邛钜。

【来　源】大戟科植物大戟*Euphorbia pekinensis* Rupr. 的根。

【形态特征】多年生草本，高30~80cm，全株含白色乳汁。根细长，圆锥状。茎直立，上部分支，表面被白色短柔毛。单叶互生；几无柄；长圆形或披针形，全缘，下面稍被白粉。杯状聚伞花序；基部

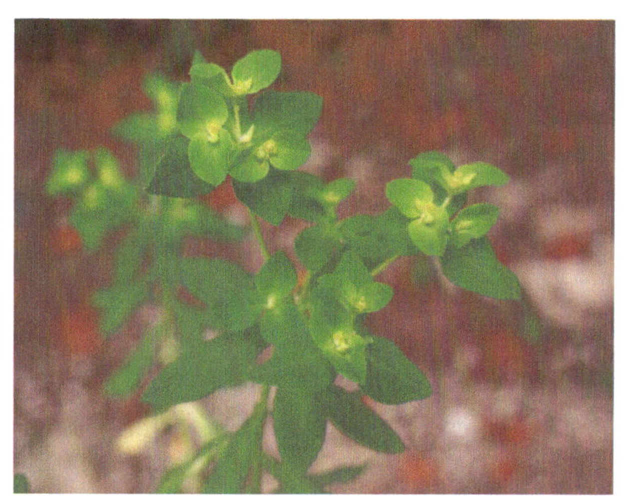

有叶状苞片5片；雌、雄花均无花被，花序基部苞叶近肾形；萼状总苞内有雄花多数，每花有雄蕊1枚，花丝细柱形；花序中央有雌花1朵，雌蕊1枚。蒴果三棱状球形，表面具疣状凸起物。种子卵圆形，表面光滑，灰褐色。

【性味功效】苦，寒；有毒。泻水逐饮，消肿散结。

【古方选录】《圣经总录·卷八十》大戟散：大戟二两（去皮，细切，微炒），干姜半两（炮）。用法：上二味捣罗为散。每服三钱匕，用生姜汤调下，良久，糯米饮投之，以大小便利为度。主治：通身肿满喘息，小便涩。

【用法用量】煎服，1.5~3g；入丸、散，每次1g。外用适量。内服宜醋制，以减少毒性。

【使用注意】虚弱者及孕妇忌用。不宜与甘草同用。

【现代研究】化学研究显示，大戟含大戟苷，京大戟素，大戟醇，大戟酸，生物碱，有机酸，鞣质，树脂胶和多糖等。药理研究显示，其有刺激肠管而导泻，兴奋妊娠离体子宫，镇痛，镇痉及抗肿瘤等作用。现代临床用于治疗急慢性肾炎浮肿、肝硬化腹水和渗出性胸膜炎等。

37 泽 漆

【古籍原文】味辛，无毒。利大小肠，明目，轻身。一名漆茎，大戟苗也。生太山。三月三日、七月七日采茎叶，阴干。（小豆为之使，恶薯蓣）

《本经》原文：泽漆，味苦，微寒。主皮肤热，大腹水气，四肢面目浮肿，丈夫阴气不足。生川泽。

【来　　源】大戟科植物泽漆*Euphorbia helioscopia* L.的全草。

【形态特征】二年生草本，高10~30cm，全株含乳汁。茎无毛，分支多。单叶互生；倒卵形或匙形，先端钝圆或微凹，基部阔楔形；无柄或突狭而成短柄。杯状聚伞花序顶生；伞梗5条，基部轮生叶状苞片5片；花单性；雄花多数和雌花1朵同生于萼状总苞内，总苞先端4裂；雄蕊1枚；雌花子房3室，柱头3裂。蒴果表面平滑。种子卵圆形，熟时

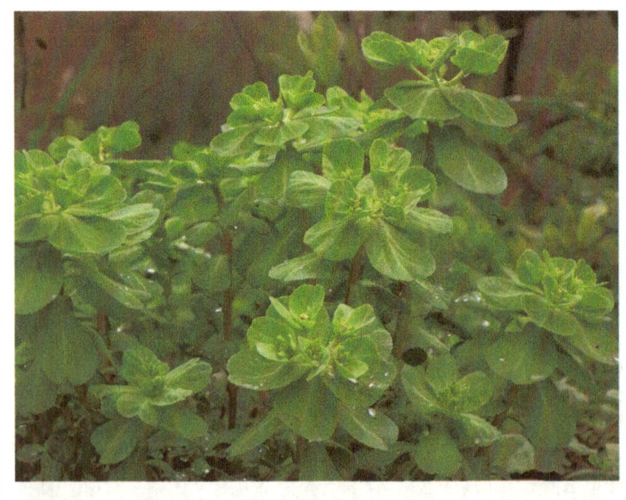

褐色。

【性味功效】辛、苦，微寒；有毒。利水消肿，化痰止咳，解毒散结。

【古方选录】《备急千金要方·卷二十一》泽漆汤：泽漆根十两，鲤鱼五斤，赤小豆二升，生姜八两，茯苓三两，人参、麦冬、甘草各二两。用法：上八味细切，以水一斗七升，先煮鱼及豆，减七升，去滓，内药煮取四升半。一服三合，日三，人弱服二合，再服气下喘止，可至四合。晬时小便利，肿气减，或小溏下。主治：水气通身洪肿，四肢无力，喘息不安，腹中响响胀满，眼不得视。

【用法用量】煎服，5~10g。外用适量。

【使用注意】苦寒易伤脾胃，脾胃虚寒者及孕妇慎用。不宜过量或长期使用。

【现代研究】化学研究显示，泽漆含槲皮素-5,3-二-D-半乳糖苷，泽漆皂苷，丁酸，泽漆醇，β-二氢岩藻甾醇，葡萄糖和果糖等。药理研究显示，其有抑制结核杆菌、金黄色葡萄球菌、铜绿假单胞菌、伤寒杆菌的作用，能抑制支气管腺体中酸性黏多糖合成，使痰量减少等。现代临床用于治疗急慢性支气管炎、急慢性咽炎和乳糜尿等。

38 芫 花

【古籍原文】味苦，微温，有小毒。消胸中痰水，喜唾，水肿，五水在五脏皮肤，及腰痛，下寒毒肉毒。久服令人虚。一名毒鱼，一名牡芫。其根名蜀桑根，治疥疮，可用毒鱼。生淮源。三月三日采花，阴干。（决明为之使，反甘草）

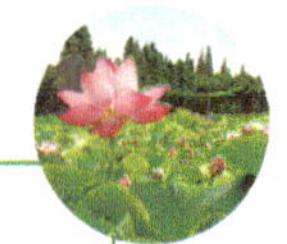

《本经》原文：芫花，味辛，温。主咳逆上气，喉鸣喘，咽肿短气，蛊毒鬼疟，疝瘕痈肿。杀虫鱼。一名去水。生川谷。

【来　源】瑞香科植物芫花*Daphne genkwa* Sieb.et Zucc. 的花蕾。

【形态特征】落叶灌木，高可达1m。茎细长而直立。叶通常对生，偶为互生，叶片椭圆形至长椭圆形，略为革质，全缘，先端尖；叶柄短，密被短柔毛。花先叶开放，淡紫色，3~7朵簇生；花两性，无花瓣；萼圆筒状而细，先端4裂；雄蕊8枚，二轮；雌蕊1枚，子房上位。核果革质，白色。种子1颗，黑色。

【性味功效】苦、辛，温；有毒。泻水逐饮，祛痰止咳；外用杀虫疗疮。

【古方选录】《圣济总录·卷六十七》芫花散：芫花一两（醋炒），肉豆蔻（去壳，锉）、槟榔各一枚（锉）。上三味，捣罗为细散。每服一钱匕，煨葱白一寸，温酒调下。主治：上气呕吐不止。

【用法用量】煎服，1.5~3g；入丸、散，每日0.6~0.9g。内服宜醋制用，以减少毒性。外用适量。

【使用注意】虚弱者及孕妇忌用。不宜与甘草同用。

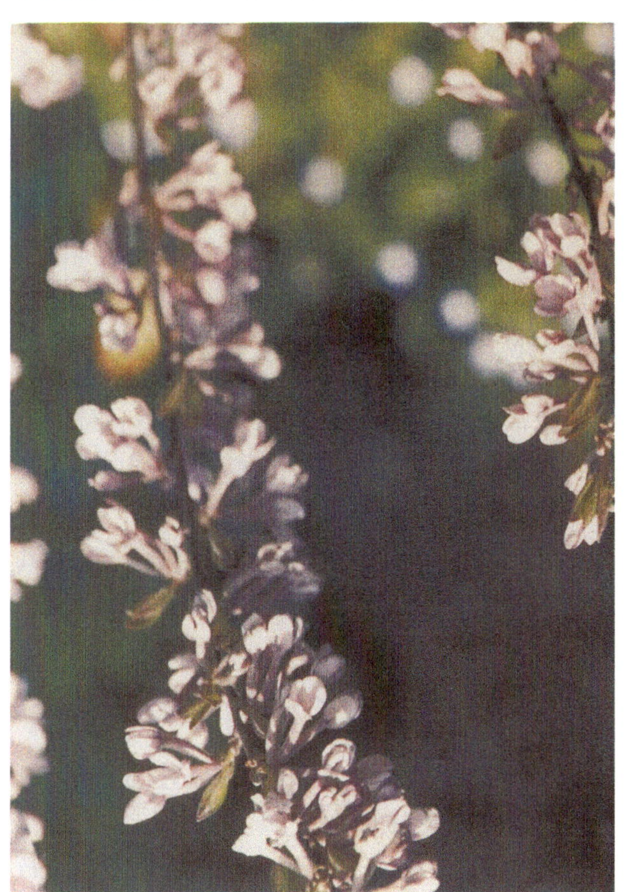

【现代研究】化学研究显示，芫花含芫花酯甲、乙、丙、丁、戊，芫花素，羟基芫花素，芹菜素，谷甾醇和苯甲酸等。药理研究显示，其能引起剧烈水泻和腹痛，尿量增加，抑制肺炎杆菌、溶血性链球菌、流行性感冒杆菌、镇静、镇咳、祛痰、抗肿瘤和抗生育等作用。现代临床用于治疗慢性支气管炎、冻疮、淋巴结核、肝炎和头癣等。

39 荛　花

【古籍原文】味辛，微寒，有毒。主治痰饮咳嗽。生咸阳及河南中牟。六月采花，阴干。

《本经》原文：荛花，味苦，寒。主伤寒温疟，下十二水，破积聚大坚癥瘕，荡涤肠胃中留癖，饮食寒热邪气，利水道。生川谷。

【来　源】瑞香科植物荛花*Wikstroemia canescens* Meissn. 的花蕾。

【形态特征】落叶灌木，高30~90cm。枝细长，小枝有丝状细毛。叶互生或对生，矩圆状披针形，先端急尖，基部阔楔形，全缘，上面绿色，近无毛或疏生短柔毛，下面灰绿色，密生柔毛，叶脉隆起；叶柄被细毛。花黄色；花萼管先端4裂；雄蕊二轮，花丝短；子房上位，花柱短，柱头球形。核果

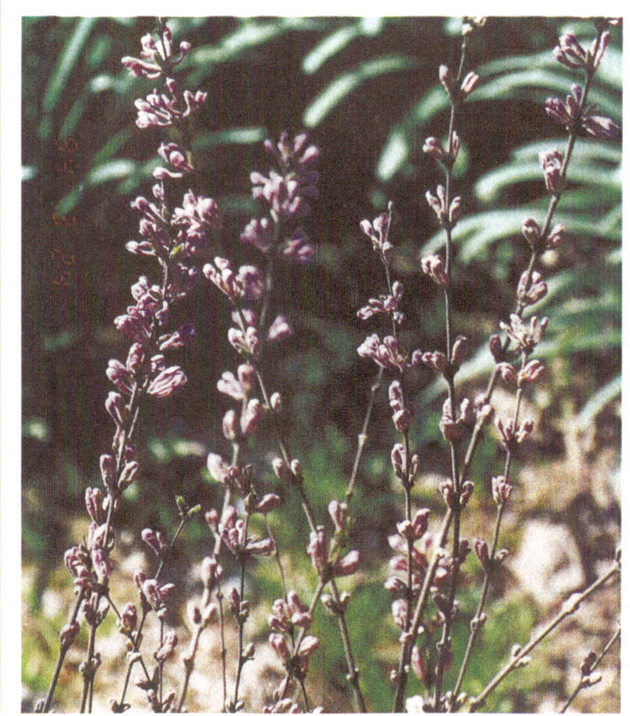

窄卵圆形，黑色，有丝状毛。

【性味功效】辛、苦，寒；有毒。泻水逐饮，破坚消积。

【古方选录】《外台秘要·卷十二》捶凿丸：甘遂一分，荛花一分，芫花一分，桂心一分，巴豆一分，杏仁一分，桔梗一分。用法：上药先将荛花、芫花熬令香，巴豆、杏仁去皮，熬令变色已，各为细末，以白蜜捣和为丸，如小豆大。每服一丸，日三次。主治：腹中积聚。

【用法用量】煎服，2~5g；或入丸、散。

【使用注意】体虚无积滞者及孕妇忌用。

【现代研究】化学研究显示，种子含正癸酸二萜原酸酯。现代临床用于治疗水肿、胸中痰滞胀满、咽喉肿痛及瘀血肿痛等。

40 旋复花（旋覆花）

【古籍原文】味甘，微温，冷利，有小毒。消胸上痰结唾如胶漆，心胁痰水，膀胱留饮，风气湿痹，皮间死肉，目中眵䁾，利大肠，通血脉，益色泽。一名戴椹。根，主风湿。生平泽。五月采花，日乾，廿日成。

《本经》原文：旋复花，味咸，温。主结气，胁下满，惊悸，除水，去五脏间寒热，补中，下气。一名金沸草，一名盛椹。生川谷。

【来　　源】菊科植物旋覆花*Inula japonica* Thunb. 或欧亚旋覆花*Inula britannica* L. 的头状花序。

【形态特征】旋覆花　多年生草本，高30~80cm。根茎短，横走或斜生，具须根。茎单生或簇生，绿色或紫色，有细纵沟，被长伏毛。单叶互生，叶片长圆形或长圆状披针形，先端尖，基部渐狭而抱茎，全缘或有锯齿，无叶柄。头状花序顶生；舌状花黄色，舌片线形；管状花冠毛白色。瘦果圆柱形。

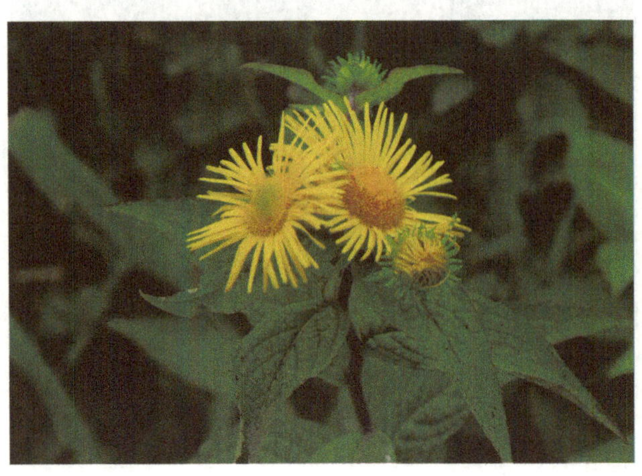

【性味功效】苦、辛、咸，微温。降气，消痰，行水，止呕。

【古方选录】《温病条辨·卷三》香附旋覆花汤：生香附三钱，旋覆花三钱（绢包），苏子霜三钱，广皮二钱，半夏五钱，茯苓块三钱，薏仁五钱。用法：上以水八杯，煮取三杯，分三次温服。主治：伏暑、湿温胁痛，或咳或不咳，无寒，但潮热，或竟寒热如疟状。

【用法用量】煎服，3~9g，包煎。生用或蜜炙用。

【使用注意】本品有茸毛，易刺激咽喉作痒而致呛咳、呕吐，须布包入煎。

【现代研究】化学研究显示，旋覆花含旋覆花素，槲皮素，异槲皮素，咖啡酸，绿原酸，菊糖，甾醇，旋覆花内酯和脱乙酰旋覆花内酯等。药理研究显示，其有镇咳，平喘，增加胃中盐酸分泌量，提高平滑肌张力，促进胆汁分泌，抗菌，杀虫和保肝等作用。现代临床用于治疗急慢性支气管炎、顽固性呃逆、胃神经官能症、慢性胃炎和幽门不完全梗阻等。

41 钩　吻

【古籍原文】有大毒。破癥积，除脚膝痹痛，四肢拘挛，恶疮疥虫，杀鸟兽。折之青烟出者，名固活，其热一宿，不入汤。生傅高及会稽东野。秦钩吻，味辛。治喉痹，咽中塞，声变，咳逆气，温中。一名除辛，一名毒根。生寒石山，二月、八月采。（半夏为之使，恶黄芩）

《本经》原文：钩吻，味辛，温。主金创乳痓，中恶风，咳逆上气，水肿，杀鬼注蛊毒。一名野葛。生山谷。

【来　　源】马钱科植物胡蔓藤*Gelsemium elegans* (Gardn. et Champ.) Benth. 的全草。

【形态特征】常绿藤本，长约12m。枝光滑。叶对生，卵状长圆形或卵状披针形，先端渐尖，基部楔形或近圆形，全缘。三歧分支的聚伞花序顶生或腋

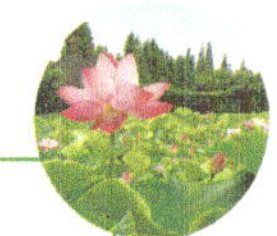

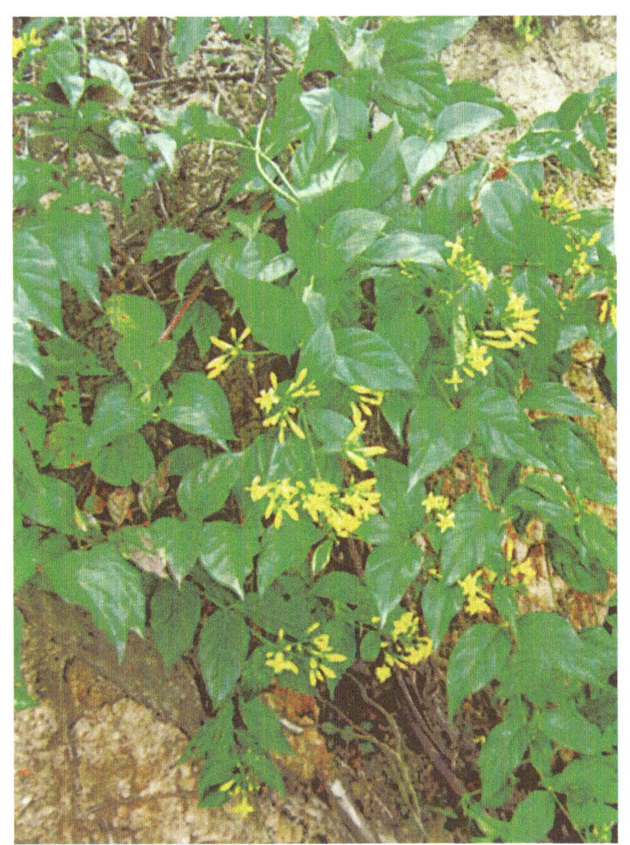

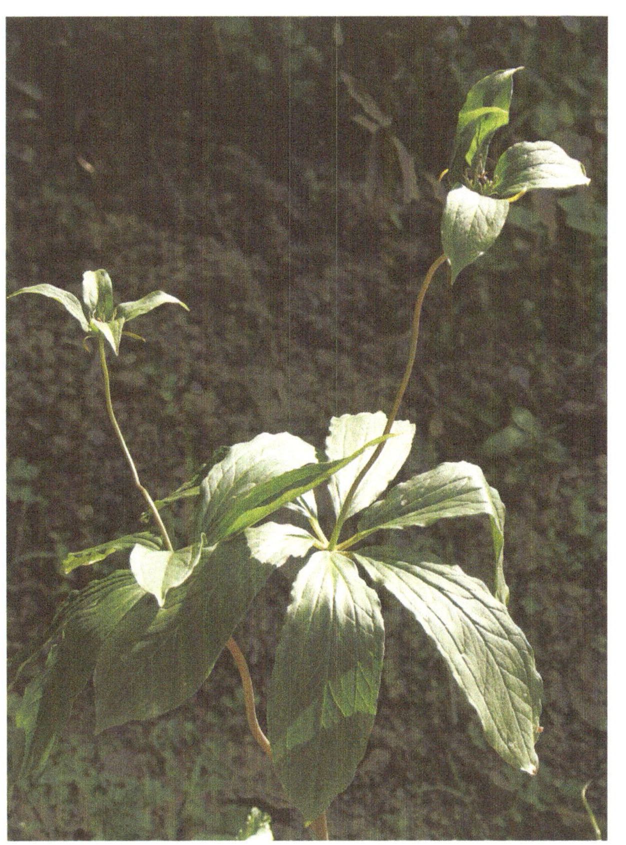

生，花小，黄色；萼片5片，分离；花冠漏斗状，先端5裂；雄蕊5枚；子房上位，柱头4裂。蒴果卵状椭圆形；种子多数，有翅。

【性味功效】辛、苦，温；有毒。祛风攻毒，散结消肿，止痛。

【临床用方】《广西药用植物图志》：钩吻30g，防风6g，独活3g。用法：共研粗末，用纸卷烧烟熏患处。主治：风湿关节痛。

【用法用量】外用适量，捣敷；或研末调敷；或煎水洗；或烟熏。

【使用注意】本品有剧毒，只作外用，切忌内服。

【现代研究】化学研究显示，全草含钩吻碱子、丑、寅、卯、丙、丁、戊；叶含钩吻碱子、丑、丁、辰和葫蔓藤碱甲、乙、丙、丁等。药理研究显示，其有镇痛，镇静，散瞳和抗肿瘤等作用。现代临床用于治疗风湿性关节疼痛、骨结核、颈淋巴结结核和胃癌等。

42 蚤休（重楼、七叶一枝花）

【古籍原文】有毒。生山阳及宛朐。

《本经》原文：蚤休，味苦，微寒。主惊痫，摇头弄舌，热气在腹中，癫疾，痈疮阴蚀，下三虫，去蛇毒。一名蚩休。生川谷。

【来　　源】百合科植物云南重楼*Paris polyphylla* Smith var. *yunnanensis* (Franch.) Hand.-Mazz. 或七叶一枝花*Paris polyphylla* Smith var. *chinensis* (Franch.) Hara 的根茎。

【形态特征】云南重楼　多年生草本，高30~80cm，全株光滑无毛。根茎肥厚，结节明显。茎单一，青紫色或紫红色。叶6~10片轮生，叶片披针形、卵状长圆形至倒卵形。花单生于茎端，外轮花被片绿色，内轮花被片黄色；雄蕊8~10枚，排成2~3轮；花丝比花药短。蒴果球形。

【性味功效】苦，微寒；有小毒。清热解毒，消肿止痛，凉肝定惊。

【临床用方】《药奁启秘》蚤休散：蚤休不拘多少（晒干，研末）。用法：用菊花露同蜜调敷。主治：疔疮肿疼。

【用法用量】煎服，3~9g；或入丸、散。外用适量，研末调敷。

【使用注意】本品有毒，用量不宜过大。体虚、阴证疮疡及孕妇忌用。

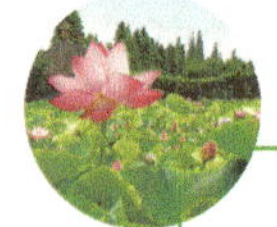

【现代研究】化学研究显示，重楼含蚤休苷，薯蓣皂苷，黄酮，甾酮，肌酐酸及氨基酸等。药理研究显示，其有广谱抗菌，镇静，镇痛，镇咳，平喘，抗炎，抗癌，止血，收缩子宫和杀灭精子等作用。现代临床用于治疗流行性腮腺炎、急性扁桃体炎、慢性支气管炎、子宫出血、肺癌、胃癌和子宫颈癌等。

43 虎杖根（虎杖）

【古籍原文】微温。主通利月水，破留血癥结。

【来　　源】蓼科植物虎杖*Polygonum cuspidatum* Sieb. et Zucc. 的根茎。

【形态特征】多年生灌木状草本，高1m以上。根茎横卧地下，木质，黄褐色，节明显。茎直立，圆柱形，表面无毛，散生多数红色或带紫色斑点，中空。单叶互生，阔卵形至近圆形，先端短尖，基部圆形或楔形，全缘，无毛；托鞘膜质，褐色，早落。花单性，雌雄异株，圆锥花序腋生；花梗较长，上部有翅；花小而密，白色，花被片5片；雄花雄蕊8枚；雌花花柱3枚。瘦果卵形，具3棱，黑褐色，光亮。

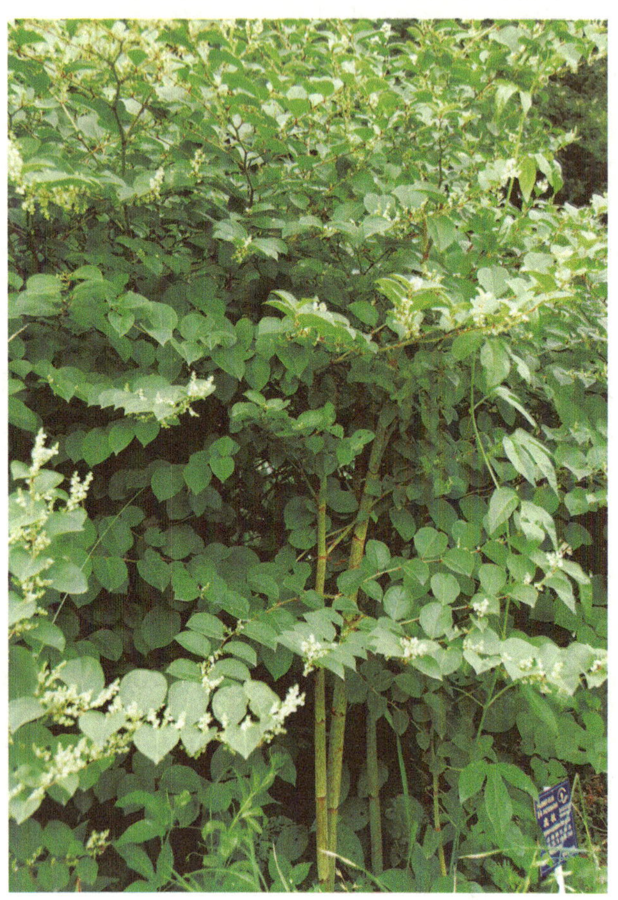

【性味功效】微苦，微寒。利湿退黄，清热解毒，散瘀止痛，止咳化痰。

【古方选录】《千金方·卷四》虎杖煎：虎杖根二斛（切细）。用法：以水二石五斗，煮取一大斗半，去滓，澄滤令净，取好醇酒五升和煎，令如饧。每服一合，消息为度，不知，则加之。主治：腹内积聚，虚胀雷鸣，四肢沉重，月经不通。

【用法用量】煎服，9~15g；或浸酒；或入丸、散。外用适量，研末、烧灰撒；或熬膏涂敷；或煎水浸渍。

【使用注意】孕妇慎用。

【现代研究】化学研究显示，根和根茎含游离蒽醌及蒽醌苷，主要为大黄素、大黄素甲醚、大黄酚，另含鞣质及多糖。药理研究显示，其有降血压，降血糖，降血脂，抑制血小板聚集，抗菌，抗病毒，抗氧化，抗肿瘤，镇静，镇咳平喘，解热，镇痛，止血等作用；煎剂对烫伤创面有收敛，防止感染和消炎作用。现代临床用于治疗急性黄疸型肝炎、上消化道出血、高脂血症、慢性支气管炎、关节炎和真菌性阴道炎等。

44 石长生（铁线蕨）

【古籍原文】味苦，有毒。下三虫。生咸阳。

《本经》原文：石长生，味咸，微寒。主寒热恶疮大热，辟鬼气不祥。一名丹草。生山谷。

【来　　源】铁线蕨科植物单盖铁线蕨*Adiantum monochlamys* Eaton 的全草。

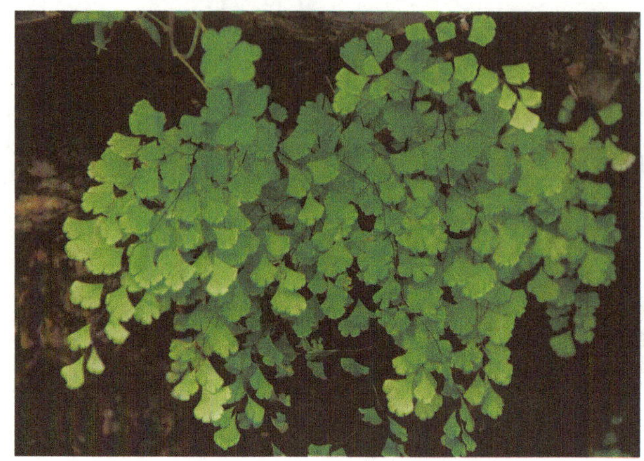

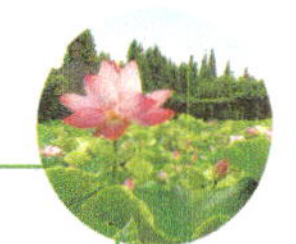

【形态特征】多年生草本，高16~30cm。根茎横生，连同叶柄基部被紫棕色线状披针形鳞片。叶近生，或散生；叶片薄革质，无毛，狭卵形，先端尖，基部圆楔形；叶脉为多回二叉分支，直达小羽片大锯齿尖端，两面均明显。孢子囊群近圆形，背生于羽片先端凹缺内，每羽片1个；囊群盖近圆形或长圆形，红褐色，全缘或呈波状，宿存。

【性味功效】咸，微寒；小毒。清热化痰，解毒。

【临床用方】《中国药用孢子植物》：石长生15g，大青叶9g，鱼腥草15g。用法：水煎服。主治：肺热咳嗽，感冒。

【用法用量】煎服，9~15g。外用适量，捣敷患处。

【使用注意】不宜长期或过量使用。

【现代研究】化学研究显示，全草含铁线蕨烯，5-铁线蕨烯臭氧化物，7-羊齿烯，雁齿烯，羟基铁线蕨酮，金丝桃苷，紫云英苷和洋李苷等。现代临床用于治疗感冒痰多咳嗽、肺结核吐血和痢疾等。

45 鼠尾草

【古籍原文】味苦，微寒，无毒。主治鼠瘘，寒热，下痢脓血不止。白花者治白下，赤花者治赤下。一名葝，一名陵翘。生平泽中。四月采叶，七月采花，阴干。

【来　　源】唇形科植物鼠尾草*Salvia japonica* Thunb. 的全草。

【形态特征】一年生草本，高40~60cm。茎直立，四棱形。茎下部叶为二回羽状复叶。茎上部为一回羽状复叶；具短柄；顶生小叶披针形或菱形，先端渐尖或尾尖，基部长楔形，边缘具钝锯齿，侧生小叶卵圆状披针形，近无柄。轮伞花序；苞片及小苞片披针形；花梗短，被柔毛；花萼筒形，二唇形；花冠淡红色、淡紫色、淡蓝色至白色。小坚果椭圆形，褐色，光滑。

【性味功效】苦、辛，平。清热利湿，活血调经，解毒消肿。

【古方选录】《太平圣惠方·卷五十九》鼠尾草散：鼠尾草四两，地榆三两。用法：上细锉。每服半两，以水一大盏，煎至六分，去滓，不拘时候，

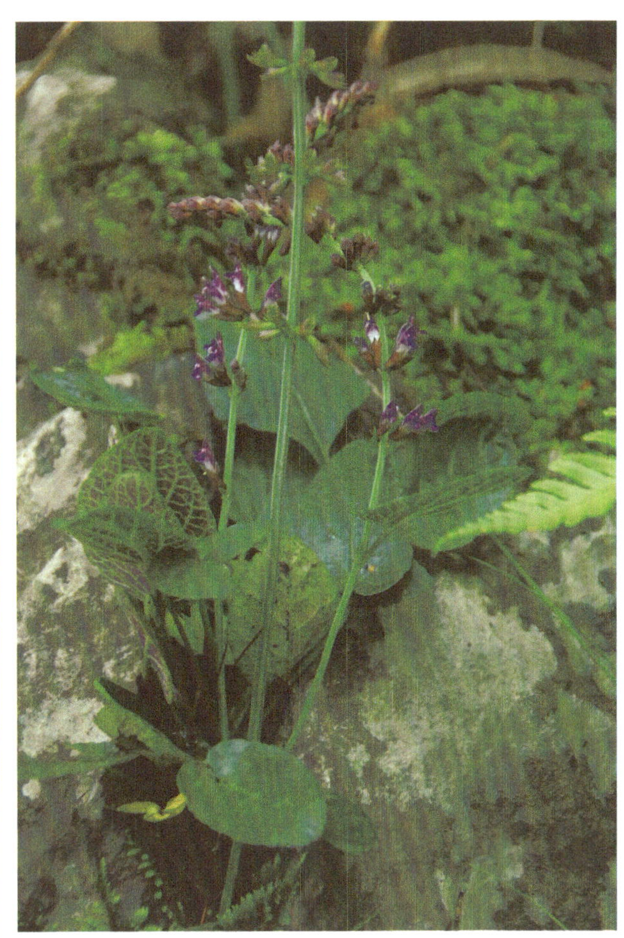

分二次温服。主治：久血痢，连年不愈者。

【用法用量】煎服，15~30g。

【现代研究】化学研究显示，全草含β-谷甾醇，β-谷甾醇葡萄糖苷，熊果酸，齐墩果酸，咖啡酸，马斯里酸等。现代临床用于治疗月经不调、痛经、皮肤痈疮和跌打损伤等。

46 屋游（真藓）

【古籍原文】味甘，寒。主治浮热在皮肤，往来寒热，利小肠膀胱气。生屋上阴处。八月、九月采。

【来　　源】真藓科植物真藓*Bryum argenteum* Hedw. 的全体。

【形态特征】植物体密集丛生，银白色或灰绿色。茎高约1cm，单一或基部分支。叶紧密覆瓦状排列，阔卵形，具细长的毛状尖；叶边全缘，常内曲；中肋粗，突出叶尖。叶细胞薄壁，上部细胞白色透明，近于菱形，基部细胞呈长方形。蒴柄红色，直立。孢蒴近于长梨形，下垂。褐红色。蒴齿

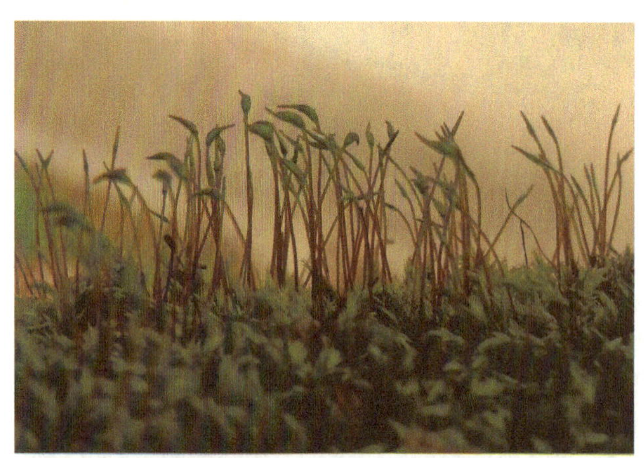

2层。孢子球形，有疣。

【性味功效】甘、微涩，凉。清热解毒，止血。

【古方选录】《济生方·卷五》驱毒饮：屋游不拘多少（洗净）。用法：煎汤，澄清，入盐一小撮，放温，频频漱之。主治：热毒上攻，宣露血出，齿龈肿痛不可忍者。

【用法用量】煎服，10~15g。外用适量，研末调敷；或捣碎后用纱布包好塞鼻孔。

【现代研究】化学研究显示，真藓含芹菜素，木樨草素，芹菜素7-O-β-D-吡喃葡萄糖苷，木樨草素7-O-β-D-吡喃葡萄糖苷等。现代临床用于治疗细菌性痢疾、鼻窦炎、黄疸、烫火伤和皮肤疮痈等。

47 牵牛子

【古籍原文】味苦，寒，有毒。主下气，治脚满水肿，除风毒，利小便。

【来　　源】旋花科植物牵牛*Pharbitis nil*（L.）Choisy 或圆叶牵牛*Pharbitis purpurea*（L.）Voigt 的成熟种子。

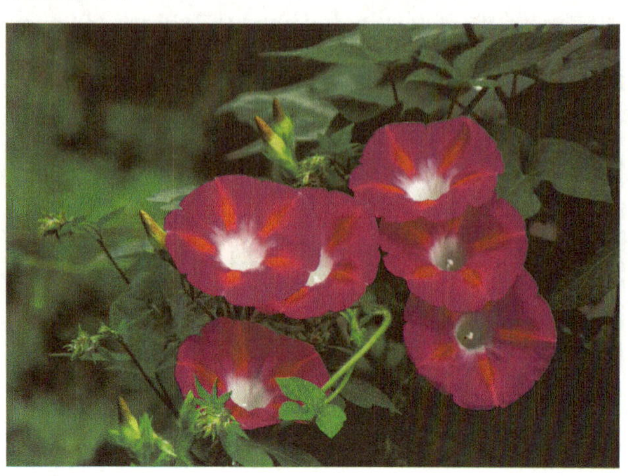

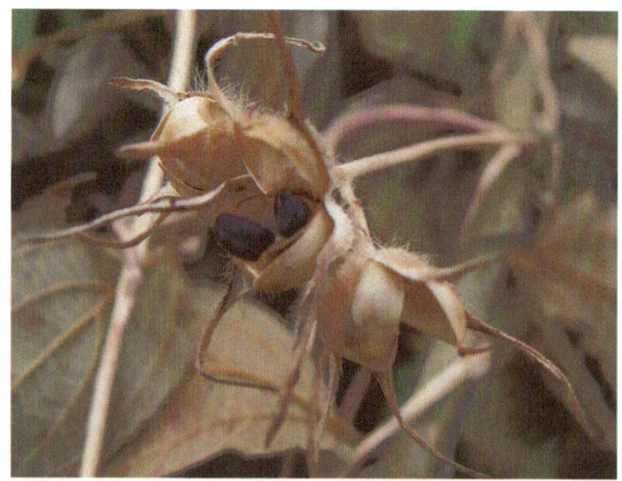

【形态特征】牵牛　一年生缠绕草本，全株密被白色长毛。叶互生，阔心形，全缘。花序有花1~3朵；萼片5深裂，裂片卵状披针形，先端尾尖；花冠白色、蓝紫色或紫红色，漏斗状；雄蕊5枚；子房3室。蒴果球形。种子5~6颗，卵形，黑色或淡黄白色，质硬。

【性味功效】苦，寒；有毒。泻水通便，消痰涤饮，杀虫攻积。

【古方选录】《医方类聚·卷一二九》牵牛汤：牵牛子一两半（微炒），白槟榔一两半（微煨）。用法：上为细散。每服三钱，用水一盏半，煎至七分，温服，一日二次。主治：水气肿满。

【用法用量】煎服，3~6g；或入丸、散，每次1.5~3g。

【使用注意】孕妇禁用。不宜与巴豆、巴豆霜同用。

【现代研究】化学研究显示，牵牛含牵牛子苷，生物碱，脂肪油，蛋白质，糖类，色素等。药理研究显示，其能刺激肠道，增加蠕动，有强烈的泻下作用，并有利尿作用；体外实验对猪蛔虫有一定的驱虫作用。现代临床用于治疗慢性肾炎水肿、腹水、淋巴结核、癫痫、蛔虫病等。

48 狼　毒

【古籍原文】有大毒。主治胁下积癖。生秦亭及奉高。二月、八月采根，阴干，陈而沉水者良。（大豆为之使，恶麦句姜）

《本经》原文：狼毒，味辛，平。主咳逆上

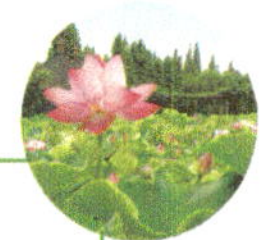

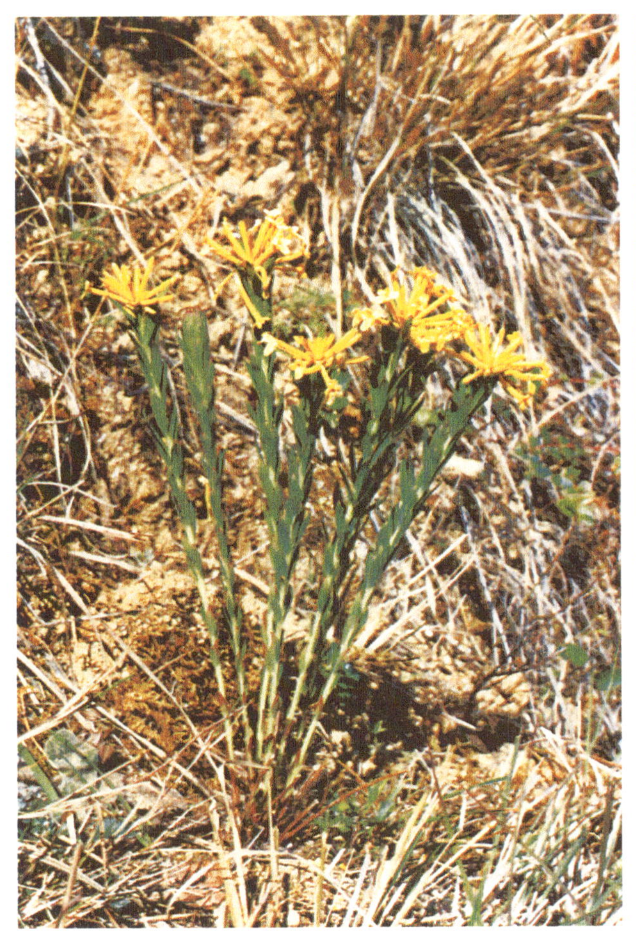

气，破积聚饮食，寒热水气，恶疮鼠瘘疽蚀，鬼精蛊毒，杀飞鸟走兽。一名续毒。生山谷。

【来　源】瑞香科植物狼毒*Stellera chamaejasme* L.的根。

【形态特征】多年生草本，丛生，高20~50cm。根圆柱形。茎丛生，下部几木质，褐色或淡红色。单叶互生，较密，狭卵形至线形，全缘，两面无毛，老时略带革质。头状花序顶生，花多数，萼花管状，白色或黄色，先端5裂；雄蕊10枚，2列；子房上位。果卵形，种子1颗。

【性味功效】苦、辛，平；有毒。逐水散结，破积杀虫。

【古方选录】《太平圣惠方·卷二十八》狼毒丸：狼毒四两（锉碎，醋拌炒干），附子三两（炮裂，去皮脐），防葵三两。用法：上药捣罗为末，炼蜜和捣三、二百杵，丸如梧桐子大。每于食前，以粥饮下五丸，以利为度。主治：积聚，心腹胀如故者。

【用法用量】煎服，1~3g；或入丸、散。外用适量，研末调敷；或醋磨汁涂。

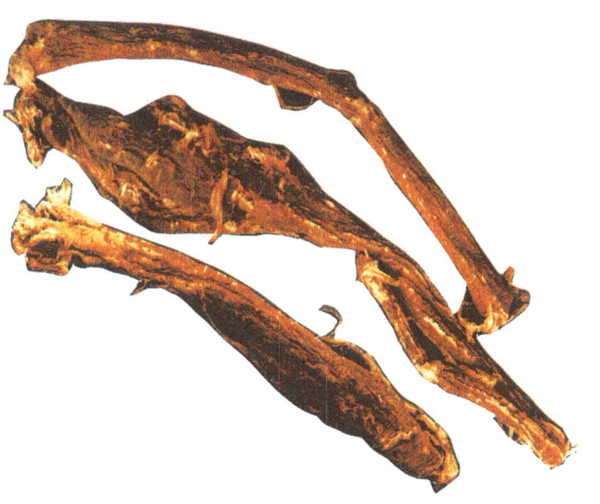

【使用注意】本品有毒，内服宜慎。体弱者及孕妇忌用。不宜与密陀僧同用。

【现代研究】化学研究显示，狼毒含甾醇，酚性成分，氨基酸，三萜类和狼毒苷等。药理研究显示，其有抗菌，镇痛，抗肿瘤等作用。现代临床用于治疗淋巴结核、牛皮癣和慢性支气管炎等。

49 鬼臼

【古籍原文】微温，有毒。主治咳嗽喉结，风邪，烦惑，失魄，妄见，去目中肤翳，杀大毒，不入汤。一名天臼，一名解毒。生九真及宛朐。二月、八月采根。（畏垣衣）

《本经》原文：鬼臼，味辛，温。主杀蛊毒鬼注精物，辟恶气不祥，逐邪，解百毒。一名爵犀，一名马目毒公，一名九臼。生山谷。

【来　源】小檗科植物六角莲*Dysosma pleiantha* (Hance) Woods.、八角莲*Dysosma versipellis* (Hance.) M. Cheng ex Ying 的根和根茎。

【形态特征】六角莲　多年生草本，高30~50cm。根茎粗壮，具结节。茎单一，直立。茎生叶常2片，盾状着生，近圆形或矩圆形，常有6~8浅裂，裂片宽三角形，边缘有细刺状齿。花5~10朵簇生于叶柄的交叉处，下垂；萼片6片，卵状或椭圆状长圆形；花瓣6片，红紫色，长圆形，先端钝；雄蕊6枚，花药长圆形；子房单一。浆果近球形。

【性味功效】苦、辛，凉；有毒。清热解毒，化痰散结，祛瘀消肿。

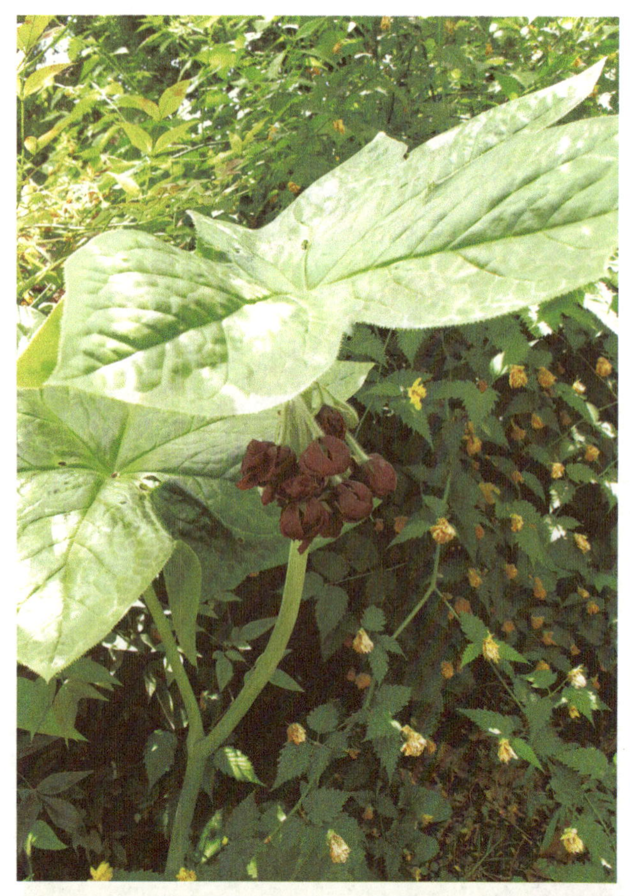

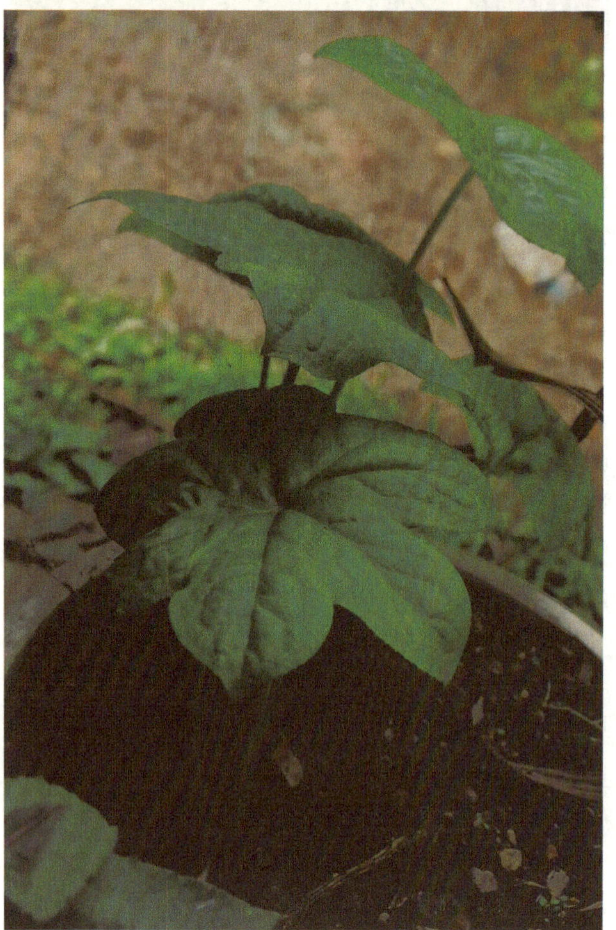

【古方选录】《太平圣惠方·卷五十五》鬼臼丸：鬼臼半两（去须），川升麻三分，麝香一钱，柴胡一两（去苗）。用法：上为末，炼蜜为丸，如梧桐子大。每服十丸，以暖酒送下，日三次，不拘时候。主治：一切劳疾，飞尸，鬼疰等。

【用法用量】煎服，3~10g；或磨汁；或入丸、散。外用适量，磨汁涂、捣敷；或研末调敷。

【使用注意】孕妇忌用。

【现代研究】化学研究显示，根茎含鬼臼毒素，山荷叶素，山荼酚和槲皮素等；根含左旋箭毒素，小檗胺，异粉防己碱，轮环藤酚碱和轮环藤新碱等。药理研究显示，其有兴奋心脏，抑制小肠平滑肌，广谱抑菌，显著抑制胃腺癌细胞和细胞毒等作用。现代临床用于治疗跌打损伤、风湿病关节疼痛、腮腺炎、乙脑、胃痛、淋巴结炎和肺癌、食管癌等。

50 芦　根

【古籍原文】味甘，寒。主治消渴，客热，止小便利。

【来　　源】禾本科植物芦苇*Phragmites communis* Trin. 的根茎。

【形态特征】多年生高大草本，匍匐状地下茎，粗壮，横走，节间中空，每节上具芽。茎直立。叶2列式排列，具叶鞘；叶鞘抱茎，无毛或具细毛；叶灰绿色或蓝绿色，较宽，线状披针形，粗糙，先端渐尖。圆锥花序大型，顶生，直立；小穗暗紫色或褐紫色；颖披针形，内颖比外颖长约1倍；第1花通

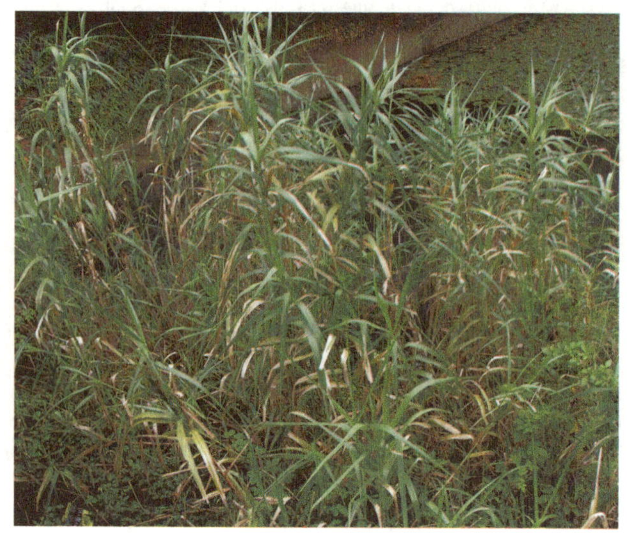

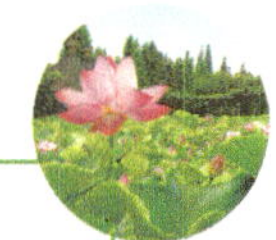

常为雄性；第二外稃先端长渐尖，基盘具柔毛；两性花具雄蕊3枚，雌蕊1枚，花柱2枚，柱头羽状。颖果，椭圆形至长圆形，与内稃分离。

【性味功效】甘，寒。清热泻火，生津止渴，除烦，止呕，利尿。

【古方选录】《太平圣惠方·卷八十四》芦根散：生芦根一两，竹茹半两，人参一两（去芦头）。用法：上锉细，和匀。每服半分，以水一小盏，煎至五分，去滓温服，不拘时候。主治：小儿时气，呕吐不止。

【用法用量】煎服，15~30g；鲜品用量加倍，或捣汁用。

【使用注意】脾胃虚寒者忌服。

【现代研究】化学研究显示，芦根含维生素B_1、B_2，蛋白质，脂肪，碳水化合物，天门冬酰胺，氨基酸，脂肪酸，甾醇，生育酚，多元酚，多糖等。药理研究显示，其有镇痛，镇静，解热，抗癌作用。现代临床用于治疗各种发热性疾病口渴、消渴、感冒、支气管炎、咽炎、肺炎和肺脓疡等。

51 甘蕉根（香蕉根）

【古籍原文】大寒。主治痈肿、结热。

【来　源】芭蕉科植物大蕉*Musa sapientum* L. 和香蕉*Musa nana* Lour. 的根。

【形态特征】大蕉　多年生丛生草本，高3~7m，具匍匐枝。茎直立，由粗厚的叶鞘包围而成假茎。叶直立或稍上举，长圆形；中脉明显，侧脉平行。穗状花序下垂；苞片佛焰苞状，紫红色，披针形或

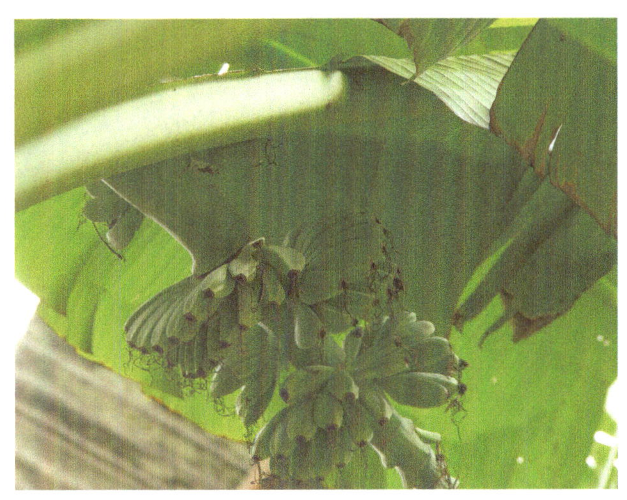

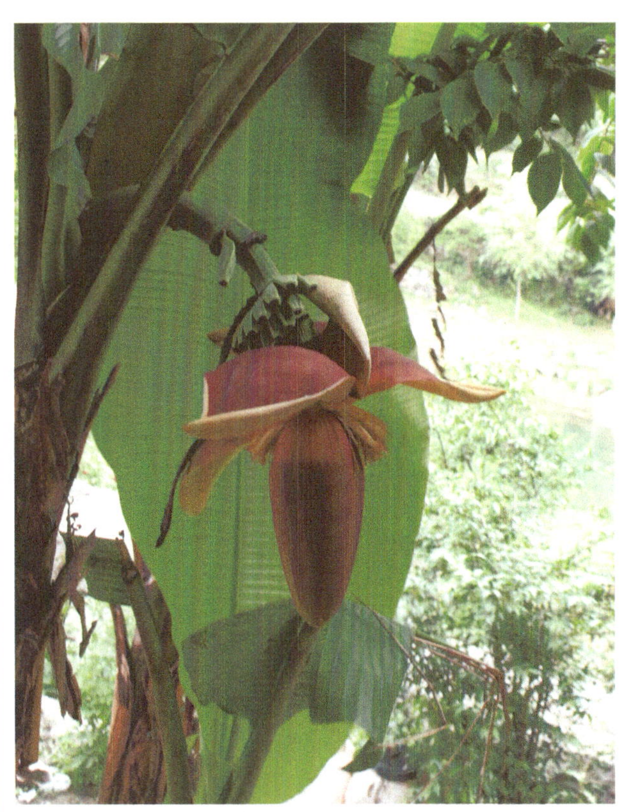

卵状披针形，脱落；花单性，花束基部为雌花，上部为雄花，雄花脱落；萼黄白色；花瓣卵形。果序由7~8段至数十段的果束组成；浆果肉质，长圆形，有三钝棱，熟时黄色，无种子。

【性味功效】甘，寒。清热，凉血，解毒。

【临床用方】《泉州本草》：鲜香蕉根二钱，马齿苋一两，六月霜八钱。用法：合捣烂绞汁，炖微温，去沫内服。主治：麻疹，肺热痰喘。

【用法用量】煎服，30~60g；或捣汁。外用适量，捣汁涂；或捣烂敷。

【现代研究】化学研究显示，根含酚类物质。

52 萹蓄（扁蓄）

【古籍原文】无毒。主治女子阴蚀。生东莱。五月采，阴干。

《本经》原文：扁蓄，味辛，平。主浸淫疥瘙疽痔，杀三虫。生山谷。

【来　源】蓼科植物萹蓄*Polygonum aviculare* L. 的地上部分。

【形态特征】一年生或多年生草本，高30~60cm。茎平卧地上或斜上伸展，基部分支，绿色，具明显

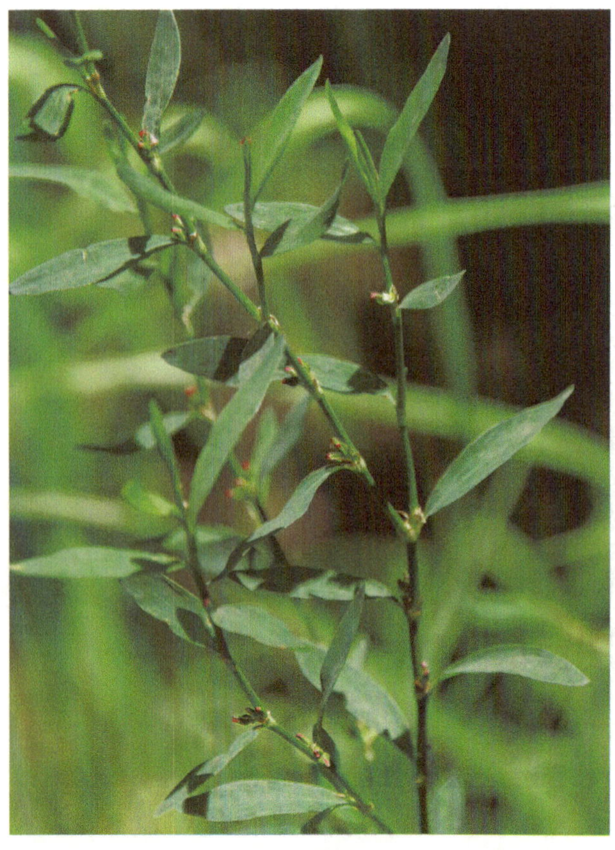

沟纹，无毛。单叶互生，几无柄，托叶鞘抱茎，膜质；叶片狭长椭圆形或披针形，两面均无毛，侧脉明显。花小，常1~5朵簇生于叶腋；花被绿色，5裂，裂片椭圆形，边缘白色或淡红色，结果后呈覆瓦状包被果实；雄蕊8枚。瘦果三角状卵形，棕黑色或黑色。

【性味功效】苦，微寒。利尿通淋，杀虫，止痒。

【古方选录】《杂病源流犀烛·卷三》萹蓄汤：萹蓄一握。用法：水一升，煎取五合，去滓，隔夜先不食，明晨空心饮之。虫即下。小儿同法。主治：肛门痒痛，甚或生虫，其痒难当。

【用法用量】煎服，9~15g，鲜品加倍。外用适量，局部浸洗；或捣敷。

【使用注意】脾胃虚寒者慎用。

【现代研究】化学研究显示，萹蓄含槲皮素，萹蓄苷，槲皮苷，杨梅苷，萹蓄黄酮苷，香豆精类，阿魏酸，绿原酸，葡萄糖，果糖，水溶性多糖和钾盐等。药理研究显示，其有显著利尿，驱蛔虫、蛲虫，降血压，利胆，加速血液凝固，增强子宫张力，抑制葡萄球菌、福氏痢疾杆菌、铜绿假单胞菌及多种皮肤真菌等作用。现代临床用于治疗痢疾、腮腺炎、尿路结石、急性尿道炎和膀胱炎等。

53 商　陆

【古籍原文】味酸，有毒。主治胸中邪气，水肿，痿痹，腹满洪直，疏五脏，散水气。如人形者，有神。生咸阳。

《本经》原文：商陆，味辛，平。主水胀疝瘕痹，熨除痈肿，杀鬼精物。一名募根，一名夜呼。生川谷。

【来　　源】商陆科植物商陆*Phytolacca acinosa* Roxb. 或垂序商陆*Phytolaca americana* L. 的根。

【形态特征】商陆　多年生草本，高1~1.5m，根粗壮，肉质，圆锥形。茎直立，上部多分支，绿色或紫红色。单叶互生，叶片椭圆形或卵状椭圆形，质柔嫩，先端急尖，基部楔形而下延，全缘。总状花序顶生或侧生；花两性，苞片1片或2片；花被片5片，白色或淡红色；雄蕊8枚，花药淡粉红色；心皮8枚，离生。浆果扁球形，熟时紫黑色。种子肾圆形，扁平，黑色。

【性味功效】苦，寒；有毒。逐水退肿，通利二便；外用解毒散结。

【古方选录】《三因极一病证方论·卷十七》商陆赤小豆汤：赤小豆、商陆（干）各等分。用法：上锉散。每服一两，水一碗，煎至七分盏，取清汁服。主治：妊娠手脚肿满挛急。

【用法用量】煎服，3~9g；内服宜醋制用，以减少毒性。外用适量，煎汤熏洗。

【使用注意】孕妇忌用。

【现代研究】化学研究显示，商陆含商陆皂苷甲，商陆苷A~N，甾醇，萜类及多糖等。药理研究显

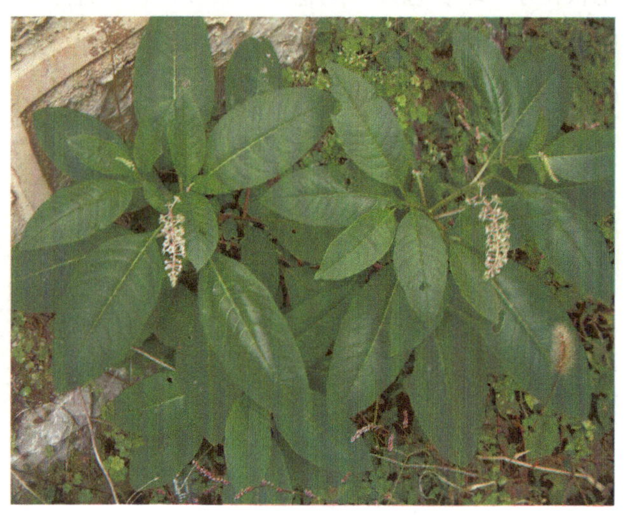

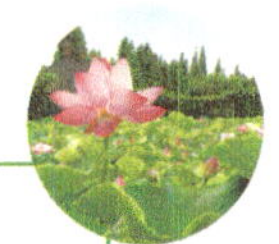

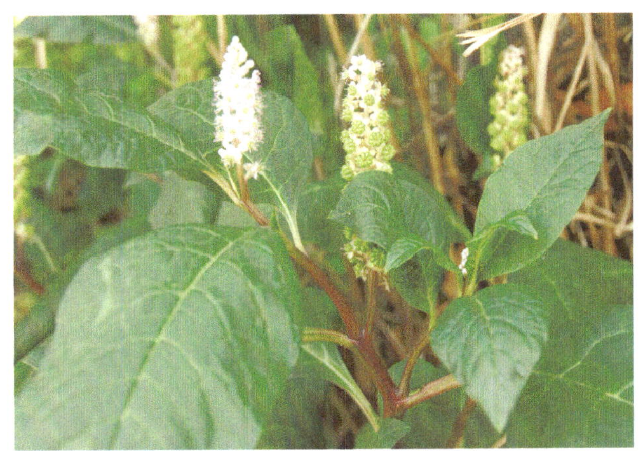

示，其可促进胃肠蠕动，但可引起腹痛、腹泻；还具有利尿，抗肾损伤，抗炎，祛痰镇咳，抗肿瘤，抗生育，免疫调节和促进造血等作用。现代临床用于治疗腹水、银屑病、乳腺增生、慢性支气管炎和精神分裂症等。

54 女　青

【古籍原文】有毒。蛇衔根也。生朱崖。八月采，阴干。

又，叶嫩时，似萝摩，圆端，大茎，实黑，茎叶汁黄白。雀瓢白汁，主虫蛇毒。

《本经》原文：女青，味辛，平。主蛊毒，逐邪恶气，杀鬼温疟，辟不祥。一名雀瓢。

【性味功效】辛，平。解毒，祛邪。

【古方选录】《肘后备急方》：女青适量。用法：研末，三角绛囊盛，系帐中。大吉。主治：辟禳温疫。

【现代研究】药用的植物基源不明确，近代有学者提出可能是萝摩科植物或蔷薇科植物，尚有待考证。

55 白附子（关白附）

【古籍原文】主治心痛，血痹，面上百病，行药势，生蜀郡。三月采。

【来　　源】毛茛科植物黄花乌头*Aconitum coreanum*（Lévl.）Rapaics 的块根。

【形态特征】多年生草本，高30~100cm。块根倒

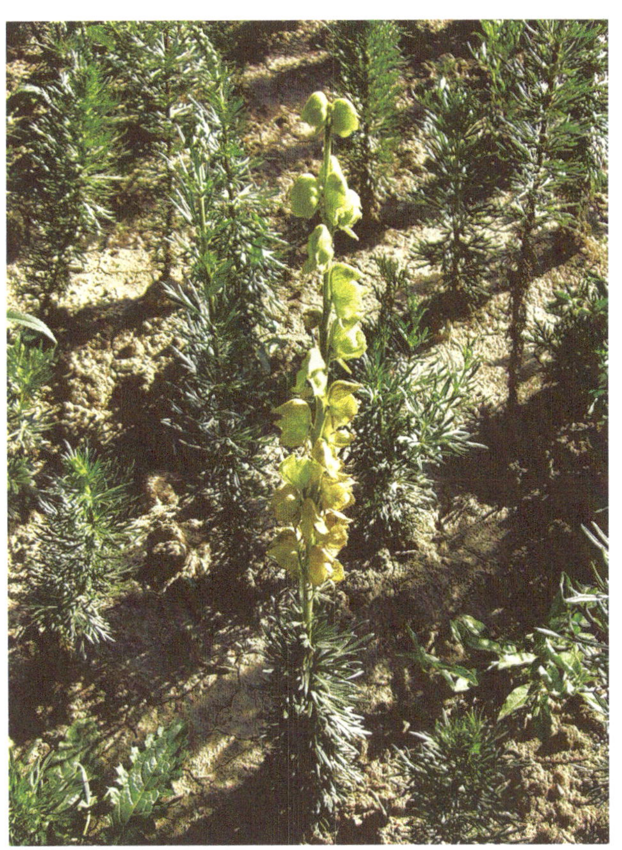

卵形或纺锤形，常2个连生。茎直立。叶互生，有柄；叶片3~5掌状全裂，裂片再二回羽状分裂，最终裂片线形，先端锐尖。总状花序顶生；萼片5片，花瓣状，淡黄色；花瓣2片；雄蕊多数。蓇葖果3~5颗，疏被白毛。种子有棱，棱处具翅。

【性味功效】辛、甘，热；有毒。祛风化痰，定惊痫，散寒止痛。

【古方选录】《杨氏家藏方·卷一》牵正散：白附子、白僵蚕、全蝎（去毒）各等分（并生用）。用法：上为细末。每服一钱，热酒调下，不拘时候。主治：风中经络，口眼㖞斜。

【用法用量】煎服，1.5~6g；或入丸、散。外用适量，煎汤洗；或研末调敷。

【使用注意】阴虚或热盛者及孕妇忌服。过量易致中毒，内服宜慎。

【现代研究】化学研究显示，黄花乌头含次乌头碱和关附甲素、关附乙素、关附丙素、关附丁素和关附戊素，还含β-谷甾醇，油酸，亚油酸，棕榈酸，24-乙基胆甾醇等。药理研究显示，其有抗炎，镇痛，抗心律失常，增强耐缺氧等作用。现代临床用于治疗半身不遂、口眼歪斜、癫痫、三叉神经痛、偏头痛、牙痛和关节疼痛等。

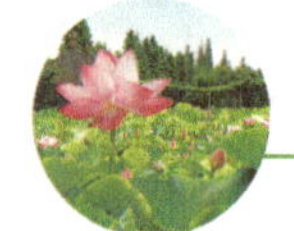

56 天　雄

【古籍原文】味甘，大温，有大毒。主治头面风去来疼痛，心腹结积关节重不能行步，除骨间痛，长阴气，强志，令人武勇，力作不倦。又堕胎。生少室。二月采根，阴干。（远志为之使，恶腐婢）

《本经》原文：天雄，味辛，温。主大风，寒湿痹，历节痛，拘挛缓急，破积聚邪气，金创，强筋骨，轻身健行。一名白幕。

【来　　源】毛茛科植物乌头*Aconitum carmichaeli* Debx. 不带附子的根。

【形态特征】多年生草本，高60~120cm。块根通常2个连生，纺锤形至倒卵形，外皮黑褐色。栽培品的侧根肥大，茎直立或稍倾斜，下部光滑无毛，上部散生贴状柔毛。叶互生，革质，有柄，卵圆形，3裂全达基部，两侧裂片再2裂。总状圆锥花序，萼片5片，紫蓝色。蓇葖果3~5颗。

【性味功效】辛、苦，温；有大毒。祛风湿，强筋骨，止痛。

【古方选录】《普济方·卷三〇一》天雄散：天雄一枚（末），腻粉一钱，麝香一钱。用法：上为细散。以温浆水洗疮，净后用津液涂之。主治：阴生疮，肿痛。

【用法用量】同“乌头”条。

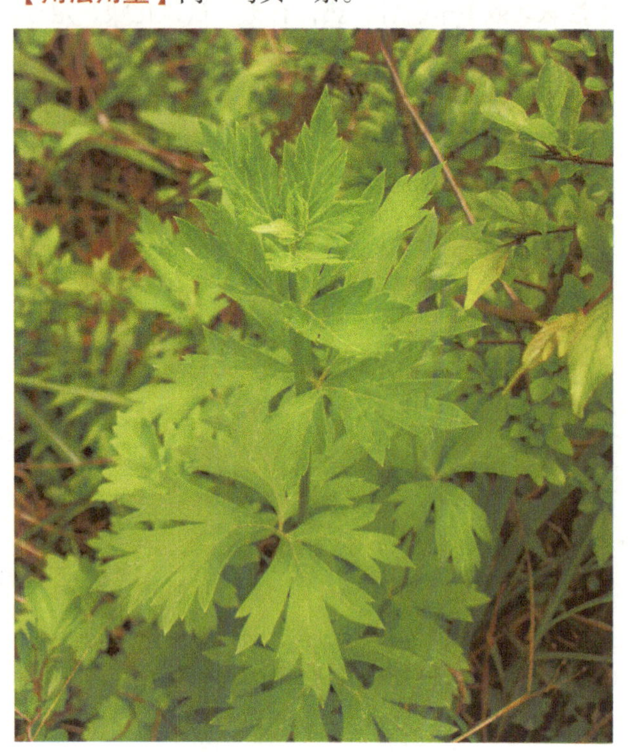

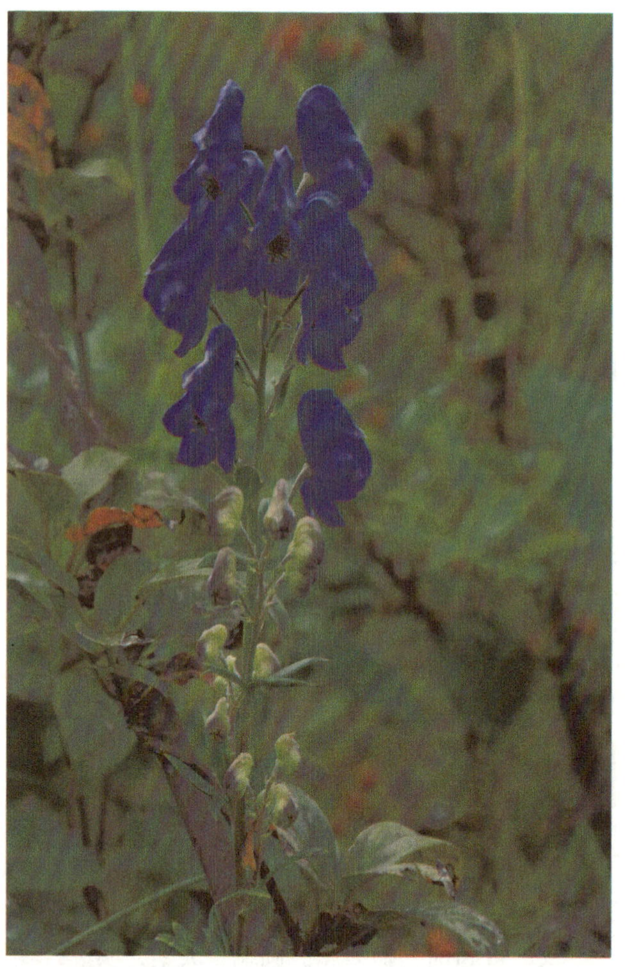

【使用注意】同“乌头”条。

【现代研究】现代并无针对乌头和天雄的区别性研究，一般认为两者功效、应用相同。李时珍认为乌头、附子和天雄“皆是补下焦命门阳虚之要药”。

57 乌头（川乌、草乌）

【古籍原文】味甘，大热，有毒。消胸上淡冷，食不下，心腹冷疾，脐间痛，肩胛痛不可俯仰，目中痛不可力视。又堕胎。

射罔：味苦，有大毒。治尸疰癥坚，及头中风痹痛。

乌喙：味辛，微温，有大毒。主治风湿，丈夫肾湿，阴囊痒，寒热历节，掣引腰痛，不能行步，痈肿脓结。又堕胎。生朗陵。正月、二月采，阴干。长三寸以上为天雄。（莽草为之使，反半夏、瓜蒌、贝母、白敛、白及，恶藜芦）

《本经》原文：乌头，味辛，温。主中风恶

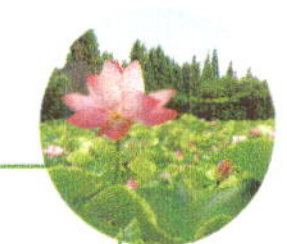

风，洗洗出汗，除寒湿痹，咳逆上气，破积聚寒热。其汁煎之名射罔，杀禽兽。一名奚毒，一名即子，一名乌喙。生山谷。

【来　源】毛茛科植物乌头*Aconitum carmichaeli* Debx. 的母根。

【形态特征】参见“天雄”条。

【性味功效】辛、苦，热；有大毒。祛风除湿，温经散寒，止痛。

【古方选录】《本事方·卷一》黑神丸：草乌头（生，不去皮）、五灵脂各等分。用法：为末，滴水为丸，如弹子大。四十岁以下一丸，分六服，病甚一丸分二服，薄荷酒磨下，觉微麻为度。主治：一切瘫痪风。

【用法用量】煎服，3~6g。入汤剂应先煎0.5~1h，或口尝无麻辣感为度。外用适量。内服一般应炮制后用，生品内服宜慎。

【使用注意】孕妇忌用。阴虚阳盛、热痹疼痛忌用。不宜与半夏、瓜蒌、贝母、白及、白蔹同用。生品只供外用。酒浸、酒煎服易致中毒，应慎用。

【现代研究】化学研究显示，块根含乌头碱，次乌头碱，中乌头碱，消旋去甲基乌药碱，异塔拉定和新乌宁碱等。药理研究显示，其有明显的抗炎，镇痛，强心，调节心律，局部麻醉和降低血糖等作用。现代临床用于治疗胃癌等恶性肿瘤疼痛、坐骨神经痛和肩周炎疼痛等。

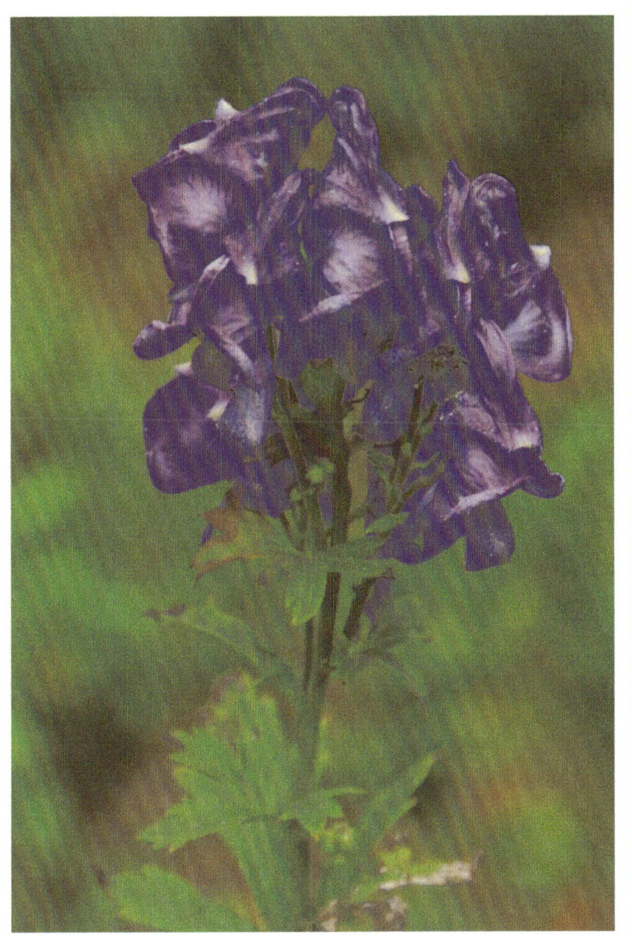

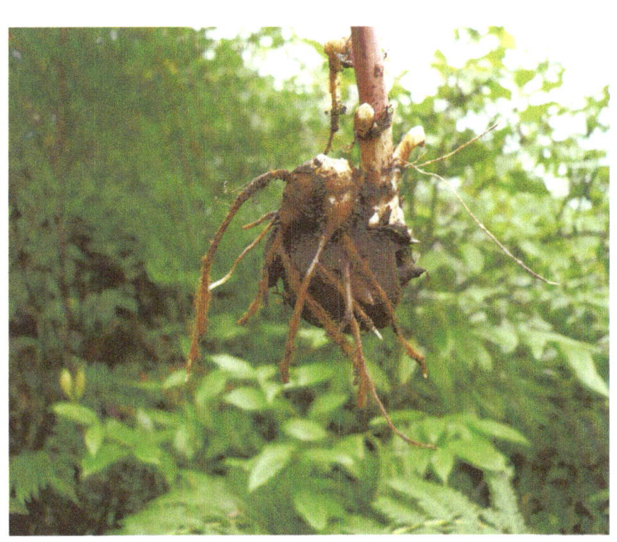

58 附　子

【古籍原文】味甘，大热，有大毒。主治脚疼冷弱，腰脊风寒心腹冷痛，霍乱转筋，下痢赤白，坚肌骨，强阴。又堕胎，为百药长。生犍为及广汉。八月采为附子，春采为乌头。（地胆为之使，恶蜈蚣，畏防风、甘草、黄芪、人参、乌韭、大豆）

《本经》原文：附子，味辛，温。主风寒咳逆邪气，温中，金创，破癥坚积聚，血瘕，寒湿踒躄，拘挛膝痛，不能行步。生山谷。

【来　源】毛茛科植物乌头*Aconitum carmichaeli* Debx. 子根的加工品。

【形态特征】参见“天雄”条。

【性味功效】辛、甘，大热；有毒。回阳救逆，补火助阳，散寒止痛。

【古方选录】《太平圣惠方·卷十一》四逆汤：干姜半两（炮裂，锉），附子半两（炮裂，去皮脐），桂心半两，甘草半两（炙微赤，锉），白术半两，当归半两（锉，微炒）。用法：上为粗散，每服三钱，以水一中盏，煎至六分，去滓，稍热频服之，不拘时候。主治：阴毒伤寒，脉候沉细，四肢逆冷，烦躁头痛。

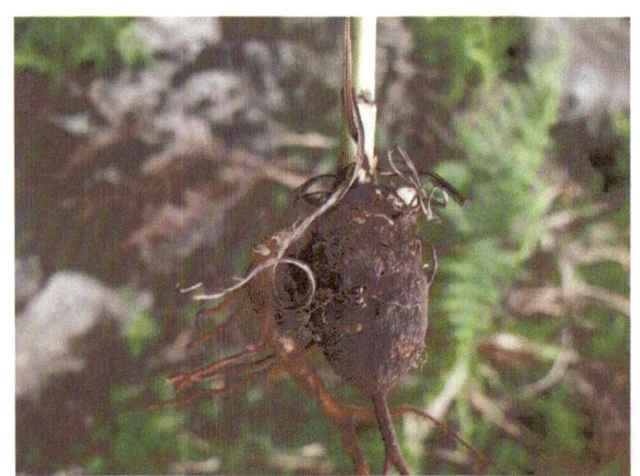

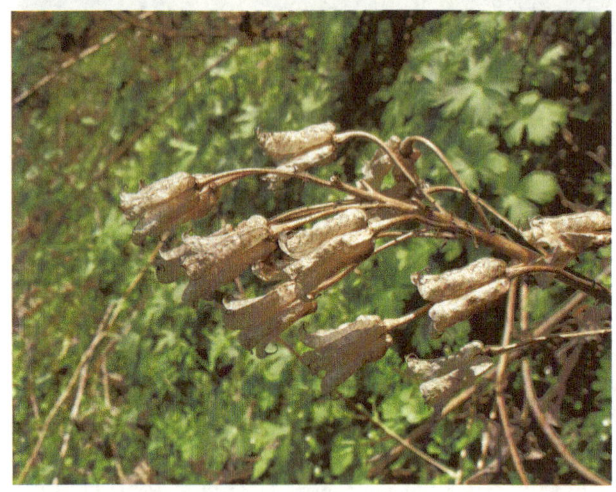

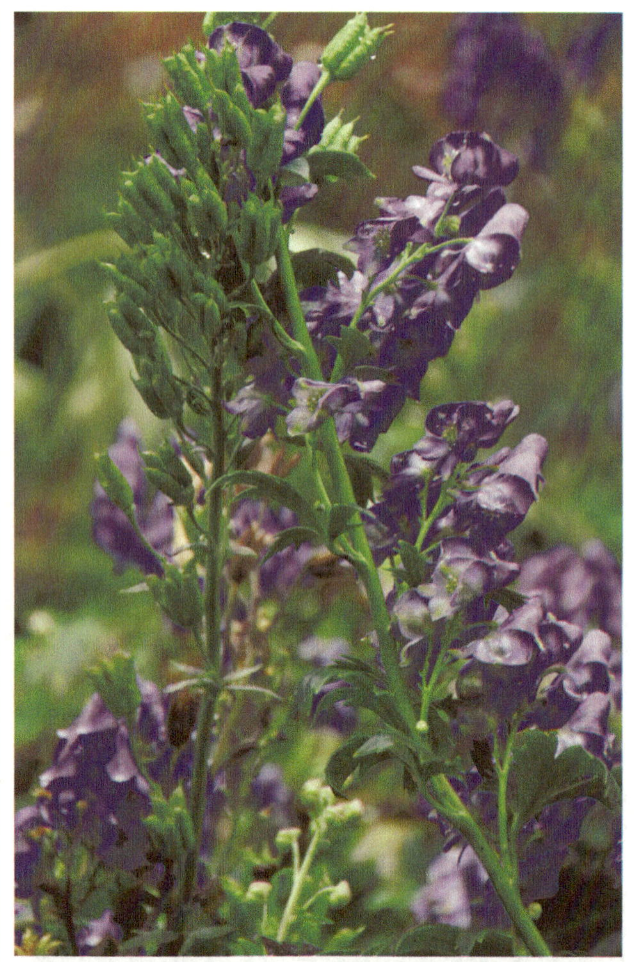

【用法用量】煎服，3~15g。本品有毒，宜先煎0.5~1h，至口尝无麻辣感为度。

【使用注意】热证、阴虚阳亢及孕妇忌用。不宜与半夏、瓜蒌、贝母、白蔹、白及同用。内服须炮制，先煎以减毒。

【现代研究】化学研究显示，乌头含乌头碱，中乌头碱，次乌头碱，异飞燕草碱，新乌宁碱，乌胺及尿嘧啶等。药理研究显示，其有强心，抗休克，增强心肌收缩力和心输出量，抗心律失常，抗缺氧，抗寒冷，抗炎，抗血栓形成，调节免疫功能，抑制脂质过氧化反应，镇痛及镇静等作用。现代临床用于治疗心肌炎、窦性心动过缓、缓慢型心律失常、感染性休克、创伤性休克、中毒性休克、急性心肌梗死、肾盂肾炎和慢性尿毒症等。

59 侧　子

【古籍原文】味辛，大热，有大毒。主治痈肿，风痹，历节，腰脚疼冷，寒热鼠瘘。又堕胎。

【来　　源】毛茛科植物乌头*Aconitum carmichaeli* Debx.子根之小者，或生于附子旁的小棵子根。

【形态特征】参见“天雄”条。

【性味功效】辛，热；有毒。祛风散寒，除湿，止痛。

【古方选录】《本草汇言·卷五》侧子汤：侧子一两，切片，童便浸五日，去宿便，再换新便，和黑豆一合同煮，俟豆熟，取侧于片，晒干。用法：每剂用侧子一钱，木瓜五钱，当归、川芎各一钱五分。水煎服。主治：脚气久不消。

【用法用量】煎服，1.5~4.5g；或入丸、散；或酒剂。

【使用注意】同“乌头”条。

【现代研究】化学研究显示，侧子主含次乌头碱、乌头碱、新乌头碱、塔拉胺、川乌碱甲和川乌碱乙等生物碱。

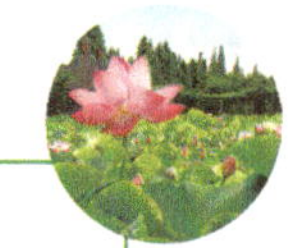

60 羊踯躅（黄花杜鹃、闹羊花）

【古籍原文】有大毒。主治邪气，鬼疰，蛊毒。一名玉支。生太行山及淮南山。三月采花，阴干。

《本经》原文：羊踯躅，味辛，温。主贼风在皮肤中淫淫痛，温疟恶毒诸痹。生川谷。

【来　源】杜鹃花科植物羊踯躅*Rhododendron molle* (Bl.) G. Don 的花序。

【形态特征】落叶灌木，高1~2m，老枝光滑，带褐色，幼枝有短柔毛。单叶互生，叶柄短，被毛；叶片椭圆形至椭圆状倒披针形，先端钝而具短尖，基部楔形，边缘具向上微弯的刚毛。顶生短总状花序；萼5裂，被稀疏细毛；花金黄色，先端5裂，有绿色斑点；雄蕊5枚；雌蕊1枚，子房上位，5室。蒴果长椭圆形，熟时深褐色。种子多数，细小。

【性味功效】辛，温；有大毒，祛风，除湿，定痛。

【古方选录】《太平圣惠方·卷三十七》羊踯躅丸：羊踯躅花半两，白矾半两（烧令汁尽），砚石半两（细研），肉苁蓉一分。用法：上为细末。以青羊脂和，绵裹如枣核大。纳鼻中，日夜换四至五次。主治：鼻中生息肉，不通利。

【用法用量】煎服，0.3~0.6g；或浸酒；或入丸散。外用适量，捣烂擦或敷。

【使用注意】有毒不宜多服、久服；孕妇及体虚者忌服。

【现代研究】化学研究显示，羊踯躅含闹羊花毒素，杜鹃素，梫木毒素及日本羊踯躅素等。药理研究显示，其有镇痛，降低血压，减慢心率和杀虫等作用。现代临床用于治疗跌打损伤、关节肿痛、运动障碍和皮肤顽癣等。

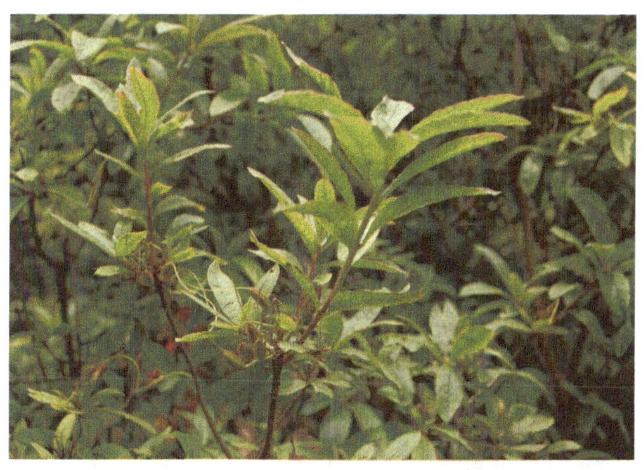

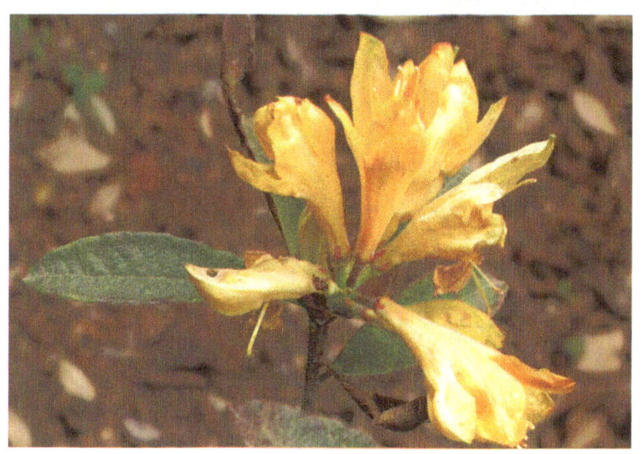

61 茵芋

【古籍原文】微温，有毒。主治久风湿走四肢，脚弱。一名芫草，一名卑共。生太山。三月三日采叶，阴干。

《本经》原文：茵芋，味苦，温。主五脏邪气，心腹寒热，羸瘦，如疟状，发作有时，诸关节风湿痹痛。生川谷。

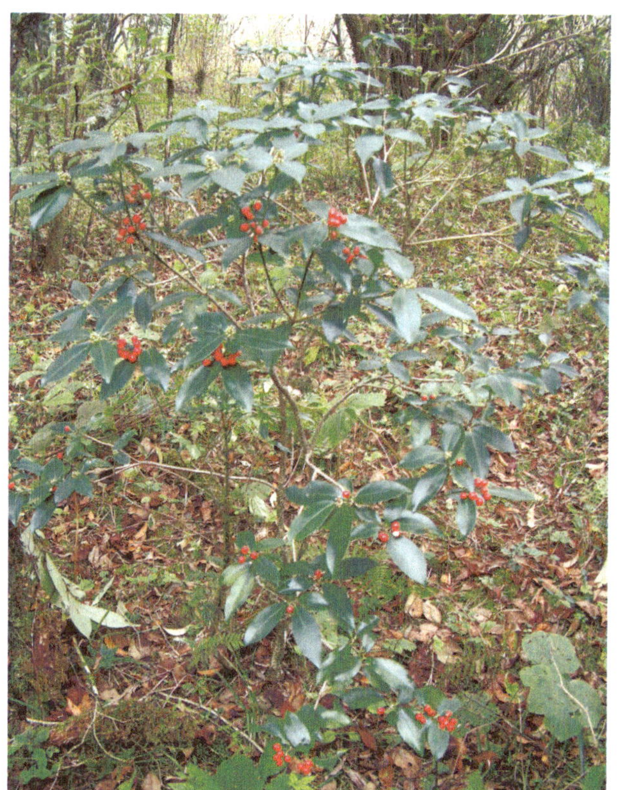

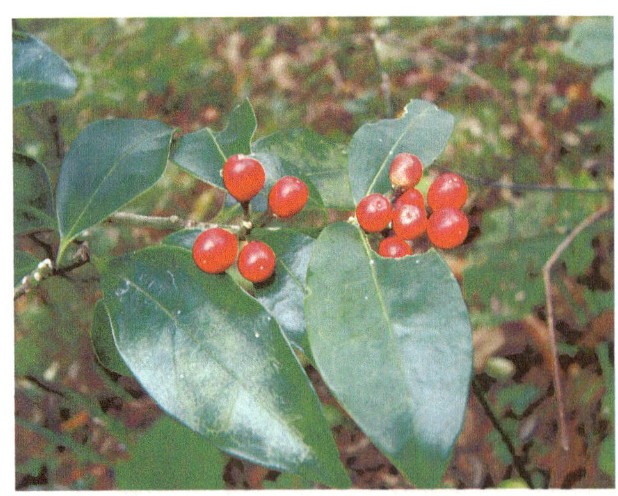

【来　　源】芸香科植物茵芋*Skimmia reevesiana* Fortune 的茎叶。

【形态特征】常绿灌木，高约1m。叶常集生于枝顶，狭长圆形或长圆形，两端渐尖，全缘，中脉在叶面微凸，且密被微柔毛；叶柄淡红色。花两性，圆锥花序顶生；苞小，卵形；萼片5片，广卵形；花瓣5片，白色；雄蕊与花瓣等长；子房4~5室，花柱短，柱头头状。果长圆形，红色。

【性味功效】辛、苦，温；有毒。祛风胜湿。

【古方选录】《本事方·卷四》茵芋丸：茵芋叶（锉，炒）、薏苡仁各半两，郁李仁一两（去皮、尖，微炒），牵牛子三两（生取末一两半）。用法：上研细末，炼蜜丸，如梧子大。每服二十丸，五更姜枣汤下，未利加至三十丸，日三，快利为度，白粥补。主治：治风气积滞成脚气，常觉微肿，发则或痛。

【用法用量】浸酒或入丸剂，1~2g。

【使用注意】内服宜慎。阴虚而无风湿实邪者禁用。

【现代研究】化学研究显示，茵芋含茵芋苷，茵芋碱和蔗糖等。药理研究显示，其有升高血压，兴奋中枢神经等作用。现代临床用于治疗风湿性关节炎、水肿等。

62 射　干

【古籍原文】微温，有毒。主治老血在心肝脾间，咳唾，言语气臭，散胸中气。久服令人虚。一名乌翣，一名乌吹，一名草姜。生南阳田野。三月三日采根，阴干。

《本经》原文：射干，味苦，平。主咳逆上气，喉痹咽痛，不得消息，散结气，腹中邪逆，食饮大热。一名乌扇，一名乌蒲。生川谷。

【来　　源】鸢尾科植物射干*Belamcanda chinensis* (L.) DC. 的根茎。

【形态特征】多年生草本植物，高50~120cm。根茎鲜黄色，须根多数。茎直立。叶2列，扁平，嵌叠状广剑形，绿色带白粉，先端渐尖，基部抱茎，叶脉平行。总状花序顶生；膜质苞片卵形至卵状披针形；花被片6片，二轮，内轮3片较小，花被片椭圆形，橘黄色而具有暗红色斑点；雄蕊3枚。蒴果椭圆形，具3棱，成熟时3瓣裂。种子黑色，近球形。

【性味功效】苦，寒。清热解毒，消痰，利咽。

【古方选录】《麻科活人·卷四》射干散：射干一钱半，玄参一钱半，牛蒡子一钱，升麻八分，桔梗一钱，甘草一钱。用法：水煎服。主治：咽喉肿痛。

【用法用量】煎服，3~10g。

【使用注意】脾虚便溏者慎用。孕妇忌用。

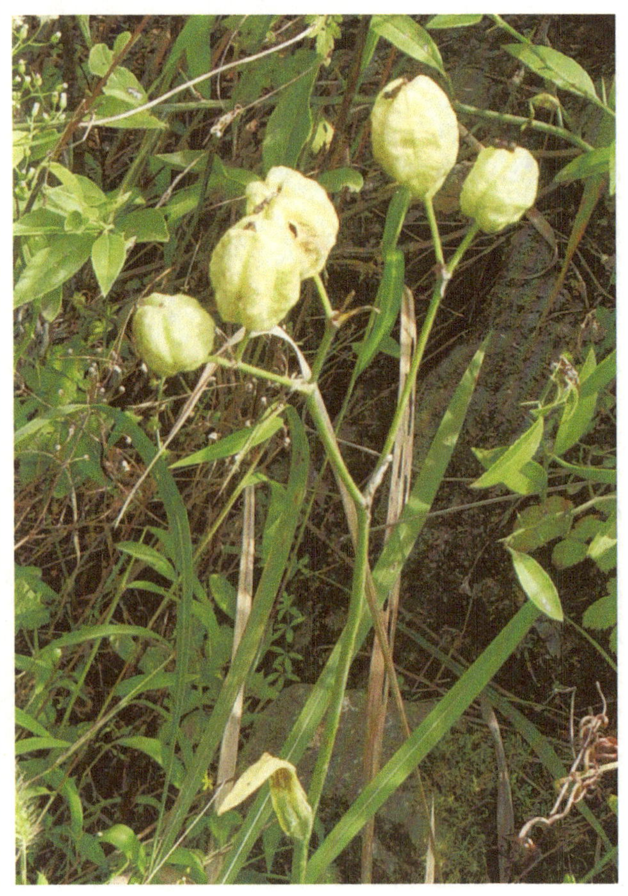

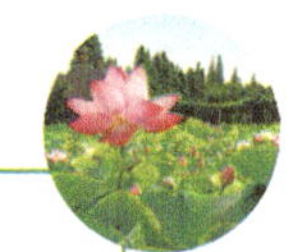

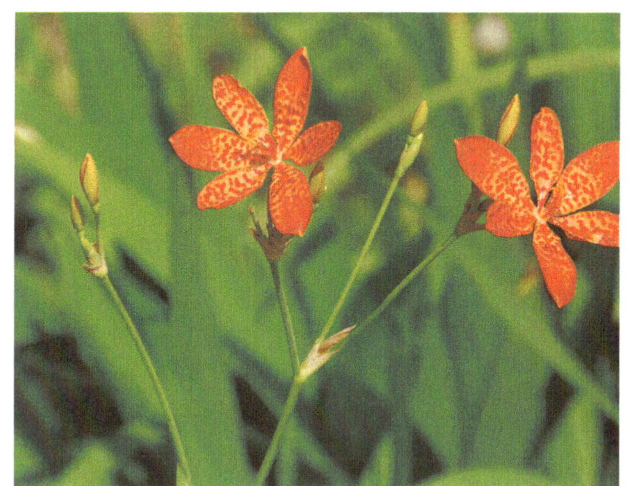

【现代研究】化学研究显示，射干含射干定，鸢尾苷，鸢尾黄酮苷，鸢尾黄酮，射干酮，紫檀素，草夹竹桃苷和苯酚类化合物等。药理研究显示，其有较强抗真菌，抗炎，抗肿瘤，解热和祛痰等作用。现代临床用于治疗腮腺炎、咽喉炎、慢性鼻窦炎、慢性支气管炎和白血病等。

63 鸢尾

【古籍原文】有毒。主治头眩，杀鬼魅。一名乌园。生九疑。五月采。

【来　　源】鸢尾科植物鸢尾*Iris tectorum* Maxim.的根茎或全草。

【形态特征】多年生草本。根茎匍匐多节，节间短，浅黄色。叶互生，2列，剑形。花青紫色，1~3朵排列成总状花序，花柄基部有一佛焰花苞，覆船状；花被片6片，二轮，筒部纤弱，外轮3片圆形，上面有鸡冠状突起，白色或蓝色，内轮3片较小，常为横形；雄蕊3枚；雌蕊1枚；花柱3分支，花瓣状。蒴果长椭圆形，有6棱。种子多数，梨形，黑色。

【性味功效】辛、苦，寒；有毒。清热解毒，祛风利湿，消肿止痛。

【临床用方】《中草药学》鸢尾散：鸢尾根一至三钱。用法：研末或磨汁，冷水送服，故又名冷水丹。主治：跌打损伤。

【用法用量】煎服，6~15g；或研末；或绞汁。外用适量，捣敷；或煎汤洗。

【使用注意】体虚者慎服，孕妇禁用。

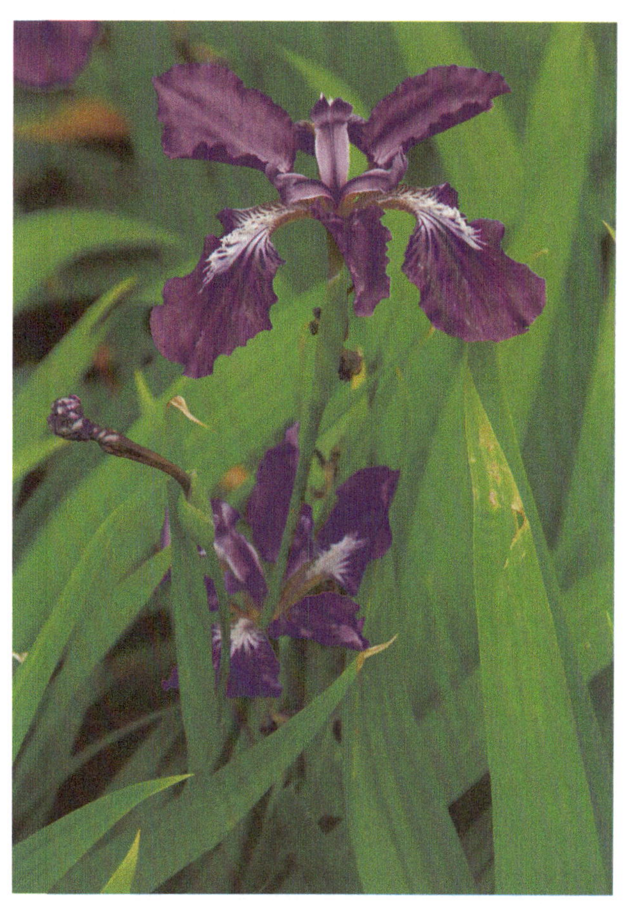

【现代研究】化学研究显示，叶含维生素C；花含恩比宁；根茎含鸢尾黄酮苷，鸢尾黄酮新苷A、B，香荚兰乙酮二葡萄糖苷。药理研究显示，其有抗炎作用。

64 由跋根

【古籍原文】主治毒肿结热。

【现代研究】《中华本草》《中药大辞典》均无记载，品种来源有待考证。

65 药实根

【古籍原文】无毒。生蜀郡，采无时。

《本经》原文：药实根，味辛，温。主邪气诸痹疼酸，续绝伤，补骨髓。一名连木。生山谷。

【临床用方】《神农本草经贯通》：鲜药实根、苎麻根各适量。用法：捣敷患处，亦可内服。主治：骨折。

【古代研究】《新修本草》云："《本经》用根，恐误载根字。子：味辛，平。无毒。主破血，止痢，消肿，除蛊疰蛇毒。"目前研究原植物品种尚不能确定，有待考证。

66 皂 荚

【古籍原文】有小毒。主治腹胀满，消谷，破咳嗽囊结，妇人胞下落，明目，益精。可为沐药，不入汤。生雍州及鲁邹县。如猪牙者良。九月、十月采荚，阴干。（青葙子为之使，恶麦门冬，畏空青、人参、苦参）

《本经》原文：皂荚，味辛、咸，温。主风痹死肌邪气，风头泪出，利九窍，杀精物。生川谷。

【来　源】豆科植物皂荚*Gleditsia sinensis* Lam.的果实。

【形态特征】落叶乔木，高达15m。分支圆柱形，有圆锥形棘刺，粗壮坚挺，上有互生分支。偶数

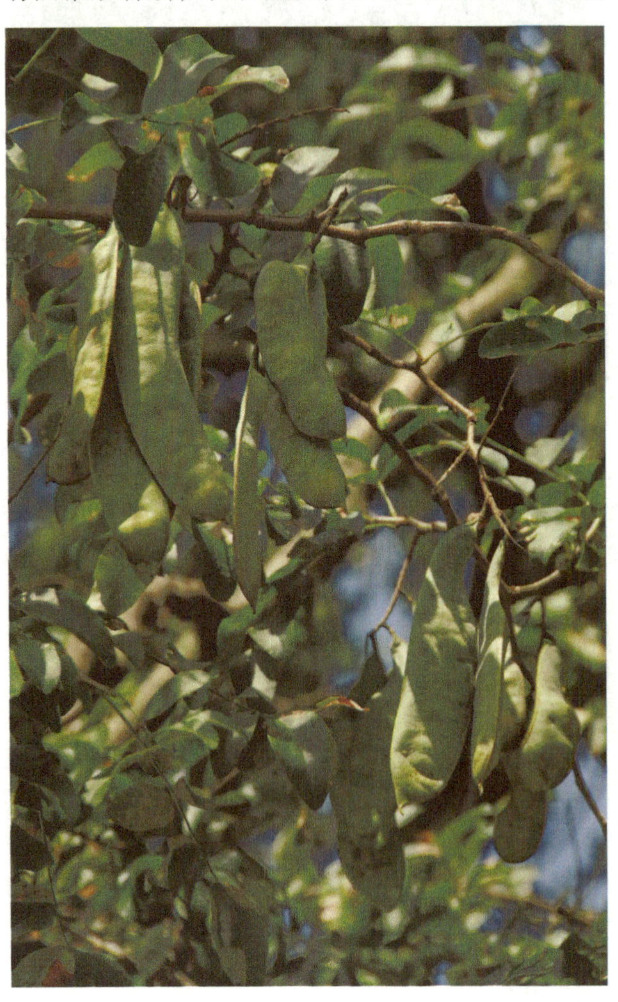

羽状复叶簇生，小叶3~8对，先端钝，顶有细尖，基部宽楔形或近圆形，边缘有细锯齿。总状花序腋生，杂性花约20朵；花萼钟状，先端4裂；花瓣4片，椭圆形；雄蕊6~8枚。荚果直而扁平，深棕色，被白色粉霜。种子多数。

【性味功效】辛、咸，温；有小毒。祛痰开窍，散结消肿。

【古方选录】《太平圣惠方·卷四十六》皂荚丸：皂荚三梃（长大者，去黑皮，涂酥，炙令焦黄，去子），旋覆花一两，杏仁一两（汤浸，去皮尖双仁，麸炒微黄，研如膏）。用法：上为末，炼蜜为丸，如梧桐子大。每服十丸，食后煮枣粥饮送下。主治：咳嗽上气，痰唾稠黏，坐卧不得。

【用法用量】煎服，1.5~5g；入丸、散，1~1.5g。外用适量，研末吹鼻取嚏；或研末调敷患处。

【使用注意】内服剂量过大则引起呕吐、腹泻。辛散走窜之性极强，非顽痰实证体壮者不宜轻投。孕妇、气虚阴亏及有出血倾向者忌用。

【现代研究】化学研究显示，皂荚含三萜类皂苷，鞣质，蜡醇，廿九烷和豆甾醇等。药理研究显示，其有祛痰，抗菌和杀虫等作用。现代临床用于治疗哮喘、急性乳腺炎、急性肠梗阻和小儿厌食症等。

67 楝实（川楝子、金铃子）

【古籍原文】有小毒。根微寒。治蛔虫，利大肠。生荆山。

《本经》原文：楝实，味苦，寒。主温疾伤寒，大热烦狂，杀三虫，疥疡，利小便水道。生山谷。

【来　源】楝科植物川楝*Melia toosendan* Sieb. et Zucc.的成熟果实。

【形态特征】落叶乔木，高达10m。树皮灰褐色。二至三回奇数羽状复叶，互生；羽片4~5对，小叶卵形或狭卵形，先端渐尖或长渐尖，基部圆形，全缘或有疏锯齿。圆锥花序腋生；花瓣淡紫色；花萼片灰绿色；雄蕊2倍于花瓣数，花丝合成筒状。核果大，椭圆形或近球形，黄色或栗棕色，内果皮坚硬木质。种子长椭圆形，黑色。

【性味功效】苦，寒；有小毒。行气止痛，疏肝泄

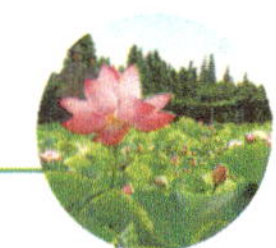

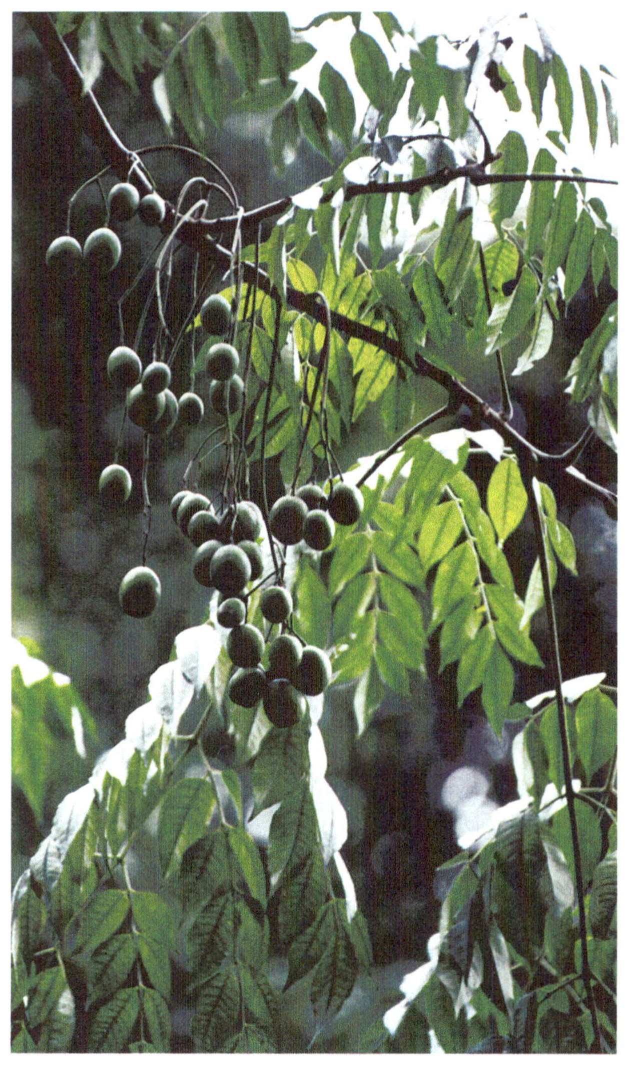

热，杀虫。

【古方选录】《幼幼新书・卷三十一》川楝散：川楝子肉、马兰花、舶上茴香各等分。用法：上为末。每服半钱，葱汤调下，日三次。主治：疝。

【用法用量】煎服，5~10g。外用适量，研末调涂。驱虫宜生用，炒用寒性降低，行气止痛多炒用。

【使用注意】不宜过量或持续服用。脾胃虚寒者禁用。

【现代研究】化学研究显示，楝实含川楝素，楝树碱，山萘醇及脂肪油等。药理研究显示，其对猪蛔虫、蚯蚓、水蛭有明显杀灭作用，还具有松弛奥狄氏括约肌，收缩胆囊，促进胆汁排泄，兴奋肠管平滑肌，抑制金黄色葡萄球菌、多种致病性真菌，抗炎和抗癌等作用。现代临床用于治疗头癣、胃痛、胆结石、鞘膜积液、急性乳腺炎和蛔虫病等。

68 柳华（柳花、柳絮）

【古籍原文】无毒。主治痂疥，恶疮，金创。叶取煎煮，以洗马疥，立愈。又治心腹内血，止痛。生琅琊。

《本经》原文：柳华，味苦，寒。主风水黄疸，面热黑。一名柳絮。叶，主马疥痂疮。实，主溃痈，逐脓血。子汁，疗渴。生川泽。

【来　　源】杨柳科植物垂柳*Salix babylonica* L.的花序。

【形态特征】落叶乔木，高10~12m。有长而下垂的枝，小枝褐色无毛。叶披针形至线状披针形，先端长渐尖，基部楔形，边缘具细锯齿，上面绿色，下面带白色。花单性，雌雄异株；葇荑花序先叶开放或与叶同时开放；雄花序长1.5~2cm，雌花序长达5cm；苞片圆形至线状披针形；雄蕊2枚，分离；雌花有1腺体，子房无毛，柱头2裂。蒴果绿褐色，成熟后2裂。种子有绵毛。

【性味功效】苦，寒。祛风利湿，止血散瘀。

【古方选录】《普济方・卷一八八》柳花散：柳絮不拘多少（焙干）。用法：上为细末。温米饮送下。主治：吐血。

【用法用量】捣汁或研末，3~10g。外用适量，研末或烧存性，外撒患处。

【现代研究】化学研究显示，叶含鞣质4.93%，树木质部含水杨酸苷。现代临床用于治疗慢性支气管炎、膀胱结石、高血压病、急性黄疸型肝炎、烧烫伤和脚癣等。

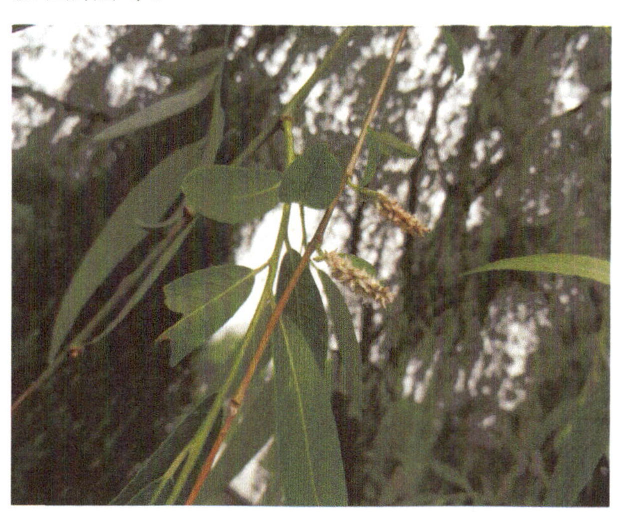

69 桐　叶

【古籍原文】无毒。皮，主治贲豚气病。生桐栢。

《本经》原文：桐叶，味苦，寒。主恶蚀疮着阴。皮，主五痔，杀三虫。花，主敷猪疮，饲猪肥大三倍。生山谷。

【来　　源】梧桐科植物梧桐*Firmiana platanifolia* (L. f.) Marsili 的叶。

【形态特征】落叶乔木，高达16m；树皮青绿色，平滑。单叶互生，3~5掌状深裂，基部心形，裂片三角形，顶端渐尖，脉掌状。圆锥花序顶生；花单性，淡黄绿色；萼片5片；花梗与花近等长；雄蕊花药15枚；雌花心皮5枚，基部分离。蓇葖果膜质，成熟时开裂成叶状，每个蓇葖果有种子2~4颗。种子圆球形，表面有皱纹。

【性味功效】苦、微辛，凉。祛风除湿，清热解毒。

【古方选录】《疡医大全·卷十九》紫桐散：梧桐叶（鲜捣烂，或初秋采取阴干）、紫花地丁各等分。用法：上为细末，砂糖调敷。主治：手足发背。

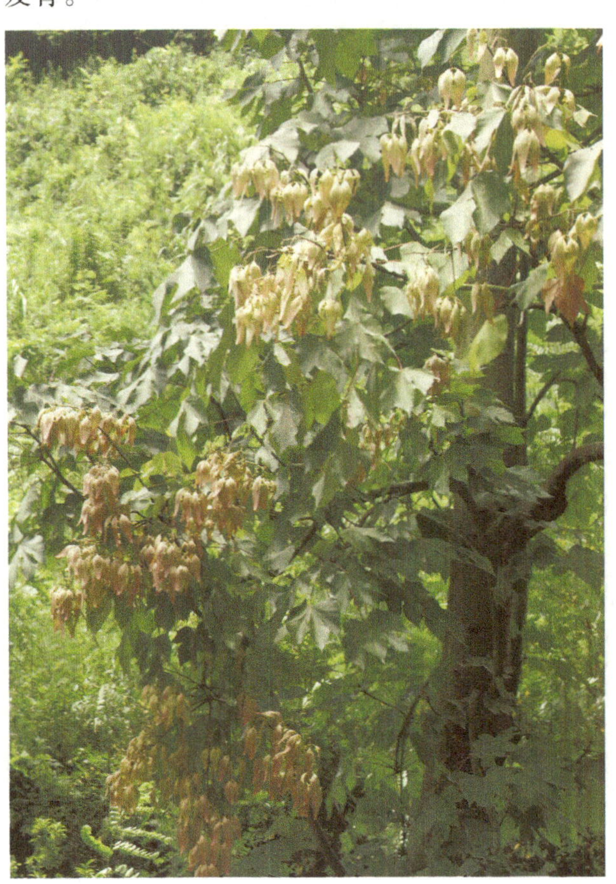

【用法用量】煎服，10~15g。外用鲜叶敷贴、煎水洗或研末调敷。

【现代研究】化学研究显示，梧桐叶含甜菜碱，胆碱，β-香树脂醇，β-香树脂醇乙酸酯，β-谷甾醇，三十一烷及芸香苷等。药理研究显示，其有降血压，镇静等作用。现代临床用于治疗感冒、腹泻、高血压和银屑病等。

70 梓白皮

【古籍原文】无毒。主治目中患。生河内。

又，皮，主吐逆胃反，去三虫，小儿热疮，身头热烦，蚀疮。汤浴之，并封薄散敷。嫩叶，主烂疮也。

《本经》原文：梓白皮，味苦，寒。主热，去三虫。叶，捣敷猪疮，饲猪肥大三倍。生山谷。

【来　　源】紫葳科植物梓*Catalpa ovata* G. Don. 的树皮及根皮韧皮部。

【形态特征】落叶乔木，高达15m。树干伞形，主干通直，树皮灰褐色。叶对生或近对生；叶片阔卵形，先端渐尖，基部心形，全缘或微波状。顶生圆锥花序，花萼2唇开裂，绿色或紫色；花冠钟状，淡黄色；能育雄蕊2枚，退化雄蕊3枚；子房上位，棒状，柱头2裂。蒴果线形。种子长椭圆形。

【性味功效】苦，寒。清热解毒，利湿，杀虫止痒。

【古方选录】《伤寒总病论·卷五》梓皮饮子：梓皮。用法：单煮梓皮汁，稍稍饮之佳。主治：温病热未除，重被暴寒，寒毒入胃，蕴结不散变啘。时

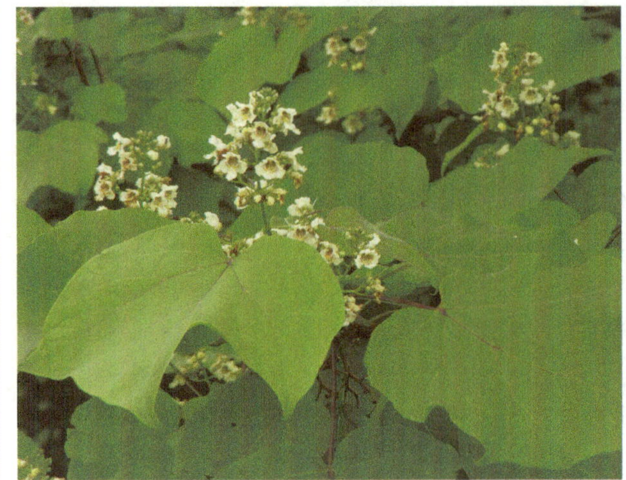

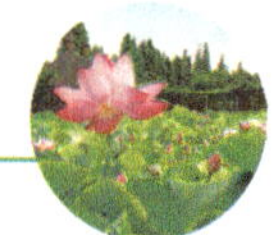

气温病，头痛壮热，初得一二日者。

【用法用量】煎服，5~10g。外用适量，煎水洗；或研末调敷。

【现代研究】化学研究显示，梓白皮含羽扇豆醇，梓白皮三十烷酸，阿魏酸，梓果苷和对-香豆酸等。药理研究显示，其有显著抗诱变的作用。现代临床用于治疗黄疸、肾炎水肿、呕吐、疥疮、湿疹和皮肤瘙痒等。

71 蜀漆

【古籍原文】微温，有毒。主治胸中邪结气吐出之。生江林山及蜀汉中，恒山苗也。五月采叶，阴干。（栝楼为之使，恶贯众）

《本经》原文：蜀漆，味辛，平。主疟及咳逆寒热，腹中癥坚痞结，积聚邪气，蛊毒鬼注。生川谷。

【来　源】虎耳草科植物常山*Dichroa febrifuga* Lour. 的嫩枝叶。

【形态特征】落叶灌木，高可达2m。茎枝圆形，有节。叶对生，椭圆形，广披针形或长方状倒卵形，先端渐尖，基部楔形，边缘有锯齿。伞房花序，着生于枝顶或上部的叶腋；花浅蓝色；苞片线状披针形，早落；花萼管状，淡蓝色，管外密被棕色短毛；花瓣6片，蓝色，长圆状披针形或卵形；雄蕊10~12枚；雌蕊1枚，蓝色。浆果圆形，蓝色，有宿存萼和花柱。

【性味功效】苦，平；有毒。截疟，退热，涌吐，祛痰。

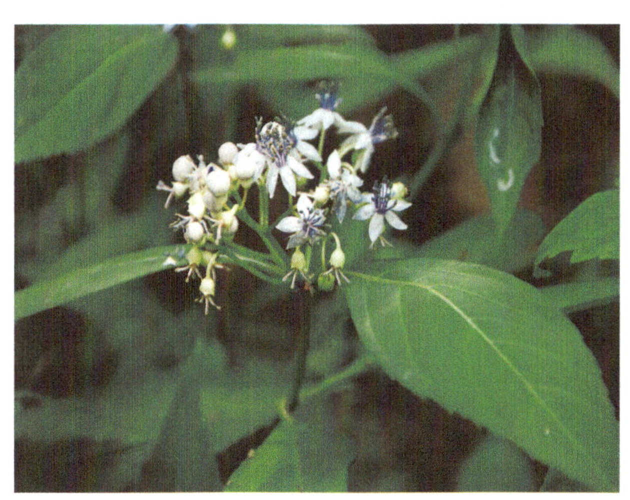

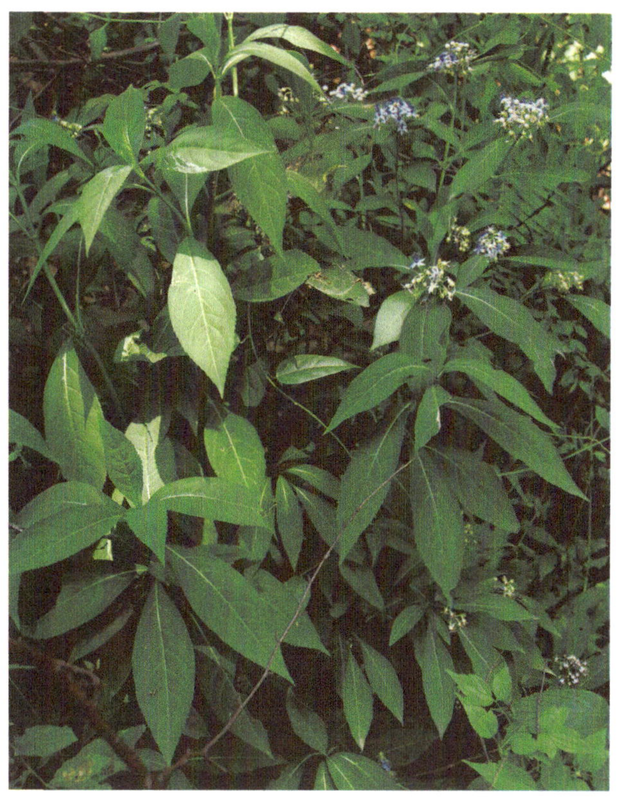

【古方选录】《金匮要略·卷上》蜀漆散：蜀漆（洗去腥）、云母（烧二日夜）、龙骨各等分。用法：杵为散。未发前，以浆水服半钱匕。温疟加蜀漆半分，临发时服一钱匕。主治：牡疟，疟多寒者。

【用法用量】煎服，3~6g；或研末服。

【使用注意】久病体弱者及孕妇忌服。

【现代研究】化学研究显示，常山含常山碱甲、乙、丙等生物碱，4-喹唑酮，常山素A，常山素B，草酸钙晶体和香草酸等。药理研究显示，其有抗疟，解热，降血压，抗流感病毒，抗癌和催吐等作用。常山毒性反应表现为恶心、呕吐、腹泻及胃黏膜充血、出血等。现代临床用于治疗疟疾、支气管炎和食物中毒等。

72 半夏

【古籍原文】生微寒、熟温，有毒。主消心腹胸中膈痰热满结，咳嗽上气，心下急痛坚痞，时气呕逆，消痈肿，胎堕，治痿黄，悦泽面目。生令人吐，熟令人下。用之汤洗，令滑尽。一名守田，一名示姑。生槐里。五月、八月采根，暴干。（射干

为之使，恶皂荚，畏雄黄、生姜、干姜、秦皮、龟甲，反乌头）

《本经》原文：半夏，味辛，平。主伤寒寒热，心下坚，下气，喉咽肿痛，头眩，胸胀咳逆，肠鸣，止汗。一名地文，一名水玉。生川谷。

【来　源】天南星科植物半夏*Pinellia ternata* (Thunb) Breit. 的块茎。

【形态特征】多年生小草本，高15~30cm。块茎近球形。叶出自块茎顶端，叶柄下部内侧生一白色珠芽；一年生的叶为单叶，卵状心形，2~3年后，叶为3小叶的复叶，小叶椭圆形至披针形，中间小叶较长，两侧较小，尖端锐尖，基部楔形，全缘，两面光滑无毛。肉穗花序顶生，花序梗较叶柄长。

【性味功效】辛，温；有毒。燥湿化痰，降逆止呕，消痞散结。

【古方选录】《素问病机保命集·卷下》玉粉丸：半夏一升（洗），草乌 一字(炒），桂一字（炙）。上同为末，生姜汁浸蒸饼为丸，如鸡头大，每服一丸，至夜含化。主治：少阴病，咽中痛。

【用法用量】煎服，3~9g。因炮制方法不同，有法半夏、清半夏、姜半夏、半夏曲等炮制品。生品外用适量，磨汁涂；或研末以酒调敷患处。

【使用注意】不宜与乌头类药物同用；阴虚、出血者慎用；热痰、燥痰当配伍后使用；妊娠期慎用。

【现代研究】化学研究显示，半夏含挥发油，β-谷甾醇，左旋麻黄碱，胆碱，葡萄糖苷，多种氨基酸，皂苷，多糖，脂肪和直链淀粉等。药理研究显示，其有镇咳，祛痰，镇吐，抑制唾液腺、胃腺分泌，抗心律失常，镇静，催眠，抗惊厥和抗肿瘤等作用。现代临床用于治疗喘息性支气管炎、失眠、妊娠呕吐、病毒性心肌炎、痔疮、扁平疣、斑秃、鸡眼、慢性咽炎及突发性咽痛音哑等。

73 款冬花（款冬花）

【古籍原文】味甘，无毒。主消渴，喘息呼吸。一名氐冬。生常山及上党水傍。十一月采花，阴干。（杏仁为之使，得紫菀良，恶皂荚、消石、玄参，畏贝母、辛夷、麻黄、黄芪、黄芩、黄连、青葙）

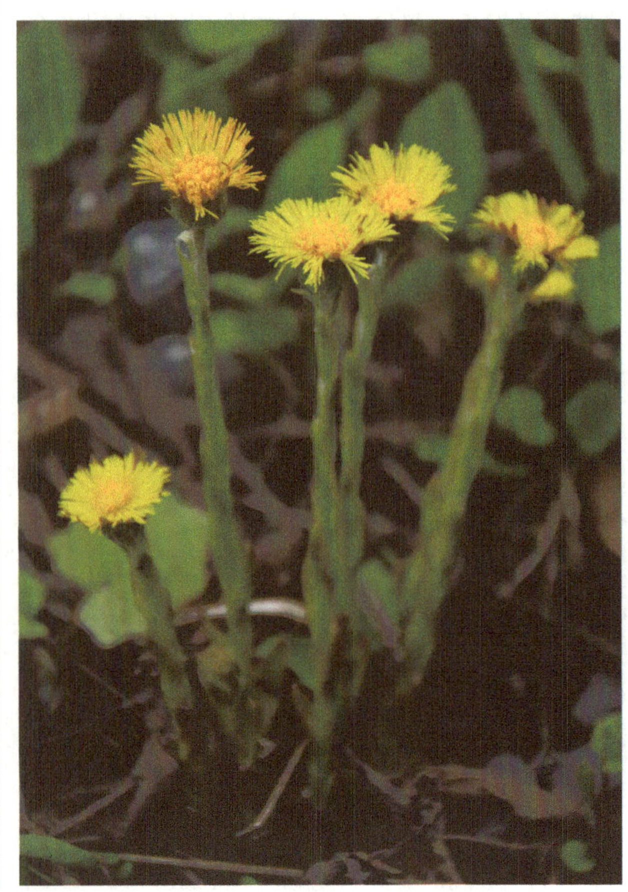

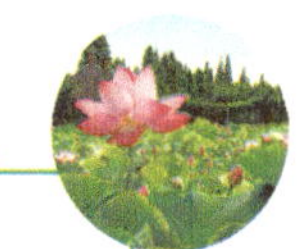

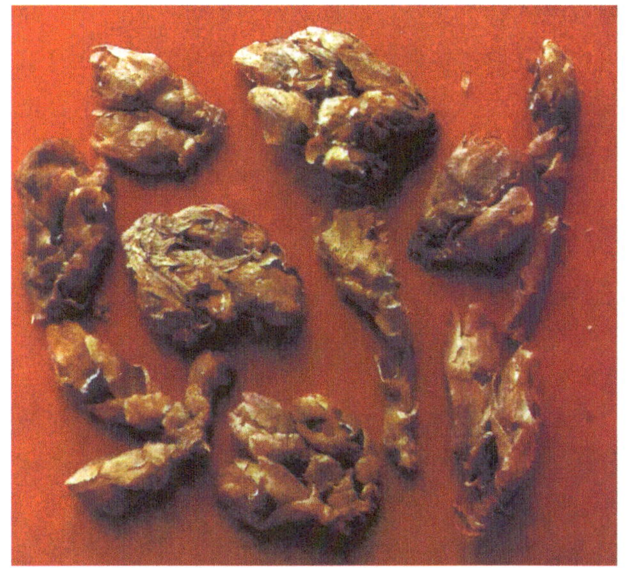

《本经》原文：款冬花，味辛，温。主咳逆上气，善喘，喉痹，诸惊痫寒热邪气。一名橐吾，一名颗冻，一名虎须，一名兔奚。生山谷。

【来　源】菊科植物款冬*Tussilago farfara* L. 的花蕾。

【形态特征】多年生草本。根茎细长，横生。叶基生，阔心形，边缘具波状顶端增厚的黑褐色疏齿，下面密生白色茸毛，掌状网脉；叶柄被白色绵毛。花黄色，先叶开放；花葶数枝；头状花序顶生；总苞片1~2层，内外均被茸毛；边缘有多层雌花，舌状，黄色；子房下位，柱头2裂；中央为两性管状花；雄蕊5枚，花药基部尾状；柱头头状。瘦果长椭圆形，冠毛淡黄色，纤细。

【性味功效】辛、微苦，温。润肺下气，止咳化痰。

【古方选录】《普济方·卷三八七》款冬花散：款冬花、知母、贝母、阿胶（炒）、甘草各等分。用法：上为粗末。三岁儿每服一钱，水半盏，煎至三分，去滓。主治：小儿久新咳嗽，气急不食。

【用法用量】煎服，5~10g；或入丸、散。干咳无痰者蜜炙用。

【现代研究】化学研究显示，款冬花含款冬花碱，克氏千里光碱，三萜类，黄酮苷，β-谷甾醇，蒲公英黄质，精油和多种氨基酸等。药理研究显示，其有镇咳，祛痰，平喘，抑制血小板聚集，兴奋中枢神经，抑制胃肠平滑肌收缩及解痉等作用。现代临床用于治疗感冒咳嗽、支气管哮喘、急慢性气管炎和慢性骨髓炎等。

74 牡丹（牡丹皮）

【古籍原文】味苦，微寒，无毒。主除时气，头痛，客热，五劳，劳气，头腰痛，风噤，癫疾。生巴郡及汉中。二月、八月采根，阴干。（畏菟丝子）

《本经》原文：牡丹，味辛，寒。主寒热，中风瘈疭，痉惊痫邪气，除癥坚瘀血留舍肠胃，安五脏，疗痈疮。一名鹿韭，一名鼠姑。生山谷。

【来　源】毛茛科植物牡丹*Paeonia suffruticosa* Andr. 的根皮。

【形态特征】多年生落叶小灌木，高100~150cm。根茎肥厚。枝短而粗壮。叶互生，通常为二出或三出复叶，有叶柄；小叶卵形，顶生小叶3裂；上面深绿色，无毛，下面带白色，中脉生白色长毛。花单生于枝端，大型；萼片5片，覆瓦状排列，绿色；花瓣5片或多数，玫瑰色、红色、紫色或白色；雄蕊多数；雌蕊2~5枚，绿色；花盘杯状。蓇葖果聚生。

【性味功效】苦、辛，微寒。清热凉血，活血散瘀，清虚热。

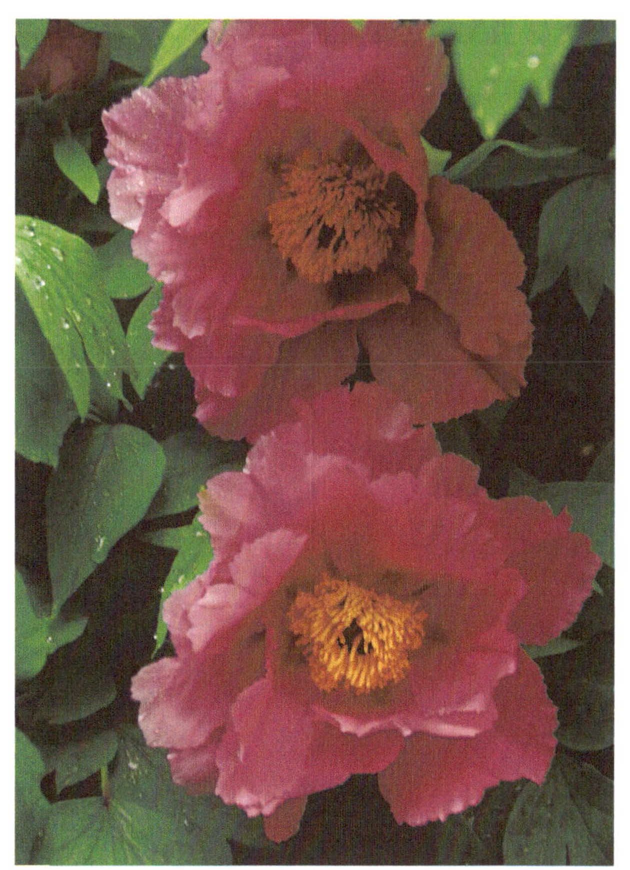

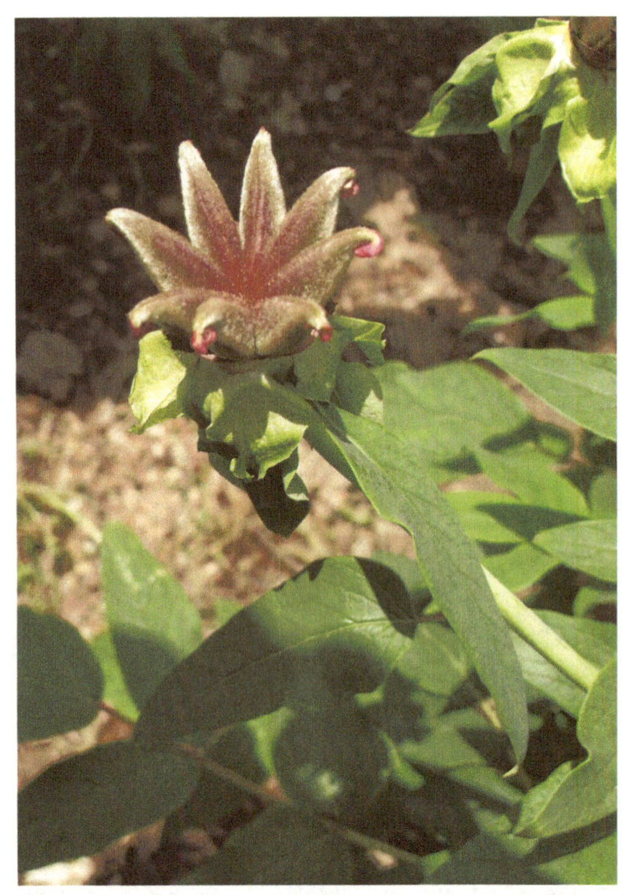

【古方选录】《校注妇人良方·卷十八》牡丹皮散：牡丹皮一两，芒消一两，大黄一两（蒸），冬瓜子三至七粒（去皮尖）。用法：水煎服。主治：产后恶露闷绝。

【用法用量】煎服，6~12g；或入丸、散。清热凉血宜生用，活血散瘀宜酒炙用。

【使用注意】孕妇及月经过多者慎用。

【现代研究】化学研究显示，牡丹皮含牡丹酚，牡丹酚苷，芍药苷，氧化芍药苷，苯甲酰芍药苷，牡丹酚原苷和牡丹酚新苷等。药理研究显示，其有抑制痢疾杆菌、伤寒杆菌、大肠杆菌，镇静，镇痛，降温，解热，解痉，降血压，抗凝血，抗炎，抗溃疡和解除平滑肌痉挛等作用。现代临床用于治疗高血压、原发性血小板减少性紫癜、过敏性鼻炎、皮肤瘙痒症及荨麻疹等。

75 防己（汉防己、粉防己）

【古籍原文】味苦，温，无毒。主治水肿，风肿，去膀胱热，伤寒，寒热邪气，中风，手脚挛急，止泄，散痈肿、恶结，诸蜗疥癣，虫疮，通腠理，利九窍。文如车辐理解者良。生汉中。二月、八月采根，阴干。（殷孽为之使，杀雄黄毒，恶细辛，畏萆薢）

《本经》原文：防己，味辛平，主风寒，温疟热气诸痫，除邪，利大小便，一名解离。生川谷。

【来　　源】防己科植物粉防己*Stephania tetrandra* S. Moore的根。

【形态特征】多年生缠绕性落叶藤本。根圆柱状，外皮淡棕色，有横纹。茎柔韧细长。叶互生，质薄较柔，全缘，两面均被短柔毛，叶柄盾状着生。花小，雌雄异株，雄花为头状聚伞花序成总状排列；雄花绿色，萼片4枚，花瓣4枚，雄蕊4枚，花丝呈柱形；雌花的花萼、花瓣与雄花同数，子房椭圆形。核果球形，熟时红色。

【性味功效】苦，寒。祛风止痛，利水消肿。

【古方选录】《普济方·卷一九三》防己汤：防己四两，白术三两，甘草二两。用法：上为末。每服三钱，加生姜三片，大枣一枚，水煎服。主治：湿气浮肿。

【用法用量】煎服，5~10g。

【使用注意】苦寒之品，胃气不足及阴虚体弱者慎用。

【现代研究】化学研究显示，根含粉防己碱、防己

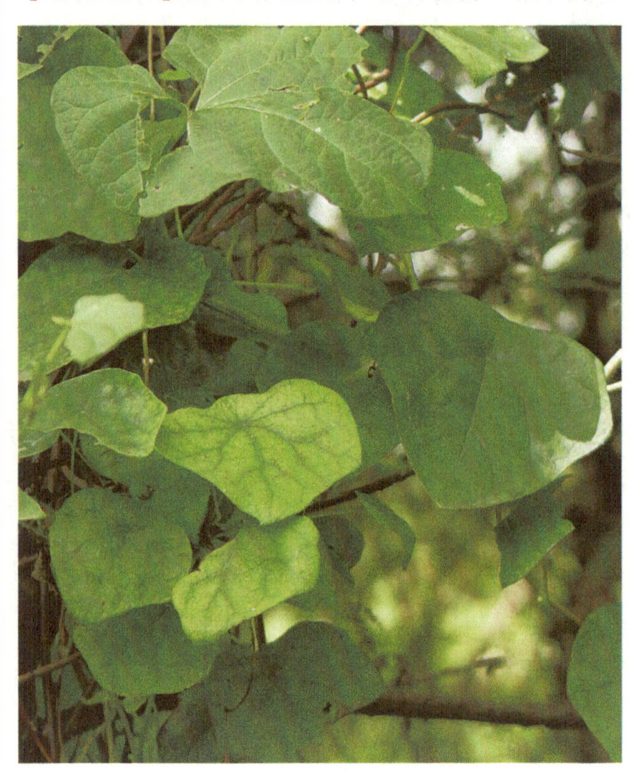

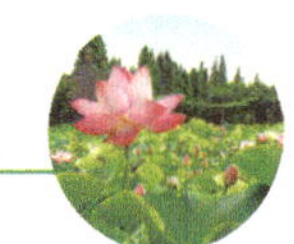

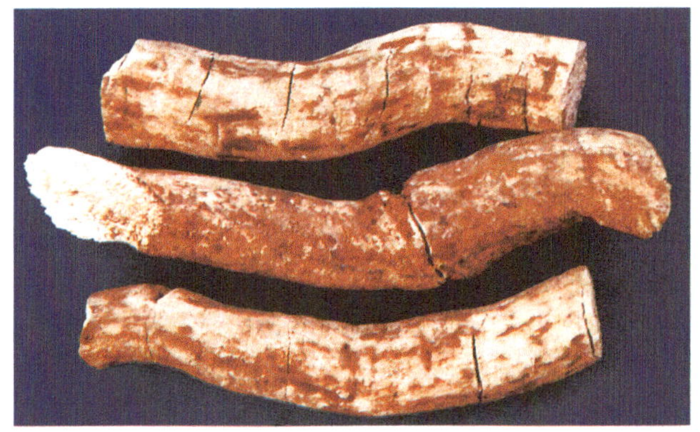

诺林碱等生物碱，黄酮苷，酚类，有机酸及挥发油等。药理研究显示，其有镇痛、利尿、抗癌、抗肝纤维化、抗心律失常、降压、抗菌等作用。现代临床用于治疗慢性肾炎、痛风性关节炎、肝硬化腹水、充血性心力衰竭等。

76 赤 赫

【古籍原文】味苦，寒，有毒。主治痂疡恶败疮，除三虫、邪气。生益州川谷，二月、八月采。

【现代研究】《中华本草》《中药大辞典》均无记载，品种来源有待考证。

77 黄 环

【古籍原文】有毒。生蜀郡。三月采根，阴干。（鸢尾为之使，恶茯苓）

《本经》原文：黄环，味苦，平。主蛊毒鬼注鬼魅，邪气在脏中，除咳逆寒热。一名凌泉，一名大就。生山谷。

【现代研究】《本草纲目》尚有“消水肿，利小便”的记载。目前，研究原植物品种不能确定，有待考证。

78 巴戟天

【古籍原文】味甘，无毒。主治头面游风，小腹及阴中相引痛，下气，补五劳，益精，利男子。生巴郡及下邳。二月、八月采根，阴干。（覆盆子为之

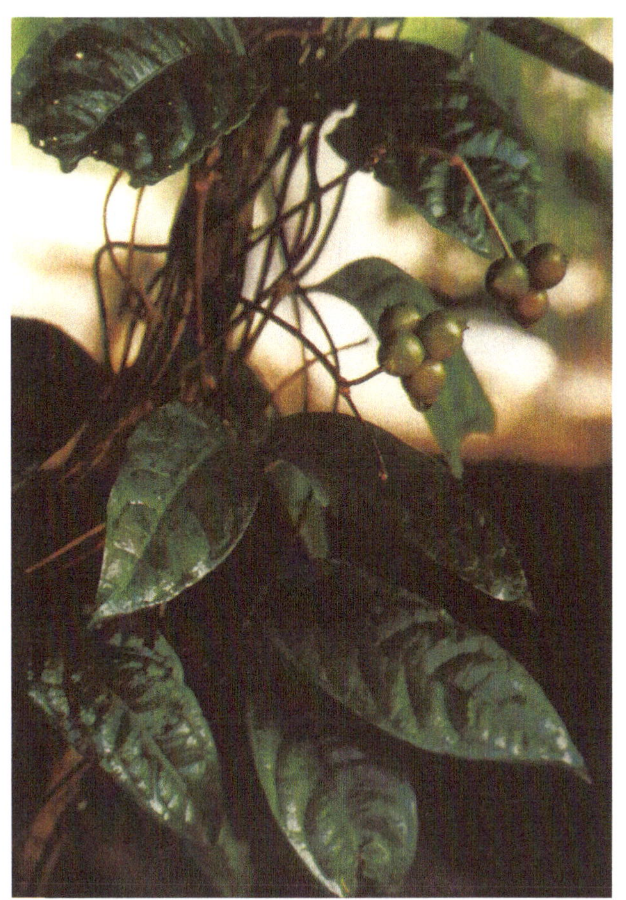

使。恶朝生、雷丸、丹参）

《本经》原文：巴戟天，味辛，微温。主大风邪气，阴痿不起，强筋骨，安五脏，补中增志益气。生山谷。

【来　源】茜草科植物巴戟天*Morinda officinalis* How的根。

【形态特征】缠绕或攀援藤本。根茎肉质肥厚，圆柱形，断面紫红色。叶对生，长椭圆形，先端短渐尖，基部楔形或阔楔形，全缘，下面沿中脉上被短粗毛；叶柄有褐色粗毛；托叶鞘状。头状花序生于小枝顶端；花冠肉质，白色，4深裂；雄蕊4枚，花

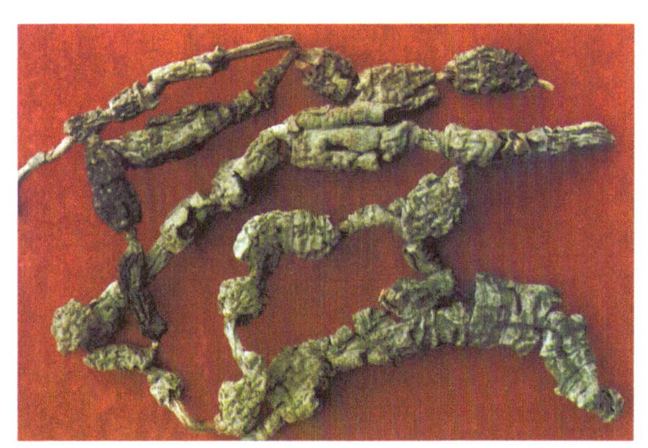

丝极短；子房下位，4室。浆果近球形，成熟后红色。

【性味功效】甘、辛，微温。补肾助阳，强筋骨，祛风除湿。

【古方选录】《圣济总录・卷五十二》巴戟天丸：巴戟天（去心）、补骨脂（炒）、茴香子(小茴香，炒）各半两，附子一两（去皮、脐，锉，盐炒）。用法：上四味，捣罗为末，用酒熬一半成膏，留一半拌和丸，如梧桐子大。每服二十丸，空心食前盐汤下。主治：肾脏久虚，体瘦骨痿，腰脚酸疼，脐腹冷痛，饮食无味，行坐少力，夜多梦泄，耳内蝉鸣。

【用法用量】煎服，3~10g。补肾多盐水炙用。

【使用注意】阴虚火旺者慎用。

【现代研究】化学研究显示，巴戟天含甲基异茜草素，大黄素甲醚，β-谷甾醇，四乙酰车叶草苷，水晶兰苷，棕榈酸，维生素C及铁、锌、钙、镁、锰、钾、锶、铅等。药理研究显示，其有增体重，抗疲劳，抑制胸腺萎缩，增加血中白细胞数和促肾上腺皮质激素等作用。现代临床用于治疗小儿肾病综合征、蛋白尿、男性精神性或功能性阳痿、遗精和早泄等。

79 石南草（石楠）

【古籍原文】有毒。主治脚弱，五脏邪气，除热。女子不可久服，令思男。生华阴。二月、四月采叶，八月采实，阴干。（五加为之使）

《本经》原文：石南，味辛、苦，平。主养肾气，内伤阴衰，利筋骨皮毛。实，杀蛊毒，破积聚，逐风痹。一名鬼目。生山谷。

【来　　源】蔷薇科植物石楠*Photinia serrulata* Lindl.的叶或带叶嫩枝。

【形态特征】常绿灌木或小乔木，高4~6m，有时可达12m，树冠圆形，多分支。叶互生，叶片革质，长椭圆形或长倒卵形，先端急尖或渐尖，基部圆形或阔楔形，边缘有细密而尖锐的锯齿。顶生圆锥状伞房花序，花萼钟状，裂片5片，三角形；花瓣5片，白色；雄蕊多数。梨果红色，近球形。

【性味功效】辛、苦，平；有小毒。祛风除湿，止

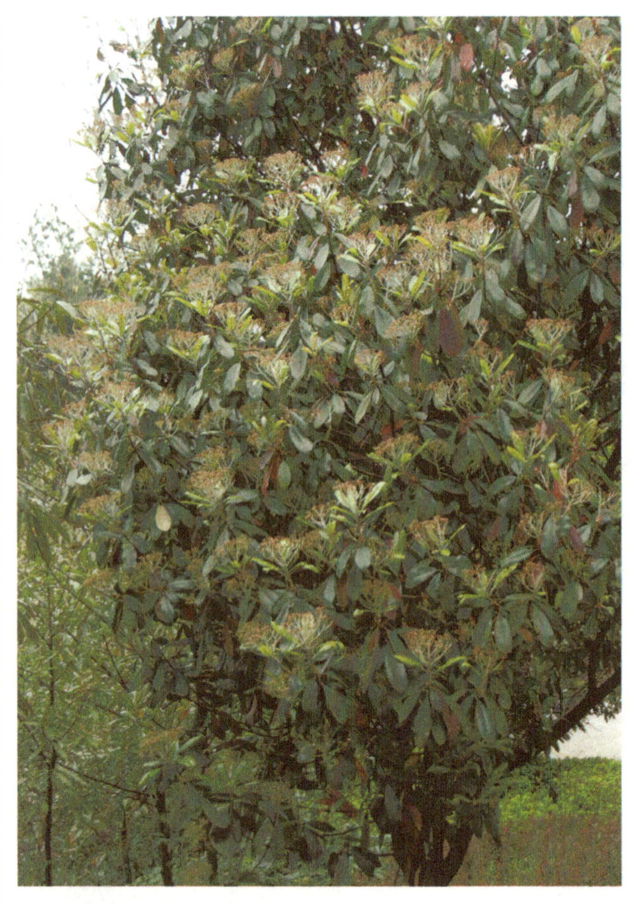

痒，通络止痛，益肾。

【古方选录】《圣济总录・卷一八二》石南汤：石南叶一把，蜀椒半两（去目及闭口者，炒出汗）。用法：以水二盏，煎取一盏半，去滓，下消石、白矾各半两，搅令消，以绵温涂于疹处，干即易。主治：小儿风疹。

【用法用量】煎服，5~10g；或入丸、散。外用适量，研末撒；或吹鼻。

【使用注意】阴虚火旺者忌用。

【现代研究】化学研究显示，叶含叶绿素，类胡萝卜素，鞣质，樱花苷，山梨醇，氢氰苷和苯甲醇等。药理研究显示，其有杀灭钉螺、日本血吸虫尾蚴，降低实验动物血压，强心，利尿，抑菌等作用。现代临床用于治疗牙龈肿痛、风湿病肌肉麻痹、关节疼痛、风疹和妇女偏头痛等。

80 女　菀

【古籍原文】无毒。主治肺伤、咳逆，出汗，久寒在膀胱支满，饮酒夜食发病。一名白菀，一名织女

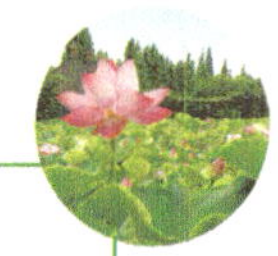

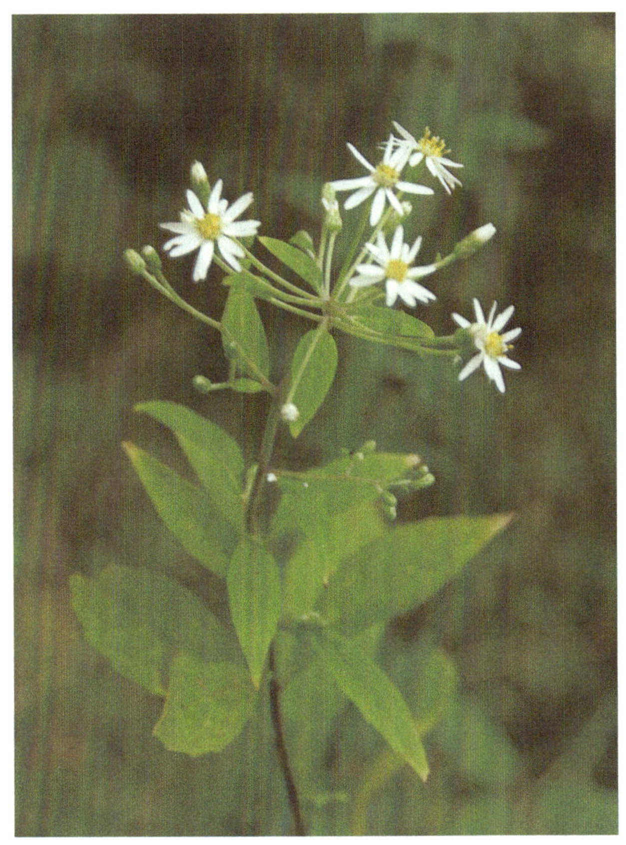

菀，一名菀。生汉中或山阳。正月、二月采，（畏卤咸）

《本经》原文：女菀，味辛，温。主风寒洗洗，霍乱泄利，肠鸣上下无常处，惊痫寒热百疾。生川谷。

【来　源】菊科植物女菀*Aster fastigiatus* Fisch. 的全草或根。

【形态特征】多年生草本，高30~100cm。茎直立。叶互生；基部叶披针形，先端锐，基部窄狭，边缘粗糙，有疏生锯齿；茎上部叶无柄，线形或线状披针形，上面光滑，绿色，边缘粗糙。头状花序密集成伞房状，总苞筒状，苞片披针形，有数列；周围舌状花白色；中心管状花黄色，花药基部钝而全缘；柱头2裂，裂片长圆形，先端钝。瘦果长圆形，全体有毛；冠毛灰白色或带红色。

【性味功效】辛，温。温肺化痰，健脾利湿。

【临床用方】《湖南药物志》：女菀15g，陈皮6g，菖蒲6g。用法：水煎服。主治：肠鸣腹泻。

【用法用量】煎服，9~15g。

【现代研究】化学研究显示，全草含槲皮素，根含挥发油。现代临床用于治疗咳嗽气喘、细菌性痢疾和腹泻等。

81 地　榆

【古籍原文】味甘、酸，无毒。止脓血，诸瘘，恶疮，热疮，消酒，除消渴，补绝伤，产后内塞。可作金疮膏。生桐柏及腕朐。二月、八月采根，暴干。（得发良，恶麦门冬）

《本经》原文：地榆，味苦，微寒。主妇人乳痓痛七伤，带下病，止痛，除恶肉，止汗，疗金创。生山谷。

【来　源】蔷薇科植物地榆*Sanguisorba officinalis* L. 或长叶地榆*Sanguisorba officinalis* L. var. *longifolia* (Bert.) Yü et Li 的根。

【形态特征】地榆　多年生草本。茎有时带紫色。羽状复叶，基生叶有长柄，茎生叶互生；托叶镰状，有齿；小叶7~21片，矩状椭圆形，先端钝，有小突尖，基部截形或浅心形，边缘有圆而锐的锯齿，小叶柄基部具小托叶。穗状花序顶生，圆柱形，花小而密集；花被4裂；花瓣状，紫红色。瘦果椭圆形，褐色，花被宿存。

【性味功效】苦、酸、涩，微寒。凉血止血，解毒敛疮。

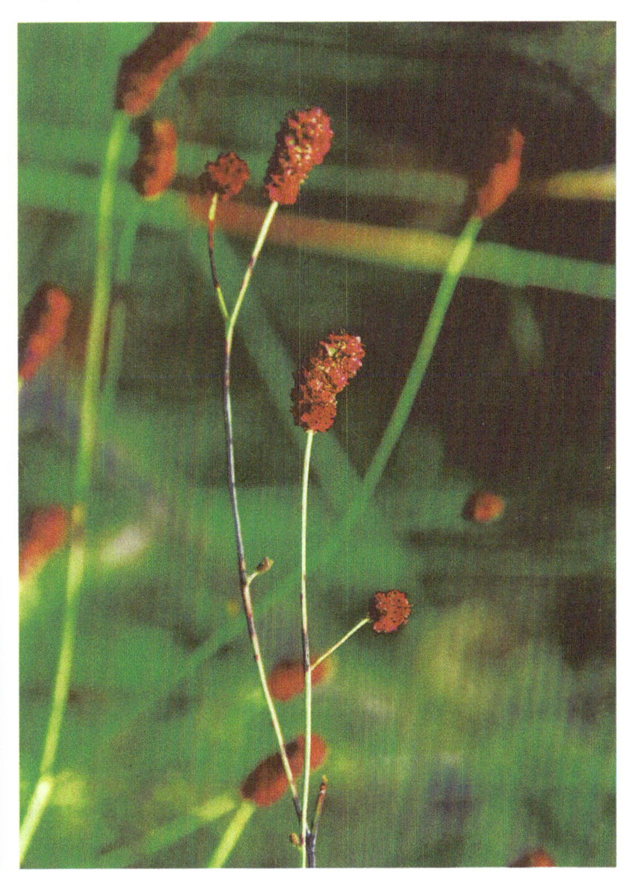

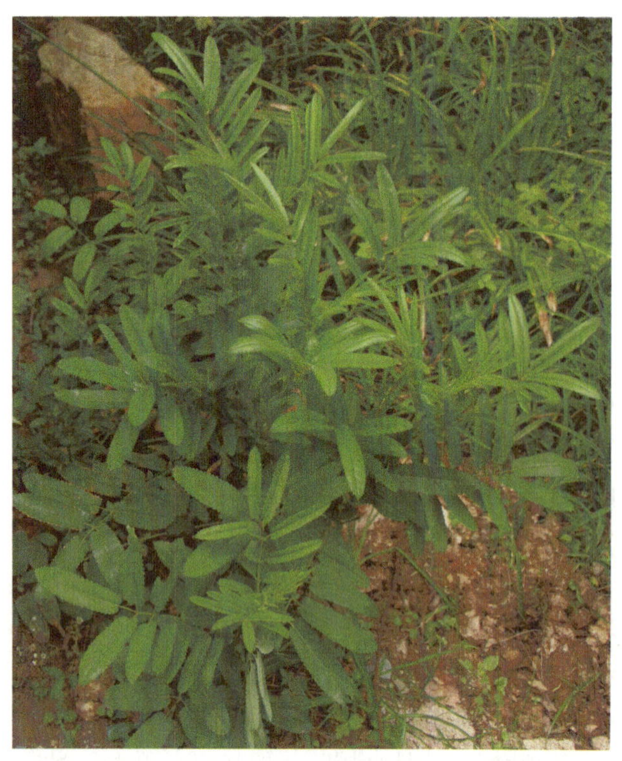

【古方选录】《素问病机气宜保命集·卷中》苍术地榆汤：苍术二两，地榆一两。用法：上二味粗捣筛。上锉。每服一两，水煎服。主治：泻痢，先血后便者。脾经受湿，下血痢。

【用法用量】煎服，9~15g；或入丸、散。外用适量，研末涂敷患处。止血宜炒炭用，解毒敛疮宜生用。

【使用注意】虚寒性出血或有瘀血者慎用。烫伤者不宜大面积使用。

【现代研究】化学研究显示，地榆含地榆苷，地榆皂苷A、B、E，水解鞣质，缩合鞣质，没食子酸，鞣花酸，糖类，维生素A及多种微量元素等。药理研究显示，其有明显缩短出血、凝血时间，抗炎，镇吐和镇静等作用。现代临床用于治疗慢性支气管炎、慢性胃炎、胃溃疡、急性肠炎、细菌性痢疾、各种烧烫伤、痔疮、带状疱疹、红眼病、痤疮和湿疹等。

82 五茄（五加皮、南五加）

【古籍原文】味苦微寒，无毒。主治男子阴痿，囊下湿，小便余沥，女人阴痒及腰脊痛，两脚疼痹风弱，五缓，虚羸，补中益精，坚筋骨，强志意。久

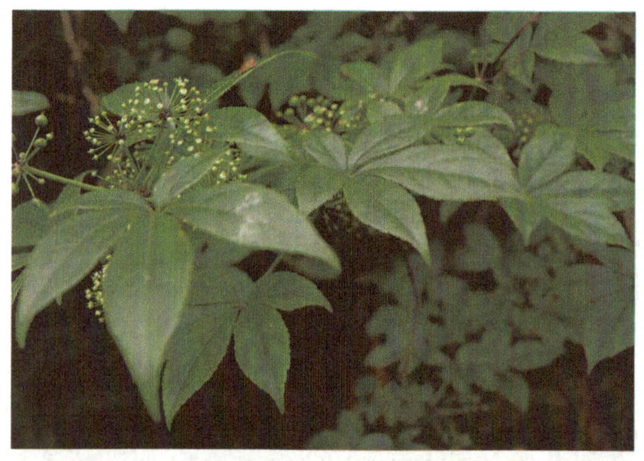

服轻身耐老。一名豺节。五叶者良。生汉中及宛朐。五月、七月采茎，十月采根，阴干。（远志为之使，畏蛇皮、玄参）

《本经》原文：五茄皮，味辛，温。主心腹疝气腹痛，益气疗躄，小儿不能行，疽疮阴蚀。一名犲漆。

【来　源】五加科植物细柱五加*Acanthopanax gracilistylus* W. W. Smith 的根皮。

【形态特征】灌木，有时蔓生，高2~3m。枝灰棕色，茎直立或攀援，在叶柄基部或单生扁平刺。叶互生，叶柄有细刺；掌状复叶5片，顶端1片较大，小叶倒卵形至倒披针形，先端尖，基部楔形，边缘具细锯齿。伞形花序单生于叶腋或短枝末梢；花萼

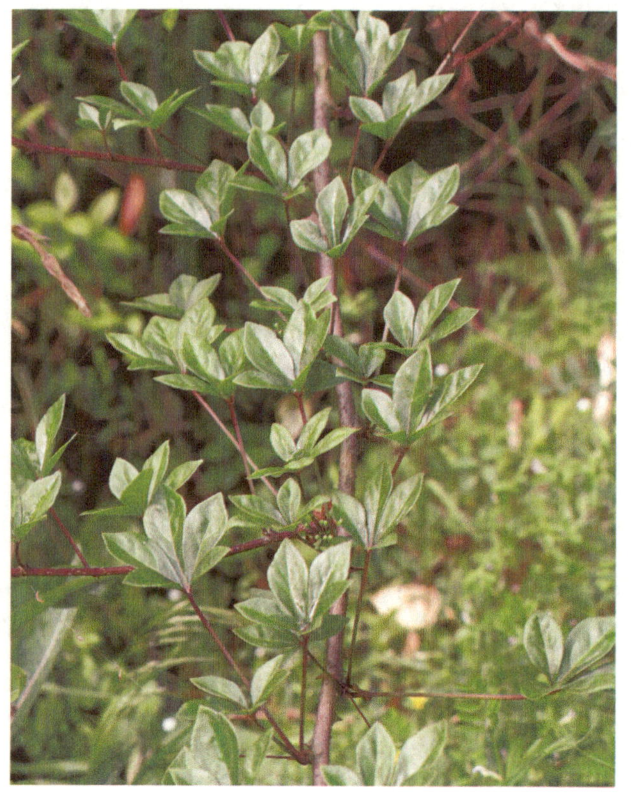

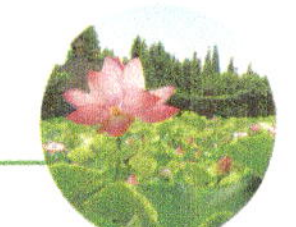

5齿裂；花黄绿色，花瓣5片；雄蕊5枚；子房2室。核果近浆果状，扁球形，熟时黑色。

【性味功效】辛、苦，温。祛风湿，补肝肾，强筋骨，利水。

【古方选录】《普济方·卷一五四》五加皮丸：五加皮、杜仲（炒）等分。用法：上为末，酒糊为丸，如梧桐子大。每服三十丸，温酒送下。主治：腰痛。

【用法用量】煎服，5~10g；或入丸、散；或浸酒。

【使用注意】萝藦科植物杠柳皮又名北五加，有小毒，不能与五加皮混用。

【现代研究】化学研究显示，根皮含丁香苷，刺五加苷，右旋芝麻素，硬脂酸，棕榈酸，挥发油，亚麻酸，β-谷甾醇，维生素A、B_1等。药理研究显示，其有抗炎，镇痛，抗应激，提高血清抗体浓度，影响机体核酸代谢和性激素样作用等。现代临床用于治疗跌打损伤，风湿病关节疼痛，久病腰痛，年老体弱，小儿行迟，水肿和骨折等。

83 泽　兰

【古籍原文】味甘，无毒。主治产后金疮内塞。一名虎蒲。生汝南诸大泽傍。三月三日采阴干。（防己为之使）

《本经》原文：泽兰，味苦，微温。主乳妇内衄，中风余疾，大腹水肿，身面四肢浮肿，骨节中水，金疮，痈肿疮脓。一名虎兰，一名龙枣。生大泽傍。

【来　　源】唇形科植物毛叶地瓜儿苗*Lycopus lucidus* Turcz. var. *hirtus* Regel 的地上部分。

【形态特征】多年生草本，高80~120cm。地下根茎横走，稍肥厚，白色。茎直立，方形4棱，中空，茎棱上被白色小硬毛，节上密集硬毛。叶交互对生，披针形至广披针形；先端长锐尖或渐尖，基部楔形，边缘有粗锯齿；近革质；叶柄短。轮伞花序腋生，花小，多数；萼钟形，先端5裂；花瓣白色，钟形。坚果扁平。

【性味功效】苦、辛，微温。活血调经，祛瘀消痈，利水消肿。

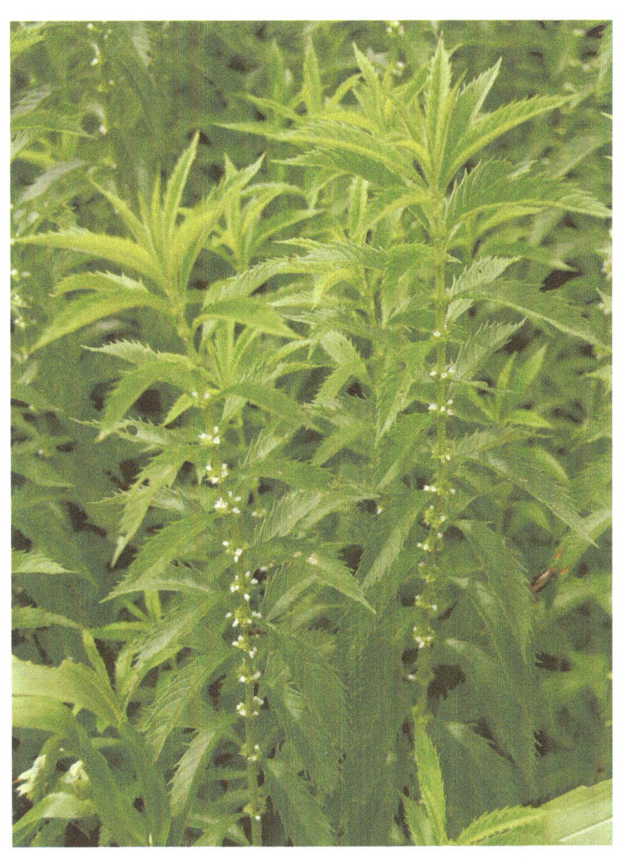

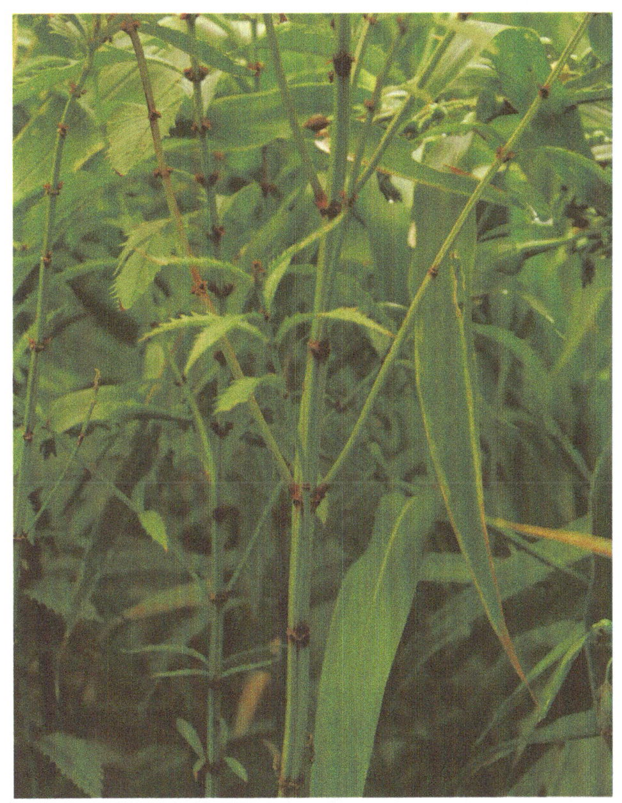

【古方选录】《鸡峰普济方·卷十二》泽兰汤：泽兰叶三两，当归、白芍药各一两，甘草半两。用法：上为粗末。每服五钱匕，水二盏，煎至一盏，去滓温服，不以时。主治：经候微少，渐渐不通，手足骨肉烦痛，日就羸瘦，渐生潮热，其脉微数。

【用法用量】煎服，6~12g；或入丸、散。

【使用注意】孕妇慎用。

【现代研究】化学研究显示，泽兰含挥发油和鞣质等。药理研究显示，其有减少血小板数量，抑制血小板功能，促进纤溶活性，抗血栓形成及抗凝血，强心，较强抑制伤寒杆菌、痢疾杆菌、金黄色葡萄球菌等作用。现代临床用于心功能不全性水肿、泌尿系统感染、流行性出血热、蛇咬伤、跌打损伤和外伤出血等。

84 紫参（石见穿、月下红）

【古籍原文】微寒，无毒。主治肠胃大热，唾血，衄血，肠中聚血，痈肿诸疮，止渴，益精。一名众戎，一名童肠，一名马行。生河西及宛朐。三月采根，火炙使紫色。（畏辛夷）

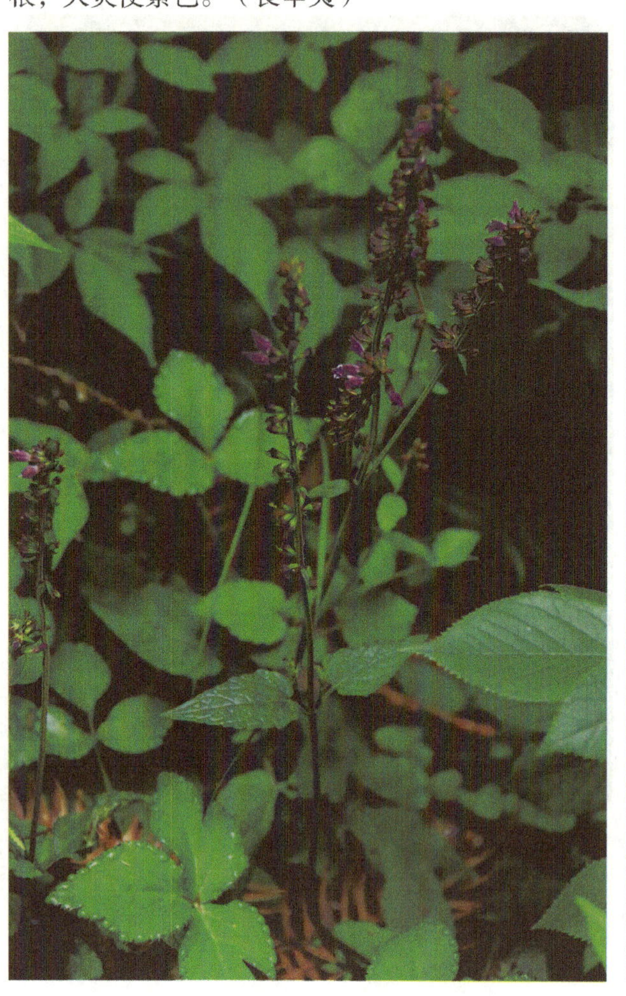

《本经》原文：紫参，味苦、辛，寒。主心腹积聚，寒热邪气，通九窍，利大小便。一名牡蒙。生山谷。

【来　　源】唇形科植物华鼠尾草*Salvia chinensis* Benth. 的全草。

【形态特征】一年生草本，高20~70cm。茎方形，单一或分支，表面紫棕色或绿色，被倒向柔毛。叶对生，全为单叶或茎下部为三出复叶，卵形或卵状椭圆形，边缘有圆齿。轮伞花序具6朵花，集成假总状或圆锥花序；花萼钟状，紫色；花冠蓝紫色或紫色，外被长柔毛；雄蕊2枚，花丝短；子房4裂。小坚果椭圆状卵形，褐色。

【性味功效】苦、辛，平。清热解毒，活血理气，止痛。

【古方选录】《金匮要略·卷中》紫参汤：紫参半斤，甘草三两。用法：上以水五升，先煮紫参取二升，纳甘草煮取一升半，分温三服。主治：下利肺痛。

【用法用量】煎服，15~30g。

【使用注意】孕妇及月经过多者不宜。

85 蛇全（蛇含、五匹风、蛇含委陵菜）

【古籍原文】无毒。主治心腹邪气，腹痛，湿痹，养胎，利小儿。生益州。八月采，阴干。

《本经》原文：蛇全，味苦，微寒。主惊痫，寒热邪气，除热，金创疽痔，鼠瘘恶疮头疡。一名蛇衔。生山谷。

【来　　源】蔷薇科植物蛇含委陵菜*Potentilla*

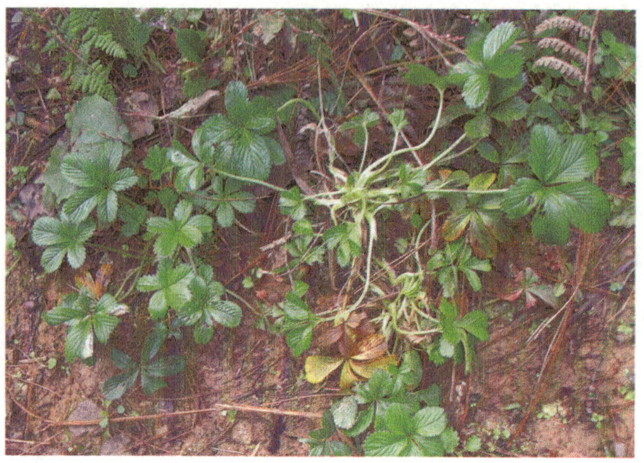

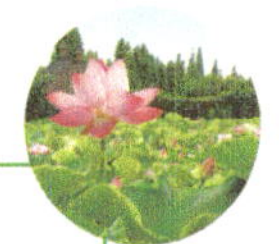

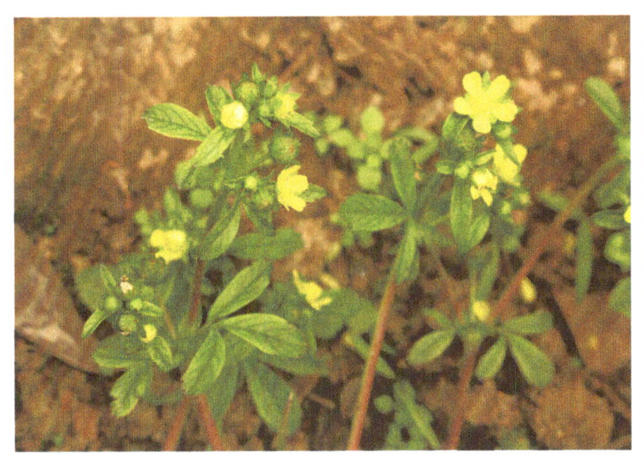

kleiniana Wight et Arn. 的带根全草。

【形态特征】多年生草本，高20~40cm。主根粗短，侧根如须状丛生。茎多数，细长，略匍匐，具毛。基生叶具长柄，茎生叶较小，柄短；掌状复叶；小叶3~5片，椭圆形或狭倒卵形，先端浑圆或钝尖，基部楔形，边缘上部有粗锯齿，下部全缘，下面脉间有绢状毛；托叶阔披针形。花小，呈顶生圆锥状聚伞花序；萼片5片，卵状披针形；花瓣5片，黄色；雄蕊多数；雌蕊多数着生于花托上。瘦果有纵皱，无毛。

【性味功效】苦，微寒。清热，解毒，截疟，止咳化痰，活血。

【古方选录】《圣济总录・卷七十六》蛇含散：蛇含二枚。用法：上药煅，醋淬十数度，研如面。每服三钱匕，陈米饮调下。主治：血痢不止，妇人血伤。

【用法用量】煎服，5~15g；鲜品30~60g。外用适量，煎水洗捣敷；或煎水含漱。

【现代研究】化学研究显示，蛇含委陵菜含仙鹤草素，鞣质和长梗马兜铃素等。现代临床用于治疗急慢性气管炎、细菌性痢疾、阿米巴痢疾、疟疾、疔疮和流行性感冒等。

86 草蒿（青蒿）

【古籍原文】无毒。生华阴。

《本经》原文：草蒿，味苦，寒。主疥瘙痂痒恶疮，杀虱，留热在骨节间，明目。一名青蒿，一名方溃。生川泽。

【来　　源】菊科植物黄花蒿*Artemisia annua* L. 的

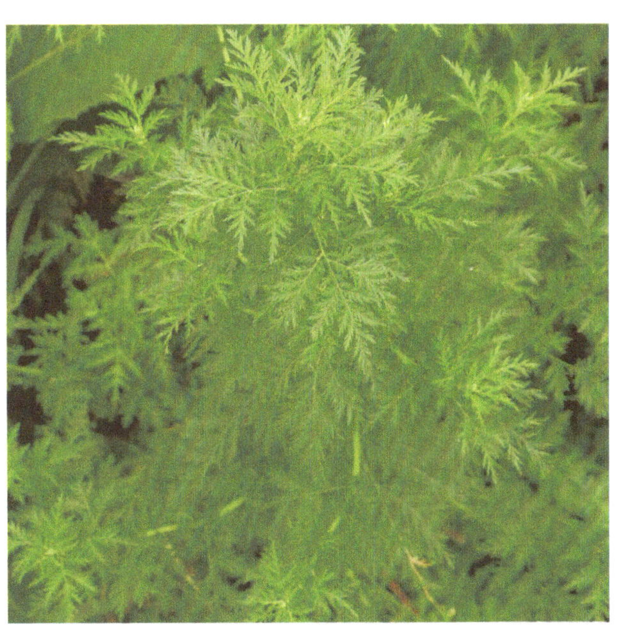

地上部分。

【形态特征】一年生草本植物。全株近于无毛，具奇臭。茎直立，高达1.5m，上部多分支。单叶互生，三回羽状深裂，小裂片短而细，先端尖，上面深绿色，下面淡绿色，叶轴两侧具狭翅。头状花序球形；总苞片2~3层，平滑无毛，外层总苞片狭椭圆形，内层椭圆形，背面中央绿色，边缘膜质；管状花，淡黄色；外围雌花，雌蕊1枚；中央两性花，雄蕊花丝短，着生于花冠筒内面中部，雌蕊1枚，柱头2裂。瘦果卵形。

【性味功效】苦、辛，寒。清虚热，除骨蒸，解暑热，截疟，退黄。

【古方选录】《本草纲目・卷十五》蒿豉丹：青蒿、艾叶各等分。用法：上同豆豉捣作饼，晒干。每用一饼，以水一盏半煎服。主治：赤白痢下。

【用法用量】煎服，6~12g，后下；或鲜品加倍，捣汁服。

【使用注意】脾胃虚弱肠滑者忌服。

【现代研究】化学研究显示，黄花蒿含倍半萜类，黄酮类，香豆素类和挥发性成分等。药理研究显示，青蒿乙醚提取物有显著抗疟作用；青蒿素、青蒿醚、青蒿琥酯有促进机体细胞免疫，减慢心率，降低冠脉流量，降低血压，杀伤多种细菌、病毒，解热，镇痛，祛痰，镇咳和平喘等作用；青蒿酯钠在实验中显示有胚胎毒作用。现代临床用于治疗疟疾、退热、急性黄疸型肝炎、日本血吸虫病和慢性支气管炎等。

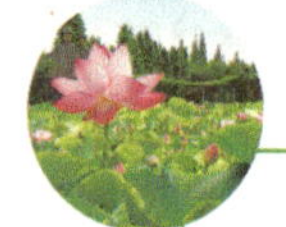

87 雚菌

【古籍原文】味甘，微温，有小毒。主治疽蜗，去蛔虫、寸白，恶疮。生东海及渤海章武。八月采，阴干。（得酒良，畏鸡子）

《本经》原文：雚菌，味咸，平。主心痛，温中，去长虫白瘀蛲虫，蛇螫毒，癥瘕诸虫。一名雚芦。生池泽。

【古代研究】《名医别录》谓其能治“恶疮”，《药性论》谓其能治“白秃”。近代药物专著中多不收载，临床不用已久，品种来源尚有待考证。

88 麋舌

【古籍原文】味辛，微温，无毒。主治霍乱，腹痛，吐逆，心烦。生水中。五月采，暴干。

【现代研究】《中华本草》《中药大辞典》均无记载，品种来源有待考证。

89 雷丸

【古籍原文】味咸，微寒，有小寒。逐邪气，恶风，汗出，除皮中热结，积聚蛊毒，白虫、寸白自出不止。久服令人阴痿。一名雷矢，一名雷实。赤者杀人。生石城及汉中土中。八月采根，暴干。（荔实、厚朴为之使，恶葛根）

《本经》原文：雷丸，味苦，寒。主杀三虫，逐毒气胃中热。利丈夫，不利女子。作摩膏，除小儿百病。

【来　　源】白蘑科真菌雷丸*Omphalia lapidescens* Schroet. 的菌核。

【形态特征】腐生菌类。菌核通常为不规则的坚硬块状至球形或近卵形，直径0.8~2.5cm，稀达4cm；表面黑棕色，具细密纹理或细皱纹，内面为紧密交织的菌丝体。质地坚硬，断面蜡样白色，半透明，具白色纹理，略带黏性。越冬后，由菌核发出新子实体。

【性味功效】微苦，寒。杀虫消积。

【古方选录】《圣济总录·卷九十九》雷丸散：雷丸一两（炮），芎䓖一两。用法：上为细散。每服一钱匕，空腹、日午、近晚煎粟米饮调下。主治：三虫。

【用法用量】入丸、散，15~21g。饭后温开水调服或吞服，每次5~7g，每日3次，连服3日。

【使用注意】不入煎剂。虫积而脾胃虚寒者慎服。

【现代研究】化学研究显示，雷丸含蛋白酶，雷丸素，雷丸多糖，钙，铝，镁等。药理研究显示，其蛋白酶有明显杀灭胆道蛔虫、钩虫、阴道滴虫、兰氏贾第鞭毛虫及囊虫的作用；雷丸多糖有抗炎，提高动物免疫功能，抑制小鼠肉瘤S180等作用。现代临床用于治疗绦虫病、钩虫病、阴道滴虫病、脑囊虫病和急性胆道蛔虫病等。

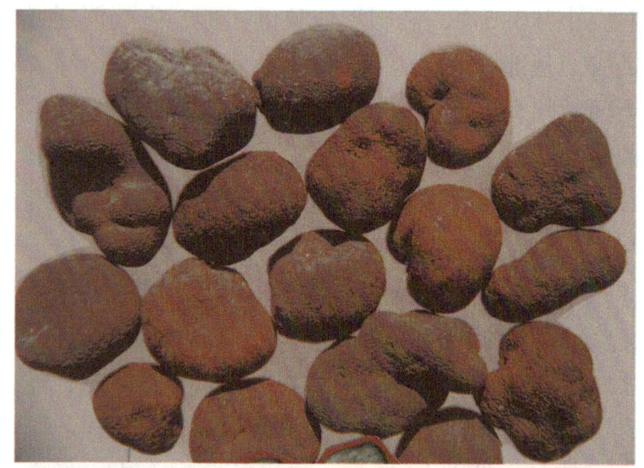

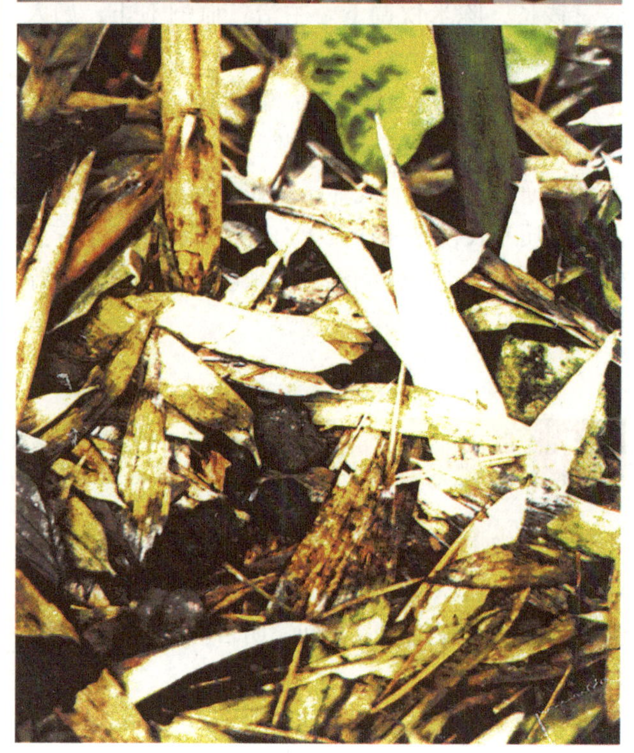

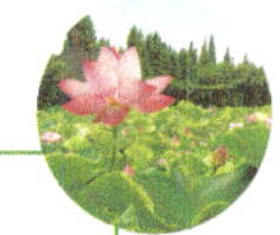

90 贯众

【古籍原文】有毒。去寸白，破癥瘕，除头风，止金创。花，治恶疮，令人泄。一名伯萍，一名药藻，此谓草鸱头。生玄山及宛朐少室。二月、八月采根，阴干。（雚菌为之使）

《本经》原文：贯众，味苦，微寒。主腹中邪热气，诸毒，杀三虫。一名贯节，一名贯渠，一名百头，一名虎卷，一名扁苻。生山谷。

【来　源】鳞毛蕨科植物粗茎鳞毛蕨*Dryopteris crassirhizoma* Nakai带叶柄基部的根茎。

【形态特征】多年生草本，高50~100cm。根茎斜生，粗大块状坚硬，叶柄残基及须根密生锈色或深褐色的大型鳞片，鳞片长披针形至线形。叶簇生于根茎顶端；叶柄自基部叶轴生棕色钻形狭鳞片；叶片草质，广倒披针形，二回羽状全裂或深裂；小裂片密接，长圆形，全缘或先端有钝锯齿，两面多少被锈色鳞片；侧脉羽状分叉。孢子囊群分布于叶片中部以上的羽片上，生于小脉中部以下，每裂片2~4对。囊群盖肾圆形，直径约1mm，棕色。

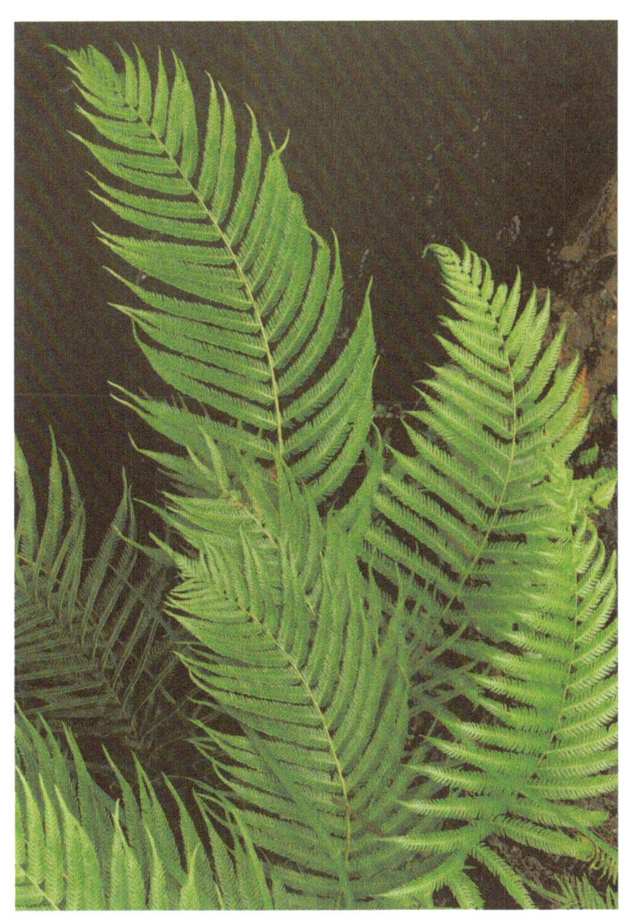

【性味功效】苦，微寒；有小毒。清热解毒，凉血止血，杀虫。

【古方选录】《普济方·卷二八一》贯众散：贯众、吴茱萸、官桂各等分。用法：上为细末。先以手抓破，以药搽之；用米醋调敷亦得。主治：癣。

【用法用量】煎服，5~10g。清热解毒宜生用；止血宜炒炭用。

【使用注意】有小毒，用量不宜过大。忌油腻。孕妇慎用。

【现代研究】化学研究显示，贯众含绵马酸类，黄绵马酸类，微量白绵马素，绵马酚，挥发油，鞣质及树脂等。药理研究显示，其有抑制各型流感病毒、乙脑病毒、腮腺炎病毒、脊髓灰质炎病毒，抗早孕，抗肿瘤，止血和保肝等作用。现代临床用于治疗感冒、上呼吸道感染、胆道蛔虫症、急性睾丸炎、上消化道出血、药物性肝炎及月经过多等。

91 青葙子

【古籍原文】无毒。主治恶疮、疥虱、痔蚀，下部䘌疮。生平谷道傍。三月采茎叶，阴干；五月、六月采子。

《本经》原文：青葙子，味苦，微寒。主邪气，皮肤中热，风瘙身痒，杀三虫。子名草决明，疗唇口青。一名草蒿，一名萋蒿。生平谷。

【来　源】苋科草本植物青葙*Celosia argentea* L.的成熟种子。

【形态特征】一年生草本，全体无毛。茎直立，绿色或红紫色，通常分支。叶互生，披针形或椭圆状披针形，先端渐尖，基部下延成叶柄，全缘。穗状花序单生于茎顶或分支末端；花着生甚密，花被片5片，雄蕊5枚，花药粉红色，“丁”字状着生，子房长圆形。胞果球形，盖裂；种子数粒。

【性味功效】苦，微寒。清肝泻火，明目退翳。

【古方选录】《外台秘要·卷二十一》青葙子丸：青葙子五分，槐子五分，覆盆子五分，地肤子五分，菥蓂子五分，车前子五分。用法：上为末，炼蜜为丸，如梧桐子大。每日服十五丸。主治：眼风

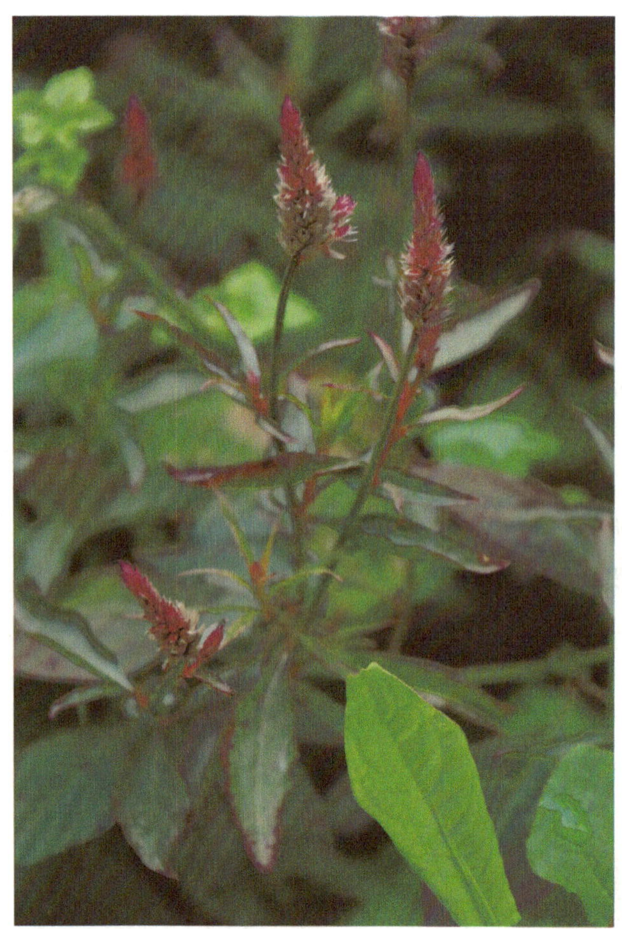

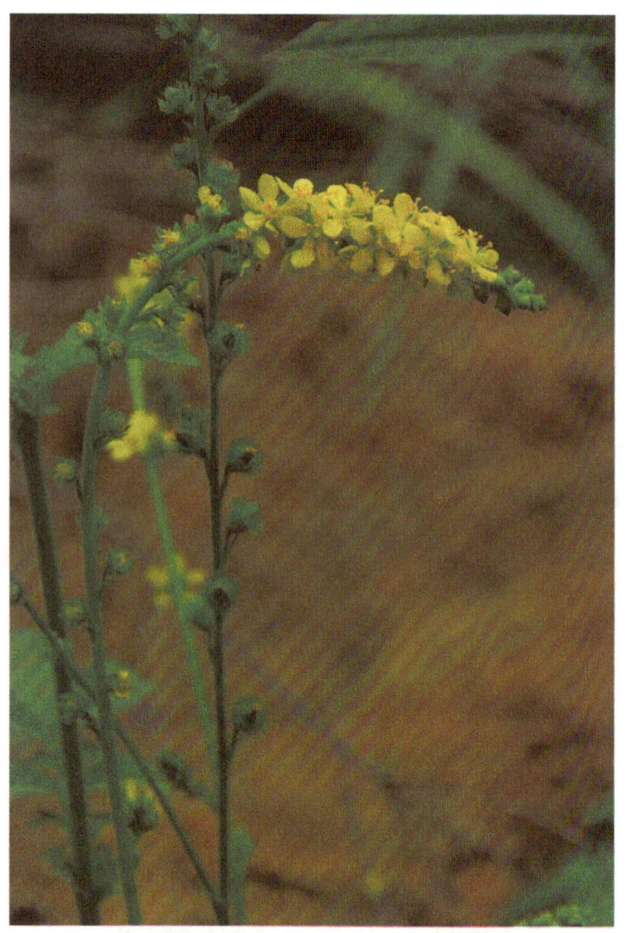

暗有花。

【用法用量】煎服，9~15g。

【使用注意】本品有扩散瞳孔作用，青光眼患者忌用。

【现代研究】化学研究显示，青葙子含脂肪油，淀粉，烟酸及硝酸钾等。药理研究显示，其有抑制铜绿假单胞菌，降血压，降血脂，抗动脉粥样硬化和扩瞳等作用。现代临床用于治疗高血压、急性角膜炎、湿疹、皮肤瘙痒、近视眼、视神经萎缩和卡他性结膜炎等。

92 牙子（鹤草芽、狼牙）

【古籍原文】味酸，有毒。一名狼齿，一名狼子，一名犬牙。生淮南及宛朐。八月采根，暴干。中湿腐烂生衣者，杀人。（芜荑为之使，恶地榆、枣肌）

《本经》原文：牙子，味苦，寒。主邪气热气，疥瘙恶疡疮痔，去白虫。一名狼牙。生川谷。

【来　源】蔷薇科植物龙牙草*Agrimonia pilosa* Ledeb.带有不定芽的根茎。

【形态特征】多年生草本，高达1m，全体密生长柔毛。根茎横走，秋末自先端生一圆锥形向上弯曲的白芽。奇数羽状复叶互生，小叶大小不等间隔排列，椭圆状倒卵形，边缘锯齿粗大，两面均被柔毛，茎上部托叶肾形，茎下部托叶披针形。穗状总状花序顶生；花瓣5片；黄色，倒卵形；雄蕊约10枚。瘦果，包于具钩的宿存萼筒内。

【性味功效】苦、涩，凉。杀虫。

【古方选录】《太平圣惠方·卷五十七》狼牙散：狼牙一两，芜荑仁二两。用法：上为细散。每服二钱，空心先吃少淡羊肉干脯，以温酒调下。主治：蛔虫，或攻心，吐清水。

【用法用量】研粉，晨起空腹1次顿服，成人30~50g，小儿按体重（0.7~0.8）g/kg。外用适量。

【使用注意】本品有效成分不溶于水，不宜入煎剂。偶见恶心、呕吐、头昏等不良反应，停药后可自行缓解。

【现代研究】化学研究显示，仙鹤草根芽含鹤草酚，鞣质等。药理研究显示，鹤草酚对动物及感染

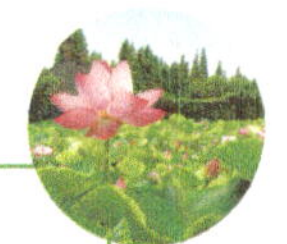

人的猪肉绦虫、牛肉绦虫均有良好的疗效，还有抑制阴道滴虫、血吸虫和鼠疟原虫等作用。现代临床用于治疗绦虫病、阴道滴虫病和滴虫性肠炎等。

93 藜　芦

【古籍原文】味苦，微寒，有毒。主治哕逆，喉痹不通，鼻中息肉，马刀烂疮。不入汤。一名葱葵，一名山葱。生太山。三月采根，阴干。（黄连为之使，反细辛、芍药、五参，恶大黄）

《本经》原文：藜芦，味辛，寒。主蛊毒咳逆，泄利肠澼，头疡疥瘙恶疮，杀诸虫毒，去死肌。一名葱苒。生山谷。

【来　　源】百合科植物藜芦*Veratrum nigrum* L.的根及根茎。

【形态特征】多年生草本，高60~100cm。根多数，肉质。茎直立。叶互生，薄革质，椭圆形至卵状披针形，先端渐尖，全缘或带微波状，抱茎；两面均无毛，平行脉隆起。顶生大型圆锥花序，总轴及枝轴均密被灰白色绵毛；雄花常生于花序轴

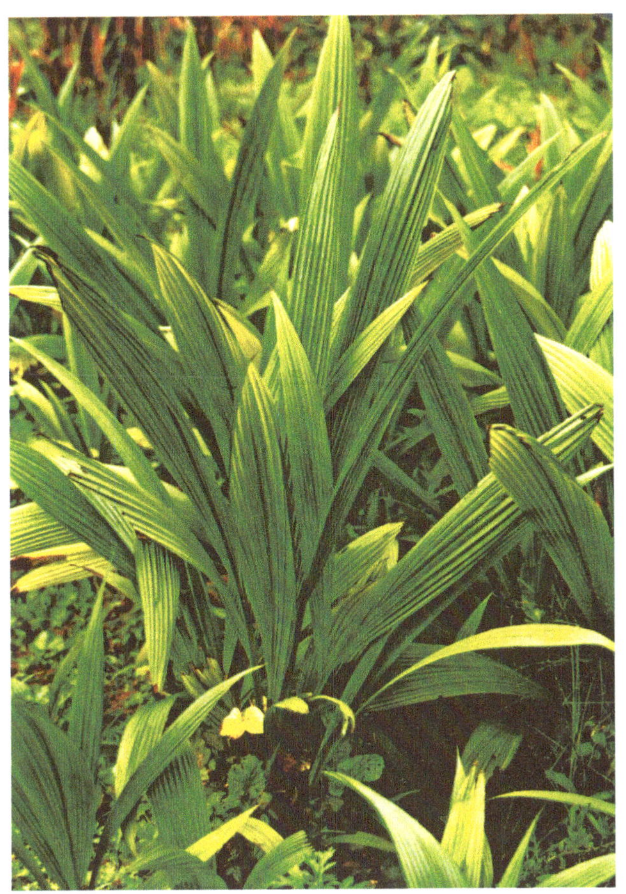

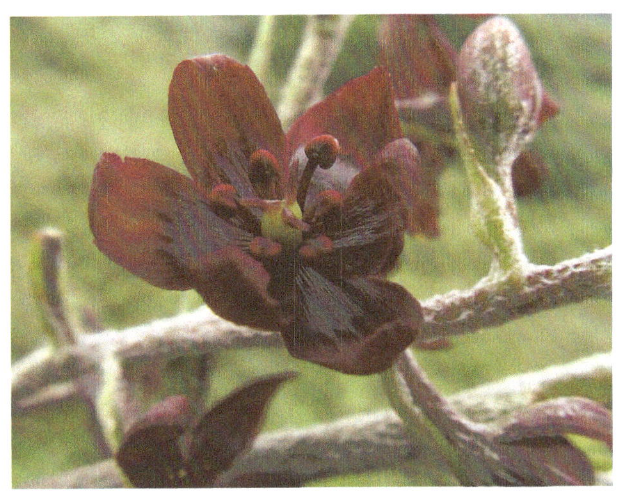

下部，两性花多生于中部以上；花多数；花被片6片；雄蕊6枚，花丝丝状；子房卵形，3室，花柱3枚。蒴果卵状三角形。种子多数。

【性味功效】苦、辛，寒；有大毒。涌吐风痰，杀虫疗疮。

【古方选录】《圣济总录·卷一一九》藜芦散：藜芦半两（去芦头），附子一分（炮裂，去皮脐），麝香一分（研）。用法：上为散。用半钱匕，掺于齿上。如牙有虫孔，即以绵裹少许纳之。主治：牙齿疼痛。

【用法用量】入丸、散，0.3~0.9g。外用适量，研末，油调涂。

【使用注意】体虚者忌用。不宜与细辛、芍药、人参、丹参、玄参、沙参、苦参等同用。使用过量易发生中毒，严重者血压下降，呼吸抑制，谵语，昏迷或惊厥，终因呼吸、心跳停止而死亡。

【现代研究】化学研究显示，藜芦含原藜芦碱，藜芦碱，伪藜芦碱，红藜芦碱等。药理研究显示，其有促进骨折愈合，降血压，杀灭血吸虫成虫和幼虫等作用。现代临床用于治疗斑秃、狂躁型精神分裂症和骨折等。

94 赭魁（薯莨、朱砂莲）

【古籍原文】味甘，平，无毒。主治心腹积聚，除三虫。生山谷。二月采。

【来　　源】薯蓣科植物薯莨*Dioscorea cirrhosa* Lour.的块茎。

【形态特征】多年生缠绕藤本，长可达20m。块茎

肉质肥大，长圆形或不规则圆形，表面棕黑色，有疣状突起，多须根。茎圆柱形。单叶，革质或近革质；基部叶互生，上部叶对生；叶片长圆形、卵状长圆形或宽卵形，无毛。花小，单性；雄花序圆锥状，腋生，穗轴无毛，具棱，有花15~25朵；花被片6片；雄蕊6枚；雌花与雄花相似，排成弯曲的穗状花序。蒴果无毛，顶端钝，3瓣裂，有3翅，种子有翅。

【性味功效】苦，凉；有小毒。活血止血，理气止痛，清热解毒。

【临床用方】《贵州民间药物》：朱砂莲、藕节各三钱，茅草根两钱。用法：共炒焦，煎水服。主治：咳血。

【用法用量】煎服，3~10g；或研末；或磨汁。外用适量，研末敷；或磨汁涂。

【使用注意】孕妇慎用。

【现代研究】化学研究显示，块茎含缩合鞣质，酚类，皂苷，蛋白质，糖类，黏液质等。药理研究显示，其有止血作用，对子宫平滑肌有兴奋作用，对金黄色葡萄球菌有抑制作用。现代临床用于治疗产后腹痛、月经不调、崩漏、内伤吐血、风湿关节痛、痢疾、疮疖、蛇咬伤和外伤出血等。

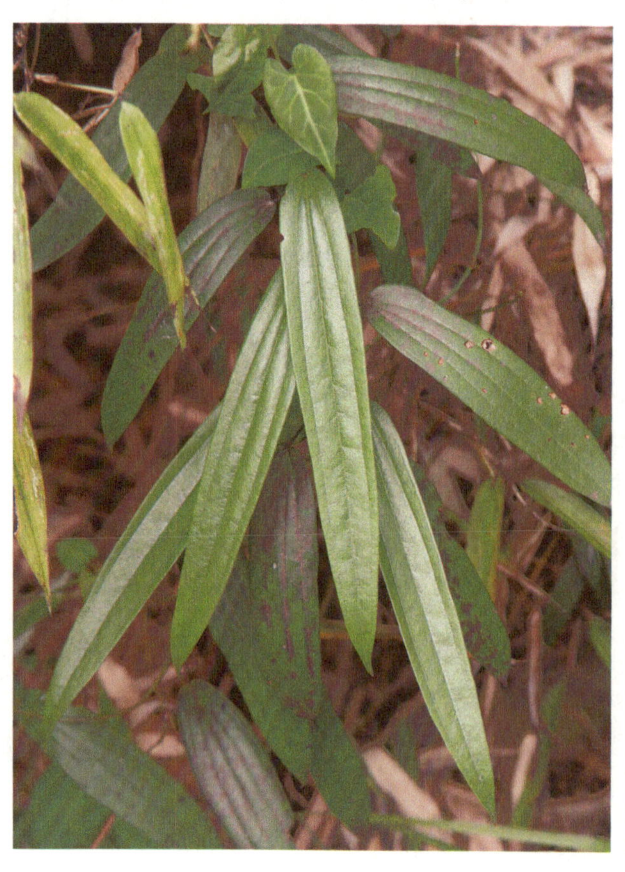

95 及　己

【古籍原文】味苦，平，有毒。主治诸恶疮，疥痂，瘘蚀及牛马诸疮。

【来　　源】金粟兰科植物及己*Chloranthus serratus*（Thunb.）Roem. et Schult. 的根。

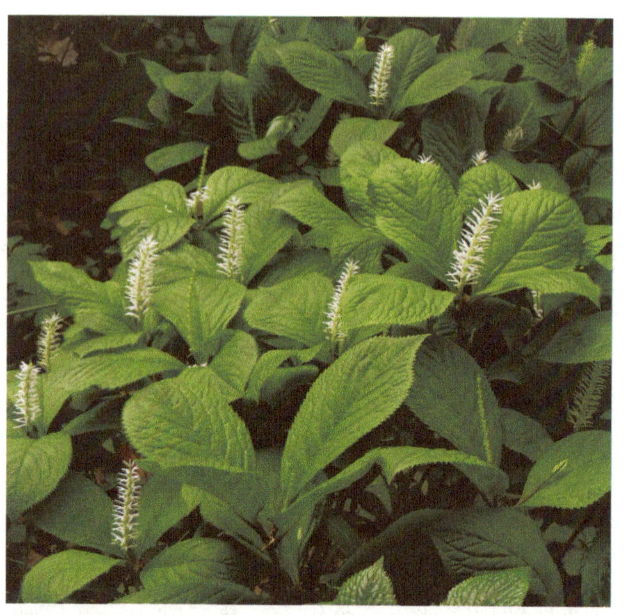

【形态特征】多年生草本，高15~50cm。根状茎横走，侧根密集。茎节明显，直立，无毛。叶对生，4~6片，生于茎上部，纸质，卵形或披针状卵形，间或倒卵形，基部楔形，先端长尖，边缘有锯齿，齿端有一腺体；托叶微小。穗状花序生茎端，单生或2~3分支；花苞微小，鳞片状，先端有细齿；花白色；雄蕊3枚。浆果梨形。

【性味功效】苦，平；有毒。活血祛瘀，祛风止痛，解毒杀虫。

【临床用方】《安徽中草药》：及己适量。用法：水煎浓汁，熏洗患处。主治：皮肤瘙痒。

【用法用量】煎服，1.5~3g；或入丸、散；或泡酒。外用适量，煎水洗；或研末调敷。

【使用注意】本品有毒，内服宜慎。孕妇禁用。内服过量，可见呕吐、口渴、头痛、眼花、胸闷、手足抽搐、结膜充血、牙龈发黑、心慌、神志不清等中毒症状，严重者可导致死亡。

【现代研究】化学研究显示，根含及己苷，酚类，氨基酸，糖等。现代临床用于治疗痈肿疮毒、头癣、毒蛇咬伤和皮肤瘙痒等。

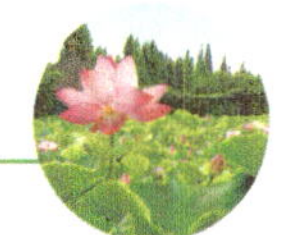

96 连　翘

【古籍原文】无毒。去白虫。生太山。八月采，阴干。

《本经》原文：连翘，味苦，平。主寒热鼠瘘瘰疬，痈肿恶疮，瘿瘤结热蛊毒。一名异翘，一名兰华，一名折根，一名轵，一名三廉。生山谷。

【来　　源】木樨科植物连翘*Forsythia suspensa* (Thunb.) Vahl 的果实。

【形态特征】落叶灌木，高2~4m。枝开展或伸长，常着地生根，小枝稍成四棱形，节间中空。单叶对生，或3片小叶；叶片卵形、长卵形至圆形，先端渐尖，基部楔形或圆形，边缘有锯齿；半革质。花先叶开放，腋生；花萼4深裂，椭圆形；花冠基部管状，上部4裂，金黄色；雄蕊2枚；雌蕊1枚，子房卵圆形。蒴果狭卵形略扁。种子多数。

【性味功效】苦，微寒。清热解毒，消肿散结，疏散风热。

【古方选录】《杨氏家藏方·卷十二》连翘散：连翘、鬼箭羽、瞿麦、甘草（炙）各等分。用法：上为细末，每服二钱，临卧米泔水调下。主治：瘰疬结核不消。

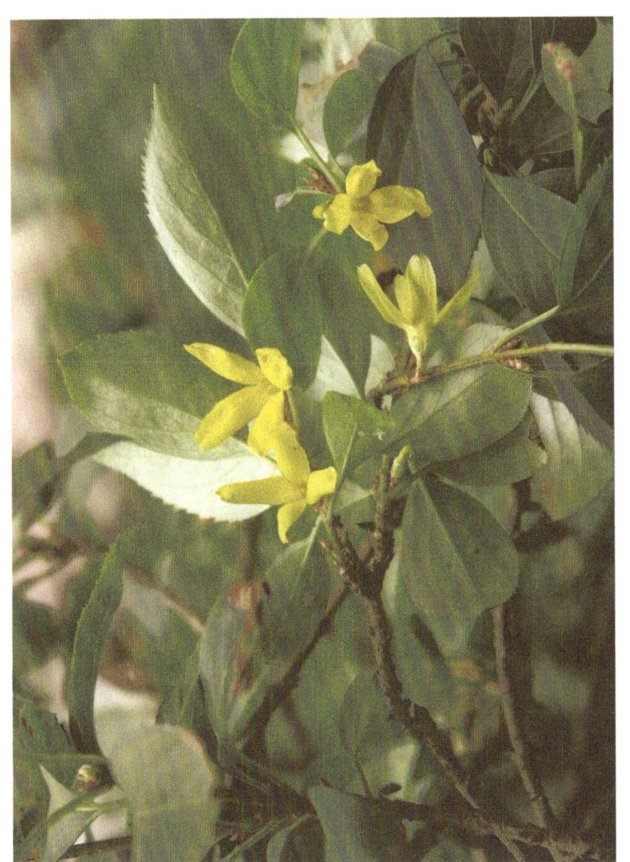

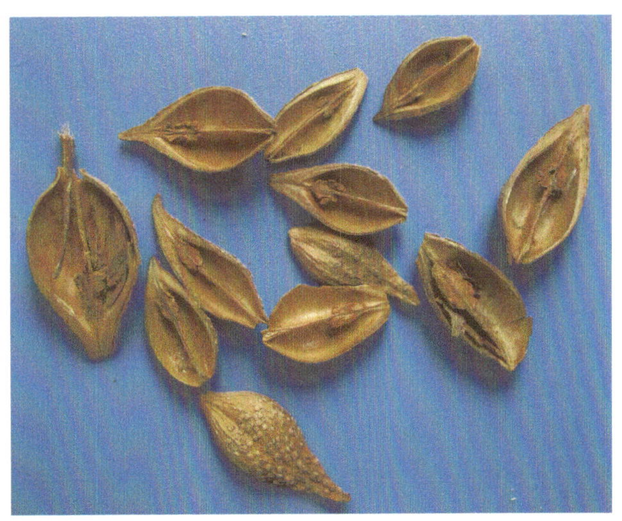

【用法用量】煎服，6~15g。

【使用注意】气虚疮疡脓清者不宜。

【现代研究】化学研究显示，连翘含甾醇，连翘酚，生物碱，皂苷，齐墩果酸，香豆精类，丰富的维生素P及少量挥发油等。药理研究显示，其有广谱抗菌，解热，强心，利尿，降血压，降低血管通透性及脆性，防止溶血，镇吐，抗肝损伤和抗肿瘤等作用。现代临床用于治疗乳腺炎、银屑病、紫癜、细菌性痢疾和皮肤痈疮等。

97 白头翁

【古籍原文】有毒。主治鼻衄。一名奈何草。生嵩山及田野，四月采。

《本经》原文：白头翁，味苦，温。主温疟狂易寒热，癥瘕积聚瘿气，逐血止痛，疗金疮。一名野丈人，一名胡王使者。生山谷。

【来　　源】毛茛科植物白头翁*Pulsatilla chinensis*

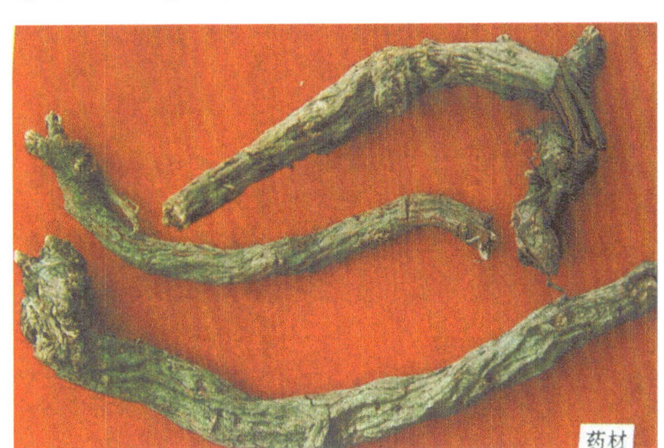

药材

(Bge.) Regel 的根。

【形态特征】多年生草本，高10~40cm。全株密生白色长柔毛。根圆锥形，外皮黄褐色。基生叶具长柄，三全裂，中央裂片具短柄，3深裂，侧生裂片较小，不等3裂，裂片倒卵形。花茎1~2枚，总苞片通常3片，叶状；花单一，顶生；花被片6片，紫色；雄蕊多数，花药黄色；雌蕊多数，花柱丝状，密被白色长毛。瘦果多数，密集成头状。

【性味功效】苦，寒。清热解毒，凉血止痢。

【古方选录】《太平圣惠方·卷九十三》白头翁散：白头翁半两，黄连二两半（去须，微炒），酸石榴皮一两（微炙，锉）。用法：上各药，捣粗罗为散，每服一钱，以水一小盏，煎至五分，去滓。不计时候，量儿大小，加减服之。主治：小儿热毒下痢如鱼脑。

【用法用量】煎服，6~15g。外用适量。

【使用注意】虚寒痢疾者忌用。

【现代研究】化学研究显示，白头翁含三萜皂苷，葡萄糖，鼠李糖，白头翁素，23-羟基白桦酸和胡萝卜素等。药理研究显示，体外有明显抑制金黄色葡萄球菌、铜绿假单胞菌、痢疾杆菌、枯草杆菌、伤寒杆菌、沙门杆菌及皮肤真菌，抗阿米巴原虫、阴道滴虫等作用，另有镇静，镇痛，抗惊厥和强心等作用。现代临床用于治疗消化性溃疡、细菌性痢疾、阿米巴痢疾和直肠癌等。

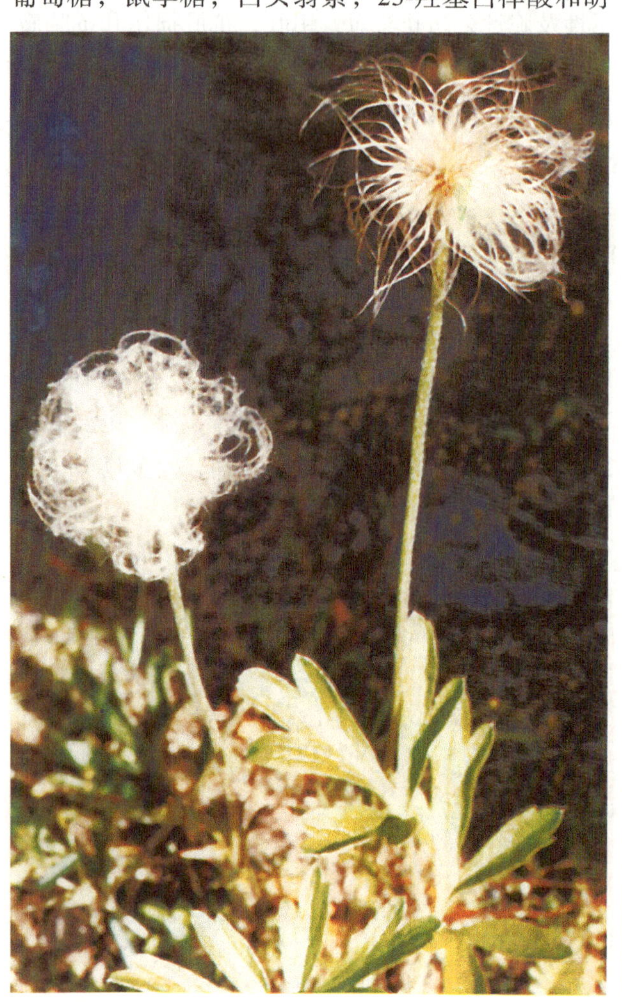

98 蔄茹（白蔄茹、白狼毒）

【古籍原文】味酸，微寒，有小毒。去热痹，破癥瘕，除息肉。一名屈据，一名离娄。生代郡。五月采根，阴干。黑头者良。（甘草为之使，恶麦门冬）

《本经》原文：蔄茹，味辛，寒。主蚀恶肉败疮死肌，杀疥虫，排脓恶血，除大风热气，善忘不乐。生川谷。

【来　源】大戟科植物月腺大戟*Euphorbia ebracteolata* Hayata 和狼毒大戟*Euphorbia pallasii* Turcz. 的根。

【形态特征】月腺大戟　多年生草本，高30~60mm。具白色乳汁。根肥厚肉质，纺锤形至圆锥形，外表

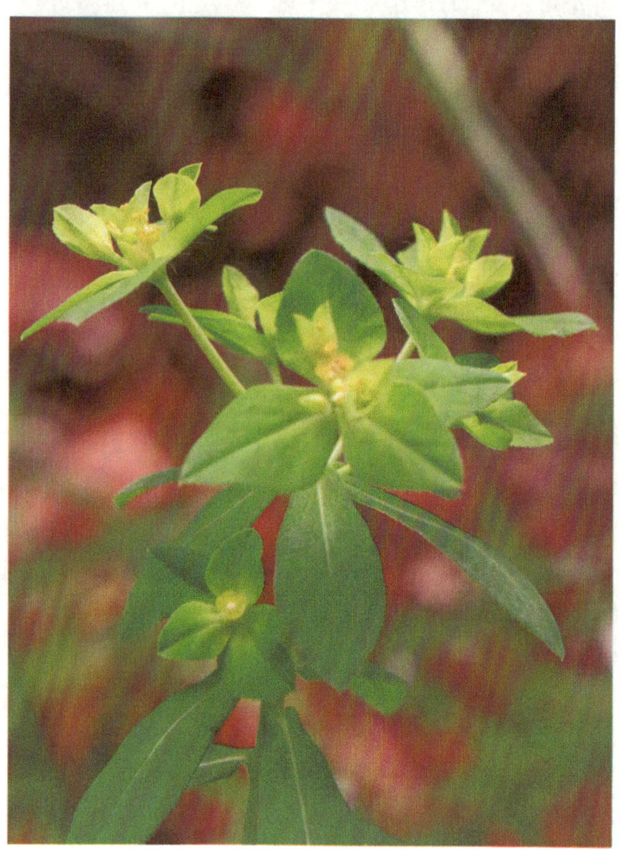

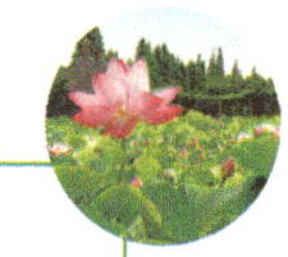

黄褐色。茎直立，单一，疏生白色柔毛。叶互生；近无柄；叶片披针状长圆形，先端裂，基部楔形，全缘。总花序腋生或顶生，总苞内有多数雄花，每花仅有1枚雄蕊；雌花1朵生于总苞中央。蒴果三角状球形，光滑。种子卵圆形，棕褐色。

【性味功效】辛，寒；有小毒。破积，杀虫，拔毒，祛腐，除湿，止痒。

【古方选录】《肘后备急方》：白蔄茹适量。用法：研末，外敷患处。主治：痈疽生臭恶肉。

【用法用量】煎服，1~2.5g；或入丸、散。外用适量，研粉；或制成软膏敷或搽。

【使用注意】内服宜慎，孕妇禁用。不宜与密陀僧同用。

【现代研究】化学研究显示，月腺大戟根含二十八烷酸，胡萝卜苷，β-谷甾醇等；狼毒大戟根含羽扇豆醇，狼毒大戟素A、B，菜油甾醇等。药理研究显示，其有抗肿瘤作用。现代临床用于治疗牛皮癣、神经性皮炎、顽癣、湿疹、阴道滴虫、慢性支气管炎、银屑病和晚期恶性肿瘤等。

99 白　蔹

【古籍原文】味甘，无毒。主下赤白，杀火毒。一名白根，一名昆仑。生衡山。二月、八月采根，暴干。（代赭为之使，反乌头）

《本经》原文：白蔹，味苦，平、微寒。主痈肿疽疮，散结气，止痛除热，目中赤，小儿惊痫温疟，女子阴中肿痛。一名菟核，一名白草。生山谷。

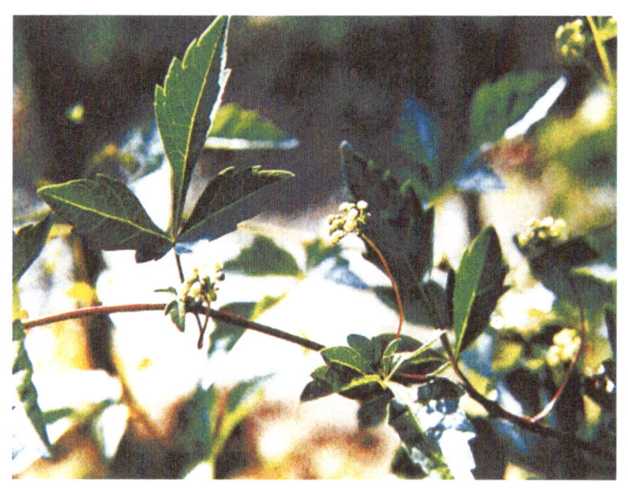

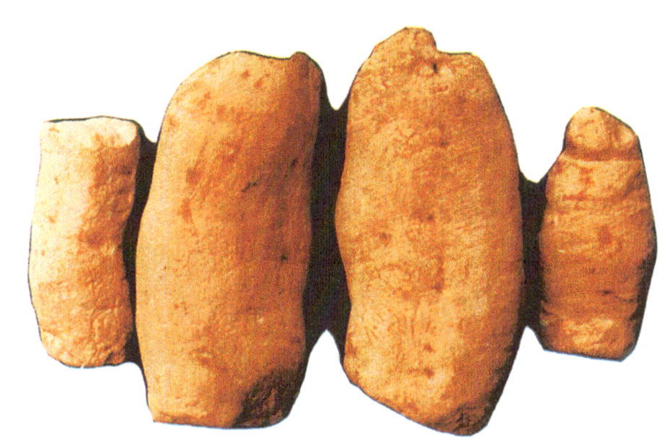

【来　　源】葡萄科植物白蔹*Ampelopsis japonica* (Thunb.) Makino 的块根。

【形态特征】藤本植物，以卷须攀援他物上升。块根纺锤形或块状，深棕红色。小枝光滑，棕褐色，具纵纹。叶互生，具柄；小叶片3~5片，掌状或羽状分裂；小叶裂片披针形或菱形，先端尖，基部楔形，边缘缺刻状粗齿；叶上面暗绿色，下面淡绿色。聚伞花序与叶对生，总花梗常缠绕；花小，淡黄色；花萼5片；花瓣5片，卵圆形；雄蕊5枚；子房2室。浆果球形，蓝色或蓝紫色。

【性味功效】苦，微寒。清热解毒，消痈散结，敛疮生肌。

【古方选录】《圣济总录》白蔹散：白蔹、黄连（去须）、龙骨、赤石脂、乌贼鱼骨（去甲）各一两，用法：以上五味，捣罗为散。先以绵拭脓干，用药一线匕，绵裹塞耳中。主治：聤耳出脓血。

【用法用量】煎服，5~10g。外用适量，煎汤洗；或研成极细粉敷患处。

【使用注意】不宜与川乌、制川乌、草乌、制草乌、附子同用。

【现代研究】化学研究显示，白蔹含黏液质，淀粉，酒石酸，龙脑酸，糖苷，脂肪酸和酚性化合物等。药理研究显示，其有抑制皮肤真菌、金黄色葡萄球菌、痢疾杆菌和抗肿瘤等作用。现代临床用于治疗急慢性痢疾、水火烫伤、化脓性皮肤感染和尿路感染等。

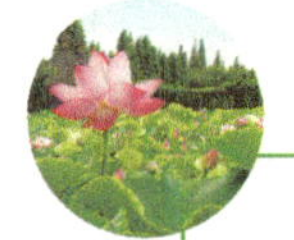

100 白　及

【古籍原文】味辛，微寒，无毒。除白癣疥虫。生北山及宛朐及越山。（紫石英为之使，恶理石，畏李核、杏人）

《本经》原文：白及，味苦，平。主痈肿恶疮败疽，伤阴死肌，胃中邪气，贼风鬼击，痱缓不收。一名甘根，一名连及草。生川谷。

【来　　源】兰科植物白及*Bletilla striata* (Thunb.) Reichb. f. 的块茎。

【形态特征】多年生草本，高30~70cm。块茎肥厚肉质，连接成三角状卵形厚块，略扁平，黄白色；须根灰白色，纤细。叶3~5片，披针形或广披针形，先端渐尖，基部下延成长鞘状，全缘。总状花序顶生，花3~8朵；花淡紫红色或黄白色，花被片唇瓣倒卵形，内面有5条隆起的纵线，上部3裂，中央裂片矩圆形；雄蕊与雌蕊结合为蕊柱，两侧有狭翅，柱头顶端着生1枚雄蕊，花粉块4对；子房下位。蒴果圆柱形。

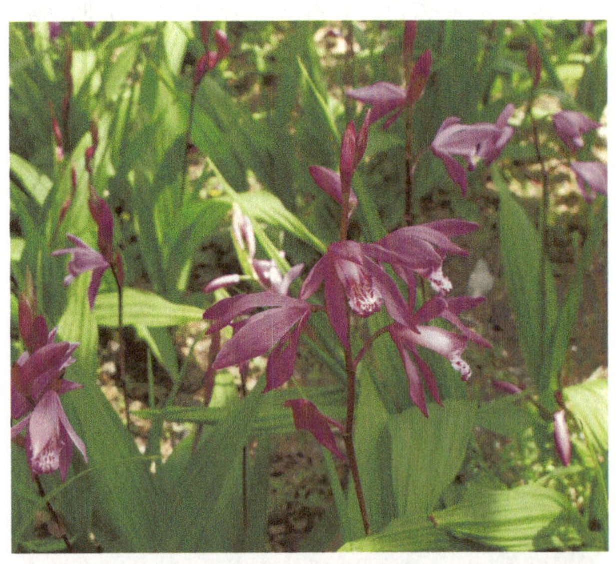

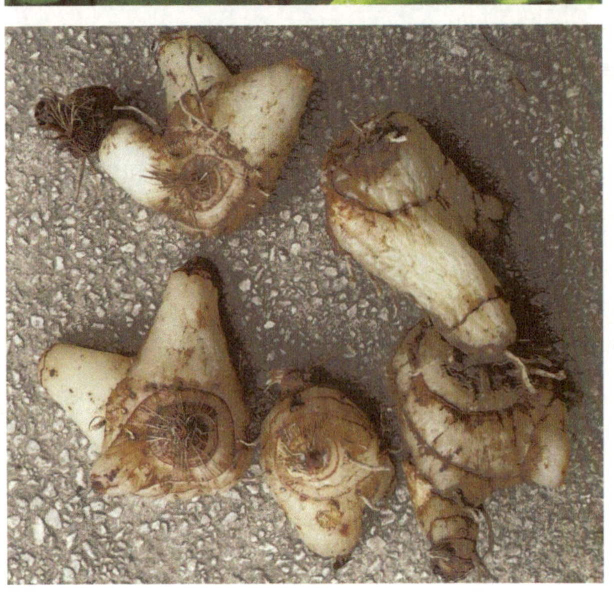

【性味功效】苦、甘、涩，微寒。收敛止血，消肿生肌。

【古方选录】《医学启蒙·卷四》白及散：白及、阿胶、款冬花、紫菀等分。用法：水煎服。主治：肺痿。

【用法用量】煎服，6~15g；研末吞服，每次3~6g。外用适量。

【使用注意】不宜与川乌、制川乌、草乌、制草乌、附子同用。

【现代研究】化学研究显示，白及含菲类衍生物，胶质和淀粉等。药理研究显示，其能明显缩短出血和凝血时间，明显保护胃黏膜损伤，促进烫伤、烧伤肉芽生长和疮面愈合，显著抑制人型结核杆菌等作用。现代临床用于治疗胃肠出血、吐血、便血、肺结核、支气管扩张咯血和烫伤等。

101 占　斯

【古籍原文】味苦，温，无毒。主治邪气，湿痹，寒热，疽疮，除水坚积，血瘕，月闭，无子，小儿躄不能行，诸恶疮，痈肿止腹痛，令女人有子。一名炭皮。生太山山谷，采无时。

【现代研究】《中华本草》《中药大辞典》均无记载，品种来源有待考证。

102 飞　廉

【古籍原文】无毒。主治头眩顶重，皮间邪风如蜂螫针刺，鱼子细起，热疮，痈疽，痔，湿痹，止风邪，咳嗽，下乳汁。久服益气，明目，不老。可煮可干。一名漏芦，一名天荠，一名伏猪，一名伏兔，一名飞雉，一名木禾。生河内。正月采根，七月、八月采花，阴干。（得乌头良，恶麻黄）

《本经》原文：飞廉，味苦，平。主骨节热，胫重酸疼。久服令人身轻。一名飞轻。生川泽。

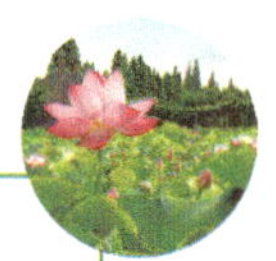

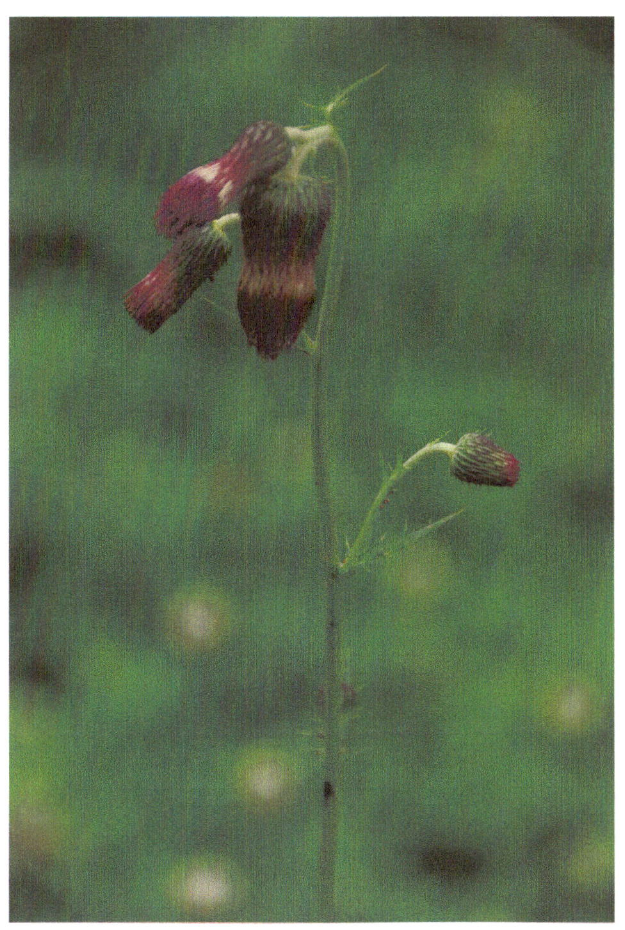

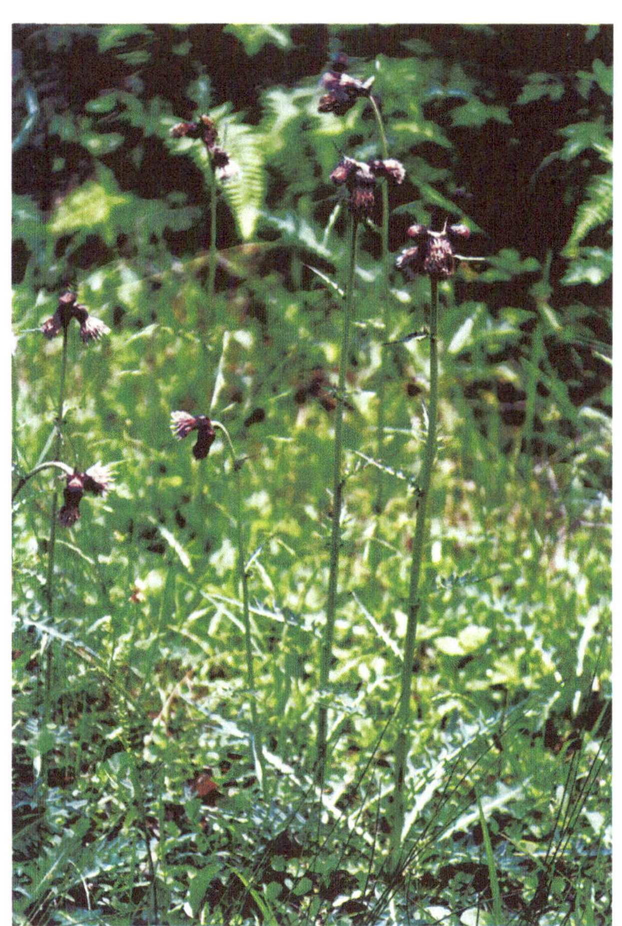

【来　　源】菊科植物丝毛飞廉*Carduus crispus* L.的全草或根。

【形态特征】二年生草本，高50~120cm。茎直立，具纵条棱，并附有绿色间歇的刺齿状翼。主根肥厚，伸直或偏斜。叶互生；下部叶椭圆状披针形，羽状深裂，裂片边缘具刺，上面绿色。头状花序2~3枚生于枝端，总苞钟形，苞片多层；花全部为管状花，两性，紫红色；先端5裂；雄蕊5枚；雌蕊1枚。瘦果长椭圆形。

【性味功效】微苦，凉。清热，利湿，凉血，散瘀。

【临床用方】《全国中草药汇编》：飞廉、茜草、地榆各9g。用法：水煎服。主治：鼻衄，功能性子宫出血，尿血。

【用法用量】煎服，9~15g；鲜品30~60g；或入丸、散；或浸酒。外用适量，煎水洗；或捣敷。

【使用注意】孕妇慎用。

【现代研究】化学研究显示，茎含去氢飞廉碱和去氢飞廉定等。药理研究显示，其有提高冠脉流量，保护心肌等作用。现代临床用于治疗感冒、鼻出血、功能性子宫出血、尿血、风湿性关节炎和跌打损伤疼痛等。

103 虎掌（天南星）

【古籍原文】微寒，有大毒。除阴下湿，风眩。生汉中及宛朐。二月、八月采，阴干。（蜀漆为之使，恶莽草）

《本经》原文：虎掌，味苦，温。主心痛，寒热结气，积聚伏梁，伤筋痿拘缓，利水道。生山谷。

【来　　源】天南星科植物一把伞南星*Arisaema erubescens* (Wall.) Schott、异叶天南星*A. heterophyllum* Bl.或东北天南星*A. amurense* Maxim.的块茎。

【形态特征】一把伞南星　多年生草本，植株高40~90cm。块茎扁球形，外皮黄褐色。叶1片，基生；叶柄肉质，圆柱形，直立，下部成鞘，基部包有透明膜质长鞘；叶片全裂成小叶片状，颇似掌状复叶，裂片7~23片，披针形至长披针形，先端渐尖，至末端呈芒状，叶脉羽状，全缘，两面光滑无

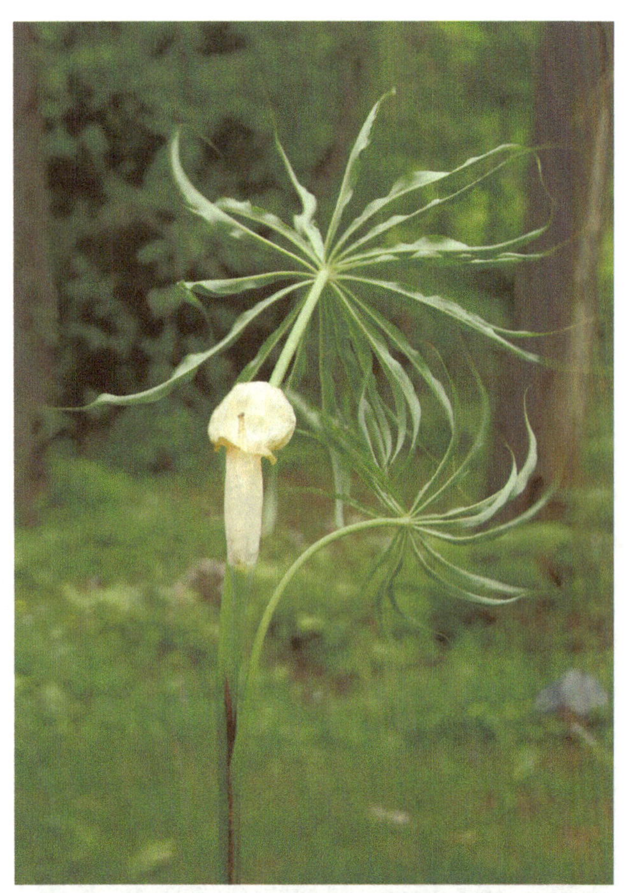

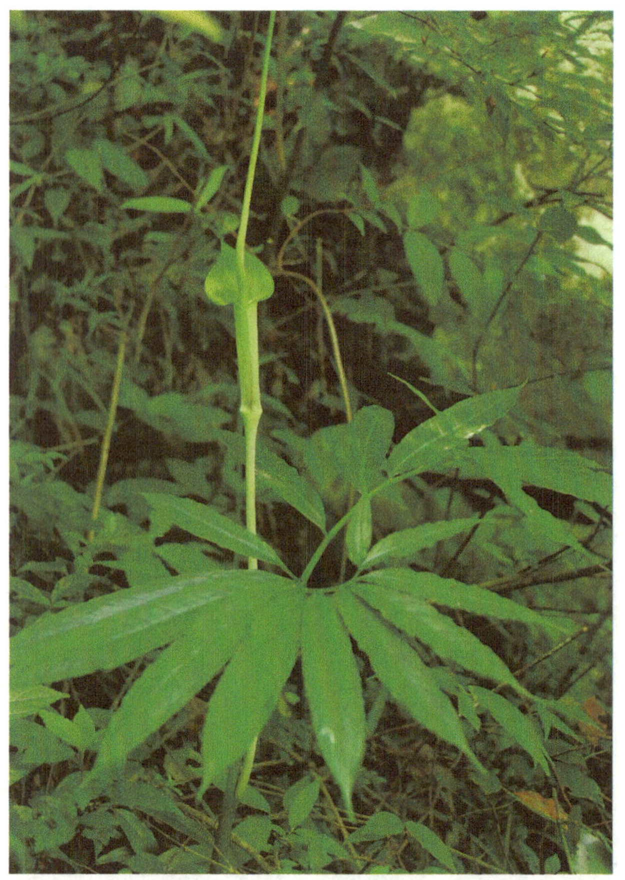

毛，上面绿色，下面淡绿色。花序柄自叶柄中部分出，短于叶柄；佛焰苞颜色多样，绿色间有白色条纹，或淡紫色、深紫色中间有白色、绿色条纹；喉部扩展，边缘外卷；肉穗花序。果序成熟时裸露，浆果红色。

【性味功效】苦、辛，温；有毒。燥湿化痰，祛风止痉，散结消肿。

【古方选录】《圣济总录·卷一五一》虎掌汤：虎掌半两（锉），大黄二两（锉，炒），桃仁三十枚（汤浸，去皮尖双仁，麸炒黄），水蛭二十一枚（以糯米同炒，米熟去米）。用法：上为粗末。每服二钱匕，水一盏，煎至七分，去滓温服。血快即止。主治：妇人月水不利，腹中满痛。

【用法用量】煎服，3~9g。内服宜制用。生品多外用，以醋或酒调敷患处。

【使用注意】阴虚燥痰者及孕妇禁用。

【现代研究】化学研究显示，一把伞南星含三萜皂苷，安息香酸，氨基酸和D-甘露醇等。药理研究显示，其有祛痰，抗惊厥，镇静，镇痛，抗肉瘤S_{180}，抗乌头碱所致的实验性心律失常，延长心肌细胞动作电位的有效不应期等作用。现代临床用于治疗急性腮腺炎、蛇咬伤、风湿病筋骨关节疼痛、咳嗽痰多和子宫颈癌等。

104 莨菪子

【古籍原文】味甘，有毒。主治癫狂风痫，癫倒拘挛。一名横唐。生海滨及雍州。五月采子。

《本经》原文：莨荡子，味苦，寒。主齿痛出虫，肉痹拘急，使人健行见鬼。多食令人狂走。久服轻身，走及奔马，强志益力通神。一名行唐。生川谷。

【来　源】茄科植物莨菪*Hyoscyamus niger* L.的成熟种子。

【形态特征】一年生或二年生草本植物，有特殊臭味。根粗大，多分支。茎高40~80cm，上部具分支，全体被白色腺毛。基生叶大，叶柄扁宽而短，叶片长卵形，呈不整齐的羽状浅裂，裂片尖端急尖，两面被白色直立长柔毛及腺毛；茎生叶互生，排列较密，无柄，卵状披针形，叶渐上渐小，最上部的叶常呈交叉互生。花腋生，单一；萼杯状，

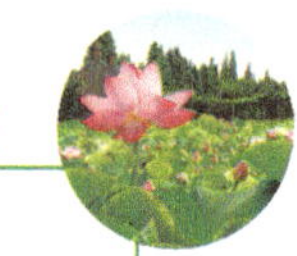

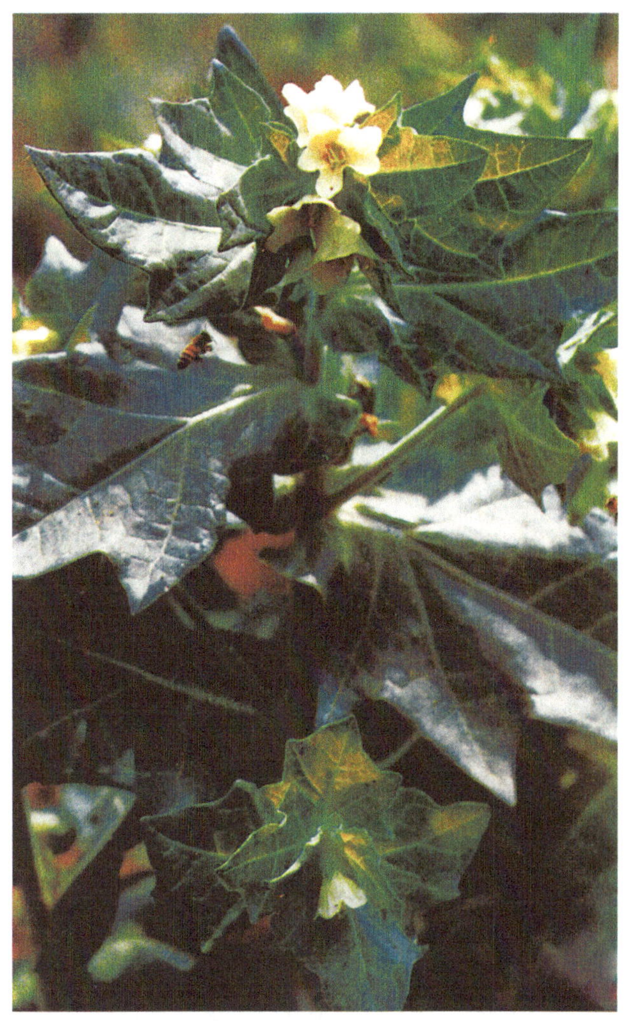

绿色，5齿状浅裂；花冠漏斗状，5浅裂；雄蕊5枚。壶形蒴果，2室，盖裂。种子多数，呈不规则阔肾形。

【性味功效】苦、辛，温；有毒。镇痉安神，止痛，止咳。

【古方选录】《普济方·卷六十一》妙功散：大黄半两，莨菪子一两。用法：上捣罗为散，每服一钱，米饮调下，食前。主治：赤白痢，脐腹疼痛，肠滑后重。

【用法用量】入丸、散，0.9~1.2g。外用适量，煎水洗；或研末调敷；或烧烟熏。

【使用注意】有毒，内服宜慎。青光眼患者禁用。

【现代研究】化学研究显示，莨菪子含生物碱0.06%~0.2%，主要为莨菪碱、阿托品及东莨菪碱，尚含脂肪油等。药理研究显示，其有抑制腺体分泌，缓解平滑肌痉挛，散瞳，升高眼压和使心率加速等作用。现代临床用于治疗胃肠痉挛、肾绞痛、盗汗、流涎、虹膜炎和睫状肌炎等。

105 乐华（栾华）

【古籍原文】无毒。生汉中。五月采。（决明为之使）

《本经》原文：乐华，味苦，寒。主目痛，泪出伤眦，消目肿。生川谷。

【来　源】无患子科植物栾树*Koelreuteria paniculata* Laxm. 的花。

【形态特征】落叶乔木或灌木。树皮厚，灰褐色至灰黑色。叶丛生于当年生枝上，无柄或具极短的柄，对生或互生，卵形至卵状披针形，先端尖，基部钝，边缘有钝锯齿。花杂性同株或异株，聚伞圆锥花序；苞片狭披针形；花淡黄色，稍芬芳；花瓣4片；雄蕊8枚；子房三棱形；蒴果圆锥形，具3棱，外面有网纹，内面平滑略有光泽。种子近球形。

【性味功效】苦，寒。清肝明目。

【古方选录】《圣济总录·卷五十四》冬除散：栾华五两，莎草根三两（炒，去毛），丹砂二两（研），消石二两（研），石决明二两，石膏一两（碎），白芍药一两，夏枯草一两，黄连一两（去须）。用法：上为散。于早、晚食前用砂糖水调下一钱匕，稍增至二钱匕。以知为度。主治：中焦热结，目睑赤烂。

【用法用量】煎服，3~10g。

【使用注意】脾胃虚寒者慎用。

【现代研究】化学研究显示，叶含没食子酸甲酸。药理研究显示，叶对多种细菌和真菌有抑制作用。现代临床用于治疗急性结膜炎、红眼病等。

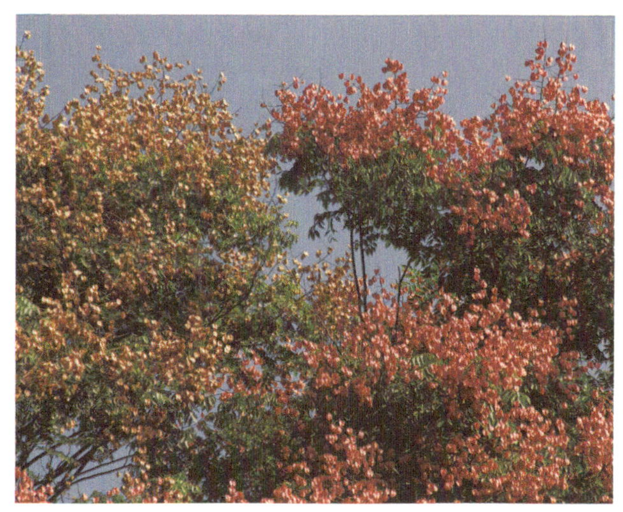

106 杉 材

【古籍原文】微温，无毒。主治漆疮。

【来　　源】杉科植物杉木*Cunninghamia lanccolata*（Lamb.）Hook. 的心材及树枝。

【形态特征】常绿乔木，高达30m。幼树树冠尖塔形，大树树冠圆锥形。树皮灰褐色，裂成长条片脱落。大枝平展，小枝近对生或轮生。叶在主枝上辐射伸展，在侧枝上排成二列状，条状披针形，革质，微弯，坚硬，边缘有细齿，上面中脉两侧有窄气孔带，下面沿中脉两侧各有1条白粉气孔带。雌雄同株；雄球花圆锥状，簇生枝顶；雌球花单生或2~4朵集生枝顶，卵圆形，苞鳞与珠鳞结合而生，珠鳞先端3裂，腹面具3胚珠。球果近球形或卵圆形，苞鳞三角状宽卵形，宿存。种子长卵形，扁平，暗褐色，两侧有窄翅。

【性味功效】辛，微温。辟恶除秽，除湿散毒，降逆气，活血止痛。

【古方选录】《太平圣惠方·卷四十三》杉材饮：真杉木片二两，吴茱萸、青皮、小茴香、橘核各八钱，干姜五钱。用法：煎汁饮。主治：奔豚瘕疝冲筑，胀闷疼痛。

【用法用量】煎服，15~30g。外用适量，煎水熏洗；或烧存性研末调敷。

【使用注意】不可久服及过量。体虚者禁服。

【现代研究】化学研究显示，木材、枝叶均含挥发油，油中主要成分为柏木醇，并含α-蒎烯、β-蒎烯、β-水芹烯、苧烯、α-萜品醇、柏木烯及桉油精等；另含鞣质、原花青素等。药理研究显示，其能促进烧伤愈合，并延缓纤维结缔组织增生而减少疤痕形成。现代临床用于治疗创伤出血、烧烫伤等。

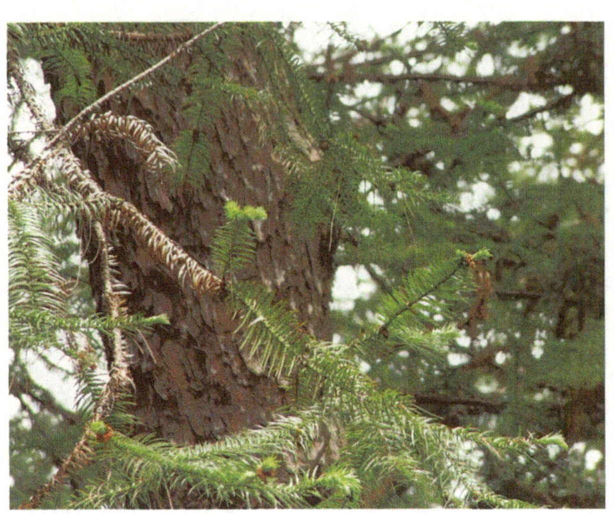

107 楠 材

【古籍原文】微温。主治霍乱，吐下不止。

【来　　源】樟科植物楠木*Phoebe nanmu auct. non*（Oliv.）Gamble 的木材及枝叶。

【形态特征】常绿乔木，高达30m。小枝细长，幼时有茸毛或细毛，以后逐渐脱落。叶革质，阔披针形或倒卵形，先端突尖，基部楔形，上面光滑，下面有灰色或褐色茸毛，沿主脉及侧脉处尤为显著。聚伞花序腋生，被毛；花两性；色绿；花被裂片6片，先端尖形。浆果卵圆形，黑色；果梗有细毛，顶端膨大。

【性味功效】辛，微温。和中降逆，止呕止泻，利水消肿。

【古方选录】《肘后方》：楠木适量。用法：大如

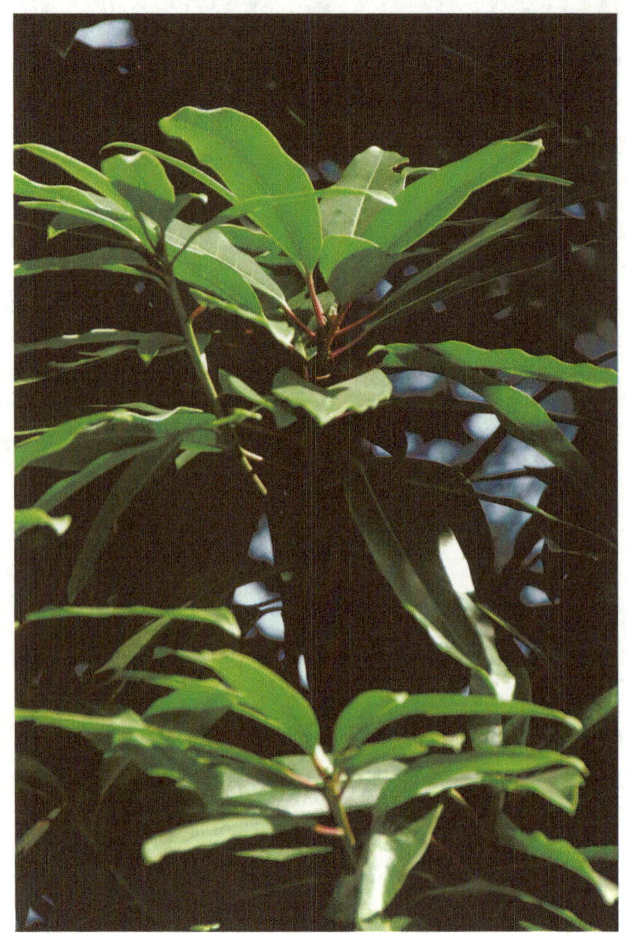

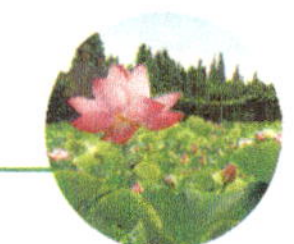

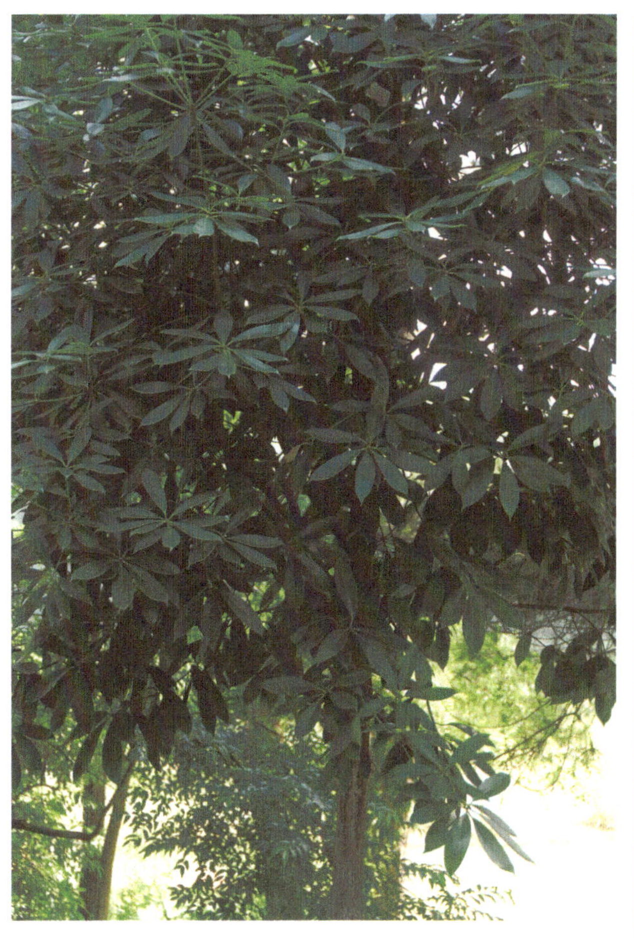

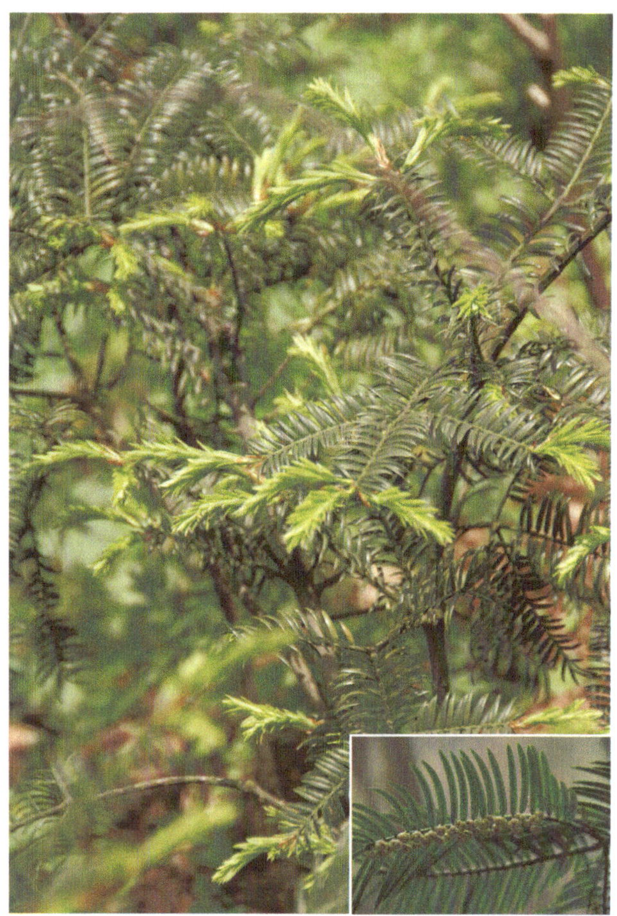

掌者削之。水三升，煮三沸，去滓，令灼之。主治：霍乱心腹胀痛，烦满短气，未得吐下。

【用法用量】煎服，5~15g。外用适量，烧存性研末撒；或煎水洗。

【使用注意】孕妇慎用。

108 彼子（榧子）

【古籍原文】有毒。生永昌。

《本经》原文：彼子，味甘，温。主腹中邪气，去三虫，蛇螫蛊毒，鬼注伏尸。生山谷。

【来　源】红豆杉科植物榧*Torreya grandis* Fort. 的成熟种子。

【形态特征】常绿乔木，高25m以上。树皮灰褐色，无毛。叶片质坚硬，条状披针形，先端急尖，基部圆，上面深绿色，有光泽，下面淡绿色。花单性，雌雄异株；雄球花单生于叶腋，雌球花成对生于叶腋，1花发育，胚珠1枚。种子椭圆形，先端具小短尖，红褐色；胚乳微皱。

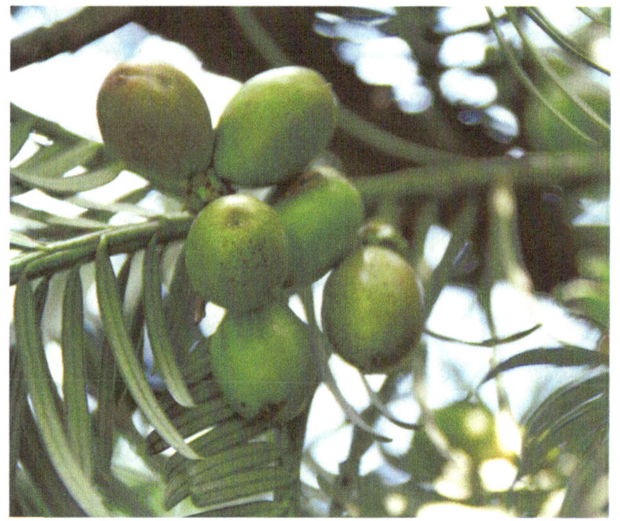

【性味功效】甘，平。杀虫消积，润肺止咳，润肠通便。

【古方选录】《普济方·卷五十一》彼子散：榧子、槟榔、芜荑各等分。用法：上为散，温酒服二钱。主治：寸白虫。

【用法用量】煎服，9~15g。

【使用注意】大便溏薄、肺热咳嗽痰多者不宜。

【现代研究】化学研究显示，榧含亚油酸，硬脂酸，油酸，麦朊，甾醇，草酸，葡萄糖，多糖，挥发油和鞣质等。药理研究显示，其能驱猫绦虫，榧子油有驱钩虫作用。现代临床用于治疗绦虫病、蛔虫病、蛲虫病、钩虫病和虫积腹痛等。

109 紫真檀木（紫檀）

【古籍原文】味咸，微寒。主治恶毒、风毒。

【来　　源】豆科植物紫檀*Pterocarpus indicus* Willd.的心材。

【形态特征】乔木，高15~25m，直径达40cm。奇数羽状复叶；小叶7~9片，矩圆形，先端渐尖，基部圆形，无毛；托叶早落。圆锥花序腋生或顶生，花梗及序轴有黄色短柔毛；小苞片早落；萼钟状，微弯，萼齿5枚，宽三角形，有黄色疏柔毛；花冠黄色，花瓣边缘皱折，具长爪；雄蕊单体；子房具短柄，密生黄色柔毛。荚果圆形，偏斜，扁平，具宽翅。种子1~2颗。

【性味功效】咸，平。活血化瘀，止血定痛，解毒消肿。

【古方选录】《圣济总录·卷一三六》紫檀涂方：紫檀香二两（锉），芒消半两。用法：上药水磨。每用浓者三合，涂肿处，干即易。主治：风毒肿。

【用法用量】煎服，3~6g；或入丸、散。外用适量，研末敷；或磨汁涂。

【使用注意】痈肿溃后、诸疮脓多及阴虚火旺者慎用。

【现代研究】化学研究显示，紫檀心材含紫檀素，高紫檀素，安哥拉紫檀素，α-桉叶醇，β-桉叶醇等。

110 淮　木

【古籍原文】无毒。补中益气。生晋阳。

《本经》原文：淮木，味苦，平。主久咳上气，肠中虚羸，女子阴蚀漏下，赤白沃。一名百岁城中木。生平泽。

【性味功效】苦，平。降气止咳，祛湿止带。

【古代研究】陶弘景言：“方药亦不复用。”该药草后世在中药类专著中不记载，植物品种来源有待考证。

111 别　羁

【古籍原文】无毒。一名别枝，一名别骑，一名鳖羁。生蓝田。二月、八月采。

《本经》原文：别羁，味苦，微温。主风寒湿痹身重，四肢疼酸，寒邪历节痛。生川谷。

【性味功效】苦，温。祛风除湿，通经止痛。

【古代研究】陶弘景言：“方家时有用处，今俗变绝尔。”该药草后世在中药类专著中不记载，植物品种来源有待考证。

112 石下长卿（徐长卿）

【古籍原文】有毒。生陇西山谷。

《本经》原文：石下长卿，味咸，平。主鬼疰精物邪恶气，杀百精蛊毒，老魅注易，亡走啼哭，悲伤恍惚。一名徐长卿。

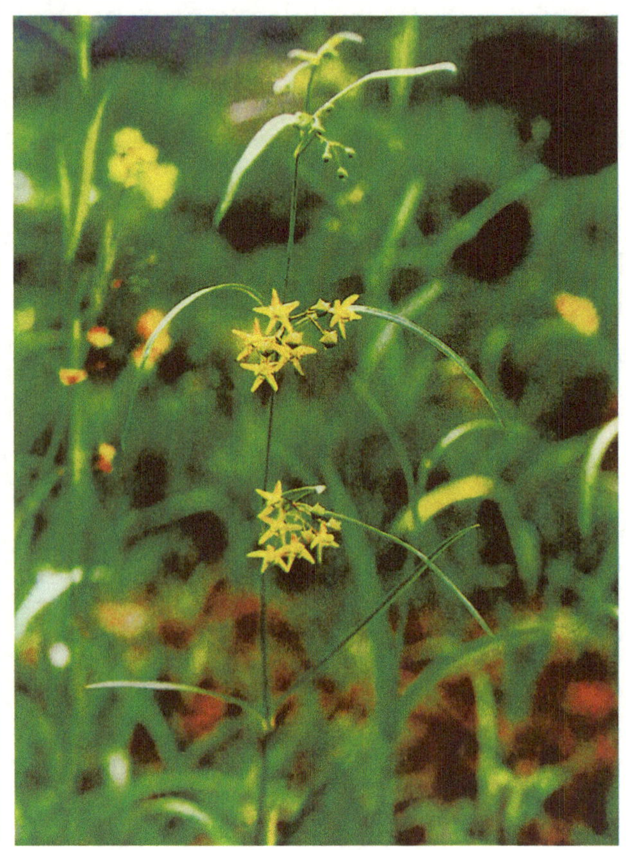

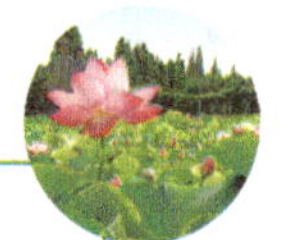

【来　源】萝藦科植物徐长卿*Cynanchum paniculatum* (Bge.) Kitag. 的根及根茎。

【形态特征】多年生草本，高约65cm。根茎短，须根多数。茎细，刚直，节间长。叶对生，披针形至线形，先端尖，全缘，边缘稍外翻，有喙毛；基部渐狭。圆锥花序顶生于叶腋，总花柄多分支，花梗细柔，花多数；花萼5深裂，黄绿色；副花冠5枚，黄色；雄蕊5枚；雌蕊1枚。蓇葖果角状。种子卵形而扁，暗褐色，顶端着生多数银白色茸毛。

【性味功效】辛，温。祛风，化湿，止痛，止痒。

【古方选录】《本草纲目・卷十三》徐长卿汤：徐长卿半两（炙)，茅根三分，木通、冬葵子各一两，滑石二两，槟榔一分，瞿麦穗半两。用法：每服五钱，入朴硝一钱，水煎，温服，每日二次。主治：气壅，关格不通，小便淋结，脐下妨闷。

【用法用量】煎服，3~12g，后下。

【使用注意】孕妇慎用。

【现代研究】化学研究显示，徐长卿含牡丹酚，黄酮苷，挥发油，糖类，氨基酸，珊瑚苷元及微量生物碱等。药理研究显示，其有镇痛，镇静，抗惊厥，解热和解痉，降低血压，增加冠脉血流量，改善心肌代谢，降低血脂及抑制金黄色葡萄球菌、甲型链球菌、福氏痢疾杆菌等作用。现代临床用于治疗胃痛、胆绞痛、慢性支气管炎、失眠、慢性胃炎、湿疹、荨麻疹、接触性皮炎及顽癣等。

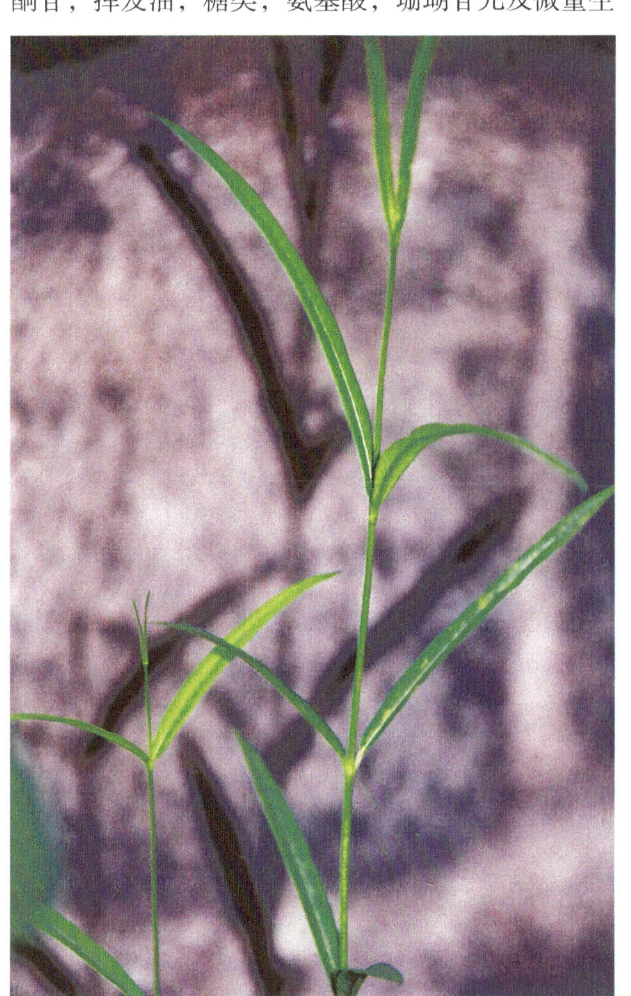

113 羊　桃

【古籍原文】有毒。主去五脏五水，大腹，利小便，益气，可作浴汤。一名苌楚，一名御弋，一名铫弋。生山林及生田野。二月采，阴干。

《本经》原文：羊桃，味苦，寒。主熛热，身暴赤色，风水积聚，恶疡，除小儿热。一名鬼桃，一名羊肠。生川谷。

【性味功效】苦，寒。清热解毒，祛风，利水。

【古方选录】《圣济总录・卷八十一》淋渫羊桃汤：羊桃三升，蒴藋三升，桑叶一斤。用法：以水九升，煮取四升，去滓，用淋渫脚，不拘时候。以肿消为度。主治：脚气痛肿，行履不得。

【现代研究】药用的基源不明确，近代有学者提出为猕猴桃，但性味功效不吻合。品种来源尚有待考证。

114 羊　蹄

【古籍原文】无毒。主治浸淫疽痔，杀虫。一名蓄。生陈留。

《本经》原文：羊蹄，味苦，寒。主头秃疥瘙，除热，女子阴蚀。一名东方宿，一名连虫陆，

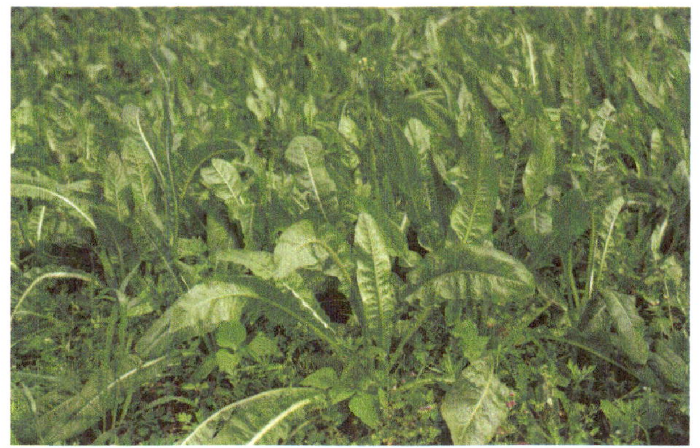

一名鬼目。生川泽。

【来　源】蓼科植物羊蹄*Rumex japonicus* Houtt. 或尼泊尔羊蹄*R.nepalensis* Spreng 的根及根茎。

【形态特征】羊蹄　多年生草本，根粗大，黄色。茎直立，高约1m。根生叶丛生，有长柄，叶片长椭圆形，先端钝，基部圆形或带楔形，边缘呈波状；茎生叶较小。总状花序顶生；花被片6片，淡绿色；雄蕊6枚，3对；子房具棱，1室，花柱3枚。瘦果三角形，先端尖，褐色，光亮；有3颗增大的果被包裹。

【性味功效】苦、涩，寒。杀虫疗癣，凉血止血，清热解毒。

【古方选录】《卫生宝鉴·卷十九》羊蹄散：白矾半两，羊蹄根四两（制）。用法：上为末。入米醋小半盏同擦，不住擦之。后觉癣极痒，至痛即止。隔日洗去再擦。主治：小儿顽癣久不愈。

【用法用量】煎服，10~15g；鲜品30~50g，也可绞汁去渣服用。外用适量，捣敷；或磨汁涂；或煎水洗。

【使用注意】脾胃虚寒，腹泻食少者忌服。部分患者服药后有轻度腹泻，停止服药后可自行消失。

【现代研究】化学研究显示，羊蹄根含蒽醌衍生物，酸模素，鞣质，没食子酸和桂皮酸等。药理研究显示，其有缩短血凝时间，抑制多种革兰阳性菌和革兰阴性菌及致病真菌，降血压和利胆等作用。现代临床用于治疗疥疮皮肤瘙痒、功能性子宫出血、宫颈炎和血小板减少性紫癜等。

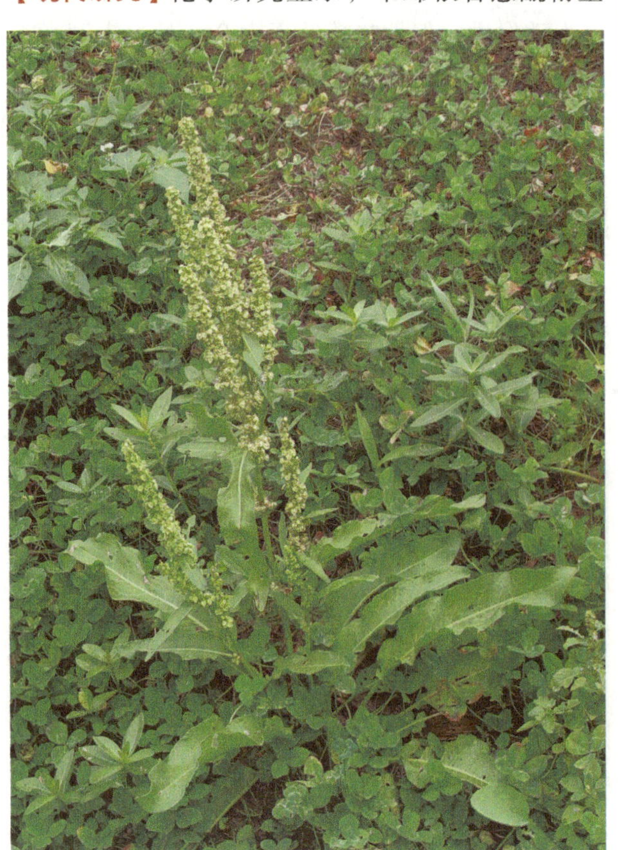

115 鹿　藿

【古籍原文】无毒。生汶山。

《本经》原文：鹿藿，味苦，平。主蛊毒，女子腰腹痛不乐，肠痈瘰疬疡气。生山谷。

【来　源】豆科植物鹿藿*Rhynchosia volubilis* Lour. 的根或全草。

【形态特征】多年生草质缠绕藤本。全株密被淡黄色柔毛。茎蔓长。三出羽状复叶，顶生小叶近圆形，先端尖；侧生小叶斜阔卵形，先端急尖，基部圆形；叶纸质；托叶线状披针形。总状花序腋生，花10余朵；花萼钟状，5裂；花冠黄色；雄蕊10枚；子房上位。荚果短，长圆形，红紫色，有光泽。

【性味功效】苦、辛，平。祛风，活血，止痛，凉

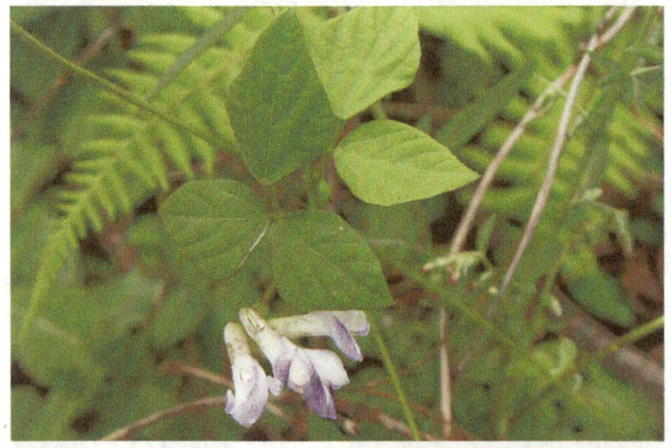

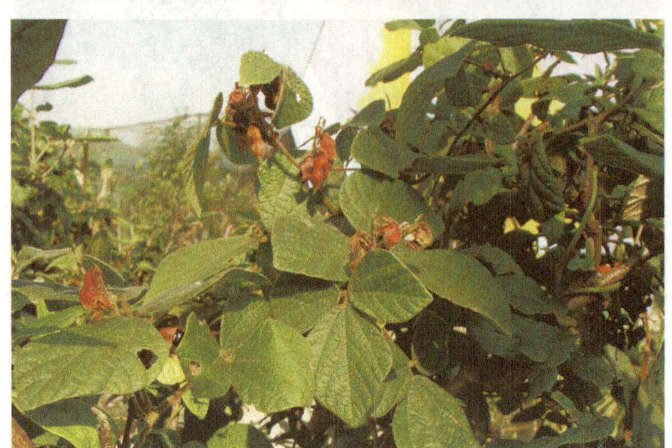

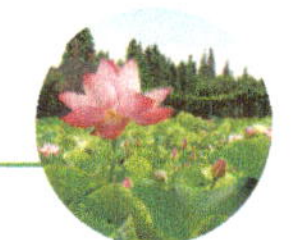

血，解毒。

【临床用方】《江西草药手册》：鹿藿15g，豆腐适量。用法：加水同煮服。主治：瘰疬。

【用法用量】煎服，6~15g。外用，捣敷。

【现代研究】现代临床用于治疗头痛、腰疼腹痛、产褥热、瘰疬、痈肿和流注等。

116 练石草（马先蒿）

【古籍原文】味苦，寒，无毒。主治五癃，破石淋，膀胱中结气，利水道小便。生南阳川泽。

【来　　源】玄参科植物返顾马先蒿*Pedicularis resupinata* L. 的茎叶或根。

【形态特征】多年生草本，高30~70cm。根多数丛生，细长纤维状。茎粗壮中空，方形有棱。叶互生或有时对生，卵形至长圆状披针形，先端渐狭，基部广楔形或圆形，边缘有钝圆的重齿，两面无毛或有疏毛。花单生于茎枝上部的叶腋；萼长卵圆形，前方深裂，齿2枚；花冠淡紫红色，冠管向右扭旋，上唇盔状，扭向后方，下唇大，有缘毛，3裂，中裂较小；雄蕊花丝前面1对有毛；柱头伸出于喙端。蒴果斜长圆状披针形。

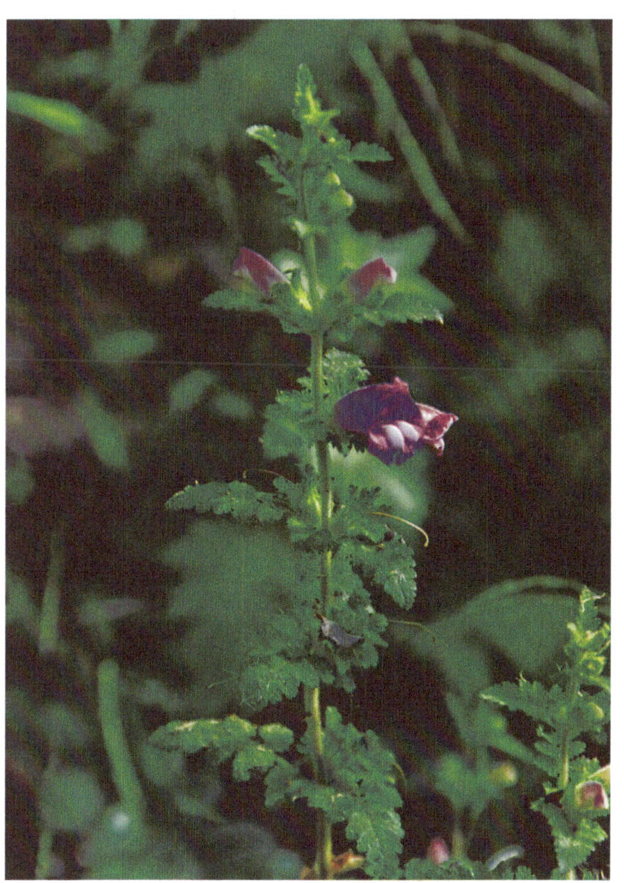

【性味功效】苦，平。祛风除湿，利尿通淋。

【古方选录】《圣济总录·卷十八》马先蒿散：马先蒿不计多少（细切，焙干用）。用法：上为散。每服一钱匕，用荆芥、薄荷汤调下。主治：乌癞。

【用法用量】煎服，6~9g；或研末为散。外用适量，煎水洗。

117 牛扁（牛萹）

【古籍原文】无毒，生桂阳。

《本经》原文：牛扁，味苦，微寒。主身皮疮热气，可作浴汤，杀牛虱小虫，又疗牛病。生川谷。

【来　　源】毛茛科植物牛萹*Aconitum ochranthum* C. A. Mey. 的根。

【形态特征】多年生草本，具直根。茎高60~110cm，被反曲的微柔毛。基生叶1~5片，与下部茎生叶具长柄；叶片肾圆形，两面被短伏毛，3裂，中央裂

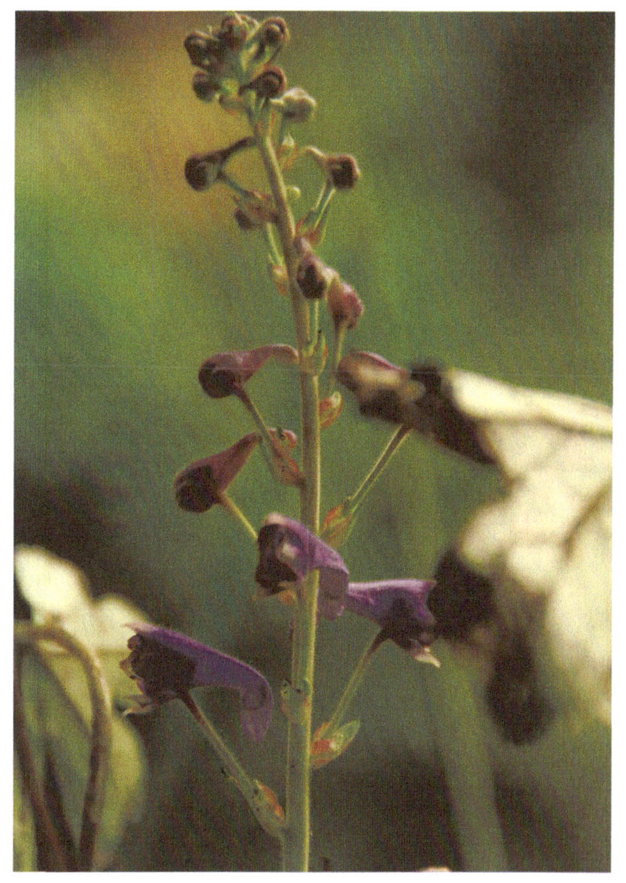

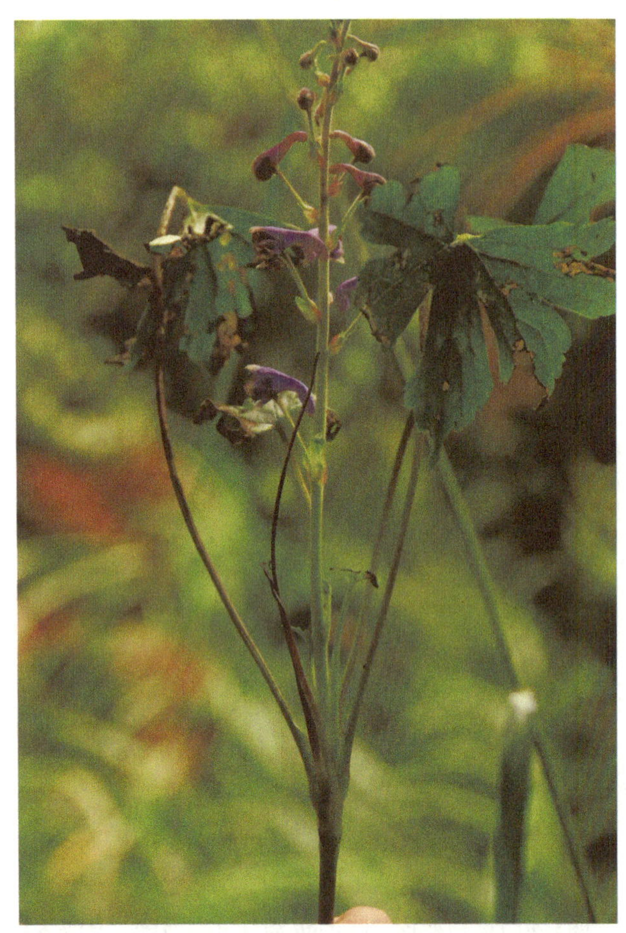

片菱形，在中部3裂，二回裂片具狭卵形小裂片。总状花序；小苞片生花梗中部，条形；萼片5片，黄色；花瓣2片，具长爪，矩与瓣片近等长；雄蕊多数；心皮3枚。蓇葖果3颗。

【性味功效】苦，微寒。清热，杀虫。

【使用注意】脾胃虚弱者慎用。

【现代研究】化学研究显示含生物碱。现代临床少用。

118 陆英（接骨草）

【古籍原文】无毒。生熊耳及宛朐。立秋采。

《本经》原文：陆英，味苦，寒。主骨间诸痹，四肢拘挛疼酸，膝寒痛，阴痿，短气不足，脚肿。生川谷。

【来　　源】忍冬科植物陆英*Sambucus chinensis* Lindl. 的花。

【形态特征】高大草本或半灌木，高达3m。茎有棱条，髓部白色。奇数羽状复叶对生，小叶5~9

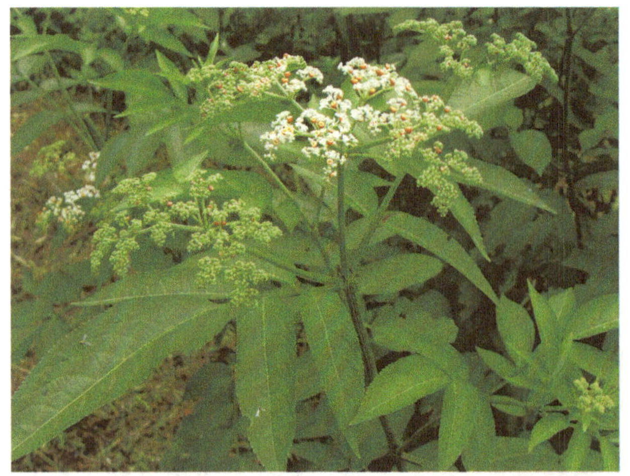

片；小叶片披针形，先端长而渐尖，基部钝圆形，边缘具小锯齿。大型复伞房花序顶生；花小而密，白色至淡黄色；萼筒杯状；花冠裂片卵形；雄蕊5枚；子房3室。浆果近球形，红色。

【性味功效】辛、苦，寒。祛风利湿，活血止痛，利水退肿。

【古方选录】《太平圣惠方·卷六十七》接骨草散：接骨草二两，紫葛根一两（锉），石斛一两（去根、锉），巴戟一两，丁香一两，续断一两，阿魏一两（面裹煨，面熟为度）。用法：上为粗散。不拘时候，以温酒调下二钱。主治：从高坠损，骨折筋伤。

【用法用量】煎服，6~12g，鲜品30~60g。外用煎水洗浴；或捣敷。

【使用注意】孕妇慎用。

【现代研究】化学研究显示，全草含黄酮类，酚类，鞣质，糖类和绿原酸等。药理研究显示，其有镇痛作用。现代临床用于治疗风湿性关节炎、痛风、跌打损伤、骨折、黄疸、湿疹痒痛、风疹瘙痒、丹毒和创伤出血等。

119 蕇　草

【古籍原文】味咸，平，无毒。主养心气，除心温温心辛痛，浸淫身热。可作盐花。生淮南平泽。七月采。（礜石为之使）

【现代研究】《中华本草》《中药大辞典》均无记载，品种来源有待考证。

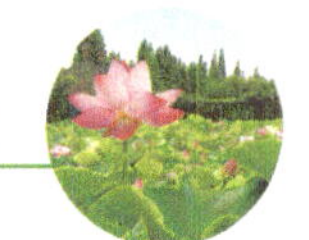

120 荩草（马耳草）

【古籍原文】无毒。可以染黄作金色。生青衣。九月、十月采。（畏鼠妇）

《本经》原文：荩草，味苦，平。主久咳上气喘逆，久寒惊悸，痂疥白秃疡气，杀皮肤小虫。生川谷。

【来　　源】禾本科植物荩草*Arthraxon hispidus* (Thunb.) Makino 的全草。

【形态特征】一年生草本。秆细弱无毛，基部倾斜，高30~45cm，分支多节。叶鞘短于节间，有短硬疣毛；叶片膜质，边缘具纤毛；叶片卵状披针形。总状花序细弱；穗轴节间无毛，小穗孪生；第一颖边缘带膜质，第二颖近膜质，舟形；雄蕊2枚，花黄色或紫色。颖果长圆形。

【性味功效】甘、微苦，凉。清热解毒，润肺止咳。

【临床用方】《吉林中草药》：马耳草四钱。用法：水煎，日服二次。主治：气喘上气。

【用法用量】煎服，6~15g。外用适量，煎水洗；或捣敷。

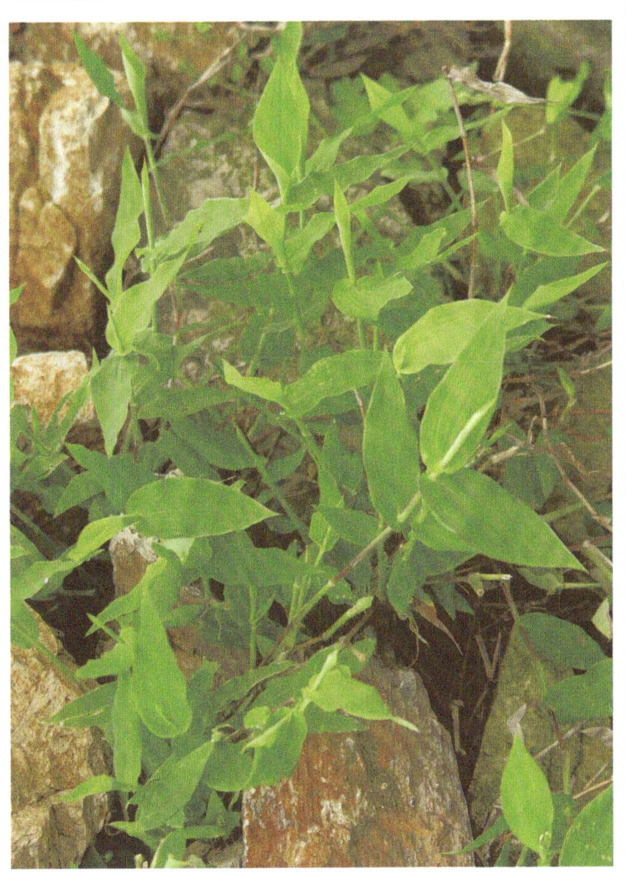

【现代研究】化学研究显示，荩草含乌头酸，木樨草素，木樨草素-7-葡萄糖苷和荩草素等。现代临床用于治疗感冒咳嗽、慢性支气管炎咳喘、发热口渴和皮肤痈疡等。

121 恒山（常山）

【古籍原文】味辛，微寒，有毒。主治鬼蛊往来，水胀，洒洒恶寒，鼠瘘。生益州及汉中。八月采根，阴干。（畏玉札）

《本经》原文：恒山，味苦，寒。主伤寒寒热，热发温疟鬼毒，胸中痰结吐逆。一名互草。生川谷。

【来　　源】虎耳草科植物常山*Dichroa febrifuga* Lour. 的根。

【形态特征】落叶灌木，高1~2m。茎枝圆形，有节。叶对生，椭圆形，广披针形或长方状倒卵形，先端渐尖，基部楔形，边缘有锯齿，叶柄长1~2cm。伞房花序着生于枝顶或上部的叶腋；花浅蓝色；花萼管状，淡蓝色；花瓣5~6片，蓝色；雄蕊10~12枚，花丝长短不等，花药蓝色；雌蕊1枚。浆果圆形，蓝色，有宿存萼和花柱。

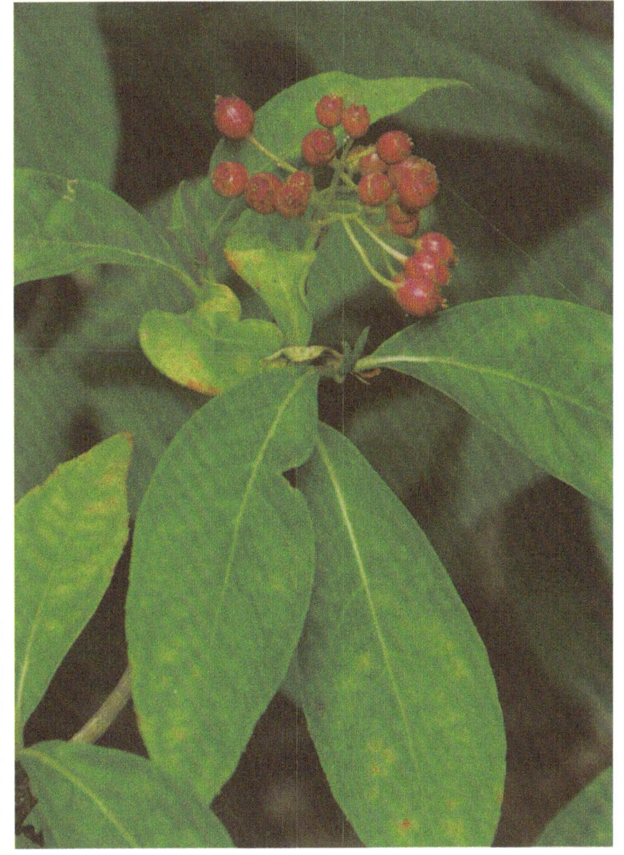

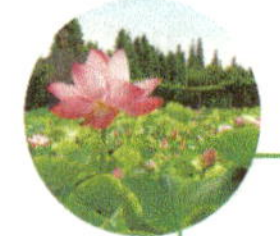

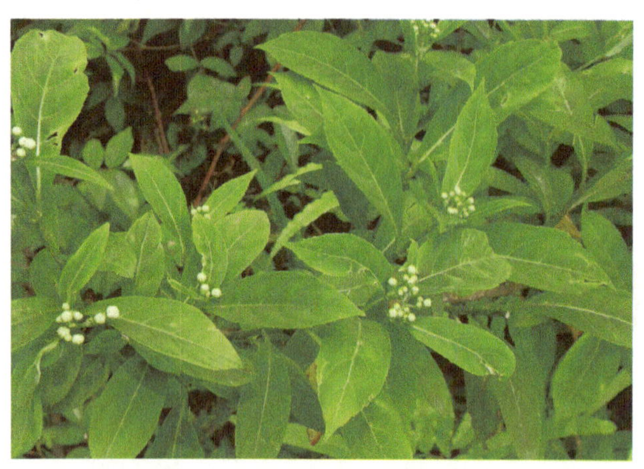

【性味功效】苦、辛，寒；有毒。涌吐痰涎，截疟。

【古方选录】《太平圣惠方·卷五十二》恒山散：恒山半两，朱砂一分（细研），乌梅肉半两（生用）。用法：上为散，入朱砂研匀。每服一钱，于发前以醋汤调下。以吐为度。主治：痰实疟，发歇寒热不定。

【用法用量】煎服，5~9g；或入丸、散。治疟疾须在发病前2小时饮服。

【使用注意】久病体弱者及孕妇忌服。有催吐的不良反应，用量不宜过大。酒制、醋制可减少头昏、恶心、呕吐和腹泻等不良反应。

【现代研究】化学研究显示，常山含黄常山碱甲、乙、丙，黄常山定，4-喹唑酮和伞形花内酯等。药理研究显示，其有抗疟，抗阿米巴原虫和解热等作用。现代临床用于治疗疟疾、蓝氏贾第鞭毛虫病等。

122 夏枯草

【古籍原文】无毒。一名燕面。生蜀郡。四月采。（土瓜为之使）

《本经》原文：夏枯草，味苦、辛，寒。主寒热瘰疬鼠瘘头疮，破癥，散瘿结气，脚肿湿痹，轻身。一名夕句，一名乃东。生川谷。

【来　　源】唇形科植物夏枯草*Prunella vulgaris* L.的果穗。

【形态特征】多年生草本，高约39cm，茎方形。全株密生细毛，叶对生，近基部的叶有柄，上部叶无柄；叶片椭圆状披针形。轮伞花序呈穗状；苞片肾形；花萼唇形，上唇长椭圆形，3裂，下唇2裂；花冠紫色或白色，唇形，下部管状；雄蕊4枚；子房4裂。小坚果褐色。

【性味功效】辛、苦，寒。清肝泻火，明目，散结消肿。

【古方选录】《冯氏锦囊·杂症卷六》夏枯草散：夏枯草一两，香附子一两，甘草四钱。用法：上为末。每服一钱五分，茶清调下。主治：厥阴郁火，目珠痛，夜则痛甚，或用苦寒药点上反疼甚者。

【用法用量】煎服，9~15g；熬膏；或入丸、散。

【使用注意】虚寒证慎用。

【现代研究】化学研究显示，夏枯草含三萜皂苷，芸香苷，金丝桃苷，熊果酸，咖啡酸，游离齐墩果酸，飞燕草素，矢车菊素，生物碱及挥发油等。药理研究显示，其有降血压，抗炎，对痢疾杆菌、伤寒杆菌、霍乱弧菌、大肠杆菌、变形杆菌及人型结核杆菌有抑制作用，以及降血糖等作用。现代临床用于治疗急性黄疸型肝炎、甲状腺肿、细菌性痢疾、高血压病、淋巴瘤、颈淋巴结核、乳腺增生和肝癌等。

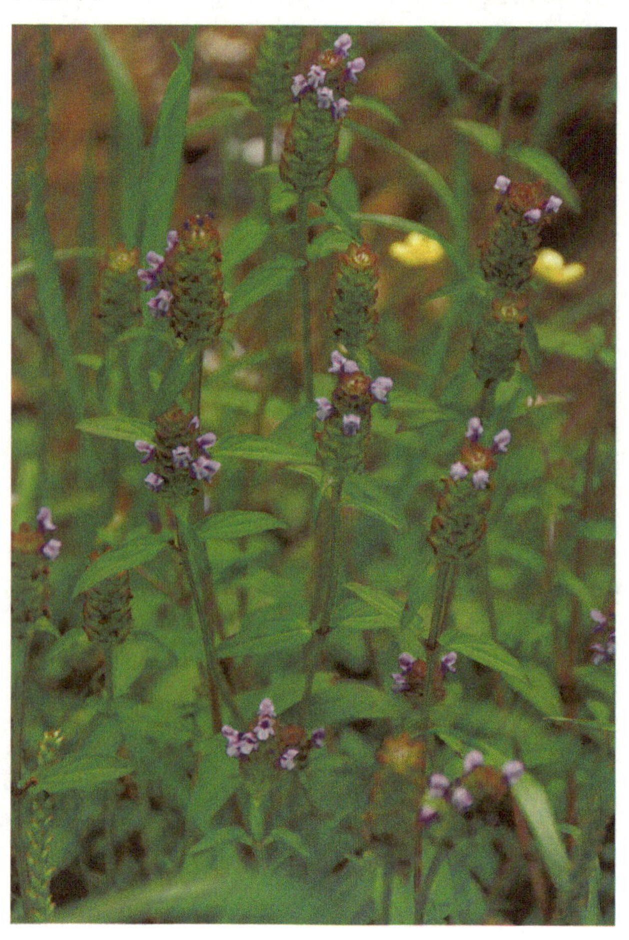

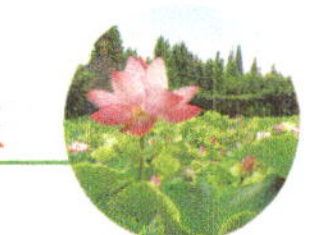

123 蘘　草

【古籍原文】味甘，苦，寒，无毒。主治温疟寒热，酸嘶邪气，辟不祥。生淮南山谷。

【来　　源】姜科植物蘘荷*Zingiber mioga* (Thunb.)Rosc.的叶。

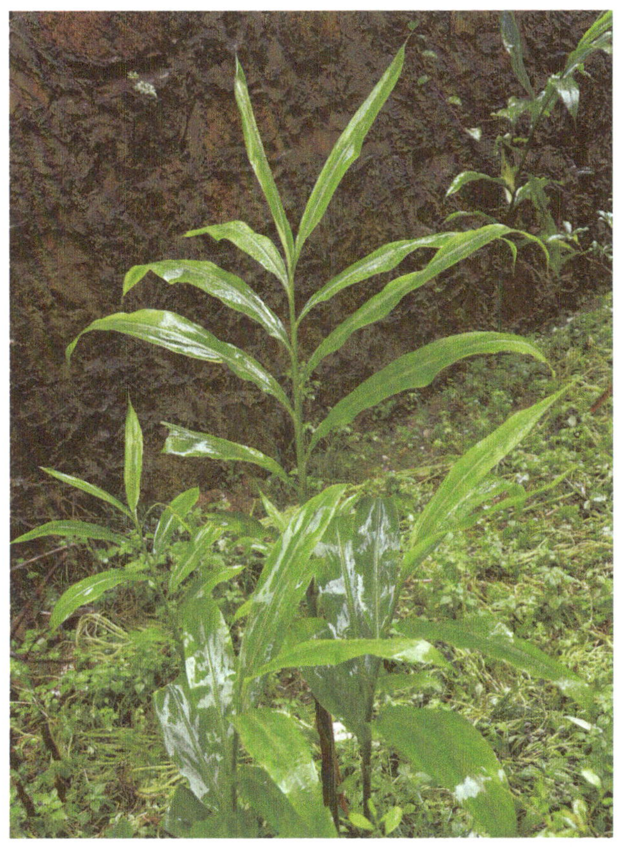

【形态特征】多年生草本，高0.5~1m。根茎肥厚，圆柱形，淡黄色，根粗壮，多数。叶2列互生，狭椭圆形至椭圆状披针形，先端尖，基部渐狭；具叶鞘，抱茎。穗状花序自根茎生出，有柄，鳞片覆瓦状排列，卵状椭圆形，外部苞片椭圆形，内部披针形，膜质；花大，淡黄色或白色；雄蕊1枚；退化雄蕊2枚；子房下位。蒴果卵形。种子黑色或暗褐色，被有白色或灰褐色假种皮。

【性味功效】苦，寒。解毒截疟。

【用法用量】煎服，6~9g。

124 戈　共

【古籍原文】味苦，寒，无毒。主治惊气，伤寒，腹痛，羸瘦，皮中有邪气，手足寒无色。生益州山谷。（畏玉札、蜚蠊）

【现代研究】《中华本草》《中药大辞典》均无记载，品种来源有待考证。

125 乌韭（大叶金花草）

【古籍原文】无毒。主治黄疸，金疮内塞，补中益气，好颜色。生石上。

《本经》原文：乌韭，味甘，寒。主皮肤往来寒热，利小肠膀胱气。生山谷。

【来　　源】鳞始蕨科植物乌蕨*Stenoloma chusana* (L.) Ching 的全草。

【形态特征】多年生草本，高达65cm。根基短，横走。叶对生，有光泽；叶片长圆状披针形，三回羽状深裂，羽片10~15对；二回羽片6~10对，羽片近卵形。孢子囊群小，生于裂片先端的小脉先端，每裂片1~2枚，囊群盖厚纸质。

【性味功效】微苦，寒。清热解毒，利湿，止血。

【临床用方】《湖南药物志》：乌韭15g，黑豆子30g，灯草0.6g。用法：水煎服。主治：黄疸。

【用法用量】煎服，15~30g，鲜品30~60g；或捣汁饮。外用适量，捣敷；或煎汤洗；或研末撒患处。

【现代研究】化学研究显示，叶含牡荆素，丁香酸，山柰酚，原儿茶醛和原儿茶酸等。药理研究显示，其有抑制金黄色葡萄球菌、痢疾杆菌、铜绿假单胞菌、伤寒杆菌等作用。现代临床用于治疗感冒咳嗽、黄疸型肝炎、扁桃体炎、流行性腮腺炎和水火烫伤等。

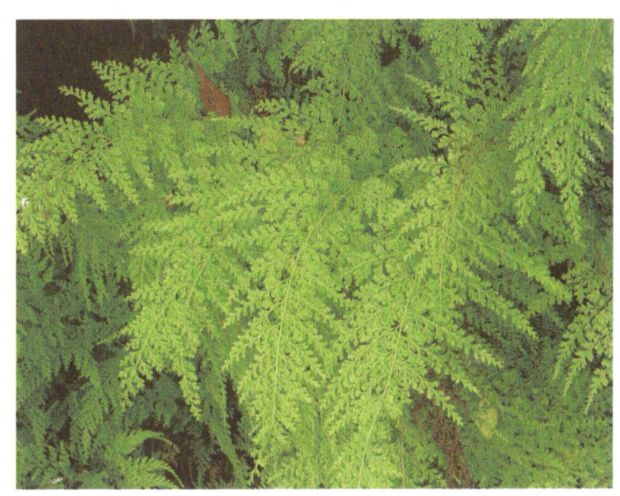

126 溲　疏

【古籍原文】味苦，微寒，无毒。通利水道，除胃中热，下气。一名巨骨。生掘耳及田野故丘墟地。四月采。（漏芦为之使）

《本经》原文：溲疏，味辛，寒。主身皮肤中热，除邪气，止遗溺，可作浴汤。生山谷。

【来　　源】虎耳草科植物溲疏*Deutzia scabra* Thunb.的果实。

【形态特征】落叶灌木，高达3m。小枝中空，赤褐色。叶对生；有短柄；叶片卵形至卵状披针形，先端尖，基部稍圆，边缘具小齿。圆锥花序直立；萼杯状，5齿；花瓣5片，白色或外面有粉红色斑点；雄蕊10枚；子房下位，花柱3枚。蒴果近球形，先端扁平，有多数细小种子。

【性味功效】苦、辛，寒；有小毒。清热，利尿。

【古方选录】《备急千金要方·卷二》承泽丸：溲疏二两，梅核仁、辛夷各一升，葛上亭长七枚，泽兰子五合，藁本一两。用法：研末，蜜合为丸，先食，服如大豆两丸，日三，不知稍增。主治：妇人下焦三十六疾，不孕绝产。

【用法用量】煎服，3~10g。外用适量，煎水洗。

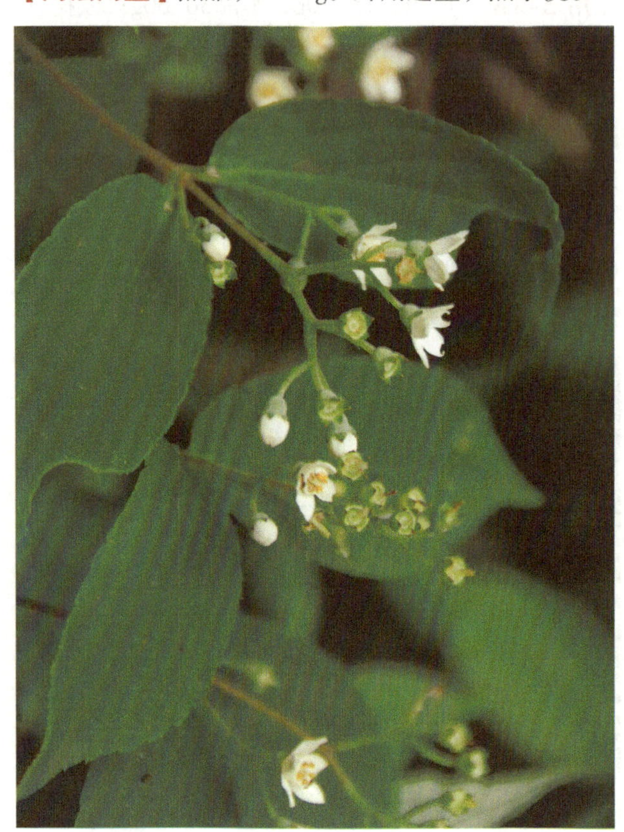

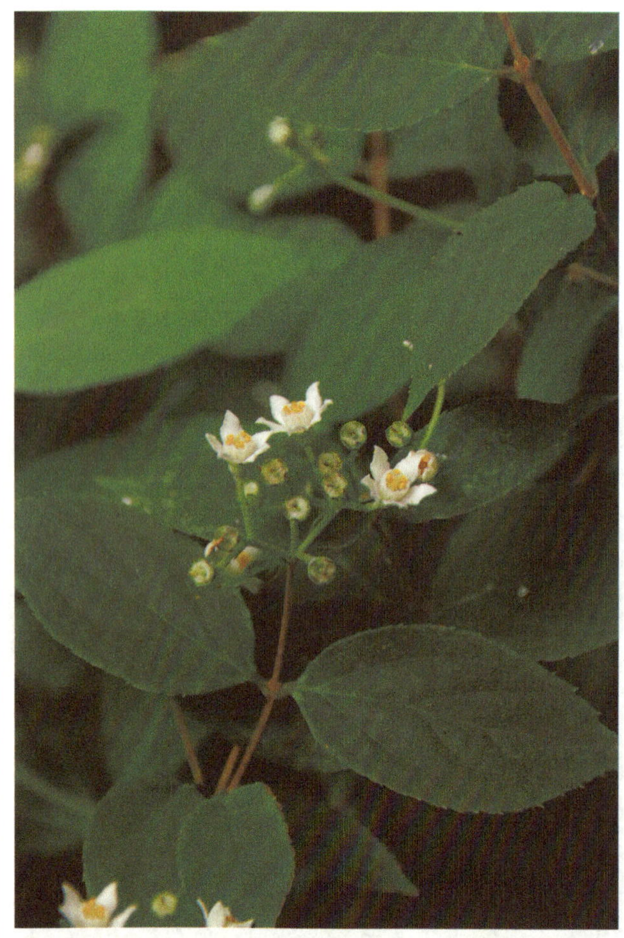

【使用注意】本品有毒，不可过服。脾胃虚寒者慎用。

【现代研究】化学研究显示，叶和花含山柰酚-7-葡萄糖苷，槲皮素-3-葡萄糖苷等黄酮类化合物；叶含溲疏苷，卵花苷，溲疏醇和卵花醇等。现代临床用于治疗发热、小便不利等。

127 钓樟根皮

【古籍原文】主治金创，止血。

又，钓樟根皮似乌药，取根磨服，治霍乱。

【来　　源】樟科植物红果钓樟*Lindera umbellata* Bl.的根或根皮。

【形态特征】落叶灌木或小乔木，高可达5m。树皮灰褐色。小枝无毛。叶互生，长圆形或倒卵状长圆形，基部狭楔形，先端尖或钝，全缘，上面绿色，无毛，下面灰绿色，被毛，叶脉上被褐色毛，羽状脉；叶柄被褐色毛或近无毛。花单性，雌雄异株，有花9朵排成腋生伞形花序，花梗被黄褐色

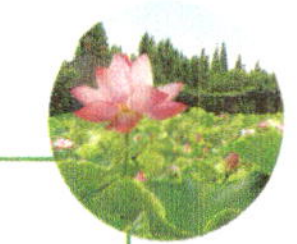

毛；花黄色，花被6深裂，裂片椭圆形，无毛；雄花有雄蕊9枚。核果球形，熟时红色。

【性味功效】辛，温。利水消肿，行气止痛，杀虫疗癣，止血。

【古方选录】《伤科汇纂·卷八》止血散：钓樟根三两，当归一两，芎䓖一两，干地黄一两，续断一两，鹿茸半两（炙），龙骨二两。用法：上为散。外敷，血即止。每服一钱匕，酒送下，日五次，夜三次。主治：金疮。

【用法用量】煎服，3~10g。外用适量，研末撒；或煎水洗浴。

【现代研究】化学研究显示，根含无根藤次碱，木姜子碱，波尔定碱，新木姜子碱，北美乔松黄烷酮，红果山胡椒查耳酮，乌药环戊烯二酮醚等。现代临床用于治疗脚气、水肿、疥癣和创伤出血等。

128 榉树皮

【古籍原文】大寒。主治时行头痛，热结在肠胃。

【来　　源】榆科植物榉树*Zelkova schneideriana* Hand.-Mazz. 的树皮。

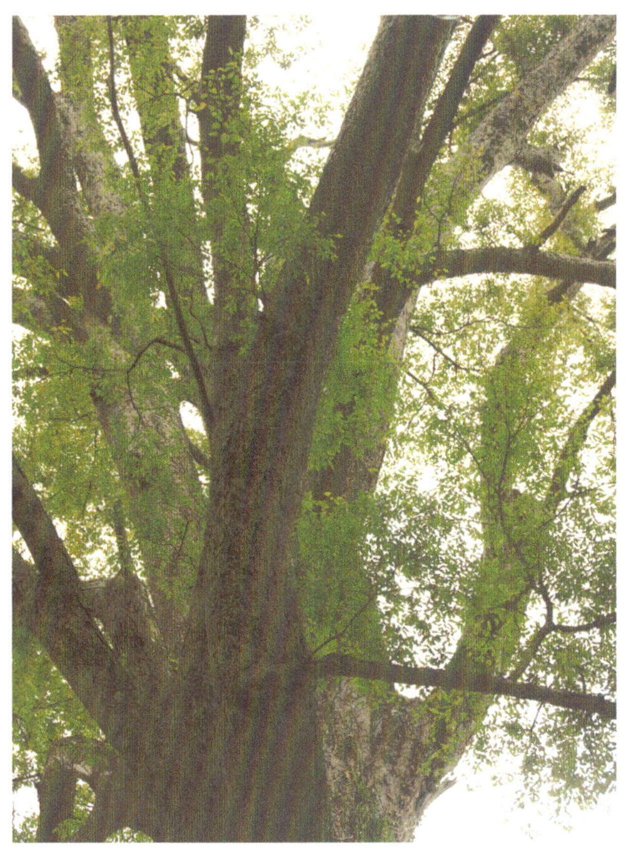

【形态特征】乔木，高达25m。一年生枝密被柔毛。叶椭圆状卵形、窄卵形至卵状披针形，先端渐尖，基部宽楔形或近圆形；近无柄或具短柄。雌雄同株，雄花簇生于新枝下部的叶腋或苞腋，雌花单生或数朵簇生于新枝上部的叶腋；花被片4~5片；雄蕊与花被片同数而对生；雌花仅有雌蕊1枚，子房上位，花柱分叉。坚果上部斜歪。

【性味功效】苦，大寒。清热解毒，利水，止血，安胎。

【古方选录】《圣济总录·卷一〇五》榉皮洗眼方：榉皮二两（去粗皮，切），古钱七文。用法：上二味，以水一升，煎取七合，去滓，热洗，冷则再暖。主治：（目）飞血赤脉。

【用法用量】煎服，3~10g。外用适量，煎水洗。

【使用注意】脾胃虚寒者慎用。

129 钓藤（钩藤）

【古籍原文】微寒，无毒。主治小儿寒热，十二惊痫。

【来　　源】茜草科植物钩藤*Uncaria rhynchophylla* (Miq.) Miq. ex Havil.、大叶钩藤*Uncaria macrophylla* Wall.、毛钩藤*Uncaria hirsuta* Havil.、华钩藤*Uncaria sinensis* (Oliv.) Havil. 或无柄果钩藤*Uncaria sessilifructus* Roxb. 的带钩茎枝。

【形态特征】钩藤　常绿木质藤本，长可达10m。小枝四方形，光滑，变态枝呈钩状，成对或单生于叶腋，向下弯曲。叶对生；纸质，卵状披针形或椭圆形，先端渐尖，基部渐狭或圆形，全缘；托叶2深裂，裂片线状锥尖。头状花序；花萼下部管状，先端5裂；花黄色；雄蕊5枚；子房下位，纺锤形。蒴果倒卵状椭圆形，疏被柔毛，有宿存萼。种子数粒，细小，两端有翅。

【性味功效】甘，凉。息风定惊，清热平肝。

【古方选录】《太平圣惠方·卷八十五》钩藤散：钩藤半两，龙齿一两，石膏三分，栀子仁一分，黄芩半分，川大黄半两（锉碎，微炒），麦冬三分（去心，焙）。用法：上药粗捣罗为散。每服一钱，水一小盏，煎至五分，去滓，量儿大小分减，不计时候温服。主治：小儿惊痫，仰目嚼舌，精神

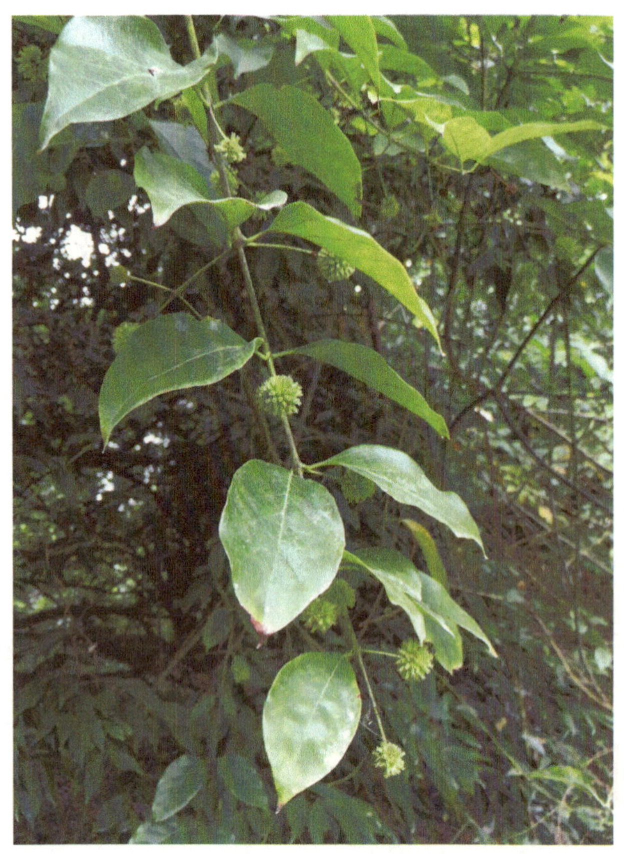

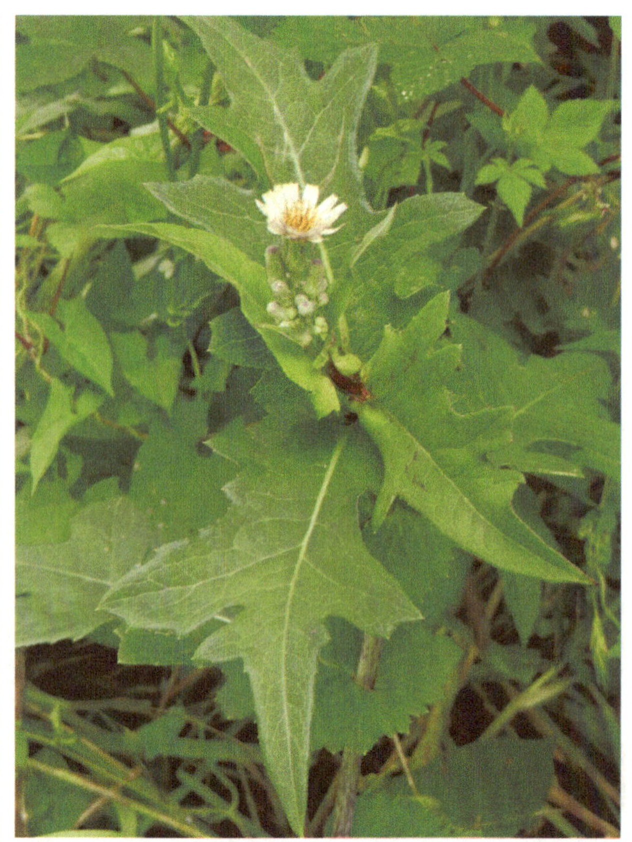

昏闷。

【用法用量】煎服，3~12g，后下；或入散剂。

【使用注意】脾胃虚寒者慎用。

【现代研究】化学研究显示，钩藤含吲哚类生物碱，黄酮类，甾醇类，糖苷类，鞣质，萜类化合物等。药理研究显示，其有显著降血压，抗心律失常，抑制血小板聚集，抗血栓形成，镇静，抗惊厥，降血脂，抗癌，抗菌及抗炎等作用。现代临床用于治疗高血压。

130 苦芙

【古籍原文】微寒。主治面目通身漆疮。

【来　　源】菊科植物蒙山莴苣*Lactuca tatarica* (L.) C. A. Mey. 的全草。

【形态特征】多年生草本，高30~100m。茎分支。叶互生；下部叶长圆形，灰绿色，基部收窄，半抱茎，羽状或倒向羽状深裂或浅裂，质厚，稍肉质；茎中部与下部叶同形，披针形或狭披针形，不分裂，全缘；上部叶全缘，抱茎。头状花序多数，在茎枝顶端排成开展圆锥花序；舌状花紫色或淡紫色。瘦果长圆状条形，稍压扁或不扁，灰色至黑色，冠毛白色。

【性味功效】苦，微寒。清热解毒，凉血止血。

【用法用量】煎服，15~30g。外用适量，捣敷；或烧灰敷；或煎汤洗。

【现代研究】化学研究显示，蒙山莴苣含山莴苣苦素，山莴苣素，α-香树脂醇等。

131 马鞭草

【古籍原文】主治下部䘌疮。

【来　　源】马鞭草科植物马鞭草*Verbena officinalis* L. 的地上部分。

【形态特征】多年生草本，高30~120cm。茎直立，基部木质化，上部有分支，四棱形，棱及节上疏生硬毛。叶对生；茎生叶近无柄；叶片倒卵形或长椭圆形，先端尖，基部楔形，羽状深裂，裂片上疏生粗锯齿，两面均有硬毛。穗状花序顶生或腋生；花小，紫蓝色；花萼管状，先端5浅裂；花冠唇形；雄蕊4枚；雌蕊1枚。蒴果长方形，成熟时分裂为4颗小坚果。

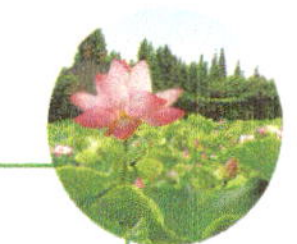

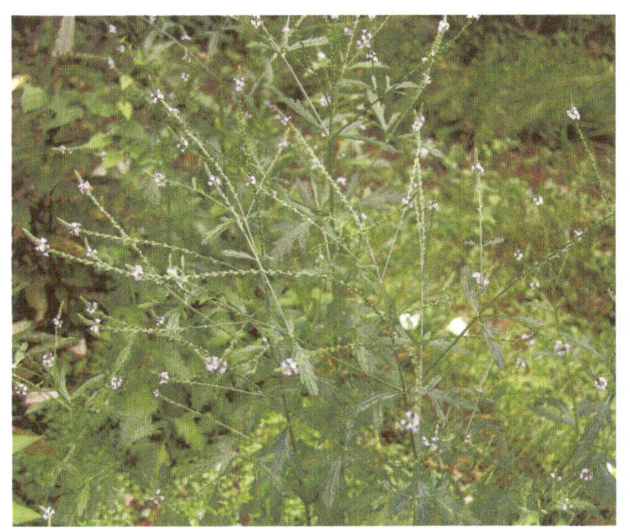

【性味功效】苦，凉。清热解毒，活血散瘀，利水退黄，截疟。

【古方选录】《肘后方·卷五》马鞭草散：芜菁根、马鞭草各适量。用法：同捣。敷。主治：男子阴卒肿痛。

【用法用量】煎服，5~10g，鲜者捣汁30~60g；或入丸、散。外用适量，捣敷；或煎水洗。

【使用注意】孕妇慎服。

【现代研究】化学研究显示，全草含马鞭草苷，鞣质，挥发油；根和茎中含水苏糖；叶中含腺苷，β-胡萝卜素。药理研究显示，其有抗炎，止痛，止血，抗菌等作用。现代临床用于治疗慢性气管炎、急性扁桃体炎、传染性肝炎、口腔炎症、真菌性阴道炎、疟疾等。

132 马　勃

【古籍原文】味辛，平，无毒。主治恶疮，马疥。一名马疕。生园中久腐处。

【来　　源】灰包科真菌脱皮马勃*Lasiosphaera fenzlii* Reich.、大马勃*Calvatia gigantea* (Batschex Pers.) Lloyd、紫色马勃*Calvatia liacina* (Mont. et Berk.) Lloyd 的子实体。

【形态特征】脱皮马勃　子实体近球形至长圆形，直径15~20cm。外表淡紫堇色，成熟后表面有网状裂纹。内部的造孢层初呈白色，后转黄色至浓紫色。基部为营养菌丝所交织，海绵质，乳白色兼带淡紫褐色。孢子淡紫色，球形，一端具短柄，壁具

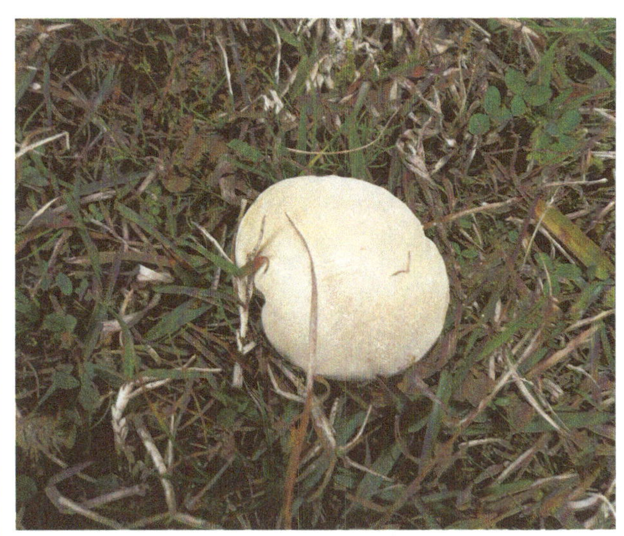

刺突。孢丝长而多分支，有隔膜，菌丝粗5~6μm。

【性味功效】辛，平。清肺利咽，止血。

【古方选录】《普济方·卷一五九》马屁勃丸：马勃不拘多少。用法：细末，炼蜜为丸，如梧桐子大，每服二十丸，汤送下。主治：久嗽。

【用法用量】煎服，2~6g；或入丸、散。外用适量，研末撒；或调敷。

【使用注意】风寒伏肺咳嗽失音者禁用。

【现代研究】化学研究显示，马勃含马勃菌酸，马勃素，多种氨基酸等。药理研究显示，其有止血作用，对金黄色葡萄球菌、铜绿假单胞菌、变形杆菌及肺炎双球菌有一定的抑制作用，对少数致病性真菌也有抑制作用。现代临床用于治疗出血、咽喉肿痛、咳嗽、冻疮等。

133 鸡肠草（附地菜）

【古籍原文】主治毒肿，止小便利。

【来　　源】紫草科植物附地菜*Trigonotis peduncularis* (Trev.) Benth. 的全草。

【形态特征】一年生草本，高5~30cm。茎通常自基部分支，纤细，直立或丛生，具平伏细毛。叶互生，匙形、椭圆形或披针形，先端钝圆或锐尖，基部狭窄，两面均具平伏粗毛；下部叶具短柄，上部叶无柄。总状花序顶生，细长，不具苞片；花通常生于花序的一侧，有柄；花冠蓝色，5裂；雄蕊5枚；雌蕊1枚。小坚果三角状四边形，黑色有光泽，具细毛，有短柄。

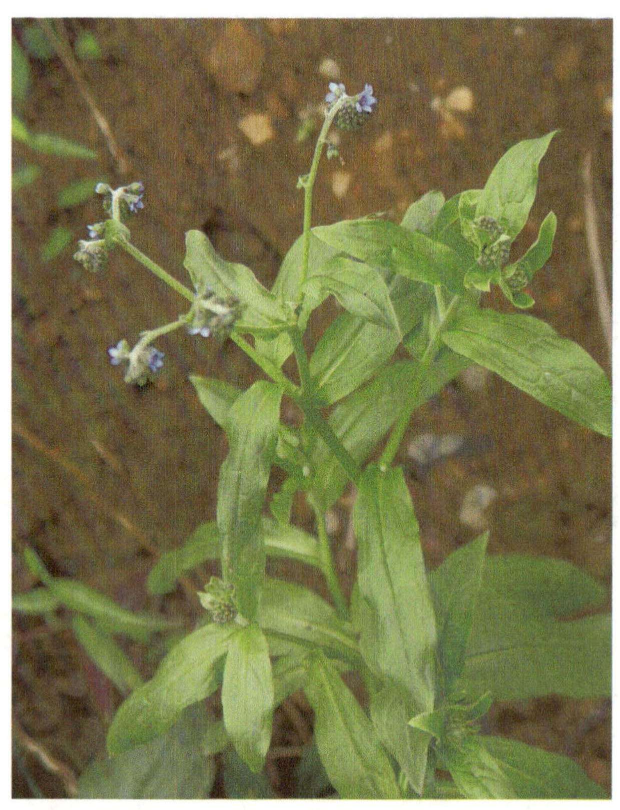

【性味功效】辛、苦，凉。解毒消肿，行气止痛，止痒。

【古方选录】《幼幼新书·卷三十》鸡肠散：鸡肠草一两，牡蛎粉三分，龙骨半两，麦门冬半两（去心，焙），白茯苓半两，桑螵蛸半两。用法：上为粗散。每服一钱，水一小盏，加生姜少许，大枣二枚，煎至六分，去滓温服。主治：膀胱有热，服冷药过多，小便不能禁止，或遗尿病。

【用法用量】煎服，15~30g；或研末服。外用适量，捣敷；或研末擦患处。

【现代研究】化学研究显示，地上部分含挥发油，花含飞燕草素-3,5-二葡萄糖苷。

134 蛇莓汁（蛇莓）

【古籍原文】大寒。主治胸腹大热不止。

【来　　源】蔷薇科植物蛇莓*Duchesnea indica* (Andr.) Focke 的鲜草汁。

【形态特征】多年生草本。根茎短，粗壮。有多数长而纤细的匍匐枝。掌状复叶具长柄，疏离；托叶叶状，与叶柄分离；小叶通常3片，罕有5片，膜质，倒卵形，两侧小叶较小而基部偏斜，边缘有钝

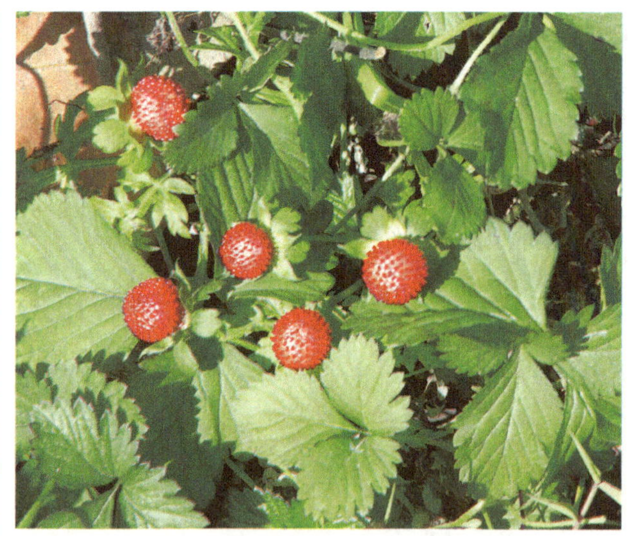

齿或锯齿，基部楔尖而全缘。花单生于叶腋；花柄通常长于叶片，柔弱，被疏长毛；萼片5片；小苞片阔，通常长于萼片，三角状倒卵圆形，3~5裂；花瓣5片，黄色，倒卵形。瘦果卵形，光滑或具不明显突起。

【性味功效】甘、苦，寒。清热解毒，凉血止血，散瘀消肿。

【古方选录】《伤寒类要·卷三》蛇莓饮：蛇莓自然汁，用法：捣绞一斗，煎取五升，稍稍饮之。主治：天行热盛，口中生疮。

【用法用量】煎服，9~15g，鲜品 30~60g；或捣汁。外用适量，捣敷；或研末撒。

【现代研究】化学研究显示，蛇莓含甲氧基去氢胆甾醇，低聚缩合鞣质，蛋白质，碳水化合物，熊果酸，β-谷甾醇等。药理研究显示，其对金黄色葡萄球菌、铜绿假单胞菌有抑制作用，还有抗癌作用，可增强免疫功能。现代临床用于治疗白喉、慢性咽炎、细菌性痢疾等。

135 苎根（苎麻根）

【古籍原文】寒。主治小儿赤丹。其渍苎汁治渴。根，安胎，贴热丹毒肿有效。沤苎汁，主消渴也。

【来　　源】荨麻科植物苎麻*Boehmeria nivea* (L.) Gaud. 的根茎。

【形态特征】多年生半灌木，高1~2m。茎直立，圆柱形，多分支，青褐色，密生粗长毛。叶互生；叶片宽卵形或卵形，先端渐尖或近尾状，基部宽

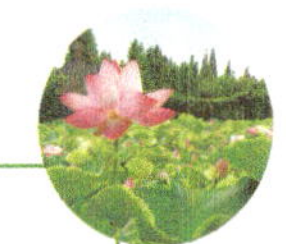

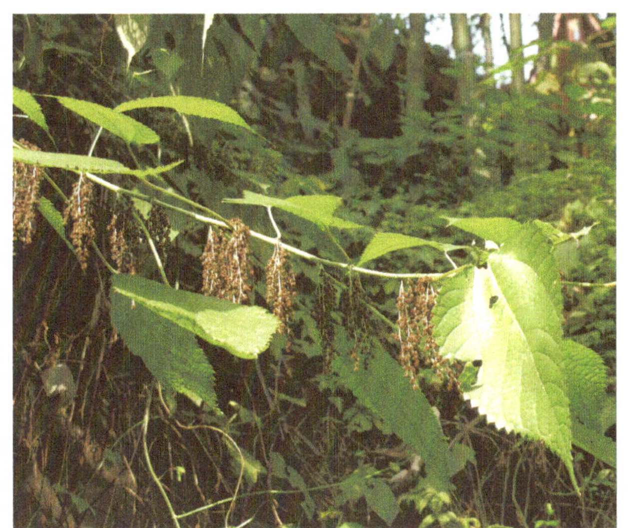

楔形或截形，边缘密生齿牙，上面绿色，粗糙，并散生疏毛，下面密生交织的白色柔毛，基出脉3条。花单性，雌雄常同株；花序呈圆锥状，腋生，雄花序通常位于雌花序之下；雄花小，无花梗，黄白色，花被片4片，雄蕊4枚，有退化雌蕊；雌花淡绿色，簇球形，花被管状，宿存，花柱1枚。瘦果小，椭圆形，密生短毛，为宿存花被包裹，内有种子1颗。

【性味功效】甘，寒。凉血止血，清热安胎，利尿，解毒。

【古方选录】《外台秘要·卷三十三》苎根汤：苎根二两，干地黄二两，当归一两，芍药一两，阿胶一两（炙），甘草一两（炙）。用法：以水六升，煮取二升，去滓，入胶烊，分三服。主治：劳损动胎，腹痛去血，胎动向下。

【用法用量】煎服，5~30g；或捣汁。外用适量，鲜品捣敷；或煎汤熏洗。

【使用注意】无实热者慎服。

【现代研究】化学研究显示，根含绿原酸。药理研究显示，其有止血作用。现代临床用于治疗上消化道出血、妊娠下血等。

136 菰　根

【古籍原文】大寒。主治肠胃痼热，消渴，止小便利。

【来　　源】禾本科植物菰*Zizania caduciflora* (Turcz.ex Trin.) Hand.-Mazz. 的根茎。

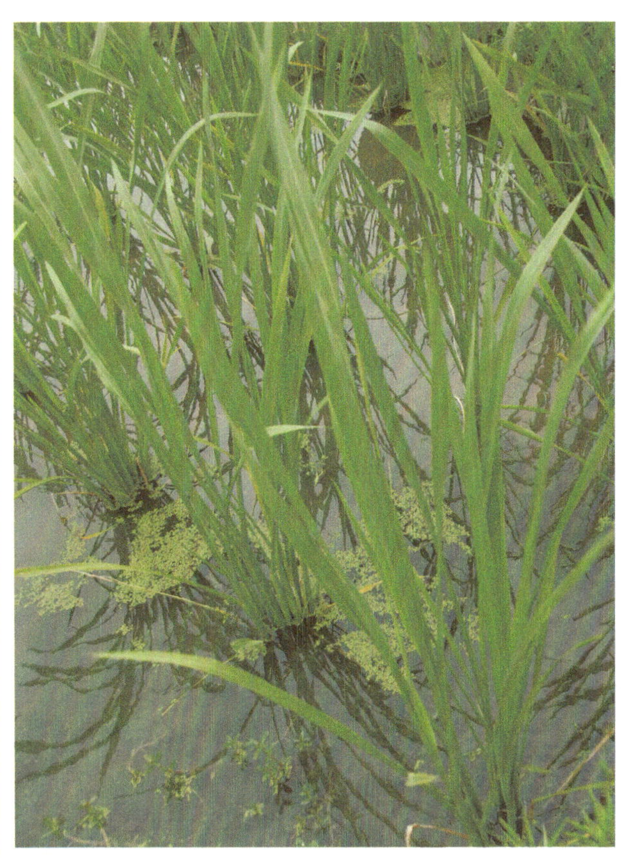

【形态特征】多年生水生草本，高90~180cm。具根茎，须根粗壮；秆直立，基部节上具不定根，叶鞘肥厚，长于节间，基部者常具横脉纹；叶舌膜质，略呈三角形；叶片扁平，线状披针形，下面光滑，上面粗糙，圆锥花序，分支多数簇生，上升或基部者开展；雄性小穗通常生于花序下部，具短柄，常呈紫色，外稃具5脉，顶端渐尖或具短芒，内稃具3脉，雄蕊6枚；雌性小穗多位于花序上部，外稃具5条粗糙的脉，内稃具3脉。颖果圆柱形。

【性味功效】甘，寒。除烦止渴，清热解毒，利尿通淋。

【临床用方】《湖南药物志》：鲜菰根60~90g。用法：水煎服。主治：暑热腹痛。

【用法用量】煎服，鲜品60~90g；或绞汁。外用适量，烧存性研末调敷。

137 狼跋子

【古籍原文】有小毒。主治恶疮、蜗疥，杀虫鱼。

【现代研究】《中华本草》《中药大辞典》均无记载，品种来源有待考证。

138 蒴藋（陆英）

【古籍原文】味酸，温，有毒。主治风瘙瘾疹、身痒、湿痹，可作浴汤。一名堇草，一名芨。生田野。春夏采叶，秋冬采茎、根。

【来　　源】忍冬科植物陆英*Sambucus chinensis* Lindl. 的茎叶或根。

【形态特征】灌木状草本，高达2m。主根垂直，副根不多。茎具棱，平滑无毛，多分支。叶对生，奇数羽状复叶，叶长椭圆状披针形，先端渐尖，基部偏斜稍圆形或阔楔形，边缘具密而尖锐的锯齿，上面暗绿色，下面淡绿色；无托叶。复伞房花序顶生；小苞片细小，卵状被针形；花小，白色；花冠辐射，5裂，裂片卵形；雄蕊5枚；雌蕊 1枚。浆果近球形，红色，表面有小疣状突起。

【性味功效】甘、酸，温。祛风除湿，活血散瘀。

【古方选录】《圣济总录·卷八》蒴藋散：蒴藋根（去皮土，切，焙）。用法：上为散。每服一钱匕，渐加至一钱半，空心温酒调下。主治：风腰脚不随。

【用法用量】煎服，9~15g，鲜品60~120g；或捣汁；或浸酒。外用适量，煎水洗浴；或捣敷。

【使用注意】孕妇禁用。

【现代研究】化学研究显示，全草含黄酮类，酚性成分，鞣质，糖类，绿原酸；种子含氰苷类；根含大量鞣质，还原糖，生物碱。药理研究显示，其能加速骨折的愈合，有镇痛作用。现代临床用于治疗急性化脓性扁桃体炎、急性细菌性痢疾、骨折、慢性气管炎等。

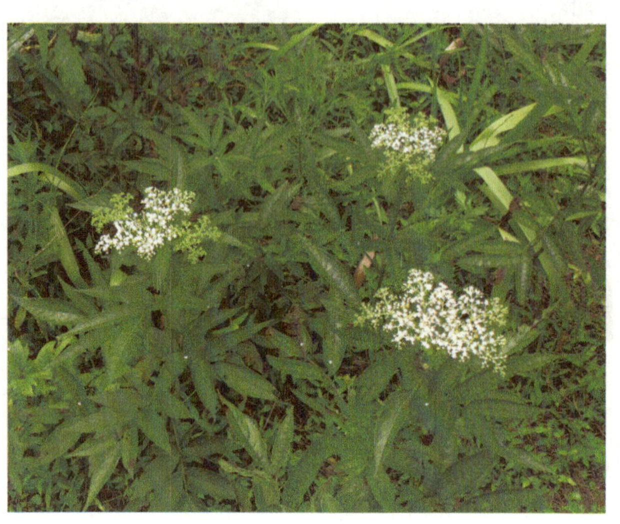

139 弓弩弦

【古籍原文】主治难产，胞衣不出。

【现代研究】《中华本草》《中药大辞典》均无记载，品种来源有待考证。

140 败蒲席

【古籍原文】平。主治筋溢、恶疮。

【古方选录】《太平圣惠方》：败蒲席。用法：败蒲席一握细切，浆水一盏煮汁，温温顿服。主治：霍乱转筋垂死。

【现代研究】《中华本草》《中药大辞典》均无记载，品种来源有待考证。

141 败船茹

【古籍原文】平。主治妇人崩中，吐痢血不止。

【古方选录】《太平圣惠方·卷七十三》龟甲散：龟甲二两（炙微黄），磁石一两（捣碎，水飞过），败船茹一两，乱发灰一两，当归一两（锉，微炒），赤芍药一两，木贼一两，延胡索一两，桑耳一两，黄耆一两（锉），白瓷一两（细研，水飞过），麝香一钱（细研）。用法：上为细散。每服二钱，食前以粥饮调下。主治：妇人痔疾，肛门肿痛下血。

【现代研究】《中华本草》《中药大辞典》均无记载，品种来源有待考证。

142 败鼓皮（牛皮）

【古籍原文】平。主治中蛊毒。

【来　　源】牛科动物水牛*Bubalus bubalis* L. 或牛*Bos taurus domesticus* Gmelin 的皮。

【形态特征】黄牛　体长1.5~2m，体重一般在250kg左右。体格强壮结实。头大，额广，鼻阔，

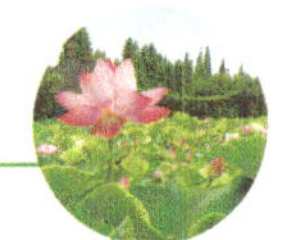

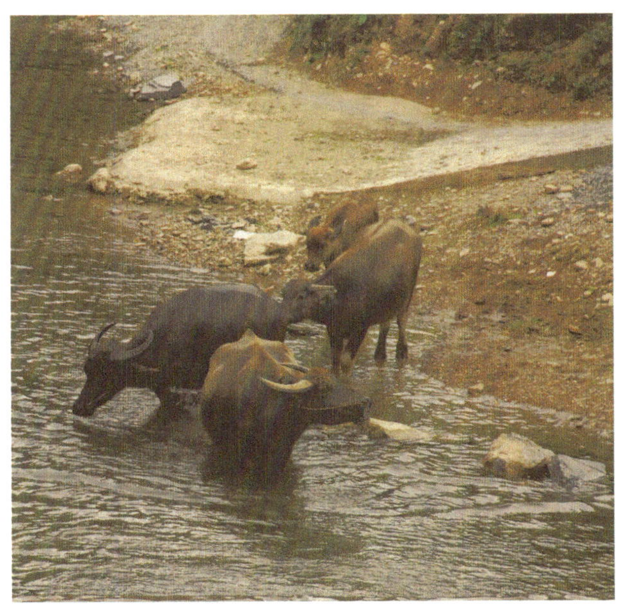

口大。上唇上部有2个大鼻孔，其间皮肤硬而光滑，无毛，称为鼻镜。眼、耳都很大。头上有角1对，左右分开，角之长短、大小随品种而异，弯曲，无分支，中空，内有骨质角髓。四肢匀称，4趾，均有蹄甲，其后方2趾不着地，称悬蹄。尾较长，尾端具丛毛，毛色大部为黄色，无杂毛掺混。

【性味功效】咸，平。利水消肿，解毒。

【古方选录】《安老怀幼书》水牛皮方：水牛皮二斤（刮去毛，洗净），橘皮一两。用法：上药相和，煮令烂熟，切。以生姜、醋、五味渐食之。常作尤益。主治：老人水气，身体虚肿，面目虚胀。

【用法用量】煮食，适量；或烧灰研末冲，每次15g。外用适量，烧灰调涂。

143 败天公

【古籍原文】平。主治鬼疰，精魅。

【现代研究】《中华本草》《中药大辞典》均无记载，品种来源有待考证。

144 半天河

【古籍原文】微寒。主治鬼疰，狂，邪气，恶毒。

【现代研究】《中华本草》《中药大辞典》均无记载，品种来源有待考证。

145 地　浆

【古籍原文】寒。主解中毒，烦闷。

【来　　源】新掘黄土Loess加水搅浑或煎煮后澄清的上清液。

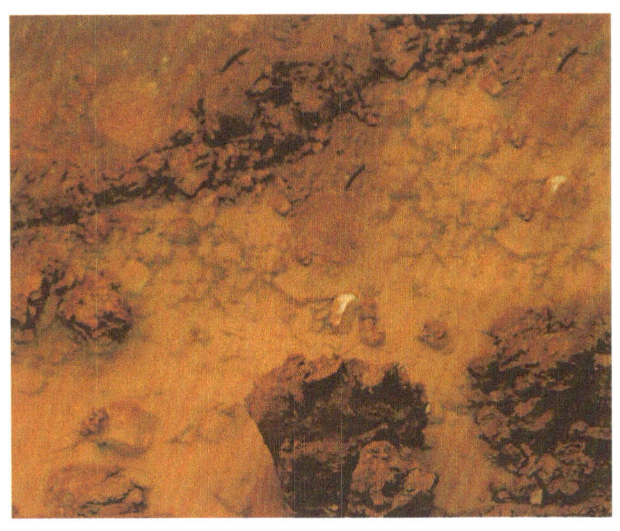

【形态特征】第四纪陆黏土质粉砂沉积物。多呈灰黄色，富含钙质及钙质结核，呈疏散或半固结块状。遇水崩解后加水拌合成悬浊液。其矿物组分按粒度分为砂粒、粉砂与黏土三级。

【性味功效】甘，寒。清热解毒，和中。

【古方选录】《千金要方》：地浆三五盏。用法：内服。大忌米汤。主治：干霍乱病，不吐不利，胀痛欲死。

【用法用量】适量，煮沸饮；或代水煎药。

146 鼠姑（鼠妇）

【古籍原文】味苦，平，寒，无毒。主治咳逆上气，寒热，鼠瘘，恶疮，邪气。一名𧍙。生丹水。

【来　　源】卷甲虫科动物平甲虫*Armadillidium vulgare*（Latrielle）的全体。

【形态特征】体长椭圆形，稍扁，长约10mm；表面灰色，有光泽。头部前缘中央及其左右侧角突起显著。有眼1对，触角2对，第一对触角微小，共3节；第二对触角呈鞭状，共6节。胸部分7个环节，每节有同形等长的足1对；第一胸节前缘延向头部前边，后侧隅向后突出，第二至第七各节侧突不显

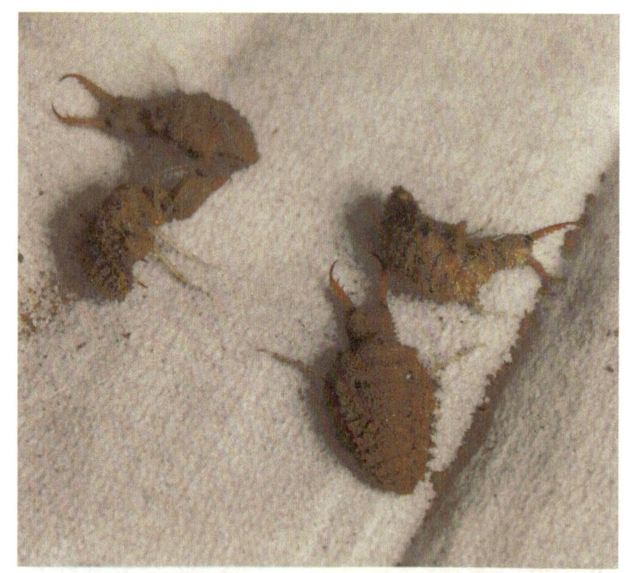

著。腹部小，分为5个环节，第一及第二腹节狭，第三至第五腹节侧缘整齐而圆。尾肢扁平，外肢与第五腹节嵌合齐平。

【性味功效】酸、咸，凉。破瘀消癥，通经，利水，解毒，止痛。

【古方选录】《千金翼方·卷七》鼠妇散：鼠妇七枚（熬黄）。用法：酒服之。主治：产后小便不利。

【用法用量】煎服，3~6g，或入丸、散。外用适量，研末调敷。

【使用注意】孕妇及体虚无瘀者禁用。

【现代研究】化学研究显示，其含糖原，糖，血淋巴蛋白，胆甾醇等。药理研究显示，其有显著的镇痛作用。现代临床用于治疗慢性气管炎、口腔炎、扁桃体炎、食管及贲门癌梗阻等。

147 文石（码碯、马脑）

【古籍原文】味甘。主治寒热，心烦。一名黍石。生东郡山泽中水下。五色，有汁润泽。

【来　　源】石英族矿物石英的亚种玛瑙Agate。

【形态特征】三方晶系。常呈致密块状而形成各种构造，如乳房状、葡萄状、结核状等，常见的为同心圆构造。颜色不一，视其所含杂质种类及多寡而定，以白色、灰色、棕色和红棕色为最常见，黑色、蓝色等其他颜色亦有，通常呈条带状、同心环状、云雾状或树枝状分布。条痕白色或近白

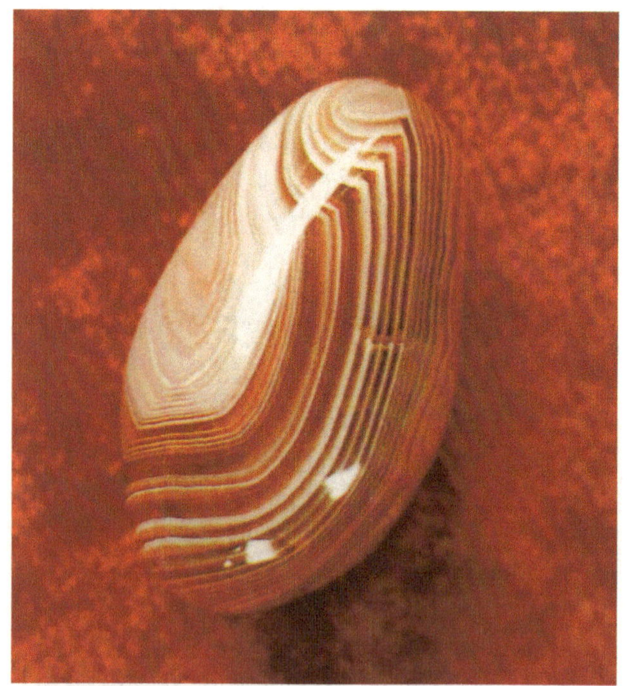

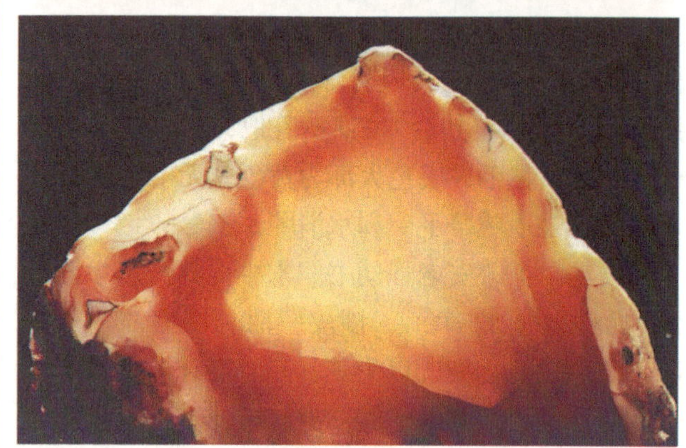

色。蜡样光泽，半透明至透明。断口贝壳状。硬度6.5~7.0。比重2.6~2.7。

【性味功效】辛，寒。清热解毒，明目除翳。

【用法用量】外用适量，砸碎，研为细末；或水飞用。

【现代研究】化学研究显示，文石主要成分为二氧化硅，中间又夹杂多种金属（不同价态的铁、锰等）氧化物或氢氧化物。

148 山磁石

【古籍原文】味苦，平，有毒。主治女子带下。一名爰茈。生山之阳。正月生。叶如藜芦，茎有衣。

【现代研究】《中华本草》《中药大辞典》均无记载，品种来源有待考证。

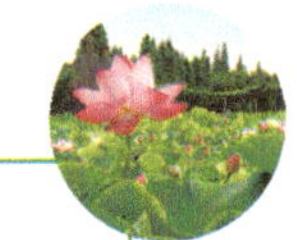

149 石芸

【古籍原文】味甘，无毒。主治目痛，淋露，寒热，溢血。一名蚤烈，一名顾喙。三月、五月采茎叶，阴干。

【现代研究】《中华本草》《中药大辞典》均无记载，品种来源有待考证。

150 金茎

【古籍原文】味苦，平，无毒。主治金创内漏。一名叶金草。生泽中高处。

【现代研究】《中华本草》《中药大辞典》均无记载，品种来源有待考证。

151 鬼盖

【古籍原文】味甘，平，无毒。主治小儿寒热痫。一名地盖。生垣墙下，藂生赤，旦生暮死。

【来　　源】伞菌科真菌墨汁鬼伞*Coprinus atramentarius* (Bull.) Fr. 或粪鬼伞*Coprinus sterquilinus* Fr. 的子实体。

【形态特征】墨汁鬼伞　菌盖卵形，伸展后宽4~11cm，灰色，有光泽，中部褐色，有细小鳞片，边缘往往花瓣状或有折纹；菌肉薄，白色，可口；柄白色，有丝状光泽，中空，长7~20cm，粗1~2.2cm；菌环生柄之下部极易消失；菌折稠密，

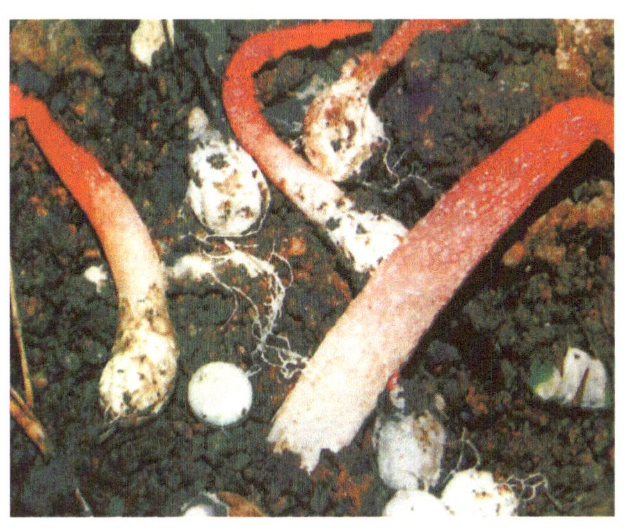

宽，离生，白色，后变为黑色；孢子椭圆形，黑色，（9~12）μm×（5~6）μm；囊状体近圆柱形，（100~160）μm×（20~32）μm。

【性味功效】甘，平；有小毒。益肠胃，化痰理气，解毒疗疮。

【用法用量】煎服，3~9g；鲜品15~30g；或入丸、散。外用适量，研末调敷。

【使用注意】不宜与酒、鸡肉同食。

【现代研究】化学研究显示，墨汁鬼伞含异戊胺，苯乙胺，腺嘌呤，6-氧嘌呤，咪唑乙酸，咪唑丙酸，咪唑乙醇，组氨酸，精氨酸，胆碱，胍，甜菜碱，硒，锌，钙等。

152 马颠

【古籍原文】味甘，有毒。治浮肿，不可多食。

【现代研究】《中华本草》《中药大辞典》均无记载，品种来源有待考证。

153 马逢

【古籍原文】味辛，无毒。主治癣虫。

【现代研究】《中华本草》《中药大辞典》均无记载，品种来源有待考证。

154 羊实

【古籍原文】味苦，寒。主治头秃，恶疮，疥瘙，痂癣。生蜀郡。

【现代研究】《中华本草》《中药大辞典》均无记载，品种来源有待考证。

155 鹿良

【古籍原文】味咸，臭。主治小儿惊痫，贲豚，瘈疭，大人痓。五月采。

【现代研究】《中华本草》《中药大辞典》均无记

载，品种来源有待考证。

156 雀　梅

【古籍原文】味酸，寒，有毒。主蚀恶疮。一名千雀。生海水石谷间。叶如李，实如麦李。

【现代研究】《中华本草》《中药大辞典》均无记载，品种来源有待考证。

157 鼠耳（鼠曲草、无心草）

【古籍原文】味酸，无毒。主治痹寒，寒热，止咳。一名无心。生田中下地，厚华肥茎。

【来　　源】菊科植物鼠曲草*Gnaphalium affine* D. Don的全草。

【形态特征】二年生草本，高10~50cm。茎直立，簇生，密被白色绵毛。叶互生；下部叶匙形，上部叶匙形至线形，先端钝圆具尖头，基部狭窄，抱茎，全缘，无柄，质柔软，两面均有白色绵毛，花后基部叶枯萎。头状花序顶生，排列成伞房状；总苞球状钟形，苞片多列，金黄色，干膜质；花管状，黄色，外围雌花花冠丝状；中央两性花，花冠筒状，先端5裂。瘦果椭圆形，具乳头状毛，冠毛黄白色。

【性味功效】微酸、涩、甘，平。化痰止咳，祛风除湿，解毒。

【古方选录】《圣济总录·卷一四〇》无心草涂方：无心草根。用法：捣烂，醋和封之。主治：恶刺。

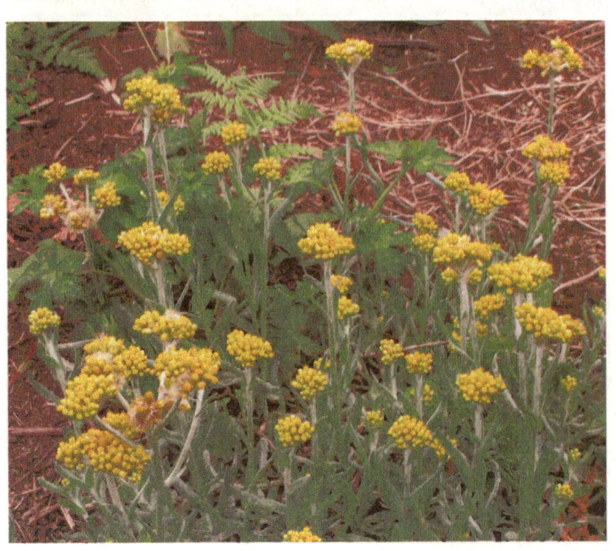

【用法用量】煎服，6~15g；或研末；或浸酒。外用适量，煎水洗；或捣敷。

【现代研究】化学研究显示，全草含黄酮苷，挥发油，微量生物碱和甾醇，维生素B，胡萝卜素，叶绿素，树脂，脂肪等；花含木樨草素4′-β-D-葡萄糖苷。药理研究显示，其有镇咳作用，对金黄色葡萄球菌、宋氏痢疾杆菌有抑制作用。现代临床用于治疗慢性气管炎、支气管炎、哮喘和高血压病等。

158 蛇　舌

【古籍原文】味酸，平，无毒。主除留血，惊气，蛇痫。生大水之阳。四月采花，八月采根。

【现代研究】《中华本草》《中药大辞典》均无记载，品种来源有待考证。

159 木甘草

【古籍原文】主治痈肿盛热，煮洗之。生木间，三月生，大叶如蛇床，四四相值，但折枝种之便生，五月华白，实核赤。三月三日采。

【现代研究】《中华本草》《中药大辞典》均无记载，品种来源有待考证。

160 九熟草

【古籍原文】味甘，温，无毒。主出汗，止泄，治闷。一名乌粟，一名雀粟。生人家庭中，叶如枣。一岁九熟，七月七日采。

【现代研究】《中华本草》《中药大辞典》均无记载，品种来源有待考证。

161 灌　草

【古籍原文】叶主痈肿。一名鼠肝，叶滑青白。

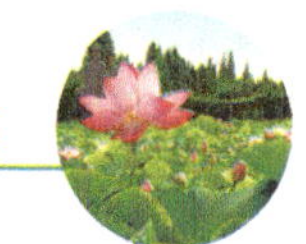

【现代研究】《中华本草》《中药大辞典》均无记载，品种来源有待考证。

162 莸 草

【古籍原文】味辛，无毒。主伤金创。

【现代研究】《中华本草》《中药大辞典》均无记载，品种来源有待考证。

163 萍 草

【古籍原文】味甘，无毒。主盛伤痹肿。生山泽，如蒲黄，叶如芥。

【现代研究】《中华本草》《中药大辞典》均无记载，品种来源有待考证。

164 封 华

【古籍原文】味甘，有毒。主治疥疮，养肌，去恶肉。夏至日采。

【现代研究】《中华本草》《中药大辞典》均无记载，品种来源有待考证。

165 棑华（榧花）

【古籍原文】味苦。主除水气，去赤虫，令人好色。不可久服。春生乃采。

【来 源】红豆杉科植物榧*Torreya grandis* Fort.的花。

【形态特征】常绿乔木，高达25m。树皮灰褐色。叶呈假二列状排列，线状披针形，愈向上部愈狭，先端突刺尖，基部几成圆形，全缘，质坚硬，上面暗黄绿色，有光泽，下面淡绿色，中肋显眼，在其两侧各有一条凹下黄白色的气孔带。花单性，通常雌雄异株；雄花序椭圆形至矩圆形，具总花梗；雌花无梗，对生，只1朵花发育，基部具数对交互对生的苞片。种子核果状，矩状椭圆形或倒卵状长圆

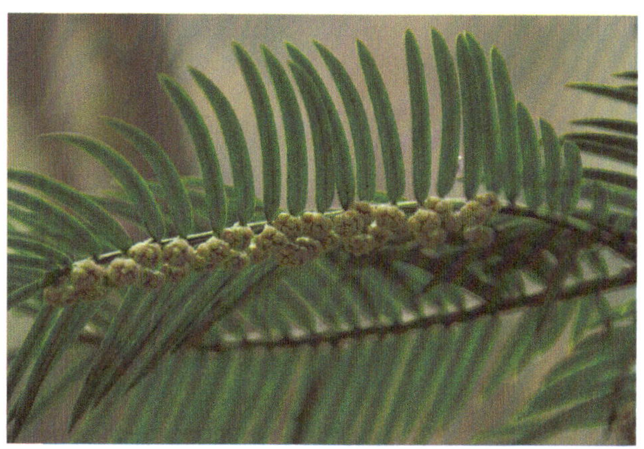

形，先端有小短尖，红褐色，有不规则的纵沟；胚乳微缩。

【性味功效】苦，平。利湿消肿，驱虫消积。

【用法用量】煎服，6~9g。

166 学木核

【古籍原文】味甘，寒，无毒。主治胁下留饮，胃气不平，除热。如蕤核，五月采，阴干。

【现代研究】《中华本草》《中药大辞典》均无记载，品种来源有待考证。

167 木 核

【古籍原文】治肠澼。花，治不足。子，治伤中。根，治心腹逆气，止渴。十月采。

【现代研究】《中华本草》《中药大辞典》均无记载，品种来源有待考证。

168 枸 核

【古籍原文】味苦。治水，身面痈肿。五月采。

【现代研究】《中华本草》《中药大辞典》均无记载，品种来源有待考证。

169 让 实

【古籍原文】味酸。主治喉痹，止泄痢。十月采，

阴干。

【现代研究】《中华本草》《中药大辞典》均无记载，品种来源有待考证。

170 青雌

【古籍原文】味苦。主治恶疮，秃败疮，火气，杀三虫。一名蛊损，一名孟推。生方山山谷。

【现代研究】《中华本草》《中药大辞典》均无记载，品种来源有待考证。

171 白背

【古籍原文】味苦，平，无毒。主治寒热，洗浴疥恶疮。生山陵，根似紫葳，叶如燕卢。采无时。

【现代研究】《中华本草》《中药大辞典》均无记载，品种来源有待考证。

172 白女肠

【古籍原文】味辛，温，无毒。主治泄利肠澼，治心痛，破疝瘕。生深山谷中，叶如兰，实赤。赤女肠亦同。

【现代研究】《中华本草》《中药大辞典》均无记载，品种来源有待考证。

173 白扇根

【古籍原文】味苦，寒，无毒。主治疟、皮肤寒热，出汗，令人变。

【现代研究】《中华本草》《中药大辞典》均无记载，品种来源有待考证。

174 白给（白及）

【古籍原文】味辛，平，无毒。主治伏虫、白癣、肿痛。生山谷，如藜芦，根白相连。九月采。

【来　　源】兰科植物白及*Bletilla striata*（Thunb.）Reichb. f. 的块茎。

【形态特征】多年生草本，高15~70cm。块茎肥厚肉质，三角状卵形厚块，略扁平，黄白色，常数个连接；须根灰白色，纤细。叶3~5片，披针形或广披针形，先端渐尖，基部下延成长鞘状，全缘。总状花序顶生，花3~8朵，疏生；苞片披针形；花淡紫红色或黄白色；雄蕊与雌蕊结合为蕊柱，两侧有狭翅，柱头顶端着生1枚雄蕊。蒴果圆柱形，两端稍尖狭，具6条纵肋。

【性味功效】苦、甘、涩，微寒。收敛止血，消肿生肌。

【古方选录】《赤水玄珠·卷九》白及散：白及一两，藕节五钱。用法：上为细末。每服一钱，白汤调下。主治：咯血。

【用法用量】煎服，6~15g；研末吞服，3~6g；或

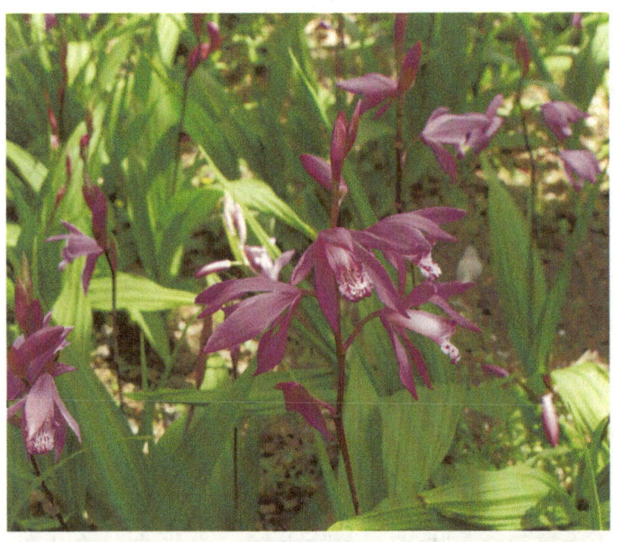

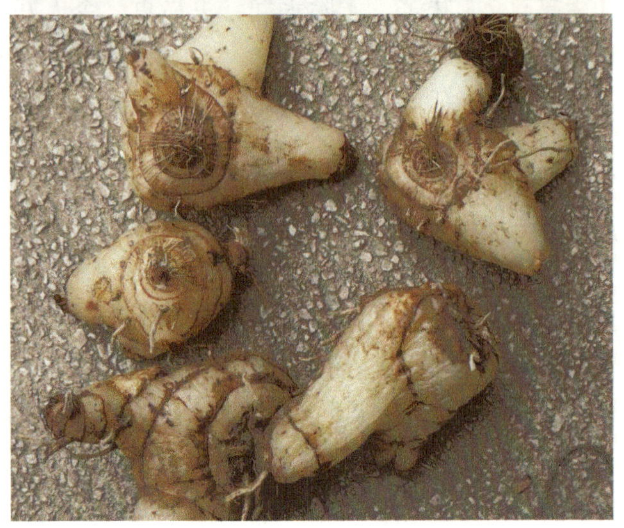

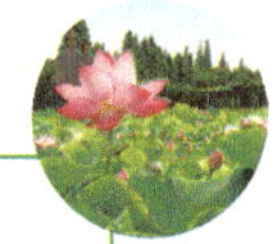

入丸、散。外用适量，研末撒；或调涂。

【使用注意】不宜与川乌、制川乌、草乌、制草乌、附子等同用。

【现代研究】化学研究显示，白及块茎含联苄类化合物，菲类化合物，黏液质，淀粉，挥发油等。药理研究显示，其有显著的止血作用，对盐酸引起的大鼠胃黏膜损伤有保护作用，以及抗菌、抗肿瘤等作用。现代临床用于治疗上消化道出血、肺结核、矽肺、手足皲裂等。

175 白　辛

【古籍原文】味辛，有毒。主治寒热。一名脱尾，一名羊草，生楚山。三月采根，根白而香。

【现代研究】《中华本草》《中药大辞典》均无记载，品种来源有待考证。

176 白昌（水菖蒲）

【古籍原文】味甘，无毒。主食诸虫。一名水昌，一名水宿，一名茎蒲。十月采。

【来　　源】天南星科植物菖蒲*Acorus calamus* L. 的根茎。

【形态特征】多年生草本。根茎横走，稍扁，分

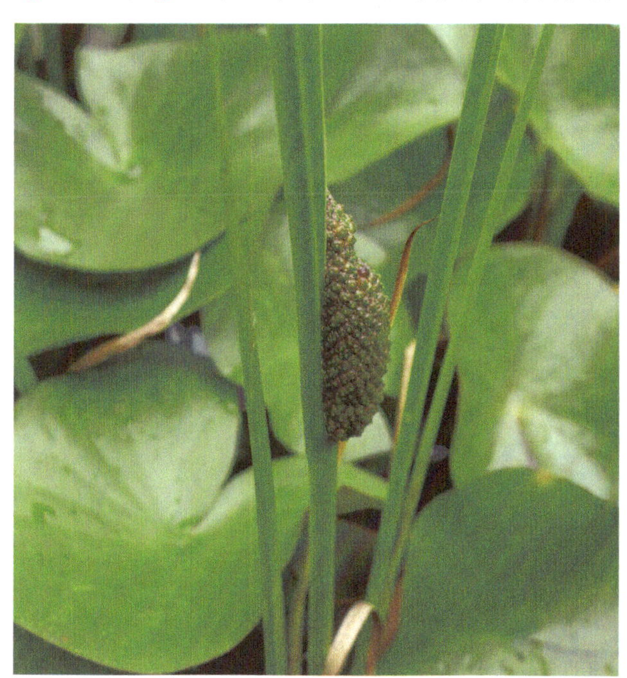

支，外皮黄褐色，芳香，肉质根多数，具毛发状须根。叶基生，基部两侧膜质，叶鞘向上渐狭；叶片剑状线形，基部宽，对折，中部以上渐狭，草质，绿色，光亮，中脉在两面均明显隆起，侧脉3~5对，平行，纤细，大都延伸至叶尖。花序柄三棱形；叶状佛焰苞剑状线形；肉穗花序斜向上或近直立，狭锥状圆柱形；花黄绿色。浆果长圆形，红色。

【性味功效】辛、苦，温。化痰开窍，除湿健胃，杀虫止痒。

【古方选录】《卫生鸿宝·卷一》糟蒲饼：陈香糟六两，生姜汁四两，水菖蒲根四两，盐二两。用法：上为末，炒热为饼。贴胸前痛处，以熨斗熨之，内响即去。大便利下恶物即愈。主治：结胸，停食，伤寒。

【用法用量】煎服，3~6g；或入丸、散。外用适量，煎水洗；或研末调敷。

【使用注意】阴虚阳亢，汗多、精滑者慎用。

【现代研究】化学研究显示，根茎、根、叶均含挥发油，又含脂肪酸、糖类、β-谷甾醇；根含13种氨基酸，其中色氨酸是主要成分，另含木樨草素6,8-C-二葡萄糖苷。药理研究显示，其有镇静，抗心律失常，降血压，平喘，镇咳，祛痰，解痉等作用，对多种细菌、真菌有抑制作用。现代临床用于治疗慢性气管炎、急性细菌性痢疾和肠炎等。

177 赤　举

【古籍原文】味甘，无毒。主治腹痛。一名羊饴，一名陵渴。生山阴，二月花，兑蔓草上，五月实黑，中有核。三月三日采叶，阴干。

【现代研究】《中华本草》《中药大辞典》均无记载，品种来源有待考证。

178 徐　黄

【古籍原文】味辛，平，无毒。主治心腹积瘕。茎，主治恶疮。生泽中，大茎，细叶，香如藁本。

【现代研究】《中华本草》《中药大辞典》均无记载，品种来源有待考证。

179 紫给

【古籍原文】味咸。主毒风头泄注。一名野葵。生高陵下地。三月三日采根，根如乌头。

【现代研究】《中华本草》《中药大辞典》均无记载，品种来源有待考证。

180 天蓼（荭草）

【古籍原文】味辛，有毒。主治恶疮，去痹气。一名石龙。生水中。

【来　　源】蓼科植物红蓼*Polygonum orientale* L.的全草或带根全草。

【形态特征】一年生草木，高1~3m。茎直立，中空，有节，多分支，遍体密被粗长毛。叶大，互生，广卵形或卵形，先端渐尖，基部浑圆或稍为心形，全缘呈浅波状；托叶鞘膜质，被毛，顶端常扩大而成一广展或外翻的小片。圆锥花序顶生；苞片鞘状；花白色或粉红色；雄蕊7~8枚。瘦果扁平，略呈圆形，褐黑色，有光泽，包于宿存的花被内。

【性味功效】辛，凉；有小毒。祛风除湿，解毒杀虫，截疟，活血。

【古方选录】《圣惠方·卷二十四》天蓼散：天蓼、天麻、何首乌、王不留行各等分。用法：上为细散。每服二钱，以热浆水调下，不拘时候。主治：大风疾，恶风。

【用法用量】煎服，9~15g；或浸酒；或研末。外用适量，研末撒；或捣敷；或煎水淋洗。

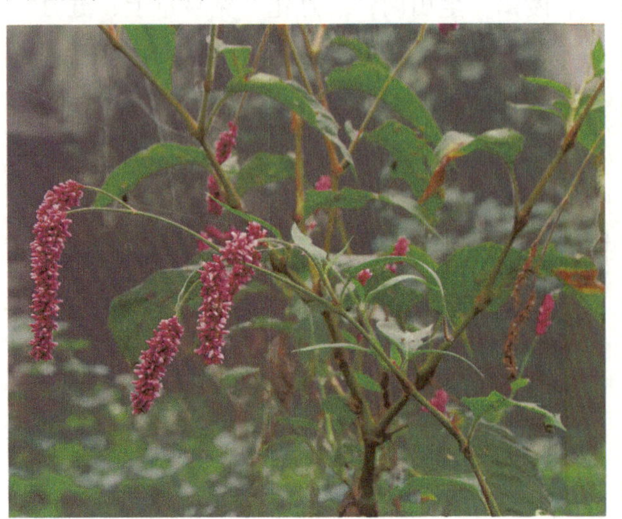

【使用注意】内服用量不宜过大，孕妇禁用。

【现代研究】化学研究显示，地上部分含黄酮类，叶含荭草素，荭草苷，叶绿醌，牡荆素，β-谷甾醇等。药理研究显示，其能增加心肌营养血流量，抗急性心肌缺血，抗缺氧，抗菌，抗癌，扩张支气管等作用，对兔在位子宫有兴奋作用。现代临床用于治疗风湿性关节炎。

181 地朕（地锦草）

【古籍原文】味苦，平，无毒。主治心气，女子阴疝，血结。一名承夜，一名夜光。三月采。

【来　　源】大戟科植物地锦草*Euphorbia humifusa* Willd. 的全草。

【形态特征】一年生草本，含白色乳汁。茎通常从根际成二歧分生为数枝，平卧地面，呈红色，通常无毛。叶2列对生；椭圆形，先端圆，基部不等形，边缘有细锯齿；叶柄极短；托叶线形，通常3深裂。杯状聚伞花序，单生于枝腋或叶腋；总苞倒圆锥形，淡红色，边缘4裂；雄花数朵和雌花1朵同生于总苞内；雄花仅1枚雄蕊；雌花位于花序中央。蒴果扁卵形而小，有3棱，无毛。种子卵形，黑褐色。

【性味功效】辛，平。活血止血，清肺明目，利湿退黄。

【古方选录】《眼科阐微·卷二》熏洗汤：石菖蒲、地锦草、菊花各等分。用法：上煎汤。先以热气熏之，后温而洗之。后服杞实粥。主治：年老日久，气血衰弱，翳膜遮睛，瞳神昏暗。

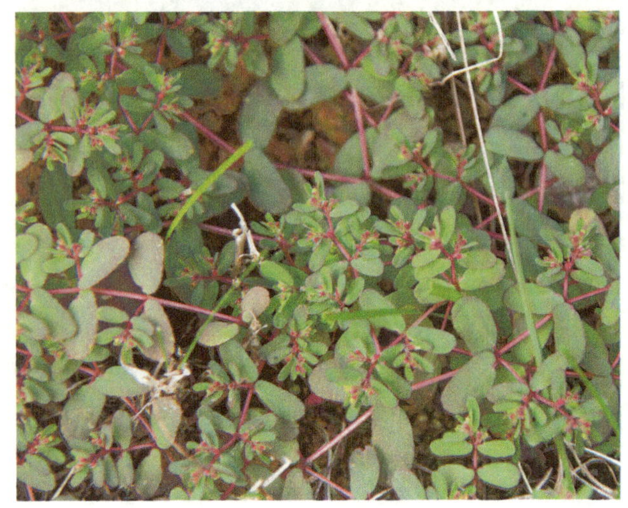

【用法用量】煎服，10~15g，鲜品15~30g；或入散剂。外用适量，捣敷；或研末撒。

【使用注意】血虚无瘀及脾胃虚弱者慎用。

【现代研究】化学研究显示，全草含黄酮类，生物碱，挥发油，没食子酸；叶含鞣质。药理研究显示，其对多种病原微生物有抑制作用，以及解毒、止血等作用。现代临床用于治疗急性细菌性痢疾、急性肠炎和上消化道出血等。

182 地芩

【古籍原文】味苦，无毒。主治小儿痫，除邪，养胎，风痹，洗浴寒热，月中青翳，女子带下。生腐木积草处，如朝生，天雨生盖，黄白色。四月采。

【古代研究】《本草纲目》曰："此（地芩）即鬼盖之色黄白者，其功亦相近。"

183 地筋

【古籍原文】味甘，平，无毒。主益气，止渴，除热在腹脐，利筋。一名菅根，一名土筋。生泽中，根有毛。三月生，四月实白，三月三日采根。

【来　源】禾本科植物黄茅*Heteropogon contortu*（L.）Beauv. ex Roem. et Schult.的根茎或全草。

【形态特征】多年生草本。须根质较坚韧。秆直立，丛生，高40~90cm。叶鞘扁压而具脊，光滑无毛或鞘口具细柔毛；叶舌较硬，膜质，截平，具纤

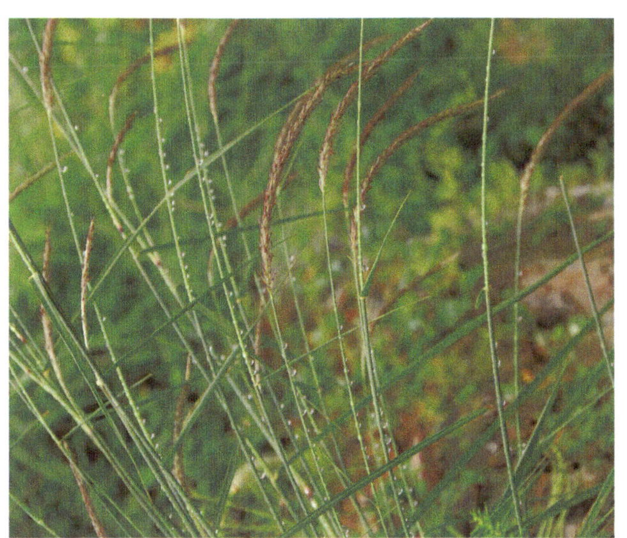

毛；叶片线形，两面均粗糙或上面基部疏生柔毛。总状花序单生，直立或稍弯曲，下部具3~14个同性对，上部可多达12个异性对；孕性小穗线形，基盘锐尖，具棕褐色髯毛；第一颖草质，被短硬毛，背部圆形，先端钝；第二颖具2脉，脉间被短硬毛，具膜边缘；第二外稃膜质，极窄，延伸成芒；芒二回膝曲，芒柱扭转而被短硬毛；不育小穗偏斜而略扭转，覆盖孕性小穗，绿色或带紫色，无毛或生糙疣毛。

【性味功效】甘，寒。清热止渴，祛风除湿。

【临床用方】《贵州草药》：地筋草根30g，大血藤、小血藤、观音柴各15g。用法：泡酒服。主治：风湿关节疼痛。

【用法用量】煎服，15~30g；或捣汁；或浸酒。外用适量，捣敷。

【使用注意】孕妇忌用。

【现代研究】化学研究显示，全草含蛋白质，脂类，粗纤维，碳水化合物，灰分等。药理研究显示，其有消炎、止痛等作用。

184 燕齿

【古籍原文】主治小儿痫，寒热。五月五日采。

【现代研究】《中华本草》《中药大辞典》均无记载，品种来源有待考证。

185 酸恶

【古籍原文】主治恶疮，去白虫。生水旁。状如泽泻。

【现代研究】《中华本草》《中药大辞典》均无记载，品种来源有待考证。

186 酸赭（地榆）

【古籍原文】味酸。主内漏，止血不足。生昌阳山，采无时。

【来　源】蔷薇科植物地榆*Sanguisorba officinalis*

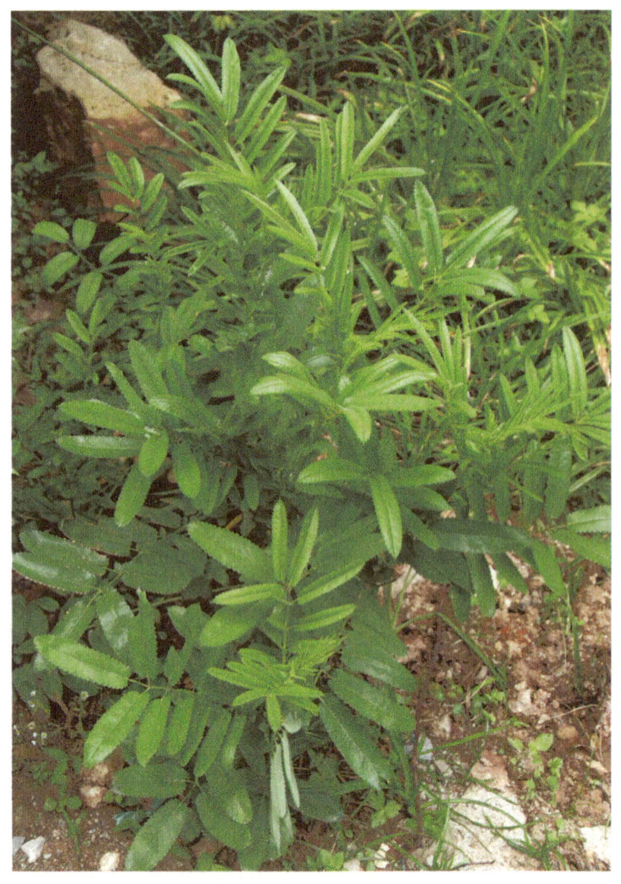

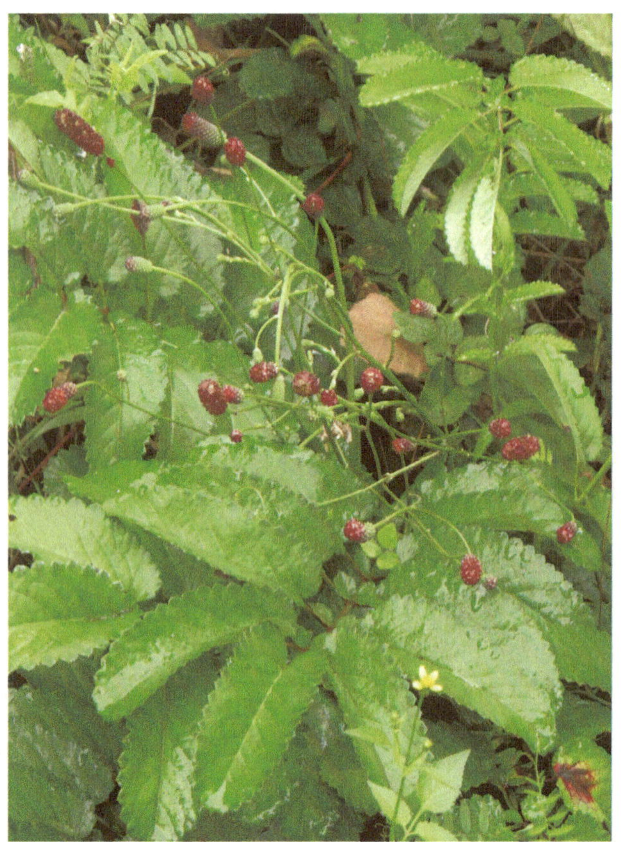

L. 或长叶地榆*Sanguisorba officinalis* L. var. longifolia（Bert.）Yu et Li 的根及根茎。

【形态特征】地榆　多年生草本。根茎粗壮，生多数肥厚的纺锤形或长圆柱形的根。茎直立，有棱。奇数羽状复叶，互生；根生叶较茎生叶大，具长柄，茎生叶近于无柄，有半圆形环抱状托叶，托叶边缘具三角状齿；小叶椭圆形至长卵圆形，先端尖或钝圆，基部截形、阔楔形或略似心形，边缘具尖圆锯齿，小叶柄短或几无柄。花小，密集成倒卵形、短圆柱形或近球形的穗状花序，疏生于茎顶；花紫色至暗紫色；苞片2片；萼片4片；雄蕊4枚。瘦果椭圆形或卵形，褐色，有4条纵棱，呈狭翅状。

【性味功效】苦、酸、涩，微寒。凉血止血，解毒敛疮。

【古方选录】《圣济总录·卷九十七》地榆汤：地榆二两，甘草半两（炙、锉）。用法：上二味粗捣筛。每服五钱匕，以水一盏，煎取七分，去渣，温服，日二夜一。主治：血痢不止。

【用法用量】煎服，9~15g；鲜品30~120g；或入丸、散。外用适量，捣汁；或研末涂敷患处。

【使用注意】虚寒者慎用。

【现代研究】化学研究显示，根含多种鞣质，三萜皂苷，黄酮类化合物。药理研究显示，其有显著止血，抗炎，促进伤口愈合，抗菌，镇吐，降血压，抗肿瘤等作用。现代临床用于治疗烧烫伤、出血等。

187 巴　棘

【古籍原文】味苦，有毒。主治恶疥疮，出虫。一名女木。生高地，叶白有刺、根连数十枚。

【现代研究】《中华本草》《中药大辞典》均无记载，品种来源有待考证。

188 巴　朱

【古籍原文】味甘，无毒。主寒，止血、带下。生雒阳。

【现代研究】《中华本草》《中药大辞典》均无记载，品种来源有待考证。

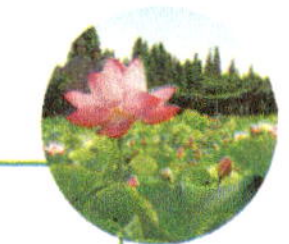

189 蜀格

【古籍原文】味苦，平，无毒。主治寒热，瘘痹，女子带下，痈肿。生山阳，如藿菌，有刺。

【现代研究】《中华本草》《中药大辞典》均无记载，品种来源有待考证。

190 苗根

【古籍原文】味咸，平，无毒。主痹及热中伤跌折。生山阴谷中蔓草木上。茎有刺，实如椒。

【现代研究】《中华本草》《中药大辞典》均无记载，品种来源有待考证。

191 参果根

【古籍原文】味苦，有毒。主治鼠瘘。一名百连，一名乌蓼，一名鼠茎，一名鹿蒲。生百余根，根有衣裹茎。三月三日采根。

【现代研究】《中华本草》《中药大辞典》均无记载，品种来源有待考证。

192 黄辨

【古籍原文】味甘，平，无毒。主治心腹疝瘕，口疮，脐伤。一名经辨。

【现代研究】《中华本草》《中药大辞典》均无记载，品种来源有待考证。

193 对庐

【古籍原文】味苦，寒，无毒。主治疥，诸久疮不瘳，生死肌，除大热，煮洗之。八月采，似菴蕳。

【现代研究】《中华本草》《中药大辞典》均无记载，品种来源有待考证。

194 粪蓝

【古籍原文】味苦。主治身痒疮，白秃，漆疮，洗之。生房陵。

【现代研究】《中华本草》《中药大辞典》均无记载，品种来源有待考证。

195 王明

【古籍原文】味苦。主治身热、邪气，小儿身热，以浴之。生山谷。一名王草。

【现代研究】《中华本草》《中药大辞典》均无记载，品种来源有待考证。

196 师系

【古籍原文】味甘。无毒。主治痈肿，恶疮，煮洗之。一名臣尧，一名臣骨，一名鬼芭。生平泽。八月采。

【现代研究】《中华本草》《中药大辞典》均无记载，品种来源有待考证。

〔附〕领灰

【古籍原文】味甘，有毒。主治心腹痛，炼中不足。叶如芒草，冬生，烧作灰。

【现代研究】《中华本草》《中药大辞典》均无记载，品种来源有待考证。

197 父陛根

【古籍原文】味辛，有毒。以熨痈肿、肤胀。一名膏鱼，一名梓藻。

【现代研究】《中华本草》《中药大辞典》均无记载，品种来源有待考证。

198 荆茎（牡荆茎）

【古籍原文】治灼烂。八月、十月采，阴干。

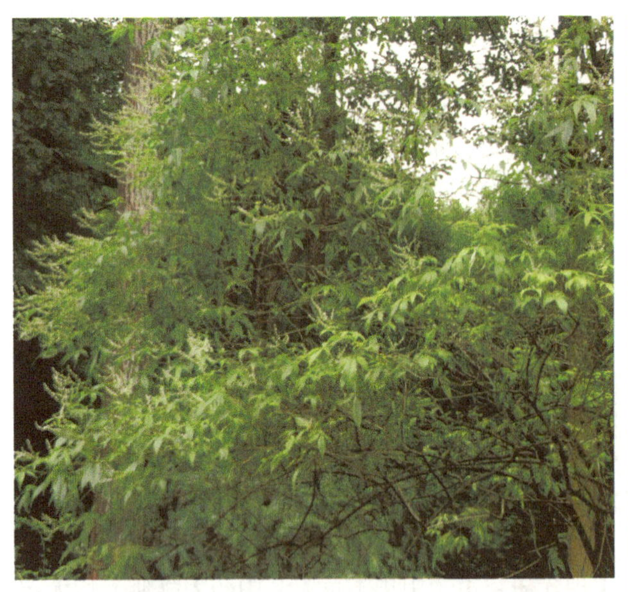

【来　　源】马鞭草科植物牡荆*Vitex negundo* L. var. *cannabifolia* （Sieb. et Zucc.）Hand.-Mazz.的茎。

【形态特征】落叶灌木或小乔木，高1~5m。多分支，有香味。新枝四方形，密被细毛。叶对生，间有3叶轮生；掌状五出复叶，枝端间有三出复叶；中间3片小叶披针形，基部楔形，先端长尖，边缘具粗锯齿；两面绿色，并有细微油点，两面沿叶脉有短细毛，嫩叶背面毛较密；总叶柄密被黄色细毛。圆锥状花序顶生或侧生，密被粉状细毛；小苞细小，线形，有毛，着生于花梗基部；花萼钟状；花冠淡紫色；雄蕊4枚。浆果球形，黑色。

【性味功效】辛、微苦，平。祛风解表，消肿止痛。

【古方选录】《本草纲目》：牡荆茎、荆芥、荜茇各适量。用法：煎水漱。主治：风牙痛。

【用法用量】煎服，10~15g。外用适量，煎水洗；或含漱。

【现代研究】现代临床用于治疗感冒，急性喉炎，疮肿，牙痛和烧伤等。

199 鬼䰀

【古籍原文】生石上，挼之，日柔为沐。

【现代研究】《中华本草》《中药大辞典》均无记载，品种来源有待考证。

200 竹付

【古籍原文】味甘，无毒。主止痛，除血。

【现代研究】《中华本草》《中药大辞典》均无记载，品种来源有待考证。

201 秘恶

【古籍原文】味酸，无毒。主治肝邪气。一名杜逢。

【现代研究】《中华本草》《中药大辞典》均无记载，品种来源有待考证。

202 唐夷

【古籍原文】味苦，无毒。主治瘘折。

【现代研究】《中华本草》《中药大辞典》均无记载，来源有待考证。

203 知杖

【古籍原文】味甘，无毒。主治疝。

【现代研究】《中华本草》《中药大辞典》均无记载，品种来源有待考证。

204 葵松

【古籍原文】味辛，无毒。主治眩痹。

【现代研究】《中华本草》《中药大辞典》均无记载，品种来源有待考证。

205 河煎

【古籍原文】味酸。主治结气，痈在喉头者。生海中。八月、九月采。

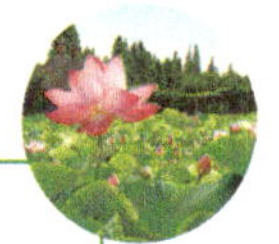

【现代研究】《中华本草》《中药大辞典》均无记载，品种来源有待考证。

206 区 余

【古籍原文】味辛，无毒。主治心腹热癃。

【现代研究】《中华本草》《中药大辞典》均无记载，品种来源有待考证。

207 三叶（鸭儿芹）

【古籍原文】味辛。主治寒热，蛇蜂螫人。一名起莫，一名三石，一名当田。生田中，叶一茎小黑白，高三尺，根黑。三月采，阴干。

【来　　源】伞形科植物鸭儿芹*Cryptotaenia japonica* Hassk. 的茎叶。

【形态特征】多年生草本，高30~90cm。根细长成簇。茎直立，呈叉状分支。叶片广卵形，三出，中间小叶片菱状倒卵形，先端短尖，基部楔形，两侧小叶片斜倒卵形，小叶片的边缘锯齿状，有时2~3浅裂；茎上部的叶无柄，叶片缩小，小叶片披针形。复伞形花序呈圆锥状；伞梗4~10枚，不等长；总苞和小总苞各具1~3片线形早落的苞片和小苞片。小伞形花序有花2~4朵；花白色，有时带淡紫色；萼齿不显；花瓣顶端向内弯。分生果线状长圆形。

【性味功效】辛、苦，平。祛风止咳，利湿解毒，活血止痛。

【临床用方】《常用中草药配方》：鸭儿芹五钱，

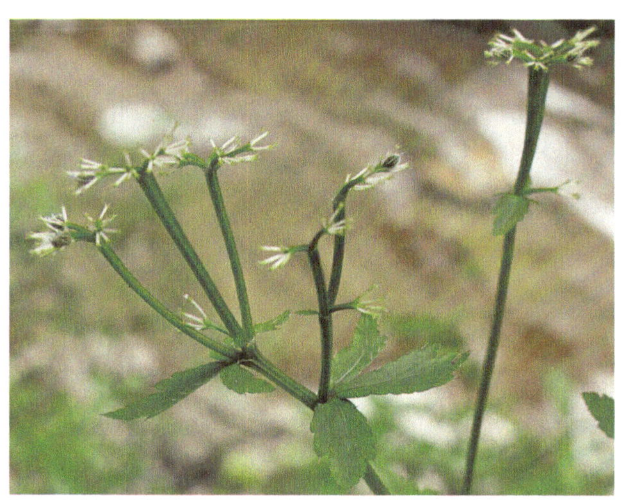

马兰四钱，叶下红、野油菜各三钱。用法：水煎服。主治：小儿肺炎。

【用法用量】煎服，15~30g。外用适量，捣敷；或研末撒；或煎汤洗。

【现代研究】化学研究显示，全草含挥发油，其中有异亚丙基丙酮、异丙烯基丙酮、甲基异丁基甲酮、α-蒎烯、β-蒎烯、莰烯、β-月桂烯、二戊烯、对-聚伞花素、γ-松油烯、异松油烯、反式β-罗勒烯等。现代临床用于治疗风寒感冒、小儿肺炎、尿路感染、牙痛、带状疱疹、跌打损伤等。

208 五母麻

【古籍原文】味苦，有毒。主治痿痹，不便，下痢。一名鹿麻，一名归泽麻，一名天麻，一名若一草。生田野。五月采。

【现代研究】《中华本草》《中药大辞典》均无记载，品种来源有待考证。

209 救煞人者

【古籍原文】味甘，有毒。主治疝痹，通气，诸不足。生人家宫室。五月、十月采，暴干。

【现代研究】《中华本草》《中药大辞典》均无记载，品种来源有待考证。

210 城东腐木

【古籍原文】味咸，温。主治心腹痛，止泄，便脓血。

【现代研究】《中华本草》《中药大辞典》均无记载，品种来源有待考证。

211 芥

【古籍原文】味苦，寒，无毒。主治消渴，止血，妇人疾，除痹。一名梨。叶如大青。

【现代研究】该品种与“上品”中“芥”药名相同，但性味功效不同，在《中华本草》《中药大辞典》中均无记载，品种来源有待考证。

212 载

【古籍原文】味酸，无毒。主治诸恶气。
【现代研究】《中华本草》《中药大辞典》均无记载，品种来源有待考证。

213 庆

【古籍原文】味苦，有毒。主治咳嗽。
［附］卢精
【古籍原文】味辛，平。治蛊毒。生益州。
【现代研究】《中华本草》《中药大辞典》均无记载，品种来源有待考证。

214 六畜毛蹄甲（猪蹄甲）

【古籍原文】有毒。

《本经》原文：六畜毛蹄甲，味咸，平。主鬼注蛊毒，寒热惊痫，癫痓狂走。骆驼毛尤良。

【来　源】六畜指六种家畜，据陶弘景云“六畜为马、牛、羊、猪、狗、鸡”。毛指六畜体毛，蹄指六畜的足。以猪蹄为例，为猪科动物猪*Sus scrofa domesticam* Brisson 的足蹄。
【形态特征】猪　动物体身躯肥胖，头大。鼻与口吻皆长，略向上屈。眼小。耳壳有的大而下垂，有的较小而前挺。四肢短小，4趾，前2趾有蹄，后2趾有悬蹄。颈粗，项背疏生鬃毛。尾短小，末端有毛丛。毛色有纯黑、纯白或黑白混杂等。

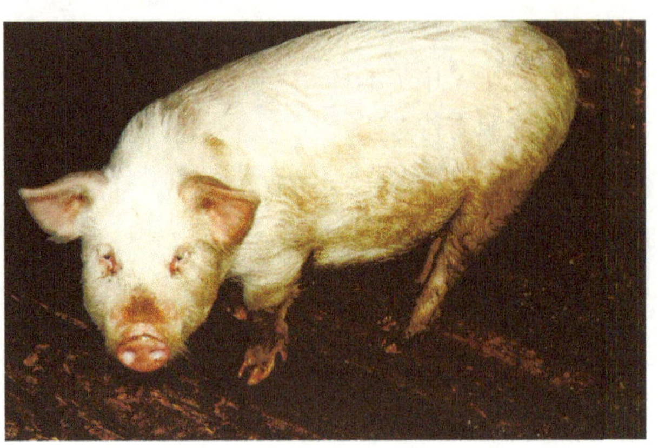

【古方选录】《古今医鉴·卷十二》通乳汤：猪蹄四只（下节），通草二两，川芎一两，穿山甲十四片（炒），甘草一钱。用法：上用水五升，煮汁饮之。更以葱汤频洗乳房。主治：产后气血不足，经血衰弱，乳汁涩少。
【用法用量】煎熬或炖煮，100~250g。
【现代研究】化学研究显示，猪蹄含脂肪，胶原蛋白等。现代临床用于治疗产后缺乳或乳汁不下、血栓闭塞性脉管炎等。

215 鲮鲤甲（穿山甲）

【古籍原文】微寒。主五邪惊啼悲伤，烧之作灰，以酒或水和方寸匕，治蚁瘘。
【来　源】鲮鲤科动物鲮鲤*Manis pentadactyla* Linnaeus 的鳞甲。
【形态特征】身体背面、四肢外侧和尾部披覆瓦状角质鳞片，头细，吻尖，眼小，舌长，无齿，趾（指）爪强健有力。全身的鳞片间杂有数根刚毛，颜面从下颌开始，过胸腹直至尾基以及四肢内侧无鳞而着生稀毛。两颊、眼、耳周亦被毛。四肢粗短，前肢比后肢长；前足爪长于后足爪，中间趾爪特别粗长。
【性味功效】咸，微寒。活血消癥，通经下乳，消肿排脓，搜风通络。
【古方选录】《圣济总录·卷三十七》鲮鲤甲酒：鲮鲤甲十片，鳖甲一两（炙），乌贼骨一两（去甲），常山三两，附子一枚（炮）。用法：上五味，细切，以酒二升半，渍一宿。主治：山瘴疟。
【用法用量】煎服，5~10g，一般用炮制品；或入散剂。外用适量，研末撒；或调敷。
【使用注意】孕妇慎用。气血虚弱、痈疽已溃者禁用。
【现代研究】化学研究显示，鳞片含大量角蛋白，多种氨基酸，硬脂酸，胆甾醇，挥发油，生物碱，多种微量元素。药理研究显示，其能显著增加股动脉血流量，降低外周阻力，扩张血管壁，抗凝血，

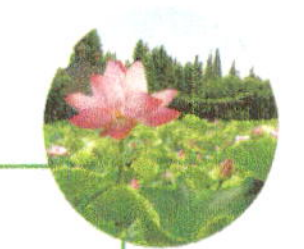

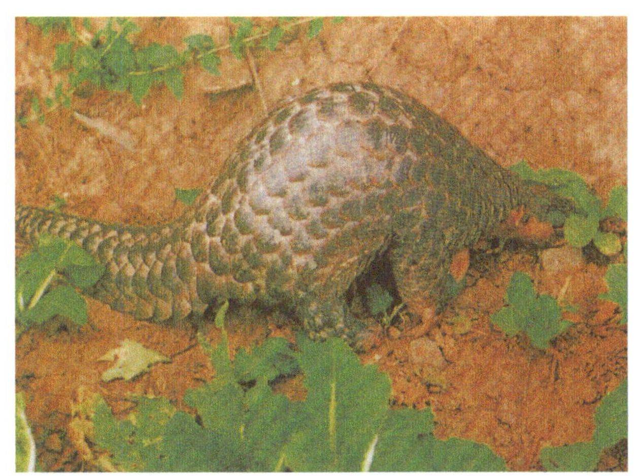

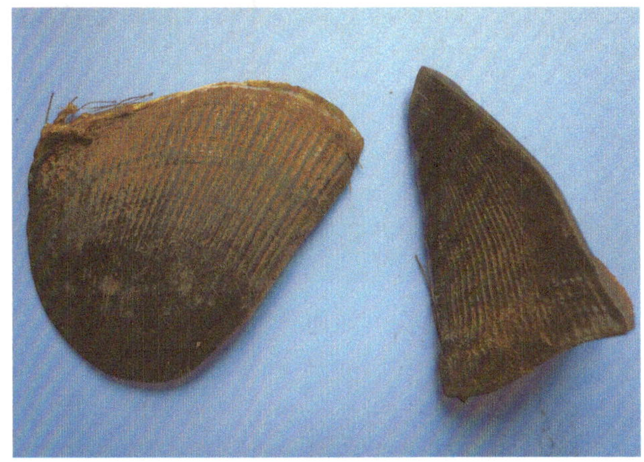

抗炎，抗耐缺氧等作用。现代临床用于治疗妇人产后乳汁不通、乳汁稀少、痈疽疮毒等。

216 獭　肝

【古籍原文】味甘，有毒。主治鬼疰、蛊毒，鱼鲠，止久嗽，烧服之。肉，治疫气、温病，及牛马时行病，煮矢灌之亦良。

又，獭四足，主手足皮皲裂。

【来　　源】鼬科动物水獭*Lutra lutra* Linnaeus的肝脏。

【形态特征】半水栖生活动物。体形细长，体长50~80cm，体重为2~8.5kg。头部宽，稍扁而短，吻端粗短，须粗硬，鼻垫小，眼小，耳小而圆。四肢粗短，趾间有蹼。爪短，侧扁而尖锐；下额中央有数根短的硬须；在前肢腕垫后面有较短的刚毛数根。尾较长。雌体乳头3对。全身毛短而密，有光泽。自额面部至背部及四肢外侧均为咖啡色，底色与身色同。两颊及颈、胸、腹部颜色较淡，有浅黄

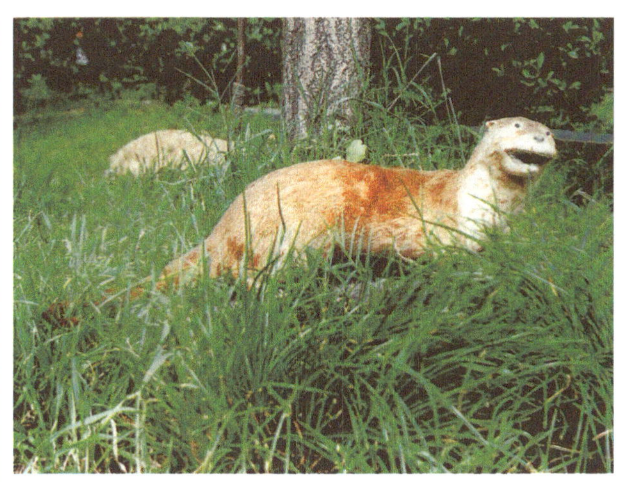

色或白色细长的针毛，底基部棕色。

【性味功效】甘、咸，温。益肺，补肝肾，明目，止血。

【古方选录】《肘后方・卷一》獭肝散：獭肝一具（阴干）。用法：上为末。每服方寸匕，水送下，日三次。一具未愈，更作。主治：尸注，鬼注。冷劳。

【用法用量】煎服，3~6g；或入丸、散。

【现代研究】化学研究显示，獭肝含蛋白质，葡萄糖，糖原，三酰甘油，磷脂，胆甾醇，维生素A、D等。

217 狐阴茎

【古籍原文】味甘，有毒。主治女子绝产，阴痒，小儿阴颓卵肿。五脏及肠，味苦，微寒，有毒。治蛊毒寒热，小儿惊痫。雄狐屎，烧之辟恶。在木石上者是。

【来　　源】犬科动物狐狸*Vulpes vulpes* Linnaeus的雄性外生殖器。

【形态特征】体长60~90cm，尾长40~ 60cm，体重5~10kg。外形似狗而略细长，颜面部狭，吻尖，耳大，四肢比较短。肛门附近有臭腺，能分泌可憎的狐骚气味。尾毛蓬松。毛色变异很大，一般头部灰棕色；耳背面黑色或黑褐色，唇和下颏到前胸部暗白色，背红棕色，颈、肩和身体两侧稍带黄色；胸腹部白色或黄白色；尾部与背色相同，尾尖端白色，四肢浅褐色或棕色，外侧有宽狭不等的黑褐色纹。

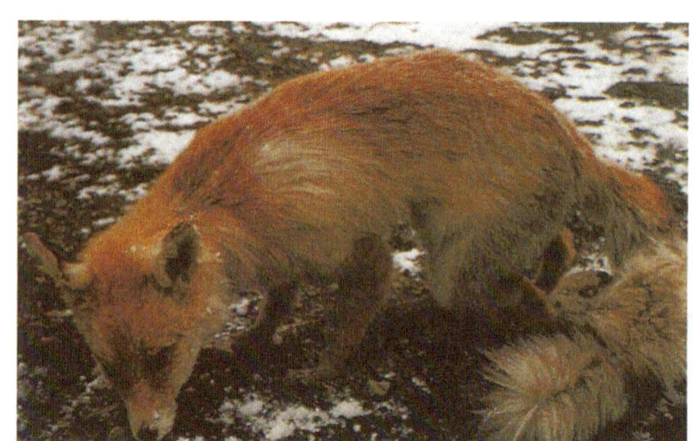

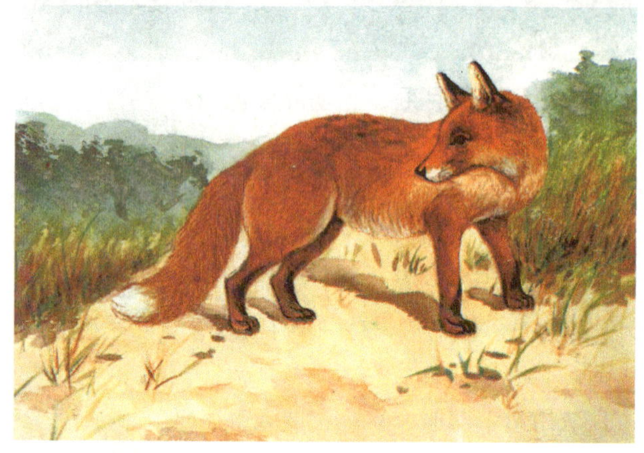

【性味功效】甘、咸，温。补肾壮阳。

【用法用量】煎服，3~15g；或入丸、散。

218 麋　脂

【古籍原文】无毒。柔皮肤，不可近阴，令痿。畏大黄。角，味甘，无毒。治痹，止血，益气力。生南山及淮海边泽中，十月取。

《本经》原文：麋脂，味辛，温。主痈肿、恶疮、死肌，寒风湿痹，四肢拘缓不收，风头肿气，通凑理。一名宫脂。生山谷。

【来　源】鹿科动物麋鹿*Elaphurus davidianus* Milne-Edwards 的脂肪。

【形态特征】体长约2m，肩高1m余；雄者体重约200kg，雌者100kg。头似马、身似驴、蹄似牛、角似鹿，故称“四不像”。雄者具角，雌者无角。尾生有长束毛，尾端超过后肢踝关节。四肢粗大，主蹄宽大能分开，侧蹄显著。毛色灰棕。鼻孔上方有一白色斜纹，下颏与耳壳内面均呈白色，颈下长毛黑褐色，体侧下部灰白色，四肢内侧及腹部黄色；幼兽红褐色，杂有黄色，体有白色斑点。

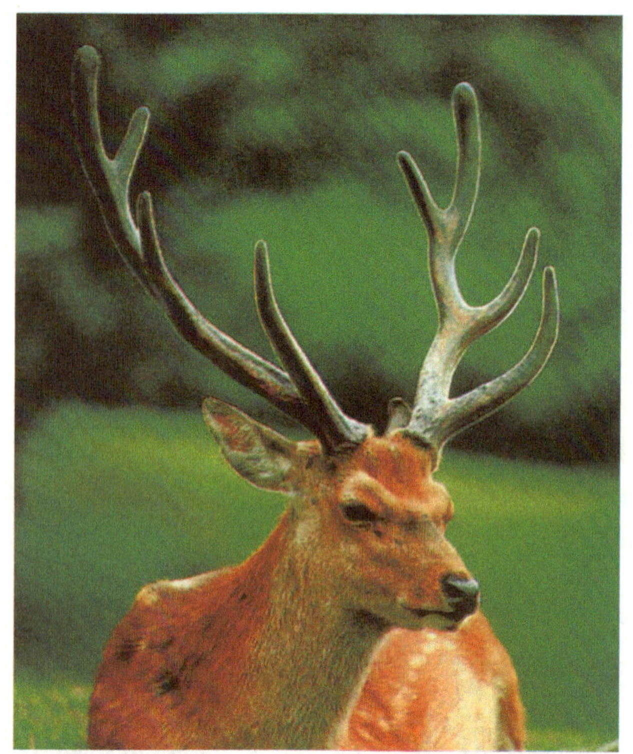

【性味功效】辛，温。通血脉，祛风寒，润皮肤，解毒。

【古方选录】《肘后方》：麋脂适量。用法：涂患处。主治：年少气盛，面生疮疱。

【用法用量】烊化冲服。外用适量，涂患处；或入面脂使用。

219 虾蟇（蟾蜍）

【古籍原文】有毒。主治阴蚀，疽疠，恶疮，猘犬伤疮，能合玉石。一名蟾蜍，一名去甫，一名去甫，一名苦蠪。生江湖。五月五日取，阴干，东行者良。

又，脑，主明目，治青盲也。

《本经》原文：虾蟇，味辛，寒。主邪气，破癥坚血，痈肿阴疮。服之不患热病。生池泽。

【来　源】蟾蜍科动物中华大蟾蜍*Bufo bufo gargarizans* Cantor 或黑眶蟾蜍*Bufo melanostictus* Schneider 等的全体。

【形态特征】中华大蟾蜍　体粗壮，长10cm以上。全体皮肤极粗糙，除头顶较平滑外，其余部分均满布大小不同的圆形瘰疣。头宽大，口阔，吻端圆，吻棱显著。口内无犁骨齿，上下颌亦无齿。近

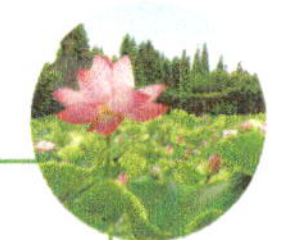

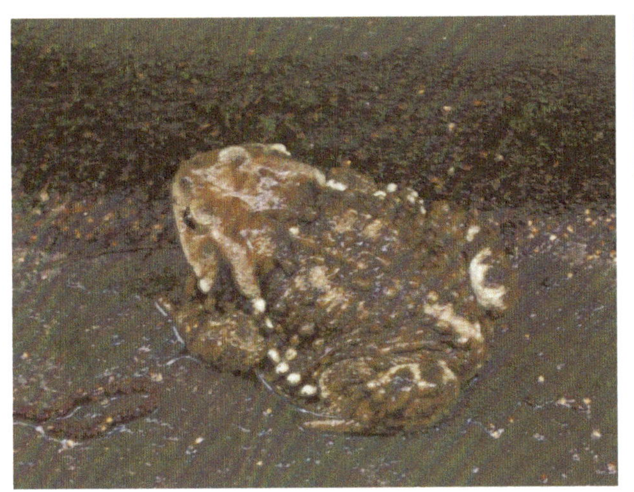

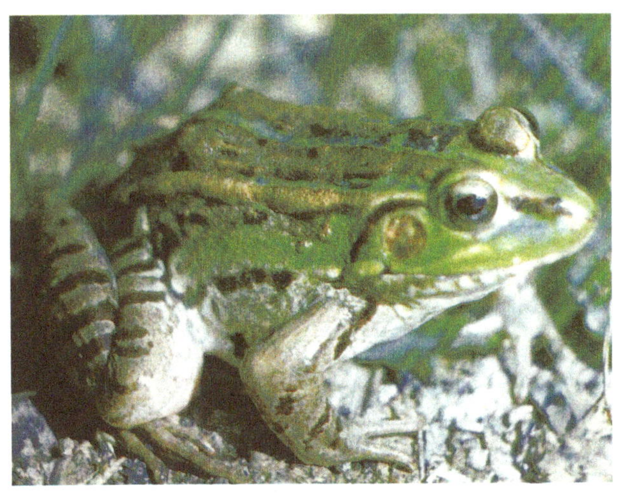

吻端有小型鼻孔1对。眼大而凸出，后方有圆形的鼓膜。头顶部两侧各有大而长的耳后腺。躯体短而宽。生殖季节雄性背面多为黑绿色，体侧有浅色的斑纹；雌性背面色较浅，瘰疣乳黄色，有时自眼眉沿体侧有斜行的黑色纵斑；腹面不光滑，乳黄色，有棕色或黑色的细花斑。前肢长而粗壮，指趾略扁，指侧微有缘膜而无蹼；指长顺序为3、1、4、2；指关节下瘤多成对，掌突2枚，外侧者大。后肢粗壮而短，胫跗关节前达肩部，趾侧有缘膜，蹼尚发达，内跖突长而大，外跖突小而圆。

【性味功效】辛，凉；有毒。解毒散结，消积利水，杀虫消疳。

【古方选录】《普济方・卷三六五》蟾蜍散：蟾蜍一个。用法：炙令焦，上为散。每用一字，敷疮上。主治：小儿口疮。

【用法用量】煎服，1只；或入丸、散，1~3g。外用适量，烧存性研末敷；或熬膏摊贴。

【现代研究】化学研究显示，耳后腺分泌物含胆甾醇，南美蟾毒精，沙蟾毒精，壬酸，癸酸等。药理研究显示，其可增强心肌收缩力，增加心搏出量，升高血压，抗肿瘤，局部麻醉等作用。现代临床用于治疗慢性气管炎、恶性肿瘤、炭疽病等。

220 鼁（青蛙）

【古籍原文】味甘，寒，无毒。主治小儿赤气，肌疮，脐伤，止痛，气不足。一名长股，生水中，取无时。

【来　　源】蛙科动物黑斑蛙*Rana nigromaculata* Hallowell 或金线蛙*Rana plancyi* Lataste 等除去内脏的全体。

【形态特征】黑斑蛙　体长7~8cm，雄者略小。头部略呈三角形，长略大于宽。口阔，吻钝圆，吻棱不显，口内犁骨齿2小团，左右不相遇，近吻端有小型鼻孔2个。眼大而凸出，眼间距窄，眼后方有圆形鼓膜，大而明显。体背面有1对较粗的背侧褶，两背侧褶间有4~6行不规则的短肤褶，若断若续，长短不一；背部基色为黄绿色或深绿色，或带灰棕色，具有不规则的黑斑，背中央常有一条宽窄不一的浅色纵脊线，由吻端直到肛口，腹面皮肤光滑，白色无斑。前肢短，指趾端钝尖，指侧有窄的缘膜，关节下瘤明显；后肢较肥硕，胫跗关节前达眼部，趾间几为全蹼，第5趾外侧缘膜发达，外跖突小，内跖突窄长，有游离的刃状凸出。雄蛙具颈侧外声囊；前肢第1指基部有粗肥的灰色婚垫，满布细小白疣。

【性味功效】甘，凉。清热解毒，补虚，利水消肿。

【古方选录】《仁斋直指・卷二十三》青蛙丸：青色蛙一个（长脚者，烧存性）。用法：上为末，制丸，如梧桐子大。每服十五丸，主治：诸痔。

【用法用量】煎汤或煮食，1~3只；或入丸、散。外用适量，捣烂敷；或研末调敷。

【使用注意】不宜多服。

【现代研究】化学研究显示，黑斑蛙含蛋白质，脂肪，碳水化物，灰分，钙，磷，铁，硫胺素，核黄素，尼克酸等。现代临床用于治疗水肿、哮喘等。

221 石蚕

【古籍原文】有毒，生江汉。

《本经》原文：石蚕，味咸，寒。主五癃，破石淋，堕胎。肉，解结气，利水道，除热。一名沙虱。生池泽。

【来　　源】石蚕科昆虫石蛾*Phryganea japonica* Ml. 或其近缘昆虫的幼虫。

【形态特征】体型如蛾，黄褐色，长约2cm，展翅阔6cm。头部略呈卵形，黄色，头顶密被黄色及白色刚毛。复眼1对，单眼3个。口器退化。触角1对，基节及末端均黄色，其中央则呈黑褐色。前胸短小，前胸背密生黄色及白色刚毛。翅2对，密生短毛，不透明，后翅大于前翅；前翅的前缘黄褐色，后翅深黄色，外缘暗黑色。足3对，黄色，腿节及跗节大部为黑褐色。尾端有突出长刺2条。幼虫略似蚕，有胸足3对，腹部有原足1对，并有腮。

【性味功效】咸，凉。利水除热，内解结气。

【古方选录】《解围元薮·卷四》石蚕散：石蚕（生）。用法：上为末。每服一钱，酒送下。主治：大风肿斑黑顿消后需戒色者。

【用法用量】煎服，10~15g。

【使用注意】脾胃虚寒者不宜。

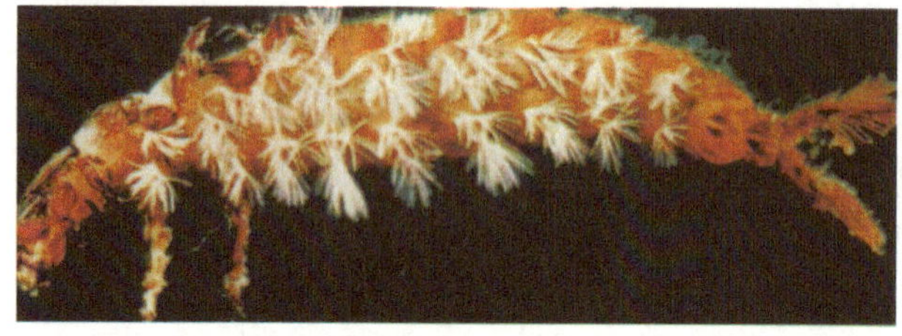

222 蚺蛇胆

【古籍原文】味甘、苦，寒，有小毒。主治心腹匿痛，下部匿疮，目肿痛。膏，平，有小毒。治皮肤风毒，妇人产后腹痛余疾。

【来　　源】蟒科动物蟒蛇*Python molurus bivittatus* Schlegel 的胆。

【形态特征】全长6~7m。头小，吻端扁平。背面灰棕色或黄色，背脊具有1行红棕色、镶黑边略呈方形的大斑块，两侧各有1行较小而中央色较浅的斑块。头颈部背面有一矛形斑，头部腹面黄白色，躯干及尾腹面黄白色杂有少数黑褐色斑。眶前鳞2枚，眶后鳞3枚或4枚；上唇鳞10~12枚，吻鳞及前2枚上唇鳞有唇窝，前后若干下唇鳞有较浅的唇窝。背鳞平滑无棱，中段65~72行；腹鳞较窄小，255~263枚；尾下鳞65~69对。

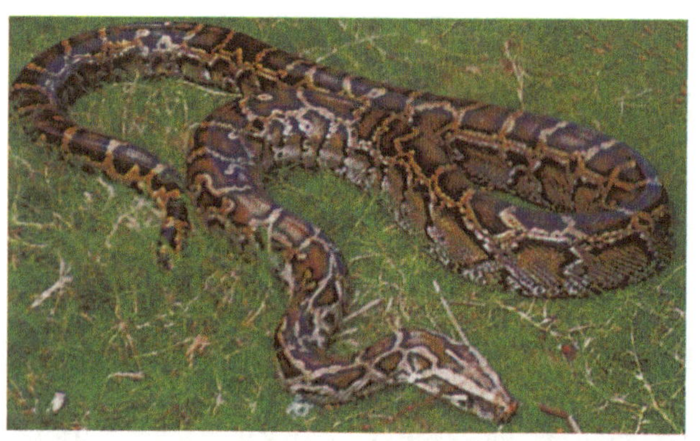

【性味功效】甘、苦，寒；有毒。杀虫除疳，明目去翳，消肿止痛。

【古方选录】《圣济总录·卷一八〇》蚺蛇胆散：蚺蛇胆一分（研），石胆一分（研），龙脑一分。用法：上为细散。每用一字，涂疮上，每日三至五次。主治：小儿口疮。

【用法用量】研末，1~1.5g，酒化；或水化服。外用适量，研末调；敷或吹鼻。

223 蝮蛇胆

【古籍原文】味苦，微寒，有毒。主治匿疮。肉，酿作酒，治癞疾，诸瘘，心腹痛，下结气，除蛊毒。其腹中吞鼠，有小毒，治鼠瘘。

【来　　源】蝰科动物蝮蛇*Agkistrodon halys* (Pallas) 的胆。

【形态特征】全长54~80cm。头部呈三角形，背面浅褐色到红褐色，正常有2行深棕色圆斑，彼此交错排列略并列，背鳞外侧及腹鳞间有1行黑褐色不规则粗点，略呈星状；腹面灰白，眶后鳞2(3)枚，眶下鳞新月形，颞鳞2+4(3)枚；上唇鳞2-1-4(2-1-3、3-1-4)式。背鳞21(23)-21-17(15)行，中段最外行平滑或均具棱；腹鳞138~168枚；肛鳞完整；尾下鳞28~56对，少数为单行。

【性味功效】苦，微寒；有毒。杀虫解毒，消肿

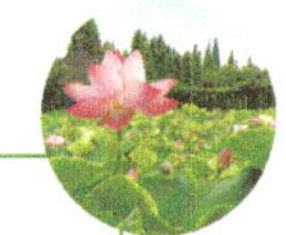

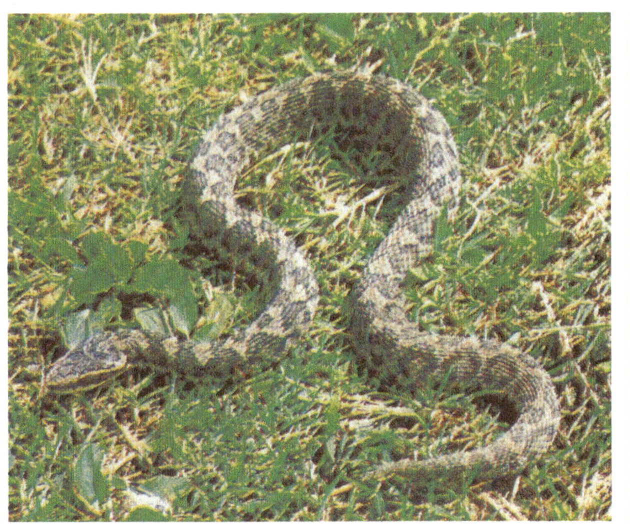

止漏。

【用法用量】外用适量，研末调敷。

【使用注意】阴虚血亏者慎用，孕妇忌用。

224 蛇蜕（蛇皮、蛇退）

【古籍原文】味甘，无毒。主治弄舌摇头，大人五邪，言语僻越，恶疮，呕咳，明目。一名龙子皮。生荆州及田野。五月五日、十五日取之良。（畏磁石及酒）

《本经》原文：蛇蜕，味咸，平。主小儿百二十种惊痫，瘈疭癫疾，寒热肠痔，虫毒，蛇痫。火熬之良。一名龙子衣，一名蛇符，一名龙子单衣，一名弓皮。生川谷。

【来　源】游蛇科动物锦蛇*Elaphe carinata* (Guenther)、红点锦蛇*Elaphe rufodorsata* (Cantor)、黑眉锦蛇*Elaphe taeniurus* Cope 等多种蛇蜕下的表皮膜。

【形态特征】锦蛇　体粗状，全长2m左右。全身黑色，杂以黄色花斑，形似菜花，体前部有若干黄色横纹，头背棕黄色，鳞缘黑色，散以黑色斑，在尾下形成黑色纵纹。眶前鳞1枚，其下方常有1~2枚小鳞，眶后鳞2(3)枚；颞鳞2(3、1)+3(2、4)枚，上唇鳞3-2-3式，背鳞23(25)-23(21)-19(17)行，除最外1~2行平滑，余均具强棱；腹鳞203~224枚；肛鳞2裂，尾下鳞69~102对。

【性味功效】咸、甘，平。祛风定惊，通络止痛，明目退翳，解毒。

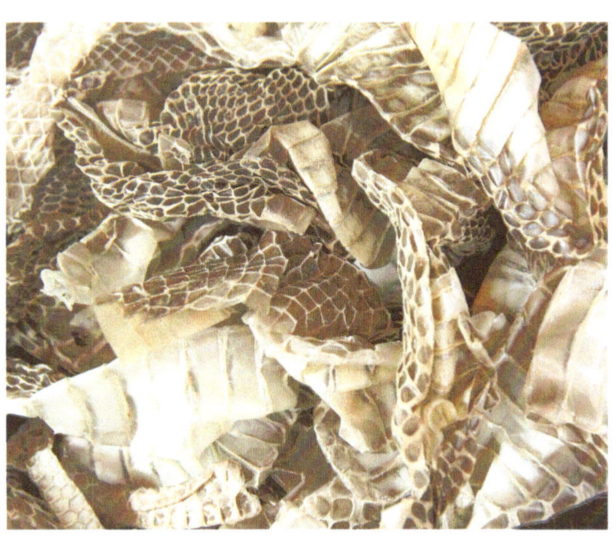

【古方选录】《圣济总录·卷一二三》蛇蜕散：蛇蜕皮一两半（白者），露蜂房半两，乱发一团如鸡子大（童子者妙）。用法：上三味，锉碎于熨斗内烧灰，细研为散。每服二钱匕，空心米饮调下，盖覆出汗，更服。主治：疔肿。

【用法用量】煎服，2~3g；研末吞服，0.3~0.6g；或入丸、散；或浸酒。外用适量。

【使用注意】孕妇忌用。

【现代研究】化学研究显示，蛇蜕含骨胶原等。药理研究显示，其有抗炎，抑制白血球游走，对抗血管通透性和抑制红细胞热溶血等作用。现代临床用于治疗风湿性关节炎、中风后遗症、跌打损伤和心脑血管疾病等。

225 蜈　蚣

【古籍原文】有毒。主治心腹寒热结聚，堕胎，去恶血。生大吴江南。赤头足者良。

《本经》原文：吴蚣，味辛，温。主鬼注蛊毒，啖诸蛇、虫、鱼毒，杀鬼物老精温疟，去三虫。生川谷。

【来　源】蜈蚣科动物少棘巨蜈蚣*Scolopendra subspinipes mutilans* L. Koch 和多棘蜈蚣*Scolopendra subspinipes mutilans* (Newport) 的全体。

【形态特征】少棘巨蜈蚣　成熟虫体长110~140mm。头板和第1背板金黄色，自第2背板起墨绿色或暗绿色，末背板有时近于黄褐色，胸腹板和步足淡黄色。背板自4~9节起，有2条不显著的纵沟。

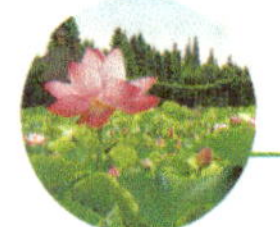

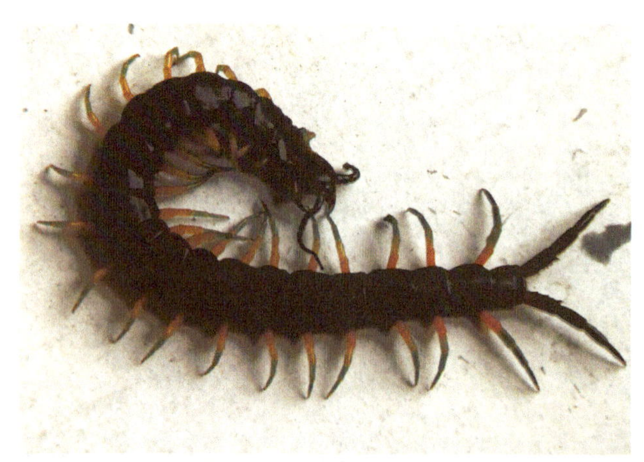

腹板在第2~19节间有纵沟。体节两侧各具气门，共9对。头板前部两侧各有4个单眼，集成左、右眼群颚肢内部有毒腺。步足21对，最末步足最长，伸向后方，呈尾状；基侧板后端有2小棘；前腿节腹面外侧有2棘，内侧有1棘；背面内侧有1棘和1隅棘；隅棘顶端有2小棘。

【性味功效】辛，温；有毒。息风止痉，解毒散结，通络止痛。

【古方选录】《普济方·卷三七〇》万金散：蜈蚣一条（全者、去足，炙为末），丹砂(朱砂)、轻粉等分。用法：上为末，用阴阳乳汁为丸，如绿豆大。每岁一丸，逐旋加减，乳汁送下。主治：小儿急惊。

【用法用量】煎服，3~5g；或入丸、散；或浸酒。外用适量。

【使用注意】孕妇忌用。

【现代研究】化学研究显示，蜈蚣含蜈蚣毒，蚁酸，溶血性蛋白质，油酸，亚油酸，谷氨酸，天门冬氨酸，脂肪酸，胆甾醇，蛋白质，糖类及锌、钙、镁等。药理研究显示，其有抗肿瘤，抗惊厥，镇痛，抗炎，较强抑制金黄色葡萄球菌、大肠杆菌、各种致病真菌和部分肿瘤细胞，提高巨噬细胞吞噬能力，对抗戊四氮、纯烟碱和士的宁引起惊厥等作用。现代临床用于治疗癌症晚期、周围性面神经麻痹、慢性肾炎、无名肿毒、鸡眼、百日咳、软组织感染和阳痿等。

226 马　陆

【古籍原文】有毒。主治寒热痞结，胁下满。一名

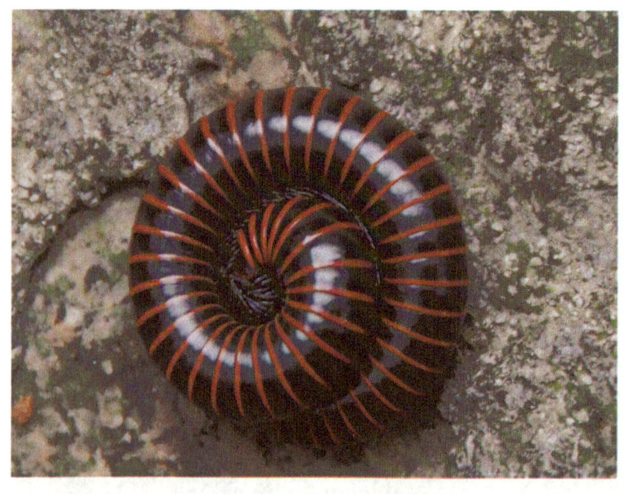

马轴。生玄菟。

《本经》原文：马陆，味辛，温。主腹中大坚癥，破积聚息肉，恶疮白秃。一名百足。生川谷。

【来　　源】圆马陆科动物宽跗陇马陆*Kronopolites svenhedini* (Verhoeff) 的全体。

【形态特征】体长圆形，表面光滑。长约12cm，宽约7mm，全体由多数环节组成，从颈板到肛节，约有体节54个。头部两侧有多数单眼，集合似复眼。触角1对，有毛。口器包括大小额各1对。体背面黑褐色，后缘淡褐色。雄虫在第7节上的步肢变为生殖肢。幼虫环节少，足仅3对，每蜕皮1次，肢节和足陆续增加。

【性味功效】辛，温；有毒。破积，解毒，和胃。

【临床用方】《四川中药志》：马陆、滚山珠、癞疙宝、乌梢蛇、壁虎、蜈蚣各适量。用法：共以桐油熬膏，外贴。主治：一切疮毒。

【用法用量】入丸、散，每次1~2g。外用适量，熬膏；或研末；或捣敷。

【使用注意】本品有毒，内服宜慎。孕妇忌用。

【现代研究】化学研究显示，马陆含芳香醛，酮类，多糖类物质，氨基酸，多肽，蛋白质，挥发油，油脂，醌类物质和碳酸钙等。药理研究显示，其有抗菌，抗炎，短暂升压，兴奋肠、子宫平滑肌等作用。现代临床用于治疗多发性疖肿和传染性肝炎等。

227 蠮螉（细腰蜂）

【古籍原文】无毒。主治鼻窒。其土房主痈肿，风

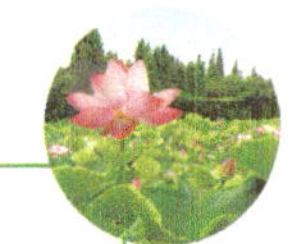

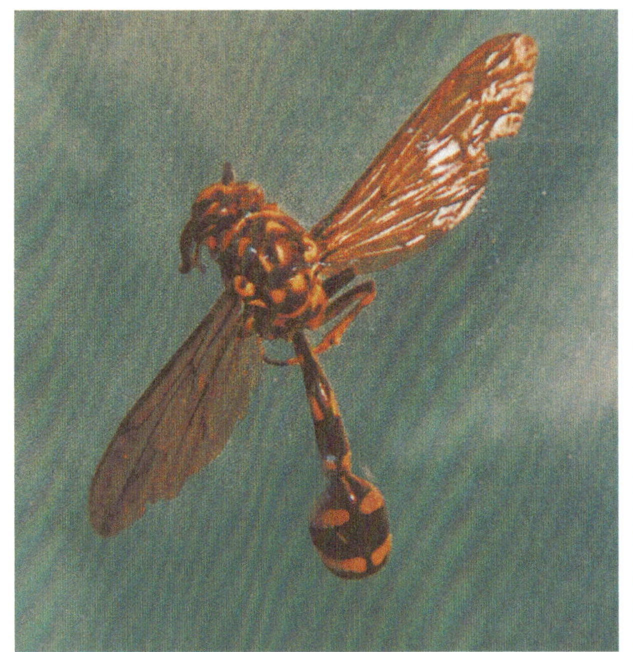

头。一名土蜂。生熊耳及牂牁，或人屋间。

《本经》原文：蠮螉，味辛，平，主久聋，咳逆毒气，出刺出汗。生川谷。

【来　源】蜾蠃科昆虫蜾蠃*Eumenes pomifomis* Fabr. 的全体。

【形态特征】体青黑色，长约1.5cm，展翅宽约3cm。头部略呈球状。复眼1对，略呈肾脏形。触角1对，呈棍棒状。翅2对，膜质。足3对，跗节5节，腹呈纺锤形，第1、2节细小，呈细腰状。

【性味功效】辛，平。祛风止痛，解毒，和中。

【古方选录】《普济方》：蠮螉一枚。用法：烧干，油和，敷咬疮上。主治：蜘蛛咬伤。

【用法用量】煎服，3~6g；入丸、散，2~5g。外用适量。

228 雀　瓮

【古籍原文】无毒。生汉中，采蒸之，生树枝间，蛅蟖房也。八月取。

《本经》原文：雀瓮，味甘，平。主小儿惊痫，寒热结气，蛊毒鬼注。一名躁舍。

【来　源】刺蛾科昆虫黄刺蛾*Monema flavescens* Walker的虫茧。

【形态特征】体黄褐色，长约15mm，翅展约35mm；雄蛾体较小。头部褐色，复眼1对，黑褐色；触角

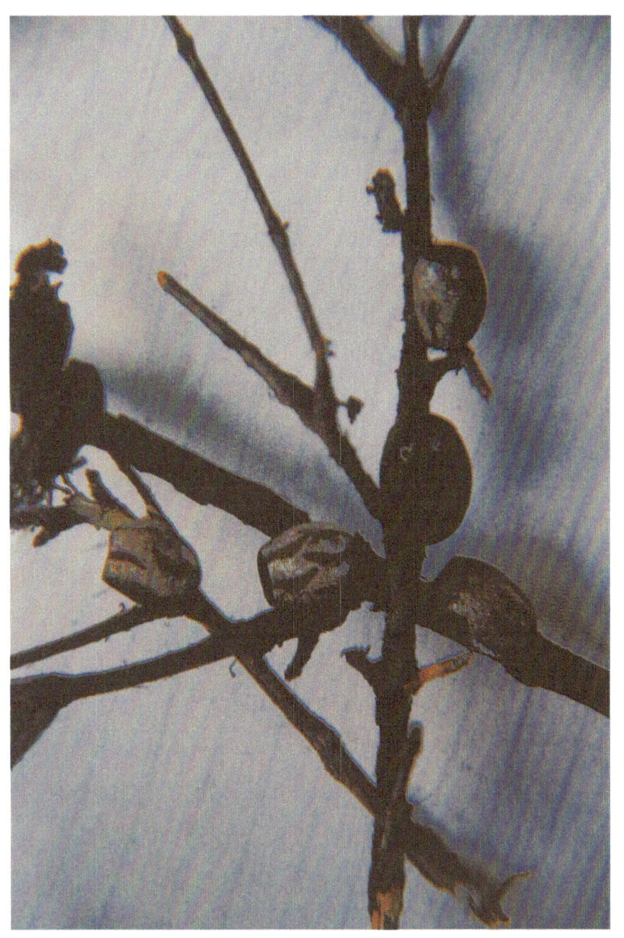

鞭状，暗黄色；胸部密被细毛。翅2对，前翅自翅顶向后方伸出暗褐色斜线2条；内侧呈黄色；后翅为淡黄褐色。足3对，内侧略现黑褐色。腹部雄虫较小，雌者肥大。幼虫初孵化时黄色，成熟时变为黄绿色，头小，腹部肥大，体两侧各节有小突起。7~8月间结茧，呈椭圆形，长约15mm，灰白色，质甚坚硬。

【性味功效】甘，平。息风止惊，解毒消肿。

【古方选录】《太平圣惠方》：雀瓮一枚。用法：研末，和奶汁研灌之。主治：小儿痫疾。

【用法用量】入丸、散，1~5个。

【现代研究】药理研究显示，其有抗缺氧，抗惊厥，催眠、镇静，抗炎和抗溃疡等作用。现代临床少用。

229 鼠　妇

【古籍原文】微寒，无毒。一名蟠蝫。生魏郡及人家地上，五月五日取。

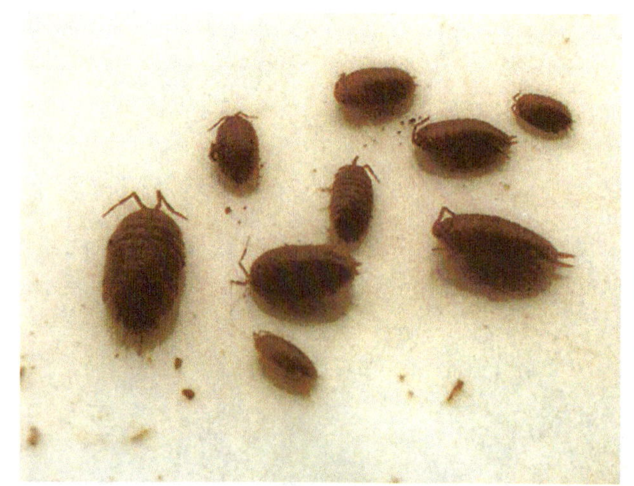

《本经》原文：鼠妇，味酸，温。主气癃不得小便，妇人月闭血瘕，痫痓寒热，利水道。一名负蟠，一名蛜蝛。生平谷。

【来　　源】平甲虫科动物平甲虫*Armadillidium vulgare* (Latreille) 的全体。

【形态特征】体呈长椭圆形，体长10mm左右，宽约6mm，表面有光泽，卷曲时呈球形。体节上有多少不等的弯曲条纹，胸肢7对，腹肢5对，胸部各节后侧锐尖，尾节呈三角形，尾肢呈棒状，长于尾节。体色有时灰色或暗褐色，具有光亮斑点。

【性味功效】酸、咸，凉。破瘀消癥，通经，利水，解毒，止痛。

【古方选录】《千金翼方·卷七》鼠妇散：鼠妇七枚（熬黄）。用法：熬为屑，作一服，酒调下。主治：产后小便不利。

【用法用量】煎服，3~6g；研末，0.3~1g。外用适量，捣敷。

【使用注意】孕妇及体虚无瘀者忌用。

【现代研究】化学研究显示，平甲虫含蛋白质，蚁酸和钙等。药理研究显示，其有镇静，止痛等作用。现代临床用于治疗癌症疼痛、慢性支气管炎、口腔炎和扁桃体炎等。

230 萤火（萤火虫）

【古籍原文】无毒。一名放光，一名熠燿，一名即炤。生阶地。七月七日取，阴干。

《本经》原文：萤火，味辛，微温。主明目，小儿火疮伤热气，蛊毒鬼注，通神精。一名夜光。

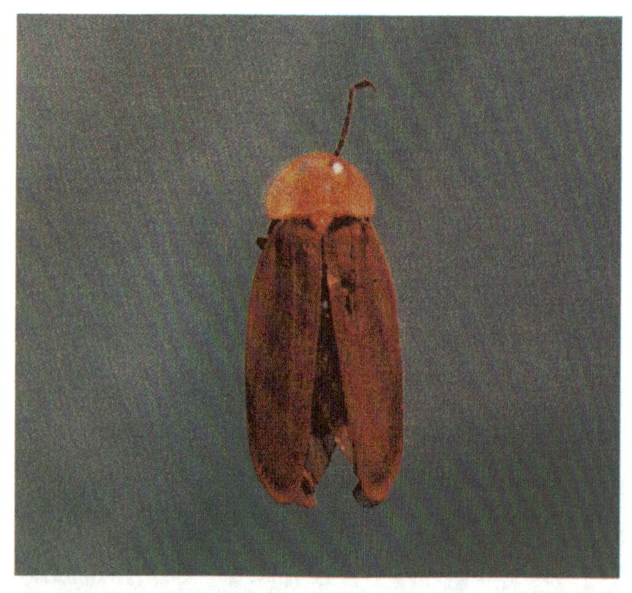

生池泽。

【来　　源】萤科昆虫萤火虫*Luciola vitticollis* Kies的全体。

【形态特征】体形狭长，长1.5~2cm，雌雄相等。体黑褐色，前胸背及尾端之2节呈暗黄色或桃色。头隐于前胸下，口尖，能咀嚼；触角鞭状。前胸背中央有暗褐色直条纹，后缘角突出。翅2对，前翅为革质之鞘翅，有隆起的直纹4条；后翅膜质稍大。足3对，前、中两肢基节为圆柱形，后肢基节内有圆锥状突起，胫节无刺。腹6~7节。尾节黄白色部分能发光。发光力雄虫较强，雌虫较弱。

【性味功效】辛，微温。明目，解毒，乌须发。

【古方选录】《千金要方·卷六》决明洗眼方：蕤仁十八铢，秦皮十八铢，黄连十八铢，萤火虫七枚，决明子一合。用法：以水八合，微火煎取三合，冷以绵注洗目，日三次。主治：眼漠漠无所见。

【用法用量】煎服或入丸、散，3~6g。外用适量，研末点眼。

【现代研究】现代临床少用。

231 衣　鱼

【古籍原文】无毒。主治淋，堕胎，涂疮，灭瘢。一名蟫。生咸阳。

《本经》原文：衣鱼，味咸，温。主妇人疝瘕，小便不利，小儿中风项强，背起摩之。一名白

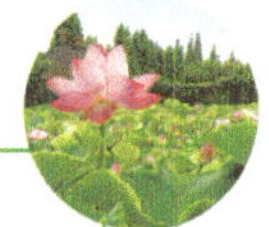

鱼。生平泽。

【来　　源】衣鱼科昆虫衣鱼*Lepisam saccharina* Linnaeus.或毛衣鱼*Ctenolepisma villosa* Fabr. 的全虫。

【形态特征】衣鱼　体长而扁，长约1cm。外被银色细鳞，头、胸、腹之区别不甚明显；头小，复眼细小，单眼缺如；触角细长，多节，呈鞭状；口器退化，善于咀嚼。胸部最阔，中胸及后胸各有气门1对；无翅，胸下有足3对。腹部10节，至尾部渐细，第1~8腹节各有气门1对。腹部末端有尾须3条，由多数环节组成。

【性味功效】咸，温。利尿通淋，祛风明目，解毒散结。

【古方选录】《金匮要略·卷中》滑石白鱼散：滑石二分，乱发二分（烧），白鱼二分。用法：上三味，杵为散。饮服半钱匕，日三服。主治：消渴，小便不利，或有血尿者。

【用法用量】煎汤或研末，5~10只。外用适量，研末撒；或调敷；或点眼。

【现代研究】化学研究显示，衣鱼含脂质，碳水化合物，葡萄糖和游离氨基酸等。现代临床用于治疗淋病、瘢痕疙瘩等。

232 白颈蚯蚓（地龙）

【古籍原文】大寒，无毒。主治伤寒伏热，狂谬，大腹，黄疸。一名土龙。三月取，阴干。

又，蚯蚓，盐沾为汁，治耳聋。

《本经》原文：蚯蚓，味咸，寒。主蛇瘕，去三虫伏尸，鬼注蛊毒，杀长虫，仍自化作水。生平土。

【来　　源】钜蚓科动物参环毛蚓*Pheretima aspergillum* (E.Perrier)、通俗环毛蚓*Pheretima vulgaris* Chen、威廉环毛蚓*Pheretima guillelmi* (Michaelsen) 或栉盲环毛蚓 *Pheretima pectinifera* Michaelsen 的全体。

【形态特征】参环毛蚓　全体具环节，背部棕褐色至灰紫色，腹部浅黄棕色。体前端稍尖，尾端钝圆，刚毛圈粗糙而硬，色稍浅。雄生殖孔在第18环节刚毛腹侧的一小孔上，雄交配腔不翻出，外缘

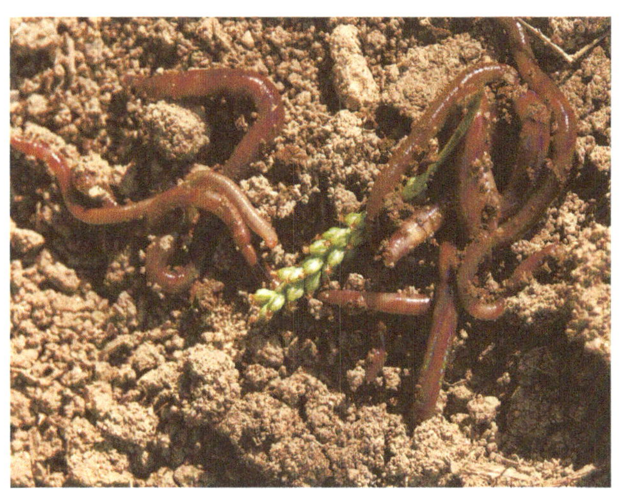

有数个环绕的浅皮孔。内侧刚毛隆起。受精囊孔2对。

【性味功效】咸，寒。清热定惊，平喘，通络，利尿。

【古方选录】《太平圣惠方·卷五十八》地龙散：地龙一两（微炒），滑石一两，腻粉一钱，麝香一钱（细研），自然铜半两，绿豆粉三分。用法：上为细散。每服一钱，煎甘草汤调下，不拘时候。主治：血淋，烦热涩痛，眠卧不安。

【用法用量】煎服，5~10g；鲜品10~20g；研末吞服，每次1~2g。

【使用注意】脾胃虚寒不宜服，孕妇忌用。

【现代研究】化学研究显示，参环毛蚓含多种氨基酸，胆甾醇，游离脂肪酸，三酰甘油，胆碱缩醛磷脂，磷脂酰乙醇胺，脱氢同功酶和酯化同功酶等。药理研究显示，其有解热，镇静，抗惊厥，抗肿瘤，抗溃疡，利尿，退黄，抑制血栓形成和使骨质软化、溶解、吸收等作用。现代临床用于治疗流行性腮腺炎、化脓性中耳炎、带状疱疹、百日咳、高血压、偏瘫、慢性支气管炎、消化性溃疡、腮腺炎、烧伤、带状疱疹、慢性荨麻疹和血尿等。

233 蝼　蛄

【古籍原文】无毒。生东城，夏至取，暴干。

《本经》原文：蝼蛄，味咸，寒。主产难，出肉中刺，溃痈肿，下哽噎，解毒，除恶疮。一名蟪蛄，一名天蝼，一名螜。夜出者良。生平泽。

【来　　源】蝼蛄科动物蝼蛄*Gryllotalpa africana*

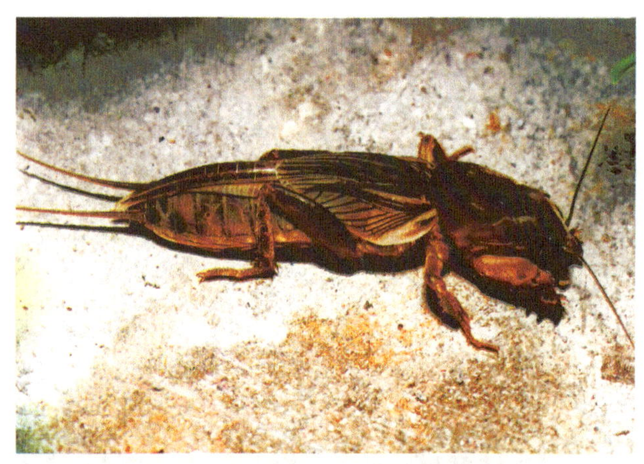

Pal.et Beaurois及华北蝼蛄*Gryllotalpa unispina* Saussure的全体。

【形态特征】蝼蛄 成虫全体长圆形，淡黄褐色或暗褐色，全身密被短小软毛。雌虫长约3cm,雄虫略小。头圆锥形，前尖后钝；触角丝状；复眼1对，卵形，黄褐色。口器发达，咀嚼式。翅2对，前翅革质，黄褐色；后翅大，膜质透明，淡黄色。足3对，前足发达，扁铲状；中足较小；后足长大，腿节发达，在胫节背侧内缘有3~4个能活动的刺。腹部纺锤形，柔软，尾毛1对。

【性味功效】咸，寒；有小毒。利水消肿，软坚散结。

【古方选录】《普济方·卷三〇一》蝼蛄散：蝼蛄三分（上截放于葱管内阴干），麝香少许。用法：研末。蟾眉汁挤，着手和为丸，如芥子大。每用一丸，纴在疮上。主治：瘠疮漏，年久不效。

【用法用量】入丸、散，每次1~2g。外用适量，研末撒；或捣敷。

【使用注意】体虚者及孕妇忌服。

【现代研究】化学研究显示，蝼蛄睾丸中含有丙氨酸，天门冬氨酸，谷氨酸，甘氨酸，组氨酸等多种游离氨基酸。现代临床用于治疗肾炎水肿、肝硬化腹水、泌尿道结石、颈淋巴结结核和龋齿牙痛等。

234 蜣　螂

【古籍原文】有毒。主治手足端寒，肢满贲豚。生长沙。五月五日取，蒸，藏之。临用当炙。勿置水中。令人吐。（畏羊角、石膏）

又，捣为丸，塞下部，引痔虫出尽，永瘥。

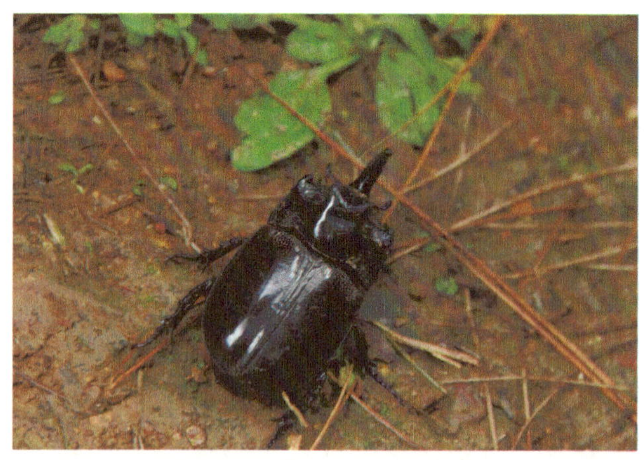

《本经》原文：蜣螂，味咸，寒。主小儿惊痫瘈疭，腹胀寒热，大人癫疾狂易。一名蛣蜣。火熬之良。生池泽。

【来　源】金龟子科昆虫屎克螂*Catharsius modossus* L. 的成虫。

【形态特征】全体黑色，稍带光泽。雌虫较雄虫略小，体长约3cm。雄虫头部中央有一基部大而向上逐渐尖细并略呈方形的角突，后方两侧有复眼。前胸背板密被匀称的小圆突；前翅为鞘翅，隆起，后翅膜翅，黄色或黄棕色。口部、胸部下方有很多红褐色或黄褐色纤毛。雌虫与雄虫相似，唯头部中央不呈角状突而为后面平、前面扁圆形的突起。

【性味功效】咸，寒；有毒。定惊，破瘀，攻毒，通便。

【古方选录】《仙拈集·卷一》蜣螂散：屎蜣螂不拘多少（洗净，用新瓦焙干，不可太焦）。用法：上为末。每服五分，大麦汤送下。主治：噎膈。

【用法用量】煎服；或入丸、散，1.5~3g。外用适量，研粉敷；或油调搽患处。

【使用注意】孕妇忌用。

【现代研究】化学研究显示，屎克螂含蜣螂毒素等。药理研究显示，其有降低血压，增加呼吸幅度，抑制心脏、肠管和子宫等作用。现代临床用于治疗麻痹性肠梗阻、泌尿道结石等。

235 地　胆

【古籍原文】有毒。蚀疮中恶肉，鼻中息肉，散结气石淋，去子。服一刀圭即下。一名青蛙，生汶山。八月取。（恶甘草）

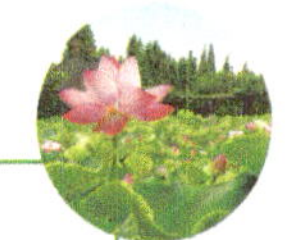

《本经》原文：地胆，味辛，寒。主鬼注寒热，鼠瘘恶疮死肌，破癥瘕，堕胎。一名蚖青。生川谷。

【来　源】蚖青科昆虫地胆*Meloe coarctatus* Motschulsky. 和长地胆*Meloe violcews* Linnaeus. 的全虫。

【形态特征】地胆　体细长，长1.8~2.3cm。蓝黑色，有光泽。头部有稀疏的刻点，额前端有复眼1对。触角11节，雄虫的触角中央甚膨大。前胸背细，略呈圆柱形，中央束窄狭，有稀疏的小刻点。鞘翅短，柔软，蓝色，翅端尖细，不达尾端，翅面多直皱。足3对。具2爪。

【性味功效】辛，微温；有毒。攻毒，逐瘀，消癥。

【古方选录】《圣济总录·卷一二六》地胆丸：地胆（去皮、足、翅，糯米炒，令米黄）、斑蝥（去头、足、翅，糯米炒，令米黄）、牛黄（别研）各一分，芫青十枚（去皮、足、翅，糯米炒，令米黄），生大豆黄三十枚。用法：上五味，捣罗四味为末，入牛黄再研匀，炼蜜为丸，如梧桐子大。每服一丸，空腹茶下。主治：瘰疬成疮有脓。

【用法用量】入丸、散，0.3~0.6g，或1~2只。外用适量，研末敷贴；或发泡；或酒煮汁涂。

【使用注意】有剧毒，内服宜慎。体虚及孕妇忌服。

【现代研究】现代临床用于治疗皮肤痈疮、疖肿、外伤感染等。

236 马　刀

【古籍原文】有毒。除五脏间热，肌中鼠鼷，止烦满，补中，去厥痹，利机关。用之当炼，得水烂人肠，又云得水良。一名马蛤。生江湖及东海。取无时。

《本经》原文：马刀，味辛，微寒。主漏下赤白，寒热，破石淋，杀禽兽，贼鼠。生池泽。

【来　源】蛏科动物长竹蛏*Solen gouldii* Conrad的贝壳。

【形态特征】贝壳2片，长形，质薄，两壳相等。壳长5~11cm，长度为高度的6~7倍。壳顶位于贝壳

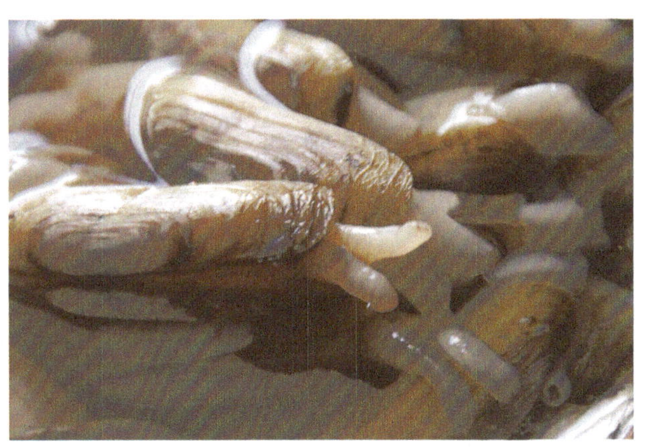

的最前端，腹缘中部微凹，壳前端呈截形，后端圆，前端较后端略粗大。贝壳表面光滑，被黄褐色外皮，生长线明显，后端有褶襞。壳内面白色或淡黄色。铰合部小。前闭壳肌痕极细长。外套痕明显，前端向背缘凹入。足发达，细长，呈柱状。

【性味功效】咸，凉。散结消痰，通淋。

【古方选录】《圣济总录·卷一二五》龙胆丸：龙胆一两（去芦头，炙），昆布二两（洗去咸，炙），海藻二两（洗去咸，炙），马刀半两（研），海蛤半两（研），香草半两，大黄一分（炒，锉）。用法：上为末，炼蜜为丸，如梧桐子大。绵裹一丸，朝暮含咽之。主治：气瘤。

【用法用量】煅研末，5~15g；或煎汤，15~50g。

237 贝　子

【古籍原文】有毒，主除寒热温疰，解肌，散结热。一名贝齿。生东海。

《本经》原文：贝子，味咸，平。主目翳，鬼注蛊毒，腹痛下血，五癃，利水道。烧用之良。生池泽。

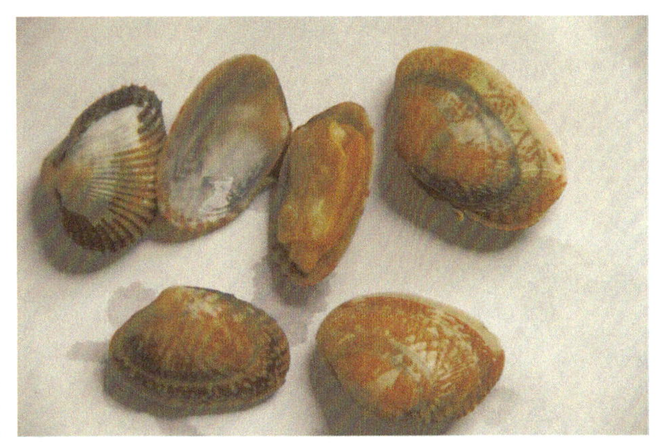

【来　　源】宝贝科动物货贝*Monetaria moneta* (Linnaeus) 的贝壳。

【形态特征】贝壳小型坚固，略呈卵圆形；壳长约2.8cm，高1.0~1.4cm。背部中央高凸，两侧坚厚而低平；贝壳表面被珐琅质，有光泽，呈鲜黄色、黄白色或稍带灰绿色；背部具2~3条灰绿色横带及不明显的橘红色细环纹。螺层完全为珐琅质遮盖。基都平，黄白色；内外两唇各有细白齿12~14枚。体柔软。外套膜两侧伸展呈片状，上有许多分支的触手。头宽，吻短，触角长而尖，眼突出，位于触角的外侧；足部发达。

【性味功效】咸，平。清热，利尿，明目退翳。

【古方选录】《圣济总录·卷一四〇》贝子散：贝子。用法：上为末。每服一钱匕，温酒调下，日三四次，不拘时候。主治：毒箭伤，及中毒，金疮。

【用法用量】煎服，6~15g，宜先煎；或入丸、散。外用适量，研末外敷。

【使用注意】脾胃虚寒者不宜。

【现代研究】化学研究显示，贝子含氨基酸，碳酸钙，钠，钾，镁，铝，铁等。

238 田中螺汁（田螺）

【古籍原文】大寒。主治目热赤痛，止渴。又，壳治尸疰，心腹痛，又治失精。水渍饮汁，止泻。

【来　　源】田螺科动物中国圆田螺*Cipangopaludina chinensis*（Gray）或中华圆田螺*Cipangopaludina cathayensis* (Heude) 的全体。

【形态特征】中国圆田螺　螺壳圆锥形，高

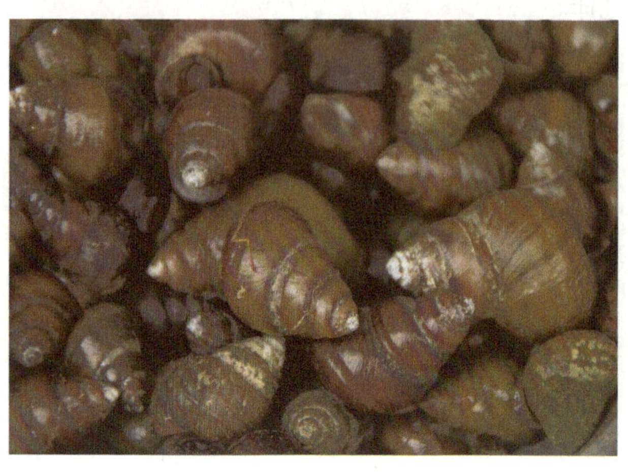

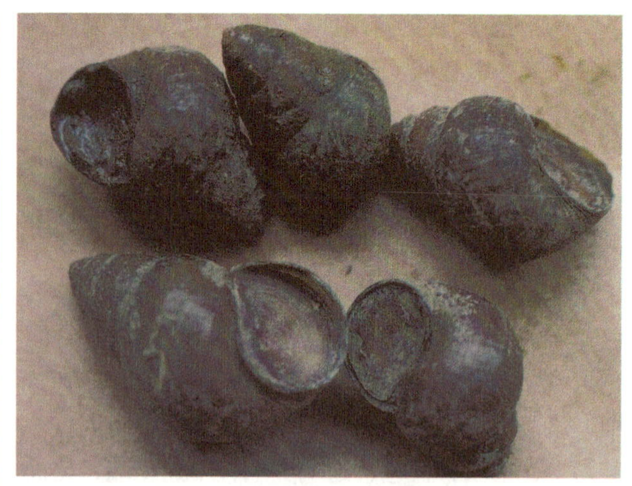

达5~7cm。壳顶略尖，螺层6~7层，缝合线深，体螺层很大；壳口卵圆形，边缘整齐；厣角质，卵圆形，褐色，上有同心环状排列的生长纹。体柔软，头部呈圆柱形，前端有突出的吻；吻前端腹面有口，其基部有触角1对，能稍作伸缩性活动。雄性的右触角较左侧的粗而短，顶端有生殖孔开口，成为交接器。靠近触角基部外侧的隆起处有眼。足位于头部下方，形大，跖面广阔，前端略呈截状，后端圆，足背面中央隆起呈圆柱状，与头、壳轴肌和内脏囊相连。头和足能缩入螺壳，缩入后其厣即将螺壳封闭。

【性味功效】甘、咸，寒。清热，利水，止渴，解毒。

【古方选录】《太平圣惠方》：田中螺五升。用法：以水一斗浸经宿，每取一大盏，入米一合，煮作粥食，如渴即饮其水。主治：消渴饮水日夜不止，口干。

【用法用量】适量，煎汤；或取涎；或煅存性研末。外用适量，取涎涂；或捣敷。

【使用注意】不可过量服用。

【现代研究】化学研究显示，田螺含蛋白质，脂肪，碳水化物，钙，磷，铁，硫胺素，核黄素，烟酸，维生素A等。药理研究显示，其有利尿作用。

239 蜗　牛

【古籍原文】味咸，寒。主治贼风㖞僻，踠跌，大肠下脱肛，筋急及惊痫。

【来　　源】蜗牛科动物同型巴蜗牛*Bradybaena*

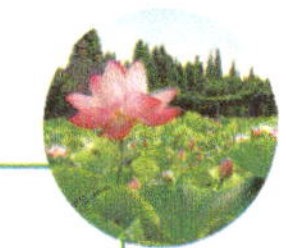

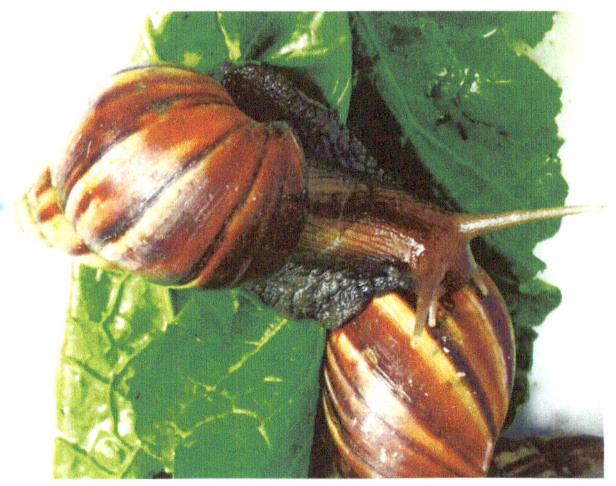

similaris（Ferussde）及其同科近缘种的全体。

【形态特征】贝壳中等大小，壳质较厚而坚固，全体扁球形。高12mm，宽16mm。有5~6个螺层，其高度为全部壳高的3/4；壳顶钝，缝合线深。壳面光滑，呈黄褐色、红褐色或浅灰色。在体螺层周缘和缝合线上，常有1条暗褐色色带。壳口呈马蹄形，脐孔小而深，呈洞穴状。

【性味功效】咸，寒；有小毒。清热解毒，镇惊，消肿。

【古方选录】《圣济总录·卷七十》蜗牛散：蜗牛一分（焙干），乌贼鱼骨半钱。用法：上二味，捣研为散，含水一口，搐一字入鼻内。主治：血热冲肺，鼻衄不止。

【用法用量】煎服，30~60g；或捣汁；或焙干研末。外用适量，捣敷；或焙干研末调敷。

【使用注意】不宜久服。脾胃虚寒者禁用。

【现代研究】化学研究显示，蜗牛含糖原，半乳糖原，谷胱甘肽S-转移酶，乙酰胆碱酯酶等。

240 鸬鹚矢

【古籍原文】一名蜀水华。去面黑䵟黡痣。头，微寒。治鲠及噎，烧服之。

【来　　源】鸬鹚科动物鸬鹚*Phalacrocorax carbo sinensis*（Blumenbach）的粪便。

【形态特征】鸬鹚　体长约80cm。嘴狭长呈圆锥形，上嘴两侧有沟，尖端有钩，下嘴有小囊。上嘴黑褐色，上嘴边缘和下嘴灰白色，具砖红色斑。虹膜翠绿色，眼光橄榄绿色，缀以黑色斑点；眼下橙

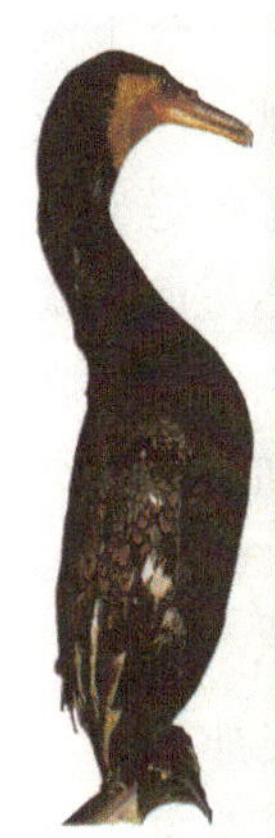

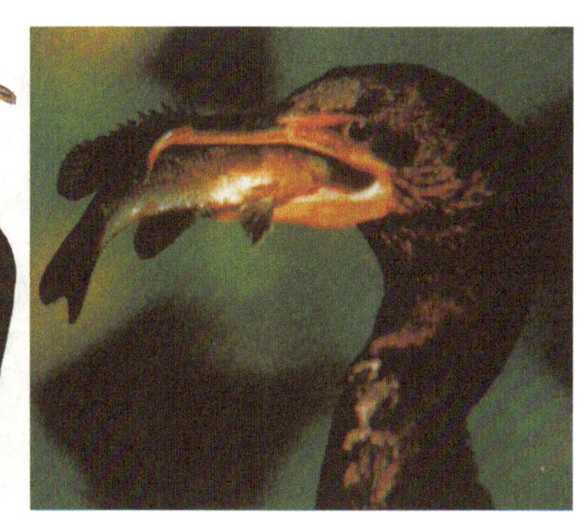

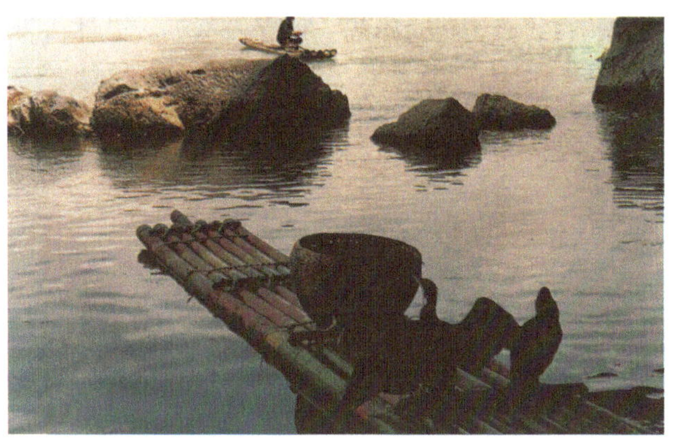

黄色；嘴下之喉囊为橄榄黑色，有许多鲜黄色斑点。颊、颏和上喉均呈白色，形成一半环状，后缘稍沾棕褐色。体羽主要为黑色而带有紫色金属光泽。肩羽和大覆羽暗棕色，羽边黑色，呈鳞片状。后头部有一不显著的羽冠。脚位于体之后方，黑色，4趾向前，具蹼及锐爪。

【性味功效】酸、咸，微寒。化骨鲠，退斑。

【用法用量】烧存性研末，适量，白开水或米汤送下。外用适量，研末调敷。

【现代研究】鸬鹚入药首见于《名医别录》，用其粪便，后世药用其肉及头。

241 鸮头（鸱头）

【古籍原文】味咸，平，无毒。主治头风眩颠倒，痫疾。

【来　　源】鹰科动物白尾鹞*Circus cyaneus*（Linnaeus）的头。

【形态特征】体长约48cm。嘴黑色，基部带蓝色，蜡膜绿黄色。虹膜黄色。上体包括两翅的表面大都蓝灰色；额、头顶青灰色，后头缀以褐色，

羽基的白色亦常展露于外；耳羽下后方以至于额的羽毛蓬松而稍卷曲，略呈脸盆状；外侧6枚初级飞羽黑色，先端具灰色羽缘，羽基白色；尾上覆羽纯白，中央1对尾羽与背同色，次2对亦灰而具灰横斑，外侧尾羽大都白色，亦杂以灰暗色横斑。胸与头同，但色较淡；胁、腹、尾下覆羽和覆腿羽纯白。脚与趾均黄色，爪黑色。雌鸟上体大都暗褐色；下体棕黄色，而杂以棕褐色纵纹。

【性味功效】咸，平。息风止痉，宁心安神。

【古方选录】《圣济总录·卷十五》飞鸱头丸：飞鸱头三枚（去毛喙，炙焦，捣罗为末），铅丹八两（研）。用法：上为末，炼蜜为丸，如绿豆大。每服三至五丸，酒送下，日三夜一。主治：风癫痫。

【用法用量】1~3枚，炙或烧存性入丸、散。

242 孔雀矢

【古籍原文】微寒。主治女子带下，小便不利。

【来　　源】雉科动物绿孔雀*Povo muticus* (Linnaeus)的粪便。

【形态特征】雄鸟耸立一簇翠绿色羽冠。额部羽毛为鱼鳞状，呈蓝紫色反光；颈、上翕和胸部呈灿烂的金铜色，羽基暗紫蓝色层露于外，下颈和胸部尤为明显，羽缘翠蓝色；下翕和腰翠绿色，羽片中央具铜褐色矢状斑，两侧和基部辉黄绿色，各羽外缘呈明显整齐的浓褐色边，如鳞片状；初级飞羽及初级覆羽肉桂色，羽端呈暗褐色；次级飞羽暗褐色，外翈闪以蓝绿色反光；翼上覆羽具光泽的蓝绿色，内侧覆羽转为铜褐色，间杂有棕色的蠹状斑，斑中央有暗紫色的肾状或圆形小斑。尾上覆羽特延长为尾屏，外侧数枚辉绿色，内翈羽支疏稀。外翈

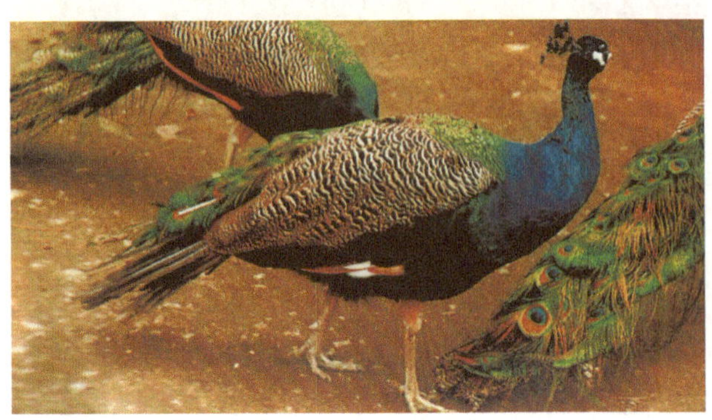

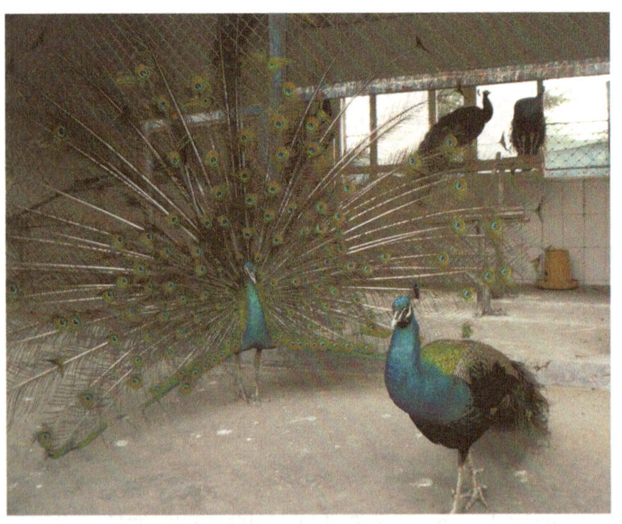

也有圆形暗紫色小斑。尾羽形短，隐于尾屏下，呈黑褐色。腹部和两胁均呈暗蓝绿色；肛周和尾下覆羽浓褐色，松软如绒。眼周裸露部分粉蓝色，颊上裸出部分鲜黄色；嘴黑褐色，下嘴较淡。跗趾角黑色。

【性味功效】咸，凉。解毒，利水。

【用法用量】研末，5~10g。

【现代研究】孔雀入药首见于《名医别录》，药用其粪便，后世药用其肉。

243 豚　卵

【古籍原文】无毒。阴干藏之，勿令败。猪四足，小寒，治伤挞，诸败疮，下乳汁。心，主惊邪忧恚。肾，冷利，理肾气，通膀胱。胆，治伤寒热渴。肚，补中益气，止渴利。齿，治小儿惊痫，五月五日取。鬐膏，主生发。肪膏，主煎诸膏药，解斑蝥、芫青毒。猳猪肉，味酸，冷，治狂病。凡

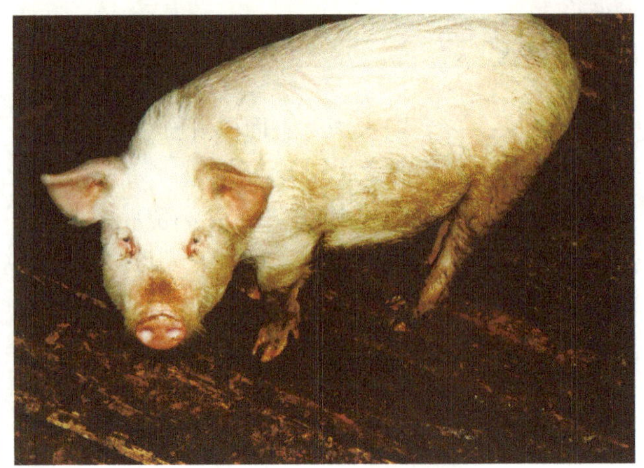

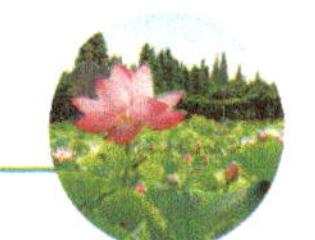

猪肉，味苦，主闭血脉，弱筋骨，虚人肌，不可久食，病人金创者尤甚。猪屎，主寒热，黄疸，湿痹。

又，猪耳中垢，主蛇伤。猪脑，主风眩，脑鸣及冻疮。

《本经》原文：豚卵，味甘，温。主惊痫癫疾，鬼注蛊毒，除寒热，贲豚，五癃，邪气挛缩。一名豚颠，悬蹄，主五痔，伏热在肠，肠痈内蚀。

【来　源】猪科动物猪*Sus scrofa domesticam* Brisson 的睾丸。

【形态特征】动物体身躯肥胖，头大。鼻与口吻皆长，略向上屈。眼小。耳壳有的大而下垂，有的较小而前挺。四肢短小，4趾，前2趾有蹄，后2趾有悬蹄。颈粗，项背疏生鬃毛。尾短小，末端有毛丛。毛色有纯黑、纯白或黑白混杂等。

【性味功效】甘，温。补肾纳气，镇惊定痛。

【古方选录】《普济方·卷三十》豚卵汤：豚卵一双（细切），当归二分。用法：以醇酒三升，煮一升分服。主治：惊痫中风，壮热瘈疭，吐舌出沫。

【用法用量】煮食或煎汤，2个。

【现代研究】化学研究显示，猪睾丸含睾丸酮。药理研究显示，其有调节生殖系统、代谢功能，促进造血，延缓衰老，抗冠心病及抗早孕等作用。现代临床用于治疗哮喘、睾丸肿痛等。

244 燕　屎

【古籍原文】有毒。

又，胡燕卵，主治水浮肿。肉，出痔虫。

《本经》原文：燕屎，味辛，平。主蛊毒鬼注，逐不祥邪气，破五癃，利小便。生高山平谷。

【来　源】燕科动物灰沙燕*Riparia riparia* (Linnaeus) 或金腰燕*Hirundo daurica japonica* Temminck et Schlegel 的粪便。

【形态特征】灰沙燕　体型为燕科鸟类中较小者，跗跖后缘有小簇短羽。尾较短，几为方形，雌雄相似。眼先暗褐色，耳羽灰褐色，上体褐色，前额、腰和尾上覆羽较淡，且具灰白色羽缘；尾羽与背同色，但稍沾棕色；初起飞羽、外侧次级飞羽、初级覆羽和小翼羽等黑褐色，颏、喉灰白色，下体白

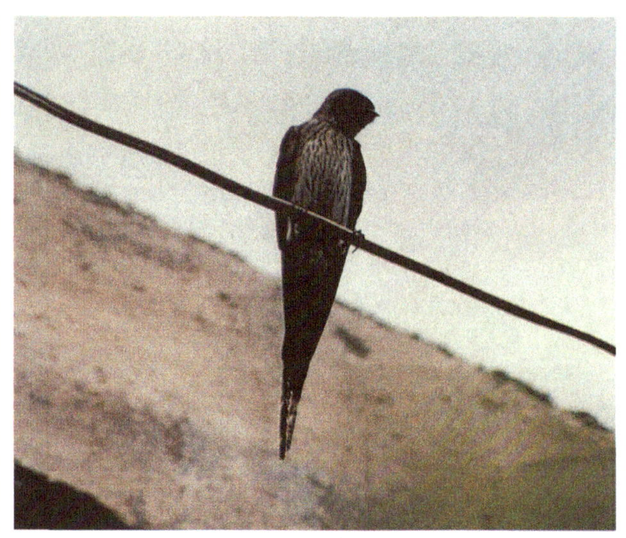

色，胸部有一完整的灰褐色胸环，其正中处有时带有灰白色，胸侧和两胁稍沾烟灰色，腹和尾下覆羽灰白色，腋羽灰褐色。虹膜暗褐色；嘴黑色；跗跖和趾肉褐色。

【性味功效】辛，平。解毒，利尿。

【古方选录】《肘后备急方》：燕矢末。用法：每服五钱，冷开水送服，旦服，至食时，当尿石淋下。主治：石淋。

【现代研究】燕矢治病，古有验方，甚少验案。现临床已不用。

245 鸩鸟毛

【古籍原文】有大毒。入五脏，烂，杀人。其口，主杀蝮蛇毒。一名鸡日。生南海。

【现代研究】传说中的神鸟，羽毛有剧毒，品种来源有待考证。

246 天鼠屎（夜明砂）

【古籍原文】有毒。去面黑皯。十月、十二月取。（恶白蔹，白薇）

《本经》原文：天鼠屎，味辛，寒。主面痈肿，皮肤洗洗时痛，腹中血气，破寒热积聚，除惊悸。一名鼠法，一名石肝。生合浦山谷。

【来　源】蝙蝠科动物蝙蝠*Vespertilio superas* Thomas的粪便。

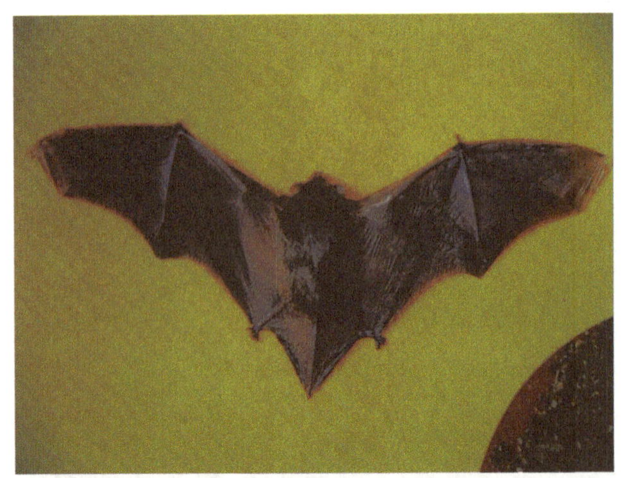

【形态特征】为飞翔生活的小型兽类。较小，体长4.5~8.0cm。眼小，鼻部无鼻叶或其他衍生物。耳短而宽。由指骨末端向上至膊骨、向后至躯体两侧后肢及尾间，有一层薄的翼膜，其上无毛。尾发达。全身毛呈黑褐色。

【性味功效】辛，寒。清肝明目，散瘀消积。

【古方选录】《太平圣惠方·卷三十三》明目柏叶丸：侧柏叶一两（微炙），夜明砂一两（以糯米炒令黄）。用法：上药，捣罗为末，用牛胆汁拌和，丸如梧桐子大。每夜临卧时，以竹叶汤下二十丸，至五更初，以粥饮下二十丸。主治：青盲。

【用法用量】煎服，或入丸、散，1~3g。

【使用注意】脾胃虚寒者慎用。

【现代研究】化学研究显示，天鼠屎含尿素，尿酸，胆甾醇及少量维生素等。现代临床用于治疗夜盲症、白内障、疟疾发作、瘰疬肿毒和角膜损伤瘢痕等。

247 鼹鼩鼠（鼹鼠）

【古籍原文】长吻鼹味咸，无毒。主治痈疽，诸瘘蚀，恶疮，阴匿烂疮。在土中行。五月取令干，燔之。

【来　　源】鼹鼠科动物长吻鼹*Talpa longirostris* Milne-Edwards、白尾鼹*Parascaptor leucurus* Blyth 等除去内脏的全体。

【形态特征】长吻鼹　体长约11cm，体重30g左右。每侧上颌具4枚上前臼齿。体形粗圆。吻尖而向前突出，吻端裸露无毛。吻背中央具有凹槽。眼小。外耳隐于被毛中。四肢粗短。前足掌部异常

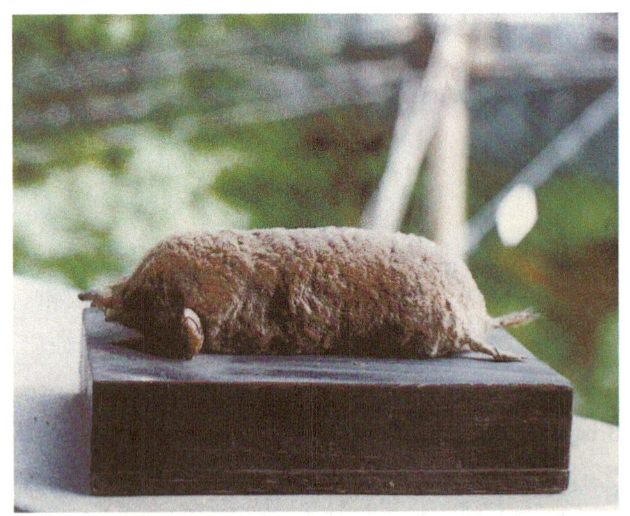

宽大并向外翻折。爪粗短强壮，中指爪一般短于5mm，尾短，呈秋棒状，尾末端粗圆浑厚。毛被短而细密，略具丝光光泽。通体巧克力褐色或暗褐色，下体略比上体浅淡，显灰色。尾毛暗褐色，无白色。

【性味功效】咸，寒。解毒，杀虫。

【古方选录】《眼科锦囊·卷四》鼹鼠丸：鼹鼠一头（烧存性者），轻粉五分，巴豆四分，海人草一钱。用法：糊丸服。主治：小儿疳眼难治者及翳膜。

【用法用量】烧存性，研末，2~4g；或煮食。外用适量，烧存性，研末，调涂。

248 鼺鼠（鼯鼠）

【古籍原文】生山都。

《本经》原文：鼺鼠，主堕胎，令人产易。生平谷。

【来　　源】鼯鼠科动物棕鼯鼠*Petaurista peturista* (Pallas) 的全体。

【形态特征】体长40~50cm。尾圆形，其长超过体长。吻圆而短。耳小，眼大。体背毛色黑褐，腹面为浅橙红色，颈下黑褐色，并有褐色纵纹向下延伸到胸部。鼠蹊部至尾基为灰褐色，尾除基部下面外皆黑褐色。飞膜背面色如体背，但略深，腹面色较红，两者分界线甚明显。眼周具黑圈，耳壳背部具一黑斑。耳与眼之黑圈间为橙黄色。后足趾端黑色或灰白色。

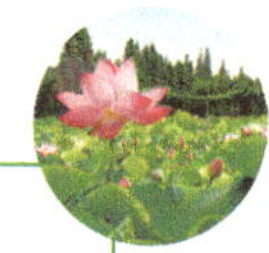

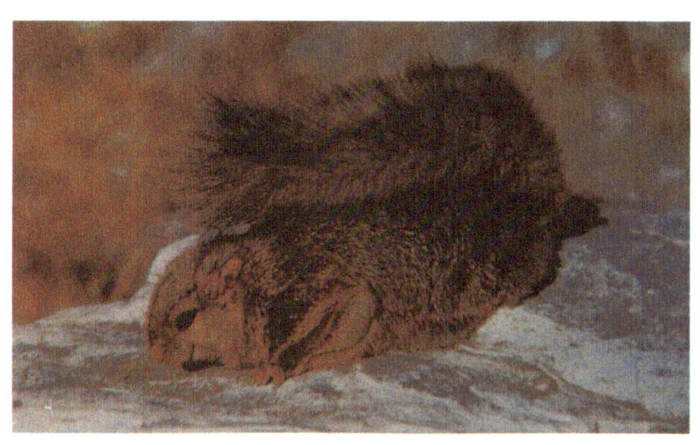

【性味功效】甘，温；有毒。催产，止痛。
【使用注意】血虚无瘀滞者慎用。孕妇忌用。
【现代研究】古代文献有记载，现临床已不用。

249 牡鼠（鼠）

【古籍原文】微温，无毒。主治踒折，续筋骨，捣敷之，三日一易。四足及尾，主治妇人堕胎，易产。肉，热，无毒，主治小儿哺露大腹，炙食之。粪，微寒，无毒，主治小儿痫疾，大腹，时行劳复。
【来　　源】鼠科动物褐家鼠*Rattus norvegicus* Berkenhout 的全体或肉。
【形态特征】体长15~22cm，体重70~290g。耳短而厚。尾长短于体长。后足较粗大。前足4趾，后足5趾，均具爪。雌性乳头6对。毛色背部棕褐色至灰褐色，毛基深灰色，毛尖棕色，头及背部杂有黑色毛，粗糙。腹面灰白色，毛的基部灰褐色。足背具白毛。尾毛两色，上面黑褐色，下面灰白色。
【性味功效】甘，平。补虚消疳，续筋接骨，解毒疗疮。
【古方选录】《医宗金鉴》雄鼠散：活雄鼠一枚。用法：铁线缚绕，阴阳瓦般存性，研为细末，作一服，热黄酒调下。主治：破伤风邪在表者，寒热拘急，口噤咬牙。

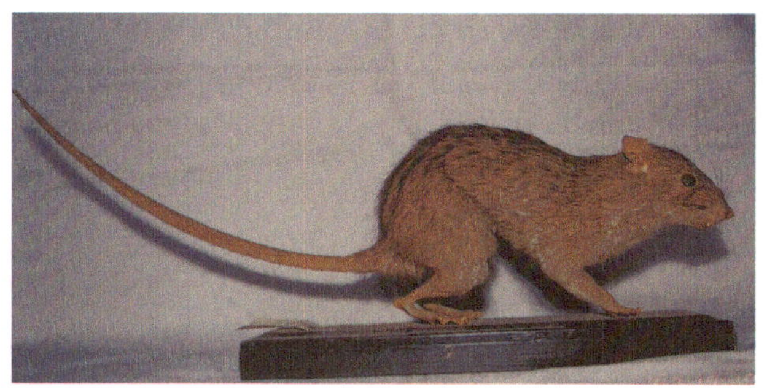

【用法用量】煮食或炙食，1~2只；或焙干研末。外用1只，煎膏、浸油、烧灰或捣研涂敷。

250 斑猫（斑蝥）

【古籍原文】有毒。主治疥癣，血积。伤人肌，堕胎。生河东。八月取，阴干。（马刀为之使，畏巴豆、丹参、空青，恶肤青）

《本经》原文：斑苗，味辛，寒。主寒热，鬼注蛊毒，鼠瘘，恶疮疽，蚀死肌，破石癃。一名龙尾。生川谷。
【来　　源】芫青科昆虫南方斑蝥*Mylabris phalerata* Pallas或黄黑小斑蝥*Mylabris cichorii* Linnaeus 的虫体。
【形态特征】南方斑蝥　体大型，长15~30mm，底色黑，被黑色茸毛；鞘翅具棕黄色或黄色斑纹及横带。头具粗密刻点，额中央具1条光滑纵纹；复眼大。触角11节。前胸长稍大于阔，前端狭于后端；前胸背板密被刻点，中央具1条光滑纵纹。小翅片长形，末端圆钝。鞘翅端部阔于基部，底色黑色；每翅基部各有2个大黄斑；翅中央前后各有1个黄色波状横带。体腹面及足具黑色长茸毛。
【性味功效】辛，热；有大毒。破血逐瘀，散结消癥，攻毒蚀疮。
【古方选录】《太平圣惠方·卷六十六》斑蝥散：斑蝥七十枚，猬皮一分，真朱一分，雄黄一分。用法：上为末。每服半钱匕，酒送下，一日三次。主治：九漏。瘰疬瘘，生于项上，结肿有脓。

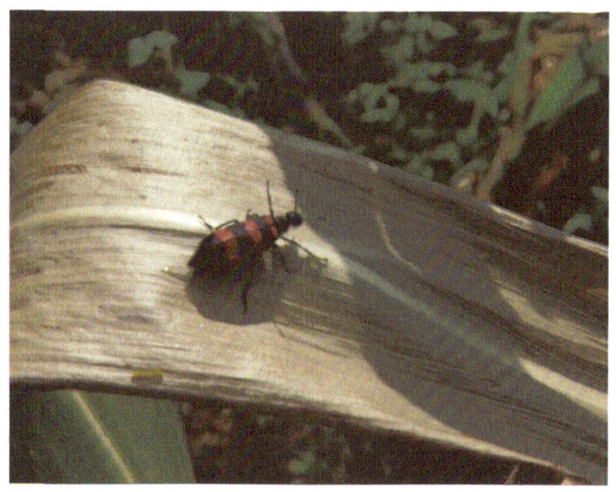

【用法用量】炮制后多入丸、散用，0.03~0.06g。外用适量，研末或浸酒醋，或制油膏涂敷患处，不宜大面积用。

【使用注意】本品有大毒，内服慎用，孕妇禁用。

【现代研究】化学研究显示，南方斑蝥含斑蝥素，脂肪，树脂，蚁酸，色素和磷、镁、钙、铁、铝、锌、铬、锰、镉、锶等。药理研究显示，其有抗肿瘤，刺激骨髓，引起白细胞增高，抗病毒，增强免疫，抗炎，抗致病性皮肤真菌等作用；斑蝥素有局部刺激和雌激素样作用；人口服斑蝥的中毒量为1g，致死量约为3g，斑蝥素口服对人的致死量为30mg。现代临床用于治疗肝炎、肺结核、风湿性关节炎疼痛、痛经、过敏性鼻炎、神经性皮炎和银屑病等。

251 芫　青

【古籍原文】味辛，微温，有毒。主治蛊毒，风疰，鬼疰，堕胎。三月取，暴干。

【来　　源】芫青科昆虫绿芫青*Lytta caragana* Pallas的全虫。

【形态特征】体绿色或蓝绿色，有光泽。体长12~20mm。头略呈三角形，与身体垂直，头顶中央有1条纵沟纹，额中央有1个小圆斑。额前端有半球形复眼1对，复眼间有3个小凹陷横列。触角1对，11节，末端数节膨大，呈念珠状，末节末端尖锐。前胸背板光滑，两侧前后角隆起，鞘翅柔软，表面密布横皱状，具3条不明显的纵脊纹。足3对，细长，体腹面具细茸毛。

【性味功效】辛，微温；有毒。攻毒，破瘀，

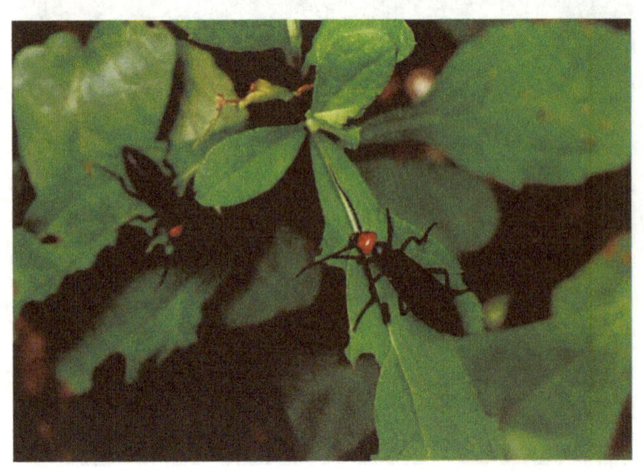

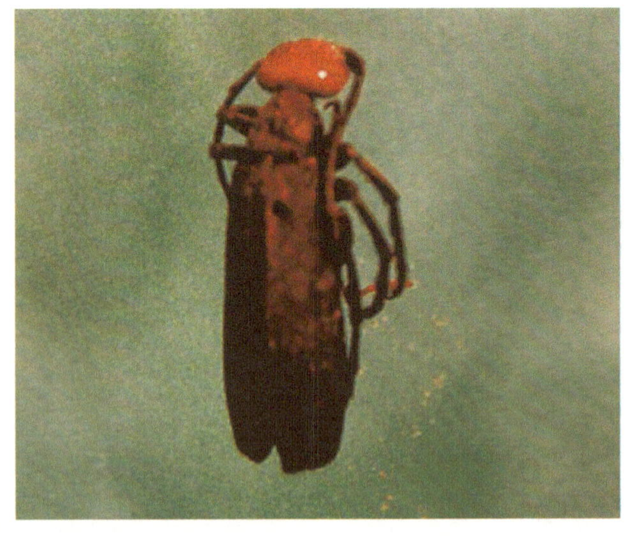

逐水。

【古方选录】《刘涓子鬼遗方·卷四》芫青散：斑猫四十枚（去头、足、翅，熬），桂心四分，芫青十枚（去足、翅，熬），葛上亭长三十枚（熬）。用法：上四味捣下筛，酒服半钱匕，日一。忌生葱。主治：瘘肿病。

【用法用量】入丸、散，1~2只。外用适量，研末调敷。

【使用注意】有剧毒，一般不内服，外用为主；体弱者及孕妇禁服。

【现代研究】化学研究显示，芫青含斑蝥素及脂肪等。

252 葛上亭长

【古籍原文】味辛，微温，有毒。主治蛊毒，鬼疰，破淋结，积聚，堕胎。七月取，暴干。

【来　　源】芫菁科昆虫豆芫青*Epicauta gorhami* Marseul 的全虫。

【形态特征】成虫雌体长14.5~16.7mm；雄体长11.7~14.2mm。全体黑色，腹面较灰。头部赤褐色，被黄色短毛。复眼1对，肾形，黑褐色。触角侧扁，雄虫触角中央膨大。口器咀嚼式。前胸较头部为狭，前方细小而呈颈状，中央有一纵列的黄毛。鞘翅细长，稍呈圆柱状，两翅边缘密被短黄毛，中央各有一纵列的黄毛，翅面密被黑色短毛。足3对，细长，有黄毛。腹下部各节有黄毛直纹。

【性味功效】辛，温；有毒。逐瘀，破积，攻毒。

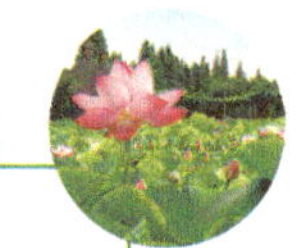

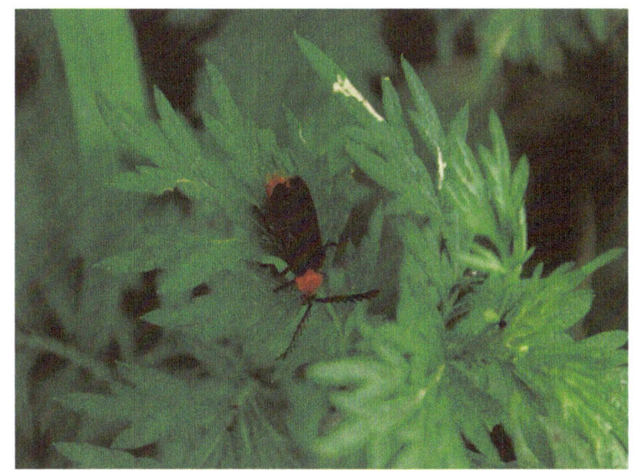

【古方选录】《圣济总录·卷一二七》葛上亭长丸：葛上亭长十枚，地胆十枚，斑蝥十枚（三味并去头足翅，糯米炒），衣中白鱼四十枚，鼠妇六十枚（炙），雄黄一分（研），珍珠一分（研），槟榔二枚（锉）。用法：上为末，炼蜜为丸，如梧桐子大。每服三丸，渐加至五丸，空心温酒送下，日晚再服。主治：诸瘘。

【用法用量】入丸、散，1~2只。外用适量，捣烂敷；或煮酒搽。

【使用注意】有剧毒，内服宜慎；体虚及孕妇忌用。

【现代研究】化学研究显示，豆芫青含斑蝥素。

253 蜘 蛛

【古籍原文】微寒。主治大人小儿溃。七月七日取其网，治喜忘。

又，疗小儿大腹、丁奚，三年不能行者。

【来　　源】圆蛛科动物大腹圆蛛*Aranea ventricosa*（L.Koch）的全体。

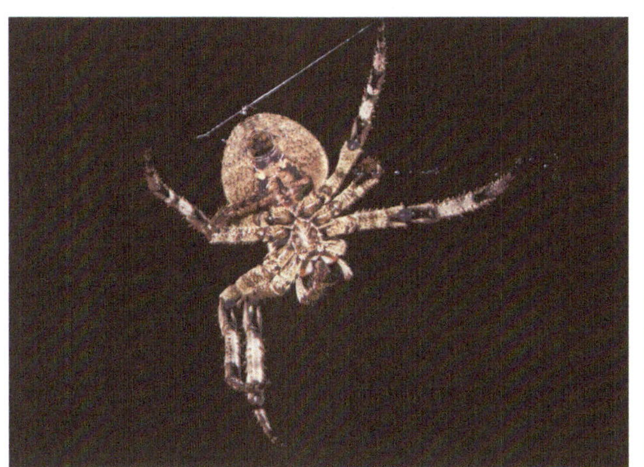

【形态特征】雌虫成体长约30mm，雄虫成体长约15mm。体圆形或椭圆形。头胸部短于腹部，黑褐色。头胸部梨形，扁平，有小白毛，8眼分聚于3眼丘，前缘中央眼丘上有4眼，两侧眼丘各2眼。螯肢强壮，有7枚小齿。步足强大，多刺，上有深色环带。腹部近圆形而较大，背部隆起，背面中央有清晰的叶状斑带，沿中线有8对细小圆斑。腹部有1对白斑。生殖厣黑色，呈舌状体，纺锤形。

【性味功效】苦，寒；有毒。祛风，消肿，解毒，散结。

【古方选录】《金匮要略·卷中》蜘蛛散：蜘蛛十四枚（熬焦），桂枝半两。用法：上为散。每服八分一匕，饮和服，日二次。蜜丸亦可。主治：阴狐疝气者，偏有大小，时时上下。

【用法用量】研末，0.3~1g；浸酒或入丸、散；不入汤剂。外用适量，焙干研末撒、捣汁涂或调敷。

254 蜻蛉（蜻蜓）

【古籍原文】微寒。强阴，止精。

【来　　源】蜓科昆虫大蜻蜓*Anax parthenope* Selys的全虫。

【形态特征】体型大，腹部长达50mm。体色带绿，头部有大型复眼1对，额上具1条宽的黑色横带。胸部黄绿色，胸侧第1及第3上方1/3具条纹。翅2对，膜质，透明。翅膜上常有轻微的金黄色光泽，前缘及翅痣黄色。腹部绿色至褐色、黑色，并有条纹和斑点。

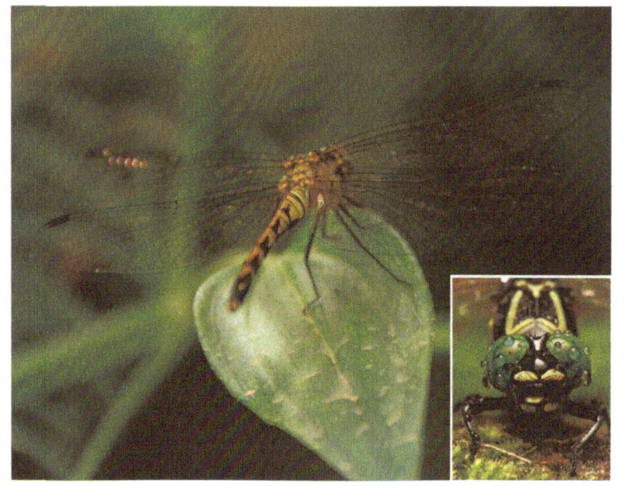

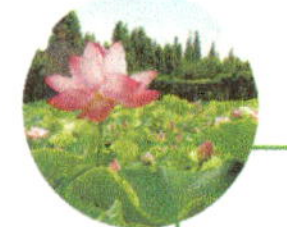

【性味功效】咸，微寒。益肾壮阳，强阴秘精。

【临床用方】《内蒙古中草药》：熟地、山茱萸、山药各90g，茯苓、丹皮各60g，泽泻30g，蜻蜓20只（焙）。用法：共为细末，炼蜜为9g重丸。每服1丸，每日2次，开水送下。主治：阳痿遗精。

【用法用量】研末，3~6g；或入丸剂。

【现代研究】化学研究显示，蜻蜓含烷类，甘油三酯类，脂肪酸等。

255 木 虻

【古籍原文】有毒。生汉中。五月取。

《本经》原文：木虻，味苦，平。主目赤痛，眦伤泪出，瘀血血闭，寒热酸惭，无子。一名魂常。生川泽。

【来　源】虻科昆虫复带虻*Tabanus bivittatus* Matsumura 的雄性全体。

【形态特征】头部宽大，等于或宽于胸部。复眼明显，多具金属光泽。雄虻两眼相接。触角多为3节，第3节有3~7个环节。翅宽，透明或具色斑。足粗短。腹部可见7节，其颜色和斑纹是分类依据，第8~11节演化为外生殖器。雄虻与雌虻形状相似，体较小。

【性味功效】苦，平。清热明目，破血通经。

【临床用方】《神农本草经贯通》：木虻、蝉蜕、赤芍、大黄各10g，决明子15g。用法：水煎服。主治：眼目赤痛。

【现代研究】《本经》记载，后世使用甚少，亦无市售。功效特点类似于蜚虻，现代临床使用虻虫以雌虫体为主。

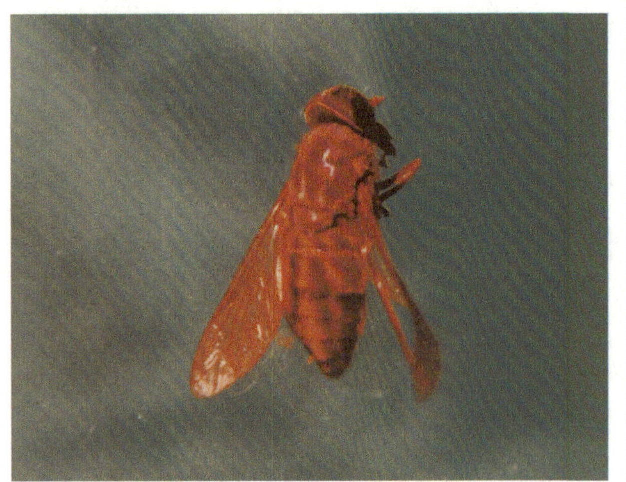

256 蜚虻（虻虫）

【古籍原文】有毒。主女子月水不通，积聚，除贼血在胸腹五脏者，及喉痹结塞。生江夏。五月取，腹有血者良。

《本经》原文：蜚虻，味苦，微寒。主逐瘀血，破下血积，坚痞癥瘕，寒热，通利血脉及九窍。生川谷。

【来　源】虻科昆虫复带虻*Tabanus bivittatus* Matsumura 以及同属近缘昆虫雌虫的全体。

【形态特征】雌虻体黄绿色。复眼大型，无细毛，中部有1条狭窄的黑色横带。额黄色或略带浅灰色；头部被有短毛。触角黄色，第3节肥大，基部有粗钝的背突。中胸背板、腹板、侧板灰黄色。雌虻为刺舐式口器，取食时刺破皮肤由唇瓣上的拟气管吸血。翅透明无斑。足3对。

【性味功效】苦，微寒；有小毒。破血逐瘀消癥。

【古方选录】《太平圣惠方·卷七十二》虻虫丸：虻虫半两（炒微黄，去翅足），桃仁二两（汤浸，去皮尖双仁，麸炒微黄），桑螵蛸半两（微炒），蛴螬一两（微炒）。用法：研为末，炼蜜为丸，如梧桐子大。每服十丸，食前以温酒送下。主治：妇人月水久不通，洒洒往来寒热。

【用法用量】煎服，1~1.5g；研末服，每次0.3g。外用适量。

【使用注意】孕妇忌用。

【现代研究】化学研究显示，虻虫含蛋白质，肝

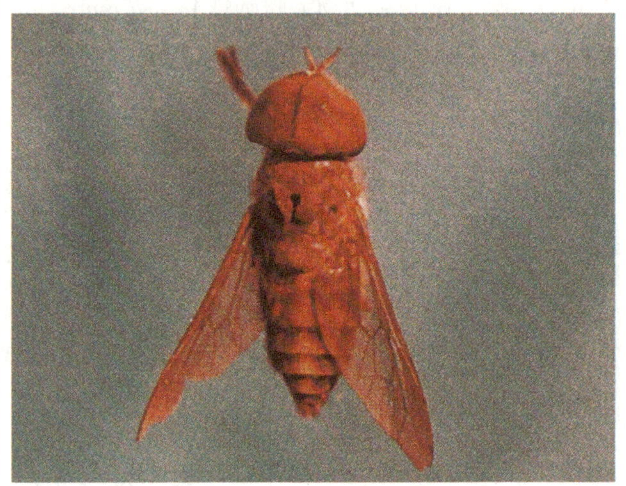

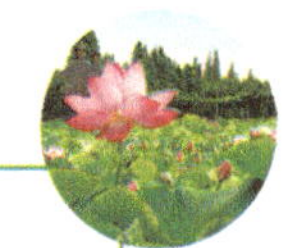

素，抗凝血酶，组胺样物质及钠、钾、钙等微量元素。药理研究显示，其有较弱的抗凝血酶作用，能活化纤溶系统显示溶血；还有子宫兴奋，明显抑制肝出血坏死病灶，抗炎，镇痛等作用。现代临床用于治疗各种良性肿瘤、肝脾肿大、子宫肌瘤闭经、跌打损伤肿痛和部分恶性肿瘤等。

257 蜚蠊（蟑螂）

【古籍原文】有毒。通利血脉。生晋阳及人家屋间，立秋采。

又，蜚蠊，形似蚕蛾，腹下赤。二月、八月采。

《本经》原文：蜚廉，味咸，寒。主血瘀癥坚寒热，破积聚，喉咽痹，内寒无子。生川泽。

【来　源】蜚蠊科昆虫东方蟑螂*Blatta orientalis* Linnaeus的全体。

【形态特征】昆虫全体扁，卵圆形；触角长，丝状；体壁呈革质光泽，黑色或棕色。头向下弯，口器尖端指向后方，而不是像大多数昆虫一样指向前方或下方。雄体通常有2对翅；而雌体常为无翅或翅退化，身体上卵荚突出，用以将卵携带。雌体排出卵荚后，若虫从卵荚中孵出，初为白色，暴露于空气中后身体变硬并变为棕色。

【性味功效】咸，寒。活血散瘀，解毒消疳，利尿消肿。

【古方选录】《百草镜》：蟑螂，去头、足、翅，新瓦焙干，常与食之。主治：儿疳初起。

【用法用量】入丸、散，或研末，2~3g。外用适量。

【使用注意】脾胃虚弱者慎服。

【现代研究】因蟑螂携带大量病原微生物，被称为“四害”之一。现代临床少用。

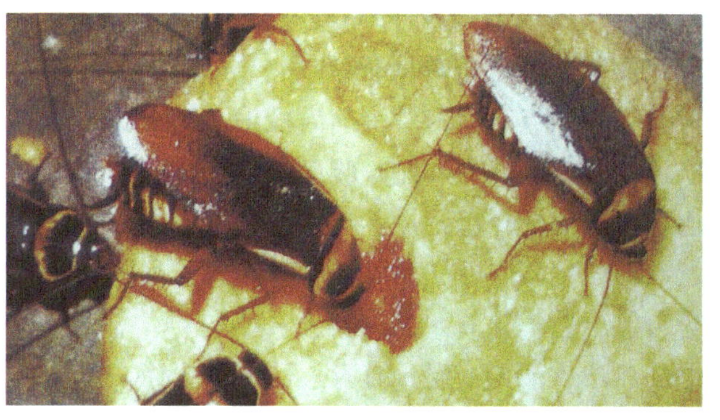

258 水　蛭

【古籍原文】味苦，微寒，有毒。主堕胎，一名蚑，一名至掌。生雷泽。五月、六月采，暴干。

《本经》原文：水蛭，味咸，平。主逐恶血瘀血月闭，破血瘕积聚，无子，利水道。生池泽。

【来　源】水蛭科动物蚂蟥*Whitmania pigra* Whitman或其他近缘同属动物的全体。

【形态特征】体长大，略呈纺锤形，扁平，长6~13cm。背面通常暗绿色，具5条细密的由黄黑色斑点组成的纵线，中线色较深。腹面淡黄色，杂有许多茶绿色斑点。体环数107环，环带明显占15环。雄性生殖孔在33~34环沟间，雌孔在38~39环沟间。前吸盘小，颚齿不发达。

【性味功效】咸、苦，平。破血通经，逐瘀消癥。

【古方选录】《鸡峰普济方·卷十七》地黄通经丸：生地黄三两，虻虫五十个，水蛭五十个，桃仁五十个。用法：上为细末，炼蜜为丸，如梧桐子大。每服五丸，酒送下。未效，加至七丸。主治：经候顿然不行，上攻心腹欲死，或因不行，积结渐成块，脐腹下如覆杯，久成肉癥；产后恶露，脐腹作痛。

【用法用量】入丸、散，1~3g。

【使用注意】孕妇及无瘀血者忌用。

【现代研究】化学研究显示，蚂蟥含蛋白质，肝素，抗凝血酶，组胺样物质，钠，钾，钙等；新鲜水蛭唾液中含有水蛭素。药理研究显示，其有抗血栓，抗凝血，抑制血小板聚集，改善血液流变学，降血脂，增加心肌营养性血流量，促进血肿吸收，保护脑组织及促进神经功能恢复，抑制肿瘤细胞和

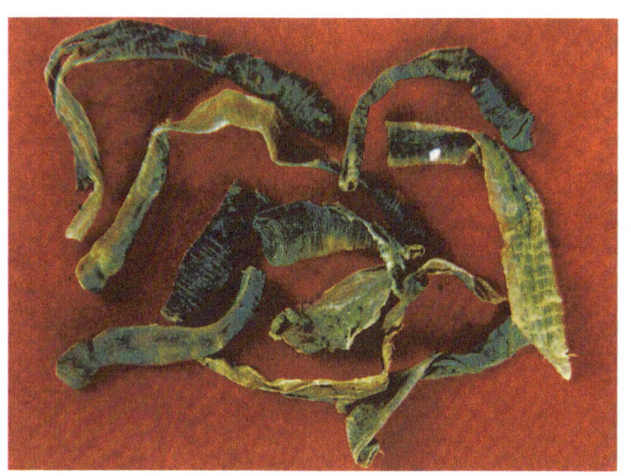

终止妊娠等作用。现代临床用于治疗高脂血症、急性脑出血、颅内血肿、脑血栓、脑梗死、肺源性心脏病、急性结膜炎和前列腺肥大等。

〔附〕鲛鱼皮（鲨鱼皮）

【古籍原文】主蛊气，蛊疰方用之。即装刀靶鲭鱼皮也。

又，鲛鱼皮，生南海，味甘，咸，无毒。主心气，鬼疰，蛊毒，吐血。皮上有真珠斑。

【来　源】皱唇鲨科动物白斑星鲨*Mustelus manazo* Bleeker或其他鲨鱼的皮。

【形态特征】体形细长，长约60cm；前端略粗，向后渐细，腹面平。头宽。吻稍厚，前端钝。眼侧位，椭圆形，瞬褶平横外露；眼后有小型喷水孔。鼻孔位于口至吻的 1/3处，有鼻瓣。口呈三角形，距吻端远，有唇褶，上唇褶宽扁而长，下唇褶较狭而短。齿小，多行，铺石状排列。鳃孔5个，最后2个位于胸鳍上方。盾鳞细小。背鳍2个；第 1背鳍较大，始于腹鳍后缘上方，介于吻端至第2背鳍间；第2背鳍较小；胸鳍始于第5鳃孔下方，后缘斜直或微凹。腹鳍位于背鳍间隔前半部的下方，内角较尖，后缘直。尾鳍的上叶直而略窄，下叶前端较宽。背面和上侧面呈灰褐色。侧线显著。沿侧线及侧线上方有许多不规则的白点。下侧面腹面银白色。

【性味功效】甘、咸，平。益气补虚，解毒消积。

【古方选录】《外台秘要·卷二十八》鲛鱼皮散：鲛鱼皮一分（鹊鱼斑皮是），犀角一分，麝香一分（研），龙骨一分，丹砂一分（研），雄黄一分（研），蘘荷叶一分，鹿角一分（炙），蜈蚣一枚（炙），椒一分（汗），干姜一分，贝子十枚，鸡舌香一分。用法：上为散。空心酒服一钱匕，日三服。主治：鬼注，蛊注，毒气变化无常者。

【用法用量】研末，30~60g；或煮食，适量。

【现代研究】化学研究显示，鲨鱼皮含有大量胶体蛋白，黏液质，脂肪。

〔附〕珂（马珂）

【古籍原文】味咸，平，无毒。主治目中翳，断血，生肌。贝类也，大如鳆，皮黄黑而骨白，以为马饰。生南海，采无时。

又，珂，生南海，白如蚌。主消翳膜及筋弩肉，并刮点之。

【来　源】蛤蜊科动物中国蛤蜊*Mactra chinensis* Philippi 的贝壳。

【形态特征】贝壳2片，坚厚，长椭圆形，长40~58mm，高约为长的3/4，宽约为长的 1/2。壳顶光滑，位于背缘中部，稍靠前方，高出背缘。由壳顶向前、后边缘呈半圆形，小月面和盾面极宽大，呈心脏形。壳面有极显明的生长纹，在中部和腹缘上方形成同心圆的凹线。壳顶略呈蓝色，腹面为黄褐色。自壳顶至腹面有与壳面颜色不同、宽狭不等的放射状色带。贝壳内面黄白色，铰合部主齿及侧齿均为片状，主齿后方有强大的内韧带，外套痕粗而明显，外套窦深而钝；后闭壳肌痕稍大，近圆形，前闭壳肌痕较小，卵圆形。外套膜边缘成双层，内缘具触手，外层光滑。足部大。水管短，愈合，末端具小触手。

【性味功效】咸，平。明目退翳。

【古方选录】《太平圣惠方》：马珂三分，白龙脑半钱，枯过白矾一分。用法：同研如粉。每以铜箸取如米许，点之。主治：眼赤痛后生肤翳，远视不明，痒涩。

【用法用量】外用适量，研细末点眼。

【现代研究】化学研究显示，蛤蜊壳含蛋白质，脂肪，糖，氨基酸，三甲胺，甜菜碱，内毒碱，蛋白水解酶，蛤蜊黄质等。

259 桑蠹虫

【古籍原文】味甘，无毒。主治心暴痛，金疮，肉生不足。

【来　源】天牛科昆虫桑天牛*Apriona germari*（Hope）或其他近缘昆虫的幼虫。

【形态特征】体长形，黑色，密被黄褐色短毛，深淡不一。雌虫触角较体略长，雄虫则超出体长2~3节。额狭，复眼下叶大而横阔。头部沿眼缘有2~3行隆起的刻点。前胸背板前后横沟之间有不规则的横脊线；中央后方两侧，侧刺突基部及前胸侧片，均有黑色光亮隆起刻点。鞘翅基部密布黑色光亮瘤状颗粒；翅端内外端角均呈刺状突出。足细长，被灰白色短毛，腿节大，内侧有纵沟。

【性味功效】苦，温；有毒。活血，止痛，止血，

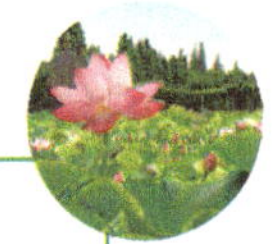

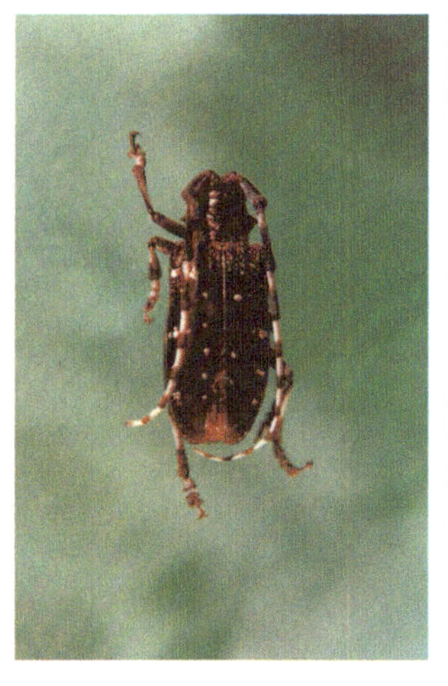

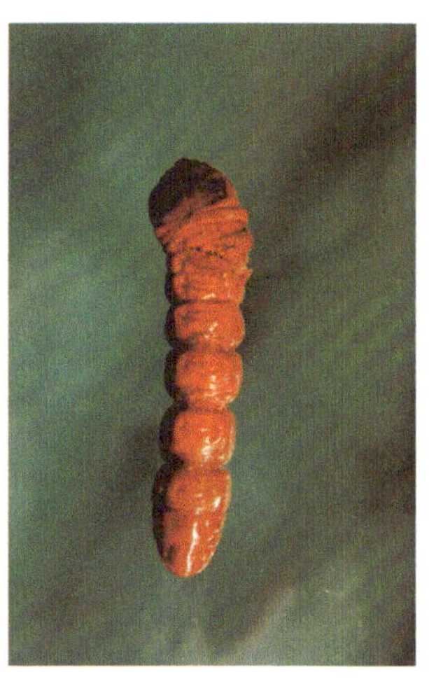

解毒。

【古方选录】《本草推陈》：桑蠹虫一二条。用法：捣，黄酒冲服。主治：痘疮不发及痈疽不溃。

【用法用量】煎服，3~6g；或入丸、散。

【使用注意】孕妇忌服。

260 石蠹虫（石蚕、沙虱）

【古籍原文】主治石癃，小便不利。生石中。

【来　　源】石蚕科昆虫石蛾*Phryganea japonica* Ml.或其近缘昆虫的幼虫。

【形态特征】体形如蛾，黄褐色，长约2cm，展翅阔6cm。头部略呈卵形，黄色，头顶密被黄色及白色刚毛。复眼1对，单眼3个。口器退化，小颚与下唇形成短吻管，适于啜吸。触角1对，基节及末端均呈黄色，其中央则呈黑褐色。前胸短小，前胸背密生黄色及白色刚毛。中胸背大，两侧各有1条黑褐纹。翅2对，密生短毛，不透明，后翅大于前翅；前翅的前缘黄褐色，散布有小型的褐纹，中央有1条黑色大纵条，内缘及后缘皆灰褐色，有褐色

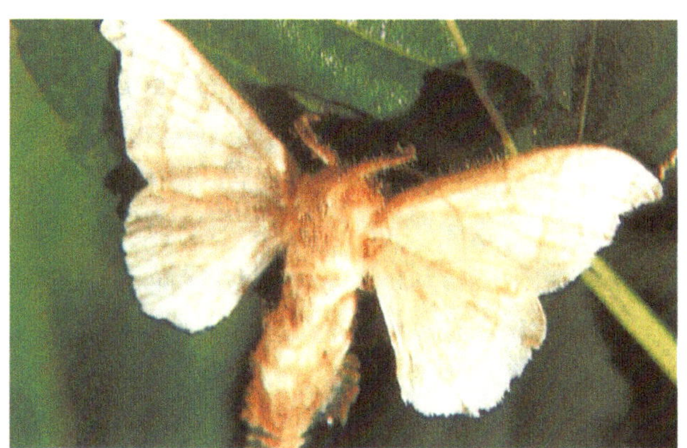

棱纹，后翅深黄色，外缘暗黑色。足3对，黄色，腿节及跗节的大部为黑褐色。尾端有突出的长刺2条。

【性味功效】咸，寒。利水除热，内解结气。

【古方选录】《解围元薮·卷四》石蚕散：石蚕（生）。用法：研末。每服一钱，酒送下。阳茎即痿软不举。主治：大风肿斑黑顿消，需戒色者。

【用法用量】煎服，9~15g。

261 行　夜

【古籍原文】治腹痛，寒热，利血。一名负槃。

【来　　源】步行虫科昆虫虎斑步岬*Pheropsophus jessoensis*（Moraw）的全虫。

【形态特征】形似斑蝥，长14~22mm，宽5~8mm。头部黄色，向前突出。触角棕色，头部中央有1块似三角形的星斑。复眼黑色，卵形突起，头上散生白色短毛。触角鞭状。前胸背板棕黄色，其前缘、后缘及中央呈黑色。鞘翅黑色，小盾片棕黑色，两鞘翅的肩胛区各有1块黄斑，鞘翅中部也各有1块较大的黄斑。每个翅鞘各有7条几乎平行纵走的脊。足黄色，胫节及跗节棕色。腿节上有较细的黄色毛，胫节密生棕色大毛，跗节丛生红棕色钉状粗毛。后足胫节末端有2枚棕黑色粗大的刺。前胸及后胸腹板黄色，中胸腹板黑色，腹部腹面黑色，见7个腹节。

【性味功效】辛，温；有小毒。活血化瘀，温经止痛。

【用法用量】研末，3~5g。

262 麋鱼（鳇鱼）

【古籍原文】味甘，无毒。主治痹，止血。

【来　　源】鲟科动物鳇鱼*Huso dauricus*（Georgi）的肉。

【形态特征】体长约2m。头略呈三角形，吻长而较锐尖，前端略向上翘，头部表面被有多数骨板。口宽大，弧形下位，前方有吻须2对。眼小。左右鳃膜相连，并向腹部伸展。体被菱形骨板5行，

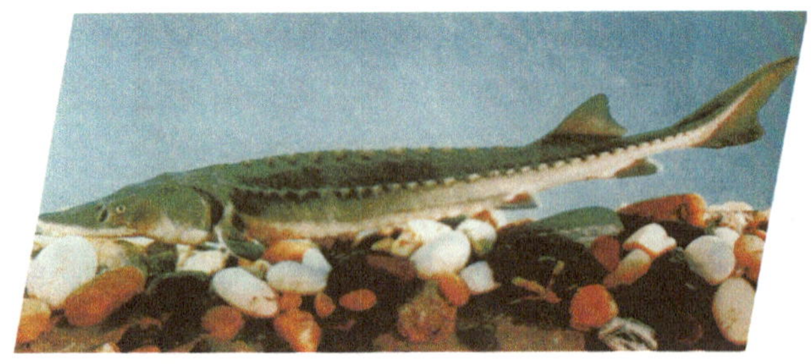

骨板上有尖锐微弯的棘。背行骨板较大，黄色，10~16块；体侧骨板黄褐色，32~46块；腹侧骨板8~12块；腹鳍基部后有不太明显的骨板1~2块。其他部位光滑无鳞。背鳍43~57枚，后位；臀鳍26~36枚，起点在背鳍的后部下方。尾鳍歪形，上叶长而尖。体表青黑色，两侧黄色，腹部灰白色。

【性味功效】甘，平。益气补虚。

【临床用方】《中国动物药志》：鳇鱼肉50g，白术9g，山药9g，陈皮9g。用法：水煎服。每日2次。主治：营养不良，脾虚泄泻。

【用法用量】鱼肉适量，煮食。

【使用注意】不宜久食。

263 丹戬

【古籍原文】味辛。主治心腹积血。一名飞龙。生蜀都，如鼠负，青股蜚头赤。七月七日采，阴干。

【现代研究】《中华本草》《中药大辞典》均无记载，品种来源有待考证。

264 扁前

【古籍原文】味甘，有毒。主治鼠瘘，癃，利水道。生山陵。如牛虻，翼赤。五月、八月采。

【现代研究】《中华本草》《中药大辞典》均无记载，品种来源有待考证。

265 蚖类

【古籍原文】治痹，内漏。一名蚖短，土色而文。

【现代研究】《中华本草》《中药大辞典》均无记载，品种来源有待考证。

266 蜚厉

【古籍原文】主治妇人寒热。

【现代研究】《中华本草》《中药大辞典》均无记载，品种来源有待考证。

267 益符

【古籍原文】主治闭。一名无舌。

【现代研究】《中华本草》《中药大辞典》均无记载，品种来源有待考证。

268 黄虫

【古籍原文】味苦。治寒热。生地上，赤头，长足，有角，群居。七月七日采。

【现代研究】《中华本草》《中药大辞典》均无记载，品种来源有待考证。

269 郁核（郁李仁）

【古籍原文】无毒。根，去白虫。一名车下李，一名棣。生高山及丘陵上。五月、六月采根。

《本经》原文：郁李人，味酸，平。主大腹水肿，面目四肢浮肿，利小便水道。根，主齿龈肿，龋齿，坚齿。一名爵李。生川谷。

【来　源】蔷薇科植物欧李*Prunus humilis* Bge.、郁李*Prunus japonica* Thunb. 或长柄扁桃*Prunus pedunculata* Maxim. 的成熟种子。

【形态特征】郁李　落叶灌木，高1.0~1.5m。老枝灰褐色，小枝纤细，光滑。单叶互生；叶片长卵形或卵圆形，下部最宽，先端长尾状，基部圆形，边缘有尖锐重锯齿；沿主脉具短柔毛；托叶线形，呈蓖状分裂。花先叶开放或与花同时开放；花萼钟状，萼片5片；花瓣5片，粉红色或近白色；雄蕊多数，花丝丝状；雌蕊1枚，子房1室，花柱被柔毛。核果近球形，暗红色，光滑。

【性味功效】辛、苦、甘，平。润肠通便，利水

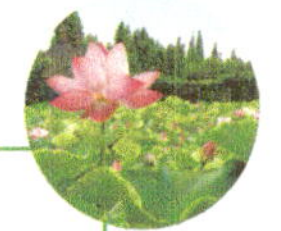

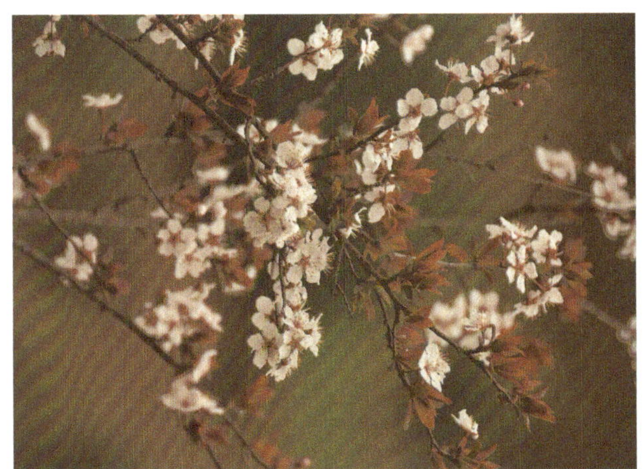

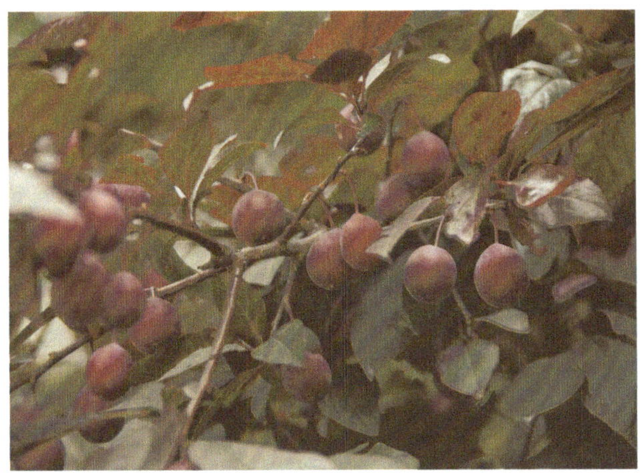

下气。

【古方选录】《圣济总录·卷一六五》郁李仁饮：郁李仁一两（去双仁皮尖，研如膏），朴硝一两（研），当归二两（切，焙），生干地黄二两（焙）。用法：上二味为粗末，与别研者二味和。每服三钱匕，水一盏，煎至七分，去滓温服，未通更服。主治：产后肠胃燥热，大便秘涩。

【用法用量】煎服，6~10g。

【使用注意】孕妇慎用。

【现代研究】化学研究显示，郁李仁含郁李仁苷，苦杏仁苷，脂肪油，挥发性有机酸，皂苷和植物甾醇等。药理研究显示，其有缓泻，抗炎，镇痛，镇咳祛痰及降血压等作用。现代临床用于治疗便秘。

270 杏核（苦杏仁、杏仁）

【古籍原文】味苦，冷利，有毒。主治惊痫，心下烦热，风气去来，时行头痛，解肌，消心下急，杀狗毒。一名杏子。五月采。其两人者杀人，可以毒狗。花，味苦，无毒，主补不足，女子伤中，寒热痹，厥逆。实，味酸，不可多食，伤筋骨。生晋山。（得火良，恶黄芪、黄芩、葛根，解锡毒，畏蘘草）

《本经》原文：杏核人，味甘，温。主咳逆上气雷鸣，喉痹，下气，产乳金创，寒心贲豚。生川谷。

【来　　源】蔷薇科植物杏 *Prunus armeniaca* L. 及同属多种植物的成熟种子。

【形态特征】落叶乔木，高5~10m，树皮暗灰褐色，有光泽。叶互生，宽卵形或近圆形，先端具短尖头，边缘具细锯齿。花单生小枝顶端，先叶开放；花萼筒钟形，萼片5裂；花瓣5片，白色或粉红色；雄蕊多数，短于花瓣；子房1室，被柔毛。核果心状卵圆形，略扁。种子味苦。

【性味功效】苦，微温；有小毒。降气止咳平喘，润肠通便。

【古方选录】《圣济总录·卷六十五》杏仁丸：杏仁一升（去皮尖双仁，炒黄），生姜一斤（去皮，切片，晒干），陈橘皮五两（汤浸，去白，焙）。用法：上为末，炼蜜为丸，如梧桐子大。每服二十、三十丸，温酒送下，不拘时候。主治：冷嗽。呼吸气寒，呕吐冷沫，胸中急痛。

【用法用量】煎服，5~10g，打碎入煎后下。

【使用注意】阴虚咳喘及大便溏泻者忌用。有毒，内服不宜过量；婴儿慎用。

【现代研究】化学研究显示，杏仁含苦杏仁苷，脂肪油，蛋白质，游离氨基酸，苦杏仁酶，苦杏仁苷酶，绿原酸，肌醇，苯甲醛和芳樟醇等。药理研究显示，其有镇咳，平喘，祛痰，抗溃疡，润滑性通便，抗炎，镇痛，驱虫，抑菌，抗病毒，抗肿瘤和

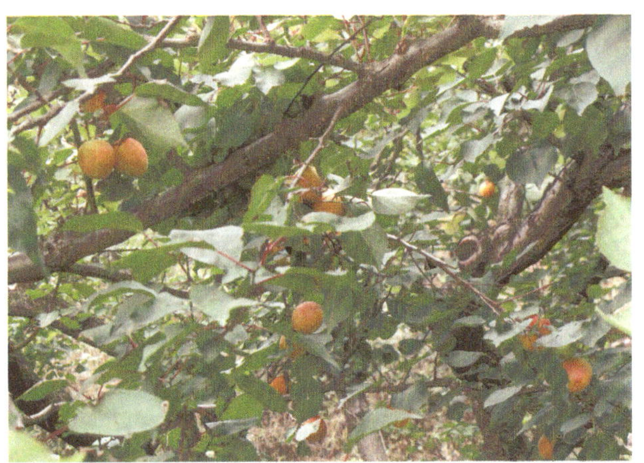

抗突变等作用。现代临床用于治疗慢性气管炎、便秘、感冒咳嗽等。

271 桃核（桃仁）

【古籍原文】味甘，无毒。主咳逆上气，消心下坚，除卒暴击血，破瘕癥，通月水，止痛。七月采取人，阴干。桃花，味苦，平，无毒。主除水气，破石淋，利大小便，下三虫，悦泽人面。三月三日采，阴干。桃枭，味苦。主中恶腹痛，杀精魅五毒不祥。一名桃奴，一名枭景，是实着树不落，实中者，正月采之。桃毛，主带下诸疾，破坚闭。刮取实毛用之。桃蠹，食桃树虫也。其茎白皮，味苦，辛，无毒。除邪鬼，中恶，腹痛，去胃中热。其叶，味苦，平，无毒。主除尸虫，出疮中虫。胶，炼之，主保中不饥，忍风寒。其实，味酸，多食令人有热。生太山。

《本经》原文：桃核人，味苦，平。主瘀血血闭瘕邪气，杀小虫。桃花，杀注恶鬼，令人好颜色。桃枭，微温。主杀百鬼精物。桃毛，主下血瘕，寒热积聚无子。桃蠹，杀鬼邪恶不祥。生川谷。

【来　　源】蔷薇科植物桃*Prunus persica* (L.) Batsch 或山桃*P. davidiana* (Carr.) Franch. 的成熟种子。

【形态特征】桃　落叶乔木，高3~8m。树皮暗红褐色，光滑。叶互生；叶柄长圆状披针形，先端渐尖，基部阔楔形，边缘有细密锯齿。花单生，先叶开放；萼筒钟状，裂片5片；花瓣5片，粉红色，罕有白色；雄蕊多数；子房上位，1室，花柱细长。核果肉质多汁；果核木质，扁卵圆形。种子1颗，扁卵状心形，种皮棕红色。

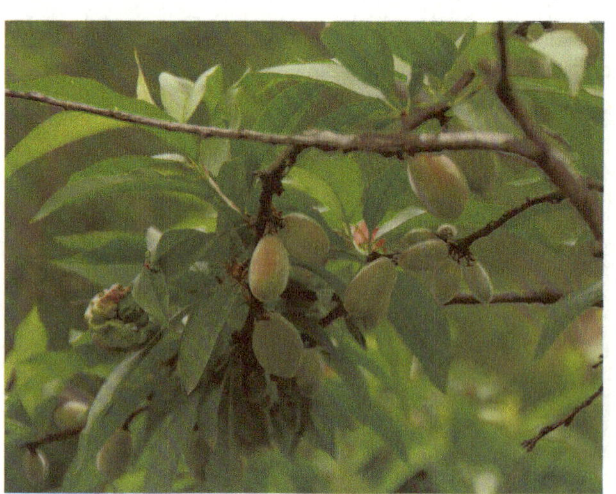

【性味功效】苦、甘，平；有小毒。活血祛瘀，润肠通便，止咳平喘。

【古方选录】《幼幼新书·卷三十》桃仁汤：桃仁二十个（去皮尖）。用法：以酒一升，煮三沸，去滓，量儿与之。主治：小儿暴不得小便。

【用法用量】煎服，5~10g，捣碎入煎。

【使用注意】孕妇忌用。便溏者慎用。有毒不可过量。

【现代研究】化学研究显示，桃仁含苦杏仁苷，苦杏仁酶，挥发油，脂肪油和少量亚油酸甘油酯。药理研究显示，其能明显增加脑血流量，促进胆汁分泌，抗血栓形成，润滑肠道，镇痛，抗炎，抗菌，抗过敏和保肝等作用。现代临床用于治疗血栓闭塞性脉管炎、小儿支气管炎、急性气管炎、肋间神经痛、神经性头痛、脑血栓形成和肝硬化等。

272 李核人（李核仁）

【古籍原文】味甘、苦，平，无毒。主治僵仆跻，瘀血，骨痛。根皮，大寒，主消渴，止心烦逆奔气。实，味苦，除痼热，调中。

【来　　源】蔷薇科植物李*Prunus salicina* Lindl. 的种子。

【形态特征】落叶乔木，高9~12m。树皮灰褐色，粗糙；小枝无毛，红棕色，有光泽。叶互生，椭圆状披针形或椭圆状倒卵形，先端急尖，基部渐狭

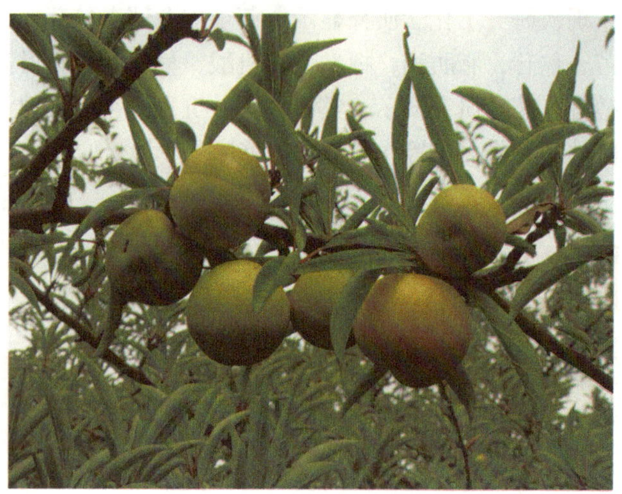

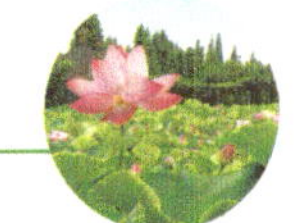

至柄，边缘具密钝细复齿；叶柄有数腺点。花两性，常3朵簇生，白色；花梗无毛；萼5片，长圆状卵形，无毛；花瓣5片；雄蕊多数；雌蕊具细长花柱，子房光滑。核果球状卵形，先端稍尖，基部深陷，缝痕明显，被蜡粉，通常黄色或淡黄绿色，或微红色。核卵圆形或长圆形，有细皱纹。

【性味功效】苦，平。化瘀止痛，利水消痰，润肠通便。

【古方选录】《食疗本草》：（李）子人。用法：研，和面作饼子，空腹食之。主治：臌胀。

【用法用量】煎服，3~9g。外用适量，研末调敷。

【使用注意】脾弱便溏、肾虚遗精者及孕妇忌用。

【现代研究】化学研究显示，种子含苦杏仁苷。现代临床用于治疗跌打损伤、咳嗽、大便秘结、水肿等。

273 梨

【古籍原文】味苦，寒。多食令人寒中，金创，乳妇尤不可食。

【来　源】蔷薇科植物白梨*Pyrus bretschneideri* Rehd.、沙梨*Pyrus pyrifolia*（Burm. f.）Nakai.、秋子梨*Pyrus ussuriensis* Maxim. 等的果实。

【形态特征】白梨　落叶乔木，高5~8m。小枝粗壮，幼时被柔毛，越年生的枝紫褐色，具稀疏皮孔。叶互生；革质；卵形或椭圆状卵形，先端锐尖，基部阔楔形，叶缘锯齿锐细如针，初时两面有茸毛，后变光滑。伞形总状花序，有花7~10朵；苞片2片，针状；萼片基部狭窄，有腺状锯齿，内面

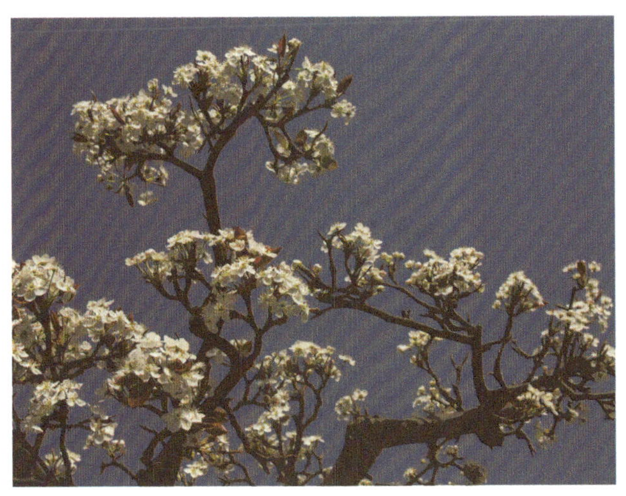

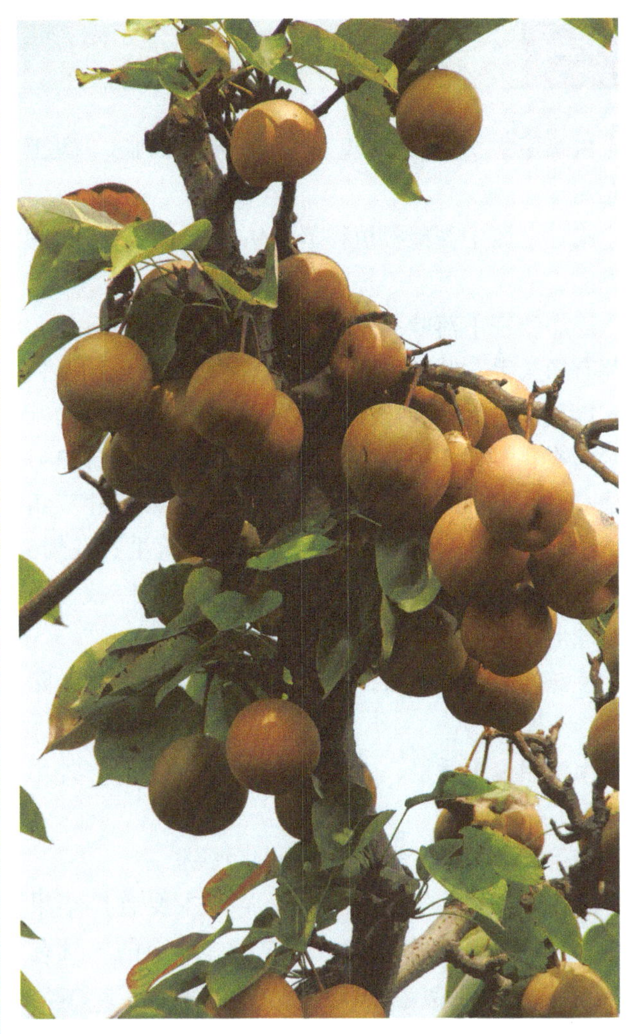

有黄色细毛；花瓣5片，白色，卵形；雄蕊20枚；花柱5或4枚，与雄蕊约等长，光滑。梨果球状卵形；先端留有残萼；果皮黄白色，有斑点。种子倒卵形，微扁，褐色。

【性味功效】甘、微酸，凉。清肺化痰，生津止渴。

【古方选录】《温病条辨·卷一》五汁饮：梨汁、荸荠汁、鲜苇根汁、麦冬汁、藕汁（或用蔗浆）。用法：取上五汁，临时斟酌多少，和匀凉服。不甚喜凉者，重汤炖温服。主治：太阴温病，热灼津伤，口渴，吐白沫，黏滞不快者。

【用法用量】煎服，15~30g；或生食，1~2个；或捣汁；或蒸服；或熬膏。外用适量，捣敷；或捣汁点眼。

【使用注意】脾虚便溏、寒嗽者及产妇慎用。

【现代研究】化学研究显示，白梨果实含蔗糖、果糖等，沙梨果实含苹果酸、柠檬酸、果糖、葡萄糖、蔗糖等。现代以鲜果食用为主。

274 柰（苹果）

【古籍原文】味苦，寒。多食令人胪胀，病患尤甚。

【来　　源】蔷薇科植物苹果*Malus pumila* Mill. 的果实。

【形态特征】落叶乔木，高达15m。幼枝有茸毛，芽有短柔毛。叶互生，广椭圆形至椭圆形或卵形，先端稍尖，基部阔楔形，边缘具钝圆锯齿，幼叶两面有短柔毛；叶柄有短柔毛。伞房花序有花3~7朵；花白色而带红晕，两性；萼宿存，裂片三角状披针形，较萼筒长，花梗与萼都有茸毛；花瓣5片，倒卵形；雄蕊20枚；子房下位，花柱5枚。果扁球形，顶部及基部皆凹陷。

【性味功效】甘、酸，凉。益胃，生津，润肺，除烦，醒酒。

【用法用量】适量，生食；或捣汁；或熬膏。外用适量，捣汁涂。

【使用注意】不宜多食，过量易致腹胀。

【现代研究】化学研究显示，苹果主要含L-苹果酸，延胡索酸，奎宁酸，柠檬酸，酒石酸，葡萄糖，果糖，乙醇，维生素C等。药理研究显示，其能升高血糖。现代主要作水果食用。

275 安石榴（石榴）

【古籍原文】味甘、酸，无毒。主咽燥渴。损人肺，不可多食。其酸实壳，治下利，止漏精。其东行根，治蛔虫、寸白。

【来　　源】石榴科植物石榴*Punica granatum* L. 的果实。

【形态特征】落叶灌木或乔木，高3~5m。树皮青灰色。幼枝近圆形或微呈四棱形，枝端通常呈刺状，无毛。叶对生或簇生；叶片倒卵形至长椭圆形，先端尖或微凹，基部渐狭，全缘，上面有光泽，无毛，下面有隆起的主脉，具短柄。花一至数朵，生小枝顶端或腋生；萼筒钟状，肉质而厚，红色，裂片6片，三角状卵形；花瓣6片，红色；雄蕊多数；雌蕊1枚，子房下位或半下位。浆果近球形，果皮肥厚革质，熟时黄色，或带红色，内具薄隔膜，顶端有宿存花萼。种子多数，倒卵形，带棱角。

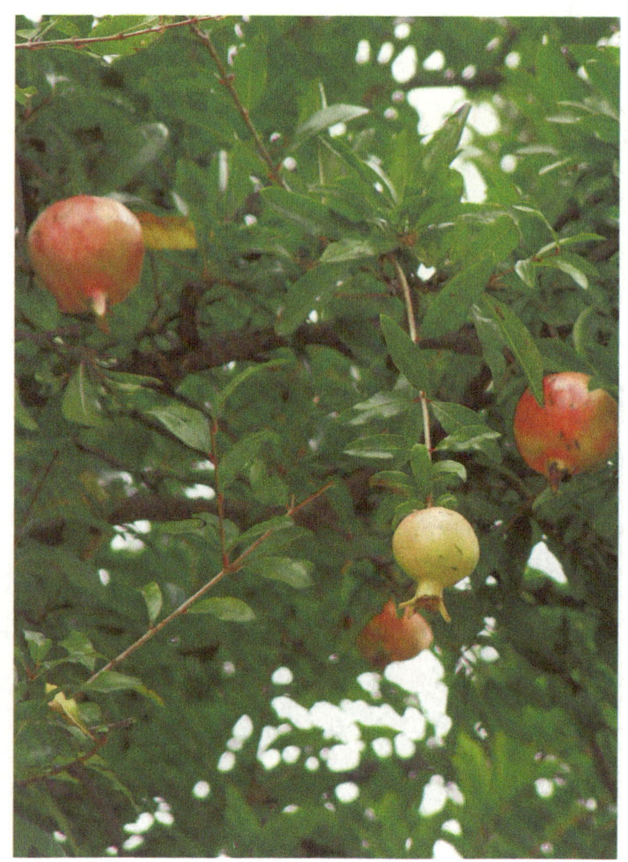

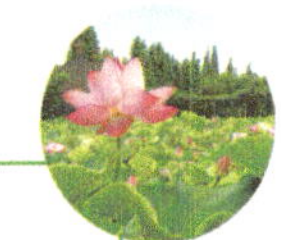

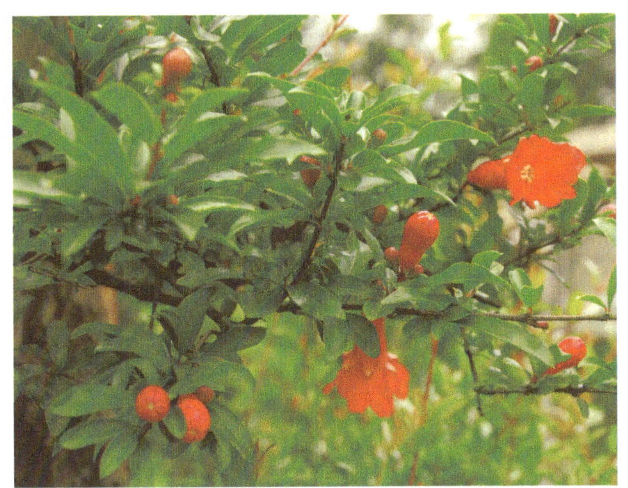

【性味功效】甘、酸、涩，温。生津止渴，杀虫。

【古方选录】《外台秘要·卷二十五》安石榴汤：生姜二两（生姜倍之），黄柏一两（细切），石榴一枚（小者二枚），阿胶二两（别研，渍之）。用法：上切。以水三升，煮取一升二合，去滓，纳胶令烊，顿服，不愈复作。人羸者稍稍服之，不必顿尽，须臾复服。主治：大疰痢及白滞，困笃欲死，肠已滑者。

【用法用量】煎服，3~9g；或捣汁。

【使用注意】不宜过量服用。

【现代研究】化学研究显示，石榴含糖类，果胶，有机酸，维生素C，以及钾、钙、镁、铜、铁、铬等微量元素等。现代主要作水果食用。临床主要以其果皮作药用。

276 瓜 蒂

【古籍原文】有毒。去鼻中息肉，治黄胆。其花，主心痛咳逆。生嵩高。七月七日采，阴干。

《本经》原文：瓜蒂，味苦，寒。主大水，身面四肢浮肿，下水，杀蛊毒，咳逆上气，及食诸果，病在胸腹中，皆吐下之。

【来　　源】葫芦科植物甜瓜*Cucumis melo* L.的果柄。

【形态特征】一年生匍匐或攀援草本。茎、枝有黄褐色或白色的糙毛和突起。卷须单一。叶互生；叶片厚纸质，近圆形或肾形，被毛，边缘不分裂或3~7浅裂。花单性，雌雄同株；雄花数朵簇生于叶腋；花萼筒狭钟形，密被白色长柔毛；花冠黄色；

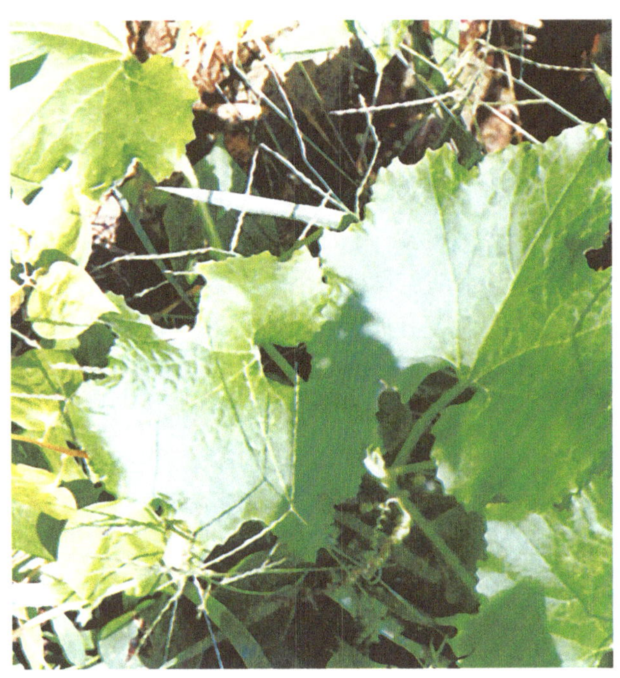

雄蕊3枚；雌花单生。果实多呈球形或长椭圆形。种子白色，卵形或长圆形。

【性味功效】苦，寒；有毒。涌吐痰食，除湿退黄。

【古方选录】《圣济总录·卷一一六》瓜蒂散：瓜蒂二十七枚。用法：上为散。以少许吹入鼻中。主治：鼻窒塞，气息不通。

【用法用量】煎服，2.5~5g；或入丸、散，每次0.3~1.0g。外用适量。

【使用注意】吐血、咯血、胃弱者及孕妇忌用。

【现代研究】化学研究显示，甜瓜含葫芦苦素B、D、E，异葫芦苦素B，α-菠菜甾醇，甾醇和皂苷等。药理研究显示，其有强烈催吐，增强免疫，保肝和抗肿瘤等作用。现代临床用于治疗食物中毒、急性黄疸型肝炎、慢性肝炎、原发性肝癌和慢性鼻炎等。

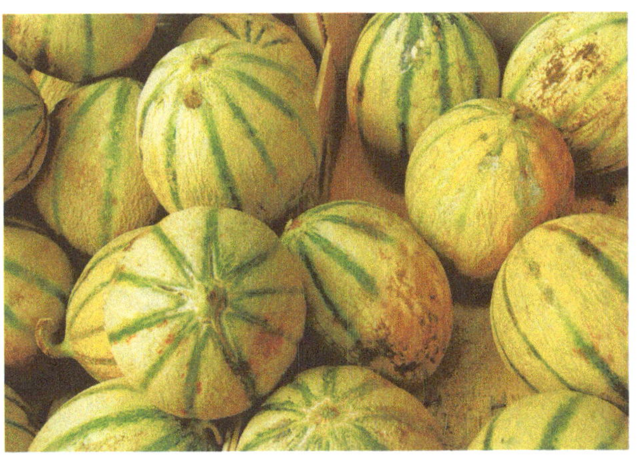

277 苦瓠（小葫芦）

【古籍原文】有毒。生晋地。

《本经》原文：苦瓠，味苦，寒。主大水，面目四肢浮肿，下水，令人吐。生川泽。

【来　源】葫芦科植物小葫芦*Lagenaria siceraria* (Molina) Standl. var. *microcarpa* (Naud.) Hara的果实。

【形态特征】一年生攀援草本，被黏质长柔毛。叶互生，叶片卵状心形或肾状卵形，先端锐尖，边缘有不规则齿，基部心形，两面均被微柔毛。卷须纤细，上部分二歧。雌雄同株，雌、雄花均单生；花萼齿锥形；花冠白色；子房椭圆形，有茸毛。果实初为绿色，后变成白色至带黄色，呈哑铃状，成熟后果皮变木质。种子白色，倒卵形或三角形。

【性味功效】苦，寒。利水消肿，解毒疗疮。

【古方选录】《圣济总录·卷一四七》苦瓠汤：苦瓠一枚。用法：水二升，煮取一升，服。立即吐愈。主治：中蛊毒，吐血，或下血，皆如烂肝。

【用法用量】煎服，6~15g。外用适量，煎水洗。

【使用注意】虚寒体弱者忌服。

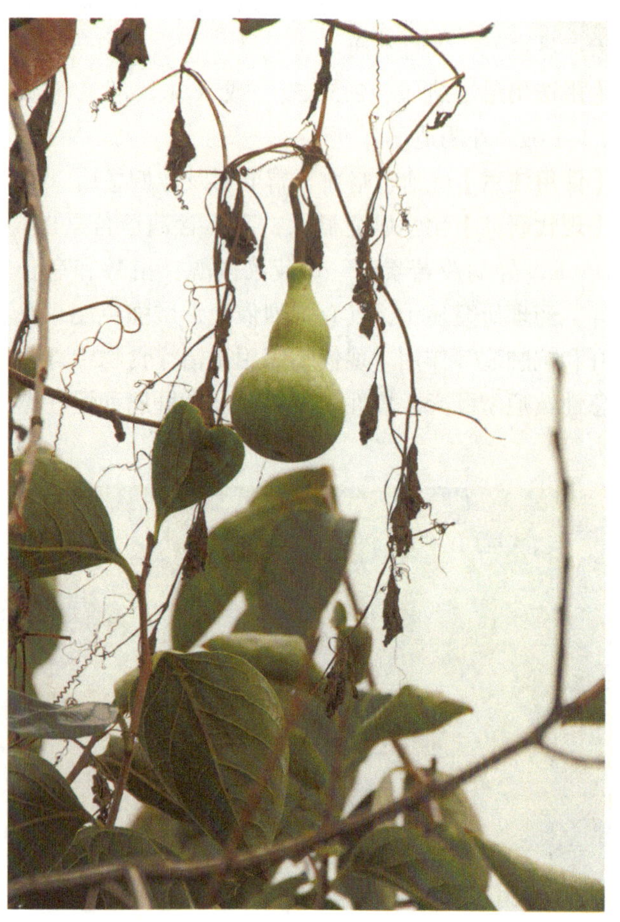

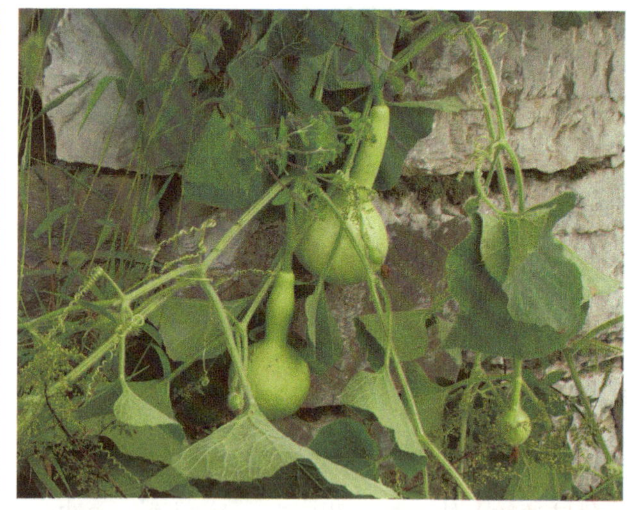

【现代研究】化学研究显示，小葫芦含22-去氧葫芦苦素D，22-去氧异葫芦苦素D等。现代临床用于治疗肾炎水肿、小便淋漓涩痛等。

278 水蕲（水芹）

【古籍原文】无毒。生南海。

《本经》原文：水蕲，味甘，平。主女子赤

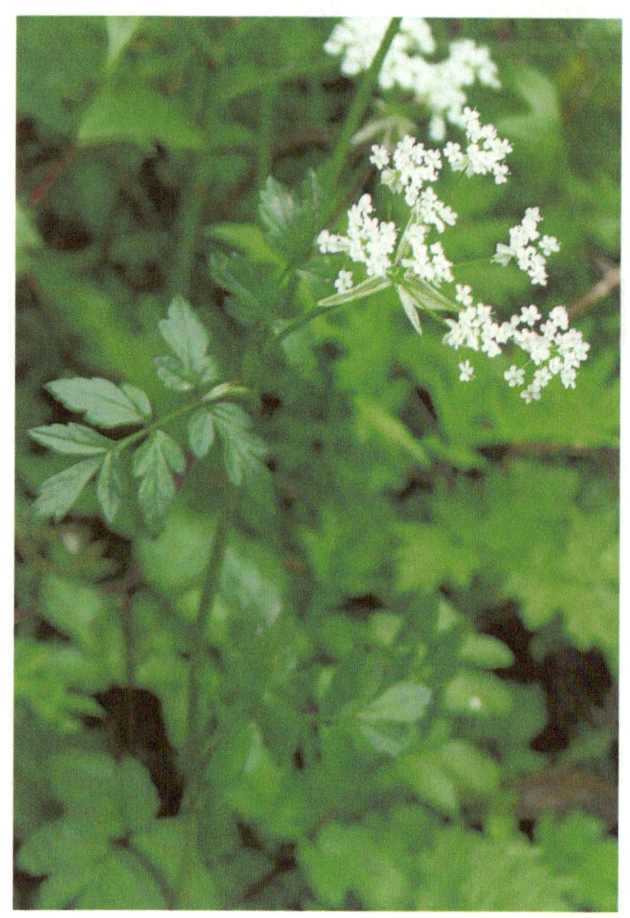

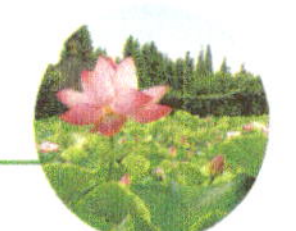

沃，止血养精，保血脉，益气，令人肥健嗜食。一名水英。生池泽。

【来　　源】伞形科植物水芹*Oenanthe javanica* (Bl.) DC. 的全草。

【形态特征】多年生草本植物，高15~80cm。全株光滑无毛，茎圆形，中空，多分支，具纵棱。叶片一至二回羽状复叶或分裂，互生；顶端尖，基部楔形，侧裂片基部常偏斜；基生叶叶鞘明显，茎生叶几无柄。伞形花序顶生，无总苞；花梗10~25枚；萼齿5枚，短尖；花瓣5片，倒卵形；雄蕊5枚；子房下位，2室。双悬果椭圆形或近圆柱形，果棱显著隆起。

【性味功效】苦，凉。清热，利尿，凉血解毒。

【古方选录】《医碥·卷七》生津方：兜铃四两，水芹四两，旋覆花四两，酱瓣草四两（俱鲜者取汁），薄荷叶四两，五倍子四两。用法：捣作饼，盦七日，出白毛，又采前四种取汁拌捣，待干，又拌汁捣，不拘通数。每用五厘，入口津液涌溢。主治：口干涩，火盛津虚。

【用法用量】煎服，30~60g；或捣汁饮，每次20~50ml。

【使用注意】脾胃虚寒者慎服。

【现代研究】化学研究显示，水芹含α-蒎烯，β-蒎烯，月桂烯，苄醇，水芹素，欧芹酸和多种游离氨基酸等。药理研究显示，其有保肝，抗心律失常，降血脂和抗过敏等作用。现代临床用于治疗高血压头痛、眩晕、痈疽、急性腮腺炎、痢疾、消化不良、带下和泌尿道感染等。

279 蕣

【古籍原文】味甘，寒，无毒。主治消渴，热痹。

【现代研究】《中华本草》《中药大辞典》均无记载，品种来源有待考证。

280 落　葵

【古籍原文】味酸，寒，无毒。主滑中，散热。实，主悦泽人面。一名天葵，一名繁露。

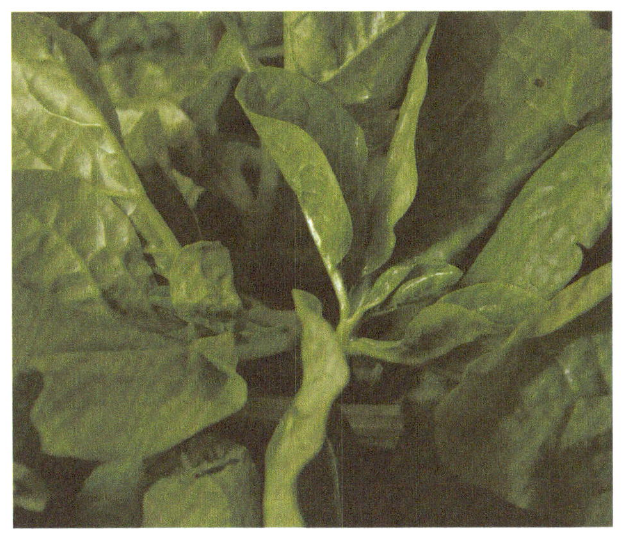

【来　　源】落葵科植物落葵*Basella alba* L. 的叶或全草。

【形态特征】一年生缠绕草本。长可达数米，有分支。茎绿色或淡紫色。单叶互生，具柄；叶片卵形，先端渐尖而钝，基部微心形或下延，全缘。穗状花序腋生或顶生；苞片1片，线形，生于花下；小苞片2片，卵形，生于两侧；萼片5片，淡红色；雄蕊5枚；雌蕊1枚。浆果卵形或球形，暗紫色。种子近球形。

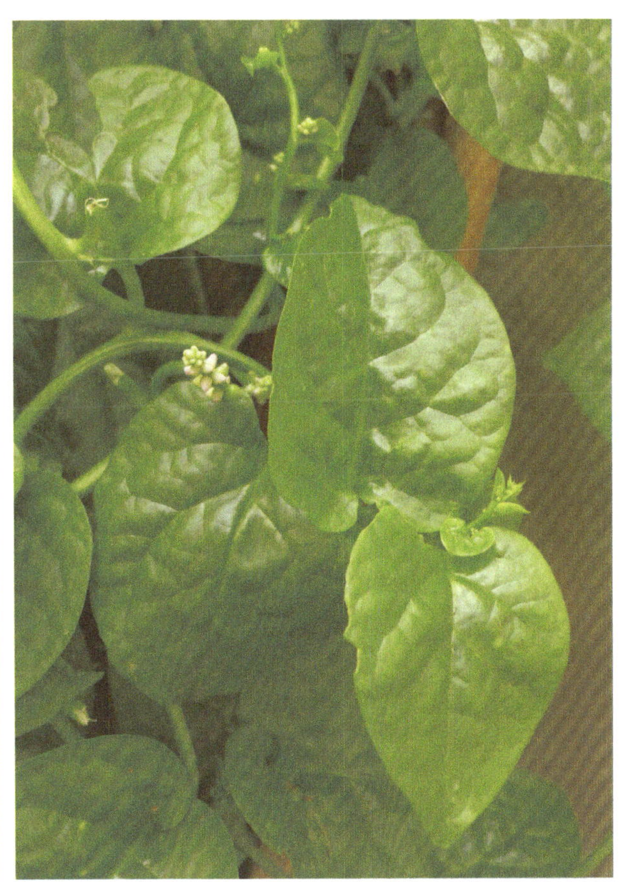

【性味功效】甘、酸，寒。滑肠通便，清热利湿，凉血解毒，活血。

【临床用方】《福建药物志》：落葵30g。用法：水煎，黄酒冲服。主治：多发性脓肿。

【用法用量】煎服，10~15g；鲜品30~60g。外用适量，捣敷；或捣汁涂。

【使用注意】脾胃虚寒者慎用；孕妇忌服。

【现代研究】化学研究显示，叶含多糖，胡萝卜素，有机酸，维生素C，氨基酸，蛋白质等。药理研究显示，其有解热，抗炎，抗病毒等作用。

281 蘩蒌（繁缕）

【古籍原文】味酸，平，无毒。主治积年恶疮不愈。五月五日日中采，干，用之当燔。

【来　　源】石竹科植物繁缕*Stellaria media*（L.）Cyr. 的全草。

【形态特征】一年或二年生草本，高15~30cm。茎质柔软，绿色，圆柱形。单叶对生，卵形、椭圆形或披针形，顶端锐尖，全缘；上部叶无柄，下部叶有柄。聚伞花序腋生或顶生，上开多数小花；花柄纤弱，一侧有毛，花后渐次向下，至果实开裂时复直立；萼片5片；花瓣5片，白色；雄蕊10枚；雌蕊3枚。蒴果卵形。种子黑褐色，圆形，表面有钝瘤。

【性味功效】苦、甘、酸，凉。清热解毒，凉血消痈，活血止痛，下乳。

【临床用方】《青岛中草药手册》：繁缕120g。用法：水煎汁趁热熏洗。主治：痔疮肿痛。

【用法用量】煎服，15~30g；鲜品30~60g；或捣汁。外用适量，捣敷；或烧存性研末调敷。

【使用注意】孕妇慎用。

【现代研究】化学研究显示，全草含皂苷，黄酮，酚酸。现代临床用于治疗子宫内膜炎、宫颈炎、附件炎、急慢性阑尾炎和痢疾等。

282 蕺（鱼腥草、紫蕺）

【古籍原文】味辛，微温。主治蠼螋溺疮，多食令人气喘。

【来　　源】三白草科植物蕺菜*Houttuynia cordata* Thunb. 的全草或地上部分。

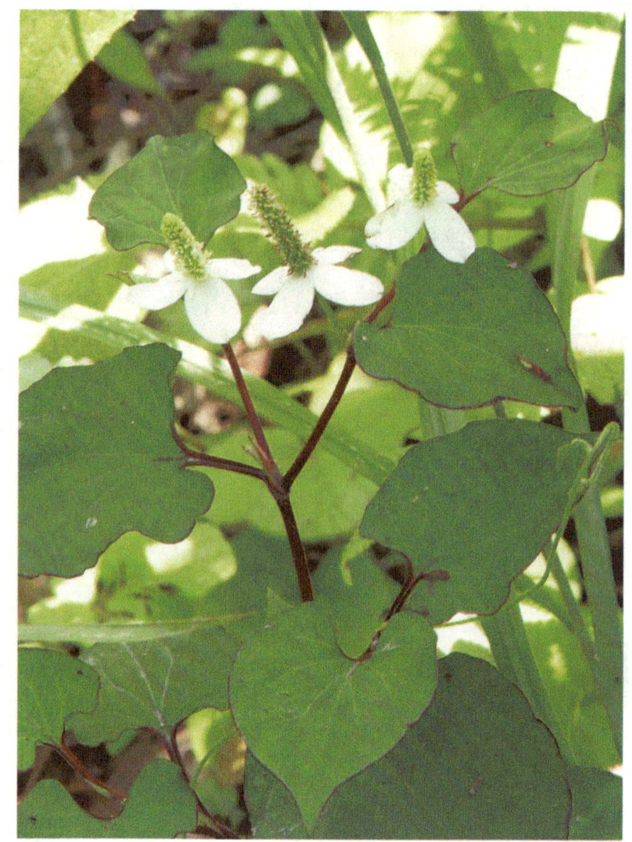

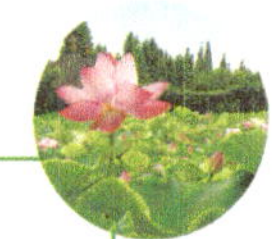

【形态特征】多年生草本，高达60cm。茎下部伏地，节上生根，无毛或被疏毛。叶互生，薄纸质，心形或宽卵形，先端渐尖，基部心形，全缘，有细腺点，下面常紫色，两面脉上被柔毛；托叶膜质，条形，基部抱茎，下部与叶柄合生，边缘被细毛。穗状花序生于茎的上端，与叶对生；总苞片4片，白色；花小而密，无花被，具1片小的披针形苞片；雄蕊3枚；雌蕊1枚，子房上位。蒴果卵圆形，先端开裂。种子多数，卵形。

【性味功效】辛，微寒。清热解毒，消痈排脓，利尿消肿。

【古方选录】《普济方·卷四十》紫蕺膏：紫蕺一大握。用法：擂烂如泥。先用朴硝水洗净肛门，用芭蕉叶托入，却用药贴于臀下稳坐，自然收入。主治：脏热肛门脱出。

【用法用量】煎服，15~25g，不宜久煎；鲜品用量加倍；或捣汁。外用适量，煎水熏洗；或捣敷。

【使用注意】虚寒证及阴证外疡慎用。

【现代研究】化学研究显示，鱼腥草主要含挥发油，有效成分为癸酰乙醛、甲基正壬基酮、月桂烯、月桂醛、癸醛、癸酸；另含金丝桃苷，芸香苷，绿原酸，β-谷甾醇，硬脂酸，油酸，亚油酸等；花穗、果穗含异槲皮苷；叶含槲皮苷。药理研究显示，其有抗菌，抗病毒，利尿，增强免疫等作用。现代临床用于治疗感冒、胆囊炎、急性黄疸型肝炎、尿道炎、膀胱炎、乳腺炎、扁桃体炎、慢性鼻窦炎、肺炎和慢性支气管炎等。

283 葫（大蒜）

【古籍原文】味辛，温，有毒。主散痈肿、䘌疮，除风邪，杀毒气。独子者，亦佳。归五脏。久食伤人，损目明。五月五日采之。

【来　　源】百合科植物大蒜*Allium sativum* L.的鳞茎。

【形态特征】多年生草本，具强烈蒜臭气。鳞茎大型，球状至扁球状，具6~10瓣，外包灰白色或淡棕色干膜质鳞被。叶基生，实心，扁平，线状披针形，基部鞘状。花葶直立，高约60cm；佛焰苞有长喙；伞形花序，小而稠密，具苞片1~3片，膜质，

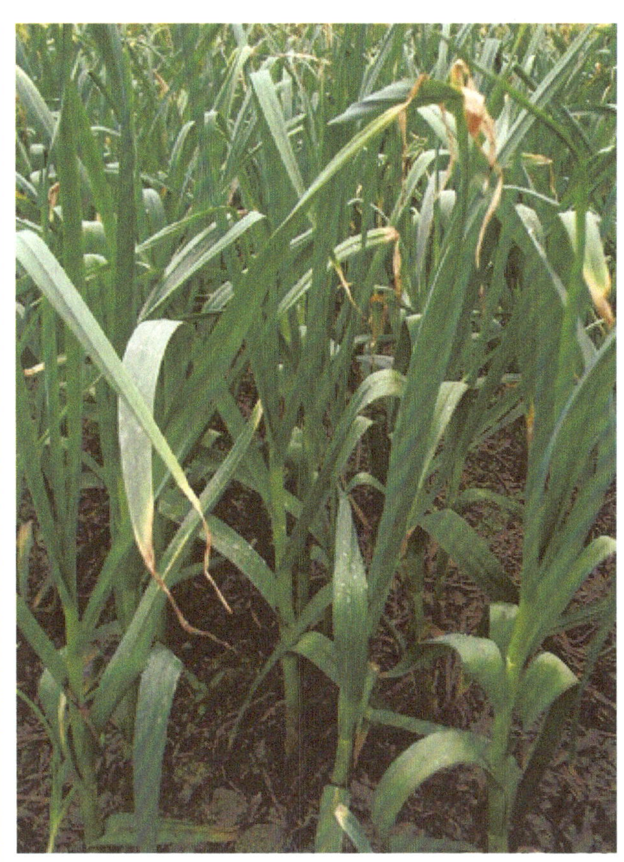

浅绿色；花小型，花间多杂以淡红色珠芽，或完全无珠芽；花柄细，长于花；花被片6片，粉红色；雄蕊6枚，白色；雌蕊1枚。种子黑色。

【性味功效】辛，温。解毒消肿，杀虫，止痢。

【古方选录】《三因极一病证方论·卷十八》蒜丸：大蒜一颗（慢火煨香熟，取出细切，稍研，日中或火上焙半干，研），乳香半钱（别研）。用法：上研匀，为丸如芥子大。每服七粒，以乳汁送下。主治：小儿冷证腹痛，夜啼。

【用法用量】煎服，9~15g；或生食、煨食；或捣泥为丸。外用适量，捣敷、作栓剂；或切片灸。

【使用注意】阴虚火旺，肝热目疾，口齿、咽喉诸

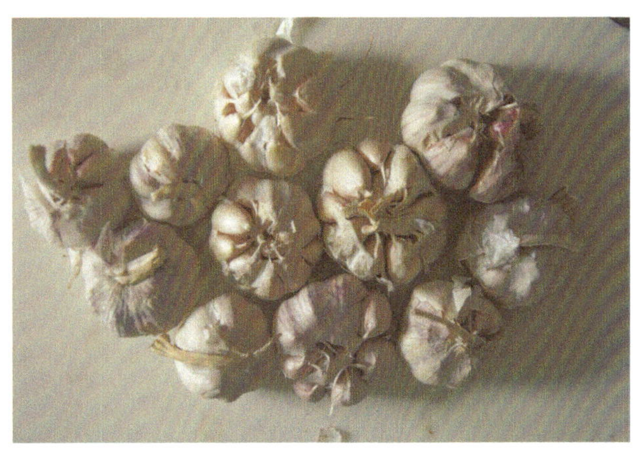

患禁服生品，慎用熟品。敷脐、作栓剂或灌肠均不宜用于孕妇。外用对局部有较强的刺激性，能引起灼热、疼痛、发泡，不宜久敷。

【现代研究】化学研究显示，大蒜鳞茎主要含挥发油，蛋白质，脂肪，碳水化合物，粗纤维，钙，磷，铁，核黄素，尼克酸，抗坏血酸等。药理研究显示，其对多种细菌、病毒、原虫有抑制作用，以及降血压，降血脂，降血糖，抗动脉粥样硬化，抑制血小板聚集，抗肿瘤，保肝，增强免疫等作用。现代临床用于治疗细菌性痢疾、阿米巴痢疾、头癣、高脂血症等。

284 蒜（小蒜）

【古籍原文】味辛，温，无毒。归脾肾。主治霍乱，腹中不安，消谷，理胃，温中，除邪痹毒气。五月五日采之。

【来　　源】百合科植物小蒜*Allium schoenoprasum* L.的鳞茎。

【形态特征】多年生草本。外形与大蒜相似而较小，与大蒜的显著不同点：鳞茎细小如薤，仅有1个鳞球，不如大蒜由多数鳞瓣合成。

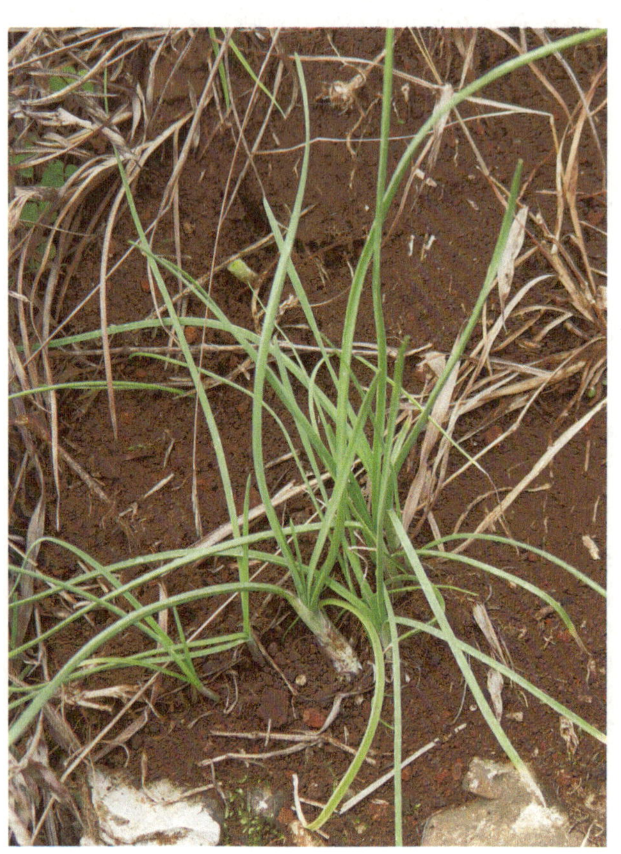

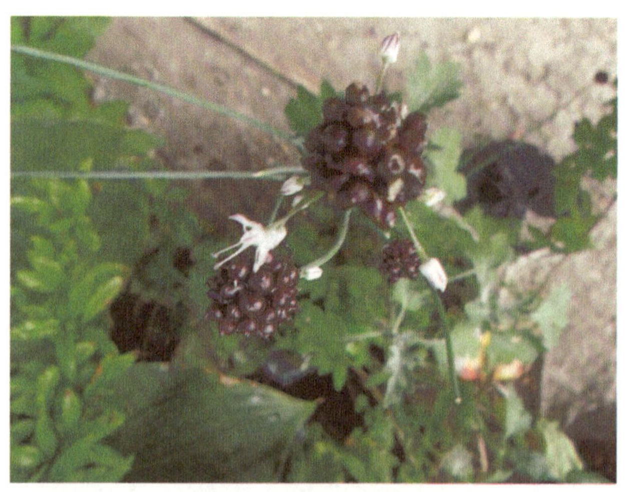

【性味功效】辛，温，有小毒。温中，下气，消谷，杀虫。

【古方选录】《圣济总录·卷一八二》二蒜涂方：大蒜一两，小蒜一两。用法：上二味，捣烂。厚涂敷之，以愈为度。主治：小儿骨火丹，初在臂起，赤黑色。

【用法用量】煎服，3~10g；鲜者捣汁15~30g。外用适量，煎洗；或捣敷。

【使用注意】阴虚火旺及目疾、口齿咽喉诸患忌服。脚气风病人及时病后忌食之。

【现代研究】化学研究显示，鳞茎中含蛋白质，脂肪，碳水化合物，胡萝卜素，维生素B_1，维生素B_2，维生素C，大蒜糖，另含烯丙基硫化合物。

〔附〕芸薹

【古籍原文】味辛，温，无毒。主治风游丹肿，乳痈。

又，芸薹，春食之，能发痼疾。此人间所啖菜也。

【来　　源】十字花科植物油菜*Brassica campestris* L.的根、茎及叶。

【形态特征】二年生草本，高30~90cm。茎直立，粗壮，无毛或稍被微毛。基生叶及下部茎生叶呈琴状分裂，先端裂片长卵圆形或长方状圆形；茎中部及上部的叶倒卵状椭圆形或长方形，先端锐尖，基部心形，半抱茎。花序呈疏散的总状花序；萼片4片，黄绿色；花瓣4片，鲜黄色；雄蕊6枚；雌蕊1枚，子房上位，1室。长角果条形，先端具一长喙。种子多数，黑色或暗红褐色，有时亦有黄色，近圆球形。

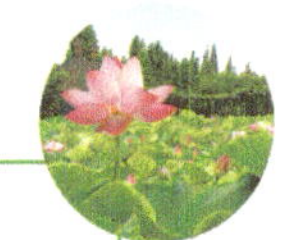

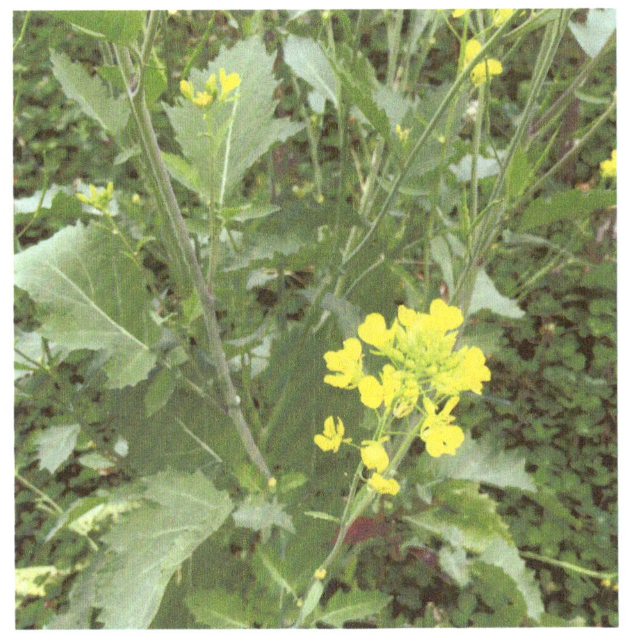

【性味功效】辛、甘，平。凉血散瘀，解毒消肿。

【古方选录】《太平圣惠方》：芸薹适量。用法：捣，绞取汁二合，蜜一合。同暖令温服之。主治：血痢不止，腹中痛，心神烦闷。

【用法用量】煮食，30~300g；或捣汁，20~100ml。外用适量，煎水洗；或捣敷。

【使用注意】麻疹后、疮疥、目疾患者不宜食用。

【现代研究】化学研究显示，全草含葡萄糖异硫氰酸酯类成分，槲皮苷，维生素K，卡巴呋喃等。药理研究显示，其有显著降眼压的作用。

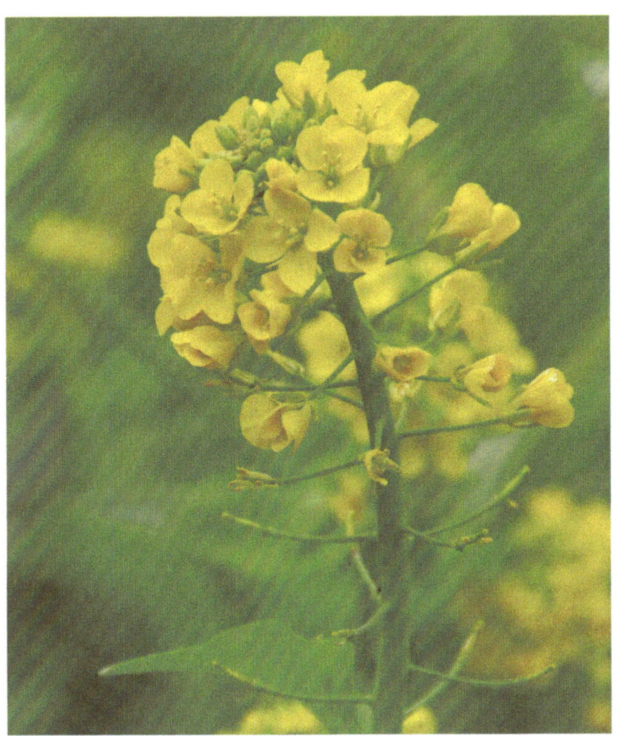

285 腐婢

【古籍原文】无毒。止消渴。生汉中，即小豆花也。七月采，阴干。

《本经》原文：腐婢，味辛，平。主痎疟，寒热邪气，泄利，阴不起，病酒头痛。

【来　源】马鞭草科植物豆腐柴*Premna microphylla* Tuncz. 的茎及叶。

【形态特征】落叶直立灌木，高2~6m。树皮淡褐色，嫩枝密被短柔毛。单叶对生，叶片卵圆形或矩圆形，先端尖，基部楔形，全缘；叶有臭味。聚伞花序顶生，花多数；花萼杯状，浅5裂，绿色或带紫色；花冠淡黄色，裂片4片；雄蕊4枚；雌蕊1枚。核果球形至倒卵形，紫色。

【性味功效】苦、涩，寒。清热解毒。

【临床用方】《江西草药手册》：腐婢叶120~150g。用法：水煎，待温，洗患处。洗时需避免当风。主治：丹毒。

【用法用量】煎服，9~15g。外用适量，捣敷、研末调敷；或煎水洗。

【使用注意】脾胃虚寒者慎服。

【现代研究】化学研究显示，豆腐柴含臭梧桐碱，正廿七烷和正卅五烷等。药理研究显示，其有一定抑制金黄色葡萄球菌、宋氏痢疾杆菌和抗眼镜蛇毒的作用。现代临床用于治疗风湿性关节炎、月经不调、水肿、烧伤、无名肿毒、毒蛇咬伤、丹毒及细菌性痢疾等。

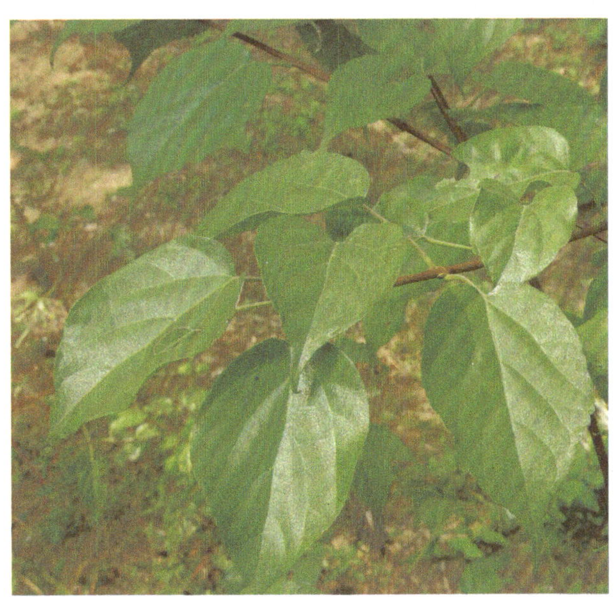

286 藊豆（扁豆、白扁豆）

【古籍原文】味甘，微温。主和中，下气。叶，主治霍乱吐下不止。

【来　　源】豆科植物扁豆*Dolichos Lablab* L. 的成熟种子。

【形态特征】一年生缠绕草质藤本，长达6m。茎常呈淡紫色或淡绿色。三出复叶；小叶片阔卵形，先端尖，基部广楔形或截形，全缘，两面被疏毛，侧生小叶较大，斜卵形；托叶细小，披针形。总状花序腋生，直立，通常2~4朵聚生于花序轴的节上；小苞片2片，早落；花萼钟状，萼齿5枚，边缘密被白色柔毛；花冠蝶形，白色或淡紫色，旗瓣卵状椭圆形，基部两侧有2个附属体，并下延为2耳，翼瓣斜椭圆形，龙骨瓣舟状；雄蕊10枚。荚果长椭圆形，扁平，微弯，先端具弯曲的喙。种子2~5颗，长方状扁圆形，白色、黑色或红褐色。

【性味功效】甘，微温。健脾化湿，和中消暑。

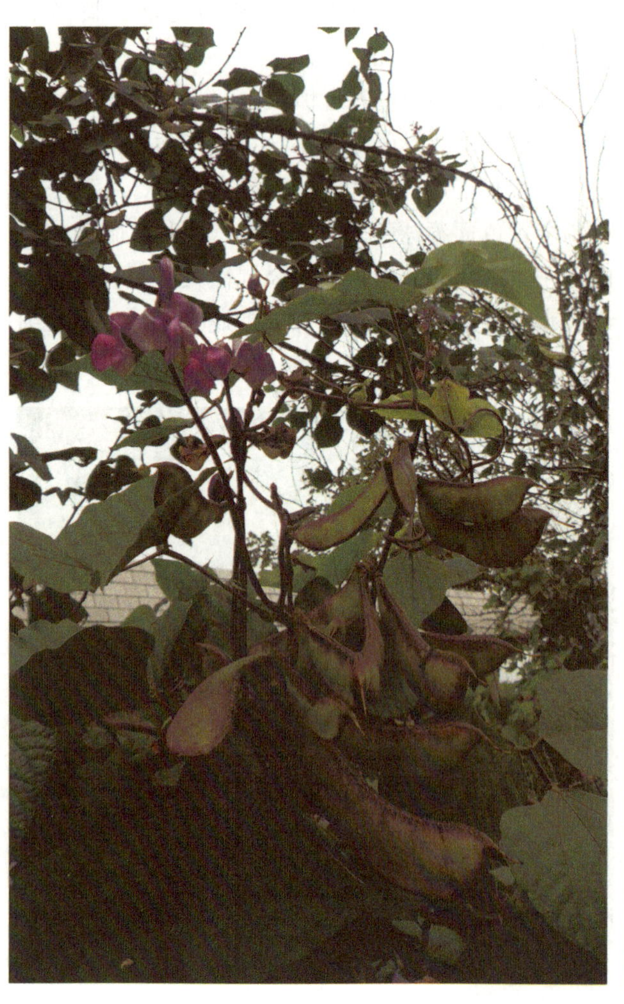

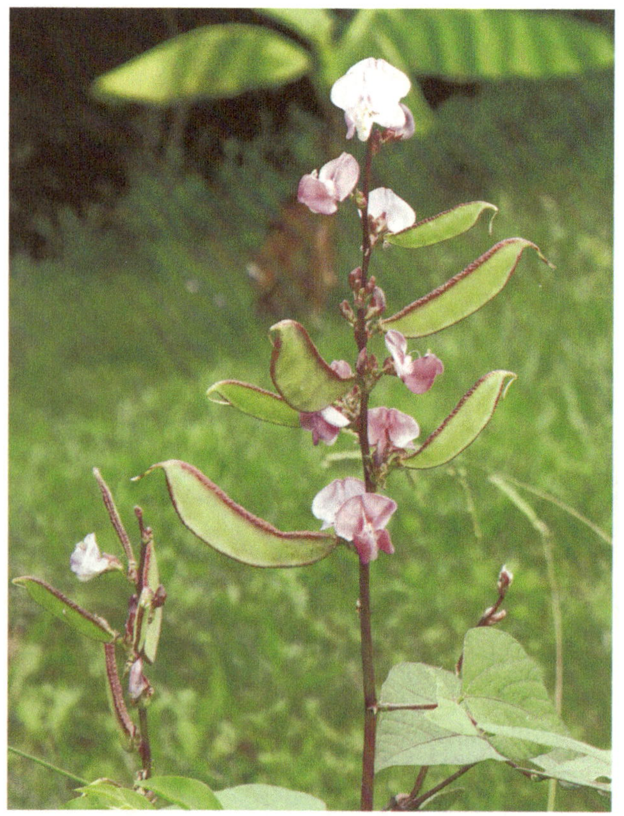

【古方选录】《圣济总录·卷一一七》扁豆汤：扁豆（炒）、蒺藜子（炒）各二两。用法：上二味，粗捣筛。每服五钱匕，水一盏半，煎至一盏，去滓，日三服，不拘时。主治：心脾肠热，口舌干燥生疮。

【用法用量】煎服，9~15g；或入丸、散。外用适量，捣敷。消暑宜生用，健脾宜炒用。

【使用注意】不宜多食，以免壅气伤脾。

【现代研究】化学研究显示，扁豆含蛋白质，脂肪，碳水化合物，钙，磷，铁，锌，维生素B_1，维生素C，胡萝卜素等。药理研究显示，其有抗菌，抗病毒，增强T淋巴细胞的活性，提高细胞免疫功能，降血糖，降血清胆固醇等作用。现代临床用于治疗慢性肾炎、贫血、小儿消化不良、腹痛腹泻等。

287 黍　米

【古籍原文】味甘，温，无毒。主益气，补中，多热令人烦。

【来　　源】禾本科植物黍*Panicum miliaceum* L.

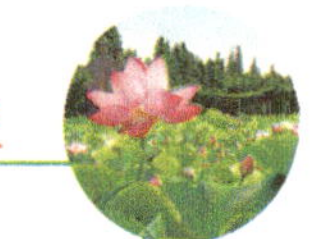

的成熟种子。

【形态特征】一年生栽培草本。秆直立，单生或少数丛生，高60~120cm，有节，节上密生髭毛。叶鞘松弛，被疣毛；叶舌长约1mm，具纤毛；叶片线状披针形，具柔毛或无毛，边缘常粗糙。圆锥花序，开展或较紧密，成熟后下垂，分支具角棱，边缘具粗糙刺毛，下部裸露，上部密生小枝与小穗；小穗卵状椭圆形；颖纸质，无毛，第一颖长为小穗的1/2~2/3；先端尖，具5~7条脉，第二颖与小穗等长，具11~13条脉；第一外稃形似第二颖；内果圆形或椭圆形，平滑而有光泽，乳白、淡黄色或红色。种子白色、黄色或褐色，性黏或不黏。

【性味功效】甘，微温。益气补中，除烦止渴，解毒。

【古方选录】《医心方·卷十二》黍米汤：干黍米一升。用法：以水三升，煮取一升，去滓，服一升，一日二服。主治：消渴。

【用法用量】煎服，30~90g；或煮粥；或淘取泔汁。外用适量，研末调敷。

【使用注意】不宜多食。

【现代研究】化学研究显示，黍米含灰分，粗纤维，粗蛋白，淀粉，油，黍素，鞣质等。药理研究显示，其可抑制胰淀粉酶的活性。

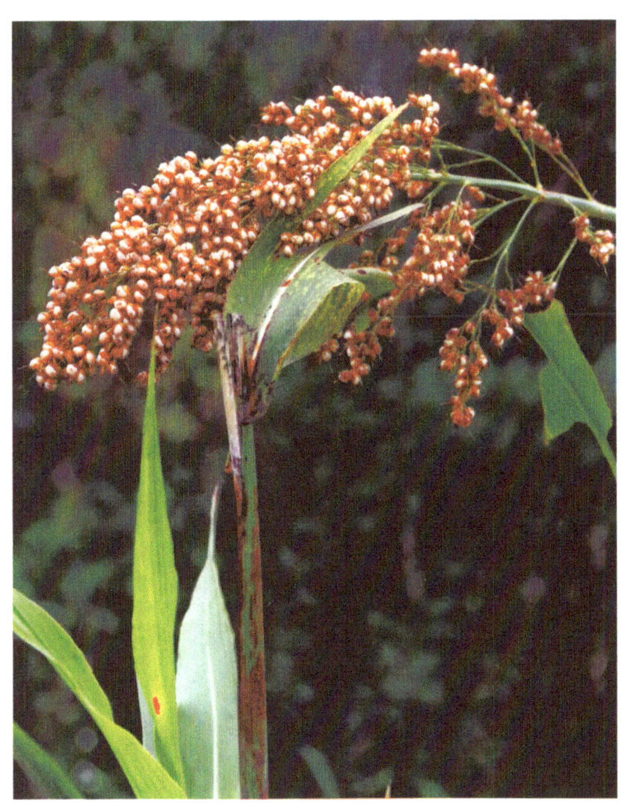

288 粳　米

【古籍原文】味甘、苦，平，无毒。主益气，止烦，止泄。

【来　　源】禾本科植物稻（粳稻）*Oryza sativa* L. 去壳的种仁。

【形态特征】参见“陈廪米”条。

【性味功效】甘，平。补中益气，健脾和胃，除烦渴，止泻痢。

【古方选录】《圣济总录·卷三十九》竹沥饮：淡竹沥一合，粳米一合（炒，以水二盏同研，去滓取汁）。用法：上二味，和匀顿服之。主治：霍乱狂闷，烦渴，吐泻无度，气欲绝者。

【用法用量】煎服，9~30g；或水研取汁。

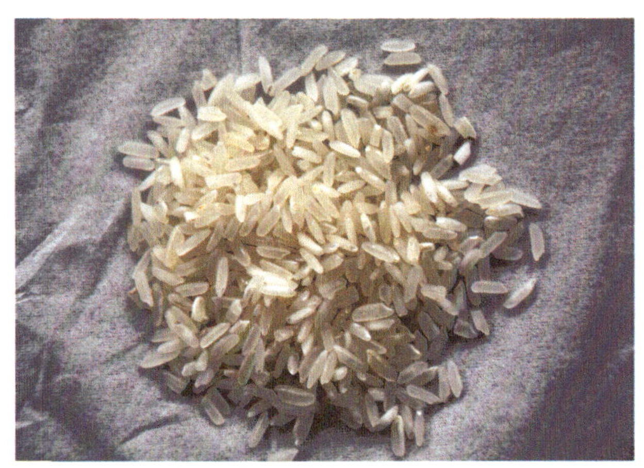

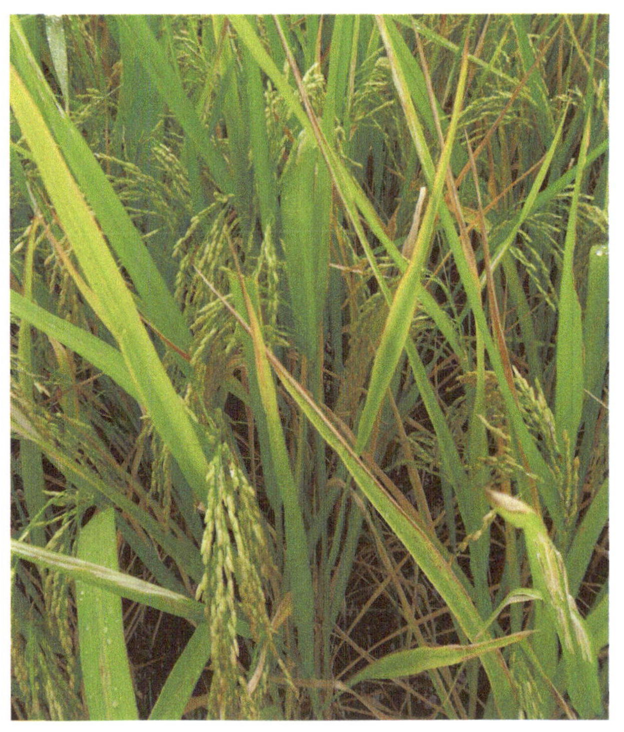

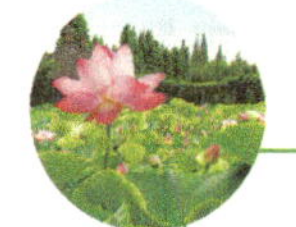

【现代研究】化学研究显示，粳米含淀粉，蛋白质，脂肪，以及乙酸、延胡索酸、琥珀酸、柠檬酸等多种有机酸，尚含葡萄糖、果糖、麦芽糖等单糖；还含有少量B族维生素。

289 稻米（糯米）

【古籍原文】味苦。主温中，令人多热，大便坚。

【来　　源】禾本科植物糯稻*Oryza sativa* L. var. *glutinosa* Matsum. 的去壳种仁。

【形态特征】一年生草本，高1m左右。秆直立，丛生；中空，有节，有分蘖。叶具叶鞘，叶鞘无毛，与节间等长或下部者较长；叶舌膜质而较硬，披针形，基部两侧下延与叶鞘边缘相结合，幼叶具明显的叶耳；叶片线形，扁平；粗糙，叶脉明显。圆锥花序疏松，成熟时间下弯垂，分支具角棱，常粗糙；小穗长圆形；每小穗仅具1朵花，不育花外稃锥刺状，无毛；可育花外稃硬纸质，具5条脉，遍被细毛或稀无毛，无芒或有芒；内稃3条脉，亦被细毛；鳞被2枚，卵圆形；雄蕊6枚。颖果矩圆形，平滑，淡黄色、白色。种子具明显的线状种脐。

【性味功效】甘，温。补中益气，健脾止泻，缩尿，敛汗，解毒。

【古方选录】《太平圣惠方·卷九十七》糯米阿胶粥：糯米三合，阿胶一两（捣碎，炒令黄燥，捣为末）。用法：先煎糯米作粥，临熟下阿胶末，搅匀食之。主治：妊娠，胎动不安。

【用法用量】煎服，30~60g；或入丸、散；或煮粥。外用适量，研末调敷。

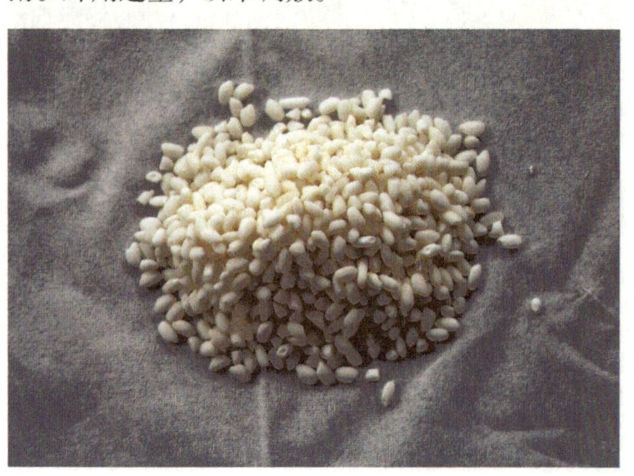

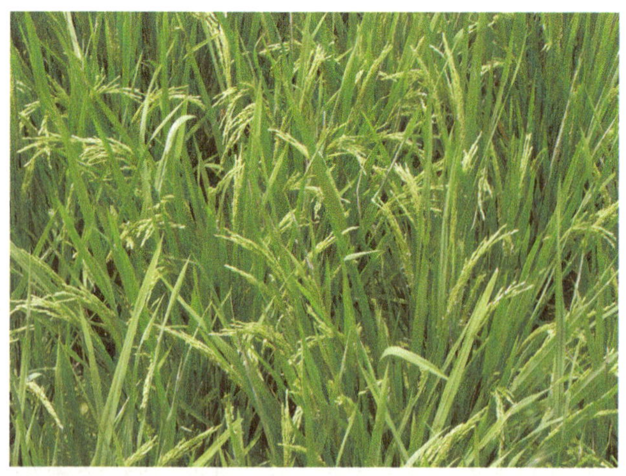

【使用注意】湿热痰火及脾气滞者慎用，小儿不宜多食。

【现代研究】药理研究显示，其有抗肿瘤作用。

290 稷　米

【古籍原文】味甘，无毒。主益气，补不足。

【来　　源】禾本科植物黍*Panicum miliaceum* L. 的种子之不黏者。

【现代研究】黍、稷为一类两种，稷可作饭，黍可酿酒，黍黏而稷不黏，此为区别。其余均相同。

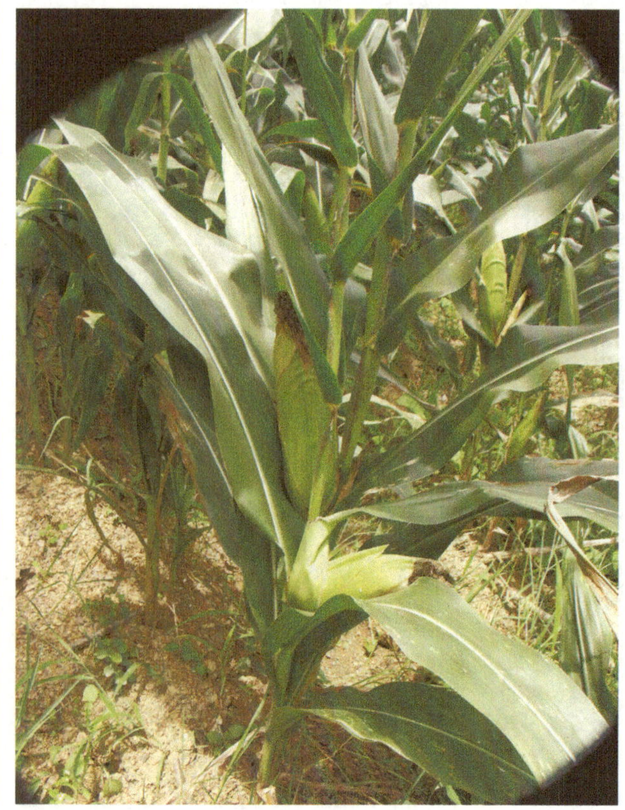

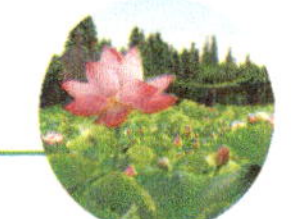

291 醋

【古籍原文】味酸，温，无毒。主消痈肿，散水气，杀邪毒。

【来　　源】以米、大麦、高粱、小米或酒、酒糟等酿成的含有乙酸的液体。

【性味功效】酸、甘，温。散瘀消积，止血，解毒，安蛔。

【古方选录】《普济方・卷三二四》醋煮三棱丸：京三棱四两（醋煮，切片，晒干），川芎二两（醋煮微软，切片），大黄半两（醋湿纸裹，火煨过）。用法：上三味，同为末，水煮和为丸，如桐子大。每服三十丸，温水送下，不拘时候。病甚者一月效，轻者半月效。主治：一切积聚，不拘远年近日皆治之。

【用法用量】煎服，10~30ml；或浸渍；或拌制药物。外用适量，烧热熏蒸；或含漱；或和药调敷；或浸洗。

【使用注意】脾胃湿甚、痿痹、筋脉拘挛及外感初起者慎用。

【现代研究】化学研究显示，醋含乙酸，高级醇类，3-羟基丁酮，二羟基丙酮，酪醇，乙醛，甲醛，乙缩醛，琥珀酸，山梨糖等。药理研究显示，其有抗菌、抗病毒作用，对原头蚴有杀灭作用。现代临床用于预防流行性感冒、流行性脑脊髓炎，治疗胆道蛔虫病、急性外科炎症、急性黄疸型肝炎、滴虫性阴道炎等。

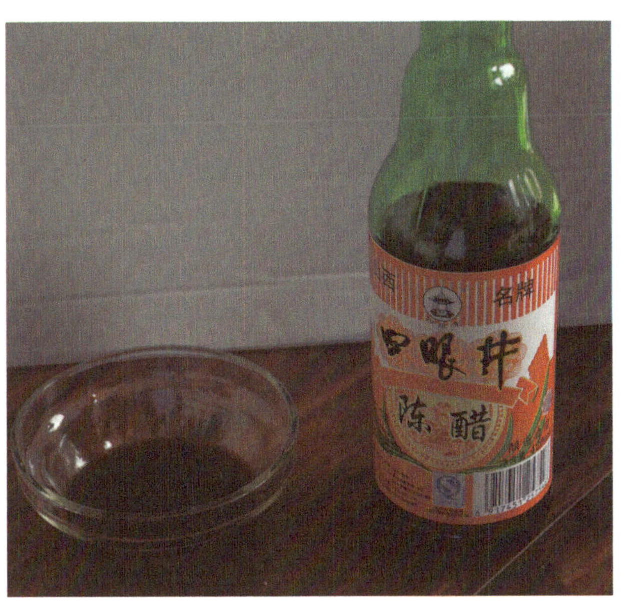

292 酱

【古籍原文】味咸，酸，冷利。主除热，止烦满，杀百药、热汤及火毒。

【来　　源】用面粉或豆类等作原料，经蒸罨发酵，加盐水制成的糊状物。

【性味功效】咸、甘，平。清热解毒。

【古方选录】《千金方》：酱清和蜜。用法：温涂之。主治：手足指掣痛不可忍。

【用法用量】适量，汤饮化服。外用适量，调敷；或和蜜涂之。

【使用注意】不宜多食。

【现代研究】化学研究显示，酱含蛋白质，脂肪，氨基酸，碳水化合物，灰分，钙，磷，铁，腐胺，尸胺，腺嘌呤，胆碱，甜菜碱，酪醇，酪胺，氨等。

293 盐（食盐）

【古籍原文】味咸，温，无毒。主杀鬼蛊，邪注，毒气，下部䘌疮，伤寒热，吐胸中痰澼，止心腹卒痛，坚肌骨。多食伤肺，喜咳。

【来　　源】海水或盐井、盐池、盐泉中的盐水经煎晒而成的结晶体。

【形态特征】为立方体形、长方形或不规则多棱形晶体。纯净者，无色透明，通常呈白色或灰白色，半透明。具玻璃样光泽。体较重，质硬，易砸碎。

【性味功效】咸，寒。涌吐，清火，凉血，解毒，软坚，杀虫，止痒。

【古方选录】《金匮要略》：盐一升，水三升。用

法：上二味，煮令盐消。分三服，当吐出食。主治：贪食，食多不消，心腹坚满痛。

【用法用量】沸汤溶化，0.9~3g；作催吐用宜炒黄，9~18g。外用适量，炒热熨敷或水化点眼、洗疮、漱口。

【使用注意】咳嗽、口渴者慎用，水肿者忌服。

【现代研究】化学研究显示，盐的主要成分为氯化钠；因来源、制法等的不同，夹杂物质的质与量都有所差异。常见的杂质有氯化镁、硫酸镁、硫酸钠、硫酸钙及不溶物质等。

294 舂杵头细糠（米皮糠）

【古籍原文】主治卒噎。

【来　　源】禾本科植物稻*Oryza sativa* L. 的颖果经加工而脱下的种皮。

【形态特征】参见“陈廪米”条。

【性味功效】甘、辛，温。开胃，下气。

【古方选录】《圣济总录·卷一二四》石莲汤：石莲子一分（炒，取肉），人参一分，杵头糠一分。用法：上为粗末。每服三钱匕，水一盏，煎至六分，去滓，食后温服，日三次。主治：咽喉如有物噎塞，饮食不下。

【用法用量】煎服，9~30g；或入丸、散。

【现代研究】化学研究显示，本品主要含油，碳水化合物，植酸钙镁，角鲨烯，阿魏酸，多糖，蛋白质，维生素B_{15}，维生素B_1和E族维生素等。药理研究显示，其有抗肿瘤，增强免疫功能，降血糖，降血脂，抑制肠钙吸收，改善肠代谢等作用。

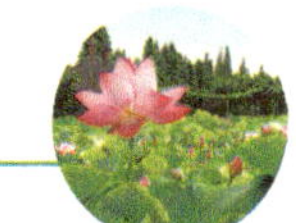

中文药名索引

二画

三画

四画

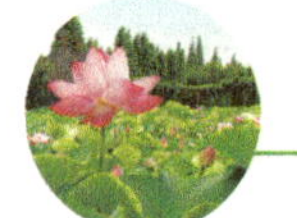

五画

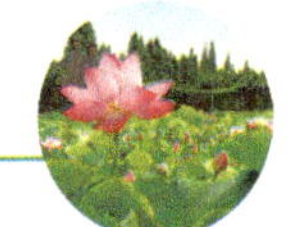

六画

七画

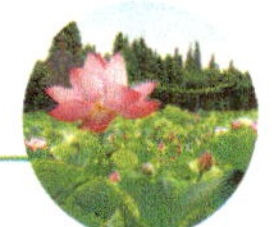

八画

九画

十画

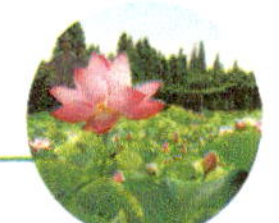

十一画

十二画

十三画

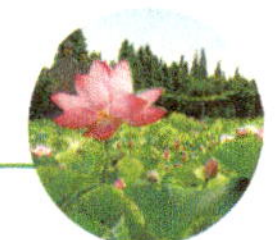

十四画

十五画

十六画

十七画

十八画

十九画及以上

方剂名索引

一画

二画

三画

四画

五画

六画

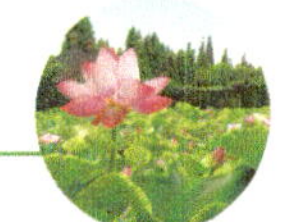

七画

八画

九画

十画

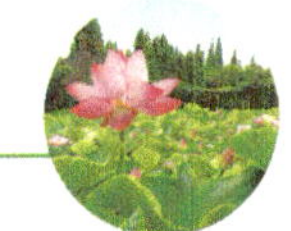

十一画

十二画

十三画

十四画

十五画

十六画

十七画

十八画

十九画

二十画及以上

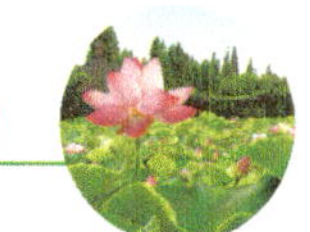

拉丁学名索引

A

B

C

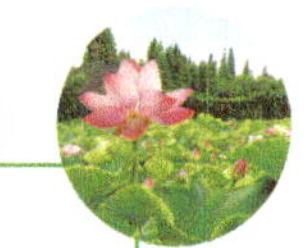

D

E

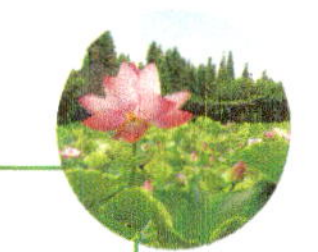

M

N

O

P

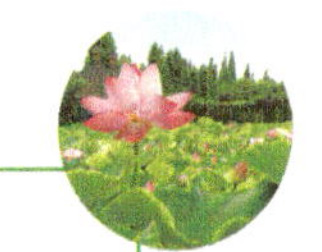

R

S

T

U

V

W

X

Z